高级卫生专业技术资格考试用书

# 肾内科学

## 高级医师进阶

（副主任医师/主任医师）

（第2版）

主　编　杭宏东

副主编　赵光本　杨　宁

编　者（按姓氏笔画排序）：

于　涛　王红微　王媛媛　付那仁图雅

刘　静　刘艳君　孙石春　孙丽娜　齐丽娜

张　彤　张　楠　张黎黎　李　东　李　瑞

侯燕妮　聂　跃　董　慧

中国协和医科大学出版社

**图书在版编目（CIP）数据**

肾内科学：高级医师进阶 / 杭宏东主编. —2版. —北京：中国协和医科大学出版社，2020.1
高级卫生专业技术资格考试用书
ISBN 978-7-5679-1333-2

Ⅰ.①肾…　Ⅱ.①杭…　Ⅲ.①肾疾病-诊疗-资格考试-自学参考资料　Ⅳ.①R692

中国版本图书馆CIP数据核字（2019）第148455号

高级卫生专业技术资格考试用书
**肾内科学**·高级医师进阶（第2版）

主　　编：杭宏东
责任编辑：刘　婷　张秋艳

出版发行　**中国协和医科大学出版社**
（北京市东城区东单三条 9 号　邮编 100730　电话 010-65260431）
网　　址：www.pumcp.com
经　　销：新华书店总店北京发行所
印　　刷：三河市龙大印装有限公司

开　　本：787×1092　　1/16
印　　张：31.5
字　　数：720千字
版　　次：2020年1月第2版
印　　次：2022年1月第2次印刷
定　　价：126.00元

ISBN 978-7-5679-1333-2

# 前　言

　　近年来肾脏疾病及其所导致的终末期肾衰竭已经成为常见并严重危害人类健康和寿命的疾病，引起了广泛的关注。我国政府也将慢性肾脏疾病的防治作为提高国民健康水平的重要研究课题。肾内科学是内科学的重要组成部分，作为一门独立的学科已经有了长足的发展。本书以介绍临床常见的肾脏疾病的临床诊断与治疗为重点，同时介绍国内外发展趋势，力求体现本专业领域的最新知识。全书共分24章84节，具体内容包括肾脏的结构和功能，肾脏疾病的临床表现，肾脏疾病的诊断方法，肾脏病理学概述以及常见肾脏疾病如肾小球疾病、肾小管－间质疾病、尿路感染与梗阻性肾病、囊肿性肾脏病、遗传性和先天性肾脏病，急性肾衰竭，慢性肾衰竭等的诊断与防治，还对其他疾病如自身免疫性疾病、血栓性微血管病、代谢性疾病、副蛋白血症、恶性肿瘤、感染性疾病、高血压、药物毒物等引起的肾损害，肾脏血管的血栓与栓塞性疾病，妊娠与肾脏疾病等相关知识做了系统的介绍。同时针对血液净化疗法、肾脏移植的有关内科问题、肾脏患者药代动力学与药物使用也做了相关介绍。

　　本书内容紧扣高级卫生专业技术资格考试要求，根据大纲对专业知识"了解""熟悉""掌握""熟练掌握"的不同层次要求，详略得当，重点突出，是拟晋升副高级和正高级职称考试人员的复习指导用书，同时也可供高年资医务人员参考，以提高主治医师以上职称医务人员临床诊治、临床会诊、综合分析疑难病例以及开展医疗先进技术的能力。

　　由于编者经验水平有限，书中难免存在错误与疏漏之处，敬请读者批评指正。

编　者

# 目 录

# 第一章　肾脏的结构和功能

## 第一节　肾脏的大体解剖

**知识点1：肾脏的形态**　　　　　　　　　　　　　副高：了解　正高：了解

肾脏是成对的蚕豆状器官，中央为肾门，是肾血管、肾盂、神经及淋巴管出入之处。

肾脏的体积各人有所不同，正常成年男性肾脏的平均体积为11cm×6cm×3cm，左肾略长于右肾。女性肾脏的体积和重量均略小于同龄的男性，通常男性的单个肾重约150g，女性约135g。儿童肾脏相对较大，且有更加明显的胎儿分叶状，这种分叶出生时存在，通常在出生后1岁内逐渐消失，偶见于成人。另一个正常变异是肾脏外侧缘的突起，称驼峰肾，是一种正常变异，左侧多于右侧，有人认为是由于受到脾脏或肝脏向下的压力形成。

**知识点2：肾脏的位置**　　　　　　　　　　　　　副高：了解　正高：了解

肾脏属于腹膜外实质性器官，位于腹膜后间隙内脊柱的两侧，左右各一。肾脏长轴向外下倾斜，左肾较右肾更靠近中线。右肾上邻肝脏，所以较左肾略低。左肾上极平第11胸椎下缘，下极平第2腰椎下缘；右肾上极平第12胸椎下缘，下极平第3腰椎，所以第12肋正好斜过左肾后面的中部或右肾后面的上部。以肾门为准，则左肾门约平第1腰椎，右肾门平第2腰椎，距中线5cm。以髂嵴作为标志，距左肾下极为6cm，距右肾下极为5.5cm。一般而论，女性肾脏位置低于男性，儿童低于成年人，新生儿肾脏下端有时可达髂嵴附近。肾脏的位置可随呼吸及体位而轻度改变。

**知识点3：肾脏的分层结构**　　　　　　　　　　　副高：了解　正高：了解

肾脏分为上下两端、内外两缘和前后两面：上端宽而薄，下端窄而厚；前面较凸，朝向前外侧，后面较平，紧贴后腹壁；外缘隆起，内缘中间呈凹陷状，是肾脏血管、淋巴管、神经和输尿管出入的部位，称为肾门。这些出入肾门的结构总称为肾蒂。肾蒂主要结构的排列关系由前向后依次为肾静脉、肾动脉及输尿管，从上向下依次为肾动脉、肾静脉及输尿管。但也有肾动脉和肾静脉分支位于输尿管后方者。右侧肾蒂较左侧者短，故右肾手术较困难。肾门向内连续为较大的腔，称为肾窦，由肾实质围成。肾窦为肾血管、淋巴管、神经、肾小盏、肾大盏、肾盂、脂肪及结缔组织所填充。

在肾的冠状切面，肾实质分为皮质和髓质两部分。肾皮质位于浅层，占1/3，厚度约为

1cm，该层富有血管及肾小球，颜色较髓质深，为红褐色，肉眼观察可见粉红色颗粒，即肾小体；肾髓质位于深部，占2/3，该层血管较少，致密而有条纹，主要由小管结构组成。髓质是由8～18个肾锥体组成，肾髓质的管道结构有规律地组成向皮质呈放射状的条纹称髓放线，向内侧集合组成15～20个锥形体称为肾锥体，每2～3个肾锥体的尖端合成一个肾乳头，肾乳头顶端有许多小孔，称乳头孔，是尿液流入肾盏的通道。肾皮质包绕肾髓质并伸入肾锥体之间，称为肾柱。2个或2个以上肾乳头伸入1个肾小盏，2～3个肾小盏合成一个肾大盏，2～3个肾大盏合成一个前后扁平漏斗状的肾盂，肾盂出肾门后逐渐变细形成下行的输尿管。

双侧肾脏上方接肾上腺，后上1/3借横膈与胸膜腔的肋膈隐窝相隔，后下2/3与腹横肌、腰方肌和腰大肌外缘相邻。右肾前面内侧接十二指肠降部，外侧接肝右叶和结肠右曲；左肾前面由上向下分别与胃、胰和空肠相邻接，外缘上半接脾，下半接结肠左曲。

### 知识点4：肾的被膜　　　　　　　　　　　　　　　副高：了解　正高：了解

肾实质包以肌织膜，由平滑肌纤维与结缔组织构成，紧贴附着不易剥离。在肌织膜外有3层包膜，分别是纤维囊、脂肪囊和肾筋膜。纤维囊为紧贴于肾实质表面的一层结缔组织膜，薄而坚韧，由致密结缔组织和少数弹力纤维构成，在正常状态下，容易与肾实质剥离。若与肾实质粘连而不易剥离则提示有由肾实质疾病而导致的纤维膜与肾脏间的纤维化。剥离了纤维膜的肾脏表面平滑、光亮，呈红褐色，若表面苍白呈颗粒状则表示有肾脏疾病。纤维膜外面是脂肪囊，为肾周围呈囊状的脂肪层。脂肪囊对肾起弹性垫样保护作用。肾筋膜位于脂肪囊的外面，由腹膜外组织发育而来。肾筋膜分前后两层，包绕肾和肾上腺。向上向外侧两层互相融合。向下两层互相分离，其间有输尿管通过。肾筋膜向内侧，前层延至腹主动脉和下腔静脉的前面，与大血管周围的结缔组织及对侧肾筋膜前层相连续；后层与腰大肌筋膜相融合：自肾筋膜深面还发出许多结缔组织小束，穿过脂肪囊连至纤维膜，对肾起固定作用。另外，肾筋膜外尚有大量脂肪包绕肾脏，称肾旁脂肪，为腹膜后脂肪的一部分。肾周脂肪层、肾筋膜及肾旁脂肪共同对肾脏有固定作用，若结构不健全，可能导致肾下垂或游走肾。

## 第二节　肾脏的组织结构

### 知识点1：肾单位的概念　　　　　　　　　　　　　副高：了解　正高：了解

肾单位是肾脏结构和功能的基本单位，包括肾小体和与之相连的肾小管（近端肾小管、髓袢、远端肾小管）。人类的每个肾脏约由100万（80万～110万）个肾单位组成，出生时婴儿体重与肾单位数目呈正相关。根据肾小体在皮质中的位置，可分为表浅、中间和髓旁3种肾单位。表浅肾单位的肾小体位于离皮质表面几毫米之内，髓旁肾单位的肾小体位于皮质深层，靠近皮质与髓质交界处，中间肾单位的肾小体则位于以上两者之间。

根据髓袢的长度可将肾单位分为短髓袢和长髓袢肾单位两种。表浅肾单位及大多数中间肾单位属于短髓袢肾单位，其髓袢在髓质外带返回。髓旁肾单位及少数中间肾单位属于长髓袢肾单位，其髓袢一般髓质内带返回。长髓袢肾单位只占肾单位总数的10%～20%，它的长髓袢对尿的浓缩与稀释起着重要作用，但因其血液循环不如短髓袢肾单位丰富，故易受损伤。

## 一、肾小体

| 知识点2：肾小体的组成 | 副高：了解　正高：了解 |

肾小体由肾小球和肾小囊组成，通过滤过作用形成原尿。肾小体的中央部分是由毛细血管组成的肾小球，肾小球外面紧包着肾小囊。肾小体有两个极，小动脉出入肾小体的区域称血管极，对侧是与肾小管相连的尿极。

| 知识点3：肾小体的位置 | 副高：了解　正高：了解 |

肾小体位于皮质迷路，近似球形，直径约为200μm。近端小管曲部和远端小管曲部分布于肾皮质迷路和肾柱，髓袢则和集合管一起分布于髓质肾锥体和皮质髓放线中。近髓质者比位于皮质浅层者大20%左右。

| 知识点4：肾小球的构成 | 副高：了解　正高：了解 |

肾小球的结构和功能最复杂，通过毛细血管袢的过滤形成原尿，原尿流经肾小管时，通过吸收和浓缩，将原尿改造为终尿。肾小球由两部分构成，即位于中央的血管球和位于周围的肾小囊。肾小球约占肾皮质体积的9%，占肾重量的5%。肾小球通过其反复分支的毛细血管系统来增加其滤过面积。

| 知识点5：肾小球毛细血管袢 | 副高：了解　正高：了解 |

成年人肾小球毛细血管长度约13km。入球小动脉进入肾小球后分为5～8个主支，使血管球形成相应的毛细血管小叶或肾小球节段。每个主支又分出数个小支，最后形成20～40个盘曲的袢状毛细血管网，称毛细血管袢。各小叶的毛细血管返至血管极处，又汇聚成主支，最后合成出球小动脉。肾小球毛细血管袢是人体内唯一的介于两条小动脉之间的毛细血管床（其他毛细血管网都是介于一条小动脉及一条小静脉之间），这种特殊的解剖结构保证了肾小球毛细血管内的静水压较身体其他部位的毛细血管静水压高，有利于毛细血管滤过功能的发挥。另外，也使血液内的异常物质（如免疫复合物等）易于沉积在肾小球。

| 知识点6：肾小球毛细血管壁的组成 | 副高：了解　正高：了解 |

肾小球毛细血管壁有3层结构，内侧衬以内皮细胞，中间为基膜，外侧被以上皮细胞，即肾小囊脏层上皮细胞。

（1）内皮细胞　扁平的内皮细胞被覆于毛细血管壁管腔侧，与血液接触，内皮细胞核位于毛细血管的轴心侧（即系膜侧），细胞质环绕于血管腔，内皮细胞之间在电子显微镜下呈紧密连接，但细胞体则布满直径70～100nm的窗孔，大约覆盖毛细血管表面积的30%。内皮细胞内有丰富的中间丝、微丝和微管，内皮细胞表面被覆富含唾液酸蛋白的多阴离子表面糖蛋白。所以内皮细胞带有负电荷。

内皮细胞构成了肾小球毛细血管的第一道屏障，使血细胞及一些大分子物质不被滤出。内皮细胞表面的负电荷构成了肾小球滤过膜电荷屏障的重要组成部分，它可以黏附细菌和白细胞、具有重要的抗凝血及抗血栓作用，还参与基膜的合成及修复。内皮细胞可合成一氧化氮（NO），此反应由内皮源性一氧化氮合成酶（eNOS）催化，该酶位于细胞质膜内陷所形成的细胞质膜囊泡。NO是内皮细胞释放的最重要的血管舒张因子，尚有抑制炎症及血小板聚集的作用。内皮细胞还可合成及释放内皮素及Ⅷ因子。内皮细胞表面具有血管内皮生长因子（VEGF）受体，实验研究证明，由足细胞分泌的VEGF可与内皮细胞表面的VEGF受体结合，从而调节内皮细胞的功能及通透性。

（2）基膜　肾小球毛细血管基膜由中间的致密层和内、外两侧的疏松层组成。肾小球基膜面积约为1.6m$^2$。一般认为成人基膜的厚度约300nm。成年人的基膜厚度由于检测方法及受检对象不同略有差异（270～380nm），其中男性较女性略厚。儿童基膜较成年人薄且随年龄增长而增厚，新生儿一般<150nm，1岁时的平均厚度为194nm，到11岁时增至297nm。肾小球基膜可分毛细血管周围和系膜周围（即副系膜区）两部分。基膜由3类生化成分构成：胶原（Ⅳ、Ⅴ、Ⅵ型胶原）；糖蛋白（层粘连蛋白、纤粘连蛋白、内动蛋白和巢原蛋白）及蛋白聚糖（硫酸类肝素）。

肾小球毛细血管基膜带负电荷，此负电荷主要由硫酸类肝素的硫酸根引起，是肾小球滤过膜电荷屏障的重要组成部分。其主要功能是保证毛细血管壁的完整性和一定的通透性。

（3）脏层上皮细胞　贴附于肾小球基膜外侧，是肾小球内最大的细胞，光镜下其形态难以确认，但细胞核最大，着色较浅，并凸向肾小囊囊腔。该细胞由3个部分组成：含有细胞核的细胞体、从细胞分出的几个大的主突起和再依次分出的次级突起，称足突，故该细胞又名足细胞。用扫描电镜观察证实，来自不同细胞的足突相嵌形成指状交叉，足突顶部与基膜外疏松层相接触。足突之间的间隙称裂孔，直径为25～60nm，由裂孔隔膜桥接。电镜下可见这种细胞具有发育完好的高尔基体和多数溶酶体，并有包括微管、中间丝和微丝在内的大量细胞骨架，对维持足细胞正常形态及跨膜蛋白和裂孔隔膜的正常位置有重要作用。

足细胞足突可分为3个特异的膜区，即基底部、顶部和裂孔隔膜。足细胞的基底部具有特殊分子，是保持足细胞与基膜附着的主要分子。另外，足突基底部具有Heymann肾炎抗原，可与肾小管刷状缘抗体结合导致膜性肾病。足细胞顶部表面覆盖着一层带负电荷富含涎酸糖蛋白的多糖蛋白复合物，是肾小球负电荷屏障的重要组成部分，对足细胞独特结构的形成及相邻足突间的融合有重要作用。

裂孔隔膜并非一层完整的膜，从其横切面看，隔膜有许多长方形面积为4nm×14nm的小孔，形成铰链状。这些解剖铰链可能是一种变性的黏性连接，是肾小球滤过孔径屏障的基础。裂孔隔膜是由多个蛋白分子组成的复合体样结构，裂孔隔膜蛋白控制肾小球的通透性。近年来研究显示，许多裂孔隔膜蛋白的基因突变，可导致肾脏疾病及大量蛋白尿。

上皮细胞本身可表达某些造血抗原。此外，上皮细胞有很强的吞饮功能。严重蛋白尿患者，上皮细胞胞质内可出现很多蛋白滴、次级溶酶体、包涵物以及空泡变性。上皮细胞除具有合成基膜、维持肾小球滤过膜通透性和对肾小球毛细血管袢起结构上的支持作用之外，也是参与肾小球疾病的主要细胞成分。

（4）壁层上皮细胞　覆盖肾小囊外壁，细胞呈立方或扁平状，游离面偶见微绒毛，有为数较少的线粒体、吸收小泡以及高尔基体。壁层上皮细胞在肾小体尿极与近端小管上皮细胞相延续，在血管极与脏层上皮细胞相连。

---

**知识点7：肾小球系膜**　　　　　　　　　副高：了解　正高：了解

肾小球系膜位于肾小球毛细血管小叶的中央部分，由系膜细胞和系膜基质组成。它从肾小体血管极处广泛地联系着每根毛细血管，将毛细血管悬吊于肾小体的血管极，同时肾小球系膜与小球外系膜在血管极处相延续。在常规3μm厚的组织切片中，每个远离血管极的系膜区正常时不应超过3个系膜细胞。面向毛细血管腔的系膜部分由内皮细胞覆盖，与毛细血管基膜移行的部位称副系膜，由肾小球基膜覆盖。因此，肾小球基膜并不包绕整个毛细血管腔。肾小球系膜的总面积可随生理和病理情况而改变，新生儿期占肾小球切面的6.2%，老年时可达10.4%，病理状态下可明显增宽。系膜基质内有一定间隙，称为系膜通道，不能通过肾小球滤过膜的大分子物质，可经过此通道转运至血管极进入远端肾小管，或进入淋巴管及毛细血管排出。

系膜细胞有多种生理功能：①对肾小球毛细血管袢有支持和保护作用；②调节肾小球微循环及滤过率；③吞噬与清洁功能；④参与免疫反应；⑤对肾小球局部损伤的反应；⑥迁移功能。

---

**知识点8：肾小球的滤过屏障**　　　　　　　副高：了解　正高：了解

肾小球滤过屏障可有效地阻止血浆中白蛋白及更大相对分子质量的物质进入尿液。其包括4个部分：①肾小球内皮细胞表面的细胞衣，也称之为多糖蛋白质复合物；②肾小球毛细血管的有孔内皮细胞；③肾小球基膜；④足细胞的裂孔隔膜。

---

**知识点9：肾小囊**　　　　　　　　　　　副高：了解　正高：了解

肾小囊是肾小管盲端凹陷而成的双层囊，两层间的裂隙称为肾小囊腔。肾小囊的外层称为壁层，由单层扁平上皮构成，在肾小球尿极处与近端肾小管上皮相连。内层亦为脏层，即肾小球的脏层上皮细胞，壁层由肾小囊基膜和壁层上皮细胞组成。肾小囊基膜较厚，为1200～1500nm，在肾小体的尿极移行为近端肾小管基膜；在血管极，与入、出球小动脉及肾小球毛细血管基膜相移行。

---

**知识点10：肾小球旁器**　　　　　　　　　副高：了解　正高：了解

肾小球旁器位于入球小动脉、出球小动脉和远端肾小管之间的区域，是具有内分泌功能的一个特殊结构。肾小球旁器由致密斑、肾小球外系膜、入球小动脉的终末部和出球小动脉的起始部所组成。其细胞成分包括球旁颗粒细胞、致密斑、球外系膜细胞和极周细胞。

（1）球旁颗粒细胞    主要由入球小动脉壁上的平滑肌细胞衍化而成。然而近来有人提出与此相反的观点，认为入球小动脉的肌细胞是从球旁颗粒细胞衍化而来。一般认为，当入球小动脉接近肾小体血管极时，管壁平滑肌细胞变态为上皮样细胞，胞体较大，呈立方形或多边形，细胞核呈圆形或卵圆形，弱嗜碱性。粗面内质网丰富，线粒体较多，核糖体散在，并见较多的有膜包绕的内分泌颗粒，多数颗粒呈均质状，少数可见结晶状物质。最近研究证明，球旁颗粒细胞的这些内分泌颗粒主要含有肾素，同时也含有血管紧张素Ⅱ。肾素通过细胞排泌作用被释放到周围间质。球旁颗粒细胞受交感神经末梢支配。病变时球旁颗粒细胞甚至可延续到小叶间动脉壁，而且部分球旁细胞可位于出球小动脉管壁。

（2）致密斑    远端肾小管（髓袢升支粗段）接近于肾小球血管极时，紧靠肾小球侧的上皮细胞变得窄而高，形成一个椭圆形隆起，称为致密斑。致密斑细胞之间近腔面为紧密连接，侧面为指状相嵌连接，基部有短皱褶。细胞核呈圆形，位于细胞顶部，胞质内见高尔基体、较多的线粒体、内质网和多聚核糖体，细胞顶部有胞膜内陷而成的小泡。致密斑与球外系膜细胞和入球小动脉有广泛接触。与髓袢升支粗段其他细胞不同，致密斑不含有Tamm-Horsfall（T-H）蛋白。致密斑表达高浓度的神经源性一氧化氮合成酶（nNOS）及环氧合酶2（COX-2）。致密斑细胞为渗透压感受器，感受流经远端肾小管滤过液中NaCl浓度，通过调节肾素的释放来调节入球小动脉血管张力，以此来控制肾小球滤过率，这称为肾小管–肾小球反馈机制。致密斑还可通过释放NO抑制肾小管–肾小球反馈。

（3）球外系膜细胞    又称Lacis细胞、极垫细胞或Goormaghtigh细胞，是位于肾小体血管极的入球小动脉、出球小动脉和致密斑之间的一群细胞，它们与肾小球（内）系膜细胞相连。细胞表面有突起，细胞核呈长圆形，细胞质清晰，细胞器较少，细胞间有基膜样物质包绕，并与致密斑的基膜相连。在某些刺激下球外系膜细胞可以转化为具有肾素颗粒的细胞。

（4）极周细胞    位于肾小囊壁层细胞与脏层细胞的移行处。因其环绕着肾小体血管极，故而得名。极周细胞内有大量球形分泌颗粒、白蛋白、免疫球蛋白、神经元特异性烯醇酶和转甲状腺素蛋白（transthyretin TTR）。

球旁细胞和球外系膜细胞均有分泌肾素的功能，少部分肾素经小动脉内皮直接入血，大部分进入肾间质再经毛细血管入血。致密斑可以感受尿液中的钠离子浓度，调节肾素的分泌。肾小球旁器的血管和致密斑的接触面积是控制肾素分泌的结构基础，当远端肾小管内原尿尿量和钠离子减少时，远端肾小管直径变小，致密斑与血管的接触面积减少，导致肾素分泌增多；反之，接触面积增大，则肾素分泌减少。

## 二、肾小管

| 知识点11：肾小管的组成 | 副高：了解    正高：了解 |
| --- | --- |

肾小管占正常肾皮质体积的80%～90%，是肾单位的另一个重要组成部分，它与肾小球之间相互影响。肾小管的上皮细胞有强大的重吸收功能，可重吸收约99%的肾小球滤出原尿，对保证体液的恒定有重要意义。此外，肾小管的不同节段，尚有一定的分泌功能。虽然

每个肾单位的小管系统可从形态及功能上分为至少15个节段，但通常分为3大节段，即近端小管、髓袢和远端小管。

近端小管是肾小管中起重吸收作用的重要部分，在肾小管的各段中最粗最长，直径 $50 \sim 60 \mu m$，长约14mm，被覆单层立状或低柱状上皮。根据上皮细胞的主要形态和功能特点，近端小管又分为曲部和直部两部分。

（1）近端小管曲部（近曲小管） 主要位于肾小体周围，构成皮质进路的大部分。近曲小管上皮细胞呈立方或低柱状，细胞核较大，圆形，位于细胞基底部，细胞质嗜酸性，略呈颗粒状，腔面有发达的刷状缘，紧贴基膜的基底面有垂直的基底纵纹。电镜下，上皮细胞内可见多数与基膜垂直排列的线粒体、粗面和滑面内质网、核蛋白体、各级溶酶体及丰富的微管和微丝。其最大特点是细胞的腔面、侧面及基底面均形成复杂的形态结构，从而使细胞表面积增加，以利于它的重吸收功能。细胞的腔面有大量密集的凸向管腔的指状细长突起，称为微绒毛，相当于光镜下的刷状缘。微绒毛的轴心为细胞质，并有 $6 \sim 10$ 根纵行的微丝（直径 $1 \sim 6nm$），含有肌动蛋白，与微绒毛的收缩摆动及重吸收有关。近曲小管可重吸收原尿中滤出的蛋白，经过吞饮和细胞内消化成为氨基酸被吸收。

近曲小管上皮细胞间为复合连接，细胞基底面、细胞膜内陷形成许多基底褶，在细胞的侧面还向外伸出许多突起称为侧突，相邻细胞的侧突相互形成指状交叉。细胞基底部侧突尚分成更细小的次级侧突，伸至相邻细胞的基底褶之间，从而形成复杂的细胞外间隙。近曲小管的主要功能是重吸收原尿中的 $Na^+$、$K^+$、$Cl^-$、$HCO_3^-$、$Ca^{2+}$、$PO_4^{3-}$、水及一些有机物质（如葡萄糖和氨基酸）等。近端小管的腔面及基底侧面细胞膜上存在水通道蛋白-1，按照渗透梯度，水分子通过此通道穿过上皮细胞。基底侧膜上存在 $Na^+$-$K^+$-ATP酶，将重吸收的 $Na^+$ 主动泵到细胞间隙，$Cl^-$ 和 $HCO_3^-$ 也被动向细胞间隙转移。$HCO_3^-$ 的重吸收可通过 $Na^+/HCO_3^-$ 的共同转运子NaCl完成。腔面细胞膜上尚存在 $Na^+$-$H^+$ 交换器，将 $Na^+$ 由腔面重吸收到细胞内。另外，近端小管还是肾脏产生并分泌氨的主要部位。

（2）近端小管直部 与近端小管曲部相连，位于髓放线，由于它位于髓袢降支的上段，管径粗于细段，故又称降支粗段。直部也由单层立方上皮组成。只是微绒毛较短，缺少侧突和基底褶，线粒体较少，排列紊乱，顶浆小管、小泡、大泡及溶酶体也减少。上述改变表明直部的重吸收功能减弱。与此相吻合，近端小管直部 $Na^+$-$K^+$-ATP酶的活性较曲部明显降低。近端小管直部与有机阴阳离子的分泌有关。

近端小管主要功能是重吸收原尿中的水、钠、钾、钙、氯化物、碳酸盐、磷酸盐以及一些有机物质如葡萄糖和氨基酸等。近端小管的病变常导致水和电解质代谢紊乱。

髓袢细段为连接近端小管直部和远端小管直部的直管部分。这一段的长度依不同类型的肾单位有明显区别，皮质肾单位的细段很短，主要位于髓质外带；髓旁肾单位的细段较长，可达10mm，起始于髓质外带，延伸至髓质内带乃至肾乳头口近端小管直部在髓质外带内、外区交界处，骤然转变为髓袢降支细段，在不同深度反折后成为髓袢升支细段，然后移行至远端小管直部。细段的管径细，只有15μm，管壁也薄，被覆单层扁平上皮细胞，细胞核呈椭圆形，凸向腔面，细胞质少，着色浅。

与近端小管类似，髓袢降支细段表达高浓度水通道蛋白1，该段细胞膜对水的通透性很高；同时，髓袢降支细段存在大量A型尿素转运子参与髓质的尿素循环，对尿的浓缩有重要作用。

---

**知识点14：远端小管**　　　　　　　　　　　　　　　　　　　　副高：了解　正高：了解

远端小管包括直部、致密斑和曲部。在肾髓质内外带交接处，髓袢细段升支移行为远端小管直部，入髓放线，行至皮质迷路的肾小球血管极处，形成致密斑，继而移行为远端小管曲部，迂曲分布于近端小管之间，最后又行至髓放线进入集合管。

（1）远端小管直部　又称髓袢升支粗段，由单层立方上皮组成。腔面有短小的微绒毛，基底部有基底褶，众多线粒体与基膜呈垂直排列，相邻细胞间有大量侧突呈指状交叉。大多数细胞具有一根纤毛，极少数细胞有两根，事实上，除集合管的嵌入细胞外，所有肾小管的上皮细胞均具有纤毛。近年来认为，纤毛为一个机械感受器，通过感受小管液的流量而调节细胞增生。如果此功能缺失，会出现小管细胞增生失调。另外，远端小管直部产生并分泌T-H蛋白，这是一种糖蛋白，其功能包括抗微生物（抵御尿路感染）等。

（2）远端小管曲部　又称远曲小管，也由单层立方上皮构成。该段细胞膜在所有小管中具有最高的$Na^+-K^+-ATP$酶活性，其腔面细胞膜尚存在$Na^+-Cl^-$共同转换子TSC，重吸收$Na^+$和$Cl^-$是远曲小管的主要功能。另外，远曲小管存在有较高的$Ca^{2+}-Mg^{2+}-ATP$酶活性，参与$Ca^{2+}$的重吸收。与近端小管相比，远端小管管径小，管腔大，上皮细胞体积小，故在小管切面上有较多细胞核。

近端小管对缺血有特殊的敏感性，易导致缺血性损伤。

远端小管对钾、钠、氯化物的代谢及酸碱平衡的调节有重要作用。

---

**知识点15：连接小管**　　　　　　　　　　　　　　　　　　　　副高：了解　正高：了解

连接小管为远端小管曲部和皮质集合管起始段的过渡节段，由多种细胞组成，包括连接小管细胞以及混杂的远曲小管和集合管细胞。细胞腔面有少数微绒毛，有细胞侧突和基底褶，细胞核位于细胞顶部，线粒体较少，不均匀地分布于基底褶附近。

连接小管具有分泌钾离子的功能，对氢离子的释放也有重要作用。此外，上皮细胞质内有较多的甲状旁腺激素和维生素依赖性钙结合蛋白，具有调节钙离子的功能。

## 三、集合管

---

**知识点16：集合管的分段**　　　　　　　　　　　　　　　　　　副高：了解　正高：了解

集合管不是肾单位的组成部分。根据其所在位置，集合管可分为3段：皮质集合管、髓质外带集合管和髓质内带集合管。髓质内带集合管行至锥体乳头，称乳头管，并开口于肾乳头形成筛状区。

---

知识点17：集合管上皮的组成 　　　　　　　　副高：了解　　正高：了解

集合管上皮由主细胞及闰细胞组成。

（1）主细胞　遍布集合管全长，占细胞总数的60%～65%，细胞界限清晰，腔面覆有一层糖蛋白复合物，胞核呈圆形，位于细胞中央，胞质浅淡，电镜下线粒体较少，分布杂乱，腔面有少数短小微绒毛，侧面有不发达的小侧突，基底褶也较浅。主细胞上存在水通道蛋白2（AQP2），其活性受抗利尿激素调节。

（2）闰细胞　散布于主细胞之间，腔面有较长的微绒毛，基底面有很多复杂的内褶，细胞质内有丰富的线粒体、溶酶体、游离核蛋白体、粗面及滑面内质网。闰细胞分为A、B两型细胞，A型闰细胞腔面表达$H^+$-ATP酶，可分泌$H^+$；B型闰细胞的基底侧膜表达$H^+$-ATP酶，可分泌$HCO_3^-$，并重吸收$H^+$。

---

知识点18：集合管的作用 　　　　　　　　　　副高：了解　　正高：了解

集合管是肾脏调节水和电解质平衡的最后部位，对钠离子、钾离子、氯离子和酸碱调节起重要作用。集合管通过抗利尿激素参与尿浓缩功能的调节。

## 四、肾间质

---

知识点19：肾间质的组成 　　　　　　　　　　副高：了解　　正高：了解

位于肾单位以及集合管之间的间叶组织称为肾间质。肾间质由间质细胞以及半流动状态的细胞外基质组成，后者由硫化或非硫化的糖胺多糖组成。肾皮质所含间质很少，但随着年龄的增长可略有增加，在小于36岁的人群中，肾间质约占肾皮质总体积的11.7%，在大于36岁的人群约占15.7%。肾间质的相对体积由皮质到肾乳头逐渐增加，髓质外带占髓质总体积的20%，肾乳头部占30%～40%。

---

知识点20：皮质肾间质 　　　　　　　　　　　副高：了解　　正高：了解

肾皮质肾小管之间的间质相对较多，而肾小管基膜与肾小管周围毛细血管间的间质则较少，后者或许有助于将肾小管重吸收的物质向血流中转运。

肾皮质含有两种间质细胞。

（1）Ⅰ型皮质间质细胞　与成纤维细胞相似，主要位于肾小管基膜与毛细血管之间，呈星芒状，有形状不规则的细胞核和发育完好的粗面及滑面内质网，能够产生促红细胞生成素（EPO）。

（2）Ⅱ型肾皮质间质细胞　数量相对较少，为单核或淋巴样细胞，圆形，胞质很少，仅有少数细胞器，此类细胞来自骨髓。间质细胞之间为细胞外基质和少量胶原纤维，主要为Ⅰ型、Ⅲ型胶原和纤粘连蛋白。

| 知识点21：髓质肾间质 | 副高：了解　正高：了解 |

髓质间质细胞有3种：

（1）第1种髓质间质细胞　与Ⅰ型皮质肾间质细胞相似，呈不规则星芒状，位于髓襻细段和直小血管之间，与细段长轴垂直排列，有如旋体状，细胞突起与肾小管及直小血管直接相连。与Ⅰ型皮质肾间质细胞不同处是其胞质内含有类脂包涵体或脂粒，呈均质状，界膜不明显。该细胞可产生糖胺多糖、前列腺素及其他降压物质，其中前列腺素的合成是由环氧合酶-2（COX-2）所催化。

（2）第2种髓质肾间质细胞　呈圆形，与Ⅱ型皮质肾间质细胞相同，属于单核细胞或淋巴细胞，主要位于髓质外带及髓质内带的外部，无类脂包涵体，具有吞噬功能，有较发达的溶酶体。

（3）第3种髓质肾间质细胞　属于血管周细胞，位于髓质外带及髓质内带的外部。其功能尚不清楚。

## 五、肾盏、肾盂和输尿管

| 知识点22：肾盂和肾盏 | 副高：了解　正高：了解 |

肾盂占据并附着于肾窦的内侧，是输尿管上部的囊状扩张。肾盂向肾实质伸出2～3个肾大盏，继续分支形成8～9个肾小盏。肾小盏呈杯形，包绕肾乳头。肾乳头的数目超过肾小盏，因此，一个肾小盏可接受来自多个肾乳头的尿液。乳头管被覆单层柱状上皮，开口于肾乳头，乳头侧面逐渐变成移行上皮。肾盏及肾盂黏膜均为移行上皮，中层为两层平滑肌细胞，外膜为纤维结缔组织。肾盏和肾盂有节奏性蠕动，有促进排尿的作用。

| 知识点23：输尿管 | 副高：了解　正高：了解 |

输尿管的黏膜形成许多纵行皱襞，移行上皮较厚，固有膜由致密的结缔组织构成，肌层为纵行和环形平滑肌组成，外膜为疏松结缔组织。

# 第三节　肾脏的血管、淋巴及神经分布

| 知识点1：肾动脉 | 副高：了解　正高：了解 |

肾脏血供丰富，有20%～25%的心排出量流经肾脏。双侧肾动脉起自腹主动脉的两侧。大约在第1腰椎的水平，位于肠系膜上动脉的稍下方。肾动脉发出后，向外越过膈脚的前方进入肾门。右肾动脉较左肾动脉长，肾动脉进入肾门后分为前后两支，两支于肾盂的前方和

后方在肾乳头凹陷处进入肾实质。前支较粗，通常在肾门以外发出一些次级支：上段动脉、前上段动脉、前下段动脉和下段动脉，供血范围较大；后支较细，延续成后段动脉，供血范围较小。

肾段动脉再行分支，位于肾锥体的侧方，称叶间动脉，叶间动脉行走至皮髓质交界处发出与叶间动脉垂直并与肾表面平行的弓状动脉，自弓状动脉向皮质表面发出多数呈放射状的分支，称小叶间动脉，进入皮质迷路。小叶间动脉多数发自弓状动脉，少数来自叶间动脉。小叶间动脉再分支则形成入球小动脉，在肾小球内形成毛细血管袢。极少数小叶间动脉分支不进入肾小球，称无肾小球小动脉，可能因所连接的肾小球退化所致。上述动脉及小动脉均为终末血管，所以一旦阻塞，会导致其所供血的部位缺血乃至梗死。

血液经出球小动脉流出肾小球。皮质肾单位的出球小动脉离开肾小体后，迅速分支形成肾小管周围的毛细血管网；髓旁肾单位的出球小动脉越过弓状动脉形成较长的直小动脉进入肾髓质。每支出球小动脉可分出数支到十数支直小动脉，成束直行下降，走向肾乳头。直小动脉主要来自髓旁肾单位的出球小动脉，少数自弓状动脉和小叶间动脉直接发出。进入髓质的直小动脉在髓质外带内区形成血管束，在走行过程中发出分支到髓质肾小管和集合管周围，形成毛细血管网。髓质毛细血管网分为3个区带：髓质外带的外区毛细血管网稀疏，形成长菱形网服状；髓质外带的内区毛细血管网很丰富，形成密集圆孔状；髓质内带的毛细血管网最稀疏。但在肾乳头部又变稠密。总之，髓质的肾小管周围毛细血管网较皮质少，因而对缺血的反应更为敏感。

---

知识点2：肾静脉　　　　　　　　　　　　　　　副高：了解　正高：了解

肾脏的静脉系统与动脉相伴行，在皮质，肾小管周围毛细血管网汇入小叶间静脉，再注入弓状静脉。在髓质，直小动脉经过毛细血管网演变为直小静脉，直小静脉与直小动脉呈反方向折返注入小叶间静脉，小叶间静脉汇入弓状静脉，再注入肾段静脉，在肾门处汇集为肾静脉，最后注入下腔静脉。

---

知识点3：肾脏的淋巴管　　　　　　　　　　　　副高：了解　正高：了解

肾的淋巴循环分为肾内和肾周两组，肾内淋巴管与肾内动静脉相伴而行。肾皮质内淋巴毛细血管网分别位于肾被膜下及肾小管周围，淋巴液引流入小叶间动静脉周围的淋巴管。进而入弓状动静脉、叶间动静脉周围的淋巴管。髓质的淋巴毛细血管网存在于肾小管和集合管周围，伴随直小动静脉上升到皮髓质交界处的弓状动静脉周围汇入较大的淋巴管。肾周淋巴管主要分布于肾被膜，它们与肾内淋巴管有广泛的吻合支，在肾门处与肾内淋巴管汇合，最终引流入主动脉旁淋巴结。

---

知识点4：肾脏的神经　　　　　　　　　　　　　副高：了解　正高：了解

肾脏主要由来自腹丛的交感神经支配，交感神经纤维随肾动脉进入肾脏，逐级分布，支配各级肾脏血管、肾小球及肾小管（特别是位于皮质的肾小管）。另外，来自弓状动脉周围神经丛的神经纤维支配髓旁肾单位的出球小动脉和直小动脉，从而调节皮质和髓质间的血流而不影响肾小球的血液循环。来自迷走神经的副交感纤维，只分布于肾盂和输尿管的平滑肌。

# 第四节　肾脏的生理功能

| 知识点1：肾脏生理功能概述 | 副高：了解　正高：了解 |
| --- | --- |

肾脏的生理功能主要是排泄代谢废物及调节水、电解质、酸碱平衡，以维持机体内环境稳定。上述这种强大的调节能力，是基于肾小球有巨大滤过面积，充足的血流供应及灵活的滤过调节能力及肾小管各段强大的重吸收及分泌的能力而完成的。

## 一、肾小球的滤过及调节功能

| 知识点2：肾小球滤过率的概念 | 副高：了解　正高：了解 |
| --- | --- |

肾小球滤过膜具有高度通透性，血浆中除大分子物质外，所有小分子物质均可自由通过。血液流经肾小球时，血浆经肾小球滤过膜滤出，形成肾小球滤液。单位时间内肾小球滤过量称为肾小球滤过率（GFR）。正常人的肾小球滤过率是120ml/min，这个数值受年龄、性别的影响，男性略高于女性，一般来说，40岁之后GFR开始下降，每10年约减少10%，80岁之后GFR将减少40%左右，但这并不影响正常生活。通常，男性的GFR略高于女性。GFR是体内约200万个肾单位的单个肾小球滤过率（SNGFR）的总和。GFR（120ml/min）除以肾小球数量（200万）即是SUGFR，约为60ml/min。

| 知识点3：滤过分数 | 副高：了解　正高：了解 |
| --- | --- |

滤过分数是GFR与肾血浆流量（RBF）的比值。成年男性的GFR是120ml/min，肾血流量约1110ml/min，即RBF约是600ml/min，因此滤过分数为20%（120/600）。这表明流经肾脏的血浆约有20%由肾小球滤过形成原尿，即是血浆的超滤液。相比之下，肌肉毛细血管的滤过分数只有1%左右。肾小球的高滤过分数是由于肾小球毛细血管的高静水压以及高渗透性所决定的，也是维持肾小球的滤过功能所必需的。

| 知识点4：影响肾小球滤过的因素 | 副高：了解　正高：了解 |
| --- | --- |

（1）毛细血管内压　主要由肾小球入球小动脉、出球小动脉阻力控制，肾小球入球小动脉阻力小于出球小动脉阻力，从而形成一定的压力差，即毛细血管内压。毛细血管内压增加，GFR也增加，有利于血浆中可滤过物质及水通过滤过膜到达bowman囊，是滤液形成的主要动力。

（2）肾血浆流量　血浆流量对GFR的影响主要是通过调解肾小球毛细血管内血浆胶体

渗透压上升速度而实现的。血浆流量减少，血浆胶体渗透压上升速度加快，因而在毛细血管后段可无滤液形成。但是，如血浆流量增加超过一定限度，血浆胶体渗透压上升很少，这时，如血浆流量再增加，对GFR的影响甚小。

（3）动脉血白蛋白浓度　主要受机体白蛋白合成和降解速度影响，血浆胶体渗透压与GFR成反比。

（4）滤过膜的通透系数　即滤过膜对水的通透性与整个滤过面积的乘积。滤过膜的通透系数增加，GFR增加；但当肾小球内滤过压已达平衡，GFR不再随滤过膜的通透系数增加而变化。

---

**知识点5：肾小球滤过率的自我调节**　　　　副高：了解　正高：了解

肾小球滤过作用受到多种因素调节，如神经、体液等因子，在机体体液平衡发生改变时，都可以反射性的被激活或抑制，从而尽量使肾小球的滤过达到相对恒定，如此肾脏仍可以使体液维持平衡。此外，肾脏尚存在自我调节机制，当去除神经、体液因子作用的情况下，肾血流量及肾小球滤过率仍能保持相对恒定，这种调节机制，称之为肾小球滤过率的自我调节。

---

**知识点6：球管反馈**　　　　　　　　　　　　副高：了解　正高：了解

球管反馈（TGF）是指肾小球的滤过可根据肾小管滤液的情况（包括流量、成分等）而相应调节的现象。具体地说，是指到达远端肾小管起始段NaCl发生改变，可引起该肾单位血管阻力发生变化，从而引起肾小球滤过率的改变。这一机制不仅使肾小球的滤过与肾小管对滤液的重吸收可以相互调节，而且可以使肾脏能够更加有效地维持内环境的稳定，是肾血流量自身调节的重要机制之一。

---

**知识点7：肾神经的调节**　　　　　　　　　　副高：了解　正高：了解

肾脏有丰富的神经支配，神经末梢主要分布在入球小动脉、出球小动脉、小球系膜区和肾血管。刺激肾神经可引起入球小动脉、出球小动脉收缩，尤以入球小动脉为著，同时，还可以引起系膜细胞收缩，导致肾小球滤过率及肾血浆流量下降。肾神经兴奋还可刺激肾素释放，通过血管紧张素Ⅱ影响肾功能。

---

**知识点8：血管活性物质**　　　　　　　　　　副高：了解　正高：了解

（1）血管紧张素Ⅱ　血管紧张素Ⅱ（ATⅡ）可使入球小动脉、出球小动脉及系膜细胞收缩，使滤过膜通透系数下降。同时，ATⅡ可刺激肾脏释放前列腺素$E_2$，对抗ATⅡ引起的入球小动脉收缩。在正常情况下，ATⅡ是调节出球小动脉阻力的主要因素。

（2）抗利尿激素　抗利尿激素（ADH）对全身血管有强大的收缩作用，但对肾脏的血管的作用相对较轻。在正常情况下，抗利尿激素对肾脏的血管的收缩作用，常因为前列腺素的作用而减弱。肾小球系膜细胞有ADH受体，主要为V1型受体，当ADH与该受体结合后，一方面可以通过细胞内三磷酸肌醇的增加，使细胞内$Ca^{2+}$游离到胞质；另一方面还可通过电压依赖型钙通道的开放，使细胞外$Ca^{2+}$内流到细胞内引起血管平滑肌收缩。

（3）内皮素　内皮素（ET）是由内皮细胞释放的一种多肽。它可以使肾小球滤过率及肾血浆流量明显下降。内皮素还可与各种血管活性物质相互作用，促使前列腺素Ⅰ（PGⅠ）、内皮细胞源性舒张因子及心钠素的分泌。

（4）心钠素　心钠素（ANP）主要使肾小球滤过率上升而对肾血浆流量影响相对较小。肾小球的入球、出球小动脉均有ANP受体，心钠素可使出球小动脉收缩，入球小动脉舒张，使滤过膜通透系数增高。

（5）缓激肽　缓激肽可使肾血管扩张，从而引起肾血浆流量明显增加，但肾小球滤过率改变不明显。

（6）前列腺素　前列腺素（PG）为花生四烯酸的代谢产物。在基础情况下，前列腺素产生甚少，对肾脏血流动力学的作用小。当有ATⅡ、肾神经兴奋等缩血管因素存在时，$PGE_2$产生增加，以对抗缩血管因素引起的入球小动脉阻力增加以及滤过膜通透系数下降，但对出球小动脉阻力作用小。

| 知识点9：肾小管对大分子溶质的滤过 | 副高：了解　正高：了解 |
| --- | --- |

肾小球超滤液中小分子溶质（如电解质、葡萄糖及尿素等）的浓度与血浆中的浓度几乎相同，而超滤液中大分子溶质如蛋白质的浓度很低。正常血浆白蛋白的浓度约是45g/L，而超滤液中白蛋白的浓度约是0.01g/L。肾小球毛细血管对不同相对分子质量物质的滤过具有不同滤过率的特点，称为选择性滤过作用。肾小球滤过屏障对大分子溶质的滤过取决于分子大小（孔径屏障）及电荷性质（电荷屏障）。

（1）孔径屏障　肾小球滤过屏障由内皮细胞、基膜以及足细胞组成。内皮细胞的窗孔径为70～100nm；基膜为胶原纤维形成的可变凝胶，滤过的物质在一定压力下可变形通过；足突之间的裂孔膜形成很多平行的丝状结构，丝状结构的间距约为4nm。基膜为粗的滤过器，仅能限制较大的蛋白质（如球蛋白）通过，而裂孔膜则为细筛，可限制较小的白蛋白通过。足突裂孔膜形成肾小球滤过屏障的最外一层结构，而且裂孔之间的孔隙非常细小，因此对于限制蛋白质的滤过最为重要。

（2）电荷屏障　应用相同半径的葡聚糖对肾小球选择滤过情况进行研究时发现，在同等半径情况下，带正电荷的葡聚糖清除分数较中性葡聚糖更高，而带负电荷的葡聚糖清除分数较中性更低，说明有电荷屏障存在。

## 二、肾小管的转运功能

| 知识点10：肾小管和集合管的重吸收功能 | 副高：了解　正高：了解 |
| --- | --- |

肾小球滤液流经肾小管和集合管时，其中的水和各种溶质将全部或部分地被肾小管和集

合管上皮细胞重吸收回血液。肾小管对各种物质的重吸收能力是不同的。葡萄糖全部被重吸收；水、$Na^+$、$Cl^-$大部分被重吸收；尿素部分被重吸收；肌酐则完全不被重吸收。

### 知识点11：重吸收的方式　　　　　　　　　　　　　　副高：了解　正高：了解

（1）被动重吸收　肾小管液中某些物质，通过扩散被转运到小管外的组织间液，并吸收进入血液的过程，称为被动重吸收。

（2）主动重吸收　主动重吸收是指肾小管上皮细胞能逆着电化学梯度，将小管液中某些物质从低浓度向高浓度转运到小管外的细胞外液和血液的过程。

（3）胞吞作用　某些大分子物质被肾小管上皮细胞重吸收，这些物质与肾小管上皮细胞接触的胞膜内陷，周围形成突出的伪足，发生膜融和，将被吸收的物质吞入细胞内的过程，称为胞吞作用。

### 知识点12：水和盐的重吸收　　　　　　　　　　　　　副高：了解　正高：了解

（1）$Na^+$的重吸收　滤液中的钠99%以上被肾小管和集合管细胞重吸收，这对机体维持细胞外液中$Na^+$浓度和渗透压的相对恒定起着重要作用。

（2）$Cl^-$的重吸收　$Cl^-$大部分伴随$Na^+$的主动重吸收而被重吸收回血。

（3）水的重吸收　正常成人肾脏对水的重吸收量很大，肾小管和集合管对水的重吸收一部分在近端小管重吸收，是伴随溶质吸收而被吸收的，与体内是否缺水无关；另一部分在远曲小管和集合管重吸收，可因体内水的多少而变化。当机体缺水时，水的重吸收增多；反之，水的重吸收减少。

（4）$K^+$重吸收　从肾小球滤出的钾，大部分被近端小管同水一起被重吸收，所以近端小管液中钾的浓度几乎不变。当小管液进入髓袢升支后，钾的浓度才显著下降。在小管液流经远曲小管和集合管时，机体在低钾状态下，钾的浓度继续下降，表明髓袢升支、远曲小管和集合管都能重吸收钾。尿中的钾，主要是由肾小管和集合管排泌的。

（5）$Ca^{2+}$的重吸收　正常成人血浆钙的浓度为2.25~2.75mmol/L，其中35%~40%与血浆蛋白质结合，不能自由通过肾小球滤过屏障，其余60%是以离子钙形式存在，能通过肾小球的滤过屏障。滤过的钙在流经肾小管和集合管时，有99%以上被回吸收入血。其中约60%由近曲小管、10%由远曲小管重吸收，其余由髓袢和集合管重吸收。

（6）磷酸盐的重吸收　正常成人血浆中无机磷酸盐含量为0.75~1.125mmol/L。肾小球滤出的无机磷酸盐约85%被肾小管重吸收。

### 知识点13：营养物质的重吸收　　　　　　　　　　　　副高：了解　正高：了解

（1）葡萄糖的重吸收　正常情况下，空腹血糖约为4.48mmol/L，肾小球滤液中的葡萄糖在流经肾小管时，全部被重吸收回血。葡萄糖的吸收，仅限于近曲小管。肾小管上皮细胞对葡萄糖的重吸收是有一定限度的，当血中的葡萄糖浓度超过一定限度时（一般为

8.96～10.08mmol/L），尿中就出现葡萄糖。

（2）蛋白质的重吸收　肾小球滤液中的清蛋白含量不到0.3g/L，当滤液流经肾小管时，绝大部分清蛋白被近端小管重吸收回血，小部分由直部重吸收，肾小管重吸收蛋白质是通过非特异性吸附胞吞作用完成的。

（3）氨基酸的重吸收　当滤液流经肾小管时，其中的氨基酸绝大部分被肾小管（主要是近端小管）重吸收回血，并且是一个主动重吸收的过程。

### 三、肾脏的浓缩与稀释功能

**知识点14：尿液的浓缩机制**　　　　　　　　　　副高：了解　正高：了解

尿液的浓缩机制以NaCl在髓袢上升支后段的主动转运为起点，以髓袢各段对水、$Na^+$通透性不同为基础，通过逆流倍增使髓质建立高渗透梯度，直血管的作用使该梯度得以维持，尿素循环则渗透梯度加强。在ADH作用下，大量水分进入肾脏间质，而被直血管重吸收，使尿液得以浓缩。

**知识点15：尿液的稀释机制**　　　　　　　　　　副高：了解　正高：了解

大量饮水时，血浆的渗透性降低，渗透压感受器感受后，将信息传给神经垂体，停止升压素的分泌。在血浆升压素缺乏时，集合管对水的通透性降低。髓袢升支粗段重吸收NaCl后，致使管腔液稀释缺乏升压素也是如此，流到远曲小管的尿液，缺乏升压素时，稀释液流过集合管而被排出。

促使尿液稀释的另一机制是干扰尿素的再循环。升压素对终末内髓集合管管壁上的尿素载体有刺激作用，能提高其转运率达400%。缺乏升压素时，尿素重吸收显著减低，皮质、外髓和内髓集合管起始段不能重吸收水，集合管管腔的尿素不能被浓缩，尿素重吸收进入间质的浓度梯度破坏。上述因素，都会干扰尿素再循环，致使内髓的渗透压降低，促使稀释尿液的排泄。

### 四、肾脏的内分泌功能

**知识点16：肾脏分泌的激素**　　　　　　　　　　副高：了解　正高：了解

肾脏不仅是激素作用的靶目标，还是一个重要的内分泌器官，分泌的激素有血管活性激素和非血管活性激素。前者作用于肾本身，参与肾的生理功能，主要调节肾的血流动力学和水盐代谢，它包括肾素、血管紧张素、前列腺素（PG）、激肽类系统等。非血管活性激素主要作用于全身，它包括1α-羟化酶和促红细胞生成素（EPO）等。

**知识点17：促红细胞生成素**　　　　　　　　　　副高：了解　正高：了解

促红细胞生成素（EPO）为一糖蛋白，由肾脏产生，它可以促使骨髓红细胞集落形成单位（CFU-E）分化为成熟红细胞。目前认为肾主要产生红细胞生成因子，作用于血浆的红细胞生成素原，使之成为促细胞生成素。缺氧是导致促细胞生成素产生的主要因素。雄激素、肾上腺皮质激素、甲状腺素、生长激素均可以增加促细胞生成素的生成。

人类EPO是一个分子质量为34kD的酸性糖蛋白。测定血浆或其他生物体液中EPO的浓度对判断贫血或红细胞增多原因有重要价值。目前，测定方式有3种：体内生物活性测定、体外生物活性测定和免疫分析。临床检测EPO水平，需要将待测标本与已知浓度的标准品进行对照，而标准品要用公认的参照标准校正。公认的参照标准即国际卫生组织提供的重组EPO国际标准。EPO的单位是根据其体内生物活性定义的，为了方便，一般使用每毫升多少毫单位（mU/ml），并定义1U EPO对红系祖细胞的刺激作用相当于5μmol钴的作用。由于EPO的相对分子质量不固定，因此，人类尿液活性和质量换算大概是7万U/mg，而重组EPO往往可达到10万~20万U/mg。这个不同主要是因EPO的侧链不同引起的。正常血浆EPO浓度为5~25mU/ml，失血或缺氧可导致血浆EPO浓度升高100~1000倍。血浆EPO水平和血细胞比容（Hct）呈负相关。

<br>

**知识点18：1α-羟化酶**　　　　　　　　　　副高：了解　　正高：了解

肾脏是产生1α-羟化酶的最重要场所，1α-羟化酶主要分布于肾脏近端小管上皮细胞线粒体内膜，该酶也属于细胞色素P450加单氧酶。25-羟维生素D在1α-羟化酶的作用下，其第1位侧链的碳被羟化生成1,25-二羟维生素D［1,25（OH）$_2D_3$］，即骨化三醇，它是最具生物活性的维生素D。近年来发现，除了肾脏可产生1α-羟化酶外，胎盘、角质细胞、单核－吞噬细胞系及骨细胞等也有1α-羟化酶活性，提示一些组织局部可调节1,25-二羟维生素D的生成，但是这种作用可能仅仅是对肾脏合成1,25-二羟维生素D不足时的一种代偿。此外，肾脏内还有24-羟化酶，它可将25-羟维生素D转变为活性很低的24,25-二羟维生素D［24,25（OH）$_2D_3$］。

<br>

**知识点19：肾素－血管紧张素系统**　　　　　　　副高：了解　　正高：了解

肾素－血管紧张素系统（RAS）是机体极为重要的调节血压及维持水、电解质平衡的系统，RAS主要由肾素、血管紧张素原（AGT）、血管紧张素转换酶（ACE）、血管紧张素（Ang）Ⅰ、Ⅱ、Ⅲ、Ⅳ和其他一些短肽及相关受体等组成。有时也将醛固酮归为这一系统，而称为肾素－血管紧张素醛固酮系统（RAAS）。

RAS与其他生物活性物质的联系：RAS的许多生物学作用是通过其他一些生物活性物质介导实现的，而多种生物活性物质也能通过RAS介导发挥一定的作用。

# 第二章　肾脏病的临床表现

## 第一节　尿量异常

### 一、少尿与无尿

| 知识点1：少尿与无尿的概念 | 副高：掌握　正高：掌握 |
|---|---|

24小时尿量在400ml以下为少尿，100ml以下为无尿。根据造成少尿/无尿的主要病变部位，分为肾前性少尿与无尿、肾性少尿与无尿和肾后性少尿与无尿。肾前性少尿/无尿是指由于各种原因引起的肾脏血流灌注不足所致，肾实质本身无器质性病变。

| 知识点2：肾前性少尿与无尿的病因 | 副高：掌握　正高：掌握 |
|---|---|

肾前性少尿与无尿主要是由于各种原因所致的肾血流量不足所致，常见于：

（1）有效循环血容量不足

1）出血：外伤、手术、消化道出血。

2）经胃肠道液体丢失：呕吐、胃肠引流、腹泻。

3）经肾液体丢失：过度利尿、尿崩症、肾上腺皮质功能不全。

4）经皮肤、黏膜液体丢失：烧伤、高热。

5）血管内容量相对不足：低蛋白血症、挤压综合征。

（2）心排血量不足

1）心源性疾病：急性心肌梗死、瓣膜病、心脏压塞。

2）肺循环异常：肺动脉高压、肺栓塞、正压机械通气。

3）血管过度扩张：败血症、休克、急性过敏反应、麻醉、扩血管药物过量。

（3）肾动脉收缩

1）去甲肾腺素、麦角胺、肝肾综合征、高钙血症。

2）肾单位血流调节能力下降。

3）在肾血流量不足的背景下使用血管紧张素转换酶抑制药、血管紧张素Ⅱ受体拮抗药、非甾体类抗炎药、COX-2抑制药。

| 知识点3：肾性少尿与无尿的病因 | 副高：掌握　正高：掌握 |
|---|---|

肾性少尿与无尿常见于：

（1）各种原因引起的急性肾缺血或急性肾小管坏死，如大出血、烧伤、抗生素、造影剂、蛇毒、鱼胆引起的中毒等。

（2）急性肾小球肾炎、急进性肾小球肾炎等疾病引起的肾小球滤过率急骤减低。

（3）流行性出血热、败血症及创伤性休克所导致的双侧肾皮质或肾髓质坏死。

（4）感染或药物过敏引发的急性间质性肾炎等。

（5）终末期肾脏病。

### 知识点4：肾后性少尿与无尿的病因　　　　副高：掌握　正高：掌握

肾后性少尿与无尿是由于各种原因引起的尿路梗阻所致，常见于：

（1）尿道梗阻，如前列腺肥大、前列腺肿瘤、膀胱颈梗阻等。

（2）双侧输尿管梗阻：输尿管本身的结石、血块、肿瘤，输尿管周围的肿瘤、腹膜后纤维化对输尿管的压迫。

（3）神经源性膀胱等。

### 知识点5：肾前性少尿与无尿的临床特点　　　　副高：掌握　正高：掌握

肾前性少尿与无尿的临床特点：①患者有引起肾脏灌注不足的疾病或诱因；②尿常规大致正常；③肾小管功能良好，尿浓缩功能正常，尿比重 $>1.020$，尿渗透压 $>500\text{mOsm}/(\text{kg}\cdot\text{H}_2\text{O})$，一般不会出现完全性无尿；④血尿素（mg/dl）：血肌酐（mg/dl）$\geqslant 20:1$；⑤在及时纠正原发病后，肾功能迅速恢复正常（一般1~2天）。

### 知识点6：肾性少尿与无尿的临床特点　　　　副高：掌握　正高：掌握

肾性少尿与无尿的临床特点：①大部分患者具有肾脏病的病史和体征；②尿常规异常：蛋白尿、血尿、管型尿；③肾小管功能异常，包括浓缩功能，尿比重常 $<1.015$，尿渗透压 $<350\text{mOsm}/(\text{kg}\cdot\text{H}_2\text{O})$，可有肾性糖尿、氨基酸尿；④与肾前性比较，治疗相对困难，部分患者肾功能虽可恢复，但恢复较慢（1周至数月）；⑤完全无尿罕见，可仅见于广泛肾皮质坏死和极个别急进性肾小球肾炎患者。

### 知识点7：肾后性少尿与无尿的临床特点　　　　副高：掌握　正高：掌握

肾后性少尿与无尿的临床特点：①典型表现为突然、完全无尿，可反复发作；②有尿者，尿常规可有血尿（非肾小球源性）、白细胞尿，也可大致正常，但不会出现大量蛋白尿；③有尿路梗阻的形态学改变（超声、腹部X线平片、逆行尿路造影、CT、放射性核素肾扫描等），包括梗阻部位的病变（结石、肿瘤等）以及梗阻以上部位的扩张、积液；但在急性梗阻的早期，这些影像学表现可能并不明显；④急性梗阻解除后，多数患者于两周左右肾功能恢复正常。

知识点8：少尿与无尿的诊断思路 　　　　　　　　副高：掌握　　正高：掌握

（1）首先应确定少尿与无尿是急性因素还是慢性因素所致。通常情况下，慢性肾衰竭所致的少尿与无尿常有明显的贫血，血肌酐升高及双肾体积缩小的典型表现；而急性肾衰竭所致的少尿与无尿通常无严重的贫血，双肾体积增大或正常。

（2）对急性因素所致的少尿与无尿，应进一步明确是肾前性、肾性、肾后性哪种因素造成的。针对不同的病因，尽快进行相应的治疗。

## 二、多尿

知识点9：多尿的概念 　　　　　　　　　　　　　副高：掌握　　正高：掌握

多尿是指尿量>2500ml/d，尿量>4000ml/d为尿崩。

知识点10：多尿的病因 　　　　　　　　　　　　　副高：掌握　　正高：掌握

（1）内分泌-代谢功能障碍　如下丘脑-神经垂体分泌的抗利尿激素分泌减少、甲状旁腺素分泌过多、肾上腺皮质分泌醛固酮过多、糖代谢紊乱等。

（2）肾小管功能障碍　肾小管对抗利尿激素的反应性降低；肾小管、髓袢肾髓质的高渗功能障碍以及肾直血管的血循环障碍，影响肾小管的浓缩功能。肾小管酸化尿液或重吸收碳酸氢盐功能障碍。

（3）其他　如精神性多尿等。

知识点11：多尿的诊断思路 　　　　　　　　　　　副高：掌握　　正高：掌握

（1）首先应鉴别是多尿还是尿频。

（2）其次应排除精神性多尿，多见于妇女，常由于多饮所致。

（3）进一步区分是高渗性多尿还是低渗性多尿。当尿比重<1.005，尿渗透压<200mOsm/（kg·$H_2O$）时为低渗性多尿，常见于肾小管损伤所致；当尿比重>1.020，尿渗透压>800mOsm/（kg·$H_2O$）时为高渗性多尿，常见于溶质性利尿。

（4）最后确定多尿的具体病因。

## 三、夜尿增多

知识点12：夜尿增多的概念 　　　　　　　　　　　副高：掌握　　正高：掌握

夜尿增多是指夜间睡眠时尿量>750ml或大于日间尿量（正常日间与夜间的尿量比值为2∶1）。

知识点13：夜尿增多的病因 　　　　　　　　　　　副高：掌握　　正高：掌握

（1）慢性进展性肾脏疾病　健存肾单位数量减少，含氮废物潴留，此时残存肾单位需不分昼夜工作,因此夜尿增加。小管间质病变时由于肾脏浓缩功能下降,在疾病早期夜尿增加。

(2)排尿性夜尿　此时机体有水钠潴留(如心功能不全),卧床后肾脏血循环改善使肾血流量增加,增加了体内滞留的水分的排泄,夜尿增加。

(3)精神性夜尿　由于精神紧张,如遗尿者常出现预防性排尿,久而久之形成习惯。

# 第二节　尿成分异常

## 一、尿色异常

| 知识点1:尿色异常的特点 | 副高:掌握　正高:掌握 |
| --- | --- |

正常人尿液呈淡黄色,是由尿色素、尿胆素、尿红素所引起。尿色的深浅受尿量和尿的pH值影响。大量饮水后可呈无色透明,限水后颜色加深。能引起尿色改变的物质有药物、食物、血红蛋白、肌红蛋白及乳糜。

| 知识点2:尿色异常的病因 | 副高:掌握　正高:掌握 |
| --- | --- |

常见引起尿色异常的原因见表2-1。

表2-1　尿色异常及其主要原因

| 尿液颜色 | 原　　因 |
| --- | --- |
| 红色 | 血尿、血红蛋白尿、肌红蛋白尿、药物(去铁胺、大黄)、进食甜菜根 |
| 橘红色 | 利福平 |
| 粉红色 | 苯妥英钠、丹蒽醌、酚酞 |
| 紫色 | 紫色尿袋综合征、卟啉 |
| 棕色 | 呋喃妥因、甲硝唑 |
| 蓝-绿色 | 铜绿假单胞菌尿路感染、胆道梗阻、药物及化学制剂(甲氧氯普胺、亚甲蓝、丙泊酚、美索巴莫、氨苯蝶啶、硼酸、靛蓝、酚)、食物色素 |
| 黑色 | 黑色素瘤等 |
| 白色浑浊 | 脓尿、乳糜尿、尿中大量结晶 |

## 二、血尿

| 知识点3:血尿的概念 | 副高:掌握　正高:掌握 |
| --- | --- |

血尿是指尿中含有过多的红细胞。正常人尿镜检每高倍视野可见到0~2个红细胞,离

心后每高倍视野红细胞如超过3个即为不正常。血尿程度决定于尿内出血量多少。出血多时肉眼可见，称为肉眼血尿，其颜色呈浅粉红色至深褐色不等，甚至有血凝块。出血少时肉眼看不出血色，仅在显微镜检查时发现红细胞数超出3个/HP，称为镜下血尿。

### 知识点4：引起血尿的病因　　　　　　　　　　　副高：掌握　　正高：掌握

（1）肾及尿路疾病　临床上约98%以上的血尿是泌尿系统本身疾病引起的。如原发性肾炎、继发性肾炎、遗传性肾炎、药物及毒物引起的间质性肾炎、肾基膜病、肾盂肾炎、多囊肾、肾下垂、泌尿道结石、结核、肿瘤以及血管病变（肾动脉硬化、肾静脉血栓形成）等。

（2）全身性疾病　包括血液病（如白血病、血友病、血小板减少性紫癜、弥散性血管内凝血）、感染性疾病（如流行性出血热）、心血管疾病（如充血性心力衰竭）、结缔组织病（如系统性红斑狼疮）。

（3）尿路邻近器官疾病　如急性阑尾炎、急或慢性盆腔炎、输卵管炎、结肠炎、恶性肿瘤（直肠癌、结肠癌、宫颈癌及卵巢的恶性肿瘤），以及其他疾病侵及或刺激尿路时，有时可产生血尿，但并不常见。

（4）药物与化学因素　如磺胺药、水杨酸类及抗凝药等。

（5）其他　运动后血尿、特发性血尿。

### 知识点5：血尿的诊断　　　　　　　　　　　　　副高：掌握　　正高：掌握

（1）首先确诊是否为真性血尿。

（2）对真性血尿患者，应排除全身出血性疾病及邻近泌尿系统的器官病变所致的血尿。

（3）对泌尿系统本身疾病所致的血尿，应进一步确认是肾小球源性血尿还是非肾小球源性血尿。

肾小球疾病特别是肾小球肾炎，其血尿常为无痛性、全程性血尿，可呈镜下或肉眼血尿，持续性或间发性。血尿可为单纯性血尿，也可伴蛋白尿、管型尿，如血尿患者伴较大量蛋白尿和/或管型尿（特别是红细胞管型），多提示肾小球源性血尿。

最后，当确诊为肾小球源性血尿后，应进一步明确是原发性、继发性还是遗传性肾小球疾病。

### 知识点6：临床上鉴别血尿来源的方法　　　　　　副高：掌握　　正高：掌握

（1）新鲜尿沉渣相差显微镜检查　非均一形态血尿为肾小球源性，均一形态正常红细胞尿为非肾小球源性。

（2）尿血细胞比容分布曲线　肾小球源性血尿常呈非对称曲线，其峰值红细胞容积小于静脉峰值红细胞容积；非肾小球源性血尿常呈对称性曲线，其峰值红细胞容积大于静脉峰值血细胞比容。

| 知识点7：特殊类型的血尿 | 副高：掌握　正高：掌握 |

（1）运动性血尿　运动可引起一过性的镜下血尿和蛋白尿，尿红细胞形态学检查通常为非均一性，可伴有红细胞管型，偶见肉眼血尿。运动后镜下血尿一般持续1~2小时，也可持续72小时。但运动性血尿需要同剧烈运动引起的横纹肌溶解症导致的"行军性"肌红蛋白尿鉴别。

（2）胡桃夹现象　亦称左肾静脉压迫综合征，是青少年非肾小球源性血尿常见的原因之一。由于左肾静脉在腹主动脉和肠系膜上动脉之间受压引起的一系列临床症状。多数临床表现为无症状突发性血尿，可伴有左腹部疼痛及腰痛，男性可见精索静脉曲张。血尿多出现在直立时，平卧时消失，因此又称直立性血尿。尿红细胞形态为均一性，但有少数患者可表现为非均一性血尿，并可合并直立性蛋白尿。男性多见，病程数天至数年不等。彩色多普勒超声及血管造影可协助诊断。

（3）特发性高尿钙症　是一种病因不明的以尿钙排泄增多而血钙正常为特征的疾病，主要见于儿童。临床主要表现为反复发作性肉眼血尿或镜下血尿，部分患儿可伴有尿频、尿急、尿痛、腰痛和/或腹痛及泌尿系统感染症状。尿红细胞形态为均一性。长期的高尿钙易形成肾脏结石。高尿钙症的诊断标准：随机尿标本尿钙/尿肌酐比值>0.21mg/mg，24小时尿钙定量>0.1mmol/kg或4mg/kg。儿童不明原因的血尿患者应常规测定尿钙。

（4）腰痛血尿综合征　常见于年轻女性口服避孕药者，表现为单侧或双侧腰痛伴血尿，肾动脉造影可见肾内动脉分支狭窄、肾脏局灶缺血。诊断本病应首先除外其他泌尿系统疾病。

## 三、蛋白尿

| 知识点8：蛋白尿的概念 | 副高：掌握　正高：掌握 |

蛋白尿是肾脏病常见的临床表现，24小时尿蛋白量超过150mg或尿蛋白/肌酐比值（PCR）>100mg/g即称蛋白尿。24小时尿白蛋白排泄在30~300mg为微量白蛋白尿。

| 知识点9：蛋白尿的分类 | 副高：掌握　正高：掌握 |

临床上将蛋白尿分为生理性及病理性两种：

（1）生理性蛋白尿

1）体位性（直立性）蛋白尿：可在2%~5%青年中出现，保持直立或脊柱前凸位置时发生机会较多，可能与静脉淤血有关，平卧可使蛋白尿减轻或消失，尿蛋白总量一般不超过1g/d。

2）功能性蛋白尿：包括运动、发热、过冷、过热、交感神经兴奋等因素引起的蛋白尿，诱因去除后常可消失。

（2）病理性蛋白尿

1）肾小球性蛋白尿：多是由于肾小球滤过膜的损伤，导致通透性改变及负电荷丧失。

蛋白尿以此类最常见，以分子量较小的白蛋白为主，若滤过膜损害较重，则球蛋白及其他大分子蛋白漏出也增多。

2）肾小管性蛋白尿：在正常情况下，经肾小球滤出的小分子蛋白质，几乎被肾小管完全吸收。当肾小管疾病时，蛋白质重吸收障碍，小分子蛋白质遂自尿中排出，包括$\beta_2$微球蛋白、溶菌酶、核糖核酸酶等。

3）溢出性蛋白尿：血内小分子蛋白，如本周蛋白、血红蛋白、肌红蛋白等，当浓度过高时，上述滤液中浓度超过肾小管吸收阈值，可从尿中排出，见于多发性骨髓瘤、血管内溶血性疾病等。

4）分泌性蛋白尿：主要为尿中IgA排泄增多，见于肾小管–间质性疾病。

5）组织性蛋白尿：因组织遭受破坏后而释出胞质中各种酶及蛋白质，在肾小球滤液中浓度超过肾小管吸收阈值，而自尿中排出。

| 知识点10：蛋白尿的分类——根据蛋白尿的尿量多少分类 | 副高：掌握    正高：掌握 |
| --- | --- |

根据蛋白尿量多少分为大量蛋白尿或肾病水平蛋白尿（＞3.5g/d）和非肾病水平蛋白尿。

## 四、脓尿和菌尿

| 知识点11：脓尿的概念 | 副高：掌握    正高：掌握 |
| --- | --- |

脓尿是指尿内有脓细胞，常为乳白色，浑浊，严重时有脓块。正常人尿液中含有少量白细胞，如果离心尿检白细胞≥5个/HP或1小时尿白细胞≥40万或12小时超过100万，应视为异常。

| 知识点12：脓尿的原因 | 副高：掌握    正高：掌握 |
| --- | --- |

脓尿常见原因有非特异性感染与特异性感染两类。非特异性感染包括肾盂肾炎、肾积脓、膀胱炎、前列腺炎或脓肿、尿道炎及邻近器官炎症（如盆腔脓肿）等。常见细菌为大肠埃希菌、变形杆菌、葡萄球菌等。特异性感染主要为结核和淋病。

| 知识点13：菌尿的概念 | 副高：掌握    正高：掌握 |
| --- | --- |

正常人尿中无细菌，用清洁中段尿培养，细菌菌落计数大于或等于10万个/ml时称为菌尿。耻骨联合上膀胱穿刺尿培养有致病菌生长，或菌落数大于100个/ml为菌尿。

## 五、血红蛋白尿

| 知识点14：血红蛋白 | 副高：掌握    正高：掌握 |
| --- | --- |

血红蛋白是一种含铁并能与氧结合的蛋白质，仅存在于红细胞内。相对分子质量为

68000，在血浆中与结合珠蛋白紧密结合形成大分子复合体，然后由肝脏的库普弗细胞摄取。血红蛋白不能从肾小球滤过。因此正常尿液中没有血红蛋白。

知识点15：血红蛋白尿的病因　　　　　　　　　副高：掌握　正高：掌握

（1）红细胞内在缺陷所致的溶血
1）遗传性：由于6-磷酸葡萄糖脱氢酶缺乏引起血管内溶血。
2）获得性：如阵发性睡眠性血红蛋白尿。
（2）红细胞外因素所致的溶血
1）免疫性溶血性贫血：包括自身免疫性溶血性贫血、血型不合的输血后溶血和药物诱发的免疫性溶血性贫血。
2）机械性溶血性贫血：包括换瓣膜术后心源性溶血性贫血、微血管病变性溶血性贫血、行军性血红蛋白尿。
3）物理因素所致的溶血：如大面积烧伤。
4）化学因素所致的溶血：如苯、砷化氢、铅及磺胺类药物引起的溶血。
5）生物因素所致的溶血：疟疾所致的黑尿热。

知识点16：血红蛋白尿的诊断　　　　　　　　　副高：掌握　正高：掌握

（1）外观颜色　新鲜的血红蛋白尿呈粉红色、红色或红葡萄酒色。尿液的pH值、血红蛋白浓度及尿液放置时间长短影响尿液的颜色。酸性情况下血红蛋白尿呈棕黑色，碱性情况下呈鲜红色。
（2）实验室检查　血红蛋白降低、网织红细胞增多、血清乳酸脱氢酶升高、血清间接胆红素增加、尿胆原及尿胆素增加，尿联苯胺试验强阳性；尿含铁血黄素检查阳性。

## 六、肌红蛋白尿

知识点17：肌红蛋白尿的病因　　　　　　　　　副高：掌握　正高：掌握

（1）肌肉代谢紊乱　患者先天性缺乏肌磷酸化酶、磷酸果糖激酶、肉毒碱软脂酰基转移酶可导致阵发性肌红蛋白尿。成人多在运动后、儿童多在急性感染后发病。糖尿病酮症酸中毒、严重低血钾也偶尔引起肌红蛋白尿。
（2）肌肉创伤　如挤压综合征、重度烧伤及电烧伤、严重鞭打伤等可导致肌红蛋白尿。
（3）肌肉炎症　如皮肌炎、多发性肌炎等可导致肌红蛋白尿。
（4）肌肉缺氧　如大动脉血栓栓塞等。
（5）中毒　如蛇毒、蜂毒及重度酒精中毒等也可引起肌红蛋白尿。
（6）其他　剧烈痉挛抽搐、恶性高热等引起肌红蛋白尿。

| 知识点18：肌红蛋白尿的诊断 | 副高：掌握　正高：掌握 |
| --- | --- |

肌红蛋白尿可引起急性肾损伤，其发生机制尚不明确。

（1）肌红蛋白尿尿色呈暗红色。

（2）尿检无红细胞，尿联苯胺试验阳性。

（3）有明显的诱因，肌肉症状如疼痛、无力。

## 七、卟啉尿

| 知识点19：卟啉病的概念 | 副高：掌握　正高：掌握 |
| --- | --- |

卟啉病又称紫质病，是一类先天和后天性卟啉代谢紊乱导致的疾病，分为先天及后天性，比较少见。

| 知识点20：卟啉尿的病因 | 副高：掌握　正高：掌握 |
| --- | --- |

（1）先天性卟啉病　①急性间歇性肝性卟啉病：急性间歇性肝性卟啉病是肝内卟啉代谢紊乱致病，常染色体显性遗传；②红细胞生成性卟啉病：红细胞生成性卟啉病是骨髓内卟啉代谢紊乱致病，常染色体隐性遗传。

（2）后天继发性卟啉病　包括肝病（如肝硬化）、血液病（如溶血性贫血、红细胞增多症及血色病、白血病）。

| 知识点21：卟啉尿的诊断 | 副高：掌握　正高：掌握 |
| --- | --- |

（1）急性间歇性肝性卟啉病，女性多于男性，临床表现为腹部症状（周期性腹部剧烈绞痛，持续性便秘）及精神症状（精神失常及脊髓外周神经病变）。常在服用巴比妥类或磺胺类药物后诱发，女性在经期或妊娠期易出现症状。

（2）红细胞生成性卟啉病患儿在出生后数日或婴儿期发病，表现为皮肤严重光敏感，尿呈红色。

（3）尿沉渣镜检无红细胞，联苯胺试验阴性，尿卟啉或粪卟啉试验阳性。

## 八、乳糜尿

| 知识点22：乳糜尿的概念 | 副高：掌握　正高：掌握 |
| --- | --- |

乳糜尿是指尿内含有乳糜或淋巴液。尿呈乳白色，含脂肪、蛋白质、红细胞及纤维蛋白原。如其中红细胞较多，可呈红色，称为乳糜血尿。

| 知识点23：乳糜尿的病因 | 副高：掌握　正高：掌握 |
| --- | --- |

乳糜尿常见原因是丝虫病，其他有腹腔结核、腹膜后肿瘤、胸腹部创伤或手术。

知识点24：乳糜尿的诊断　　　　　　　　　　　　　　副高：掌握　正高：掌握

（1）显微镜下，真乳糜尿无脂肪球，乳糜试验阳性。

（2）膀胱镜检查可区分乳糜来自哪一侧肾脏。淋巴管造影对确诊淋巴系病变部位有价值。

（3）丝虫病引起的乳糜尿可伴象皮腿，急性期患者血和尿中找到微丝虫，但慢性期往往找不到微丝虫。

# 第三节　排尿异常

## 一、尿频、尿急、尿痛

知识点1：尿频的概念　　　　　　　　　　　　　　　　副高：掌握　正高：掌握

尿频是指排尿次数增多。正常成人白天排尿4~6次，夜间排尿0~1次，每次尿量200~300ml。尿频者24小时排尿多于8次，夜尿多于2次，每次尿量<200ml，伴有排尿不尽感。

知识点2：尿频的原因　　　　　　　　　　　　　　　　副高：掌握　正高：掌握

尿频可由于总尿量增多或膀胱功能性容量降低所致。前者见于糖尿病、尿崩症、急性肾功能不全多尿期。后者见于：①膀胱炎；②前列腺增生等所致尿路梗阻；③神经源性膀胱；④膀胱邻近器官的病变，如阑尾炎、盆腔脓肿、输尿管下端结石、妊娠子宫、子宫肌瘤、子宫脱垂等；⑤精神、心理等因素，如焦虑、恐惧等。此外，包皮过长、阴茎头包皮炎、尿道炎、前列腺炎等均可引起尿频。

知识点3：尿急的概念　　　　　　　　　　　　　　　　副高：掌握　正高：掌握

尿急是指一种突发且迫不及待要排尿的感觉，严重的引起急迫性尿失禁。常伴有尿频、尿痛。

知识点4：尿急的原因　　　　　　　　　　　　　　　　副高：掌握　正高：掌握

尿急见于尿路感染、前列腺炎、输尿管下段结石、膀胱癌（尤其是原位癌）、神经源性膀胱（逼尿肌亢进型），也可以由焦虑等精神因素引起。

知识点5：尿痛的概念　　　　　　　　　　　　　　　　副高：掌握　正高：掌握

尿痛是指排尿时膀胱区及尿道疼痛，与尿频、尿急合称为膀胱刺激征。

知识点6：尿痛的原因　　　　　　　　　　　　　　副高：掌握　正高：掌握

尿痛病因多见于尿道炎、前列腺炎、膀胱结石、膀胱结核、异物、晚期膀胱肿瘤等。病变刺激膀胱及尿道黏膜或深层组织，引起膀胱、尿道痉挛及神经性反射。

## 二、排尿困难

知识点7：排尿困难的概念　　　　　　　　　　　　副高：掌握　正高：掌握

排尿困难是指膀胱内尿液排出受阻引起的一系列症状，排尿困难常伴有残余尿增多。

知识点8：排尿困难的原因　　　　　　　　　　　　副高：掌握　正高：掌握

排尿困难按病因可分为3类：
（1）机械性梗阻　见于尿道狭窄、尿道肿瘤、先天性尿道瓣膜等。
（2）动力性梗阻　见于糖尿病、脑脊髓病变、盆腔手术损伤盆神经或阴部神经等。
（3）混合性梗阻　见于前列腺增生、急性前列腺炎等。
排尿困难男性多见于前列腺增生和尿道狭窄，而女性常由膀胱颈硬化症或心理因素所致；儿童则可能与神经源性膀胱和后尿道瓣膜有关。

## 三、尿潴留

知识点9：尿潴留的概念　　　　　　　　　　　　　副高：掌握　正高：掌握

尿潴留是指膀胱充满尿液而不能排出，致下腹部膨隆和/或胀痛。

知识点10：尿潴留的分类　　　　　　　　　　　　副高：掌握　正高：掌握

尿潴留分为急性尿潴留和慢性尿潴留：
（1）急性尿潴留　发病突然，耻骨上可触及膀胱，患者非常痛苦，常见于下尿路机械性梗阻，如尿道狭窄和前列腺增生突然加重，或药物所致一过性尿潴留。
（2）慢性尿潴留　起病缓慢历时长久，膀胱张力减少，患者无明显痛苦，常见于前列腺增生、尿道狭窄、神经源性膀胱功能障碍。长期尿潴留可引起双侧输尿管积水及肾积水，导致肾功能受损。

## 四、尿失禁

知识点11：尿失禁的概念　　　　　　　　　　　　副高：掌握　正高：掌握

尿失禁是由于膀胱括约肌损伤或神经功能障碍而丧失排尿自控能力，使尿液不自主地流出。

知识点12：尿失禁的分类　　　　　　　　　　副高：掌握　正高：掌握

尿失禁可分为4种类型：真性尿失禁、压力性尿失禁、充盈性尿失禁、急迫性尿失禁。

# 第四节　肾脏疾病综合征

知识点1：肾小球疾病的临床综合征　　　　　　副高：掌握　正高：掌握

（1）急性肾炎综合征　起病急骤（病程不足1年），有血尿、蛋白尿、管型尿。以血尿为主要表现（可有肉眼血尿）。一般24小时尿蛋白定量<3.5g，可伴不同程度的水肿、高血压、一过性氮质血症。肾脏超声检查可见肾脏体积正常或增大。

病理生理基础为肾小球急性弥漫性炎症、渗出、肿胀，导致肾小球滤过屏障破坏、肾小球滤过率下降和水钠潴留。

典型的急性肾炎综合征为儿童急性链球菌感染后肾小球肾炎，其他感染性疾病导致的感染后肾小球肾炎、IgA肾病、新月体肾炎（抗肾小球基膜肾炎、抗中性粒细胞胞浆抗体相关性血管炎）和系统性疾病肾损害（如狼疮肾炎等）。

（2）急进性肾炎综合征　起病急骤，发展迅速，很快出现少尿甚至无尿；有血尿、蛋白尿、管型尿；可有水肿，高血压常较轻。在初发病时酷似重型的急性肾炎，但它却继续急进地发展，常有迅速发生和发展的贫血和低蛋白血症；肾功能迅速恶化，在数周至数月内发生尿毒症。

病理生理基础为肾小球大量新月体形成，肾小球毛细血管祥广泛坏死。

常见于抗肾小球基膜肾病、抗中性粒细胞胞浆抗体相关性血管炎、新月体性IgA肾病、狼疮性肾炎及感染后肾小球肾炎。

（3）慢性肾炎综合征　多有较长期（病程迁延1年以上）的高血压、水肿和尿常规检查异常；有蛋白尿、管型尿及少量红细胞和白细胞；肾功能有轻度损害，并缓慢进展，双肾对称缩小，晚期发展至肾衰竭。

见于多种肾小球疾病。

（4）隐匿性肾炎综合征　表现为无症状蛋白尿和/或血尿，无水肿、高血压和氮质血症等临床表现，主要表现为轻至中度蛋白尿（<2.5g/d）和/或血尿。

见于多种类型的原发性肾小球疾病，但应排除其他疾病导致的蛋白尿，如高血压、糖尿病、肥胖、肾小管间质性疾病、功能性蛋白尿及直立性蛋白尿等。

（5）肾病综合征　表现为大量蛋白尿（>3.5g/d）及低蛋白血症（血清白蛋白<30g/L），伴水肿和高脂血症。

病理生理基础为肾小球广泛足细胞损伤或伴基膜损伤，大量白蛋白或其他大分子蛋白通过肾小球滤过从尿中丢失，导致低蛋白血症。

肾病综合征根据病因分为原发性肾病综合征及继发性肾病综合征，继发性肾病综合征常见病因包括感染后肾小球肾炎（如乙肝病毒相关肾炎）、狼疮肾炎、糖尿病肾病、过敏性紫癜肾炎、肿瘤相关肾病（如多发性骨髓瘤肾损害）、药物继发肾病综合征等。

（6）孤立性血尿  临床表现为持续性镜下血尿，尿红细胞形态为多形性，无蛋白尿和高血压。

持续镜下血尿多由于肾小球系膜增生性病变或基膜病变所致，可见于IgA肾病、非IgA肾小球系膜增生性病变、遗传性肾炎、薄基膜肾病等，但需除外非肾小球性疾病导致的镜下血尿。

| 知识点2：肾小管-间质疾病的临床综合征 | 副高：掌握　正高：掌握 |

（1）急性间质性肾炎  起病急，一般有药物过敏或感染史，临床上可以出现发热、皮疹及血尿，嗜酸性粒细胞增高或寒战、高热、白细胞数增多等非特异性表现，短时间内肾功能出现急剧减退，肾脏病理检查可见肾间质水肿和大量炎细胞浸润，而肾小球和血管系统无明显损害。

（2）慢性间质性肾炎  临床起病隐匿，典型的间质性肾炎的特征是：轻度蛋白尿、白细胞尿、偶有白细胞管型及与肾小球功能障碍不相称的较严重肾小管功能障碍，如肾浓缩功能障碍、肾丢失钾、高血氯性酸中毒；肾脏可有非对称性瘢痕形成和肾盏变形，单侧肾萎缩。大多数患者都有其特殊的基础疾病。慢性间质性肾炎的基础疾病常见的有：慢性肾盂肾炎、反流性肾病、肾乳头坏死、镇痛药肾病、重金属中毒、尿酸性肾脏病、高钙血症肾病、低钾血症肾病等。

| 知识点3：肾功能异常临床综合征 | 副高：掌握　正高：掌握 |

（1）急性肾衰竭综合征  其特征是肾小球滤过率（GFR）在数日至数周内迅速下降，血肌酐急骤地升高，在数日内可升高176.8μmol/L（2mg/dl），甚至每日升高88.4～176.8μmol（1～2mg/dl），常有少尿甚至无尿，常有蛋白尿、血尿、白细胞尿、管型尿、可有高血压和水肿。

（2）慢性肾衰竭临床综合征  指各种原因导致的进行性、不可逆的肾单位丧失及肾功能损害，伴有慢性病容、贫血、水肿、高血压、肾性骨营养不良症的症状和体征，双侧肾可缩小，尿沉渣内可见肾衰竭管型；常有多尿、夜尿或少尿、蛋白尿、血尿、管型尿和水电解质失调。

| 知识点4：尿频-排尿不适综合征 | 副高：掌握　正高：掌握 |

尿频是指患者有排尿次数增加，而尿量不多，有些患者且排完尿又有尿意感觉；排尿不适是指患者在排尿时，有不舒服感觉，可为疼痛感、烧灼感或其他不适感，可为单次或多次发作。

| 知识点5：肾结石 | 副高：掌握 正高：掌握 |

可有排出小结石和/或肾绞痛病史，X线检查可发现结石，常有血尿、白细胞尿、偶有尿频、尿急。

| 知识点6：尿路梗阻综合征 | 副高：掌握 正高：掌握 |

少尿或无尿，氮质血症、多尿、夜尿、尿潴留、腰痛、肾影增大。可有血尿、脓尿、排尿困难。

# 第三章　肾脏疾病的诊断

## 第一节　肾脏疾病的实验室检查

### 一、尿液检查

知识点1：尿标本采集　　　　　　　　　　　　　　　　副高：熟悉　　正高：熟悉

（1）尿标本的留取　尿沉渣检查通常留取清晨第一次中段尿标本。24小时尿标本用于尿液中各种成分的定量检查。留尿前应避免剧烈运动，尿液标本应避免经血、白带、精液、粪便等污染。

（2）尿标本的保存　尿液留取后，应在30～60分钟内送检，如不能及时送检，收集尿液的容器加盖置于4℃冰箱内保存6～8小时。

知识点2：尿液一般性状检查　　　　　　　　　　　　　副高：熟悉　　正高：熟悉

（1）尿色　正常新鲜尿液为淡黄色。尿液浓缩时，颜色可呈深黄色，并受某些食物及药物的影响。病理情况下出现尿色深红如浓茶样见于胆红素尿；红色见于血尿、血红蛋白尿；紫红色见于卟啉尿；棕黑色见于高铁血红蛋白尿、黑色素尿；乳白色可能为乳糜尿、脓尿。

（2）浊度　正常尿液澄清、透明，沉淀后浑浊。在某些病理情况下尿液可浑浊。

（3）尿比重　尿比重是指单位容积尿中溶质的质量。正常成人普通饮食情况下，尿比重在1.015～1.025，最大波动范围1.003～1.030。晨起第一次尿的比重应大于1.020。

（4）渗透压　尿渗透压检查是评价肾浓缩功能较理想的指标。尿液渗透压一般为600～1000mmol/L，24小时内最大范围为40～1400mmol/L。禁水12小时，尿渗透压＞800mmol/L，若低于此值，表示肾浓缩功能不全。

知识点3：尿液酸碱度检查　　　　　　　　　　　　　　副高：熟悉　　正高：熟悉

正常尿液pH值为4.5～8.0，平均5.5～6.5。尿pH值在4.5～5.5为酸性尿；6.5～8.0为碱性尿。一般情况下，在代谢性酸中毒或呼吸性酸中毒时，尿呈酸性；在代谢性碱中毒或呼吸性碱中毒时尿呈碱性。另外肉食者多为酸性，食用蔬菜水果可致碱性。

知识点4：尿液蛋白质检查　　　　　　　　　　　　　　副高：熟悉　正高：熟悉

正常情况下可有少量小分子蛋白质从肾小球滤过屏障滤出，但其在通过近端肾小管时几乎全部被重吸收，因此最后残留在终尿中的蛋白质极少。出现蛋白尿往往提示肾小球滤过膜受损或肾小管重吸收能力降低。正常人尿液中蛋白质一般低于150mg/24h，尿蛋白定性为阴性。但在剧烈运动、发热等生理情况下可以出现蛋白尿。肾小球性蛋白尿常伴有相对分子质量蛋白质的丢失，一般＞1.5g/24h，肾小管性蛋白尿为少量小分子蛋白尿，一般＜1.0g/24h。常用的检测方法有尿蛋白定性试验、尿蛋白定量测定。

（1）尿蛋白定性试验　　目前临床实验室应用最广泛的是醋酸加热法、磺柳酸法与试纸法。

（2）尿蛋白定量测定　　测定方法有凯氏定氮法、双缩脲法等，测定较准确，但操作很复杂。目前临床多采用简易的半定量法，如艾司巴赫定量法、磺基柳酸比浊定量法。

（3）尿蛋白电泳分析　　常用的方法有醋酸纤维薄膜电泳、聚丙烯酰胺凝胶电泳、尿蛋白免疫电泳等方法。

（4）尿微量白蛋白的检测　　常用的微量白蛋白尿（MAU）检测方法有免疫透射比浊法、酶联免疫吸附法（ELIS法），检出量可以达到ng/ml水平。

知识点5：尿糖检查　　　　　　　　　　　　　　　　　副高：熟悉　正高：熟悉

正常人尿糖呈阴性，在某些生理情况下，如餐后2小时内、妊娠、应激等，可以出现尿糖阳性；糖尿病患者血糖超过肾阈时，尿糖阳性；而肾脏疾病致近端肾小管重吸收功能障碍时，血糖虽正常，尿糖也阳性，此为肾性糖尿。尿糖检查方法有葡萄糖氧化酶试纸法、还原法、发酵法等。

知识点6：尿酮体检查　　　　　　　　　　　　　　　　副高：熟悉　正高：熟悉

正常人尿酮体为阴性，尿酮体阳性见于糖尿病酮症酸中毒，长期饥饿，急性发热等。

知识点7：尿隐血检查　　　　　　　　　　　　　　　　副高：熟悉　正高：熟悉

正常人尿液中可有极少量红细胞，偶可引起尿隐血弱阳性。女性在经期可由于月经的污染引起隐血阳性。尿隐血阳性可见于家族性良性血尿、肾小球肾炎、尿路感染、结石、肿瘤及出血性疾病等。通过相差显微镜观察红细胞大小、形态可进一步鉴别红细胞来源。

知识点8：尿胆红素和尿胆原的检查　　　　　　　　　　副高：熟悉　正高：熟悉

（1）胆红素　　正常成年人尿中含有微量胆红素，大约为3.4μmol/L，常规检验方法不能被发现，当血中结合胆红素浓度超过肾阈（34mmol/L）时，结合胆红素可自尿中排出。采用加氧法检查，胆红素被氧化为胆绿素而使尿液呈绿色；若用重氮反应法检查，胆红素成为重氮胆红素，尿呈紫色。

（2）尿胆原　正常人尿中尿胆原含量少，定性为阴性。直接胆红素分泌入小肠道后，分解为尿胆原等一系列的产物，2%～5%的尿胆原进入血液经过肾小球滤过，结合胆红素检查结果，可以鉴别黄疸。

---

**知识点9：亚硝酸盐检查**　　　　　　　　　　　　　　副高：熟悉　　正高：熟悉

正常人为阴性。阳性见于尿路感染，常用于尿路感染的快速筛选试验。

---

**知识点10：尿沉渣显微镜检查**　　　　　　　　　　　　副高：熟悉　　正高：熟悉

（1）红细胞　尿红细胞分为均一型、多形型以及混合型，尿红细胞形态有助于鉴别肾小球性血尿和非肾小球性血尿，判断血尿的来源。

可用以下两项检查帮助区分血尿来源：①新鲜尿沉渣相差显微镜检查：变形红细胞血尿为肾小球源性，均一形态正常红细胞尿为非肾小球源性；②尿红细胞容积分布曲线：肾小球源性血尿呈非对称曲线，其峰值红细胞容积小于静脉红细胞分布曲线的红细胞容积峰值；非肾小球源性血尿呈对称曲线，其峰值的红细胞容积大于静脉红细胞分布曲线的红细胞容积峰值；混合性血尿同时具备以上两种曲线特征，呈双峰。以上两种鉴别血尿来源的方法有一定互补性，临床上可配合使用。

尿中红细胞增多见于：①内科性血尿：各种原发性肾小球肾炎，狼疮性肾炎等；②外科性血尿：尿路感染、结石、泌尿系统的畸形、肿瘤；③生理情况：剧烈运动、发热等。

（2）白细胞　正常尿液中，可有少量白细胞，一般离心尿每高倍视野白细胞1～2个仍属正常；若超过5个/HP，则属异常，常提示泌尿系统有感染，如肾盂肾炎、膀胱炎、尿道炎或肾结核。肾小球肾炎时，尿内白细胞可有轻度升高。生育年龄妇女，当生殖系统出现炎症时，常由于阴道分泌物混入尿内而出现成堆的脓细胞，但同时伴有多量的扁平上皮细胞。

（3）上皮细胞　尿沉渣中可检出肾小管上皮细胞、移行上皮细胞和扁平上皮细胞，其中扁平上皮细胞最多见。少量的上皮细胞是细胞新老更替的生理现象，如果上皮细胞明显增多或者形态出现异常，提示上皮细胞来源的部位发生病变或肿瘤。

（4）管型

管型是由塔-霍（Tamm-Horsfall）蛋白、细胞等成分组成，根据其成分不同分类。

1）透明管型：正常人清晨浓缩尿中可见透明管型，儿童较成人多见。在间质性肾炎、肾小球肾炎患者中，可明显增多并与其他管型同时出现。

2）颗粒管型：见于慢性肾小球肾炎、急性肾小球肾炎后期以及药物、重金属中毒所致的肾小管损伤。

3）脂肪管型：常见于肾小球肾炎肾病型及类脂性肾病。

4）细胞管型：红细胞管型常见于急性肾小球肾炎、慢性肾小球肾炎急性发作、急性肾小管坏死、肾移植急性排异等；白细胞管型多见于肾盂肾炎；上皮细胞管型常提示肾小管有病变。

5）肾衰管型：在急性肾衰竭的多尿期大量出现，慢性肾衰竭出现此类管型，提示预后不良。

---

知识点11：尿液细菌学检查　　　　　　　　　　　　　　　　　副高：熟悉　　正高：熟悉

尿液细菌学检查是尿路感染确诊的重要手段。

（1）尿细菌学检查标本的采集　尿标本取自清洁中段尿、导尿和膀胱穿刺尿，其中清洁中段尿最为常用。在收集标本时应注意避免假阳性和假阴性，收集的尿液被大便、白带污染；尿标本留置时间＞1小时；收集清洁中段尿时，消毒剂不慎混入尿标本中等。

（2）尿细菌学检查方法　①尿沉渣涂片检查：根据染色和细菌的形态特点明确革兰阳性/阴性、球菌/杆菌，指导临床治疗；②尿细菌培养：当尿标本中革兰染色阴性杆菌菌落计数＞$10^5$cfu/ml，革兰染色阳性球菌计数＞$10^4$cfu/ml，具有诊断意义。

## 二、肾小球的滤过功能检测

---

知识点12：血清肌酐　　　　　　　　　　　　　　　　　　　　副高：熟悉　　正高：熟悉

肌酐是肌酸的代谢产物。肌酸主要在肝脏和肾脏由氨基酸代谢生成，生成后由血循环带到肌肉组织中，在肌肉中肌酸转变为磷酸肌酸，去磷酸、脱水、转化成肌酐。肌酐随血液循环到达肾脏，从尿中排出体外。当肾小球滤过功能下降时，肌酐清除的速度低于产生速度时，血肌酐即可上升。但实验研究证明只有当GFR下降至正常人的1/3时，血肌酐才明显上升。故血肌酐测定并非反映肾小球滤过功能的敏感指标。临床上常用的检测方法有苦味酸法、酶法和高效液相层析法等。

---

知识点13：内生肌酐清除率　　　　　　　　　　　　　　　　　副高：熟悉　　正高：熟悉

内生肌酐清除率（Ccr）是指肾小球在单位时间内清除体内多少毫升血浆内的肌酐。可较准确地反映肾小球滤过功能。最常用的是24小时尿标本法，具体测定方法为，素食3天后，收集24小时全部尿液，在收集尿液结束时取血，测定血、尿肌酐定量，按下述公式计算Ccr。

$$Ccr（ml/min）=\frac{尿肌酐浓度（\mu mol/L）\times 24h尿量（ml）}{血清肌酐浓度（\mu mol/L）\times 1440}$$

当血肌酐增高时，部分肌酐从肾小管排泌，Ccr往往会过高估计GFR的真实值。而且收集24小时全部尿液较麻烦，容易出错，更加限制了Ccr的准确性。其准确性并不优于公式法。因此不再常规推荐使用24小时尿标本法测定肌酐清除率，作为估计肾功能水平的方法。但在下列情况下仍可考虑应用：特殊饮食（素食、肌酸补充）、异常肌肉容量（截肢术后、营养不良、肌肉萎缩）和接受透析的患者等。

### 知识点14：血尿素氮　　　　　　　　　　　　　　副高：熟悉　正高：熟悉

血清尿素氮（BUN）是人体蛋白质代谢的终末产物。肝脏是生成尿素氮最主要的器官。体内氨基酸脱氨基分解成 $\alpha$-酮酸和 $NH_3$，$NH_3$ 在肝细胞内和 $CO_2$ 生成尿素。尿素的生成量取决于饮食中蛋白质含量、组织蛋白质分解代谢以及肝功能情况。尿素主要经肾脏排出，小部分经皮肤由汗液排出。

血清BUN可反映肾小球的滤过功能，当滤过功能下降到正常的1/2以下时，BUN才会升高，故BUN并非反映肾小球滤过功能的敏感指标。其水平易受多种因素的影响，如感染、高热、低血容量、消化道出血、蛋白质摄入过多等均可致BUN升高，因此BUN水平也不是反映肾功能损伤的特异指标。尽管如此，因为BUN是经肾脏排泄的低分子含氮废物的主要成分，血尿素氮水平对慢性肾脏疾病的病程和病情观察及预后判断仍有重要意义。血清尿素氮的检查方法主要有尿素酶法和二乙酰-肟法。尿素酶法又分为酶偶联法、电导法等，酶偶联法是目前自动生化仪常用的测定方法。

### 知识点15：胱抑素C　　　　　　　　　　　　　　副高：熟悉　正高：熟悉

胱抑素C相对分子质量为13.343，属低相对分子质量蛋白质。由于相对分子质量小且带有正电荷，胱抑素C在肾小球可自由滤过，在肾小管细胞降解至少99%，仅有极少量被肾小管细胞重吸收，说明血清胱抑素C的浓度主要是由肾小球滤过能力决定。胱抑素C产生比较稳定，不受年龄、性别、活动、肌肉容积和饮食的影响，因此是极为理想的GFR标记物。

### 知识点16：菊糖清除率（Cin）　　　　　　　　　　副高：熟悉　正高：熟悉

菊糖为植物块茎中提取的果糖聚合物，菊糖分子质量为5200D，人体内不含此物质。它无毒性，不参与任何化学反应，可从静脉注入人体。菊糖从人体清除的方式为只从肾小球滤过不被肾小管重吸收收或排泌，也不在体内合成和分解。故葡糖清除率（Cin）能准确反映肾小球的滤过功能，为目前测定GFR的金标准。Cin的测定方法：患者于清晨空腹平卧位，静脉注射10%菊糖溶液，同时留置导尿管。当血浆中菊糖浓度（Uin）稳定在10mg/L（Pin），并且每分钟尿量稳定（V）后，测尿中菊糖浓度，代入公式Cin=Uin×V/Pin，即可算出Cin数值。虽然Cin能精确反映GFR，但由于测定程序繁杂，不适用于临床，仅用于少数研究。

### 知识点17：放射性核素肾小球滤过率测定　　　　　　副高：熟悉　正高：熟悉

一次性弹丸式注射放射性物质 $^{131}$I-碘肽酸、$^{99m}$Tc-DTPA、$^{51}$Cr-EDTA等，然后多次采血，测定血浆放射性，绘制血浆时间-放射性曲线（T-A曲线），按"区"分析法求出曲线下面积，然后用此面积除以投与量即可求出肾小球放射性核素清除率。此法妊娠和哺乳期妇女不宜采用。

### 三、肾小管功能检测

知识点18：近端肾小管功能检测　　　　　　　　　副高：熟悉　正高：熟悉

（1）尿氨基酸　氨基酸经肾小球滤过后，绝大部分通过近曲小管重吸收，当尿中出现氨基酸尿时，提示近端小管重吸收功能受损。

（2）N-乙酰-D-氨基葡萄糖酶（NAG酶）　主要位于近端小管的溶酶体系统中，血清中的NAG酶不能从肾小球滤过，当尿中NAG酶升高时，反映近端小管功能损伤的一个早期敏感指标。

（3）尿$\beta_2$-微球蛋白　尿$\beta_2$-微球蛋白从肾小球滤过后，几乎全部从近曲小管重吸收，因此当尿中$\beta_2$-微球蛋白升高时，提示近曲小管功能受损。

（4）尿糖检测　正常人血中葡萄糖从肾小球滤过后在近端小管重吸收，其吸收的过程是依靠载体的主动重吸收，因此正常人尿糖为阴性，当血中的葡萄糖量超过了主动转运的上限，就会出现尿糖阳性；当近曲小管重吸收葡萄糖的能力减退时，在血糖正常的情况下亦会出现肾性糖尿。临床上常应用尿糖定性来检测尿糖。

知识点19：远端肾小管功能检测　　　　　　　　　副高：熟悉　正高：熟悉

检测远端肾小管浓缩稀释功能的方法有多种：尿比重测定、尿渗透压测定、尿浓缩稀释试验、自由水清除率等。

（1）尿比重　尿比重受尿液浓度及尿中蛋白与糖含量的影响，应注意校正。若标本温度与比重计所标温度不符，较标准温度每升高3℃，应追加0.001，反之应减去0.001，尿糖每增加10g/L应减去0.004，尿蛋白每增加10g/L应减去0.003。

（2）尿渗透压测定　尿渗透压较尿比重更精确地反映肾脏浓缩稀释功能。尿渗量是反映尿中具有渗透性物质的数量即溶质克分子浓度，是目前公认的检测肾脏对尿液浓缩及稀释功能的方法。此种渗透压与溶质的粒子多少有关。正常成年人尿渗量600～1000mOsm/（kg·$H_2O$）。尿渗量是反映肾小管间质功能的重要指标。尿渗透压通常采用冰点降低法测定。

（3）尿的浓缩稀释试验　浓缩试验是观察机体缺水情况下，远端肾小管浓缩功能，该法简单易行且较敏感。具体操作方法为：受试者晚6时饭后禁食水，睡前排尿，尿液弃去，收集次日6、7、8时3次尿标本，分别测定尿量及尿比重。一般情况下，每次尿量应少于50ml，至少一次尿比重>1.026（老年人可为1.020），尿比重<1.020表示肾浓缩功能差。稀释试验也是反映远端肾小管功能的检查方法，但因需短时间内大量饮水，可引起不良反应，又受多种肾外因素影响，敏感性较差，临床上极少应用。

（4）自由水清除率测定　自由水清除率是指单位时间内从血浆中清除到尿中不含溶质的水量。正常人禁水8小时后$CH_2O$为−25～−120ml/h。$CH_2O$是反映肾脏浓缩和稀释功能的指标。急性肾小管坏死时，常为正值，因此$CH_2O$可作为急性肾小管坏死早期诊断和病情观察的指标，也可用于鉴别肾前性氮质血症与急性肾小管坏死。

---

知识点20：肾小管尿酸化功能测定　　　　　　　副高：熟悉　正高：熟悉

检测肾小管尿酸化功能是为了了解肾小管泌氢、产氨和重吸收碳酸氢根（离子）等功能是否正常，对肾小管酸中毒的诊断具有重要意义。常用的试验主要有氯化铵负荷试验和碳酸氢根重吸收负荷试验。

### 四、肾脏病相关的免疫学检查

---

知识点21：血清免疫球蛋白测定　　　　　　　　副高：熟悉　正高：熟悉

具有抗体特异性的免疫球蛋白分为5种，即IgA、IgM、IgG、IgD、IgE。其中IgA、IgM、IgG与肾脏关系较为密切。IgA、IgM、IgG的测定主要采用单向免疫扩散，也可采用电泳法。IgD、IgE含量很低，需用酶标免疫法或放射免疫法测定。

---

知识点22：血、尿补体的测定　　　　　　　　　副高：熟悉　正高：熟悉

血清单个补体成分的测定，采用琼脂单向扩散法或电泳法进行定量；总补体测定，通常采用50%红细胞溶解试验（CH50）进行定量。尿C3测定常采用单向免疫扩散法。

---

知识点23：血清抗肾抗体测定　　　　　　　　　副高：熟悉　正高：熟悉

目前能够识别的抗肾抗体有3种：抗肾小球基膜抗体（抗GBM）、抗肾小管基膜抗体（抗TBM）及抗Tamm-Horsfall蛋白抗体。目前检测这些抗体主要采用间接荧光免疫法及放射免疫分析法。

---

知识点24：抗中性粒细胞胞质抗体（ANCA）　　　副高：熟悉　正高：熟悉

ANCA是原发性系统性小血管炎的特异性血清学诊断工具，它是一种以中性粒细胞和单核细胞胞质成分为靶抗原的自身抗体。可以分为胞质型ANCA（cANCA）和环核型ANCA（pANCA），其相关的靶抗原分别为PR3和MPO。目前推荐cANCA联合抗PR3抗体阳性或pANCA联合抗MPO抗体阳性，用于诊断原发性小血管炎的特异性达到99%。

---

知识点25：抗肾小球基膜抗体　　　　　　　　　副高：熟悉　正高：熟悉

抗肾小球基膜抗体是针对肾小球基膜的自身抗体，抗肾小球基膜疾病是抗肾小球基膜抗体介导，累及肾脏、肺的自身免疫系统疾病。检测血清中抗GBM抗体是诊断Ⅰ型急进型肾小球肾炎和Goodpasture病的重要手段。

# 第二节　肾脏疾病的影像学检查

## 知识点1：腹部平片　　　　　　　　　　　　　副高：掌握　正高：掌握

腹平片作为基本检查，有助于观察肾脏的形态和轮廓，是否有钙化灶及不透X线的阳性结石。另外95%的肾结石均能在X线平片上显影，表现为肾盂内形状各异、浓淡不一的致密影。不同成分的肾结石在腹部平片上也各有其特点。磷酸钙结石表面粗糙，密度均匀，常呈鹿角状。草酸钙结石显影和磷酸钙相似，但其边缘可为桑椹状。磷酸镁铵结石密度较低，显影较差而呈分层状。胱氨酸结石显影较差，有时不显影。纯尿酸结石不显影，但单纯一种成分的结石罕见。肾结石应与腹部其他钙化斑相鉴别。肾内其他病变，如肿瘤、肉芽肿、结核干酪病灶等也可发生钙化，只要注意钙化影的特点即易与结石区分。

## 知识点2：静脉尿路造影（IVU）　　　　　　　　副高：掌握　正高：掌握

静脉尿路造影（IVU）或称静脉肾盂造影（IVP），对比剂经肾脏浓缩排入肾盂后，可观察肾盂、肾盏的形态是否规则，并可了解肾盂、输尿管有无占位及梗阻。此外，可粗略反映双侧肾脏滤过功能。过去一直作为检查肾脏的主要手段，目前尽管新技术发展，但其重要性仍维持不变。另外，由于低渗透性造影剂的发展，使这一检查成为更安全和易于接受的方法。在诊断疑难或复杂疾病时非常有帮助，如技术满意可清晰显示两侧肾实质和贮集系统，包括肾盏、肾盂输尿管和膀胱。IVU广泛应用于评估各种肾脏病变，包括血尿、创伤、先天性畸形、新生物、梗阻及外科手术后并发症。

## 知识点3：逆行肾盂造影　　　　　　　　　　　　副高：掌握　正高：掌握

逆行肾盂造影常用于IVP不能诊断的病例。其优点为直接注入造影剂，不仅肾盂肾盏显影清楚，且显影不受肾功能的影响。如严重肾盂积水、结核性脓肾、晚期肾肿瘤和多囊肾等常用此法。缺点为不能显示肾轮廓；严重尿道狭窄时检查受限。在严重出血及下尿路急性感染时禁忌此法。

## 知识点4：肾血管造影　　　　　　　　　　　　　副高：掌握　正高：掌握

目前常用经股动脉插管的腹主动脉肾动脉造影和选择性肾动脉造影。其适应证为：鉴别肾肿块的性质，发现小肿瘤；肾血管性高血压的诊断；肾外伤需了解肾血管及肾实质损伤程度；原因不明的血尿。禁忌证为碘过敏、严重肝肾衰竭、主动脉高度硬化及血液病等。

### 知识点5：肾脏CT    副高：掌握    正高：掌握

CT检查不作为肾脏疾病的常规检查方法。但在肾衰竭肾显影不良时，CT检查是一种很好的方法。CT能清晰显示肾脏的轮廓及其与邻近器官的相互关系，是超声检查与X线检查无法比拟的。CT对发现肾脏后方和较小的肾内肿块及脂肪性肿块的定性上，都具有很大的优越性。

### 知识点6：肾脏的超声检查    副高：掌握    正高：掌握

肾脏的超声图像根据断面不同，形态差异较大，肾脏的纵切面多呈椭圆形，从外向内大体分为3部分：最外侧是肾周脂肪层，超声下可见肾周围有一明亮的轮廓，它由肾周围脂肪囊的强回声所形成，此光带内缘即为肾被膜形成的线状强回声。肾实质部分包括肾皮质和髓质，声像呈实质性低回声，光点细小分布均匀，皮质较髓质回声略强，实质中皮质与髓质之间可见到点状回声的弓形血管，据此对肾皮质的厚度可进行测量。集合系统为肾中央部位呈密集的强光点群，较明亮。由肾盂、肾血管和肾窦内脂肪等组织回声组成。超声能清楚地显示肾盏、肾盂轮廓，甚至包括其中的无回声区。肾脏超声检查的临床应用包括以下几个方面：①了解肾脏的基本情况；②除外泌尿系梗阻性病变；③为进一步的穿刺检查和治疗定位；④了解肾脏血管病变情况；⑤肾脏占位性病变初筛等。

### 知识点7：选择性肾血管造影    副高：掌握    正高：掌握

本方法使用造影剂剂量小，反应少，较安全，可避免主动脉及其分支与肾动脉互相重叠的影响，使肾动脉显影更清晰，对侧肾可不受造影剂影响。部分患者一侧肾动脉可存在分支，分别开口于主动脉，故有遗漏诊断的可能选择性肾血管造影可用于诊断、肾静脉肾素取样、介入明胶海绵填塞止血、介入血管扩张和支架植入等。

### 知识点8：数字减影血管造影    副高：掌握    正高：掌握

数字减影血管造影（DSA）的图像系经高对比分辨率的影像增强系统作为X线接收器，数字化后，数据经计算机处理后形成。分为静脉数字减影血管造影（IV-DSA）动脉数字减影血管造影（IA-DSA）。

### 知识点9：肾脏磁共振成像    副高：掌握    正高：掌握

磁共振尿路造影（MRU）属于无创性检查，不用对比剂，而采用重$T_2WI$成像，富含游离水的尿液呈高信号，用MIP技术行三维重组，获得类似X线尿路造影的图像。临床应用较广泛，主要用于检查泌尿系统梗阻性病变。

**知识点10：肾脏核素显像**　　　　　　　　　*副高：掌握　正高：掌握*

肾动态显像包括肾血流灌注显像和肾功能显像。前者可获得双肾血流灌注的曲线和有关参数；后者能够观察显像剂在肾实质浓集和排至肾盏、肾盂、输尿管膀胱的动态过程，并可获得显像剂通过肾脏的时间－放射性活度曲线，即肾图曲线，以及有关肾功能的定量参数。肾动态显像可用于诊断肾血管性高血压、肾梗死、肾血管栓塞、肾静脉血栓等肾血管病变以及诊断尿路梗阻并进行肾功能评价，其突出的优势在于能够测定分肾功能。

# 第三节　经皮肾穿刺活检术

**知识点1：经皮肾穿刺活检术的概念**　　　*副高：熟练掌握　正高：熟练掌握*

经皮肾穿刺活检术是指用肾穿刺针经背部皮肤刺入肾脏下极，取材进行病理检查的方法。该法是目前国内外最普及的肾活检方法。通过肾活检标本的检查，可以获得肾脏病变发生的类型、时期及程度的病理信息，从而做出临床诊断，确定和修改治疗方案，估计患者的预后。

**知识点2：肾穿刺活检的适应证**　　　　　*副高：熟练掌握　正高：熟练掌握*

（1）急性肾炎综合征　①少尿1周以上或进行性尿量下降伴肾功能进行性恶化者；②常规治疗2个月以上但病情无好转者；③急性肾炎综合征伴大量蛋白尿者。

（2）原发性肾病综合征　成人原发性肾病综合征最好在使用肾上腺糖皮质激素治疗前做肾活检以确定其组织类型，以免盲目使用激素引起副作用，难治性肾病综合征应进行肾活检或重复肾活检。儿童肾病综合征大多数为微小病变（MCD），对肾上腺糖皮质激素治疗有良好反应，故只是在8周治疗无效时才进行肾活检。

（3）慢性肾小球肾炎　确定肾损害的病理类型和病变活动性和慢性化程度。

（4）血尿　血尿患者经过各种检查排除了非肾小球性血尿后，未能确立诊断者可考虑做肾活检，对于持续性血尿无临床表现以及伴有蛋白尿、24小时尿蛋白定量大于1g者应做肾活检。

（5）无症状性蛋白尿　如果患者的蛋白尿量持续超过1g/d且临床诊断存在困难时，应建议患者进行肾穿刺活检。

（6）感染后急性肾小球肾炎　临床表现不典型的急性肾小球肾炎或急性肾炎数月后不愈或肾功能下降者应接受肾活检。

（7）狼疮性肾炎　狼疮肾炎的诊断和病理分型，判断病变的活动性和慢性化程度，以了解预后和指导治疗。其他累及肾脏的自身免疫性疾病也可进行肾活检以帮助诊断和判断病情。

（8）糖尿病肾病　无糖尿病视网膜病变、糖尿病病程较短、并发肾小球源性血尿的糖尿病伴蛋白尿者可进行肾活检。

（9）急性肾衰竭　对病因不明、临床表现不典型，无法解释肾功能急剧下降原因的急性肾衰竭患者，应尽早进行肾穿刺活检，以早日明确诊断，早日制订正确的治疗方案。而对于在慢性肾脏病基础上出现的急性肾衰竭患者也应尽早进行肾穿刺活检。

（10）移植肾　①肾功能出现减退但病因不明者；②怀疑原肾脏病在移植肾中复发者；③严重排异反应决定是否行肾切除者。

| 知识点3：肾穿刺活检的禁忌证 | 副高：熟练掌握　正高：熟练掌握 |
| --- | --- |

（1）绝对禁忌证　包括：①明显出血倾向；②重度高血压；③孤立肾；④固缩肾；⑤精神病或不配合操作；⑥肾脏血管瘤、海绵肾或多囊肾。

（2）相对禁忌证　包括：①活动性肾盂肾炎、肾结核；②肾脓肿或肾周围脓肿；③肾盂积液或积脓；④肾肿瘤或肾脏动脉瘤；⑤多囊肾或肾脏大囊肿；⑥过度肥胖；⑦重度腹腔积液；⑧肾脏位置过高（深吸气肾下极不到第12肋骨）或游走肾；⑨慢性肾衰竭；⑩其他：心力衰竭、妊娠、严重贫血。

| 知识点4：重复肾活检的适应证 | 副高：熟练掌握　正高：熟练掌握 |
| --- | --- |

重复肾活检对了解疾病的演变、评估治疗的效果和判断预后都有很大的帮助。一般来说，有以下情况的患者应建议其进行重复肾活检：①系统性红斑狼疮患者可能存在病理类型的转变；②新月体肾炎或重症Ⅳ型狼疮肾炎患者经治疗后，了解肾组织学变化并根据具体情况制订后续治疗方案；③原发性肾病综合征初发初治为激素敏感型，多次复发转为激素抵抗型，怀疑存在病理类型转变；④激素治疗无效患者，为了解病理、变化进展情况和判断预后，可考虑进行重复肾活检。

| 知识点5：肾穿刺活检操作前准备 | 副高：熟练掌握　正高：熟练掌握 |
| --- | --- |

（1）征求患者及家属同意，签署知情同意书。向患者解释肾穿刺的操作过程，嘱其练习憋气及卧床排尿，以求密切配合医护人员的操作。

（2）严格检查患者的出凝血时间和血小板数量。

（3）对于急性肾衰竭的患者，血肌酐和尿素氮水平较高时，应在肾穿前先行无肝素透析。

（4）进行B超检查了解肾脏大小及位置和活动度。

（5）了解女性患者的月经周期，避免在经期行肾活检。

（6）停用抗凝药物及抗血小板药物，原则上至少在术前2天、术后3天内不能使用影响凝血的药物，抗血小板药物常常要术前停药1周。

（7）根据病情需要检查血型，备血。

（8）了解患者全身情况、心肺功能、肾功能。

（9）有效控制高血压病。

（10）出血风险大的肝病患者可术前2～3日口服或肌注维生素$K_1$。

（11）过度紧张者术前可酌情应用镇静剂。

（12）要求受检患者术前12～24小时内排便。

| 知识点6：穿刺取材步骤 | 副高：熟练掌握 正高：熟练掌握 |
|---|---|

（1）穿刺时患者体位 一般情况下，患者取俯卧位，腹下垫一硬枕，将肾脏顶向背侧。大量腹水的患者应在腹水消退后再进行肾穿刺活检，如病情急，需立即进行肾脏穿刺活检时，可考虑采用侧卧位进行。过度肥胖不能耐受俯卧位者也可考虑采用侧卧位。移植肾活检者应采取仰卧位进行。

（2）穿刺点定位 B超定位法是目前临床上最常用的定位方法。使用专门的穿刺探头，即B超探头上带有导针装置，肾穿针通过导针装置在B超引导下进行穿刺。

（3）消毒、麻醉 穿刺点局部皮肤消毒，铺巾，局部麻醉一般采用腰穿针（长9cm）对穿刺点进行逐层麻醉，需麻醉至肾被膜。

（4）根据麻醉时入针的深度或穿刺探头显示的距离将穿刺针插至肾脂肪囊处，屏气后将穿刺针插入脂肪囊至肾被膜。进针的角度应根据实际情况选择，一般情况下多采用垂直皮肤进针。移植肾穿刺时应斜穿入肾脏。

（5）确定穿刺针随呼吸同步移动后，再让患者屏气，将针刺入肾脏并完成取材。移植肾穿刺时由于移植肾多在髂窝处，与呼吸运动无关，故不需屏气。

（6）取材后应及时让在场的病理技术员检查，以明确标本上有无肾小球。

（7）一般主张应重复取材1次，即取两条肾脏组织进行病理学检查，以保证病理材料准备充分。

| 知识点7：穿刺后患者的观察及处理 | 副高：熟练掌握 正高：熟练掌握 |
|---|---|

（1）患者肾活检后，局部伤口按压5～10分钟后，平车推入病房。

（2）将患者送回病房后小心平移至病床上，术后患者采取平卧位，严格腰部制动4小时（四肢可放松及缓慢小幅度活动，严禁翻身及扭转腰部），如无高血压病、肾功能不全等高危患者，肾活检术后卧床24小时。

（3）术后应常规检测尿常规、观察皮肤、面色、出汗情况、腰腹部症状及体征。

（4）腰腹部疼痛显著者应做B超检查，观察是否存在肾包膜下血肿。

（5）避免或及时处理便秘、腹泻及剧烈咳嗽。

（6）术后3周内禁止剧烈运动或重体力劳动。

（7）术后每半小时测血压、脉搏1次，4小时后血压平稳可停止测量。若患者血压波动大或偏低应测至平稳，并给予对症处理。

（8）嘱患者安静休息，减少躯体的移动，避免引起伤口出血，同时应仔细观察患者伤口有无渗血。若病情平稳、无肉眼血尿，可下地活动。若患者出现肉眼血尿，应延长卧床时间至肉眼血尿消失或明显减轻。

（9）鼓励患者多喝水、排尿，以避免肾出血后形成血块阻塞尿路。

（10）留取尿标本3次常规送检。

（11）口服抗生素2～3天预防感染，必要时穿刺后给予止血药。

---

**知识点8：穿刺后肾组织标本的处理**     副高：熟练掌握   正高：熟练掌握

（1）肾组织标本经处理后应尽早送光学显微镜、电子显微镜和免疫荧光显微镜检查，不同检查方法的肾组织处理方法也不同。

（2）光镜检查的标本一般用10%甲醛溶液固定，可制成蜡块，在室温下运输和保存。

（3）电镜标本的处理方法较复杂，多先用3%戊二醛固定，然后使用0.1mol/L磷酸溶液洗脱戊二醛，最后置于6.8%的蔗糖溶液中保存和运送。

（4）免疫荧光显微镜的标本需立即放入液氮或预冷的异戊烷中，然后置于超低温冰箱（–70℃）保存，运送需使用液氮或干冰。

（5）细针穿刺的标本不能直接进行组织学检查，需进行预处理。一般将标本置于培养液（RPMI培养液）中，离心（1000r/min）5～10分钟后，弃去上清液；往沉渣中依次加入人血浆、凝血酶，待形成纤维蛋白凝块后，将凝块移入3%戊二醛溶液中固定约1小时，然后按常规方法制成供光镜或电镜检查的标本。

---

**知识点9：肾穿刺活检的并发症及其处理**     副高：熟练掌握   正高：熟练掌握

（1）血尿 有60%～80%患者出现不同程度的镜下血尿，部分患者可出现肉眼血尿，术后除绝对卧床外，应嘱患者大量饮水，应观察每次尿颜色的变化和血红蛋白的变化以判断血尿程度。血尿明显者，应延长卧床时间，并及时静脉滴注止血药，必要时输血。如血尿较严重伴血压下降且血红蛋白降低，提示肾脏严重受损，破损的血管可能与肾盂交通，需进行手术治疗，结扎破损的血管、部分或全肾切除。

（2）肾周围血肿 肾周围血肿在肾活检术后也较常见，其发生率为48%～85%，多为小血肿。患者多数无临床症状，常表现为肾活检3～5天后出现低热、腰痛，经B超检查证实。肾周围小血肿卧床休息可在1～2周内自行吸收，无后遗症。如血肿有不断增大的趋势，虽积极输血治疗但不能维持血压，则需外科手术治疗。

（3）腰痛及腰部不适 多数患者有轻微的同侧腰痛或腰部不适，一般持续1周左右。多数患者服用一般镇痛药可减轻疼痛，但合并有肾周围血肿的患者腰痛剧烈，可给予麻醉性止痛药镇痛。

（4）腹痛、腹胀 个别患者肾活检后出现腹痛，持续1～7日，少数患者可有压痛及反跳痛。由于生活习惯的改变加之腹带的压迫，使患者大量饮水或可出现腹胀，一般无需特殊处理，对腹胀、腹痛明显者可给予乳酶生及解痉药等以缓解症状。

（5）感染 在预防性应用抗生素后，发生率极低，在0.2%以下。严重感染可能会引起败血症，临床上需加以注意。

（6）动静脉瘘 发生率为15%～19%，多数无临床症状，多能在3～30个月内自行愈合。如出现典型临床症状（严重血尿、肾周血肿、顽固性高血压、进行性心力衰竭及腰腹部血管杂音）时，多提示病情严重，需进行肾动脉造影。如经造影确诊为动静脉瘘则需外科手术，但近年来多进行肾动脉分支栓塞治疗。

（7）尿潴留　术后部分患者因为情绪紧张而出现尿潴留，以致需要协助排尿以及采用导尿措施排尿。发生明显肉眼血尿且尿中出现较多血凝块者，容易尿路梗阻导致严重的尿潴留。后者应采取经皮膀胱穿刺导尿或三腔导尿管导尿及反复冲洗膀胱，至患者出血终止为止。

（8）误穿腹腔其他脏器　可能会误穿肝、脾、胰、胆囊、肠道等腹腔脏器，但随着定位方法的改进，已基本没有发生。

（9）其他并发症　还有肠梗阻、肾脏动脉瘤等，均较为罕见。

（10）病死率为 $0 \sim 0.1\%$，因并发症需外科手术发生率为 $0.1\% \sim 0.4\%$，肾切除发生率为 $0.02\% \sim 0.06\%$。

# 第四章   肾脏病理学

## 第一节   肾脏疾病的病理学分类

知识点1：肾脏疾病病理学分类的基本原则　　　　　副高：了解　正高：了解

（1）首先根据主要的病变部位，分为肾小球疾病、肾小管间质疾病和肾血管疾病。

（2）当在累及部位、病因和发病机制的前提下，疾病分类会出现交叉和重叠，如脂蛋白肾小球病、胱氨酸血症肾病、草酸盐沉积肾病、糖原沉积肾病等，既可分为肾小球病和肾小管病，也是代谢异常肾疾病，还可分为遗传性肾疾病。

（3）在确定病变主要部位时，应确定原发性病变和继发性病变。如肾小球病变常继发肾小管和肾间质的损伤，并因肾性高血压呈现肾血管病变。肾小管损伤导致肾间质的病变，亦可有肾小球受累。原发于肾血管的病变则可引起肾小球及肾小管-间质的缺血性损伤。

知识点2：肾小球疾病的病理学分类中的名词术语　　　副高：了解　正高：了解

在肾小球疾病的病理学观察中，注意病变分布和病变类型两个方面。坏死、渗出、细胞增生性病变称为活动性病变；细胞外基质增生、纤维化和结缔组织增生称为非活动性病变。

（1）增生性病变　在增生性病变中要注意增生细胞的类型（上皮细胞、系膜细胞、内皮细胞）。

（2）弥漫性和局灶性病变　肾小球疾病中，病变累及50%以上的肾小球，为弥漫性肾小球病；<50%的肾小球受累，为局灶性肾小球病。按病理原则，病变分布分为：<25%、25%～50%、50%～75%、>75% 4个等级，其中<25%和25%～50%为局灶性病变，50%～75%及>75%为弥漫性病变。

（3）球性和节段性病变　病变超过一个肾小球的50%的毛细血管袢，为球性病变；少于50%的毛细血管袢，为节段性病变。

（4）肾小球疾病中活动性（active）病变和非活动性（stable）病变　坏死、渗出、细胞增生性病变称为活动性病变；细胞外基质增生、纤维化和结缔组织增生称为非活动性病变。

知识点3：WHO肾小球疾病分类　　　　　　　　　副高：了解　正高：了解

1995年，WHO发表第2版肾小球疾病分类见表4-1。

**表4-1　肾小球疾病分类（WHO，1995）**

一、原发性肾小球疾病（肾小球肾炎和相应疾病）

A. 肾小球轻微和微小病变

B. 局灶、节段性病变

C. 弥漫性肾小球肾炎

1. 膜性肾小球肾炎（膜性肾炎）

2. 增生性肾小球肾病

a. 系膜增生性肾小球肾炎

b. 毛细血管内增生性肾小球肾炎

c. 系膜毛细血管性肾小球肾炎（膜增生性肾小球肾炎，Ⅰ型和Ⅲ型）

d. 新月体（毛细血管外性）肾小球肾炎和坏死性肾小球肾炎

3. 硬化性肾小球肾炎

D. 未分类的肾小球肾炎

二、系统性疾病导致的或继发性肾小球肾炎

A. 狼疮肾炎

B. IgA肾病（Berger病）

C. 过敏性紫癜肾炎

D. 抗肾小球基膜型肾小球肾炎（Goodpasture综合征）

E. 全身感染导致的肾小球疾病

1. 败血症

2. 感染性心内膜炎

3. 分流性肾炎

4. 梅毒

5. 免疫缺陷综合征

6. 乙型和丙型传染性肝炎

7. 衣原体

8. 立克次体

F. 寄生虫性肾病

1. 疟疾肾病（镰状疟、三日疟）

2. 血吸虫病

3. 黑热病

4. 丝虫病

5. 旋毛虫病

6. 类圆线虫病

7. 后睾吸虫病

三、血管性疾病导致的肾小球病

A. 系统性血管炎

B. 血栓性微血管病（溶血性尿毒症综合征、血栓性血小板减少性紫癜等）

C. 肾小球血栓病（血管内凝血）

D. 良性肾硬化

E. 恶性肾硬化

F. 硬皮病（系统性硬化症）

**续　表**

四、代谢性疾病导致的肾小球病

A. 糖尿病肾小球病

B. 电子致密物沉积病

C. 淀粉样变性病

D. 单克隆免疫球蛋白沉积病

E. 纤维样肾小球肾炎

F. 免疫触须样肾小球病

G. 巨球蛋白血症

H. 冷球蛋白血症

I. 肝病性肾病

J. 镰状细胞病性肾病

K. 青紫型先天性心脏病和肺动脉高压导致的肾病

五、遗传性肾病

A. Alport综合征

B. 薄基膜综合征和良性复发性血尿

C. 指甲－髌骨综合征（骨发育不良）

D. 先天性肾病综合征（芬兰型）

E. 婴儿肾病综合征（弥漫性系膜硬化）和Drash综合征

F. Fabry病和其他脂质沉积病

六、其他

A. 妊娠肾病

B. 放射性肾病

七、终末期肾

八、移植性肾小球疾病

# 第二节　肾活检病理检查的常见病变

## 一、肾小球的常见病变

知识点1：肾小囊常见病变　　　　　　副高：了解　正高：了解

肾小囊是肾小球最外层结构，由基膜、壁层上皮细胞、肾小囊腔和脏层上皮细胞组成，与肾小管相通。

（1）肾小囊基膜增厚　用PASM染色可见正常肾小囊基膜呈细线状，当其呈现宽的条带状时为基膜增厚。见于萎缩的肾小球和球周纤维化。

（2）肾小囊基膜断裂　用PASM染色可清楚地呈现，肾小囊基膜是肾小球与肾间质间的屏障，它的断裂使肾小囊内原尿外溢，刺激壁层上皮细胞增生，细胞外基质增多，间质成分侵入肾小囊形成新月体。常见于新月体形成的各种肾小球肾炎、新月体肾小球肾炎、间质性肾炎。

（3）肾小囊扩张　正常肾小囊腔呈裂隙状，含蛋白成分极低的原尿，不被染色，呈空的裂隙。肾小囊腔变为腔隙，腔内充满浅染的蛋白性液体或少许红细胞，毛细血管袢被挤压于血管极，称肾小囊扩张。见于各种原因导致的肾小管阻塞、肾小球毛细血管袢缺血皱缩等。

（4）球囊粘连　肾小球毛细血管袢部分或全部与肾小囊基膜融合称为球囊粘连。与纤维性新月体鉴别，前者将毛细血管拉向基膜，后者将毛细血管向内挤压。见于各种肾小球肾炎和肾小球病。

（5）肾小球周围纤维化　肾小囊基膜周围出现宽厚的胶原纤维称为肾小球周周纤维化或球周纤维化。用Masson染色显示肾小球周围呈蓝染或绿染，大量Ⅲ型胶原增生。见于慢性间质性肾炎和各种原因导致的间质纤维化。

（6）新月体形成　肾小囊腔内细胞或者其他有形成分并挤压毛细血管袢，称为新月体。肾小球毛细血管受到各种严重损伤、毛细血管壁断裂，血液流入肾小囊内并凝固，导致肾小囊壁层上皮细胞、足细胞增生、单核－吞噬细胞浸润，促纤维化细胞因子的产生，促使壁层上皮细胞向肌成纤维细胞转分化，成纤维细胞增生、纤维化，形成新月体。根据新月体大小分为大新月体（体积占肾小囊的50%以上）和小新月体（体积占肾小囊的50%以下），一般所称的新月体即大新月体。根据新月体的组成成分，分细胞性新月体，以上皮细胞（肾小囊上皮细胞、足细胞）增生和炎细胞（单核－吞噬细胞、血液中的白细胞）浸润的细胞成分为主，增生和浸润的细胞在两层以上；细胞性新月体内出现胶原纤维时，称为细胞纤维性或硬化性新月体。细胞性、细胞纤维性和纤维性新月体显示病变的新旧程度。根据切面，通过肾小球血管极正切面显示的新月体结构，称为新月体；偏离肾小球血管极，毛细血管丛周围形成新月体结构，称环状体；仅显示部分新月体结构而无毛细血管，称盘状体。主要见于各型新月体肾小球肾炎、有新月体形成的各种肾小球肾炎。

新月体的形成除肾小球毛细血管壁损伤断裂原因外，肾间质炎症细胞浸润、炎症因子释放，导致肾小囊基膜破裂，炎症细胞、间质细胞侵入，也可形成新月体，这种新月体中以Ⅲ型胶原为主，与前几种新月体中的Ⅳ型胶原不同。

---

**知识点2：足细胞常见病变**　　　　　　　　　　　　　副高：了解　　正高：了解

足细胞是肾小球滤过屏障的一部分，与肾小球毛细血管壁的通透性密切相关。

（1）足细胞空泡变性和肿胀　足细胞通过胞饮，内质网扩张，吞噬泡、溶酶体增多，导致细胞肿胀，体积增大，细胞质空泡状。见于以大量蛋白尿和肾病综合征为主的肾小球肾炎和肾小球病，细胞型局灶节段性肾小球硬化症时，足细胞不但肥大和变性，尚可见增生。Fabry病因先天缺乏神经酰胺三己糖苷α-半乳糖苷酶，导致足细胞胞质呈泡沫状。

（2）足细胞足突融合　电镜下足细胞足突消失或呈微细绒毛状变性，称足细胞足突融合，这是由于足细胞表面负电荷减少或消失造成的。常见于微小病变和以大量蛋白尿或肾病综合征为主的肾小球肾炎的肾小球病。

（3）足细胞增生　足细胞增多并松散地分布于肾小囊内，形成假新月体状。见于细胞型局灶节段性肾小球硬化症。

| 知识点3：基膜常见病变 | 副高：了解　正高：了解 |

肾小球基膜是肾小球滤过屏障的重要组成部分，是肾小球疾病最常受累的结构。用PASM、PAS和Masson染色均可观察基膜，其中PASM染色法最精确。

（1）基膜空泡变性　正常的足细胞借助足突与基膜相接触，与基膜保持一定距离，用PASM染色标本中基膜呈细线状，当足细胞空泡变性和足突弥漫融合时，足细胞则匍匐于基膜上，使基膜失去正常的细线状而呈缎带状，且有空泡的表现。多见于有大量蛋白尿和肾病综合征的各种肾小球肾炎和肾病。

（2）基膜增厚

1）基膜均质增厚：基膜增厚无免疫复合物或其他特殊物质沉积，多由于代谢障碍导致的糖蛋白等细胞外基质增多造成的。多见于糖尿病肾小球病、移植性肾小球病等。

2）基膜非均质增厚

①免疫复合物沉积导致的基膜增厚：免疫复合物沉积于基膜各部位，刺激基膜增生，上皮下沉积可出现基膜钉突状增厚，基膜内沉积或吸收溶解使基膜的假双轨状或链环状增厚，内皮下沉积可出现白金耳状增厚。多见于原发性和继发性膜性肾病。

②系膜插入导致的基膜增厚：系膜细胞和系膜基质弥漫重度增生，向内皮下插入时，系膜基质或基膜样物质添加于原基膜内，基膜呈双轨或多轨状增厚。多见于原发性和继发性膜增生性肾小球肾炎。

③特殊物质增多和沉积导致的基膜增厚：如指甲－髌骨综合征、Ⅲ型胶原肾小球病、淀粉样变性肾病、冷球蛋白血症等，基膜内大量Ⅲ型胶原增生、淀粉样蛋白沉积、特殊的结晶物质沉积，均可使基膜增厚。

④基膜内疏松层增厚：基膜内疏松层水肿、纤维蛋白或电子致密颗粒沉积致基膜增厚。多见于妊娠性肾病、移植肾的慢性排异反应以及血栓性微血管病。

3）基膜撕裂或网化：先天性Ⅳ型腔原发育异常，导致基膜撕裂或网化。见于Alport综合征。

4）基膜皱缩：基膜呈屈曲状，使肾小球毛细血管襻缩小，肾小囊扩张。见于肾小球缺血。

5）基膜菲薄：先天发育异常，导致基膜变薄，可相当于正常同龄人的1/3～1/2，见于薄基膜肾病、Alport综合征。

6）基膜断裂：各种损伤严重时均可导致基膜断裂，血液流入肾小囊内，出现新月体。多见于局灶坏死性肾小球肾炎、新月体性肾小球肾炎、伴有新月体形成的各种肾小球疾病。

| 知识点4：内皮细胞常见病变 | 副高：了解　正高：了解 |

肾小球内皮细胞对各种刺激的反应包括变性、脱落和增生。

（1）内皮细胞变性 常见内皮细胞空泡变性，可与内皮细胞增生同时发生。多见于各种肾小球肾炎和肾小球病。

（2）内皮细胞增生 单纯内皮细胞增生常见于妊娠性肾小球病或病毒感染等造成的内皮细胞病以及其他的血栓性微血管病；各种原发和继发的毛细血管内增生性肾小球肾炎常伴有系膜细胞增生。

| 知识点5：肾小球毛细血管内微血栓和血栓样物质形成 | 副高：了解 正高：了解 |
| --- | --- |

各种损伤因素、代谢异常及凝血障碍，均可导致毛细血管内血栓形成或血栓样物质沉积。

（1）毛细血管祥坏死及微血栓形成 见于肾小球毛细血管壁纤维素样坏死伴发的微血栓、抗磷脂抗体性微血栓、冷球蛋白血症、血栓性微血管病、弥散性血管内凝血等。

（2）毛细血管内血栓样物质沉积 见于脂蛋白肾病、巨球蛋白血症等。

| 知识点6：肾小球毛细血管扩张、淤血 | 副高：了解 正高：了解 |
| --- | --- |

肾小球的血流动力学改变，使部分毛细血管腔产生血管瘤样扩张，多见于糖尿病肾小球病。

| 知识点7：系膜组织的常见病变 | 副高：了解 正高：了解 |
| --- | --- |

（1）系膜增生 炎症刺激可导致系膜细胞和基质增生（一个系膜区>3个系膜细胞），根据分布情况分为弥漫性增生和局灶性增生、球性增生和节段性增生。根据严重度分轻、中、重度增生。多见于各种原发和继发的系膜增生性肾小球肾炎。

（2）系膜结节状硬化 多种蛋白沉积或系膜基质过度增生，使肾小球呈分叶状，称肾小球系膜结节状硬化。见于结节性糖尿病肾小球硬化症、淀粉样变肾小球病、轻链肾病、纤连蛋白肾病、膜增生性肾小球肾炎晚期等。

| 知识点8：肾小球内细胞浸润 | 副高：了解 正高：了解 |
| --- | --- |

各种原因导致原发性和继发性肾小球肾炎可见炎症细胞浸润，多种中性粒细胞和单核细胞浸润。

| 知识点9：肾小球毛细血管纤维素样坏死 | 副高：了解 正高：了解 |
| --- | --- |

各种强烈的刺激因素可导致毛细血管坏死，伴有纤维蛋白沉积，可伴发微血栓形成。多见于各种原发性和继发性肾小球肾炎。

## 二、肾小管常见病变

知识点10：肾小管上皮细胞颗粒变性和滴状变性　　　副高：了解　正高：了解

肾小管上皮细胞缺血缺氧，吸收蛋白增多，致线粒体肿胀，胞质呈细颗粒状，称为颗粒变性。吸收大量蛋白，蛋白滴和溶酶体增多，胞质内呈玻璃滴状，称为滴状变性。多见于以蛋白尿和肾病综合征为主的病例。

知识点11：肾小管上皮细胞空泡变性　　　副高：了解　正高：了解

肾小管上皮细胞缺血缺氧、吸收蛋白等物质增多，导致吸收空泡增多，呈细密空泡或大空泡状。多见于蛋白尿、短时大量输入高张性物质、中毒及低钾血症等。

知识点12：肾小管管型　　　副高：了解　正高：了解

尿中的异常物质在肾小管内浓缩凝固形成。有透明蛋白管型、红细胞管型、细胞管型、尿酸或尿酸盐管型等。

知识点13：急性肾小管炎　　　副高：了解　正高：了解

急性间质性肾炎、移植肾急性细胞性排斥反应时，可见CD8$^+$淋巴细胞在肾间质、肾小管上皮细胞间浸润。

知识点14：肾小管上皮细胞刷状缘脱落　　　副高：了解　正高：了解

光镜下见肾小管管腔扩张，上皮细胞扁平，电镜下可见肾小管上皮细胞的微绒毛脱落并消失。

知识点15：急性肾小管坏死　　　副高：了解　正高：了解

肾小管上皮细胞重度空泡和颗粒变性、细胞崩解、裸基膜形成等。

知识点16：肾小管萎缩　　　副高：了解　正高：了解

肾小管上皮细胞体积缩小、基膜增厚、管腔狭窄，有阻塞时管腔扩张，伴有周围的淋巴和单核细胞浸润、纤维化。

### 三、肾间质常见病变

**知识点17：肾间质水肿**　　　　　　　　　　　副高：了解　正高：了解

肾间质水肿，肾小管之间的间隙加大，呈疏松状态。多见于急性肾小管重度损伤、肾静脉血栓形成。

**知识点18：肾间质炎症细胞浸润**　　　　　　　　副高：了解　正高：了解

分为局灶性（＜总面积25%）、多灶性（占总面积25%～50%），大片状（占总面积50%～75%）及弥漫性（占总面积75%以上）。浸润细胞为中性粒细胞、淋巴和单核细胞、浆细胞、泡沫细胞等。

**知识点19：肾间质肉芽肿**　　　　　　　　　　　副高：了解　正高：了解

以上皮样细胞为主的肉芽肿样结构，见于肾结核病、结节病、非特异性肉芽肿等。

**知识点20：肾间质纤维化**　　　　　　　　　　　副高：了解　正高：了解

肾间质胶原纤维增生，以Ⅲ型胶原为主。可为局灶性（＜总面积的25%）、多灶性（占总面积25%～50%）、大片状（占总面积50%～75%）及弥漫性（占总面积75%以上）。

### 四、肾血管常见病变

**知识点21：细动脉硬化和玻璃样变性**　　　　　　副高：了解　正高：了解

入球小动脉管壁均质增厚，管腔狭窄，失去弹性。多见于原发性、继发性和肾性高血压。

**知识点22：小动脉硬化**　　　　　　　　　　　　副高：了解　正高：了解

弓状动脉和小叶间动脉内膜增厚，管腔狭窄。多见于原发性、继发性和肾性高血压，动脉粥样硬化症，小动脉坏死恢复期等。

**知识点23：小动脉内膜葱皮状增厚**　　　　　　　副高：了解　正高：了解

多见于恶性高血压病、溶血性尿毒症综合征、产后性急性肾衰竭、系统性硬化症等血栓性微血管病、移植肾的慢性血管性排异反应等。

**知识点24：小动脉纤维素样坏死**　　　　　　　　　　副高：了解　正高：了解

小动脉管壁坏死、纤维蛋白沉积。见于坏死性小动脉炎。

**知识点25：小动脉血栓形成**　　　　　　　　　　　　副高：了解　正高：了解

常为小动脉坏死伴发，小动脉管腔内凝血形成。见于小动脉炎。

**知识点26：小静脉血栓形成**　　　　　　　　　　　　副高：了解　正高：了解

血凝状态异常，导致肾静脉血栓，多见于肾病综合征患者。

# 第五章　肾小球疾病

## 第一节　急性肾小球肾炎

知识点1：急性肾小球肾炎的概念　　　　　副高：熟练掌握　　正高：熟练掌握

急性肾小球肾炎（AGN）简称急性肾炎，又称急性感染后肾小球肾炎（APSGN），是以急性肾炎综合征为临床表现的一种疾病。其特点为急性起病，患者出现血尿、蛋白尿、水肿和高血压、少尿及肾功能损伤表现，并可伴有一过性氮质血症。

急性肾炎综合征可见于各种肾小球疾病，主要包括：①感染性疾病：急性感染后肾小球肾炎最为常见，其中以急性链球菌感染后肾炎最为典型。此外，偶见于其他细菌或病原微生物感染之后，如病毒、立克次体、螺旋体、支原体、真菌、原虫及寄生虫等引起的相关性肾炎；②原发性肾小球疾病：如IgA肾病和非IgA系膜增生性肾炎、膜增生性肾炎以及新月体肾小球肾炎的起病时或病程的某个阶段；③继发性肾小球疾病：如系统性红斑狼疮、过敏性紫癜以及部分小血管炎和冷球蛋白血症等全身系统性疾病的肾脏受累。

知识点2：急性肾小球肾炎的流行病学　　　　　副高：熟练掌握　　正高：熟练掌握

急性肾小球肾炎是小儿时期最常见的一种肾小球疾病，发病年龄3~8岁多见，2岁以下罕见；男女比例约为2:1。链球菌感染后肾炎多为散发性，但也可呈流行性发病，于学校、团体或家庭中集体发病。近年来国内外流行病学资料显示其发病有日益减少的趋势，在发达国家下降趋势尤为显著。

知识点3：急性肾小球肾炎的病因　　　　　副高：熟练掌握　　正高：熟练掌握

急性肾小球肾炎有多种病因，多见于由链球菌感染引起，而其他细菌（肺炎球菌、脑膜炎球菌、淋球菌等）、病毒（麻疹病毒、水痘病毒、乙型肝炎病毒等）及寄生虫（旋毛虫、弓形虫）感染亦可引起。

循证医学表明，A组β溶血性链球菌的咽部和皮肤感染为其发病主要原因。依据链球菌细胞壁M蛋白免疫性质的不同可将其分为若干型，其中1型、2型、3型、4型、18型、25型、49型、55型、57型和60型为致肾炎菌株。1型、4型是咽峡炎后APSGN的主要致病菌株，脓皮病后APSGN多见于49型，而2型、55型和57型则与猩红热后APSGN有关。此外，β溶血性链球菌C族和G族感染后偶可发生APSGN。

关于致病链球菌抗原的研究众多，近年来的主要进展是两种主要的致病链球菌抗原成分的发现，即肾炎相关链球菌纤溶酶受体（NAPlr）和链球菌热原性外毒素B（SpeB）。

肾炎相关链球菌纤溶酶受体（NAPlr）是一种具有甘油三磷酸脱氢酶（GAPDH）活性的纤溶酶结合蛋白，作为可能的肾炎致病抗原备受关注。APSGN患者的早期组织活检中可以检测到NAPlr沉积。有报道显示，92%的APSGN患者及60%无合并症链球菌感染患者的恢复期血清中检测到NAPlr抗体。Oda报道肾小球NAPlr阳性的APSGN患者中有显著肾小球纤溶酶活性，而阴性患者中未发现。肾小球纤溶酶和NAPlr在肾组织内的一致性分布证实了NAPlr的肾炎致病性与其纤溶酶结合活性相关。目前认为NAPlr被链激酶激活，与肾小球结合，捕获纤维蛋白溶酶，从而造成肾小球基膜损害。也有学者认为NAPlr通过激活补体途径，产生肾小球基膜局部炎症，促进内皮下免疫复合物沉积。

最近备受关注的另一个致病抗原是链球菌热原性外毒素B（SpeB）。SpeB是由化脓性链球菌分泌的阳离子外纤溶酶结合受体。其酶原前体zSpeB是由肾炎致病链球菌所分泌。多个独立的研究均提示，在大多数APSGN患者恢复期血清中发现高SpeB抗体效价，并且肾小球内也检测到SpeB。SpeB沉积于肾小球基膜上皮侧，而且存在于急性链球菌感染后肾小球肾炎特征性的驼峰，与免疫球蛋白和C3呈共定位，形成原位免疫复合物，证明高SpeB是急性链球菌感染后肾小球肾炎的主要致病抗原。

**知识点4：急性肾小球肾炎的发病机制**　　　　　　副高：熟练掌握　　正高：熟练掌握

目前APSGN的发病机制仍不十分清楚。这是由于人类是A组链球菌唯一的宿主和携带者，因此制备适当的动物模型较为困难。目前认为可能的致病机制为：①抗原-抗体免疫复合物沉积于肾小球并激活补体，或者抗原直接种植于肾小球；②链球菌片段与肾脏结构之间的分子模拟机制；③正常的肾脏结构的改变引发的自身免疫反应；④链球菌相关的肾小球纤溶酶活性。

（1）免疫复合物的作用　APIGN的基本发病机制是免疫复合物在肾小球的沉积，这种沉积类似于兔子急性血清病模型。①循环免疫复合物：67%的APSGN患者可通过C1q结合测定方法检测到血清循环免疫复合物水平。然而，循环免疫复合物在无并发症的A组链球菌感染患者中同样出现，并且循环免疫复合物水平与APSGN的临床表现并不相关。Nordstrand等发现C3的沉积要比IgG早，说明旁路途径激活了补体，或者是经典途径的非免疫性活化及凝集素途径。因此，免疫成分沉积的顺序不支持预先形成的免疫复合物在肾小球的沉积；②原位免疫复合物：链球菌热原性外毒素B（SpeB）与免疫球蛋白和C3呈共定位，形成原位免疫复合物，进而进一步致病。

（2）补体活化作用　①补体旁路途径激活在发病机制中发挥更为重要的作用。血清补体检查及肾小球免疫荧光沉积类型说明旁路途径的C3活化在APSGN中占优势。典型的免疫沉积为IgC、C3、备解素和C5。这些沉积均不包含经典途径的成分C1q和C4。C5b9（膜攻击复合物）及其调节蛋白（S蛋白），代表着补体活化的最终产物，定位于C3的分布区域，说明补体是在原位活化而不是在循环中即沉积之前活化的；②一些患者可能存在经典途径的活化，其证据是起病后前2周内有一过性的血清C1q、C2和/或C4水平的下降和循环C1抑制因子C1r-C1s复合物或C4d片段的出现。这些发现说明了经典途径的活化，反映了急性期循环免疫复合物的形成，而有别于肾小球免疫沉积。

（3）细胞免疫与炎症 免疫复合物在肾小球沉积，可激活补体系统，趋化炎性细胞，尤其是中性粒细胞积聚，这些炎性细胞和病变的肾小球细胞可产生一系列炎性介质，如细胞因子、活性氧等，使肾小球内发生弥漫性炎症反应，并可出现毛细血管内凝血。此外，CD4$^+$淋巴细胞和单核细胞亦可在肾小球和肾间质浸润。动物实验证实，单核细胞浸润与蛋白尿存在时间关系，且抗巨噬细胞血清和细胞毒药物环孢素治疗可消除蛋白尿，提示细胞免疫在APSGN发病机制中亦起关键作用。上述免疫反应还可启动一些非免疫因素，如激肽释放酶和前列腺素使肾小球毛细血管通透性增加、尿蛋白排泄增多等，也参与了APSGN的发病过程。

（4）纤溶酶的作用 因为链球菌的多种成分都具有将纤溶酶与肾小球结合的生物活性，故与纤溶酶结合可能是链球菌多种组分或产物引发急性链球菌感染后肾小球肾炎的最后共同途径，随后引发补体活化、单核细胞趋化、肾小球基膜降解等最终致病。

（5）自身免疫机制 除链球菌本身成分直接参与发病外，自身免疫在急性肾小球肾炎的发病中可能也发挥一定作用，其依据是部分患者血清中可检出高效价的类风湿因子及肾活检组织中有抗-IgG沉积。抗IgG的产生可能是链球菌通过其神经氨酸酶的作用，使自身免疫球蛋白脱氢酸化，从而诱发自身免疫反应。

**知识点5：急性肾小球肾炎的病理表现**　　　　　副高：熟练掌握　　正高：熟练掌握

（1）光镜检查 ①光镜下典型肾脏病理改变为弥漫性毛细血管内增生性肾炎，病变几乎累及所有的肾小球；②肾小球内皮细胞及系膜细胞增生，还可见中性粒细胞浸润；③毛细血管内中性粒细胞浸润；④上皮下致密物呈驼峰样或锥形沉积，即驼峰。当细胞增生明显时，肾小球体积增大，毛细血管腔狭窄并有不同程度阻塞，严重时增生的系膜可将肾小球分隔成小叶状。部分病例可见肾小球上皮细胞节段性增生，胞质内充满许多透明小滴。大部分APSGN患者少见或无肾小管、间质及血管病变；⑤少数严重病例可见程度不等的新月体形成。

（2）免疫荧光 免疫荧光检查可见IgG、C3于肾小球基膜及系膜区颗粒状沉积，偶还可见IgM和IgA。然而即使是在病程早期行肾活检仍有约30%的APSGN仅有C3而无IgG的沉积。免疫荧光改变可分为3型：①星空型，病变早期（起病2周内），IgG和C3呈弥漫、颗粒状、不规则分布于肾小球毛细血管壁和系膜区；②系膜型，即病变恢复期，IgG和C3主要沉积于系膜区；③花环型，部分病例IgG和C3沿肾小球毛细血管壁周边沉积，系膜区较少，这种"花环型"与更多且更大的上皮侧驼峰及更高程度的蛋白尿有关。

（3）电镜检查 电镜下除上述增生浸润性病变外，病变早期上皮下可见细颗粒、均质的电子致密物沉积，其基底部靠近致密层，但不与之相连。起病4~6周或以后，驼峰状电子致密物逐渐被吸收而消退。驼峰亦可见于其他感染性肾炎，如感染性心内膜炎、过敏性紫癜以及膜增生性肾小球肾炎。

知识点6：急性肾小球肾炎的临床表现    副高：熟练掌握    正高：熟练掌握

典型的APSGN表现为急性肾炎综合征，即起病急、肉眼血尿、水肿和高血压。病程分为3个阶段：潜伏期、急性期及恢复期。一部分患者呈亚临床型，临床症状很轻，只有轻微的尿改变及血清补体C3水平下降，仅在流行病学调查时被发现。近年来，老年APSGN有所增多，临床表现不典型，症状重，病死率高，应引起重视。

（1）潜伏期    一般为3～33天，平均7～14天，潜伏期相当于致病抗原初次免疫后诱导机体产生免疫复合物所需的时间，大部分患者的前驱感染为呼吸道（常为咽炎）或皮肤感染，呼吸道感染者的潜伏期较皮肤感染者短。然而，亚临床病例亦存在，很多患者通过家庭成员或接触者的感染而确定。20%的APSGN患者无症状家庭成员亦存在APSGN。

（2）急性期    临床症状的发生率常因地域及病例入选标准的不同而存在一定的差异。

1）血尿：除一些少见的不典型病例外，几乎所有患者均有肾小球源性血尿，其中25%～60%的患者出现茶色或洗肉水样的肉眼血尿。尿沉渣检查显示畸形红细胞及白细胞可确定急性肾炎的存在；可见红细胞管型。

2）蛋白尿：较常见，患者均有不同程度的蛋白尿，尿蛋白0.5～3g/d，少数呈肾病综合征范围蛋白尿，部分患者因尿蛋白极少，就诊时已转阴。但肾病综合征的发生率较低。低白蛋白血症较常见。

3）水肿：70%～90%患者出现水肿，典型表现为晨起眼睑水肿或伴有双下肢水肿，严重者可延及全身。水肿由水钠潴留导致，常出现于颜面部等组织疏松处。严重者可出现双侧或单侧的肺水肿，而这些患者常以呼吸困难、呼吸道水肿、呼吸窘迫为首发症状而被误诊为肺炎、心力衰竭等，从而延误诊断及治疗，部分患者进展为呼吸衰竭。

4）高血压：约80%患者出现一过性轻中度高血压，常与水钠潴留、血容量扩张有关，利尿后血压可逐渐恢复正常。少数患者可出现严重高血压，甚至脑病。高血压的脑部并发症包括头痛、癫痫、精神状态改变及视力改变，发生于30%～35%的儿童患者。高血压常在1～2周恢复，罕见需要长期治疗的患者。

5）肾功能异常：大部分患者起病时尿量少于500ml/d，常有一过性氮质血症、血肌酐及尿素氮轻度升高，多于1～2周后尿量渐增，肾功能逐渐恢复。极少数患者呈现急性肾功能衰竭，易与急进性肾炎相混淆。

6）贫血：APSGN可出现贫血，个别病例可出现重度贫血。虽然传统认为血红蛋白（Hb）的下降是由于水容量的增多导致血液稀释，但也存在其他原因。病例报道APSGN早期可出现自身免疫性溶血性贫血。因此鉴别贫血的性质也应受到临床医师的重视。

7）神经系统症状：APSGN还可累及中枢神经系统导致脑病，表现为恶心、呕吐、认知障碍、癫痫发作及视觉障碍等。可能与高血压、尿毒症毒素及脑血管炎有关。APSGN导致的可逆性后部白质脑病也有报道，后者是以头痛、癫痫发作、视觉障碍、意识和精神障碍为主要临床症状，以可逆性后部白质损害为主要神经影像学表现的临床综合征，其发生机制复杂，可能与高血压、液体潴留及免疫抑制药的细胞毒性有关。迅速控制高血压后神经症状可得到有效控制。

8）眼色素层炎：是外源性或内源性抗原导致的免疫性炎症。常发生于链球菌的系统性感染，但均无合并感染后肾炎。

9）其他：APSGN临床表现的不典型还包括主要以亚临床表现为主和表现为急性起病，伴高血压及水肿但尿检正常的患者。患者出现高血压危象，但是无尿检异常。由于部分患者尿检可在短时间内恢复，因此连续的尿检可能有助于急性肾炎的诊断。另外一些患者可合并典型的过敏性紫癜皮疹，这些患者APSGN的诊断依赖于肾活检。

（3）恢复期　常发生在出现利尿反应（不管是自发的利尿或经药物利尿）后，水肿消退、血压正常及蛋白尿和肉眼血尿消失时。

（4）并发症

1）心力衰竭：以成年人及老年人多见，有肺淤血、肝淤血等左右心衰竭的典型表现，可有奔马律。主要由于水钠潴留、血容量增加所致。轻者仅表现为呼吸、心率增快，肝大；重者可出现端坐呼吸、颈静脉怒张、咳泡沫样痰、两肺底满布湿啰音，甚至出现胸腔积液、腹水。

2）高血压脑病：儿童较多见，主要由于高血压时脑血管痉挛致脑缺血水肿或脑血管高度充血致脑水肿所致，表现为剧烈头痛、呕吐、嗜睡、神志不清，严重者有阵发性惊厥及昏迷，由于患者血压并不特别高，且持续时间较短暂，所以眼底改变一般都不明显，仅有视网膜小动脉痉挛表现。严重时亦可出现视网膜出血、渗出、视盘水肿。

3）急性肾衰竭：患者尿量减少，甚至少尿或无尿，血中肌酐和尿素氮明显增高，并可有高血钾、代谢性酸中毒等急性肾衰竭的表现。

**知识点7：急性肾小球肾炎的实验室检查**　　　　副高：熟练掌握　正高：熟练掌握

（1）尿液检查　尿沉渣中红细胞形态多为严重变形红细胞。60%～80%新鲜尿可检测到红细胞管型，是急性肾炎的重要特点。病程早期尿液中还可检测到较多白细胞。尿沉渣尚见肾小管上皮细胞、大量透明和/或颗粒管型。尿蛋白定性常为（＋～＋＋），尿蛋白多属非选择性。尿中纤维蛋白原降解产物增多。尿蛋白定量常为轻至中度，少数可达肾病水平。尿常规一般在4～8周内恢复正常。部分患者镜下血尿或少量蛋白尿可持续半年或更长。

（2）血常规检查　红细胞计数及血红蛋白可稍低，与血容量增大、血液稀释有关。白细胞计数可正常或增高，与原发感染灶是否继续存在有关。红细胞沉降率增快，一般2～3个月内恢复正常。

（3）血生化检查　急性期肾小球滤过率下降，临床表现有一过性氮质血症。血钾、氯可轻度升高，血钠轻度降低，血浆清蛋白轻度下降。

（4）纤维蛋白降解产物（FDP）测定　血、尿FDP测定可呈阳性。

（5）血补体测定　90%患者病程早期血中总补体CH50及C3、C4显著下降，其后首先C4开始恢复，继之总补体及C3也于4周后上升，6～8周时血清补体水平基本恢复正常。此规律性变化为本病的典型特征性表现。血补体下降程度与急性肾炎病情轻重无明显相关，但低补体血症持续8周以上，则应怀疑系膜毛细血管性肾炎或其他系统性疾病（如红斑狼疮、特发性冷球蛋白血症等）。

（6）病原学及血清学检查　前驱链球菌感染于肾炎起病时大多已经接受抗菌药物治疗，

因此发病后从咽部或皮肤感染灶培养出β溶血性链球菌的阳性率较低，仅约30%。链球菌感染后可产生相应抗体，临床上常根据检测血清抗体证实前驱的链球菌感染。如抗链球菌溶血素"O"抗体（ASO），其阳性率为50%~80%，通常于链球菌感染后2~3周出现，3~5周抗体水平达高峰，50%患者半年内恢复正常。

（7）肾脏形态学检查　B超检查常提示肾脏正常或者轻度增大。

（8）NT-proBNP　APSGN患者血清N末端前脑利钠肽（NT-proBNP）水平升高，而存在左心功能不全的APSGN患者的血NT-proBNP显著高于其他APSGN患者，利尿治疗后血NT-proBNP恢复正常。因此NT-proBNP可作为评估APSGN患者容量及心功能的一项指标。

（9）抗脱氧核糖核酸酶B及抗透明质酸酶　由脓疱病引起的急性肾炎中有较高阳性率，有2倍以上的效价增高时就提示近期内有链球菌感染。

| 知识点8：急性肾小球肾炎的诊断 | 副高：熟练掌握　正高：熟练掌握 |
|---|---|

诊断依据包括：①起病前1~3周有咽部感染或皮肤感染史；②短期内发生血尿、蛋白尿、水肿、少尿或高血压，严重时呈肺淤血或肺水肿；③尿检有红细胞、蛋白和管型；④血清C3降低，伴或不伴ASO升高；⑤尿中FDP含量增高等。但个别患者以急性充血性心力衰竭或高血压脑病起病，或只有轻微水肿及高血压，或无尿常规改变。临床诊断困难者，应及时做肾脏活检确诊。

| 知识点9：急性肾小球肾炎的鉴别诊断 | 副高：熟练掌握　正高：熟练掌握 |
|---|---|

（1）以急性肾炎综合征起病的肾小球疾病　多种病原体感染可引发急性肾炎，临床表现为急性肾炎综合征。如细菌（葡萄球菌、肺炎球菌等）、病毒（流感病毒、EB病毒、水痘病毒、柯萨奇病毒、腮腺炎病毒、ECHO病毒、巨细胞包涵体病毒及乙型肝炎病毒等）、肺炎支原体及原虫等。细菌感染如细菌性心内膜炎时，由感染细菌与抗体引起免疫复合物介导肾小球肾炎，临床上可呈急性肾炎综合征表现，亦可有血清循环免疫复合物阳性、冷球蛋白血症及低补体血症，但有原发性心脏病及感染性细菌性心内膜炎全身表现可资鉴别，应及时给予治疗；此外，革兰阴性菌败血症、葡萄球菌败血症、梅毒、伤寒等也可引起急性肾炎综合征。病毒感染所引起的急性肾炎，临床过程常较轻，无血清补体水平的动态变化，常有自限倾向，根据病史、病原学、血清学及免疫学特点可加以鉴别。

（2）急进性肾小球肾炎　起病过程与急性肾炎相似，但除急性肾炎综合征外，早期常出现少尿、无尿及肾功能急剧恶化等。重症急性肾炎呈现急性肾衰竭者与该病相鉴别困难时，应及时做肾活检以明确诊断。

（3）全身系统性疾病肾脏受累　过敏性紫癜、系统性红斑狼疮、溶血尿毒综合征、血栓性血小板减少性紫癜等可导致继发性肾脏损害，临床表现与本病类似，但原发病症状明显，且伴有其他系统受累的典型临床表现和实验室检查，不难加以鉴别诊断。若临床诊断存在困难，应考虑及时进行肾活检以协助诊断。

（4）急性全身感染性发热疾病　见于高热时出现的一过性蛋白尿及镜下血尿，与肾血流量增加、肾小球通透性增加及肾小管上皮细胞混浊肿胀有关。尿液改变常发生于感染、高热的极期，随着发热消退，尿液检查恢复正常。通常不伴水肿、高血压等肾脏疾病的临床表现。

（5）急性肾盂肾炎　急性肾小球肾炎若发生尿道、膀胱黏膜及肾脏充血水肿可引起膀胱刺激症状，症状类似急性肾盂肾炎。但肾盂肾炎有发热、血尿、白细胞增多，尿细菌培养阳性、用抗生素治疗有效，且无明显水肿、高血压等，尿中也无红细胞管型。

---

**知识点10：急性肾小球肾炎的治疗　　　　副高：熟练掌握　　正高：熟练掌握**

本病是自限性疾病。临床上主要为对症治疗，去除感染诱因、防治并发症、保护肾功能并促进肾脏功能恢复为主要环节。

（1）一般治疗

1）休息：急性起病后建议卧床休息2～3周。当急性肾炎患者各种临床表现好转，如水肿消退，血压恢复正常，肉眼血尿消失，患者可恢复适当活动如散步等，但应注意密切随诊，3个月内宜避免剧烈体力活动。

2）饮食和入量：应给富含维生素饮食。有水肿及高血压的患者应注意适当限制钠盐的摄入，食盐每日2～3g；有氮质血症者应给予优质蛋白饮食并限制蛋白质摄入量，在尿量增加、氮质血症消除后应尽早恢复正常蛋白质摄入；有少尿、严重水肿、循环充血的患者应严格维持出入液量平衡，必要时要适当限制水的摄入；少尿患者需同时限制钾的摄入量；饮食需保证每日的热量需要。

（2）对症治疗

1）利尿治疗：急性肾炎时主要病理生理变化为水钠潴留、细胞外流液量扩大，故利尿药的应用不仅具有利尿消肿作用，且有助于防治并发症。经控制水、盐摄入后仍有明显水肿、少尿、高血压及循环充血患者可给予利尿剂。一般可给予氢氯噻嗪；必要时可予速效袢利尿剂，常用呋塞米或依他尼酸（利尿酸）静脉注射。禁用保钾利尿剂及渗透性利尿剂。

2）降压治疗：降压药积极而稳固地控制血压对于增加肾血流量，改善肾功能，预防心、脑合并症，具有积极的治疗作用。常用噻嗪类利尿药，通过利尿可达到控制血压的目的。凡经休息、限盐利尿剂治疗而血压仍高者应给予降压药物治疗。可选用钙通道阻滞剂，如氨氯地平；β受体阻滞剂，如阿替洛尔；α受体阻滞剂，如哌唑嗪；血管扩张剂如肼屈嗪。顽固性高血压者可选用不同类型降压药物联合应用。血管紧张素转换酶抑制剂（ACEI）、血管紧张素Ⅱ受体拮抗剂（ARB）需要谨慎使用，特别在肾功能不全，血肌酐>350μmol/L的非透析治疗患者。

3）感染灶的治疗：抗生素的治疗并不是必须治疗手段。如果病灶细菌培养阳性，应给予青霉素或其他敏感药物治疗7～10天。通过应用抗生素早期控制咽炎相关的A组链球菌可阻止致肾炎菌株在流行期的传播。

（3）并发症处理

1）急性肾衰竭：发生急性肾衰竭而有透析指征时，应及时给予透析治疗以帮助患者度过危险期。由于本病具有自愈倾向，肾功能多可逐渐恢复，一般不需要长期维持性透析治疗。

2）心力衰竭：主要由水钠潴留、高血容量及高血压所致，故主要应给予利尿、降压、扩张血管以减轻心脏前后负荷。洋地黄类药物对于急性肾炎并发心力衰竭的治疗效果不肯定，不作常规应用，必要时可试用，药物使用剂量应参考肾功能情况进行调整。如心力衰竭经药物保守治疗无效者应及时进行血液净化治疗。

3）高血压脑病：应尽快将血压降至安全水平。可选用硝普钠静脉滴注，推荐以每分钟15μg开始，在严密监测血压基础上调整滴速，并需同时监测血硫氰酸浓度以防止药物中毒；其他可选用的静脉应用药物包括硝酸甘油、拉贝洛尔、乌拉地尔等。高血压脑病除降压药物治疗外，通常需联合应用利尿剂以协同降压治疗并减轻水钠潴留和脑水肿。此外，还需注意止痉、止惊厥、吸氧等对症治疗。

---

**知识点11：急性肾小球肾炎的预后**　　　　副高：熟练掌握　　正高：熟练掌握

本病的远期预后各家报道不一，但均认为多数病例预后良好，可完全治愈，但少量镜下血尿及微量尿蛋白有时可迁延半年至1年才消失。6%～18%病例遗留尿异常和/或高血压而转为慢性，或于"临床痊愈"多年后又出现慢性肾小球肾炎表现，所以应加强随访。老年、持续性高血压、大量蛋白尿或肾脏病理组织增生病变严重，或伴新月体形成者预后较差。目前认为，当存在预后不良的危险因素如肾病范围蛋白尿、细胞性新月体、肾功能不全等，应接受免疫抑制治疗以阻止病情的进展。

## 第二节　急进性肾小球肾炎

**知识点1：急进性肾小球肾炎的概念**　　　　副高：熟练掌握　　正高：熟练掌握

急进性肾小球肾炎（RPGN）是指在肾炎综合征（血尿、蛋白尿、水肿和高血压）基础上短期内出现少尿、无尿，肾功能急剧下降的一组临床症群。病理改变特征主要为肾小囊内细胞增生、纤维蛋白沉积，又名新月体肾小球肾炎。本病可以是原发性，也可以继发于其他肾小球疾病。除抗中性粒细胞胞质抗体（ANCA）相关小血管炎和Goodpasture综合征以外，在其他疾病如IgA肾病、系统性红斑狼疮（SLE）、过敏性紫癜等基础上均可发生新月体肾小球肾炎。

急进性肾小球肾炎进展很快，如不及时诊断和治疗，患者很快进入不可逆转的终末期肾衰竭。临床医生应该提高对本病的认识，做到早期诊断和治疗，以防止肾功能损害。

**知识点2：急进性肾小球肾炎的病理分型**　　　　副高：熟练掌握　　正高：熟练掌握

急进性肾炎根据免疫病理可分为3种类型，其病因和发病机制各不相同：

（1）Ⅰ型　又称抗肾小球基膜（GBM）型肾小球肾炎，抗GBM肾炎比较少见，占急进性肾炎的10%～20%，患者血中有抗GBM抗体。抗GBM病包括两种情况：即损害单纯局限于肾脏的抗GBM肾炎和同时累及肺脏的Goodpasture综合征，后者同时伴有肺出血。

（2）Ⅱ型　又称为免疫复合物型，大多数免疫复合物型急进性肾炎继发于免疫复合物型肾炎，少数为原发性免疫复合物型急进性肾炎。血中可检测到免疫复合物，血清补体C3可降低。总体来说，本型的临床和病理改变比抗GBM型及非免疫复合物型要稍轻。

（3）Ⅲ型　为非免疫复合物型，又称寡免疫型急进性肾炎。大约有1/3的患者仅有肾脏病变，另外2/3患者继发于全身血管炎改变，前者为狭义的寡免疫复合物型肾炎。

---

**知识点3：急进性肾小球肾炎的病因分型**　　　　副高：熟练掌握　正高：熟练掌握

有学者根据病因将急进性肾小球肾炎分为5种类型：①Ⅰ型：抗基膜型，患者血清内有抗肾小球基膜（GBM）抗体；②Ⅱ型：免疫复合物介导型，病变肾小球内有免疫复合物沉积；③Ⅲ型：血管炎型，患者血内有抗中性粒细胞胞浆抗体（ANCA）；④Ⅳ型：抗基膜和血管炎混合型，患者血内ANCA和抗GBM抗体均阳性；⑤Ⅴ型：特发型，所有抗体均阴性。

---

**知识点4：急进性肾小球肾炎的流行病学**　　　　副高：熟练掌握　正高：熟练掌握

本病任何年龄均可发病，Ⅰ型RPGN发病年龄有两个高峰：①10～30岁，男性为主，肺出血发生率高；②50～70岁，多见于女性，病变局限于肾脏。Ⅰ型RPGN中同时合并抗中性粒细胞胞质抗体（ANCA）阳性者则多见于中老年女性，可有多系统受累的表现。

Ⅱ型RPGN多见于儿童，这种在儿童和青年中多见的趋势与其他类型的免疫复合物肾炎一致，例如IgA肾病、感染后肾小球肾炎或者MPGN。

Ⅲ型RPGN往往是系统性血管炎的部分表现，然而，也有一些患者仅仅局限于肾脏的新月体肾炎表现，这是成年人最常见的RPGN，特别是在中老年人群。白种人患病率高于黑种人，性别没有差异。

---

**知识点5：急进性肾小球肾炎的病因**　　　　副高：熟练掌握　正高：熟练掌握

由于急进性肾小球肾炎是一组疾病，其病因多种多样。可分为原发性和继发性RPGN。继发性疾病主要包括感染性疾病、多系统疾病和其他原发性肾小球疾病。

（1）原发性肾小球疾病

1）原发性弥漫性新月体肾小球肾炎：①Ⅰ型：IgG线性沉积（抗肾小球基膜抗体介导）；②Ⅱ型：IgG颗粒样沉积（免疫复合物介导）；③Ⅲ型：少或无IgG的沉积（缺乏免疫反应，ANCA多阳性）。

2）继发于其他原发性肾小球肾炎：①膜增殖性肾小球肾炎；②狼疮性肾炎；③IgA肾病（少见）。

（2）伴发于感染性疾病　①急性链球菌感染后肾小球肾炎；②急性或亚急性感染性心内膜炎，内脏化脓性病灶引起的慢性败血症及肾小球肾炎；③其他感染如乙型肝炎病毒、人类免疫缺陷病毒感染。

（3）继发于系统性疾病 ①系统性红斑狼疮；②肺出血－肾炎综合征；③混合性冷球蛋白血症；④过敏性紫癜、弥散性血管炎如坏死性肉芽肿、过敏性血管炎及其他类型；⑤类风湿关节炎伴血管炎、恶性肿瘤及复发性多软骨炎等。

（4）药物 青霉胺、肼屈嗪、别嘌醇及利福平等。

---

**知识点6：急进性肾小球肾炎的发病机制**　　　　副高：熟练掌握　正高：熟练掌握

各型原发性RPGN的发病机制是不同的：①Ⅰ型：又称抗肾小球基膜型肾小球肾炎，由于抗肾小球基膜抗体与肾小球基膜（GBM）抗原相结合激活补体而致病；②Ⅱ型：又称免疫复合物型，因肾小球内循环免疫复合物的沉积或原位免疫复合物形成，激活补体而致病；③Ⅲ型：为寡免疫复合物型，肾小球内无或仅微量免疫球蛋白沉积。50%～80%该型患者为原发性小血管炎肾损害，肾脏可为首发甚至唯一受累器官或与其他系统损害并存。原发性小血管炎患者血清抗中性粒细胞胞浆抗体（ANCA）常呈阳性。

原发性RPGN患者约50%以上有上呼吸道感染的前驱病史，其中仅少数为典型的链球菌感染，其他多为病毒性感染。但感染与RPGN发病的关系尚待进一步研究。某些有机化学溶剂、强氧化剂和碳氢化合物如汽油，可能与RPGN Ⅰ型有密切的关系。某些药物如肼屈嗪、丙硫氧嘧啶与部分RPGN Ⅲ型相关。遗传易感性及某些诱发因素可能与该病有关。RPGN Ⅰ型HLA-DR2的阳性率较正常人显著为高，且与HLA-DRB1基因密切相关。诱发因素包括吸烟、接触碳氢化合物、吸毒、病毒性肺炎等。

Ⅰ型RPGN其目标抗原位于基膜Ⅳ型胶原$\alpha_3$到$\alpha_5$-链NC1区域，多数患者抗GBM抗体结合在Ⅳ型胶原（多位于肾、肺等）的$\alpha_3$链（也有结合在$\alpha_5$链的）。因此其临床特点主要表现为肺和肾脏疾病。有学者已发现两种优势抗原决定簇，分别为EA-$\alpha_3$（Ⅳ）NC1和EB-$\alpha_3$（Ⅳ）NC1，而在体内正常情况下这两个抗原表位是被$\alpha_4$和$\alpha_5$链隔离的，只在一些有可能破坏肾小球基膜的物理化学因素，如吸烟、感染、碎石、活性氧物质等造成基膜中断时才会被暴露，并发生构象变化，从而使机体发生免疫反应。此外，疾病的发生也与很多遗传因素有关。

对于Ⅱ型RPGN，体液免疫和细胞免疫均参与了疾病的发生与进展。循环免疫复合物沉积或原位免疫复合物在肾小球形成，进而引发变态反应，在直接损伤肾小球毛细血管壁的同时激活补体系统（C3a、C5a）、趋化中性粒细胞、激活巨噬细胞释放蛋白水解酶产生活性氧及炎症介质，进一步损伤毛细血管壁，甚至导致其断裂。

Ⅲ型RPGN，抗中性粒细胞胞质抗体（ANCA）可以使经TNF-$\alpha$或IL-1处理的中性粒细胞出现脱颗粒反应，产生氧自由基、细胞因子和释放蛋白酶，导致内皮细胞损伤，从而引起血管炎症反应。ANCA也可作用于内皮细胞，部分研究显示，蛋白酶3（PR3）可在内皮细胞中表达，并转移到细胞膜，从而与ANCA结合，导致内皮损伤。血管内皮细胞不仅是受损靶细胞，同时也是病理损害积极的参与者。有研究显示经PR3刺激的内皮细胞能合成并释放IL-8，招募炎性细胞在病变部位聚集。同时，也可增加内皮细胞表面黏附分子VCAM-1的表达，促进中性粒细胞与内皮细胞的黏附。此外，内皮细胞也可借助其表面的蛋白C受体与中性粒细胞上的PR3的结合而促进这两种细胞的黏附。组织学的研究发现：在韦格纳肉芽肿患者的肾、肺组织中，主要包含巨噬细胞、CD4$^+$细胞浸润、NK细胞、CD8$^+$细胞以及T细胞，提示这些疾病的血管损伤可能是由T细胞介导的。

至于新月体形成的原理尚不十分清楚，肾小球毛细血管襻的坏死、基膜的断裂或肾脏包曼囊的破裂是新月体形成的始动环节，细胞性新月体的主要成分是巨噬细胞，巨噬细胞于球囊壁上增殖，并转化为上皮样细胞，形成新月体。纤维素在引导巨噬细胞进入包曼囊过程中发挥重要作用，随后巨噬细胞浸润并在局部增生，淋巴细胞的浸润、黏附分子分泌、成纤维细胞的转化在新月体的发展和转归中发挥了重要的作用。在有新月体的肾小球毛细血管丛可出现灶性坏死，继之毛细血管萎缩塌陷，并与新月体粘连使囊腔阻塞，最后整个肾小球可发生玻璃样变或纤维化。此外，肾小球毛细血管丛也可见到增殖性改变。

---

**知识点7：急进性肾小球肾炎的光镜检查**　　　　副高：熟练掌握　　正高：熟练掌握

急进性肾小球肾炎的病理特征是广泛新月体形成。急进性肾炎的新月体体积较大，常累及肾小球囊腔的50%以上，而且比较广泛，通常50%以上的肾小球有新月体。新月体形成是肾小球毛细血管襻严重损害的结果，故在与新月体相邻的肾小球毛细血管襻常可见有襻坏死。不同亚型急进性肾炎的新月体略有不同。

（1）Ⅰ型　在疾病的比较早期阶段，所有新月体均为细胞性新月体；在稍晚的阶段，细胞性新月体转化为细胞纤维性新月体。本病进展相当快，起病4周后肾活检即可见到纤维性新月体和肾小球硬化。与新月体相邻的肾小球毛细血管襻常有纤维素样坏死，但也可见到正常或基本正常的肾小球。呈"全或无"现象，即有新月体形成的肾小球病变相当严重而没有受累的肾小球可基本正常。肾小球基膜染色可见肾小球基膜完整性破坏和肾小球囊基膜断裂。严重者可有全球性肾小球毛细血管襻坏死、环形新月体形成和肾小球囊基膜的广泛断裂及消失。肾小管损害和肾小球疾病相一致，在肾小球损害明显处有严重的肾小管间质损害，可有小管炎；肾间质有大量炎症细胞浸润，甚至可见多核巨细胞形成。

（2）Ⅱ型　新月体数目没有抗GBM肾炎多，新月体体积也比较小。与新月体相邻的肾小球毛细血管襻可见有核碎裂等坏死现象，但纤维素样坏死少见，肾小球囊基膜破坏、断裂比较少见，肾小球周围和肾小管间质损害也比较轻。与抗GBM肾炎不同，前者呈"全或无"现象，而免疫复合物型没有新月体的肾小球一般也有系膜增生、基膜增厚或内皮细胞增生等病变，病变特征主要取决于基础疾病，如膜性肾病有基膜的弥漫增厚。

（3）Ⅲ型　肾小球毛细血管襻纤维素样坏死比较常见，伴有广泛大新月体形成，肾小球囊基膜断裂和肾小球周围严重的肾小管间质炎症与抗GBM肾炎相似。未受累及的肾小球比较正常。肾小球和肾小管间质浸润的炎症细胞包括了各种细胞成分，有中性粒细胞、嗜酸性粒细胞、淋巴细胞、单核-吞噬细胞，甚至可见到多核巨细胞，呈肉芽肿样改变。

---

**知识点8：急进性肾小球肾炎的免疫荧光检查**　　　　副高：熟练掌握　　正高：熟练掌握

（1）Ⅰ型　可见肾小球毛细血管基膜IgG、C3连续细线状沉积（极少数为IgA）。在肾小球严重受损的往往难以辨认，IgG 和 C3 以线样不规则或颗粒状沉积，少数情况下沿肾小球基膜亦可见 IgG 或有 C3 线样沉积。但 IgG 线样沉积可逐步发展为颗粒型，有时易与其他 RPGN 相混淆。而且在某些糖尿病肾小球硬化症、狼疮肾炎以及某些移植的尸体肾亦可出现上述免疫荧光的特点。

（2）Ⅱ型 可见系膜和毛细血管壁散在 IgG 和/或 IgM，常伴 C3 沉积。若大量 IgG、IgM、IgA 沉积，尤其伴有 C1q、C3、C4 则提示狼疮肾炎。以 IgA 为主的沉积提示为 IgA 肾病，单纯系膜或毛细血管壁 C3 沉积应疑为系膜毛细血管肾小球肾炎可能。

（3）Ⅲ型 从理论上而言，本型并无免疫球蛋白沉积，但由于肾活检为病变动态过程的一个阶段，故不能排除本型患者在疾病早期可能有免疫球蛋白的沉积，而后被浸润的巨噬细胞和中性粒细胞所吞噬和消化，而转变为阴性或微量。

---

**知识点9：急进性肾小球肾炎的电镜检查** 副高：熟练掌握 正高：熟练掌握

（1）Ⅰ型 因抗体直接与基膜结合，故可发现基膜密度不均，而未发现沉积物。毛细血管的塌陷、基膜处裂缝或局灶断裂，以致单核细胞、间质纤维细胞由这些裂隙移行入肾小囊壁，但很少有电子致密物的沉积。

（2）Ⅱ型 主要特征为系膜区散在和内皮下不规则的电子致密物沉积。其沉积物的位置、范围和程度将有助于不同型 RPGN 的鉴别。一般来说，原发性疾病中沉积物相对较少；若沉积物主要位于上皮下，并呈驼峰样外形，应寻找感染原因。上皮下沉积伴基膜钉突样改变则为膜性肾小球肾炎；内皮下大量沉积物的存在（指纹样改变）多提示原发性混合性 IgG/IgA 冷球蛋白血症或系统性红斑狼疮（SLE）。肾小球基膜电子致密物样改变提示系膜毛细血管肾小球肾炎，而上皮下小电子致密物沉积并不能完全排除抗 GBM 抗体介导型疾病。

（3）Ⅲ型 系膜及毛细血管壁均未见电子致密物沉积，但肾小球基膜破坏明显。

---

**知识点10：急进性肾小球肾炎的临床表现** 副高：熟练掌握 正高：熟练掌握

临床上 RPGN 患者可急性起病，也可隐袭起病。但病情进展急骤，大多数表现为急性肾炎综合征。在Ⅰ型及Ⅲ型常有前驱感染症状，伴有发热、疲乏和体重下降等非特异性症状。

（1）肾脏表现 起病后即有尿量减少（甚至无尿）及水肿。部分患者有肉眼血尿（多见于Ⅰ型和Ⅲ型），镜下血尿普遍存在。蛋白尿一般在 1~2g/d，部分患者蛋白尿 > 3.5g/d，并出现肾病综合征（主要见于Ⅱ型）。随着病程进展出现高血压及贫血，发病时或发病后即有肾功能减退，血清肌酐及尿素氮逐周增高，很快进入尿毒症阶段。在疾病早期就可见到肾小管间质功能减退，如尿浓缩功能障碍。

（2）肾外表现 Ⅰ型的部分患者有明显的咯血、咳嗽、呼吸困难、发热及胸痛症状，血清抗基膜抗体阳性。Ⅱ型肾外无特异性表现，血中循环免疫复合物多阳性。原发性小血管炎引起的Ⅲ型 RPGN 在疾病的不同时期可有肾外脏器受累的表现，较为常见的肾外受累脏器为肺、关节肌肉、皮肤和眼耳鼻等。肺受累可表现为咳嗽、痰中带血、咯血，严重者可危及生命。X 线胸片或 CT 多为单或双侧中下肺阴影、结节，严重者可有空洞，多被误诊为肺部感染、肺结核和恶性肿瘤，应引起高度重视。韦格纳肉芽肿病多有先侵犯肾外器官，如鼻、鼻旁窦、咽、软腭及肺等炎症性病变，包括坏死性血管炎及肉芽肿，可有发热，皮疹、紫癜、关节肌肉疼痛、腹痛及单神经炎症状，血清抗中性粒细胞胞质抗体（ANCA）阳性。变应性肉芽肿性血管炎多有过敏性哮喘、变应性鼻炎、血嗜酸性粒细胞增多，常伴有脑、心及皮肤等小血管炎表现，血清核周型ANCA阳性。

**知识点11：急进性肾小球肾炎的实验室检查　　副高：熟练掌握　正高：熟练掌握**

（1）尿液检查　几乎都有血尿和蛋白尿。血尿多为肾小球源性，尿沉渣镜检可见大量畸形红细胞和红细胞管型、上皮细胞管型和颗粒管型等；尿蛋白呈轻至中度，一般在 $1 \sim 2g/d$，部分患者蛋白尿 $> 3.5g/d$；尿比重一般不降低。

（2）血常规检查　伴有贫血者可有红细胞计数下降、血红蛋白下降，呈正细胞正色素性贫血。继发于血管炎的患者常伴有白细胞数增多和中性粒细胞比例增加，血小板计数可增多。

（3）血生化检查　血尿素氮及血肌酐进行性升高。有时血清钾亦升高，可能伴有酸中毒，可以表现为阴离子间隙（AG）增大，血 $HCO_3$ 浓度下降，$CO_2$ 结合力下降，肾衰竭者常有低钙血症和高磷血症。

（4）免疫学检查　①Ⅰ型RPGN血清中抗GBM抗体阳性，目前国际通用的检测方法是应用可溶性人GBM抗原的酶联免疫吸附法，该方法敏感性和特异性均较高；②Ⅱ型RPGN可有血清循环免疫复合物阳性、血清补体水平下降和血清冷球蛋白阳性；③Ⅲ型RPGN患者 $50\% \sim 80\%$ 检测ANCA阳性，血清补体C3多为正常。

（5）肾脏形态学检查　B超检查常提示肾脏增大，皮髓质交界不清，放射性核素肾图检查提示肾脏灌注和滤过减少。

**知识点12：急进性肾小球肾炎的诊断　　副高：熟练掌握　正高：熟练掌握**

本病的疗效和预后与能否及时诊断密切相关，这首先取决于临床医师能否从患者的临床表现中联想到本病的可能。凡临床上患者呈现急性肾炎综合征表现（血尿、蛋白尿、水肿和高血压）；治疗数周仍未见疾病缓解（急性肾炎患者 $2 \sim 3$ 周内就会自行利尿，疾病随之缓解），血肌酐水平反而开始增高，此时就要想到此病的可能，应及时对患者进行肾活检病理检查，不要等到肾功能继续恶化甚至出现少尿或无尿才进行肾活检（出现少尿或无尿才开始治疗，疗效将很差）。肾活检是诊断本病最重要的检查手段，因为只有病理诊断为新月体性肾炎，临床才能确诊为急进性肾小球肾炎；同时肾活检还能指导制订治疗方案和判断预后（活动性病变为主预后较好，慢性化病变为主预后差）。

**知识点13：急进性肾小球肾炎的鉴别诊断　　副高：熟练掌握　正高：熟练掌握**

（1）急性肾炎　本病临床呈急性肾炎综合征表现，病理为毛细血管内增生性肾炎（肾小球内皮细胞及系膜细胞弥漫增生），急性肾炎初期由于水钠潴留、尿量减少，患者可出现一过性轻度肾功能损害（仅肾小球滤过率下降，或血清肌酐轻度升高），但是患者自发利尿后，肾功能即迅速恢复正常。但是少数重症急性肾炎患者，由于肾小球内皮细胞及系膜细胞高度弥漫增生，致肾小球毛细血管腔闭塞，而出现少（无）尿及急性肾衰竭（ARF），临床表现类似急进性肾炎。此时，该急性肾炎仅能靠肾穿刺病理检查与急进性肾小球肾炎鉴别。

（2）继发性肾小球疾病　常见狼疮肾炎、ANCA相关性小血管炎肾损害、紫癜性肾炎及肺出血肾炎综合征（Goodpasture综合征）等，此时临床也常呈急进性肾炎综合征，病理也常为新月体性肾炎，称为继发性新月体性肾炎，其中Goodpasture综合征与原发性新月体肾小球肾炎Ⅰ型，紫癜性肾炎与IgA肾病所致肾脏病理改变与新月体性肾小球肾炎Ⅱ型、ANCA相关性小血管炎肾损害与原发性新月体肾小球肾炎Ⅲ型的病理及免疫病理表现完全相同，狼疮肾炎Ⅳ型与原发性新月体性肾炎Ⅱ型病理表现也相似。但是，肾小球细胞增生、坏死、微血栓等病变十分严重的狼疮肾炎Ⅳ型患者，病理还未构成新月体肾小球肾炎，临床也可发生AKI（即管型肾病），这点必须注意。

（3）多发性骨髓瘤肾损害　骨髓瘤可通过轻链沉积（即轻链肾病）或伴发淀粉样变而导致肾小球疾病，同时，该病还可因大量轻链管型堵塞肾小管，而导致肾小管损伤及AKI。鉴别要点是患者血清蛋白电泳出现"M"成分。骨髓穿刺涂片显示增生活跃，有异形浆细胞增生，一般均在10%以上，有时可成堆存在。X线检查多有骨骼受累，呈大小不等、穿凿样溶骨性损害，常见于颅骨、骨盆、脊椎等处。肾活检也可明确诊断。

（4）急性肾小管坏死　常有明确的肾缺血（如休克、脱水）或肾毒性药物（如肾毒性抗生素）或肾小管堵塞（如异型输血）等诱因，临床上以肾小管损伤为主（尿钠增加、低比重尿<1.010及低渗透压尿），尿沉渣镜检可见大量肾小管上皮细胞，一般无急性肾炎综合征表现，血尿不明显，蛋白尿也很轻微，除非是肾结石、肿瘤等尿路梗阻所导致的肾后性梗阻性急性肾衰竭，否则几乎不出现肉眼血尿。

（5）急性过敏性间质性肾炎　常有明确的用药史及药物过敏反应（低热、皮疹）、血及尿嗜酸性粒细胞增加等，可资鉴别。药物过敏所致的急性间质性肾炎血尿不明显，但个别严重的急性间质肾炎可有血管炎的表现，表现为血尿，但蛋白尿的量很少。必要时依靠肾活检确诊。

（6）血栓性血小板减少性紫癜－溶血性尿毒症综合征（TTP-HUS）　患者可以有蛋白尿、急性肾损伤等临床表现，但两者临床上均有微血管性溶血性贫血、血小板减少和肾功能减退，病理上均有微栓塞。末梢血涂片可见到怪异形状红细胞、盔形细胞和破碎的红细胞。肾穿刺病理检查毛细血管腔内可见红细胞、血小板及微血栓，系膜区增宽，系膜细胞溶解或呈泡沫样细胞。部分病例可出现新月体及袢坏死。

（7）肾病综合征并发急性肾损伤　①肾前性氮质血症：患者常有血容量不足表现，血清肌酐升高（常为轻度升高），且与尿素氮升高程度不成比例。这是因为肾供血不足时，原尿生成减少，流经肾小管减慢，肾小管对尿素重吸收增多，致使血中尿素氮升高比肌酐更明显。约1/3肾病综合征患者可发生肾前性氮质血症；②肾静脉主干血栓形成：肾病综合征患者血液常呈高凝状态，易发生血栓栓塞并发症，尤以肾静脉血栓发生率高，但是临床上绝大多数肾静脉血栓，尤其分支小血栓患者并不出现肾功能损害。肾静脉血栓能否导致肾功能损害将取决于被堵静脉大小、血流阻断程度、血栓形成快慢及有无侧支循环形成等，所以临床上只有急性双肾或孤立肾静脉主干大血栓才会出现AKI，这主要见于膜性肾病。经皮插管行选择性肾静脉造影是诊断肾静脉血栓的金标准；③特发性急性肾损伤：该急性肾损伤常发生于50岁以上的微小病变病患者，尤其肾病综合征复发时。患者常无任何诱因即出现少尿及ARF。肾穿刺病理检查除可见原有肾小球疾病外，部分患者尚可见肾间质弥漫水肿及大量肾小管管型。该急性肾衰竭（ARF）发病机制不清，诊断特发性ARF需用除外法，即只有将各种导致急性肾损伤的病因——除外后急性肾损伤诊断才能成立。

---

**知识点14：急进性肾小球肾炎的治疗原则**      副高：熟练掌握    正高：熟练掌握

（1）尽早明确诊断，一旦确诊或高度疑似，应给予积极治疗。由于急进性肾小球肾炎进展十分迅速，延迟治疗将导致肾小球功能永久性的损害，因此，对本病急性期应强调早期积极治疗。

（2）根据免疫病理分型，制订合理的治疗方案，由于各亚型急进性肾小球肾炎的发病机制不同，因此应针对各种亚型选用不同的治疗方案。

（3）在治疗过程中，应密切观察疗效，及时改进治疗方案。

（4）注意药物不良反应。由于所选用的药物毒性较大，而且短期内使用的剂量也较大，肾功能不全时又使肾脏对药物的排泄减少，易致严重的毒副作用，应特别注意防治。

（5）合理支持治疗。由于本病常并发肾衰竭，导致高钾血症、严重酸中毒、急性左心衰竭等并发症，常需给予透析治疗，帮助患者度过危险期。

---

**知识点15：急进性肾小球肾炎的治疗措施**      副高：熟练掌握    正高：熟练掌握

本病是免疫介导性炎症疾病，故治疗应侧重于抑制免疫和炎症反应，而且本病病情险恶，所以在抑制免疫及炎症反应的同时，除给予基础治疗外，还必须进行强化治疗。

（1）强化治疗 强化治疗包括强化血浆置换治疗、免疫吸附治疗、细胞置换治疗、甲基泼尼松龙冲击治疗及环磷酰胺冲击治疗等。

1）强化血浆置换治疗：用膜血浆滤器或离心式血浆细胞分离器将患者血浆分离，然后用正常人新鲜冷冻血浆或血浆白蛋白置换患者血浆，每日或隔日置换1次，每次置换2～4L。在此基础上又发展了双重滤过血浆置换，即从第一个膜血浆滤器分离患者血浆，再让其通过第二个膜血浆滤器，后者膜孔小，能阻挡球蛋白等的通过，最后将滤过的已减少上述成分的血浆输回自体。这既能清除患者血浆中致病抗体及免疫复合物，又避免了大量输注他人血浆。

2）免疫吸附治疗：先行血浆分离，然后血浆经过免疫吸附柱清除致病抗体或免疫复合物（常用GBM吸附柱清除抗GBM抗体，或蛋白A吸附柱清除抗体及免疫复合物），其优点是可回输吸附后的自身血浆，不必输注他人血浆或血浆制品。

3）甲基泼尼松龙冲击治疗：甲基泼尼松龙每次0.5～1.0g或每次7～15mg/kg静脉注射，

每日或隔日1次，3次为1疗程。根据病情可用1～3个疗程，两疗程应间隔3～7天。

4）环磷酰胺冲击治疗：每次1g或0.5～1.0g/m² 静脉注射，每月1次，共进行6次，然后改每3个月1次，再进行6次。

（2）基础治疗　临床上一般用肾上腺糖皮质激素配合细胞毒药物作为基础治疗，常用药物为泼尼松及环磷酰胺。另外，国外也有在继发性急进性肾炎中应用硫唑嘌呤替代环磷酰胺者，特别是在疾病缓解期用其进行维持治疗，不过国内少用。

（3）生物制剂治疗　①利妥昔单抗作为抗CD20的单克隆抗体，具有诱导B细胞功能耗竭的作用，小规模临床试验证实应用利妥昔单抗可诱导B细胞耗竭，并导致ANCA转阴和临床症状的改善，但该疗法尚需要进一步扩大病例研究证实；②抗胸腺抗体球蛋白或抗T细胞的单抗（例如抗CD52抗体）可导致淋巴细胞耗竭，从而阻遏血管炎病情活动。该疗法目前正在进行小样本临床试验；③抗TNF-α的单克隆抗体infliximab、CTLA4-Ig、IL-1受体拮抗分子、抗黏附分子（如CD11b和VLA-4）等新疗法治疗有待进一步临床验证。

---

**知识点16：急进性肾小球肾炎的预后**　　　　副高：熟练掌握　　正高：熟练掌握

患者若能及时诊断和早期强化治疗，预后可得到显著改善。早期强化治疗可使部分患者得到缓解，避免或脱离透析，甚至少数患者肾功能得以恢复。若诊断或治疗不及时，多数患者于数周至半年内进展至不可逆肾衰竭。影响预后的主要因素有：①早期诊断、及时治疗，可明显改善患者的预后；②临床上出现少尿、血肌酐>600μmol/L者预后差；③细胞新月体、间质病变轻者预后好；④疾病的类型：Ⅲ型及有前驱感染和病理有血管炎的Ⅱ型治疗效果较好，Ⅰ型RPGN最差，且与抗GBM抗体的效价无关；⑤肾活检中85%的肾小球有大新月体、严重广泛肾小球硬化、小管萎缩、间质纤维化及小动脉硬化者预后差。

# 第三节　慢性肾小球肾炎

---

**知识点1：慢性肾小球肾炎的概念**　　　　　　副高：熟练掌握　　正高：熟练掌握

慢性肾小球肾炎（CGN），简称慢性肾炎，是指各种病因引起的不同病理类型的双侧肾小球弥漫性或局灶性炎症性或非炎症性改变，临床起病隐匿，病程长，可有一段无症状期，是病情发展缓慢的一组原发性肾小球疾病的总称。

---

**知识点2：慢性肾小球肾炎的病因**　　　　　　副高：熟练掌握　　正高：熟练掌握

本病病因不明。起病前多有上呼吸道感染或其他部位感染，少数慢性肾小球肾炎可能是由急性链球菌感染后肾炎演变而来，但大部分慢性肾小球肾炎并非由急性肾炎迁延而来，而是由其他原发性肾小球疾病直接迁延发展而成，起病即属慢性肾炎。

知识点3：慢性肾小球肾炎的发病机制　　　　　　副高：熟练掌握　正高：熟练掌握

由于慢性肾小球肾炎不是一种独立的疾病，其发病机制各不相同，大部分是免疫复合物疾病，可由循环内可溶性免疫复合物沉积于肾小球，或由抗原与抗体在肾小球原位形成免疫复合物，激活补体引起组织损伤。也可不通过免疫复合物，而由沉积于肾小球局部的细菌毒素、代谢产物等通过"旁路系统"激活补体，从而引起一系列的炎症反应而导致肾小球炎症。

此外，非免疫介导的肾脏损害在慢性肾炎的发生和发展中，亦可能起很重要的作用，这种非免疫机制包括下列因素：①肾小球病变引起的肾内动脉硬化，肾内动脉硬化可进一步加重肾实质缺血性损害；②肾血流动力学代偿性改变引起肾小球损害。当部分肾小球受累，健存肾单位的肾小球滤过率代偿性增高，这种高灌注、高滤过状态可使健存肾小球硬化，终至肾衰竭；③高血压引起肾小动脉硬化。长期高血压状态引起缺血性改变，导致肾小动脉狭窄、闭塞，加速了肾小球硬化，高血压亦可通过提高肾小球毛细血管静水压，引起肾小球高滤过，加速肾小球硬化；④肾小球系膜的超负荷状态。正常肾小球系膜细胞具有吞噬、清除免疫复合物功能，但当负荷过重则可引起系膜基质及细胞增殖，终至硬化。

知识点4：慢性肾小球肾小球肾炎的病理类型　　　　副高：熟练掌握　正高：熟练掌握

慢性肾小球肾炎常见病理类型有系膜增生性肾小球肾炎（包括IgA肾病和非IgA系膜增生性肾小球肾炎）、系膜毛细血管性肾小球肾炎、膜性肾病及局灶性节段性肾小球硬化等，其中少数非IgA系膜增生性肾小球肾炎可由毛细血管内增生性肾小球肾炎转化而来。病变进展至后期，所有上述不同类型病理变化均可转化为程度不等的肾小球硬化，相应肾单位的肾小管萎缩、肾间质纤维化。疾病晚期肾脏体积缩小、肾皮质变薄，病理类型均可转化为硬化性肾小球肾炎。

知识点5：慢性肾小球肾炎的临床起病特点　　　　副高：熟练掌握　正高：熟练掌握

慢性肾小球肾炎可发生于任何年龄，但以青、中年男性为主。起病方式和临床表现多样。

（1）隐匿起病　有的患者可无明显临床症状。偶有轻度水肿，血压可正常或轻度升高。多通过体检发现。

（2）慢性起病　患者可有乏力、疲倦、腰痛、纳差；眼睑和/或下肢水肿，伴有不同程度的血尿或蛋白尿，部分患者可表现为肾病性大量蛋白尿。也有患者以高血压为突出表现，伴有肾功能正常或不同程度受损（内生肌酐清除率下降或轻度氮质血症）。

（3）急性起病　部分患者因劳累、感染、血压增高、水与电解质紊乱使病情呈急性发作，或用肾毒性药物后病情急剧恶化，经及时去除诱因和适当治疗后病情可一定程度缓解。

知识点6：慢性肾小球肾炎的疾病表现　　　　　　　副高：熟练掌握　　正高：熟练掌握

（1）水肿　在整个疾病的过程中大多数患者会出现不同程度的水肿。水肿程度可轻可重，轻者仅早晨起床后发现眼眶周围、面部肿胀或午后双侧踝部水肿。严重的患者可出现全身水肿。然而也有极少数患者在整个病程中始终不出现水肿，往往容易被忽视。

（2）高血压　部分患者以高血压为首发症状，高血压的程度差异较大，轻者仅（140～160）/（95～100）mmHg，重者达到或超过200/110mmHg。持续高血压容易导致心功能受损、加速肾功能恶化，其程度与预后关系密切。高血压在临床上常表现为头胀、头痛、眩晕、眼花、耳鸣、失眠多梦、记忆力减退等症状。

（3）尿液异常改变　部分水肿的患者会出现尿量减少，且水肿程度越重，尿量减少越明显，无水肿患者尿量多数正常。当患者肾脏受到严重损害，尿液的浓缩稀释功能发生障碍后会出现夜尿量增多和尿比重下降等现象。几乎所有的患者都有蛋白尿，尿蛋白的含量不等，可以从微量到大量。在尿沉渣中可以见到程度不等红细胞、白细胞、颗粒管型、透明管型。当急性发作时可有明显的血尿，甚至出现肉眼血尿。

（4）肾功能不全　主要表现为肾小球滤过率（GFR）下降，肌酐清除率（Ccr）降低。轻中度肾功能受损患者可无任何临床症状，当Ccr低于10ml/min，临床上可见少尿或者无尿，恶心、呕吐、纳差、乏力、嗜睡、皮肤瘙痒等。

（5）贫血　患者肾功能损害到一定程度可出现贫血的表现，患者可有头晕、乏力、心悸、面色苍白、唇甲色淡等临床表现。多属正细胞、正色素性贫血。

知识点7：慢性肾小球肾炎的实验室检查　　　　　　副高：熟练掌握　　正高：熟练掌握

（1）尿液检查　尿常规显示尿蛋白定性由微量至大量不等。常伴有镜下血尿，尿沉渣中常有红细胞及管型（颗粒管型、透明管型），尿红细胞形态学检查提示畸形红细胞为主，尿蛋白定量>150mg/d；尿渗透压降低，尿液NAG酶、$\beta_2$-微球蛋白水平上升。

（2）血常规检查　血常规早期变化不明显，肾功不全者可见正色素、正细胞性贫血，红细胞沉降率明显加快。

（3）血液生化检查　可见血浆清蛋白降低，血胆固醇轻度增高，血清尿素氮和肌酐早期基本正常，随病情加重尿素氮、血肌酐逐步增高，血清补体C3正常。

（4）B超检查　早期双肾大小形态正常，随疾病进展，双肾缩小，肾脏回声增强，肾皮质变薄或肾内结构紊乱。

（5）肾功能检查　包括肾小球滤过功能和肾小管功能评估。部分患者可有肾小球滤过率、内生肌酐清除率降低，酚红排泄试验、尿浓缩稀释功能及酸化功能均减退。肾功能分期多属代偿期或失代偿期。

（6）肾脏病理学检查　对于慢性肾炎患者应强调肾活检以进一步明确诊断，如无肾穿刺活检禁忌证，应对所有慢性肾炎患者行肾活检病理检查。慢性肾小球肾炎病理改变与病因、病程和类型有关，可表现为弥漫性或局灶节段性系膜增殖、膜增殖、膜性、轻微病变、局灶硬化或晚期肾小球纤维化等。除肾小球病变外，尚可伴有不同程度肾小管间质炎症及纤维化。晚期肾小球硬化及毛细血管袢萎缩，肾小球呈玻璃样变或纤维化，残存肾小球可代偿性增大，肾小管萎缩等。

---

知识点8：慢性肾小球肾炎的诊断　　　　　副高：熟练掌握　正高：熟练掌握

慢性肾小球肾炎的诊断要点：①多数起病缓慢、隐袭；②有水肿、高血压，蛋白尿、血尿及管型尿等表现中的一项或数项；③病程中可有肾炎急性发作，常因感染（如呼吸道感染）诱发，发作时可出现类似急性肾炎的表现，有些病例可自发缓解；④多数慢性肾炎患者可有不同程度肾功能减退，病情时轻时重、迁延、渐进性发展为慢性肾衰竭；⑤多次尿液检查尿常规显示尿蛋白微量到大量，伴或不伴有镜下血尿，尿蛋白定量 $> 150 mg/d$。

---

知识点9：慢性肾小球肾炎的鉴别诊断　　　　副高：熟练掌握　正高：熟练掌握

（1）慢性肾盂肾炎　慢性肾盂肾炎的临床表现可类似于慢性肾炎，晚期可有较大量蛋白尿和高血压，与慢性肾炎很难鉴别，以下几点可供鉴别时参考：①该病多见于女性，有泌尿系感染病史，如尿频、尿急、尿痛、腰痛等症状；②尿液检查可见尿白细胞增多明显，甚至有白细胞管型，尿细菌培养阳性，有助于慢性肾盂肾炎的诊断。而慢性肾炎以尿中反复出现蛋白、红细胞为主；③静脉肾盂造影如发现肾盂有瘢痕变形，呈杵状扩张，或肾影两侧不对称，放射性核素肾图检查，双侧肾功能损害差别较大，均提示慢性肾盂肾炎；④当慢性肾炎并发尿路感染时，用抗生素治疗后尿检查异常程度和氮质血症可能会有好转，但慢性肾炎的症状仍然存在，而慢性肾盂肾炎症状一般会消失。

（2）结缔组织疾病肾损害　系统性红斑狼疮、结节性多动脉炎等疾病中常伴有肾脏损害，其临床表现可与慢性肾炎相似，但此类疾病大都同时伴有全身或其他系统症状，如发热、皮疹、关节痛、肝大、脾大等，实验室检查可以发现特征性指标异常（如狼疮肾炎血液检查可见抗核抗体阳性，血液细胞学检查可以发现狼疮细胞等），血清补体水平明显下降。狼疮肾炎肾脏组织学检查可见免疫复合物于肾小球各部位广泛沉着，呈"满堂亮"表现，复合物中IgG免疫荧光染色呈强阳性。

（3）原发性高血压肾损害　鉴别原发性高血压肾损害与慢性肾炎所致高血压，病史很重要，前者高血压病史在先，而后者则先有尿液检查异常。高血压肾损害先有较长期高血压，其后再出现肾损害；临床上远端肾小管功能损伤（如浓缩功能减退、夜尿增多）较肾小球功能损伤早；尿沉渣改变轻微，尿蛋白定量较少，仅微量至轻度蛋白尿，可有镜下血尿及管型，罕有持续性血尿及红细胞管型；一般无贫血及低蛋白血症；常伴有高血压其他靶器官（如心、脑等）损伤的临床表现。肾穿刺活检病理检查常有助于进行鉴别诊断。

（4）其他原发性肾小球疾病　①病症状轻微的慢性肾炎应与隐匿型肾炎相鉴别，后者主要表现为无症状性血尿和/或蛋白尿，无水肿、高血压和肾功能减退的临床表现；②有前驱感染并以急性发作起病的慢性肾炎需与感染后急性肾炎相鉴别，慢性肾炎急性发作多在短期内（数日）病情急剧恶化，血清补体水平无动态变化有助于与感染后急性肾炎相鉴别。此外，慢性肾炎病程迁延，无自愈倾向，呈慢性进展性，也可与感染后急性肾炎相鉴别。

（5）继发于全身疾病的肾小球疾病　不少全身性疾病可引起继发性肾损害，其表现与慢性肾炎相似，如狼疮肾炎、过敏性紫癜性肾炎、糖尿病肾病、痛风性肾病、多发性骨髓瘤肾损害、肾淀粉样变、感染性心内膜炎、乙型肝炎病毒相关性肾炎等。根据相应的临床表现及实验室检查，一般不难鉴别。肾活检病理检查更有助于进一步的鉴别诊断和确诊。

（6）Alport综合征　Alport综合征为性连锁显性遗传性疾病。临床表现与慢性肾炎相似，但常起病于青少年（多在10岁之前），患者有眼（球形晶状体）、耳（神经感音性耳聋）、肾（血尿、蛋白尿及进行性肾功能损害）异常，并多有阳性家族史。

---

**知识点10：慢性肾小球肾炎的治疗原则　　　　副高：熟练掌握　正高：熟练掌握**

慢性肾炎的治疗应以防止或延缓肾功能进行性恶化、改善或缓解临床症状及防治严重并发症为主要目标，而不以消除尿中蛋白、红细胞为主要目标，因此临床上着重强调综合性防治措施。

---

**知识点11：慢性肾小球肾炎的治疗措施　　　　副高：熟练掌握　正高：熟练掌握**

（1）休息　慢性肾炎患者应注意休息，避免过度劳累而加重病情。如患者无明显水肿、高血压，血尿和蛋白尿不严重，无肾功能不全表现，日常生活自理、可以从事一般工作和劳动。如有明显高血压、水肿或短期内肾功能明显减退，则应卧床休息。

（2）饮食　低盐优质蛋白饮食（食盐摄入量2～3g/d），有肾功能损害时优质低蛋白饮食[0.6～0.8g/（kg·d）]。口服适量必需氨基酸或α-酮酸，有高尿酸血症、高血脂者，先分别给予低嘌呤、低脂饮食，无效时再用对症药物。

（3）控制高血压　治疗过程中应力争把血压控制在理想水平：蛋白尿≥1g/d者，血压应控制在125/75mmHg以下；尿蛋白<1g/d者，血压控制在130/80mmHg以下。应选择能延缓肾功能恶化、具有肾脏保护作用的降压药，如血管紧张素转换酶抑制剂（ACEI）、血管紧张素Ⅱ受体拮抗剂（ARB）、长效钙通道阻滞药（CCB）、利尿药、β受体阻断剂等。治疗过程应使血压平稳下降，避免血压的大幅度波动。

由于ACEI与ARB除具有降低血压作用外，还有减少尿蛋白和延缓肾功能恶化的肾保护作用，应优选。使用ACEI与ARB类药物应该定期检测血压、肾功能和血钾。部分患者首次应用ACEI与ARB 2周左右出现血肌酐升高，需要检查有无危险因素，如果未超过基础水平的30%，仍然可以继续应用。有双侧肾动脉狭窄者禁用。肾功能不全患者应用ACEI与ARB要慎重，尤其注意防止高血钾。少数患者应用ACEI有持续性干咳的不良反应，可以换用ARB类。

（4）降低尿蛋白　目前研究证实ACEI和ARB的应用可减少尿蛋白且治疗作用并不单纯依赖于降压作用，因此，有蛋白尿的慢性肾小球肾炎患者可使用ACEI和/或ARB治疗以减少蛋白尿，但应注意这类药物治疗蛋白尿和保护肾脏作用在一定范围内与药物剂量相关，往往需要较大剂量才会有较好的降低蛋白尿和肾脏保护作用。

（5）抗凝和抗血小板药物　对某些类型的肾炎（如IgA肾病），抗凝药和抗血小板药有一定的稳定肾功能和减轻肾脏病理损伤的作用，但目前尚无对这类药物使用的统一方案。对有明确高凝状态和容易发生高凝状态的病理类型，如膜性肾病、系膜毛细血管性肾小球肾炎，或肾活检显示为局灶、节段性肾小球硬化而糖皮质激素治疗效果不佳患者可较长时间应用。

（6）降血脂　并发高脂血症的患者应积极控制血脂，可选用普伐他汀、辛伐他汀等。调脂药物使用过程中，应注意横纹肌溶解及肝功能损害等不良反应。

（7）糖皮质激素和细胞毒药物的应用　由于慢性肾炎是包括多种疾病在内的临床综合征，故应根据其病因、病理类型及其程度、临床表现和肾功能等具体确定。

（8）防治肾损害加重因素　感染，低血容量，脱水，劳累，水电解质和酸碱平衡紊乱，妊娠及应用肾毒性药物（如氨基糖苷类抗生素、含有马兜铃酸的中药、非类固醇类抗炎药、造影剂等），均可能损伤肾脏，应避免使用或者慎用。

| 知识点12：慢性肾小球肾炎的预后 | 副高：熟练掌握　正高：熟练掌握 |
| --- | --- |

慢性肾小球肾炎病情迁延，病变均为缓慢进展，最终将导致慢性肾衰竭，但其病变进展速度个体差异很大，主要与其病理损害类型及有无并发症（特别是高血压）相关，同时也与重视保护肾脏的程度及治疗是否适当有关。对短期内进行性加重的肾功能损害应仔细寻找病因并及时去除，在去除诱发因素后，不少病例在相当长时期内尚可保持良好的肾功能。病理类型为系膜毛细血管性肾炎者，常可迅速发展为严重肾衰竭。并发高血压、感染、血容量不足，使用肾毒性药物等可加快发展成慢性肾衰竭。一般从首次发现尿异常到发展至慢性肾衰竭，可历时10～20年或更长时间。为了确定慢性肾炎的肾小球病变的性质，常规进行肾活检对评估预后有重要的意义。

# 第四节　隐匿性肾小球肾炎

| 知识点1：隐匿性肾小球肾炎的概念 | 副高：熟练掌握　正高：熟练掌握 |
| --- | --- |

隐匿性肾小球肾炎又称无症状性血尿和/或蛋白尿，一般指在体检或偶然情况下尿常规检查发现异常，不伴水肿、高血压和肾功能损害的一组肾小球疾病。临床表现为无症状性血尿或无症状性蛋白尿，或二者均有，但以一种表现更为突出。它是一组病因、发病机制及病理类型不尽相同、临床表现类似、预后各异的原发性肾小球疾病。

| 知识点2：隐匿性肾小球肾炎的病因 | 副高：熟练掌握　正高：熟练掌握 |
| --- | --- |

绝大部分起病隐匿，病因不明，其可能与免疫有关。

---

知识点3：隐匿性肾小球肾炎的病理表现　　　　　副高：熟练掌握　正高：熟练掌握

本组疾病由多种病理类型的原发性肾小球病构成，但病理改变多较轻。如可见于轻微病变性肾小球肾炎（肾小球中仅有节段性系膜细胞及基质增生）、轻度系膜增生性肾小球肾炎及局灶节段性肾小球肾炎（局灶性肾小球病，病变肾小球内节段性内皮及系膜细胞增生）等病理类型。根据免疫病理表现，又可将系膜增生性肾小球肾炎分为IgA肾病和非IgA系膜增生性肾小球肾炎。

---

知识点4：隐匿性肾小球肾炎的临床表现　　　　　副高：熟练掌握　正高：熟练掌握

（1）起病情况　本病多见于青少年，男女均较为常见。疾病起病隐匿，无明显起病前驱症状及表现，也无水肿及高血压等肾小球肾炎常见临床症状，多数患者仅从常规体格检查或偶然尿液常规检查中（如升学、婚检、入伍及招工体检）发现此病。

（2）主要临床表现　无明显临床表现。尿常规检查或存在轻度蛋白尿（尿蛋白定量<1.0g/24h，以白蛋白为主），或见镜下血尿（肾小球源性血尿），或二者兼有。尿异常或持续或间断，在感冒、劳累后尿中红细胞常增多，甚至出现肉眼血尿。病情迁延，时轻时重，但大多数患者随访期间无明显临床症状和体征，无水肿、高血压及肾功能减退等表现。

---

知识点5：隐匿性肾小球肾炎的临床类型　　　　　副高：熟练掌握　正高：熟练掌握

（1）无症状性血尿　大部分患者为青年人，无临床症状和体征，多于体检时发现肾小球源性血尿，呈持续性或反复发作性，部分患者于剧烈运动、感染、发热等情况时出现一过性肉眼血尿。此型以持续性镜下血尿和/或反复发作性肉眼血尿为共同临床表现，此型患者无水肿、高血压、蛋白尿及肾功能损害。血液生化检查多无异常发现。

（2）无症状性蛋白尿　多发生于青年人，蛋白尿呈持续性，偶有波动。尿蛋白定量通常在1.0g/24h以下，以白蛋白为主。尿沉渣检查正常，无水肿、高血压及肾功能损害。无症状性蛋白尿患者预后不一，部分预后良好。病理组织学检查可为不同类型的肾小球疾病，如膜性肾病、系膜增生性肾炎、微小病变肾病、局灶节肾段肾小球硬化或某些早期IgA肾病。血液生化检查多无异常发现。

（3）无症状性血尿和蛋白尿　多见于青年男性。临床上同时存在血尿和蛋白尿，尿蛋白定量通常在1.0～2.0g/24h，无高血压、水肿和肾功能损害表现。由于无明显临床症状及体征，容易被患者和医师忽略致漏诊。因部分患者实为进展性肾小球疾病，预后通常较单纯血尿者差。血液生化检查多无异常发现。

---

知识点6：隐匿性肾小球肾炎的实验室检查　　　　　副高：熟练掌握　正高：熟练掌握

（1）尿液检查　尿常规检查或存在轻度蛋白尿，或镜下血尿，或二者兼有。相差显微镜尿红细胞形态学检查及尿红细胞容积分布曲线检查提示为肾小球源性血尿。

（2）血常规检查　一般无异常发现。

（3）血生化检查　肝功、肾功能检查正常；血抗链"O"、类风湿因子、抗核抗体、冷球蛋白阴性、补体正常。

（4）肾功能检查　包括肾小球滤过功能和肾小管功能评估在正常范围。肾小球滤过率、内生肌酐清除率正常，酚红排泄试验、尿浓缩稀释功能及酸化功能均在正常范围。

（5）影像学检查　超声影像学检查早期可见双肾正常，肾皮质或肾内结构正常。放射性核素显像、膀胱镜检查及静脉肾盂造影均无异常发现。

（6）肾活检病理　对于隐匿性肾小球肾炎患者，肾活检可帮助进一步明确诊断。对于肾穿刺活检的指征，目前意见不一致。部分学者认为蛋白尿明显，特别是尿蛋白定量＞1.0g/24h应考虑进行肾穿刺活检，明确病理类型；随访过程中如发现尿蛋白增加，和/或出现血尿、蛋白尿，和/或出现水肿、高血压、肾功能损害等肾脏病表现，也应及时行肾活检以帮助明确病理类型及病变程度，并制订相应治疗措施。

---

**知识点7：隐匿性肾小球肾炎的诊断**　　　　副高：熟练掌握　正高：熟练掌握

隐匿性肾小球肾炎的诊断标准为：①患者呈轻度蛋白尿（一般＜1.0g/24h，白蛋白为主）和/或肾小球源性血尿；②无高血压、水肿及肾功能损害等临床表现；③并已排除生理性蛋白尿、功能性血尿、继发性及遗传性肾小球疾病。

---

**知识点8：无症状性血尿型隐匿性肾小球肾炎的鉴别诊断**

　　　　　　　　　　　　　　　　副高：熟练掌握　正高：熟练掌握

（1）IgA肾病　IgA肾病患者几乎皆有血尿，表现为单纯性血尿者约占50%，肉眼血尿约占60%。镜下血尿患者中约60%由IgA肾病所引起。鉴别诊断主要依赖肾活检病理检查，病理改变主要为肾小球系膜细胞和系膜基质增生，系膜区可有免疫复合物免疫病理检查提示IgA为主的免疫球蛋白和补体C3在系膜区沉积。部分患者可有血清IgA水平升高。

（2）非IgA系膜增生性肾小球肾炎　非IgA系膜增生性肾小球肾炎在我国发病率也较高，表现为单纯性血尿者约占40%，镜下血尿患者约30%由此病引起。鉴别诊断主要依赖肾活检病理检查，其病理改变主要为肾小球系膜细胞和系膜基质增生；系膜区可有免疫复合物沉积，免疫病理检查有IgG和/或IgM为主的免疫球蛋白和补体C3沉积。

（3）局灶性肾小球肾炎　局灶性肾小球肾炎为病理学诊断，是一组不同致病因素和不同发病机制引起的组织病理改变近似的局灶、节段性肾小球炎。临床特征为反复发作性血尿（常为肉眼血尿）。它可以是原发性肾小球疾病的一种病理类型，也常继发于狼疮性肾炎、过敏性紫癜性肾炎、感染性心内膜炎等多种系统性疾病，鉴别诊断主要依赖肾活检病理检查并结合临床表现和实验室检查。

（4）薄基膜肾病　薄基膜肾病的主要表现为持续镜下血尿，偶发肉眼血尿，部分患者伴轻度蛋白尿，无水肿及高血压，肾功能持续正常，预后良好，既往又称良性家族性血尿。薄基膜肾病的诊断需行肾穿刺活检病理电镜检查，电镜下肾小球基膜弥漫性变薄，但光镜下肾小球正常或基本正常。

## 知识点9：无症状性蛋白尿型隐匿性肾小球肾炎的鉴别诊断
　　　　　　　　　　　　　　　　　　　　副高：熟练掌握　正高：熟练掌握

　　对无症状蛋白尿患者，需作尿蛋白定量和尿蛋白电泳以区分蛋白尿性质，并详细做离心后尿沉渣镜检，必要时应行尿本周蛋白检查或尿蛋白免疫电泳。只有确诊为肾小球性蛋白尿，且患者无水肿、高血压及肾功能减退时，才能考虑本病诊断。在做出诊断前还必须排除功能性蛋白尿和仅发生于剧烈运动、发热或寒冷时蛋白尿、体位性蛋白尿（见于青少年，直立时脊柱前凸所致，卧床后蛋白尿消失）等生理性蛋白尿，也需小心排除其他原发性或继发性肾小球病的早期或恢复期。必要时需肾活检确诊。

## 知识点10：无症状性血尿和蛋白尿型隐匿性肾小球肾炎的鉴别诊断
　　　　　　　　　　　　　　　　　　　　副高：熟练掌握　正高：熟练掌握

　　（1）大量血尿造成的假性蛋白尿　泌尿系统局部出血使血浆成分进入尿液可导致尿蛋白假阳性，如泌尿系统肿瘤、结石、血管畸形等，应注意进行鉴别。必要时需进行相关影像学检查。

　　（2）泌尿系感染所致的血尿伴蛋白尿　泌尿系一般感染或结核时，可出现血尿伴蛋白尿，但一般伴有白细胞尿或脓尿，临床表现为尿频、尿急、尿痛，尿细菌学检查有助确诊。

　　（3）继发性及遗传性肾小球疾病　诊断本病前还必须除外其他肾小球疾病的可能，如系统性疾病（狼疮性肾炎、过敏性紫癜性肾炎）、Alport综合征早期和薄基膜肾病及非典型的急性肾炎恢复期等。应依据临床表现、家族史和实验室检查予以鉴别，必要时需依赖肾活检方能确诊。

## 知识点11：隐匿性肾小球肾炎的治疗　　　副高：熟练掌握　正高：熟练掌握

　　隐匿性肾小球肾炎无特殊治疗方法。临床上以长期随访观察、预防和治疗诱发疾病加重因素、减少尿蛋白和勿用肾毒性药物为治疗原则。

　　（1）定期（至少每3～6个月1次）门诊密切随访，监测血压、尿常规、尿蛋白定量及肾功能变化；女性患者在妊娠及分娩过程中需加强监测及进行产后随访。

　　（2）保护肾功能，避免各种肾损伤的因素，特别避免使用肾毒性药物。

　　（3）注意保养，防止感冒和过度劳累，如有反复发作的慢性扁桃体炎，待急性期过后可行扁桃体切除术。

　　（4）尿蛋白阳性者可尝试使用ACEI和/或ARB治疗。

## 知识点12：隐匿性肾小球肾炎的预后　　　副高：熟练掌握　正高：熟练掌握

　　隐匿性肾小球肾炎病情可长期迁延，也可呈间歇性或时轻时重。大多数患者的肾功能可长期维持正常，仅少数患者疾病转归可表现为自动痊愈或尿蛋白渐多、出现高血压和肾功能减退而呈慢性肾炎表现。其预后与随访及治疗措施是否合理密切相关。

# 第五节 肾病综合征

---

**知识点1: 肾病综合征的概念**　　　　　　　副高: 熟练掌握　正高: 熟练掌握

肾病综合征（NS），基本特征包括：①大量蛋白尿，即成年人≥3.5g/d，儿童≥50mg/（kg·d）；②低白蛋白血症（血浆白蛋白＜30g/L）；③程度不等的水肿；④常伴高脂血症。其中前两项为诊断的必备条件。由于肾病综合征的病因不同、病理表现不同，因此"肾病综合征"诊断后，应进一步明确病因和/或病理的诊断。

---

**知识点2: 肾病综合征的流行病学**　　　　　副高: 熟练掌握　正高: 熟练掌握

肾病综合征在原发性肾小球疾病中占据重要地位，国外报道原发性肾小球疾病表现为肾病综合征者在34.0%～49.5%，国内报道为40%左右。其疾病谱存在很大的地区差异性，可能与环境、种族和肾活检指征有关。目前尚无确切数据显示原发性肾病综合征与继发性肾病综合征的比例，据报道，目前继发性肾病综合征中糖尿病肾病所占比例最高，淀粉样变性肾病也较为常见。

儿童肾病综合征相对单纯，其原发性占95%以上，最常见病理类型为微小病变肾病，占到80%以上，其次是局灶性节段性肾小球硬化和膜性肾病。继发性因素以系统性红斑狼疮、过敏性紫癜、肝炎病毒感染等为主。

---

**知识点3: 肾病综合征的病因**　　　　　　　副高: 熟练掌握　正高: 熟练掌握

一般而言，凡能引起肾小球滤过膜损伤的因素都可导致肾病综合征，遗传、免疫、感染、药物以及环境均可参与其中。肾病综合征按病因可分为原发性肾病综合征和继发性肾病综合征两类，大部分儿童的肾病综合征以及成人肾病综合征的2/3为原发性，诊断原发性肾病综合征必须先除外继发性肾病综合征。原发性肾病综合征病因为多种病理类型的原发性肾小球疾病，包括：①微小病变肾病（MCD）；②膜性肾病（MN）；③局灶节段性肾小球硬化（FSGS）；④系膜增生性肾小球肾炎（MsPGN）；⑤系膜毛细血管性肾小球肾炎（MPGN）。继发性肾病综合征指继发于其他系统疾病，肾病综合征仅为原发病的部分临床表现，可见于感染性、药物或毒物损伤、过敏性、肿瘤、代谢性、系统性及遗传性疾病等。其疾病谱也和年龄、地域、人种关系密切。不同病理类型对治疗的敏感性、复发率以及预后均有区别，因此明确病理诊断对于指导治疗与随诊意义重大。

---

**知识点4: 肾病综合征的发病机制**　　　　　副高: 熟练掌握　正高: 熟练掌握

由于肾病综合征的病因与病理类型各不相同，发病机制也有所差异，很多引起肾病综合征的疾病本身的发病机制也未完全阐明。但不论原发病如何，肾病综合征的基本病理改变均为肾小球滤过屏障受损，对白蛋白通透性增加导致大量蛋白尿的发生。

大量蛋白尿是肾病综合征最主要的临床特征。任何引起肾小球滤过膜通透性增高的疾病均可引起蛋白尿，即电荷屏障（如足细胞足突病变导致负电荷减少）和孔径屏障（滤过膜病变致其本身孔径变大）的异常，致部分带负电荷的白蛋白或血浆蛋白自肾小球滤过膜滤出，进而导致肾病综合征。

肾小球滤过膜由毛细血管内皮细胞、基膜和脏层上皮细胞即足细胞构成。3层结构共同维持着肾小球的选择通透性，即对水、小分子物质、离子的通透性极高，而对白蛋白或分子量更大的蛋白分子通透性很低的屏障特性。

（1）足细胞　足细胞是肾病综合征肾组织病变形成的主要受损靶细胞。它不仅参与构成滤过膜的机械屏障和电荷屏障，而且在维持肾小球毛细血管袢的正常开放、缓解静水压、合成肾小球基膜基质及维持其代谢平衡中起重要作用。因此，足细胞损伤不仅导致自身功能及结构异常，还将影响滤过膜其他组成部分的结构和功能，最终导致肾小球病变进展。足细胞在基膜上稳定附着和发挥正常功能需要一组足细胞相关蛋白来维持。根据蛋白的分布部位将其分为裂孔隔膜蛋白、顶膜蛋白、骨架蛋白和基膜蛋白。由足细胞延伸出来的足突构成的裂孔隔膜，在肾小球滤过屏障中起重要作用。裂孔隔膜蛋白构成的裂孔膜复合体（该组蛋白包括nephrin、podocin、Nephl、CD2AP、ZO-1等）形成的拉链结构保证了这一屏障作用。任何一种裂孔隔膜表达异常都将导致裂孔隔膜缺陷和病变，从而引起大量蛋白尿。顶膜蛋白多为带负电荷的分子，包括podocalyxin、GLEPP1等，是构成电荷屏障的主要部分，其表达异常可导致足突融合；骨架蛋白在维持足细胞正常结构中起关键作用，主要包括actin、$\alpha$-actinin-4和synaptopodin。在肾病综合征的常见病理类型微小病变、局灶节段性肾小球硬化、膜性肾病患者、足细胞synaptopodin表达均明显减少；基膜蛋白包括$\alpha_3\beta_1$inegrin、$\alpha\beta$dystroglycan，是足细胞在基膜上的铆钉性。4部分蛋白虽功能各异，但又相互影响。任何一个部位的蛋白表达及功能异常均可导致足细胞病变。

（2）基膜　基膜含有大量带硫酸肝素链的蛋白多糖，带大量负电荷，能阻止带负电荷的蛋白通过，是构成电荷屏障的主要成分之一。

（3）肾小球内皮细胞　在细胞腔侧表面也覆有带大量负电荷的蛋白多糖，如唾液酸糖蛋白和podocalyxin，其构成的电荷选择性在肾小球选择通透性上也发挥了重要作用。

总之，肾病综合征时肾小球局部和/或全身免疫、炎症异常反应如膜性肾病时足细胞表面膜攻击复合物C5b-9的形成，亦或局灶节段性肾小球硬化时，循环通透因子的影响，最终均导致肾小球滤过膜电子屏障和孔径屏障的损伤，使其出现选择通适性异常，导致大量蛋白尿形成。

知识点5：肾病综合征的病理生理　　　　　副高：熟练掌握　　正高：熟练掌握

各种原因所致的肾病综合征有相似的病理生理机制。

（1）大量蛋白尿　正常成年人每日尿蛋白排泄量<150mg。24小时尿蛋白定量≥3.5g即可定义为大量蛋白尿。肾病综合征患者尿中出现大量蛋白，使尿渣表面张力增高而导致尿中

泡沫增多。在正常生理情况下，肾小球滤过膜具有电荷屏障和分子屏障作用，>70kD的血浆蛋白分子不能通过滤过膜。当发生病变尤其是电荷屏障受损时，肾小球滤过膜对血浆蛋白（多以白蛋白为主）的通透性增加，致使原尿中蛋白含量增多，超过近曲小管回吸收能力而出现蛋白尿。此外，尿蛋白量还受肾小球滤过率、血浆蛋白浓度、蛋白摄入量、高血压、药物（如非甾体类抗炎药、血管紧张素转换酶抑制药）等因素影响。例如，血浆白蛋白明显降低时，尽管肾小球滤过膜病变并无改变，但尿蛋白排出量也可降低。相反，当蛋白摄入量增加或静脉滴注白蛋白时，尿蛋白排出量可一过性增加。

通常尿蛋白的排泄量可通过收集24小时尿液进行检测，也可收集随机尿通过检测尿蛋白和肌酐的比值来进行评估。尿蛋白电泳或尿蛋白免疫电泳可检测尿蛋白的相对分子质量大小，进而判断尿蛋白的选择性，对疾病的鉴别具有一定临床价值。例如低张血尿可导致红细胞溶解破坏，血红蛋白漏出造成假性蛋白尿；多发性骨髓瘤尿中排出大量轻链蛋白导致的蛋白尿等均可通过上述检查加以鉴别。

（2）低白蛋白血症　是肾病综合征第二个重要特征，主要是白蛋白从尿中漏出的结果。一般蛋白尿程度越重，血浆白蛋白水平越低，但两者并不完全平行。由于血浆白蛋白水平还与肝合成、肾小管重吸收及降解、饮食中蛋白质摄入等因素有关，因此对于多数患者来说，低白蛋白血症不能单用尿蛋白丢失来解释。一般情况下，大量白蛋白从尿中丢失时肝脏对白蛋白合成代偿性增加，当增加程度不足以补偿尿中丢失就会出现低白蛋白血症。例如合并肝脏受累，或是由于肾小管从原尿中摄取肾小球滤过的白蛋白并进行分解的能力增强，导致检测的尿蛋白定量低于实际丢失量。近期有学者提出，肾病综合征时血管壁对白蛋白的通透性增加，致白蛋白漏至组织间隙。此外，肾病综合征患者胃肠道黏膜水肿、食欲缺乏、蛋白摄入不足。还有学者指出消化道也可丢失白蛋白。上述原因均可导致血浆白蛋白水平下降。

低白蛋白血症时组织间隙的白蛋白浓度下降更明显，以维持毛细血管胶体渗透压梯度差，此时患者血容量可正常，但对任何引起血容量减少的因素（如外科手术或应用利尿药等）敏感性明显增高，可导致肾前性氮质血症甚至低血容量性休克；低白蛋白血症对于以白蛋白结合形式存在于血液的药物药动学有一定影响，此时如常规剂量给药，将使血中游离药物浓度升高，易导致中毒；低白蛋白血症还可导致血小板聚集性增强。

除血浆白蛋白减少外，血浆的其他成分如免疫球蛋白、补体、抗凝血及纤溶因子、金属结合蛋白及内分泌激素结合蛋白也可不同程度地减少，引起患者发生感染、高凝血、微量元素缺乏、内分泌紊乱和免疫功能低下等。

（3）水肿　水肿的产生系由于血管内液体经毛细血管壁转移至组织间隙，并在组织间隙积聚所致。传统观点认为，低白蛋白血症时血浆肢体渗透压下降，使水分从血管腔内进入组织间隙，导致水肿发生，此时患者血液和血浆容量减少，即"充盈不足"学说。同时，由于血容量相对不足，刺激心房和动、静脉等处的压力及容量感受器，反射性地引起交感神经兴奋性增高，肾素-血管紧张素-醛固酮（RAAS）系统及抗利尿激素分泌增加，心房钠尿肽（心钠素，ANP）分泌减少，促使肾脏对钠、水重吸收，进一步加重水肿。近年研究表明，事实上50%以上的患者血容量并不减少，血浆肾素活性正常或下降，因此，现在观点即"充盈过度"学说认为，肾小球滤过率下降及肾小管重吸收增加引起的钠水潴留是导致肾病综合征水肿的重要因素。水肿的形成是一个动态过程，以上两种学说可能均起一定作用。肾病综合征性水肿呈指凹性，与体位有关，以组织疏松及低垂部位明显，随重力作用而移动，卧位时以眼睑、枕部或骶部水肿为著，起床活动后则以下肢水肿明显，严重时可引起胸腔、腹腔、心包及纵隔的积液，甚至急性肺水肿。

（4）高脂血症 多数肾病综合征患者可出现高脂血症，一般以胆固醇升高最早，三酰甘油在血浆白蛋白10～20g/L时开始升高，并随肾病综合征进展而逐步加重。低密度脂蛋白、中间密度脂蛋白和极低密度脂蛋白在肾病综合征早期即可见升高，但高密度脂蛋白水平可正常、增高或降低。肾病综合征的高脂血症是否增加心血管并发症的危险性取决于高脂血症持续时间以及高密度脂蛋白胆固醇水平或是后者与低密度脂蛋白胆固醇的比值。一般认为，高脂血症是脂蛋白合成速度加快、清除减少或脂肪动员增加等综合因素的结果，例如低白蛋白血症致肝代偿性增加白蛋白合成的同时，脂蛋白合成也增加；肾脏对胆固醇中间代谢产物甲羟戊酸分解减少，使胆固醇前体物质增加，而肝中胆固醇合成限速酶羟甲戊二酰辅酶A还原酶活性增加，加速了胆固醇合成；脂质降解酶如脂蛋白脂酶（LPL）活性下降，低密度脂蛋白受体数目减少致脂质分解受抑等。

高脂血症可引起局灶性肾小球硬化，其机制与肾小球及肾小管间质内脂蛋白沉积、氧化修饰的低密度脂蛋白毒性作用、刺激炎症介质产生、凝血、纤溶功能障碍以及增加基质合成等因素有关。

---

**知识点6：肾病综合征患者导致大量蛋白尿的原因　　　　副高：熟练掌握　　正高：熟练掌握**

以下因素可以导致白蛋白尿的产生：①基膜电荷屏障（如足细胞足突病变导致负电荷减少）和孔径屏障（滤过膜病变致其本身孔径变大）的异常，均可引起部分带负电荷的白蛋白或血浆蛋白自肾小球滤过膜滤出增加；②基膜的毛细血管内皮细胞和脏层上皮细胞（足细胞）损伤（足突融合、细胞凋亡、脱落、增生、细胞下免疫复合物沉积）可直接导致蛋白尿；③系膜细胞增生或基质增生、系膜区免疫复合物沉积也会影响肾小球的滤过功能，促进蛋白尿的产生；④非免疫因素如肾小球内压力及导致高灌注、高滤过的因素（如高血压、高蛋白饮食或大量输注血浆白蛋白）也可加重尿蛋白的排出。

---

**知识点7：微小病变肾病的病理表现　　　　　　　　　　副高：熟练掌握　　正高：熟练掌握**

（1）光镜检查 肾小球基本正常，偶见上皮细胞肿胀、空泡样变性及轻度的节段性系膜细胞和基质增生。老年患者偶见肾小球硬化，但不超过肾小球总数的5%～10%。肾小管上皮细胞尤其是近曲小管上皮细胞可呈现脂肪变性或空泡变性，细胞内可见含有双折光的脂滴。肾小管可伴有小灶状萎缩，间质无明显病变，在成年特别是老年患者中可见到小血管壁内膜增厚。

（2）免疫荧光检查 一般为阴性，有时可见到少量IgM在系膜区沉积。

（3）电镜检查 本病特征性改变，即上皮细胞足突广泛融合，也可有空泡变性及脂肪变性。肾小球基底膜正常，沿基底膜两侧无电子致密物沉积。

**知识点8：局灶节段性肾小球硬化的病理表现**　　副高：熟练掌握　正高：熟练掌握

（1）光镜检查　肾小球病变呈局灶性、节段性分布，表现为部分肾小球或肾小球的部分节段硬化，未受累的肾小球基本正常或仅轻度系膜增生。一般肾皮质深部或皮髓交界处的肾小球首先受累，仅侵及肾小球的1~3个血管袢。脏层上皮细胞增生、肿胀，严重时形成"假新月体"，见于本病的早期。随病变进展，硬化的肾小球逐渐增多，出现球性硬化；其余相对完好的肾小球代偿性肥大。肾小管间质病变较常见，可表现为灶状肾小管萎缩、扩张伴间质纤维化和炎细胞浸润，小动脉管壁可增厚。根据光镜下肾小球病变不同，局灶性节段性肾小球硬化可分为经典型、门周型、细胞型、顶端型、塌陷型。

（2）免疫荧光检查　IgM和C3呈粗颗粒状或团块状沉积于受累肾小球的病变部位，无病变的肾小球一般呈阴性或IgM和C3在系膜区沉积，IgG和IgA沉积少见。

（3）电镜检查　肾小球脏层上皮细胞出现广泛的足突融合，并与肾小球基膜脱离为本病的早期病变。受累肾小球内皮细胞下和系膜区有电子致密物沉积，在硬化的部位，有毛细血管的萎陷及电子致密物沉积。

**知识点9：系膜增生性肾小球肾炎的病理表现**　　副高：熟练掌握　正高：熟练掌握

（1）光镜检查　肾小球系膜细胞和系膜基质弥漫增生，按照增生程度可分为：轻、中、重度。轻度增生指增生的系膜宽度不超过毛细血管袢的直径，管腔开放良好；中度增生指增生的系膜宽度超过毛细血管袢的直径，管腔不同程度受压；重度增生指系膜在弥漫性指状分布的基础上呈团块状聚集，伴肾小球节段性硬化。中、重度系膜增生性肾小球肾炎可见节段性系膜插入现象。肾小管间质改变与肾小球病变平行，中、重度系膜增生性肾小球肾炎常伴有灶状肾小管萎缩和间质纤维化。

（2）免疫荧光检查　根据肾小球系膜区沉积的免疫复合物不同分为IgA肾病和非IgA系膜增生性肾小球肾炎。前者以IgA沉积为主，后者常有IgM、IgG的沉积，均常伴有补体C3的沉积。呈弥漫性分布于整个肾小球。少数患者仅有C3沉积，极少数免疫荧光检查阴性。

（3）电镜检查　可见肾小球系膜细胞及基质增生，电子致密物在系膜区和/或内皮下细颗粒样沉积，肾小球基膜一般正常，有时可见不规则增厚伴节段性足突融合。

**知识点10：膜性肾病的病理表现**　　副高：熟练掌握　正高：熟练掌握

（1）光镜检查　上皮下免疫复合物沉积，肾小球基膜弥漫增厚，可见钉突。

（2）免疫荧光检查　IgG和C3呈弥漫性颗粒状沿肾小球毛细血管壁沉积，很少有IgM和IgA沉着，特发性膜性肾病几乎无系膜区沉积。早期可仅有IgG沉积，晚期可呈阴性，C1q或C4阳性提示补体经典途径激活。随着疾病进展，免疫荧光染色强度减低，逐渐变浅甚至阴性。一般无内皮细胞、系膜细胞及基质或上皮细胞增生，亦无炎细胞浸润。根据病变进展程度分为Ⅰ期、Ⅱ期、Ⅲ期、Ⅳ期。

知识点11：系膜毛细血管性肾小球肾炎的病理表现    副高：熟练掌握    正高：熟练掌握

（1）光镜检查  可见肾小球系膜细胞和系膜基质弥漫重度增生，可插入肾小球基膜和内皮细胞之间，使毛细血管袢呈"双轨征"。

（2）免疫荧光检查  IgG（或IgM）和C3呈颗粒样在系膜区及毛细血管壁沉积。

（3）电镜检查  电子致密物在系膜区、内皮下或上皮下沉积，根据电子致密物的沉着部位及基膜病变的特点可分为Ⅰ型、Ⅱ型、Ⅲ型。

本病多伴有血尿，血清补体C3持续降低，肾功能损害、高血压病及贫血出现早，并多持续进展。肾病综合征患者治疗困难，激素及细胞毒药物治疗对部分患者有效，预后相对较差，发病10年后约50%进展至慢性肾衰竭。

知识点12：微小病变肾病的临床表现    副高：熟练掌握    正高：熟练掌握

微小病变肾病（MCD）是儿童肾病综合征最常见的病因，占80%左右，占成人原发性肾病综合征10%～25%。男女比例基本相等，各年龄段均可发生。绝大多数病例病因不明，可能与T细胞功能紊乱、足细胞病变等有关。感染（病毒感染）、药物、肿瘤（尤其是淋巴瘤等血液系统肿瘤）、过敏等所致者称继发性微小病变肾病。

微小病变肾病常突然起病，也可于感染（尤其是呼吸道感染）后起病。水肿是患者就诊的主要原因，以晨起颜面部水肿及晚间踝周凹陷性水肿为特点，并逐渐波及全身，甚至可表现为重度的胸、腹水。患者或因反复泡沫尿就诊，亦有患者无任何临床表现，仅因体检发现尿常规异常就诊。临床表现多为肾病综合征，一般无肉眼血尿，约20%患者有轻微镜下血尿。血压大多正常，但在60岁以上的患者，高血压病较为多见。部分成人MCD患者会出现急性肾损伤，危险因素包括高龄、高血压病、严重肾病综合征和肾动脉粥样硬化。

知识点13：局灶节段性肾小球硬化的临床表现    副高：熟练掌握    正高：熟练掌握

可发生于任何年龄，但儿童及青少年多见，平均发病年龄为21岁，男性略多于女性。临床主要表现为肾病综合征，占原发性肾病综合征的5%～10%，10%～30%的病例可为非肾病性蛋白尿。镜下血尿和高血压多见，随病情进展逐渐出现肾功能受损，少数病例在起病时即有肾功能减退，可见肾性糖尿、氨基酸尿、肾小管性酸中毒等肾小管功能异常的表现。上呼吸道感染或预防接种可使临床症状加重。实验室检查为非选择性蛋白尿，免疫学检查血清补体正常，血IgG可降低，与大量蛋白尿从尿中丢失有关。

知识点14：系膜增生性肾小球肾炎的临床表现    副高：熟练掌握    正高：熟练掌握

本病在我国患病率高，约占原发性肾病综合征的30%。多见于青少年，男性多于女性。临床表现多样，常隐匿起病，可表现为无症状性血尿和/或蛋白尿、慢性肾炎综合征、肾病综合征等，有前驱感染史者可呈急性起病，甚至表现为急性肾炎综合征。据报道IgA肾病患者约15%表现为肾病综合征，几乎所有患者均有血尿，而非IgA系膜增生性肾小球肾炎约30%表现为肾病综合征，约70%伴有血尿，常为镜下血尿。

---

知识点15：膜性肾病的临床表现　　　　　　　　　副高：熟练掌握　　正高：熟练掌握

在成年人原发性肾病综合征中膜性肾病占25%～30%，可发生于任何年龄，30～50岁为高发，男性多于女性。常隐袭起病，85%表现为肾病综合征，肉眼血尿罕见，20%～25%呈无症状性蛋白尿，30%～50%有镜下血尿，20%～40%有不同程度的高血压及肾功能受损，但约有25%的患者可完全自发缓解，缓解大多出现在发病后的前3年。蛋白尿程度及持续时间是影响自然病情发展的重要因素。本病患者易发生血栓栓塞并发症，尤其是肾静脉血栓形成，发生率在50%左右，可为单侧或双侧、急性或慢性起病。

---

知识点16：系膜毛细血管性肾小球肾炎的临床表现　　　　　副高：熟练掌握　　正高：熟练掌握

本病占原发性肾小球疾病的10%～20%，主要见于儿童及青少年，5岁以下及60岁以上的患者少见。50%～60%患者表现为肾病综合征，常伴镜下血尿；20%～30%患者有上呼吸道前驱感染，表现为急性肾炎综合征，Ⅱ型更多见；其余病例可为无症状性血尿和/或蛋白尿。起病时30%的患者有轻度高血压，20%出现肾功能损害。病情多持续进展，在导致终末期肾衰竭的肾小球肾炎中，本病占25%以上。

---

知识点17：肾病综合征的并发症　　　　　　　　　副高：熟练掌握　　正高：熟练掌握

（1）感染　感染是肾病综合征的常见并发症，多隐匿起病，临床表现不典型，是导致肾病综合征复发或疗效不佳的主要原因之一，与患者免疫功能紊乱、全身营养状况下降以及应用糖皮质激素治疗有关。常见感染部位为呼吸道、泌尿道、消化道及皮肤。常见的致病菌有肺炎球菌、溶血链球菌和大肠埃希菌等。其他如结核杆菌、病毒（疱疹病毒等）、真菌的感染机会也明显增加。在严重肾病综合征伴大量腹水时，易在腹水的基础上发生自发性细菌性腹膜炎（SBP）。其发生率在儿童明显高于成年人。严重者可导致死亡，应予高度重视。

导致感染的相关因素有以下几个方面：①血浆IgG水平降低，在非选择性蛋白尿时IgG从尿中丢失，在肾小管上皮细胞重吸收后分解代谢增加，由淋巴细胞合成IgG减少；②补体成分如B因子及D因子下降，血浆调理素水平下降；③细胞免疫异常，血浆中T细胞活力下降，白细胞趋化能力下降；④低锌血症导致淋巴细胞功能及胸腺素水平下降；⑤浆膜腔及皮下积液导致对感染的易感；⑥糖皮质激素和免疫抑制药的应用加重了对细菌与病毒的易感性。

（2）血栓栓塞　血栓栓塞是肾病综合征最严重的、致死性并发症之一，其发生与血液浓缩、高脂血症造成的血液黏稠度升高以及肝脏合成纤维蛋白原和部分凝血因子增加等因素有关，而且肾病综合征时血小板功能亢进，应用强利尿药及长期大量糖皮质激素均加重高凝血状态。肾病综合征常见的血栓栓塞部位是肾静脉，可为单侧或双侧，膜性肾病者发生率最高，可达50%，大多数为亚临床型，无临床症状，但也可发生严重的蛋白尿、血尿甚至肾衰竭。肾静脉血栓有急、慢性之分。急性肾静脉血栓临床表现为单侧腹部绞痛、肉眼血尿、尿蛋白增多、肾功能急剧恶化；而慢性肾静脉血栓症往往没有任何症状。肾静脉血栓的诊断以肾静脉造影最为确切，无创伤性的超声检查适用于临床一般性无症状患者的筛查。此外，肾病综合征患者还可出现下肢深静脉血栓，在成年人发生率为6%，表现为两侧肢体不对称性肿胀。腋静脉、锁骨下静脉血栓较为少见。动脉栓塞更为少见，但可累及全身各处大、小动脉，有时可引起严重后果，如心肌梗死、肢体坏死或脑梗死等。

肾病综合征的血栓倾向可能与以下几方面因素有关：①凝血与纤溶系统失衡：促血栓形成因素增高，如纤维蛋白原水平，凝血因子Ⅱ、Ⅴ、Ⅶ、Ⅷ、Ⅹ水平升高，抗血栓物质减少，抗凝血酶Ⅲ（ATⅢ）减少，蛋白C和S水平下降。纤溶酶原水平下降、纤溶酶与纤维蛋白的交互作用受损；②血液黏滞度增加，血管内皮损伤。高脂血症、血小板增生及黏附度增加、血容量不足，均可进一步加重内皮细胞损伤，使血栓风险增加。

（3）急性肾衰竭　①肾前性急性肾衰竭：肾病综合征时可因有效血容量不足而致肾灌注减少，导致肾前性氮质血症，经扩容利尿后可恢复。或应用血管紧张素转换酶抑制药类药物导致肾小球灌注压降低。②特发性急性肾衰竭：少数病例可出现急性肾衰竭，表现为无明显诱因的少尿或无尿，扩容利尿无效，多见于微小病变型肾病，可能与一方面肾间质高度水肿压迫肾小管、大量蛋白管型阻塞肾小管腔、管腔内高压引起肾小球滤过率骤然减少；另一方面肾小管上皮细胞缺血和大量重吸收、分解白蛋白而出现重度脂肪变性导致急性肾小管坏死有关，称之为特发性急性肾衰竭，多见于中老年患者。③其他：肾病综合征患者合并感染或用药导致急性肾小管坏死；合并双侧急性肾静脉血栓引起急性肾衰竭；呈肾病综合征表现的急进性肾小球肾炎或病理类型发生转型等导致的急性肾衰竭等。

（4）肾小管功能损伤　大量尿蛋白可引起肾小管功能受损，尤其是近端小管，出现肾小管酸中毒甚至Fanconi综合征表现。一般伴有肾小管功能异常者，往往对糖皮质激素治疗反应差，长期预后差。

---

**知识点18：肾病综合征的辅助检查**　　　　　　副高：熟练掌握　　正高：熟练掌握

（1）尿液检查　24小时尿蛋白定量＞3.5g，尿沉渣可见各种管型，也可见血尿（镜下血尿或肉眼血尿），部分病例可见脂尿。

（2）血生化检查　①血脂：总胆固醇、三酰甘油及磷脂均可升高；②血清白蛋白：≤30g/L；③血清蛋白电泳：可见$\alpha_2$和β球蛋白升高；④红细胞沉降率：显著加速，一般为40～80mm/h（Westergren法）；⑤其他：纤维蛋白原、FDP、Ⅴ、Ⅶ、Ⅷ、Ⅹ因子均可升高。

（3）血管造影（DSA）　对怀疑有血栓栓塞并发症的病例，应做选择性血管造影。

（4）经皮肾穿刺活检术　进一步明确病理类型，指导临床用药及判断预后。

---

**知识点19：肾病综合征肾穿刺活检的指征**　　　　　副高：熟练掌握　　正高：熟练掌握

（1）儿童患者　由于微小病变肾病是构成儿童及青少年原发性肾病综合征（血尿不明

显、血压正常、肾功能正常）的常见疾病，且激素疗效好。因此，可以通过肾病综合征经足量激素治疗完全缓解做出推断性诊断，不需要肾活检。当出现下列情况时需肾活检：①复发的、激素依赖或抵抗的肾病综合征；②伴血尿、高血压及肾功能损害；③治疗期间出现急性肾衰竭。

（2）成年患者。

---

**知识点20：肾病综合征的诊断**　　　　　　　　　副高：熟练掌握　正高：熟练掌握

（1）确定是否为肾病综合征　诊断标准：尿蛋白定量≥3.5g/24h；血浆清蛋白≤30g/L；水肿；高脂血症。其中前两项为必备条件。

（2）确认病因　肾病综合征可为原发性和继发性。应积极寻找病因，在排除继发性肾病综合征之后才能诊断为原发性肾病综合征。在儿童应着重除外遗传性疾病、过敏性紫癜肾炎、乙型肝炎相关性肾小球肾炎等；中青年患者应注意除外结缔组织病、感染、药物引起的继发性肾病综合征，如狼疮肾炎等；老年人则应着重除外代谢性疾病、肿瘤继发的肾病综合征，如糖尿病肾病、骨髓瘤肾病等。

（3）确定病理类型　正确的病理诊断必须依靠肾活检，根据肾活检结果做出病理诊断，对于指导治疗、评估预后尤为重要。

（4）判断有无并发症及肾功能情况。

---

**知识点21：肾病综合征的鉴别诊断**　　　　　　　副高：熟练掌握　正高：熟练掌握

临床上常见的继发性肾病综合征有以下几种，应积极加以鉴别。

（1）过敏性紫癜　好发于青少年，有典型的皮肤紫癜，可伴关节痛、腹痛及黑便，常在皮疹出现后1~4周出现血尿和/或蛋白尿，典型皮疹有助于鉴别诊断。

（2）狼疮性肾炎　部分病例可表现为肾病综合征。本病好发于青、中年女性。常有发热、蝶形红斑、光过敏、口腔黏膜溃疡、关节痛、多发性浆膜腔积液及多器官系统受累表现。血中可出现多种自身抗体，血清IgG增高，补体C3减低。血清免疫学检查有助于鉴别诊断。

（3）糖尿病肾病　好发于中老年，患者糖尿病病史常达10年以上，有高血压及糖尿病眼底病变，病史及眼底病变有助于鉴别诊断。

（4）肾淀粉样变性　本病肾脏受累时，常出现肾病综合征。好发于中老年，分为原发性和继发性。前者病因不清，主要侵犯心、肾、消化道（包括舌）、皮肤和神经；后者继发于慢性化脓性感染及恶性肿瘤，主要侵犯肾及肝脾。确诊本病常需组织活检。

（5）骨髓瘤肾病　本病肾脏受累时，部分患者也可出现肾病综合征。其临床特点为：多见于中老年，男多于女。患者主诉骨痛，颅骨X线检查见穿凿样改变，血浆蛋白电泳出现M带，尿凝溶蛋白阳性，骨髓穿刺见大量骨髓瘤细胞。上述表现有利于骨髓瘤性肾病诊断。

**知识点22：肾病综合征的一般治疗**　　　　　　　　　副高：熟练掌握　　正高：熟练掌握

肾病综合征治疗包括特异性（即糖皮质激素、细胞毒药物或其他免疫抑制药）治疗及非特异性治疗，特异性治疗是降低蛋白尿、治疗肾病综合征的核心环节，需根据不同的临床、病理类型制订相应的治疗方案。非特异性治疗包括一般治疗、对症治疗和并发症治疗。

（1）休息　肾病综合征患者立位时肾素血管紧张素－醛固酮系统和交感神经系统兴奋，可加重水钠潴留，而卧位时肾血流量增加，有利于利尿，故宜卧床休息，但应保持适度床上及床旁活动，以防肢体血管血栓形成。水肿消失，一般情况好转后可起床活动。

（2）饮食治疗　①目前主张蛋白的摄入量为1.0g/（kg·d），且为富含必需氨基酸的动物蛋白；②应少进食富含饱和脂肪酸的动物油脂，多吃富含多聚不饱和脂肪酸的植物油及鱼油，多吃可溶性纤维的食物。热量要充分［125.5～146kJ/（kg·d）］；③水肿时应低盐（3～5g/d）；④肾病综合征患者易出现低钙血症，应注意多食含钙多的食物（如奶及奶制品、各种豆类制品等）；⑤铜、锌等元素参与体内许多酶的合成，当其从尿中丢失或肠道吸收障碍，可导致蛋白质代谢障碍，生长发育停滞，伤口愈合缓慢及免疫功能降低等，故应注意补充。食物中黄豆、萝卜、大白菜、扁豆、茄子、小麦、小米锌含量较高，而猪肉、芝麻、菠菜、黄豆、芋头、茄子铜含量较高，可选择食用。

**知识点23：肾病综合征的对症治疗**　　　　　　　　　副高：熟练掌握　　正高：熟练掌握

（1）利尿消肿　轻症肾病综合征患者经免疫抑制药物使用后，尿量大多迅速增多，不必积极利尿消肿。在重症患者或激素等药物效果不明显时可酌情应用利尿药治疗。在给予利尿剂之前应判断患者的血容量状态。血容量正常或增高的患者可使用利尿剂来改善水肿状况，而表现为血容量减少的患者必须在有效扩容的前提下使用利尿剂。

1）利尿治疗的原则：①利尿治疗不宜过快过猛，以免造成血容量不足，加重血液高凝倾向，诱发栓塞；②渗透性利尿剂在少尿时应慎用，因其可导致肾小管上皮细胞变性、坏死，诱发"渗透性肾病"，导致急性肾衰竭；③因血浆制品、人血白蛋白等可增加尿蛋白排泄，加重肾损害，故不主张频繁应用。在患者出现少尿，并发较重感染时，可酌情合理应用。

2）利尿剂的选择：对于轻度水肿，多应用噻嗪类利尿剂和/或保钾利尿剂，而对于中、重度水肿患者多选择袢利尿剂。利尿效果不好的可联合应用噻嗪类利尿剂，两类药物具有协同效应，以阻断肾单位不同部位钠的重吸收。袢利尿药中最为常用的为呋塞米。呋塞米可口服也可静脉给药，对于口服效果不佳的患者可采用静脉给药。静脉给药分为静脉注射和持续静脉滴注。有学者研究指出，持续静脉滴注呋塞米较一次性静脉注射呋塞米更有效、更安全。一次性大剂量静脉注射呋塞米会导致血容量剧烈的波动和血液浆呋塞米峰浓度过高，严重影响血液循环的稳定性，而持续静脉滴注呋塞米，可避免峰－谷效应，使每小时排尿量相对恒定，更符合正常生理。

新近应用于临床的托拉塞米可同时作用于髓袢升支、远曲小管和集合管，临床疗效和安全性更为可靠，可供临床选择。

渗透性利尿药如右旋糖酐 -40（低分子右旋糖酐）是葡萄糖的聚合物，平均分子质量为 40kD，不易渗出血管，可提高血浆胶体渗透压，扩充血容量，具有渗透性利尿作用。该药还能抑制血小板和红细胞聚集，降低血液黏滞性，并对凝血因子Ⅱ有抑制作用，因而能防止血栓形成和改善微循环，临床可用于血容量相对不足肾病综合征患者的消肿治疗。但由于其可致肾小管上皮细胞空泡变性、坏死，诱发渗透性肾病，导致急性肾衰竭，故少尿的患者应慎用。

3）联合使用白蛋白可增强呋塞米的排钠作用，但白蛋白的使用可能使蛋白尿加重，肾功能进一步减退。在明确血容量不足、严重水肿和低白蛋白血症的情况下使用白蛋白，但不建议长期连续使用。

4）对于利尿治疗无效的患者可实施单纯超滤或连续性血液滤过的方法进行脱水治疗。

（2）降脂治疗　近年来认识到高脂血症对肾脏疾病进展的影响，而一些治疗肾病综合征的药物，如肾上腺皮质激素及利尿剂，均可加重高脂血症，故目前多主张对肾病综合征的高脂血症使用降脂药物。可选用纤维酸类药物（如非诺贝特）或他汀类药物（HMG-CoA 还原酶抑制剂）。

（3）抗凝治疗　目前对于肾病综合征是否预防性给予抗凝血药物治疗尚缺乏循证医学证据，也未达成共识。一般认为，对于具有明显的血液浓缩，血脂增高，血浆白蛋白低于 20g/L，纤维蛋白原（FIB）> 400g/L，并应用大剂量糖皮质激素及利尿剂的肾病综合征患者有必要给予抗凝治疗。常用的药物有肝素、双香豆素类及抗血小板聚集类药物。

---

**知识点 24：肾病综合征的特异性治疗**　　　　副高：熟练掌握　正高：熟练掌握

免疫抑制治疗主要用于免疫机制致病的肾病综合征，如多种病理类型的原发性肾病综合征或部分继发性肾病综合征，不用于与免疫过程无明显关系的类型如糖尿病肾病等。常用药物有 3 类，包括糖皮质激素（泼尼松、泼尼松龙）、细胞毒类药物（环磷酰胺、苯丁酸氮芥等）以及免疫抑制剂（霉酚酸酯、硫唑嘌呤、环孢素、他克莫司、来氟米特等）。具体疗程结合患者个体临床情况，肾脏病理类型可作为重要的参考依据。

（1）糖皮质激素　是治疗肾脏疾病的主要药物，治疗应掌握"始量要足、减量要缓、维持要长"的原则。常用药物为泼尼松，在有肝损害或水肿严重时，可更换为对应剂量泼尼松龙口服或静脉输注。长期应用激素应注意其不良反应，如高血压、高血糖、感染、骨病、消化性溃疡等，给予及时处理。使用足量糖皮质激素治疗 8 ～ 12 周不缓解者称为激素抵抗；在最初缓解后减量过程中复发或停药两周内复发者称为激素依赖；最初缓解后 6 个月内复发 2 次，或 1 年内复发 3 发者称为频繁复发。肾上腺皮质激素依赖、抵抗和频繁复发者称为难治性肾病综合征。

在原发性肾病综合征中，不同的病理类型对激素的治疗反应不尽相同。一般来讲，微小病变性肾病和轻度系膜增生性肾炎单独应用糖皮质激素反应较好，按照正规治疗方案，大部分患者可获得临床缓解，而对于膜性肾病、局灶性节段性肾小球硬化、膜增生性肾小球肾炎，单用激素往往难以获得完全缓解，需要联合使用其他免疫抑制药治疗。

（2）免疫抑制剂　主要用于难治性肾病综合征或因激素不良反应难以坚持长期使用的患

者，目的是尽可能减少激素的用量和疗程；对频繁复发、激素依赖及激素抵抗的患者联合用药可能获得较为满意的疗效，改善肾脏病的长期预后。此类药物多有性腺抑制、肝脏毒性、骨髓抑制及诱发肿瘤等潜在风险，因此，在用药指征及疗程上应慎重掌握。常用药物包括环磷酰胺（CTX）、环孢素 A（CsA）、霉酚酸酯（MMF）、普乐可复（FK506）、雷公藤多苷等。

1）CTX：常用剂量为 2mg/（kg·d），可口服或静脉使用，累积总量 6～8g，一般不超过 200mg/kg，当累积总量超过 300mg/kg 时易发生性腺毒性。主要不良反应为骨髓抑制和肝损伤，以及消化道反应、性腺功能抑制、脱发、出血性膀胱炎、诱发肿瘤等。

2）CsA：是治疗原发性肾病综合征的二线药物，主要用于难治性肾病综合征或对肾上腺皮质激素有效而副作用较大者。对儿童原发性肾病综合征或对肾上腺皮质激素有顾虑者也可作为一线药物。CsA 治疗原发性肾病综合征有一定疗效，但对于治疗前已有 Scr 升高者和/或肾活检有明显间质小管病变者应慎用。对 CsA 过敏者及小于 1 岁儿童禁用。对于难治性 MCD，应用 CsA 常有效，副作用较少。肾上腺皮质激素依赖者，使用 CsA 后大部分病例可取得完全或部分缓解。而肾上腺皮质激素抵抗者也有部分病例取得部分或完全缓解。

CsA 治疗肾病综合征时，成人起始剂量一般为 3～4mg/（kg·d）。儿童起始剂量为 150mg/（m²·d），最大剂量不超过 200mg/（m²·d）。治疗前 Scr 已不正常者，若认为需要使用时，起始治疗剂量应为 2.5mg/（kg·d）或以下。使用 CsA 时若 Scr 较基础值升高 30%，则应考虑减量，每次调整 0.5～1.0mg/（kg·d）。应综合考虑使用药物剂量与血药浓度两个参数指导剂量调整，成人 5mg/（kg·d），儿童 200mg/（m²·d）时，即使血药浓度低，增加 CsA 剂量也会增加毒性。CsA 血药浓度在正常范围内并不能排除发生肾毒性的可能。使用 CsA 时，应调整血胆固醇在 6.5mmol/L 以下，胆固醇水平正常时，CsA 用量为 4～5mg/（kg·d），血胆固醇在 7.8mmol/L 时，CsA 用量为 7～8mg/（kg·d）才能达到有效组织浓度。CsA 治疗肾病综合征时疗程为 3～6 个月，少数患者可用小剂量，即 ≤3mg/（kg·d）CsA 长期维持，CsA 治疗肾病综合征时可有治疗后效应（停药或减量后出现的疗效）。由于单用 CsA 治疗后复发率高，临床常需联合用药。与肾上腺皮质激素或其他免疫抑制剂联合使用，可提高 CsA 的临床疗效。某些长效二氢吡啶类钙离子拮抗剂不仅可使 CsA 浓度升高，而且不会增加 CsA 的肾毒性，并可减少 CsA 的用量。

CsA 治疗中最重要的问题是其肾毒性，急性 CsA 肾毒性多呈剂量依赖性，CsA 减量或停用后可以恢复。慢性 CsA 肾毒性是 CsA 治疗的主要不良反应。CsA 致肝损害的发生率为 5%～10%，多发生在用药 3 个月内。使用 CsA 过程中 10%～14% 患者可发生高血压，原无高血压者用药后血压升高超出正常范围，或是用 CsA 前，原降压药可控制的血压，使用 CsA 后变为不可控制。一般加用降压药或调整降压药剂量后，CsA 导致的高血压可控制。对肾功能不全、严重高血压或有明显肾间质小管损伤者，应用 CsA 要慎重。有尚未控制的感染或恶性肿瘤的患者不宜使用 CsA。长期使用 CsA 应注意监测肝肾功能和血药浓度。

3）霉酚酸酯（MMF）：是一种抗代谢免疫抑制剂，主要用于防治肾移植排异、难治性原发性肾病综合征、活动性狼疮性肾炎、IgA 肾病、系统性小血管炎。观察性研究证实对于难治性原发性肾病综合征中微小病变和系膜增生性肾炎表现为激素依赖或激素抵抗者，MMF 联合糖皮质激素有一定疗效，对膜性肾病、局灶节段肾小球硬化症亦有一定疗效，但临床证据较少，可用于环磷酰胺等药物无效或有严重副作用时。但目前仍被作为二线用药，亦不推荐单独使用。起始应用剂量为1.5g/d（体重≥70kg者推荐2.0g/d，体重≤50kg者推荐1.0g/d），每天分两次空腹服用。其短期副作用较环磷酰胺及环孢素等其他免疫抑制药为轻，主要有感染、骨髓抑制、胃肠道反应等，但可发生一些致命性重症感染，应特别引起重视。

4）普乐可复（FK506）：FK506与CsA作用机制类似，广泛用于防治器官移植后排异，近年初步用于肾病治疗（如膜性肾病、FSGS、狼疮性肾炎等）并取得较好疗效，常用剂量为0.15～0.2mg/（kg·d）（移植），0.1mg/（kg·d）（肾病），分2次空腹服用，维持浓度在5～15ng/L，病情缓解后减量，疗程6～12个月。肾毒性、血糖升高、感染为其常见不良反应。但由于价格过高，限制了其临床应用及治疗经验的积累。

5）雷公藤多苷：可减少激素的依赖，有助于激素的撤减，常作为维持期用药。常用剂量1mg/（kg·d），分3次服用，使用期间应注意其肝肾毒性、骨髓抑制、性腺抑制等不良反应，一般3个月内应逐渐减量。

6）苯丁酸氮芥：又称瘤可宁，是一种细胞毒性烷化剂，作用机制与环磷酰胺相同，治疗效果也和环磷酰胺无明显差别，一般用于环磷酰胺的替代治疗。常用剂量为0.2mg/（kg·d），分2次口服，累计总量不超过10mg/kg。主要不良反应是骨髓抑制、性腺毒性、可诱发血液系统肿瘤，偶见肝损伤和皮疹。无膀胱毒性，亦不导致脱发。

7）来氟米特：商品名为爱若华，是一种新型免疫抑制药，是具有抗增生活性的异噁唑类免疫抑制药，其免疫作用机制主要是通过抑制二氢乳酸脱氢酶的活性，选择性阻断嘧啶的从头合成途径，从而影响活化淋巴细胞的嘧啶合成，还可以抑制酪氨酸激酶的活性，阻断炎症细胞信号传导。此外，还可通过抑制核因子κB（NF-κB）激活、阻断炎症细胞因子的表达；抑制抗体的产生和分泌；抑制细胞黏附；调节Th1/Th2平衡等方面来发挥免疫抑制作用。基础和临床试验证实，本药能有效预防、控制急性排异反应，联合用药逆转慢性排异反应，在内科主要治疗自身免疫性和免疫介导的疾病，较为肯定的是用于类风湿关节炎，可以达到长期病情缓解。

来氟米特用于肾脏疾病治疗的研究才刚刚起步，由于其副作用小，价格相对低廉，具有广阔的应用前景。初始负荷剂量为50～100mg/d，连续3天后改为维持剂量20～30mg/d；若副作用大、不能耐受者，可降至10mg/d。该药常见不良反应包括胃肠道反应、皮疹、可逆性脱发、一过性转氨酶上升和白细胞减少等，大多数在减药或停药后恢复。

---

**知识点25：肾病综合征不同病理类型微小病变肾病（MCD）的初始治疗**

*副高：熟练掌握　　正高：熟练掌握*

（1）一般治疗　①卧床休息：水肿消失、一般情况好转后可起床活动；②饮食治疗：低盐饮食（<3g/d）；适量优质蛋白饮食0.8～1.0g/（kg·d）；热量摄入30～35kcal/（kg·d）。

（2）对症治疗　①利尿消肿：氢氯噻嗪25mg，3次/天，口服；②减少尿蛋白：氯沙坦100mg，1次/天，口服；③降脂治疗：阿托伐他汀20mg，1次/晚，口服。

（3）并发症防治　①低分子肝素钠4000U，1次/天，皮下注射；②碳酸钙维生素D600mg，1次/天，口服；③奥美拉唑20mg，1次/天，口服。

（4）糖皮质激素：泼尼松1mg/（kg·d）早晨顿服（最大剂量80mg/d）。

**知识点26：初发微小病变肾病常用免疫抑制治疗方案**

副高：熟练掌握　正高：熟练掌握

（1）儿童患者　儿童MCD对糖皮质激素敏感，初发治疗可以先不进行肾穿刺即进行正规激素口服治疗。在未行肾活检时，激素敏感可以作为诊断微小病变肾病的证据。治疗方案：泼尼松2mg/（kg·d），早晨顿服（最大剂量60mg/d），治疗4～6周后（90%患者尿蛋白可以转阴），改为泼尼松1.5mg/kg隔日口服治疗4～6周，再每月减少隔日治疗剂量的25%，总疗程6个月以上。

（2）成年患者　泼尼松1mg/（kg·d）早晨顿服（最大剂量80mg/d），治疗4～16周缓解后泼尼松逐步减量，每4周减少原来剂量的15%～20%，总疗程6个月以上。对大剂量激素有相对禁忌证或不能耐受大剂量糖皮质激素的患者（如伴有血糖未控制的糖尿病、精神疾病、严重的骨质疏松等），建议口服环磷酰胺（CTX）或钙调磷酸酶抑制剂，与频繁复发MCD的治疗方案相同。

**知识点27：微小病变肾病复发治疗方案**　　　　副高：熟练掌握　正高：熟练掌握

（1）首次复发　对于首次复发或偶尔复发的MCD且无糖皮质激素禁忌者，可重新正规糖皮质激素治疗。①儿童：恢复起始激素治疗剂量［泼尼松2mg/（kg·d）］完全缓解3天后，泼尼松1.5mg/kg，隔日口服治疗，至少4周后逐渐减量；②成人：恢复起始激素治疗剂量，重复正规激素治疗。

（2）频繁复发　在激素治疗缓解后6个月内有2次及以上复发称为频繁复发。MCD儿童和成人的复发率通常高达50%以上。感染、不正规激素治疗是频繁复发的常见原因。

1）儿童

a．无激素严重副作用，恢复起始激素治疗剂量，重复正规激素治疗。完全缓解3天后，泼尼松1.5mg/kg，隔日口服治疗，至少4周后，每4周减量0.25mg/kg，最小剂量（0.25～0.5mg/kg）隔日口服，维持9～18个月。

b．激素依赖或存在激素严重副作用，给予环磷酰胺2mg/（kg·d）口服治疗8～12周，累积量＜200mg/kg；或环孢素A 3～4mg/（kg·d）［100～150mg/（m²·d）］分2次口服6个月，维持血药谷浓度100～200ng/ml；或他克莫司0.1～0.15mg/（kg·d）分2次口服6个月，维持血药浓度5～10μg/L，逐步减量，总疗程≥12个月；左旋咪唑2.5mg/kg隔天口服治疗≥12个月；或霉酚酸酯20～30mg/（kg·d）［800～1200mg/（m²·d）］分2次口服6个月，逐步减量，总疗程≥12个月。环孢素A、霉酚酸酯和他克莫司均可单独或与小剂量激素同时应用或在激素减量时加用。

2）成人

a．无激素严重副作用者可恢复起始激素治疗剂量，重复正规激素治疗。缓慢减量，小剂量（5～10mg/d）长期维持，总疗程≥12个月。延长激素治疗时间可能会降低复发率。

b．激素依赖或存在激素严重副作用，环磷酰胺：2～2.5mg/（kg·d）口服，8～12

周，累积量＜8～12g。如环磷酰胺治疗期间复发或孕龄期患者，给予环孢素A：起始剂量3～5mg/（kg·d），口服，疗程≥12个月；或他克莫司：起始剂量0.05～0.1mg/（kg·d），口服，维持血药浓度5～10μg/L，逐步减量，总疗程≥12个月；或霉酚酸酯：起始剂量1.5～2.0g/d，口服3～6个月，逐步减量，总疗程1～2年。

---

**知识点28：激素抵抗性微小病变肾病的概述**　　　　副高：熟练掌握　　正高：熟练掌握

激素抵抗性MCD是指肾病综合征患者使用常规剂量［泼尼松1mg/（kg·d）］的激素治疗16周无效。部分激素抵抗型的MCD患者，重复肾活检可能会被诊断为局灶节段性肾小球硬化（FSGS），因为FSGS是局灶性病变，在单次肾活检时因为未检到病变部分可被误诊为MCD。

对于激素抵抗性肾病综合征患者常规治疗中首先必须做以下几方面的工作：

（1）确立诊断　对于激素治疗效果不佳的肾病综合征患者，行肾脏组织活检确立病理类型非常必要，这些病人肾活检常提示是FSGS或膜性肾病早期。同时注意排除继发性原因，如肿瘤、糖尿病、肝炎相关性肾炎等。

（2）感染病灶的清除　感染是肾病综合征病人激素抵抗、反复发作和难治的重要原因，除了临床症状明显的如呼吸道感染、泌尿道感染等外，应注意一些潜隐的感染灶，如慢性咽喉炎、中耳炎、鼻窦炎、牙龈炎等。

（3）患者的依从性　患者是否按医嘱服药，这也是不可忽视的问题。

（4）影响药物吸收问题　如重度水肿、严重胃肠道功能失调等。

发现和去除上述可能影响激素疗效的因素后，再根据不同的病理类型调整药物和治疗方案，以及其他非免疫治疗措施来改善激素抵抗的状态，提高肾病综合征的缓解率。

---

**知识点29：激素抵抗性微小病变肾病的治疗方案**　　　　副高：熟练掌握　　正高：熟练掌握

儿童：环孢素A 3～4mg/（kg·d），分2次口服，6个月，维持血药谷浓度100～200ng/ml，缓解后逐渐减量，总疗程≥12个月；如不能缓解，环磷酰胺2～2.5mg/（kg·d）口服8～12周，累积量＜200mg/kg；或他克莫司0.1～0.15mg/（kg·d），分2次口服，6个月，维持血药浓度5～10μg/L，逐步减量，总疗程≥12个月；或霉酚酸酯800～1200mg/（m²·d）分2次口服，3～6个月，逐步减量，总疗程≥12个月。

成人：可行重复肾活检明确病理类型，治疗方案参照FSGS。

---

**知识点30：肾病综合征不同病理类型局灶节段性肾小球硬化的初始治疗**

　　　　副高：熟练掌握　　正高：熟练掌握

（1）一般治疗　①卧床休息：水肿减轻、一般情况好转后可起床活动。②饮食治疗：低钠低脂饮食；适量优质蛋白饮食0.8～1.0g/（kg·d）；热量摄入126～147kJ/（kg·d）。

（2）对症治疗　①利尿消肿：呋塞米20mg，3次/天；氢氯噻嗪25mg，1次/天，口服；②控制血压、降低尿蛋白：血管紧张素转换酶抑制剂或血管紧张素受体拮抗剂，如氯沙坦

100mg，1次/天，口服。③降脂治疗：阿托伐他汀20mg，1次/晚，口服。

（3）糖皮质激素治疗　泼尼松1mg/（kg·d）（或40～60mg/d），每日早晨顿服。

（4）并发症防治　①抗凝治疗：低分子肝素，如法安明5000U，皮下注射，1次/天；②奥美拉唑保护胃黏膜；③碳酸钙和维生素$D_3$预防骨质疏松。

---

**知识点31：局灶节段性肾小球硬化临床常用的免疫制剂使用方法**

**副高：熟练掌握　正高：熟练掌握**

（1）钙调磷酸酶抑制剂　①环孢素A（CsA）：为钙调神经磷酸酶抑制剂之一，能抑制T细胞从$G_0$期进入$G_1$期，抑制IL-2产生、细胞毒性、T细胞增殖，并激活B细胞。CsA起始剂量应为2mg/（kg·d），蛋白尿减少不明显时可逐渐加量至4mg/（kg·d），但不超过5mg/（kg·d）。建议治疗6～12个月以上。如治疗过程中，血肌酐上升达30%以上，CsA应减量或停药。②他克莫司（FK506）：也是钙调神经磷酸酶抑制剂，选择性抑制$CD_4^+$T辅助淋巴细胞的活化增殖。他克莫司对部分难治性FSGS的治疗有一定效果。

（2）霉酚酸酯（MMF）　是一种选择性嘌呤合成抑制剂，仅抑制淋巴细胞的嘌呤合成而不影响其他细胞。成人1.5g/d，体重超大或病情严重者可予2.0g/d，分2次空腹服用，如无禁忌，应与激素合用，3～6个月减量，维持剂量≥0.75g/d，需维持6个月以上。用药过程中应注意感染、胃肠道症状、骨髓抑制及一过性肝功能异常等副作用。

（3）环磷酰胺　系烷化剂中一种，目前循证医学证据少，一般不推荐激素联合环磷酰胺治疗。

---

**知识点32：肾病综合征不同病理类型膜性肾病的治疗**

**副高：熟练掌握　正高：熟练掌握**

（1）一般治疗　①卧床休息，水肿消失、一般情况好转后可起床活动。②饮食治疗低盐饮食（<3g/d）；适量优质蛋白饮食0.8～1.0g/（kg·d）；热量摄入126～147kJ/（kg·d）。

（2）对症治疗　①利尿消肿：氢氯噻嗪25mg，3次/天，口服；②减少尿蛋白：氯沙坦100mg，1次/天，口服；③降脂治疗阿托伐他汀20mg，1次/晚，口服。

（3）并发症防治　抗血小板聚集双嘧达莫50mg，3次/天，口服。

（4）免疫抑制治疗　①糖皮质激素：甲泼尼龙24mg，1次/天，清晨顿服；②环磷酰胺（CTX）：0.8g，每月1次，静滴。

同时给予奥美拉唑保护胃黏膜；碳酸钙和维生素$D_3$预防骨质疏松。

---

**知识点33：成人特发性膜性肾病免疫抑制治疗的时机**

**副高：熟练掌握　正高：熟练掌握**

（1）患者出现肾病综合征并有下列至少一项时，可考虑应用糖皮质激素和免疫抑制剂疗。①尿蛋白持续>4g/d，抗高血压和降蛋白尿6个月未见下降趋势；②出现严重、致残或有危及生命的症状；③诊断特发性膜性肾病后6~12个月内Scr升高≥30%，eGFR不低于25~30ml/（min·1.73m²），且除外其他原因引起的肾功能恶化。

（2）对于Scr持续＞309μmol/L（＞3.5mg/dl）或eGFR＜30ml/（min·1.73m²）、超声检查肾脏体积明显缩小（长径＜8cm）或合并严重致命性感染患者不使用免疫制剂治疗。

---

**知识点34：膜性肾病常用免疫抑制治疗方案** 副高：熟练掌握 正高：熟练掌握

（1）糖皮质激素联合CTX方案 第1、3、5个月初给予甲泼尼龙1g静脉滴注，连用3天，随后隔日口服泼尼松0.5mg/kg；第2、4、6个月给予口服环磷酰胺1.5~2mg/（kg·d），共6个月。当缺乏环磷酰胺口服制剂时，可采用静脉滴注环磷酰胺1g，每月1次，总量6~8g。

（2）糖皮质激素联合钙调磷酸酶抑制剂方案 泼尼松0.5mg/（kg·d），清晨顿服，连用6个月，或蛋白尿缓解2个月后逐渐减量。环孢素A常用量为3~5mg/（kg·d），分两次空腹口服，服药期间需监测并维持其血浓度谷值为100~200ng/ml，疗程至少半年。FK506肾毒性副作用小于环孢素A。成人起始治疗剂量为0.05mg/（kg·d），血药浓度保持在5~8 ng/ml，疗程为1年。

---

**知识点35：肾病综合征不同病理类型系膜毛细血管性肾小球肾炎的治疗**
副高：熟练掌握 正高：熟练掌握

（1）一般治疗 ①注意休息，加强护理；②饮食治疗：低盐饮食（＜3g/d）；适量优质蛋白饮食0.8~1.0g/（kg·d）；热量摄入≥30~35kcal/（kg·d）；少进食富含饱和脂肪酸的饮食，多吃富含多聚不饱和脂肪酸及富含可溶性纤维的饮食。

（2）对症治疗 ①利尿消肿：如呋塞米20mg，2次/天，口服或静脉注射，并酌情输注白蛋白扩容。如药物治疗效果欠佳，可考虑行单纯超滤消肿；②减少尿蛋白：首选ACEI/ARB类药物，如氯沙坦100mg，1次/天，口服。为达最佳降尿蛋白效果，可逐渐增加剂量。该类药物同时有降血压作用，该患者血压控制目标在125/75mmHg以下为宜，但也不宜过低。用药过程需监测肾功能及血钾水平。

（3）并发症的防治 注意防治血栓栓塞并发症，如感染、蛋白质脂质代谢紊乱、急性肾衰竭等并发症。

（4）免疫抑制治疗 ①糖皮质激素：如泼尼松1mg/（kg·d），清晨顿服。激素对儿童患者有一定疗效，但对成人患者效果不确切；②环磷酰胺（CTX）：使用激素基础上加用CTX是否可以获得额外的益处尚待研究。但CTX仍被广泛推荐用于急进性肾炎患者或者近期肾功能恶化较快的患者，特别是病理提示伴新月体者；③其他治疗方案：霉酚酸酯、环孢素A、生物制剂、血浆置换等方案均可作为治疗选择，但相关研究证据很少。

---

**知识点36：肾病综合征并发症的治疗** 副高：熟练掌握 正高：熟练掌握

（1）感染 一般不主张应用抗生素预防感染，因为通常效果不佳，且容易导致耐药性和继发真菌感染。一旦发现感染，应给予对致病菌敏感、强效且无肾毒性的抗生素积极治疗，有明确感染灶者应尽快去除。因此，对于肾病综合征，尤其是一些高危易感者，应积极预防感染的发生。

（2）血栓及栓塞并发症

1）栓塞时的预防性抗凝治疗：比较公认的做法是当患者血浆清蛋白＜20g/L时开始抗凝治疗，当NS经治疗好转血浆清蛋白＞25g/L时停止。抗凝药物常采用肝素、低分子肝素皮下注射，以及口服华法林。口服华法林时应将凝血酶原时间的国际标准化比率（INR）控制在1.5～2.0。对于MN的NS患者是否应采取常规抗凝治疗目前存在争议，但一组以既往患者为对照的研究表明，使用低分子肝素可以减少此并发症的发生。因此结合临床实际（MN患者此并发症发生率高，并存在较高的肺栓塞病死率）建议对MN的NS患者适当放宽和延长抗凝治疗。

2）已并发血栓、栓塞时的抗凝治疗：①长程抗凝，NS缓解后应继续3～6个月；②口服华法林较为经济、安全和方便；③监测INR，调整华法林剂量使INR控制在1.5～2.0之间。

3）溶栓治疗：对于影响血流动力学的肾动脉主干或主要分支的栓塞，目前倾向于溶栓治疗。对于肾静脉血栓，目前缺乏循证医学的有力证据，国内、外仅有少量没有对照组的临床观察，建议可试用尿激酶静脉注射（10万～25万U/d，7～14天），或者经肾动脉导管局部溶栓。

（3）急性肾衰竭　对已发生急性肾衰竭的患者，首先应尽快明确病因，及时纠正肾功能损害因素，病因不清时应行肾活检。此外，应积极对症治疗，可采取以下措施：加强利尿，如应用襻利尿药后，通常可使肾功能显著好转或恢复；但对于由于利尿药治疗导致血容量不足引起肾功能下降的患者，应停用利尿剂，并及时扩容纠正血容量不足，尿量多可增加，肾功能恢复。对于扩容利尿无效、已达透析指征的患者应给予血液净化治疗，肾病综合征并发急性肾衰竭者大多数可逆，预后良好，极少数转变为不可逆性肾损害。

---

知识点37：肾病综合征的预后　　　　副高：熟练掌握　　正高：熟练掌握

（1）微小病变型肾病　长期预后较好，50%可在数月内自发缓解，90%的患者对激素治疗反应良好，但治疗缓解后复发率高。存在血尿和高血压的患者激素抵抗的发生率高，预后也较差。该病理类型的肾病综合征患者10年存活率＞95%，死亡大多为老年人，多为不正确使用激素和细胞毒药物，发生感染导致死亡。若反复发作或长期大量蛋白尿得不到控制，病理类型可转变为系膜增生性肾小球肾炎，进而为局灶性节段性肾小球硬化，最终发展为尿毒症者约为3%。

（2）局灶性节段性肾小球硬化　被认为和微小病变型肾病属同一疾病的不同阶段，但其预后却截然不同。有25%～40%患者在10～15年或以后可进展至终末期肾病，且肾移植后20%～30%的患者可复发。一般小儿和对激素治疗有反应或血清C3水平升高者预后较好。而临床表现为持续大量蛋白尿、伴难以控制的持续高血压、发病时肾功能已受损的患者预后不佳。肾脏组织病理改变伴有弥漫系膜增生、肾小球血管极硬化、肾间质炎症细胞浸润伴纤维化、小动脉壁透明样变性者预后差。

（3）特发性膜性肾病 对治疗的反应虽然不佳，但多数患者的预后相对较好，约1/4患者的病情可自然缓解。与特发性膜性肾病预后有关的因素包括：儿童优于成年人，很少走向肾衰竭；女性优于男性，治疗缓解率高；大量蛋白尿持续时间长伴高血压、起病时肾功能已受损的患者预后差。膜性肾病的病理分期不能反映疾病进展的严重程度，但出现肾小管-间质严重病变者预后差。

（4）系膜增生性肾小球肾炎 根据免疫病理可分为IgA肾病和非IgA系膜增生性肾小球肾炎，其中IgA肾病是我国最常见的原发性肾小球疾病之一。部分患者可表现为肾病综合征。影响其预后的不良因素有：起病时即伴有高血压或肾功能受损；持续大量蛋白尿2年以上；对免疫抑制药治疗效果不明显；肾脏病理改变为重度系膜增生伴肾小球硬化、肾小管萎缩及间质纤维化。

（5）原发性膜增生性肾小球肾炎 为慢性进展性疾病，有6%～20%的病例临床长期缓解，30%～40%为持续性尿检异常但肾功能保持正常，25%～50%的患者在10年内进入终末期肾衰竭。一般认为，尿蛋白量大者，预后差；Ⅱ型预后较Ⅰ型差；临床伴有高血压及肾功能损害者预后差；肾脏组织学改变伴有新月体形成或肾小管-间质损害者预后差。有报道，肾移植术后Ⅱ型膜增生性肾小球肾炎复发率（75%～100%）明显高于Ⅰ型（20%～30%），但病情进展缓慢，不容易发展为肾衰竭。

---

**知识点38：特发性局灶节段性肾小球硬化的预后判断指标**
副高：熟练掌握　正高：熟练掌握

（1）蛋白尿的程度 持续性肾病综合征，50%在6～8年内进展至终末期肾病。而蛋白尿>10g/d者预后更差，大部分患者3年内进展至终末期肾病，非肾病范围蛋白尿10年存活率90%以上。

（2）肾脏病理 肾间质纤维化程度是首要因素，有弥漫性系膜增殖、明显小动脉硬化及肾小管间质炎症细胞浸润和间质纤维化改变者预后不佳，如合并新月体形成和/或节段性硬化时预后更差。

（3）发病时存在肾功能损害、高血压病者预后不佳。

（4）对治疗的反应 对激素治疗无效者预后不良。

（5）存在反复感染、血栓栓塞并发症者也常影响预后。

# 第六节　IgA　肾　病

**知识点1：IgA肾病的概念**
副高：熟练掌握　正高：熟练掌握

IgA肾病是1968年由法国学者Berger和Hinglais首先描述和命名的，其特征是肾活检免疫病理显示在肾小球系膜区以IgA为主的免疫复合物沉积，以肾小球系膜增生为基本组织学改变，因此也称为Berger病。目前IgA肾病已经被世界公认为是原发性肾小球肾炎中最常见的类型，也是我国最常见的原发性肾小球疾病，占我国终末期肾病病因的第1位。其临床表现多种多样，主要表现为血尿，可伴有不同程度的蛋白尿、高血压和肾脏功能受损，是导致终末期肾脏病的常见的原发性肾小球疾病之一。某些系统性疾病，如过敏性紫癜性肾炎、系统性红斑狼疮、干燥综合征、强直性脊柱炎、关节炎、疱疹样皮炎以及酒精性肝硬化、慢性肝炎等疾病也可导致肾小球系膜区IgA沉积，称为继发性IgA肾病。

| 知识点2：IgA肾病的流行病学 | 副高：熟练掌握　正高：熟练掌握 |

IgA肾病是世界范围内引起终末期肾衰竭最常见的原发性肾小球疾病，发病具有明显的地域差异。一般而言，黄种人明显高于白种人和黑种人，在各个不同的国家间存在很大的差别。在行肾活检的患者中，亚洲IgA肾病阳性率约为40%，欧洲为20%，北美为5%～10%。尽管非洲裔美国人的阳性率和美国某些州的白种人阳性率相同，但是在中非IgA肾病的阳性率不足5%。这些阳性率差异的一部分原因可能是：①对于相对轻度尿异常的患者进行有创性检查的态度不同；②疾病发病机制中基因决定因素的影响。

IgA肾病在普通人群中预测发病率为20/10万～50/10万。IgA肾病可发生于任何年龄，16～25岁居多，男性多于女性，男女比例约3∶1。通常情况下，IgA肾病主要发生在青春期儿童和青年人，但初次发病的时间可以从4岁至60岁以上，其血尿和蛋白尿的程度也可以有很大差别。肉眼血尿是IgA肾病的最初表现，也可以是该病长期迁移过程中的常见症状，多继发于上呼吸道或胃肠道感染，儿童和青年人比较多见，40岁以上成年人比较少见。

| 知识点3：IgA肾病的病因 | 副高：熟练掌握　正高：熟练掌握 |

IgA肾病的病因尚未完全阐明，可能与感染、饮食习惯及居住环境、黏膜免疫功能异常及遗传背景等有关。

（1）感染　IgA肾病无论是初始发病或复发均与感染有密切关系，尤其是合并上呼吸道感染。近年来许多研究证实扁桃体感染与IgA肾病发病相关。我们对IgA肾病患者腭扁桃体隐窝分泌物进行细菌培养，发现大多数患者培养出的细菌为甲型溶血性链球菌，其次为副流感嗜血杆菌。我们采用灭活的甲型溶血性链球菌刺激体外培养IgA肾病及非肾炎患者腭扁桃体单个核细胞后，前者J链阳性IgA细胞数明显增多；$CD4^+$、$CD25^+$、Treg细胞明显减少；培养上清IgA和IgA1明显增多；IgA肾病组IL-4及TGF-$\beta_1$表达较非肾炎组明显增高，IFN-γ则明显降低。在未采用灭活甲型溶血性链球菌刺激时，IgA肾病组的上述检测结果也明显高于或者低于非肾炎组。新近研究证实：在上述同样条件下，β1,3-半乳糖苷转移酶及其分子伴侣Cosmc蛋白及基因表达均降低，低糖基化IgA1表达升高。副流感嗜血杆菌也是扁桃体上的一种常见细菌，也有学者认为副流感嗜血杆菌可能在IgA肾病患者发病中起重要作用。

（2）饮食习惯及居住环境　亚洲国家IgA肾病患病率显著高于欧美，存在明显的地域差异性，去除肾活检适应证的选择和条件的不同等因素外，也有学者认为与饮食习惯及居住环境有关。

（3）黏膜免疫功能异常　IgA是人体产生最多的免疫球蛋白，在抗原刺激下由黏膜免疫系统B细胞分泌，负责黏膜免疫。黏膜免疫系统亦称黏膜相关淋巴组织（MALT），主要是指呼吸道、胃肠道及泌尿生殖道黏膜固有层和上皮细胞下散在的无被膜淋巴组织，以及某些带有生发中心的器官化淋巴组织，如扁桃体、小肠的派氏集合淋巴结及阑尾等。人扁桃体属于黏膜相关淋巴组织，是人体最大的黏膜免疫器官，由腭扁桃体、管状扁桃体、咽扁桃体和舌扁桃体组成，共同构成Waldeyer环，是空气和食物进入体内的门户。抵抗病毒、细菌和食物抗原进入上呼吸道及消化道的第一道防线，其功能细胞有T、B淋巴细胞及树突细胞等。T淋巴细胞在网状上皮中占细胞总量的40%。主要接受抗原提呈细胞传递抗原信息后产生各种细胞因子，促进B淋巴细胞成熟。滤泡间区可以产生IgG、IgA、IgM和IgD。树突细胞为扁桃体中主要的抗原提呈细胞。B细胞产生的分泌型IgA二聚体具有亲水特性，能够防止细菌或病毒黏附和侵入上呼吸道黏膜。激活的T细胞可产生Th-1型和Th-2型细胞因子，充分显示了它们既能支持细胞免疫介导的应答，又支持体液免疫介导应答的多样性。

　　已有许多研究证实：IgA肾病与非肾炎扁桃体炎患者比较，发现前者腭扁桃体组织和单个核细胞中CD4$^+$细胞、CD25$^+$细胞、J链阳性IgA细胞、CD19$^+$细胞、CD27$^+$细胞、CD68细胞、CD21细胞及CD3细胞等明显增多；IgA1、低糖基化IgA1、IL-4、TLR9、STAT6和FcαRI表达明显增多；IgA类别转换的相关酶AID及Iα1Cα1基因表达也明显增多；β1,3半乳糖转移酶及分子伴侣COSMC表达下降。以上研究提示IgA肾病患者腭扁桃体黏膜免疫功能存在异常。

　　新近研究发现患有乳糜泻的患者IgA肾病发病风险增高3倍，可能与肠黏膜细胞酶活性不足、导致麦粉食物中的麦胶蛋白不能被分解、使得食物抗原反复刺激肠黏膜引起黏膜免疫异常有关。

　　（4）遗传背景　IgA肾病大多数为散发，家族性发病可能占IgA肾病的5%。IgA肾病具有家族聚集性。对IgA肾病家族成员进行调查，发现其家族成员镜下血尿检出率增高，或部分家族成员可能无症状，却有相似的免疫异常。且已有家族成员先后患IgA肾病的报道，提示遗传因素在IgA肾病发病中起重要作用。

| 知识点4：IgA肾病的发病机制 | 副高：熟练掌握　正高：熟练掌握 |
|---|---|

　　IgA肾病的发病机制迄今尚未阐明。多种因素参与IgA肾病的发生及进展。研究证实系膜区IgA沉积物主要以多聚IgA1（pIgA1）为主，多聚IgA1在肾小球系膜区沉积，触发炎症反应，引起IgA肾病的发生和发展。目前认为IgA1分子的糖基化异常可造成IgA1易于自身聚集或被IgG或IgA识别形成免疫复合物，这一过程可能是IgA肾病发病中的始动因素．而遗传因素可能参与或调节上述发病或进展的各个环节。IgA1分子的合成、释放及其在外周血中的持续存在，与系膜细胞的结合及沉积、触发的炎症反应是IgA肾病"特异"的致病过程，而其后的炎症反应所致的肾小球细胞增生、肾小球硬化、小管萎缩和间质纤维化是所有肾小球疾病进展的共同通路。

| 知识点5：IgA肾病肾脏的病理特点 | 副高：熟练掌握　正高：熟练掌握 |
|---|---|

　　（1）肾脏病理类型多样化　IgA肾病肾脏病理类型可表现为局灶节段硬化、系膜增生性

肾炎、微小病变、新月体肾炎和增生硬化等。

（2）肾脏病理表现多样化 IgA肾病肾脏病理损害包括肾小球固有细胞的改变，如内皮细胞、足细胞、基膜及肾小管上皮细胞的病变；同时也可见各种炎性细胞的浸润，可出现小的细胞性和/或纤维性新月体，也可出现血管性炎症改变。可出现急性炎症样病变，也可出现慢性炎症及纤维化过程。类似于狼疮肾炎的肾脏病理表现。

（3）肾脏病理特点的解释 有学者认为，肾小球组织对IgA的沉积有着不同的反应，沉积的IgA是否引起IgA肾病取决于IgA与肾小球的相互作用。肾小球系膜组织对IgA沉积的易感性及局部炎症损害后反应的差异，可能是导致IgA肾病肾脏病理类型和病理损害多样化的原因。IgA肾病临床特点是反复血尿和蛋白尿发作，如不有效进行干预，可逐渐出现肾功能损害。环境中抗原（细菌或食物等）反复不定期地刺激机体黏膜免疫组织，由于刺激的时相和强度存在差异，黏膜免疫组织和/或骨髓组织产生聚合性低糖基化IgA1的量和持续时间不同，沉积于肾小球的聚合性低糖基化IgA1特异性CIC的量和持续时间及机体的反应性也存在差异。这可能是IgA肾病血尿和/或蛋白尿反复发作和多样化肾脏病理特点形成的重要原因。

**知识点6：IgA肾病的免疫病理检查** 　　　　　副高：熟练掌握　正高：熟练掌握

（1）IgA或IgA为主的免疫球蛋白沉积 IgA肾病主要通过免疫荧光检查确诊。本病的特点为单纯IgA或者IgA为主的免疫球蛋白在肾小球系膜区和毛细血管袢弥漫沉积。肾小球沉积的IgA主要为IgA1，以λ链为主，少见于κ链。IgA1同IgA2主要区别点在于IgA1存在铰链区，IgA肾病肾小球虽未见分泌片沉积，但已证实有J链沉积，提示沉积的是多聚体IgA。单纯IgA沉积占IgA肾病的26%；IgA＋IgG沉积占37%；IgA＋IgM沉积占13%，IgA＋IgG＋IgM沉积占25%。IgA＋IgG＋IgM型组织学改变较重，常伴有广泛的肾小球硬化及明显的肾小管间质损害，慢性肾功能不全的发生率也较高。IgA＋IgG型及IgA＋IgM型的病理及临床损害介于两者之间。

（2）补体成分沉积 补体成分的沉积很常见。C3沉积占95%，C3沉积物的分布常与IgA相同。沉积于肾小球的C3是C3的活性成分（C3b）。在所有肾小球肾炎中，仅见于IgA肾病和狼疮肾炎，说明补体替代途径激活在这两类疾病中具有重要意义。补体激活的经典途径的早期补体成分（C1和C4）仅占IgA肾病的12%。而在系统性红斑狼疮、人类免疫缺陷病毒（HIV）感染等导致的继发性IgA肾病中，C1q沉积较为显著。IgA肾病C4的沉积多发现于IgA＋IgG＋IgM型，单纯IgA型少见。肾小球C4的沉积往往意味着MBL途径的激活，而非补体经典途径激活。补体和免疫球蛋白很少沉积于IgA肾病肾小管和肾间质，伴随间质性肾炎时，IgA及IgG（有时兼有C3、C1q或IgM）散在沉积于肾间质。

（3）纤维素沉积 多数IgA肾病系膜区存在纤维素的颗粒状沉积，在出现新月体或者毛细血管袢坏死等活动性病变的患者中，纤维素呈斑片状或球性分布。纤维蛋白在IgA肾病沉积并不多见，大量纤维蛋白沉积局限于坏死灶和新月体。毛细血管袢如有纤维蛋白沉积，则病理损害较为严重。因此纤维蛋白在毛细血管袢的沉积可能有助于预后的判断。

**知识点 7：IgA 肾病的光镜检查** 　　　　　副高：熟练掌握　　正高：熟练掌握

（1）肾小球病变　IgA 肾病主要累及肾小球，肾小球系膜细胞及基质增多是 IgA 肾病的基本病变。早期肾小球以系膜细胞增多为主，随之系膜基质逐渐增多。IgA 肾病病理改变变异性较大，几乎所有类型的肾小球免疫复合物损伤均可见于 IgA 肾病。如膜增生、局灶性节段硬化、微小病变、新月体形成，增生硬化等。多数病例可见系膜细胞增生和系膜基质增宽。根据病变的轻重又可进一步分成轻、中、重度系膜增生性肾小球病变。部分病例在 Masson 三色染色下可见系膜区嗜复红物沉积，常呈块状分布。系膜增生严重时可插入内皮下形成毛细血管袢节段性双轨征，很少出现肾小球分叶或弥漫性双轨征。局灶节段硬化多伴有严重蛋白尿及足细胞病变，往往提示预后不良。

（2）肾间质和肾小管病变　肾小管内红细胞和/或红细胞管型是 IgA 肾病常见的病理表现。伴有毛细血管袢坏死和新月体的 IgA 肾病患者，肾间质可出现炎性细胞浸润，多数为淋巴细胞、单核细胞及中性粒细胞。小管间质的炎症和纤维化是慢性化的病理表现，是判断预后的肾脏病理学指标。IgA 肾病小管病变很少累及髓袢和集合管。在部分大量肉眼血尿的患者中，可发现较多红细胞管型阻塞肾小管。大量蛋白尿的患者可见肾小管内有蛋白管型。肾小管间质病变包括炎性细胞浸润及斑片状纤维化加重。肾小球球性硬化往往伴随着邻近的肾小管萎缩和间质纤维化，萎缩小管病灶以外可出现小管腔扩张。

（3）肾血管病变　动脉硬化和动脉透明变性等非炎症性血管病变在成年 IgA 肾病患者中可出现。肾小球病变时炎症介质通过肾小管和球后毛细血管网，导致小管间质炎性细胞浸润、间质细胞和小管上皮细胞转分化，继而促进肾小管萎缩、间质纤维化和血管病变。同时血管损伤又可影响肾小球和间质血供，造成进一步损伤。

**知识点 8：IgA 肾病的电镜检查** 　　　　　副高：熟练掌握　　正高：熟练掌握

肾小球系膜细胞增生、系膜基质增多并伴有巨块型高密度电子致密物沉积，是 IgA 肾病的典型超微病理改变。典型的电子致密物可沿着毛细血管袢系膜区沉积。部分患者系膜区可见半透亮电子致密物沉积。部分患者系膜外也可见电子致密物呈节段分布沉积，毛细血管袢沉积的电子致密物以内皮下常见，其次为上皮下和基膜。系膜细胞在电镜下表现为数量增多、体积增大、细胞器增多。患者肾脏固有细胞的亚细胞结构如微丝、内质网和线粒体等明显增多。

**知识点 9：IgA 肾病 WHO 组织学分类法** 　　　　　副高：熟练掌握　　正高：熟练掌握

（1）Ⅰ级（微小病变）　光镜下肾小球正常，极少部分区域有轻度系膜区增宽，伴或不伴系膜细胞增多。

（2）Ⅱ级（轻度病变）　50% 以上肾小球正常，少部分肾小球可见系膜细胞增多，肾小球硬化、粘连等改变，新月体罕见。

（3）Ⅲ级（局灶节段硬化性肾小球肾炎）　系膜细胞弥漫增生，系膜区增宽，病变呈局灶节段性改变，偶尔可见粘连及新月体。间质病变较轻，仅表现为间质水肿，灶性炎症细胞浸润。

（4）Ⅳ级（弥漫系膜增生性肾炎）　几乎所有的肾小球都可以见到系膜细胞呈弥漫性增生性改变，系膜区明显增宽，肾小球硬化，常见到废弃的肾小球。50%以上的肾小球兼有细胞粘连及新月体。间质肾小管病变较重，肾小管萎缩明显，间质可见大量炎性细胞浸润。

（5）Ⅴ级（弥漫硬化性肾小球肾炎）　病变与Ⅳ级相类似但更重。可见肾小球呈节段性和/或全球性硬化，透明样变及球囊粘连等改变较为突出。新月体较Ⅳ级更多，肾小管间质病变也较Ⅳ级更重。

---

**知识点10：IgA肾病牛津病理分型**　　　　副高：熟练掌握　　正高：熟练掌握

2009年国际IgA肾病协作组织联合肾脏病理学会正式发表了具有良好重复性和具有预测预后作用的IgA肾病病理分型，称为IgA肾病牛津病理分型。包括肾小球系膜细胞增生（M）、内皮细胞增生（E）、肾小球节段性硬化或粘连（S）及肾小管萎缩或肾间质纤维化（T）4个病理指标能独立预测患者肾脏预后，构成了MEST分型体系。

---

**知识点11：IgA肾病的临床表现**　　　　副高：熟练掌握　　正高：熟练掌握

IgA肾病临床表现多种多样，可以呈各种肾小球疾病的临床综合征表现，最常见的临床表现为发作性肉眼血尿和无症状性血尿和/或蛋白尿。

（1）发作性肉眼血尿　见于40%~50%的患者，表现为一过性或反复发作性，常发生在上呼吸道感染（少数伴有肠道或泌尿道感染等）后几小时或1~2日后出现，故曾有人称之为"感染同步性血尿"。

（2）无症状镜下血尿伴或不伴蛋白尿　30%~40%的患者表现为无症状性尿检异常，多为体检时发现。这部分患者的检出与所在地区尿检筛查和肾活检的指征密切相关。由于疾病呈隐匿过程，多数患者的发病时间难以确定。该部分患者其临床预后并非一定良性过程，有条件的地区应当及早肾活检、早期诊断。

（3）蛋白尿　IgA肾病患者不伴血尿的单纯蛋白尿者非常少见。多数患者表现为轻度蛋白尿，10%~24%的患者出现大量蛋白尿，甚至肾病综合征，尤其在东方人中多见。

（4）高血压　成年IgA肾病患者中高血压的发生率为20%，起病时即有高血压者不常见，随着病程的进展高血压的发生率增高。IgA肾病患者可发生恶性高血压，多见于青壮年男性，表现为头晕、头痛、视物模糊、恶心、呕吐，舒张压≥130mmHg，眼底血管病变在Ⅲ级以上，可伴有急性肾衰竭和/或心力衰竭，急性肺水肿，若不及时处理可危及生命。

（5）急性肾衰竭　IgA肾病患者发生急性肾衰竭常见于以下3种情况：①急进性肾炎综合征，患者多有持续性血尿或肉眼血尿，大量蛋白尿，肾功能进行性恶化，可有水肿和高血压及少尿或无尿，肾活检病理示广泛新月体形成（属于Ⅱ型新月体型肾炎）；②急性肾炎综合征，表现为血尿，蛋白尿，可有水肿和高血压，出现一过性的肾衰竭，但血肌酐很

少 ≥ 400μmol/L，肾脏病理光镜下表现与急性链球菌感染后肾小球肾炎相似，以毛细血管内皮细胞增生为主要病变；③大量肉眼血尿，可因血红蛋白对肾小管的毒性和红细胞管型堵塞肾小管引起急性小管坏死，多为一过性，有时临床不易察觉。

（6）慢性肾衰竭 大多数 IgA 肾病患者在确诊 10 ~ 20 年后逐渐进入慢性肾衰竭期。部分患者第一次就诊即表现为肾衰竭，同时伴有高血压，既往病史不详或从未进行过尿常规检查，有些患者因双肾缩小而无法进行肾活检确诊。慢性肾衰竭起病的患者在成年人中远较儿童常见。

（7）家族性 IgA 肾病 1978 年 Tolkoff-Rubin 等首次报道了家族性 IgA 肾病。家族性 IgA 肾病的定义，一般认为先证者 3 代以上经尿液和肾功能检查阳性的家庭成员行肾活检，同一家系中至少两名证实为 IgA 肾病。有研究统计，家族性 IgA 肾病患者约占 IgA 肾病总数的 10%。家族性 IgA 肾病患者的临床和肾脏病理表现无特殊性，但肾功能受损和终末期肾病的发生率较高。

---

**知识点 12：IgA 肾病的实验室检查** 副高：熟练掌握 正高：熟练掌握

（1）尿液检查 蛋白尿一般不重，但约 15% 的病例可呈现大量蛋白尿，尿沉渣检查常显示尿红细胞增多，相差显微镜显示变形红细胞为主，提示是肾小球源性血尿，但有时可见到混合性血尿。

（2）肾功能检查 ①血肌酐测定：血肌酐（Scr）是肌酐代谢的终末产物。正常情况下体内肌酐产生的速度约为 1mg/min。肌酐仅通过肾小球滤过并以同样速度排出，不再为肾小管重吸收。因此，Scr 浓度升高，可反映肾脏肌酐清除率下降和肾小球滤过率（GFR）的下降。GFR 下降到正常人的 1/3 时，血肌酐才明显上升。血肌酐测定并不是敏感地检测肾小球滤过功能的指标。IgA 肾病患者的长期随访过程中，尽管患者的血肌酐值在正常范围，也应密切注意血肌酐的上升速率；②血清胱抑素 C 测定：血清胱抑素 C 是人体内几乎各种有核细胞均可表达分泌的一种碱性非糖基化蛋白，每天分泌的量较恒定。可自由通过肾小球滤过膜，然后几乎全部被近曲小管上皮细胞重吸收并迅速分解代谢，由于 Cyst C 是被代谢而不是排泌，尿液中含量极微。反映肾小球滤过功能比血肌酐更敏感；③血尿素氮（BUN）测定：血 BUN 是人体蛋白质代谢的终末产物，主要经肾脏排泄，血 BUN 的测定方法目前主要有自动生化分析仪测定法（常用酶耦联速率法），因肾有强大的贮备能力，只有当 GFR 降至正常 50% 以下时 BUN 才明显升高，加之受饮食等多种因素影响，均可致 BUN 升高，因而血 BUN 测定并不是肾功能损害的早期特异性指标；④血尿酸测定（uric acid，UA）：尿酸是核蛋白和核酸中嘌呤的代谢终末产物，即可来自体内（内源性），约占体内总尿酸的 80%，也可来自食物中嘌呤的分解代谢（外源性），占体内总尿酸的 20% 左右，肝是尿酸的主要生成场所，除小部分尿酸可在肝脏进一步分解或随胆汁排泄外，其余均从肾脏排泄。尿酸测定往往受到外源性尿酸的干扰，因此若能严格禁食嘌呤类食物 3 ~ 6 天再采血测定，更能反映血 UA 水平改变的意义。

（3）B 超检查 超声在肾脏病学的检查及监测、治疗中优点突出。急性肾衰竭时超声显示肾脏大小可正常或增大，皮质回声通常正常，但也可因水肿或出血而呈低回声；在间质性肾炎时有时因间质细胞浸润而回声增强，肾脏皮质与髓质分界明显；慢性肾衰竭患者随着病程的延长，皮质回声逐渐增强，直至终末期肾衰竭。双肾缩小，皮髓质分界不清，且与肾窦回声差异逐渐消失。彩色多普勒超声检查可见肾脏血流减少，功能代偿期为高速低阻血流，肾衰竭时为低速高阻血流。

---

**知识点 13：IgA 肾病的诊断**　　　　　　　　　副高：熟练掌握　　正高：熟练掌握

（1）临床诊断　　IgA 肾病并没有特异性的临床表现。如发现患者存在单纯性血尿，或血尿伴有蛋白尿，或单纯性蛋白尿，或伴有咽喉部不适，但无明显水肿，血压正常或轻度增高，尤其是年轻的患者，应考虑 IgA 肾病的可能。

（2）病理诊断　　肾组织病理及免疫病理检查是 IgA 肾病确诊的必备手段。特征的免疫病理表现是以 IgA 为主的免疫球蛋白在肾小球系膜区呈颗粒状或团块状弥漫沉积，常伴补体 C3 沉积。光镜下病变类型多种多样，主要表现为弥漫性肾小球系膜细胞增生，系膜基质增加，还可见到多种病变同时存在，包括肾小球轻微病变、系膜增生性病变、局灶节段性病变、毛细血管内增生性病变、系膜毛细血管性病变、新月体性病变及硬化性病变等。电镜检查可见肾小球系膜细胞增生、系膜基质增加并伴有大团块状电子致密物沉积。

（3）临床表现与肾脏病理联系　　IgA 肾病患者如出现肌酐清除率逐渐下降，血肌酐水平逐渐增高超过正常水平，此时肾脏病理类型大多表现为增生硬化。而尿检异常的程度与肾脏病理形态学改变并不一致。尿检异常程度较重者，可能肾脏病理改变轻微；而尿检异常程度较轻者，可能存在明显的肾小球硬化及肾间质纤维化。

---

**知识点 14：IgA 肾病的鉴别诊断**　　　　　　　副高：熟练掌握　　正高：熟练掌握

（1）单纯性血尿的鉴别诊断　　单纯性血尿在临床上非常常见，对单纯血尿尤其是长期镜下血尿的患者要排除：①泌尿生殖系肿瘤，如早期的肾盂、输尿管、膀胱和盆腔肿瘤；②早期泌尿系的结核、结石；③慢性泌尿系感染；④"胡桃夹"现象；⑤长期服用抗凝血药的患者。

（2）易误诊为 IgA 肾病的疾病

1）链球菌感染后急性肾小球肾炎：典型表现为上呼吸道感染（或急性扁桃体炎）后出现血尿，感染潜伏期为 1～2 周，可有蛋白尿、水肿、高血压，甚至一过性氮质血症等急性肾炎综合征表现，初期血清 C3 下降并随病情好转而恢复，部分患者 ASO 水平增高，病程为良性过程，多数患者经休息和一般支持治疗数周或数月多数可痊愈。

2）非 IgA 系膜增生性肾炎：即通常所说的系膜增生性肾小球肾炎，在我国患病率较高。有 30%～40% 患者起病前有感染症状，多为上呼吸道感染。起病常隐匿，血尿发生率约 80%，可呈反复发作表现，也可呈肉眼血尿或镜下血尿。蛋白尿多少不一，但通常为非选择性蛋白尿。肾脏病理光镜下可见：弥漫性系膜细胞及基质增生，小管和间质基本正常。主要鉴别点为免疫荧光可见系膜区为以 IgG 或 IgM 为主呈颗粒状弥漫性分布，可伴系膜区 C3 沉积。

3）薄基膜肾病：以反复血尿、肾功能正常和阳性家族史为临床特点。绝大多数患者肾功能保持正常。肾脏病理光镜下观察肾小球病变不明显，免疫荧光偶见少量 IgA、IgM、IgG 等沉积。电镜下可见肾小球基膜弥漫性变薄，基膜厚度＜250nm 或＜300nm 为特征。该病的诊断主要依赖于电镜和阳性家族史，预后良好。

4）过敏性紫癜肾炎：该病与 IgA 肾病病理、免疫组织学特征完全相同。临床上除肾脏表现外，还可有典型的皮肤紫癜、黑便、腹痛、关节痛、全身血管炎改变等。紫癜肾炎与 IgA 肾病是一种疾病的两种不同表现或为两种截然不同的疾病，尚存在较大的争论。目前两者的鉴别主要依靠临床表现。

5）Alport 综合征：Alport 综合征是以肾脏病变为主要临床表现的遗传性疾病。临床上以血尿为常见，大多数表现为肾小球性血尿。在上呼吸道感染或劳累后也可出现肉眼血尿。部分患者可出现蛋白尿，甚至表现为肾病综合征范围内的大量蛋白尿。一般从发现肾功能异常开始至终末期肾病的时间为 5～10 年。Alport 综合征除肾脏病变外，肾外的临床表现有听力障碍和眼部病变等。电镜检查可见特征性的肾小球基膜增厚和分层。

6）肾小球系膜区继发性 IgA 沉积的疾病：慢性酒精性肝病，血清学阴性脊椎关节病，强直型脊柱炎，Reiter 综合征（非淋病性尿道炎、结膜炎、关节炎），银屑病关节炎等，肾脏免疫病理可显示肾小球系膜区有 IgA 沉积，但肾脏临床表现不常见，不难与 IgA 肾病鉴别。此外，狼疮肾炎、乙肝病毒相关肾炎等虽然肾脏受累常见，但肾脏免疫病理除有 IgA 沉积外，伴有多种免疫复合物沉积，临床多系统受累和免疫血清学指标均易与 IgA 肾病鉴别。

7）强直性脊柱炎相关肾损害：强直性脊柱炎是一种慢性炎性关节疾病，主要侵犯骶髂关节、脊柱骨突、脊柱旁软组织及外周关节，并可伴发关节外表现。约40%的患者可发生肾脏损害，其肾脏临床表现为血尿和/或蛋白尿、肾病综合征、肾功能减退、肾小管功能异常等。肾损害病理类型多样，包括继发性 IgA 肾病、系膜增生性肾小球肾炎、局灶节段性肾小球硬化、膜性肾病、肾淀粉样变等。国内以继发性 IgA 肾病多见。结合临床表现、实验室及影像学检查可资鉴别。

8）狼疮肾炎：是我国最常见的继发性肾小球肾炎之一。肾脏病理如果伴有包括 IgA 等多种免疫球蛋白在系膜区的沉积，尤其在系统性红斑狼疮的临床表现及实验室检查缺乏典型改变时，则应予原发性 IgA 肾病进行鉴别。

---

**知识点 15：IgA 肾病的治疗原则**　　　　　　　副高：熟练掌握　　正高：熟练掌握

由于具有说服力的原发性 IgA 肾病治疗随机临床对照试验较少，对原发性 IgA 肾病的治疗缺乏特异性和系统性共识方案。但可遵循如下原则：①去除诱因；②控制血尿和/或蛋白尿；③降低尿检异常的发生频率；④保护肾功能，延缓肾功能恶化的进展。

---

**知识点 16：IgA 肾病的一般治疗**　　　　　　　　副高：熟练掌握　　正高：熟练掌握

由于 IgA 肾病病因不清，发病机制未明，而且由于该病临床、病理表现的多样化及预后的异质性，目前尚缺乏统一的治疗方案。一般治疗原则有：①饮食应以清淡为主。少食辛辣食物，如辣椒、芥末和胡椒等，应避免高蛋白饮食。当肌酐清除率下降时，应遵循优质低蛋白饮食的原则；②建议患者可以正常工作，但应避免劳累，如有疲劳感时则应注意休息。过度劳累可能出现血压增高和机体的免疫力下降，患者尿检异常的发生频率增高；③感染可以刺激和诱发IgA肾病急性发作，因此IgA肾病治疗首先应当积极治疗和去除可能的皮肤黏膜感染，包括咽炎、扁桃体炎和龋齿等；④严格控制血压，对于蛋白尿 > 1g/d患者，血压控制目标为125/75mmHg以下，蛋白尿 < 1g/d患者，血压控制目标为130/80mmHg以下；⑤尽可能的积极控制蛋白尿水平，力争达到蛋白尿 < 1g/d。

**知识点17：IgA肾病依据循证医学证据的治疗方法　　　副高：熟练掌握　正高：熟练掌握**

近年来随着循证医学的进展，根据循证医学证据制订IgA肾病治疗方案的观念越来越受到广大医师的重视。基于目前循证医学研究的成果，对于IgA肾病治疗中常用的有关血管紧张素转换酶抑制剂（ACEI）/血管紧张素受体拮抗剂（ARB）、糖皮质激素、免疫抑制的治疗原则推荐如下：

（1）ACEI/ARB　对于蛋白尿超过0.5g/d以上患者或存在高血压（ > 130/80mmHg）IgA肾病患者均应当加用ACEI/ARB类药物治疗（A级建议）。合理应用RAS阻断剂的治疗包括：限制盐摄入量（ < 6g/d），可配合利尿剂如氢氯噻嗪12.5～25mg/d；足量使用ACEI/ARB制剂，在血压耐受范围内加用常规剂量2倍以上，例如雷米普利10mg/d、贝那普利20mg/d、氯沙坦100mg/d和缬沙坦160mg/d以上剂量；联合ACEI/ARB类药物有助于降低患者蛋白尿水平。

（2）经上述ACEI/ARB治疗后蛋白尿持续超过1g/d的患者，建议加用激素治疗6～8个月（A级建议）。一项长达10年的前瞻性随机对照试验（RCT）证实了激素对IgA肾病患者降低蛋白尿和保护肾功能疗效，此后来自中国和意大利的2项RCT研究进一步证实了对于蛋白尿持续 > 1g/d的患者联合激素和ACEI在降低蛋白尿和保护肾功能方面均优于单纯ACEI治疗（A级研究）。

（3）对于进展性IgA肾病（血肌酐133～250μmol/L或血肌酐每年升高超过10%～15%）并且病理上肾小球硬化不超过50%的患者，可以用激素联合环磷酰胺治疗；泼尼松（龙）40mg/d并在两年内减至10mg/d，环磷酰胺1.5mg/（kg·d）治疗3月后给予硫唑嘌呤1.5mg/（kg·d）治疗两年，能够很好延缓肾衰的进展（A级研究）。

（4）其他免疫抑制剂的应用　①霉酚酸酯（MMF）：目前来自中国和西方的关于MMF在IgA肾病中的RCT研究结果尚存在争议，而且对于已有肾功能受损即eGFR < 60ml/（min·1.73m²）的患者，激素联合MMF可能会引起迟发型重症肺炎包括卡氏肺孢子菌肺炎，应当小心监测；②激素联合硫唑嘌呤：来自欧洲一项涉及207例IgA肾病患者［蛋白尿 > 1g/d，血肌酐 < 177μmol/L（2mg/dl）］多中心研究表明激素联合硫唑嘌呤在降低蛋白尿和保护肾功能方面并不优于单纯使用激素治疗；③环孢素A：在IgA肾病中应用环孢素A虽然能够降低蛋白尿，但是可能加速肾功能损害进展，因此临床并不推荐。

（5）特殊类型IgA肾病治疗　①对于呈肾病综合征且病理类型轻微的"IgA肾病"：通常大多数学者认为该类患者为微小病变肾病合并IgA沉积，其治疗方式及对激素反应和微小病变肾病相同；②新月体性IgA肾病：新月体出现提示IgA肾病病变活动，其治疗应当参照Ⅱ型新月体肾炎治疗，应当强化免疫抑制治疗，即激素冲击并联合环磷酰胺。

| 知识点18：IgA肾病的其他治疗措施 | 副高：熟练掌握 正高：熟练掌握 |

（1）腭扁桃体切除术　IgA肾病与黏膜免疫关系密切。IgA肾病患者扁桃体感染后常常出现肉眼血尿或尿检异常加重。因此，对IgA肾病患者并发上呼吸道感染、胃肠道感染或其他部位感染时，应给予抗生素治疗；如尿检异常加重反复发作且与慢性扁桃体炎症关系密切，可考虑使用抗生素控制感染后，择期行腭扁桃体切除术。国内外许多研究已证实IgA肾病患者切除腭扁桃体后随访其尿检正常率、肾功能稳定率和肾脏生存率均高于对照组；循环中IgA1及IgA水平降低，重复肾活检显示沉积于肾小球系膜区的IgA强度减弱，提示腭扁桃体切除可能是IgA肾病治疗的有效手段。由于缺乏严格的随机对照临床试验结果，目前国际上对于腭扁桃体切除治疗IgA肾病的意义仍存在争议。

（2）深海鱼油　来自美国的前瞻性随机对照研究表明采用鱼油6～12g/d对于进展性IgA肾病具有肾功能保护作用。然而上述研究并未被其他研究所证实，Meta分析表明对于IgA肾病应用鱼油并无益处。

| 知识点19：IgA肾病的预后 | 副高：熟练掌握 正高：熟练掌握 |

IgA肾病作为一种全球发病率最高的原发性肾小球疾病，是导致终末期肾病的主要病因。大量临床研究显示在确诊IgA肾病后，每年有1%～2%的患者进展至终末期肾病。我国维持性血液透析患者中的60%以上为慢性肾小球肾炎，而IgA肾病几乎占到其中的一半，大多数均为青壮年患者。因此控制IgA肾病的进展，改善该病的预后具有非常现实的临床意义。

（1）影响IgA肾病预后的主要临床因素　①尿检异常的程度和复发频率；②发病时的年龄；③是否并发高血压及血压控制情况；④发病时肾功能情况等。

（2）改善IgA肾病预后主要措施　①积极寻找并控制导致疾病加重的各种诱因；②控制尿检异常并降低其发生的频率；③严格控制高血压，保护肾脏功能；④定期进行尿沉渣及肾功能检查，加强患者随访。

# 第六章　肾小管－间质疾病

## 第一节　急性肾小管间质性肾炎

**知识点1：急性间质性肾炎的概念**　　　副高：熟练掌握　正高：熟练掌握

急性肾小管间质性肾炎（ATIN）简称急性间质性肾炎（AIN），是由多种病因引起、临床表现为急性肾衰竭，病理以肾间质炎症水肿、炎症细胞浸润，肾小管呈不同程度坏死为基本特征的一组临床病理综合征。而肾小球和肾血管大多数正常，或轻度病变。急性间质性肾炎是急性肾损伤的常见原因，也是慢性肾脏病基础上急性加重的常见原因之一，去除病因，及时正确的治疗，病情多能得到较好的控制。

**知识点2：急性间质性肾炎的病因**　　　副高：熟练掌握　正高：熟练掌握

导致急性间质性肾炎的主要原因有：药物、感染和自身免疫性损伤。

（1）药物　药物是导致急性间质性肾炎的主要原因之一。在所有药物导致的急性间质性肾炎中，约1/3是由抗生素引起的。

1）抗生素：青霉素、氨苄西林、阿莫西林、甲氧西林、苯唑西林、氯唑西林、羧苄西林、美洛西林、哌拉西林、萘夫西林、氨曲南、头孢克洛、头孢孟多、头孢唑林、头孢氨苄、头孢噻啶、头孢噻吩、头孢匹林、头孢拉定、头孢克肟、头孢噻吩、头孢替坦、头孢噻肟、红霉素、林可霉素、四环素、米诺环素、螺旋霉素等；氨基糖苷类药物、多黏霉素、万古霉素、替考拉宁、利福平、乙胺丁醇、异烟肼、呋喃妥因；磺胺类药物、阿昔洛韦、更昔洛韦、膦甲酸钠、干扰素、奎宁等。此外，还有环丙沙星、氧氟沙星、莫西沙星、诺氟沙星等抗菌药。

2）非甾体类消炎药：几乎包括此类所有的药物。

3）利尿药：呋塞米、氢氯噻嗪等噻嗪类利尿药、氨苯蝶啶、依他尼酸、替尼酸等。

4）其他药物：卡马西平、地西泮、苯巴比妥、苯妥英钠、丙戊酸等神经科用药；西咪替丁、法莫替丁、雷尼替丁、奥美拉唑、兰索拉唑、埃索美拉唑镁等抑酸药物；别嘌醇、硫唑嘌呤、环孢素、白介素-2、氨氯地平、卡托普利、丙硫氧嘧啶、可卡因等。

（2）感染

1）细菌：葡萄球菌、链球菌、肺炎球菌、埃希大肠菌、沙门菌、空肠弯曲菌、结核杆菌、白喉杆菌、布鲁杆菌、军团菌、假结核耶尔森菌等。

2）病毒：腺病毒、EB病毒、巨细胞病毒、单纯疱疹病毒、麻疹病毒、风疹病毒、甲型或乙型肝炎病毒、多瘤病毒、人类免疫缺陷病毒、汉坦病毒、柯萨奇病毒、流感病毒、艾柯病毒等。

3）寄生虫：弓形虫、血吸虫、疟原虫、利什曼原虫等。

4）螺旋体：钩端螺旋体、梅毒螺旋体等。

5）其他：肺炎支原体、衣原体、立克次体、白色念珠菌等。

（3）免疫性疾病　系统性红斑狼疮、干燥综合征、结节病、ANCA相关性系统性小血管炎、肾小管间质性肾炎–眼色素膜炎综合征、抗肾小管基膜性肾病等。

（4）其他　代谢性异常（高尿酸血症、高钙血症）、恶性肿瘤等。

---

**知识点3：急性间质性肾炎的发病机制**　　　　副高：熟练掌握　　正高：熟练掌握

（1）药物过敏性急性肾小管间质性肾炎　药物已成为导致ATIN最常见的病因，免疫反应是其主要发病机制。大多数研究表明，细胞免疫是其主要的免疫类型，也有研究发现，在少数药物相关性ATIN患者肾活检标本中偶可见到抗肾小管基膜（TBM）抗体或免疫复合物的沉积，提示体液免疫也可能参与此病的发生。所以不同患者及不同药物的发病机制可能有所不同。

1）细胞免疫：目前认为在ATIN发病过程中，药物引起的细胞免疫主要通过抗原特异性迟发型超敏反应和T细胞直接细胞毒作用致病。

2）体液免疫：药物及其代谢产物可作为半抗原与宿主体内蛋白（即载体，如肾小管上皮细胞蛋白）结合形成致病抗原，通过体液免疫反应致病。

（2）感染相关性急性肾小管间质性肾炎　感染相关性ATIN就其发病机制可分为如下两大类：

1）病原微生物直接侵袭肾间质所致ATIN：主要见于急性肾盂肾炎。

2）感染诱发免疫反应所致ATIN：此ATIN可由多种病原体感染诱发，包括细菌、病毒、螺旋体、支原体、衣原体、立克次体及寄生虫等。

（3）肾小管间质性肾炎–眼色素膜炎综合征（TIMU）　是一个与机体免疫功能紊乱相关的、呈现急性肾小管间质性肾炎并眼色素膜炎的综合征，临床并不多见。TIMU主要见于特发性ATIN，但是其他ATIN也可能发生。此综合征的病因及发病机制至今尚不完全明确，可能与以下因素有关：

1）细胞免疫：目前较公认的发生机制是细胞介导免疫致病。

2）体液免疫：目前有证据表明，TIMU也可存在体液免疫的异常。

3）遗传因素影响：已有报道证实TIMU与人类白细胞抗原（HLA）系统有着密切关联，主要集中在HLA-DQA1和DQB1以及DR6、DR14等等位基因。

---

**知识点4：急性间质性肾炎的病理表现**　　　　副高：熟练掌握　　正高：熟练掌握

急性间质性肾炎特征性病理表现是间质性细胞浸润，可伴有局灶分布的肾小管上皮细胞损伤、间质水肿和纤维化。肾小球及血管病变大多轻微。

（1）光镜表现　ATIN的病理特点主要是肾间质炎症细胞浸润伴水肿。药物过敏性ATIN、感染-免疫相关性ATIN及特发性ATIN患者，肾间质中的浸润细胞均以单核细胞、淋巴细胞和浆细胞为主，并可有不同程度的嗜酸性粒细胞（药物过敏性ATIN最明显）。恶性血液肿瘤肾脏浸润时肾间质见大量形态单一的肿瘤细胞。此外，在部分药物过敏性ATIN、特发性ATIN及结节病患者，肾间质中还可见上皮样细胞肉芽肿。肾小管亦可有不同程度的退行性变，可见刷状缘脱落，细胞扁平，甚至出现上皮细胞坏死，基膜断裂。肾小球及肾血管正常。

（2）免疫荧光　多数情况下，ATIN的免疫荧光染色均为阴性，肾小球、肾小管区域无补体、免疫球蛋白或免疫复合物的沉积。在某些药物导致的ATIN中，可见少量IgG及补体成分沿肾小管和肾小球基膜呈线样或颗粒样沉积。

（3）电镜表现　肾小管基膜不连续，部分增厚，基膜分层。非甾体类抗炎药引起的ATIN，可伴随出现肾小球微小病变，此时可见肾小球脏层上皮细胞足突广泛融合。

**知识点5：急性间质性肾炎肾脏病理学检查的意义　　副高：熟练掌握　正高：熟练掌握**

肾脏病理学检查是急性间质性肾炎诊断的金标准。除急性肾盂肾炎感染所致外，其他病因引起者均应积极行肾穿刺，以区别肾间质浸润细胞的类型和病变程度，从而有助于治疗方案的制订和预后判断。

**知识点6：药物导致的急性间质性肾炎的特点　　副高：熟练掌握　正高：熟练掌握**

药物是引起急性间质性肾炎最常见的原因，其中以抗生素（尤其是β-内酰胺类抗生素、磺胺类、利福平）及非甾体类抗炎药（特别是布洛芬）最为常见。药物导致的急性间质性肾炎典型临床特点：①有发热、皮疹、关节痛等变态反应表现；②其发生与药物剂量没有直接关系；③再次暴露于相同药物或类似药物可出现相同症状；④不同药物所致的急性间质性肾炎临床表现不完全相同；⑤肾脏表现可有少量蛋白尿、尿白细胞增多、尿嗜酸性粒细胞增多、肾功能异常等；⑥肾脏病理学检查是急性间质性肾炎诊断的金标准。

**知识点7：急性间质性肾炎的临床表现　　副高：熟练掌握　正高：熟练掌握**

（1）主要临床表现　急性间质性肾炎起病急，进展快，临床表现多样，无特异性，其主要临床表现为：①无明显原因突然出现肾功能下降，表现为尿量减少或无尿，食欲减退、恶心呕吐，部分患者伴颜面、双下肢水肿；②部分患者起病前有药物、毒物接触史，或者感染病史。肾衰竭常发生于用药后的第2周；③肉眼血尿、腰部疼痛。肉眼血尿尤其常见于利福平、别嘌醇等药物引起的急性过敏性间质性肾炎。

（2）与原发病相关的临床表现　①有可疑药物接触史；②有过敏样症状，表现为发病前发热、皮疹、皮肤瘙痒、关节痛；③起病前有尿路感染的症状：发热、尿频、尿急、尿痛等。

知识点8：急性间质性肾炎的实验室检查　　　　副高：熟练掌握　正高：熟练掌握

（1）尿常规　常表现为轻度蛋白尿（<1~2g/d，以小分子性蛋白尿为主）、镜下血尿（甚至肉眼血尿）、无菌性白细胞尿（早期尚能见嗜酸性粒细胞尿），以及管型尿（包括白细胞管型）。

（2）血常规　一般无贫血，偶尔出现轻度贫血。30%~60%的药物过敏性ATIN患者外周血嗜酸性粒细胞增多。

（3）肾小管损伤指标及肾小管功能检查　患者尿N-乙酰-β-氨基葡萄糖苷酶（NAG）、γ-谷氨酰转肽酶（γ-GT）及亮氨酸氨基肽酶（LAP）增多，提示肾小管上皮细胞损伤。尿$\beta_2$-微球蛋白、$\alpha_1$-微球蛋白、视黄醇结合蛋白及溶菌酶常增多，提示近端肾小管重吸收功能障碍；尿比重和尿渗透压减低，提示远端肾小管浓缩功能减退。患者有时还能出现肾性尿糖，甚至出现范科尼综合征（呈现肾性糖尿、氨基酸尿及磷酸盐尿等）以及肾小管酸中毒。

（4）肾小球功能检查　患者出现急性肾衰竭时血肌酐及尿素氮将迅速升高。

知识点9：急性间质性肾炎的诊断　　　　副高：熟练掌握　正高：熟练掌握

出现不明原因的急性肾衰竭均要考虑ATIN可能，感染或药物应用史、典型临床表现及实验室、影像学检查有助于诊断，但是肾脏病理检查仍是诊断的金标准。

（1）临床诊断依据　①病史：药物、毒物接触史，或者感染病史；②肾功能异常：无明显原因突然出现肾功能下降；③过敏样症状：发病前有发热、皮疹、关节痛，尤以药物引起者为显著。

（2）实验室诊断依据

1）尿液检查异常：尿蛋白阳性、血尿、白细胞尿、白细胞管型，尿液pH值呈碱性。

2）急性过敏性间质性肾炎：①尿嗜酸性粒细胞计数超过尿白细胞总数的1%；②血中IgE升高，嗜酸性粒细胞增多。

3）急性感染性间质性肾炎：外周血白细胞计数升高、中性粒细胞比例增高。

4）肾小管功能异常：尿渗透压低、低比重尿、糖尿、氨基酸尿、小分子蛋白尿、尿钠尿钾增多；可出现低血钠、低血钾、血$HCO_3^-$低、代谢性酸中毒。

5）肾衰竭：血尿素氮、血肌酐升高。

知识点10：急性间质性肾炎的鉴别诊断　　　　副高：熟练掌握　正高：熟练掌握

（1）链球菌感染后急性肾小球肾炎　链球菌感染相关性肾炎常于链球菌感染后1~3周急性发病，表现为水肿、血尿、高血压、蛋白尿、肾功能受损。链球菌感染后急性肾小球肾炎的特点：①多见于儿童；②血补体C3于急性期明显降低，6~8周恢复；③呈自限、自愈性，多数患者2~4周肉眼血尿消失，水肿消退，血压逐渐恢复正常；④肾穿刺活检提示为毛细血管内增生性肾小球肾炎。

（2）急性肾小管坏死（ATN） 急性间质性肾炎可引起急性肾衰竭，需与急性肾小管坏死相鉴别，鉴别要点：①ATN多数能找到引起肾小管坏死的原因，如肾缺血、肾毒性药物的使用；而急性间质性肾炎常由药物过敏引起；②急性过敏性间质性肾炎患者可有发热、皮疹、关节痛、淋巴结肿大、血嗜酸性性粒细胞增加，尿嗜酸性粒细胞增多；③肾活检：急性肾小管坏死可见小管上皮细胞坏死脱落，基膜裸露。临床难以鉴别时，应尽早进行肾穿刺活检，以明确诊断。

（3）急进性肾小球肾炎 急进性肾小球肾炎患者表现为水肿、血尿、高血压、蛋白尿、肾功能受损，其与急性间质性肾炎的鉴别诊断要点：①急进性肾小球肾炎高血压常见，部分患者甚至表现为恶性高血压；②急性过敏性间质性肾炎患者可有外周血嗜酸性粒细胞增加，尿嗜酸性粒细胞增多；③肾活检：急进性肾小球肾炎表现为新月体性肾小球肾炎。

---

**知识点11：急性间质性肾炎的治疗原则**　　　副高：熟练掌握　正高：熟练掌握

（1）尽早明确诊断，及时治疗。

（2）病因治疗 寻找原发病，治疗原发病。

（3）积极预防和处理急性肾衰竭引起的并发症，如急性左心衰竭、急性肺水肿、高钾血症、严重代谢性酸中毒。

（4）肾脏替代治疗 急性肾衰竭者应采用肾脏替代治疗，包括血液透析和腹膜透析，以保证营养的摄入、减少高钾血症和左心衰竭等，为进一步治疗获取时间。肾脏替代治疗的应用指征同其他原因引起的急性肾衰竭。

（5）合理的支持治疗，保证营养摄入 一般对于多数药物导致的急性间质性肾炎和其他原因导致的表现较轻的急性间质性肾炎，仅需要一般的支持性治疗即可。包括观察尿量、体重和血压的变化，保持容量平衡；积极纠正电解质及代谢紊乱；维持酸碱平衡；加强营养支持；避免感染等。

---

**知识点12：急性间质性肾炎的病因治疗**　　　副高：熟练掌握　正高：熟练掌握

（1）药物引起的急性间质性肾炎 针对药物引起的急性间质性肾炎，应立即停用有关药物。临床上多数药物导致的急性间质性肾炎表现较轻，在停用致病药物数日后肾功能可有所改善，往往不需要糖皮质激素和/或免疫抑制治疗。

以下情况可给予糖皮质激素治疗：①对于在明确诊断为药物引起的急性间质性肾炎，停用致病药物1周后肾功能仍不能恢复者；②发病时即表现肾功能减退严重、需要血液净化治疗的患者；③肾活检见弥漫性炎细胞浸润伴间质水肿，尤其是伴有大量嗜酸性粒细胞浸润的患者；④肾脏病理显示肉芽肿性间质损害的患者。

可用泼尼松30~40mg/d的剂量作为治疗剂量，必要时可考虑加到1mg/（kg·d），重症患者可使用甲泼尼龙0.5g/d冲击治疗2~3天后改为口服泼尼松维持。治疗时间不宜过长，应在4~6周减量至停药。

（2）感染引起的急性间质性肾炎 积极有效的抗感染是治疗的关键。建议不使用糖皮质激素，多数患者在抗感染治疗后，肾间质炎性病变可消散。

（3）系统性自身免疫性疾病引起的急性间质性肾炎　大剂量糖皮质激素治疗可以迅速改善肾功能，但多需长期维持以避免复发。此外，为了控制自身免疫性疾病的全身活动，往往还要联合应用多种免疫抑制剂治疗。

（4）肿瘤导致的急性间质性肾炎　此类急性间质性肾炎的病因治疗需要积极治疗原发病，在原发性肿瘤通过放疗或化疗等治疗手段得到控制或成功治疗后，患者的肾损害也常可得到缓解。

（5）特发性急性间质性肾炎　特发性急性间质性肾炎的肾功能损伤，可自然恢复，该病发病系免疫机制，故糖皮质激素治疗有效。实践证明，治疗后的肾功能可在 $1\sim2$ 个月内完全恢复正常。本病经糖皮质激素治疗后不仅可改善肾功能，而且能预防或减少间质纤维化，特别于严重肾衰竭时应及时用药，合并急性肾衰竭患者可给予血液净化治疗。

---

**知识点13：急性间质性肾炎血液净化治疗的指征**　　　**副高：熟练掌握　　正高：熟练掌握**

少尿型合并严重电解质紊乱或酸碱失衡的患者应及早开始血液净化治疗；非少尿型而临床情况稳定者无需紧急血液净化治疗，可在保守治疗下等待肾功能恢复，如保守治疗效果欠佳应尽早开始血液净化治疗；部分抗肾小管基膜抗体阳性及自身免疫性疾病引起的急性间质性肾炎患者，透析同时可考虑血浆置换。

---

**知识点14：急性间质性肾炎血液净化治疗的时机和方式选择**

**副高：熟练掌握　　正高：熟练掌握**

（1）强调血液净化早期进行，尤其是对病情复杂，合并多器官功能衰竭和少尿型急性肾损伤的患者应尽早进行。对于此类患者应根据临床病情决定血液净化的治疗时机，而非单纯检查指标是否达到急性肾衰竭水平。急性间质性肾炎血液净化治疗的指征见前文。

（2）在选择血液净化方式时应根据患者病情进行选择，并根据具体情况选择不同的透析剂量、透析器和抗凝剂。连续性血液净化（continuous blood purification，CBP）是指所有连续、缓慢清除溶质、水分、炎性介质和毒素，调节内环境，对器官功能起保护和支持作用的各种血液净化技术。其中连续静脉–静脉血液滤过和连续高容量血液滤过是治疗急性肾衰竭最常用的治疗模式。

---

**知识点15：促进肾小管上皮细胞再生治疗**　　　**副高：熟练掌握　　正高：熟练掌握**

主要措施包括虫草制剂和促红细胞生成素（EPO）。

虫草制剂可通过多种机制促进肾小管上皮细胞再生和修复，防治肾毒性药物所致的急性肾损伤。①刺激肾小管上皮细胞表皮因子（EGF）的表达；②诱导肾小管细胞 c-myc 持续高表达；③稳定细胞溶酶体膜，减轻溶酶体损伤；④保护 Na-K-ATP 酶活性；⑤减轻脂质过氧化损伤和氨基糖苷类抗生素肾毒性损伤；⑥改善肾血流动力学及能量代谢；⑦抑制肾组织

TGF-β和α-SMA过度表达，从而抑制肾脏间质纤维化。

EPO能够减少肾小管上皮细胞凋亡，促进肾小管上皮细胞再生；能维持血管内皮的完整性，直接刺激细胞有丝分裂与血管形成，减轻急性肾损伤，促进肾损伤的修复。但应用中应采取何种剂量和疗程需要进一步探讨。

**知识点16：急性间质性肾炎的预后**　　　　副高：熟练掌握　　正高：熟练掌握

急性间质性肾炎预后良好，肾功能多数可恢复，少数严重病例可出现小管间质纤维化、萎缩，迁延为慢性肾脏病，从而导致肾小管性酸中毒、慢性肾衰竭，并发展为慢性肾衰竭。急性间质性肾炎的预后主要与肾小管间质炎症反应程度、肾衰竭程度、持续时间、年龄等相关。

# 第二节　慢性肾小管间质性肾炎

**知识点1：慢性肾小管间质性肾炎的概念**　　　　副高：熟练掌握　　正高：熟练掌握

慢性肾小管间质性肾炎（CTIN）又称为慢性肾小管间质性肾病（CTIN），简称为慢性间质性肾炎（CIN），是一组由多种病因引起的慢性肾小管间质性疾病，临床表现以肾小管功能异常和进展性慢性肾衰竭为特点，病理表现以不同程度的肾小管萎缩、肾间质纤维化、单核细胞浸润为特征的一组临床病理综合征。

**知识点2：慢性肾小管间质性肾炎的流行病学**　　　　副高：熟练掌握　　正高：熟练掌握

CIN与AIN类似，其发病率缺乏确切数据，但占全部慢性肾衰竭病例的10%～30%。女性发病率较高，其中镇痛剂肾病在女性中发病率为男性发病率5～6倍；此外，发病率还与人种、地区有关，如巴尔干地区、亚洲部分地区发病率高，与上述地区习惯服用含马兜铃酸草药有关。

**知识点3：慢性肾小管间质性肾炎的病因**　　　　副高：熟练掌握　　正高：熟练掌握

（1）持续性或进行性急性间质性肾炎发展而成。

（2）尿路梗阻包括梗阻性肾病和反流性肾病。

（3）肾毒性药物　①药物如NSAID及镇痛剂、环孢霉素、含马兜铃酸的中草药等；②内源性代谢物质：高尿酸和尿酸盐、高钙血症、低钾血症、草酸盐等；③重金属如铂、铜、铅、锂和汞等。

（4）慢性肾盂肾炎、肾结核等。

（5）自身免疫性疾病　系统性红斑狼疮和干燥综合征等。

（6）囊性肾病，如髓质囊肿病和多囊肾等。

（7）放射性肾炎。

（8）特发性CIN。

---

知识点4：慢性肾小管间质性肾炎的发病机制　　　副高：熟练掌握　正高：熟练掌握

CIN发病机制随致病因素不同而不同，但主要与以细胞免疫为主的免疫异常、肾间质慢性缺血等因素有关，最终导致肾间质纤维化发生。以下因素长期存在可造成肾间质慢性损伤。

（1）炎症细胞浸润　除微小病变肾病外，几乎所有原发性肾小球疾病都伴肾间质炎症细胞浸润。

（2）蛋白尿　持续大量蛋白尿是肾小球病（除微小病变肾病）预后不良的标志。

（3）细胞因子　在原发和继发性TIN中均起了重要作用。在肾小管间质损害中起作用的细胞因子主要包括IL-1至IL-7、IFN-α、IFN-β、IFN-γ、血小板生长因子PDGF-A和PDGF-B、TNF-α及TNF-β、上皮生长因子（EGF）、成纤维细胞生长因子FGF-2和TGF-α及TGF-$\beta_{1\sim3}$。

（4）趋化因子　肾组织不同细胞分泌的多种细胞因子、外源性凝集素、细菌产物以及病毒、甚至蛋白尿均可诱导趋化因子产生，不同亚组的趋化因子可吸引不同的白细胞，导致继发性间质炎症浸润。

（5）脂质因素　胆固醇导致肾间质纤维化的机制尚不完全明确，但可能与氧化LDL上调TGF-$\beta_1$在肾小球上皮及其他肾组织细胞表达有关。高甘油三酯血症也是IgA肾病患者肾衰竭的危险因素。

（6）免疫复合物沉积　间质免疫复合物沉积的作用还有待继续研究。

（7）钙磷沉积　磷酸钙沉积物甚至可在血肌酐水平＜132μmol/L（1.5mg/dl）时出现，并导致肾间质炎症浸润。

（8）代谢性酸中毒　在慢性肾衰竭时，每个健存肾单位都分泌更多酸性物质，多数为胺。胺可直接活化补体成分，在鼠模型中导致肾小管间质炎症。在这些动物模型中，碱化治疗可防止胺产物增加、减少间质损伤。

（9）肾小管上皮细胞　肾小管上皮细胞受多种细胞因子及蛋白尿刺激后表达黏附分子，分泌细胞因子、趋化因子等，调节肾小管间质炎症细胞浸润以及巨噬细胞、淋巴细胞、成纤维细胞的活化。

---

知识点5：慢性肾小管间质性肾炎的病理表现　　　副高：熟练掌握　正高：熟练掌握

不同病因慢性间质性肾炎的病理表现不一，但也具有一些共同的病理学特征。

（1）光镜检查

1）肾小管呈灶状萎缩。①经典型：最常表现为肾小管基膜增厚、皱缩、分层，肾小管上皮细胞扁平；②内分泌型：表现为灶状萎缩的肾小管聚集在一起，管腔狭窄或闭塞，肾小管基膜变薄，类似内分泌腺体，常见于肾动脉狭窄导致的慢性缺血样改变；③甲状腺样肾小管萎缩：表现为肾小管上皮细胞扁平、肾小管基膜轻度增厚，管腔内充满嗜酸性物质，见于慢性肾盂肾炎、抗磷脂抗体综合征导致的肾间质纤维化。肾小管代偿性肥大往往与肾小管萎缩同时存在，也是慢性间质性肾炎的特征性病理表现之一，扩张的肾小管形态不规则，甚至呈囊样扩张，扩张肾小管上皮细胞扁平。

2）肾间质纤维化可以局灶性或弥漫性出现，表现为间质区域增宽和大量细胞外基质堆积。

3）间质和小管周围可以见到炎症细胞浸润，但不如急性间质性肾炎明显，多呈灶性分布，少见弥漫性浸润。这些浸润的细胞多数为淋巴细胞、巨噬细胞和B淋巴细胞，很少见到中性粒细胞、浆细胞或嗜酸性粒细胞。

4）早期没有肾小球病变或仅有轻度病变，随着疾病的进展，可以出现肾小球皱缩、塌陷等缺血性改变，逐渐出现肾小球囊壁增厚、球周纤维化、局灶性、节段性肾小球硬化，最终发展为球性硬化。

5）在疾病晚期可以见到不同程度的动脉壁增厚，但血管炎不是慢性间质性肾炎的特点。

（2）免疫荧光　多数慢性间质性肾炎免疫荧光检查为阴性，部分可见到少量IgG和/或补体C3在萎缩的肾小管基膜上呈非特异性沉积。某些自身免疫性疾病导致的慢性间质性肾炎可以看到在肾小管基膜和间质区域有免疫球蛋白和补体的沉积。轻链沉积病时可以见到单克隆免疫球蛋白在肾小管基膜上沉积。

（3）电镜检查　在轻链沉积病患者中，可见到肾小管基膜上有成簇的针尖样致密物沉积。对于其他慢性间质性肾炎的诊断意义不大。

---

**知识点6：肾脏病理学检查对慢性肾间质性肾炎的诊断意义**

副高：熟练掌握　　正高：熟练掌握

肾脏病理学检查对慢性间质性肾炎的确诊有重要意义，有无肾小管萎缩是鉴别急慢性病变的要点。当慢性间质性肾炎与良性小动脉肾性硬化症、慢性肾炎、糖尿病肾病早期等鉴别困难时，也应考虑肾穿刺活检。但如果患者肾脏已经有明显萎缩，则不必要求一概做肾穿刺活检。

---

**知识点7：慢性肾小管间质性肾炎的临床表现**　　副高：熟练掌握　　正高：熟练掌握

CIN缓慢隐袭进展。全身症状并不突出，早期主要以肾小管功能受损为主，包括：

（1）酸碱平衡紊乱　肾小管酸中毒在CIN中十分常见，可为Ⅰ型或Ⅱ型。近端肾小管重吸收功能障碍导致Fanconi综合征。

（2）浓缩稀释功能障碍　远端肾小管浓缩功能受损导致的低比重尿、尿渗透压降低及夜尿增多。

（3）电解质紊乱　可因肾小管酸中毒伴随明显低钾或高钾血症，近端肾小管功能障碍者可因重吸收功能障碍出现明显血钙、血磷降低。

（4）内分泌功能异常　EPO分泌减少，60%～90%患者可存在不同程度的贫血，且与肾小球功能受损程度不平行。25-OH 维生素 D 羟化障碍导致活性维生素 D 减少，导致钙磷异常。

除上述表现外，还可出现肾小管性蛋白尿，蛋白尿很少超过 2g/d。后期则可因肾小球受累出现混合性蛋白尿。无菌性脓尿常可见到，但很少见到急性间质性肾炎时出现的外周血嗜酸性粒细胞增多和嗜酸性粒细胞尿。晚期出现进行性肾小球功能减退，最终出现尿毒症症状，镇痛剂肾病还可出现肾乳头坏死，临床表现为肾绞痛及肉眼血尿。

---

**知识点 8：慢性肾小管间质性肾炎的诊断**　　　　**副高：熟练掌握　正高：熟练掌握**

CIN 诊断要点包括：①滥用镇痛药史或其他特殊药物、重金属等接触史或慢性肾盂肾炎史，或相应的免疫系统疾病基础；②起病隐袭，多尿、夜尿突出，酸中毒及贫血程度与肾功能不平行；③尿检提示低比重尿，SG 多低于 1.015；尿蛋白定量 ≤ 1.5g/24h，小分子蛋白尿；④尿溶菌酶及尿 $\beta_2$- 微球蛋白增多。但其最终确诊主要靠病理检查，临床疑诊时应尽早进行肾穿刺。

---

**知识点 9：慢性肾小管间质性肾炎的辅助检查**　　　　**副高：熟练掌握　正高：熟练掌握**

（1）尿常规　慢性间质性肾炎表现为血尿、蛋白尿、白细胞尿、管型尿，尿比重低、尿渗透压低。

（2）血尿素氮、血肌酐　早期肾小球滤过功能正常；晚期血尿素氮、血肌酐升高，提示肾衰竭。

（3）血常规检查　伴慢性肾衰竭者血红蛋白下降，外周血红细胞计数下降。

（4）24 小时尿蛋白定量和尿蛋白电泳　多数患者为轻度至中度蛋白尿，24 小时尿蛋白定量不超过 1.5g，蛋白电泳提示呈小分子蛋白尿。

（5）肾小管功能的检查　可有肾小管功能障碍，表现为氨基酸尿、肾性糖尿，尿钠、尿钾排出增多，机体酸中毒，尿液呈碱性尿；尿钠尿钾增多、尿溶菌酶、$\beta_2$- 微球蛋白、NAG 酶排泄增加。

（6）清洁中段尿培养　慢性间质性肾炎患者清洁中段尿培养阴性。

（7）电解质、酸碱平衡失调　慢性间质性肾炎患者常常有代谢性酸中毒，根据病变累及小管部位，可表现为近端肾小管性酸中毒、全远端肾小管性酸中毒、全肾小管性酸中毒。

（8）影像学检查　包括 B 超、X 线、放射性核素、磁共振等，是诊断慢性间质性肾炎的重要手段。B 超等影像学检查提示双肾缩小、肾实质变薄。影像学检查还有助于诊断尿路结石、反流性肾病等。尿路梗阻者可见肾盂积液、肾盏扩张变钝，肾外形不规则，双肾大小不一、表面高低不平，可见瘢痕。

（9）肾穿刺活检　慢性间质性肾炎的确诊有赖于肾组织病理检查，其病理损害的特点为小管萎缩、间质纤维化，伴轻度的单核细胞浸润，不同程度的肾小管变形、退变及萎缩，相应的肾小球及血管病变较轻微，晚期可有肾小球硬化。

知识点10：慢性肾小管间质性肾炎的鉴别诊断　　副高：熟练掌握　正高：熟练掌握

（1）慢性肾小球疾病　①慢性肾小球疾病早期即表现为肾小球结构与功能的异常，早期即出现水肿、高血压，血肌酐、血尿素氮升高；②慢性肾小球疾病肾小管功能损害出现较晚、较轻；③尿蛋白量较多，常>1.5g/d，呈肾小球源性蛋白尿；④静脉肾盂造影可无异常发现；⑤肾脏病理学检查有助于确诊或排除肾小球疾病。

（2）高血压病伴良性小动脉性肾硬化　伴良性小动脉性肾硬化也可出现明显肾小管功能异常，需要与慢性间质性肾炎鉴别，前者多数老年起病，高血压数年后出现肾小管、肾小球功能异常，并有高血压或动脉粥样硬化引起的其他脏器损害的表现。

知识点11：慢性肾小管间质性肾炎的治疗　　副高：熟练掌握　正高：熟练掌握

慢性间质性肾炎多为可治性，治疗的关键是早期诊断、早期治疗。

（1）治疗原则

1）尽早明确诊断，及时治疗。

2）寻找致敏药物，停止接触可疑药物。

3）纠正水、电解质和酸碱平衡紊乱，预防肾衰竭引起的并发症，如急性左心衰竭、急性肺水肿、高钾血症、严重代谢性酸中毒。

4）积极预防慢性肾衰竭的恶化，如控制高血压、血管紧张素转换酶抑制剂和/或血管紧张素Ⅱ受体阻滞剂、低蛋白饮食等。

5）预防肾小管酸中毒的各种并发症。

6）肾脏替代治疗。

7）坚持长期随访治疗。

（2）病因治疗　去除原发病因是治疗慢性间质性肾炎的关键。

1）药物（毒物）性慢性间质性肾炎：及时停用有关药物、尽快脱离接触有关毒物。

2）梗阻性肾病：及时外科会诊，采用手术、肾盂造瘘等解除梗阻。

3）慢性肾盂肾炎：应及时控制感染。

（3）维持机体液体平衡　既要保证充分的液体摄入，维持每天尿量在2000ml以上，增加药物或毒物等的排泄，又要防止液体负荷过高引起高血压，甚至心力衰竭。

（4）肾小管性酸中毒，电解质平衡紊乱　慢性间质性肾炎常有电解质、酸碱平衡的紊乱，尤其是肾小管性酸中毒。因此，应根据具体情况进行纠正；给予碳酸氢钠纠正酸中毒、补充钾盐纠正低血钾等。

（5）积极预防慢性肾衰竭的恶化，如有肾功能不全可用

1）优质低蛋白饮食。

2）补充α-酮酸、必需氨基酸。

3）控制全身性高血压：伴高血压者可应用血管紧张素转换酶抑制剂或钙通道阻滞剂控制血压。

4）降低肾小球内压力：可给予血管紧张素转换酶抑制剂和或血管紧张素Ⅱ受体阻滞

剂等。

5）积极纠正贫血。

（6）肾脏替代治疗 慢性肾衰竭进展至CKD 5期时，应进行肾脏替代治疗，如血液透析、腹膜透析或者肾移植。

---

**知识点12：慢性肾小管间质性肾炎的预后** 　　　副高：熟练掌握　正高：熟练掌握

本病晚期当间质纤维化明显，肾小球周围纤维化，引起肾小球硬化，可出现蛋白尿，在间质性肾炎中出现大量蛋白尿与预后不良相关，提示发生肾小球硬化，预后差。

# 第三节　肾小管性酸中毒

**知识点1：肾小管性酸中毒的概念** 　　　副高：熟练掌握　正高：熟练掌握

肾小管性酸中毒（RTA）是由于肾小管功能不全引起的机体代谢性酸中毒的一种临床综合征，其病理生理学基础为近端肾小管对 $HCO_3^-$ 的重吸收障碍和/或远端肾小管排泌 $H^+$ 障碍，临床表现为多尿、多饮、肾性佝偻病或骨软化症、肾结石等，实验室检查提示高氯性酸中毒，可伴血钾改变或高血钾症、低钠血症、低钙血症。

**知识点2：肾小管性酸中毒的分型** 　　　副高：熟练掌握　正高：熟练掌握

根据发病部位和肾小管功能障碍特点，肾小管性酸中毒可分为下面几型：①远端肾小管酸中毒（Ⅰ型）；②近端肾小管酸中毒（Ⅱ型）；③混合型肾小管酸中毒（Ⅲ型）；④高钾型肾小管酸中毒（Ⅳ型）。

## 一、远端肾小管酸中毒（Ⅰ型）

**知识点3：远端肾小管酸中毒（Ⅰ型）的病因** 　　　副高：熟练掌握　正高：熟练掌握

Ⅰ型肾小管酸中毒有原发性和继发性。

（1）原发者见于先天性肾小管功能缺陷，多为常染色体显性遗传，也有隐性遗传和散发病例。

（2）继发者可见于很多疾病，如肾盂肾炎、梗阻性肾病、高草酸尿。

1）自身免疫性包括：特发性高γ-蛋白血症、冷球蛋白血症、干燥综合征、原发性胆汁性肝硬化、系统性红斑狼疮、肺纤维化、甲状腺炎及血管炎。

2）与肾钙化相关疾病：维生素D中毒、特发性高钙尿症、乳碱综合征、甲状腺功能亢进、肝豆状核变性、Fabry病等。

3）药物性或中毒性肾病。

4）遗传性系统性疾病如肾髓质囊性病、珠蛋白生成障碍性贫血、碳酸酐酶缺乏症等。

知识点4：远端肾小管酸中毒（Ⅰ型）的发病机制及病理生理
副高：熟练掌握    正高：熟练掌握

由于原发性或继发性原因导致远端肾小管排泌$H^+$和维持小管腔液-管腔周液间$H^+$梯度功能障碍，使尿液酸化功能障碍，尿液pH＞6，净酸排泄减少。正常情况下远曲小管$HCO_3^-$重吸收很少，排泌的$H^+$主要与管中$Na_2HPO_3$交换$Na^+$，形成的$NaH_2PO_4$与$NH_4^+$不能弥散至细胞内，因此产生显著的小管腔液-管腔周液间$H^+$梯度。Ⅰ型患者不能形成或维持这个梯度，故使$H^+$储积，而体内$HCO_3^-$储备下降，血液中$Cl^-$代偿性增高，发生高氯性酸中毒。其酸化功能障碍可能机制分：肾小管细胞氢泵衰竭及非分泌缺陷型酸化功能障碍（包括肾小管细胞膜通透性异常及肾小管管腔负电荷无法维持、近端小管至肾髓质间质$NH_4^+$传递障碍导致远端肾小管泌$NH_4^+$减少）两种。由于泌$H^+$障碍，$Na^+$-$H^+$交换减少，必然导致$Na^+$-$K^+$交换增加，大量$K^+$、$Na^+$被排出体外，造成低钾、低钠血症，患者由于长期处于酸中毒状态，致使骨质脱钙，骨骼软化而变形，游离出的钙可导致肾钙化或尿路结石。

知识点5：远端肾小管酸中毒（Ⅰ型）的临床表现    副高：熟练掌握    正高：熟练掌握

先天性患者可在出生后即有临床表现。主要表现包括：①AG正常的高血氯性代谢性酸中毒：表现为厌食、恶心、呕吐、腹泻、便秘，患儿可有生长发育迟缓。反常性碱性尿、尿pH＞6.2；②电解质紊乱：主要为高氯血症和低钾血症，患者出现全身肌无力和周期性麻痹。低钾程度不如Ⅱ型RTA明显。酸中毒导致骨质溶解及肾小管对钙离子重吸收减少导致低钙血症；③尿路症状：高尿钙及继而发生的继发性甲状旁腺亢进症出现高尿磷导致肾结石和肾钙化，可有血尿、尿痛等表现，易导致继发感染与梗阻性肾病；④肾脏浓缩功能受损时，患者还常有多饮、多尿、烦渴等症状。

知识点6：远端肾小管酸中毒（Ⅰ型）的辅助检查    副高：熟练掌握    正高：熟练掌握

（1）血液生化检查    ①血浆pH、$HCO_3^-$或$CO_2$结合力降低；②血氯升高，血钾、血钠降低，血钙和血磷偏低，阴离子间隙正常；③血ALP升高；④血肌酐和BUN一般正常。

（2）尿液检查    尿中无细胞成分，尿pH＞5.5，尿钾排泄量增加。正常人尿胺排泄量约为40mmol/d，Ⅰ型RTA尿胺排泄量＜40mmol/d。

（3）$NH_4Cl$负荷试验    口服$NH_4Cl$ 0.1g/kg，3～5小时内服完，之后5小时内每小时收集血和尿液，测量血$HCO_3^-$和尿pH，当血$HCO_3^-$降至20mmol/L以下时，尿pH＞6.0具有诊断价值；尿pH＜5.5，则可排除本病。也可将上述剂量$NH_4Cl$分3次口服，连服3天后测尿pH。该试验对明显酸中毒者不宜应用。在肝病患者中可改由氯化钙代替。

（4）尿$PCO_2$/血$PCO_2$    正常尿中测得的$PCO_2$较血中$PCO_2$可高20～30mmHg，当电压依赖型RTA或氢泵障碍引起的RTA，由于氢离子在管腔内不能充分增加，即使尿液已经碱化，尿$PCO_2$/血$PCO_2$仍不能上升，则表示有泌氢障碍。若RTA是由梯度障碍引起，则该值仍正常。

（5）X线检查　骨骼显示骨密度普遍降低和佝偻病表现，可见陈旧性骨折。腹部平片可见泌尿系结石影和肾钙化。骨质疏松、软化明显而且以下肢和骨盆为重，有的呈现骨折。放射性核素骨骼扫描可见放射性核素吸收稀疏、不均匀。

---

**知识点7：远端肾小管酸中毒（Ⅰ型RTA）的诊断　　　副高：熟练掌握　正高：熟练掌握**

远端肾小管酸中毒（Ⅰ型）的诊断要点有：

（1）凡有引起Ⅰ型RTA的病因者。

（2）典型临床表现。

（3）高氯血症代谢性酸中毒。

（4）原因未明的尿崩症、失钾或周期性麻痹、肾结石、佝偻病、骨或关节痛，均应疑及本病。

（5）阴离子间隙正常，尿胺<40mmol/d，氯化铵负荷试验尿pH>5.5，碳酸氢钠负荷试验，尿、血$PCO_2$差值$[(U\text{-}B)PCO_2]$<20mmHg，可诊断本病。

---

**知识点8：远端肾小管酸中毒（Ⅰ型RTA）的鉴别诊断**
**　　　　　　　　　　　　　　　　　　　副高：熟练掌握　正高：熟练掌握**

远端肾小管性酸中毒需与各种代谢性酸中毒鉴别，尤其是其他类型的肾小管酸中毒。

（1）近端肾小管性酸中毒　以下有助于鉴别诊断：①近端肾小管性酸中毒少有肾结石和肾钙化症，而远端RTA常见；②近端RTA常伴其他近端小管吸收缺陷，如磷尿症、糖尿症、氨基酸尿等，而远端RTA少见；③近端RTA血清$HCO_3^-$常>15mmol/L，而远端RTA常<15mmol/L；④远端肾小管性酸中毒氯化铵负荷试验阳性，而近端RTA者阴性；⑤碳酸氢盐重吸收试验。远端肾小管性酸中毒尿$HCO_3^-$排泄率小于滤过量的15%；⑥近端RTA对$HCO_3^-$治疗有抵抗性，需要更大剂量（每日碳酸氢根需要量常常超过4mmol/kg），而远端RTA对$HCO_3^-$治疗敏感，需要剂量小，每日<4mmol/kg。

（2）尿毒症性代谢性酸中毒　①原发肾脏病病史；②原发肾脏病的临床表现；③除酸中毒外，常有其他代谢终产物潴留，如氮质血症、高磷血症、阴离子间隙升高等；④尿pH值多数<6.0；⑤血钾正常或血钾升高更常见；⑥肾小球滤过率严重下降。

（3）其他代谢性酸中毒　循环衰竭、呼吸衰竭等也可引起代谢性酸中毒，但各有其原发疾病的临床表现，鉴别诊断不难。

（4）低钾性周期性麻痹　周期性发作性肢体弛缓性肌肉无力、瘫痪、腱反射减弱或消失、低钾血症，与远端肾小管性酸中毒伴低钾血症者相似，高氯性代谢性酸中毒、碱性尿液、氯化铵负荷试验阳性等有助于鉴别诊断。

（5）不明原因的尿崩症、佝偻病、骨软化病、反复尿路结石　部分远端肾小管性酸中毒血pH值和$HCO_3^-$浓度正常，尿pH值增高，即只有尿中表现、没有系统性酸中毒，呈不完全型，而患者以尿崩症、佝偻病、骨软化病、反复尿路结石就诊，需要鉴别诊断，氯化铵负荷试验阳性有助于鉴别诊断。

---

知识点9：远端肾小管酸中毒（Ⅰ型RTA）的治疗　　　　副高：熟练掌握　　正高：熟练掌握

（1）病因治疗　寻找及治疗原发病，如慢性肾盂肾炎、系统性红斑狼疮、干燥综合征、多发性骨髓瘤、甲状旁腺功能亢进和肾淀粉样变等。

（2）纠正代谢性酸中毒　Ⅰ型RTA碱性药物的剂量应偏小，剂量偏大可引起抽搐。因肝脏能将枸橼酸钠转化为碳酸氢钠，故常给予复方枸橼酸合剂即Shohl溶液（枸橼酸140g，枸橼酸钠98g，加水至1000ml），50~100ml/d，分3次口服。

（3）电解质紊乱的治疗　低钾血症可服10%枸橼酸钾。不宜用氯化钾，以免加重高氯血症。

（4）骨病的治疗　①纠正低钙血症：可口服碳酸钙2~6g/d，同时需补充维生素D类药物，常用维生素$D_2$或维生素$D_3$ 30万U。当血钙为2.5mmol/L或血清碱性磷酸酶恢复正常时则停用，以避免高钙血症，应用维生素D时必须与碱性药物同用；②纠正低磷血症：低磷者给予无机磷1.0~3.6g/d，分次口服，或磷酸盐合剂（磷酸二氢钠18g加磷酸氢二钠145g，加水至1000ml），每次10~20ml，每日4次口服。

---

知识点10：远端肾小管酸中毒（Ⅰ型RTA）的预后

副高：熟练掌握　　正高：熟练掌握

如早期发现，长期治疗，防止肾钙化及骨骼畸形的发生，预后良好，甚至可达正常的生长发育水平。有些患者可自行缓解，但也有部分患者可发展为慢性肾衰竭而死亡。继发性RTA预后与病因直接有关。

## 二、近端肾小管酸中毒（Ⅱ型RTA）

知识点11：近端肾小管酸中毒（Ⅱ型RTA）的病因

副高：熟练掌握　　正高：熟练掌握

近端肾小管性酸中毒是由于近端肾小管重吸收$HCO_3^-$功能障碍，过多丢失$HCO_3^-$所致。可为原发性或继发性。①原发性：多为常染色体显性遗传，亦可与隐性遗传和X-连锁遗传有关，多见于男性，部分为散发性病例；②继发性：凡可累及到肾小管功能的各种原发病均可能导致Ⅱ型RTA。可继发于重金属盐中毒、过期四环素中毒、甲状旁腺功能亢进、高球蛋白血症、半乳糖血症、胱氨酸尿症、肝豆状核变性、干燥综合征、肾髓质囊性病变、多发性骨髓瘤等。

---

知识点12：近端肾小管酸中毒（Ⅱ型RTA）的发病机制

副高：熟练掌握　　正高：熟练掌握

致病本质为近曲小管重吸收$HCO_3^-$功能缺陷，机制包括上皮细胞受损、$Na^+$-$K^+$-ATP酶活性降低或碳酸酐酶缺乏。这些机制引起代谢性酸中毒和尿$HCO_3^-$增加。

知识点13：近端肾小管酸中毒（Ⅱ型RTA）的临床表现
副高：熟练掌握　正高：熟练掌握

（1）骨病　生长发育落后，其骨病的发生较Ⅰ型RTA患者多见。在儿童中，佝偻病、骨质疏松、维生素D代谢异常等较常见，成年人为骨软化症。

（2）继发性甲状旁腺功能亢进症　部分患者尿磷排泄增多，出现血磷下降和继发性甲状旁腺功能亢进。

（3）继发性醛固酮增多症　促进$K^+$的排泄，可出现低钾血症，但程度较轻。

（4）肾结石及肾钙沉着症　较少发生。

知识点14：近端肾小管酸中毒（Ⅱ型RTA）的辅助检查
副高：熟练掌握　正高：熟练掌握

（1）血液生化检查　①血pH值、$HCO_3^-$或$CO_2$结合力降低；②血氯显著升高，血钾显著降低，阴离子间隙正常；③可有血尿酸、血磷明显降低。

（2）尿pH值和氯化铵负荷试验　氯化铵负荷试验通过给予酸性药物，使机体产生急性代谢性酸中毒，检测肾小管的泌$H^+$、重吸收$HCO_3^-$功能。氯化铵负荷试验的操作：停用碱性药物2~3天，口服氯化铵0.1g/（kg·d），分3~4次服，连服3天，第3天采血检测$CO_2CP$、pH值，留尿检测尿pH值。血pH或$CO_2CP$降低（pH<7.34，或$CO_2CP$<20mmol/L，而尿pH不能降至5.5以下为阳性）。近端肾小管性酸中毒由于远端肾小管酸化功能正常，尿pH可<5.5，即氯化铵试验阴性。

（3）碳酸氢盐重吸收试验　给患者口服碳酸氢钠，剂量从2~10mmol/（kg·d）开始，每日逐渐增加剂量至酸中毒纠正（血浆$HCO_3^-$浓度正常），测定尿$HCO_3^-$排量，及计算滤过的$HCO_3^-$排泄率，如尿$HCO_3^-$排泄率大于滤过量的15%，则可确诊近端肾小管性酸中毒；远端肾小管性酸中毒者<15%。也可使用碳酸氢钠静脉滴注。尿碳酸氢钠排泄率的计算公式为：

$$尿HCO_3^- = \frac{尿HCO_3^-（mmol/L）\times 血肌酐（\mu mol/L）}{血浆HCO_3^-（mmol/L）\times 尿肌酐（\mu mol/L）} \times 100\%$$

（4）影像学检查　腹部B超、肾脏CT/MR、静脉肾盂造影、骨骼X线检查等影像学检查的意义：①帮助了解近端肾小管性酸中毒对骨骼、肾脏的损害：肾钙化、尿路结石、骨骼畸形、病理性骨折、骨软化症；②帮助诊断引起近端肾小管性酸中毒的肾脏疾病：海绵肾、肾淀粉样变等。

（5）免疫学检查　近端肾小管性酸中毒可见于干燥综合征、多发性骨髓瘤等疾病，进行自身抗体等免疫学检查有助于原发病的诊断，如抗核抗体、抗SS-A抗体、抗SS-B抗体、$\beta_2$-微球蛋白、血浆免疫球蛋白电泳等。

知识点15：近端肾小管酸中毒（Ⅱ型RTA）的诊断

副高：熟练掌握　正高：熟练掌握

在临床上具有多饮、多尿、恶心、呕吐和生长迟缓，血液检查具有持续性低钾高氯性代谢性酸中毒特征者应考虑近端肾小管酸中毒（PRTA），确定诊断应具有以下几点：①当血$HCO_3^-$ < 16mmol/L时，尿pH < 5.5；②FE $HCO_3^-$ > 15%；③尿钙不高，临床无明显肾结石和肾钙化；④氯化铵试验阴性。

知识点16：近端肾小管酸中毒（Ⅱ型RTA）的鉴别诊断

副高：熟练掌握　正高：熟练掌握

近端肾小管性酸中毒需与各种代谢性酸中毒鉴别，尤其是其他类型的肾小管酸中毒。

（1）远端肾小管性酸中毒　与近端肾小管性酸中毒相似，远端肾小管性酸中毒也表现为高氯性酸中毒、低血钾、低血钙、高尿pH。远端肾小管性酸中毒的特点：①远端肾小管性酸中毒患者骨病和尿路结石发生率高，骨病更严重，常常有佝偻病、软骨病、磷酸钙结石或肾钙化症；②少数患者有神经性耳聋；③氯化铵负荷试验阳性；④碳酸氢盐重吸收试验：尿$HCO_3^-$排泄率小于滤过量的15%。

（2）尿毒症性代谢性酸中毒　鉴别要点：①原发肾脏病病史；②原发肾脏病的临床表现；③除酸中毒外，常有其他代谢终产物潴留，如氮质血症、高磷血症、阴离子间隙升高等；④尿pH多数 < 6.0；⑤血钾正常或血钾升高更常见；⑥肾小球滤过率严重下降。

（3）其他代谢性酸中毒　循环衰竭、呼吸衰竭等也可引起代谢性酸中毒，但各有其原发疾病的临床表现可鉴别诊断。

（4）低钾性周期性麻痹　周期性发作性肢体弛缓性肌肉无力、瘫痪、腱反射减弱或消失、低钾血症，与近端肾小管性酸中毒伴低钾血症者相似，高氯性代谢性酸中毒、碱性尿液、肾小管功能障碍、碳酸氢盐重吸收试验等有助于鉴别诊断。

（5）不明原因的尿崩症、佝偻病、骨软化病、反复尿路结石　部分近端肾小管性酸中毒血pH和$HCO_3^-$浓度正常，尿pH增高，没有系统性酸中毒，呈不完全型，而患者以尿崩症、佝偻病、骨软化病、反复尿路结石就诊，需要鉴别诊断，碳酸氢盐重吸收试验有助于鉴别诊断。

知识点17：近端肾小管酸中毒（Ⅱ型RTA）的治疗

副高：熟练掌握　正高：熟练掌握

（1）病因治疗　寻找并治疗原发病，如药物中毒、重金属中毒、多发性骨髓瘤、继发性甲状旁腺亢进、肾淀粉样变、干燥综合征等。

（2）纠正酸中毒　因儿童肾$HCO_3^-$阈值比成人低，故患儿尿中$HCO_3^-$丢失更多，治疗所需碱较Ⅰ型RTA更大，其剂量为10～20mmol/（kg·d），目前推荐复方枸橼酸溶液口服。另外，重症者可给予低钠饮食，并适当使用氢氯噻嗪，可减少细胞外液的容量，促进碳酸氢钠的重吸收。严重酸中毒可静脉给予碳酸氢钠。

（3）纠正水电解质紊乱 伴低钾血症时可补充钾盐，一般选用10%枸橼酸钾10ml，每日3次，从小剂量开始，逐渐增加剂量，严重低钾的患者应静脉补充钾盐。

（4）预防和治疗骨病 可适当补充维生素$D_3$和磷酸盐，维持血钙、血磷于正常水平的低值，避免发生高钙血症。骨病严重患者可试用苯丙酸诺龙，促进骨质生长。

（5）预防和治疗尿路结石 多喝水，保证入量，增加尿量；少吃含草酸盐高的食物，如菠菜。已发生尿路结石的患者，应及时去泌尿外科诊治。

（6）积极治疗尿路感染 感染可进一步损害肾小管，加重肾小管性酸中毒。近端肾小管性酸中毒、尿路结石、尿路感染往往互相影响，互为因果，因此，一旦发生尿路感染，应及时诊断，积极治疗。

---

知识点18：近端肾小管酸中毒（Ⅱ型RTA）的预后

副高：熟练掌握 正高：熟练掌握

视病因不同各异。常染色体隐性遗传和合并眼病的常染色体隐性遗传近端小管酸中毒需终身补碱。散发性或孤立性原发性近端小管酸中毒多为暂时性的，随着发育可能自行缓解，一般3～5年或以后可以撤药。

## 三、混合型肾小管酸中毒（Ⅲ型RTA）

---

知识点19：混合型肾小管酸中毒（Ⅲ型RTA）的特点

副高：熟练掌握 正高：熟练掌握

指Ⅰ、Ⅱ两型混合存在。但在Schasfian及Morris的分类中，混合型只被作为RTAⅡ型中的一个亚型；而另有所谓的"Ⅲ型肾小管酸中毒"则是Ⅰ型的一个亚型，患者也兼有Ⅰ、Ⅱ两型的临床表现，其远曲小管酸化功能障碍较Ⅰ型为重，尿中漏出$HCO_3^-$亦多，达滤过量的5%～10%。故酸中毒程度比Ⅰ、Ⅱ型为重。治疗同Ⅰ型，但应补充重碳酸盐。

## 四、高钾型肾小管酸中毒（Ⅳ型RTA）

---

知识点20：高钾型肾小管酸中毒（Ⅳ型RTA）的特点

副高：熟练掌握 正高：熟练掌握

高钾型肾小管酸中毒（Ⅳ型）以高氯性代谢性酸中毒、持续性高血钾为特点，其病理生理学基础是远端肾小管对醛固酮拮抗，或者醛固酮分泌不足。Ⅳ型肾小管性酸中毒多数伴有慢性肾小管间质疾病，包括：①引起低肾素性低醛固酮血症的疾病：如各种肾小管间质肾脏病、糖尿病肾病、高血压肾硬化、移植肾排斥反应等；②肾对醛固酮反应性降低；如假性醛固酮缺乏症、失盐性肾病、梗阻性肾病、镇痛药性肾病等；③醛固酮分泌不足：Addison病、双侧肾上腺切除术后、先天性醛固酮合成缺陷等。

### 知识点21：高钾型肾小管酸中毒（Ⅳ型RTA）的病因

**副高：熟练掌握　正高：熟练掌握**

各种导致醛固酮分泌减少或远端肾小管对于醛固酮反应减弱均可导致本型RTA。儿童中多为遗传性。在成人多为继发性。醛固酮分泌不足可见于原发性肾上腺功能异常，也可继发于轻中度肾功能不全导致的低肾素血症，如DN、LN、HIV-AN，其GFR＞20ml/min；醛固酮相对不足即肾小管对醛固酮反应减弱。

### 知识点22：高钾型肾小管酸中毒（Ⅳ型RTA）的临床表现

**副高：熟练掌握　正高：熟练掌握**

（1）肾小管浓缩功能障碍　病程迁延的患者常有肾小管浓缩功能障碍，表现为多尿、烦渴、多饮。

（2）肾小球滤过功能障碍引起的症状　水肿、乏力、食欲缺乏、腹胀、面色苍白等。

（3）严重酸中毒症状　可出现食欲缺乏、恶心、呕吐、深大呼吸、神经精神异常等。

（4）泌尿系统结石或者肾钙化　合并血尿、肾绞痛。

（5）肾性骨病：骨质疏松、骨软化、病理性骨折等。

### 知识点23：高钾型肾小管酸中毒（Ⅳ型RTA）的实验室检查

**副高：熟练掌握　正高：熟练掌握**

（1）血电解质、酸碱检查　表现为代谢性酸中毒，$CO_2$结合力下降、$HCO_3^-$浓度下降，高钾血症。

（2）肾功能　血尿素、血肌酐升高，提示Ⅳ型肾小管性酸中毒患者肾小球滤过功能下降。

（3）尿常规　尿pH值常＞5.5；尿蛋白可阴性或少量，尿红细胞阳性；尿比重低、尿渗透压低。

（4）肾小球滤过功能的检查　患者肾小球滤过功能多数受损，进行肌酐清除率等测定，了解肾功能，帮助排除尿毒症性代谢性酸中毒。

（5）肾小管功能的检查　尿$NH_4^+$排出明显减少，尿钾排出减少，尿$HCO_3^-$排出正常或者轻度增多，昼夜尿比重差值大于0.009。

（6）血肾素、醛固酮测定　血肾素、醛固酮含量降低。

（7）尿pH值和氯化铵负荷试验　多数尿pH值呈碱性尿，部分酸中毒明显的患者尿可呈酸性（尿pH值＜5.5）。氯化铵负荷试验阴性。

（8）碳酸氢盐重吸收试验　尿$HCO_3^-$排出增多，但其排出量小于滤过量的10%。

（9）影像学检查　腹部B超、肾脏CT/MR、静脉肾盂造影、骨骼X线检查等影像学检查帮助诊断引起全远端肾小管性酸中毒的肾脏疾病：海绵肾、肾淀粉样变、多囊肾、慢性肾盂肾炎、梗阻性肾病等。

（10）免疫学检查 可见于干燥综合征、多发性骨髓瘤、系统性红斑狼疮等疾病，进行自身抗体等免疫学检查有助于原发病的诊断，如抗核抗体、抗SS-A抗体、抗SS-B抗体、$\beta_2$-微球蛋白、血浆免疫球蛋白电泳等。

## 知识点24：高钾型肾小管酸中毒（Ⅳ型RTA）的诊断
**副高：熟练掌握　正高：熟练掌握**

凡代谢性酸中毒，伴持续性高钾血症，不能以肾小球功能衰竭或其他原因解释者，均应考虑本病的可能性。临床诊断要点有：①高血氯性代谢性酸中毒；②高钾血症；③尿液酸化功能障碍：尿$HCO_3^-$排出量增加，但尿$HCO_3^-$排出量<10%滤过量，尿胺减少；④常伴有低肾素、低醛固酮血症；⑤常可找到原发疾病，如慢性肾小管–间质肾病、糖尿病肾病、高血压肾硬化等；⑥肾小球滤过功能下降。Ⅳ型肾小管性酸中毒常有程度不同的肾小球功能不全，血尿素，血肌酐升高，但酸中毒及高钾血症程度与GFR下降程度不相称。

## 知识点25：高钾型肾小管酸中毒（Ⅳ型RTA）的鉴别诊断
**副高：熟练掌握　正高：熟练掌握**

（1）肾功能不全所致的酸中毒 肾功能不全导致的代谢性酸中毒、高钾血症，需与Ⅳ型肾小管性酸中毒鉴别：①前者的酸中毒程度与肾小球滤过率下降成比例；②后者肾小球滤过率常为轻度降低（≥30ml/min），酸中毒程度与肾小球滤过率下降不成比例，一般在慢性肾功能不全之前，已有高血钾和酸中毒；③尿液酸化功能障碍出现的更早，更明显；④肾小球功能衰竭患者的基础病多为肾小球疾病，而Ⅳ型肾小管性酸中毒常见于小管间质疾病；⑤Ⅳ型肾小管性酸中毒常见低肾素、低醛固酮血症。

（2）Ⅱ型肾小管性酸中毒 鉴别要点：①Ⅱ型RTA肾小管重吸收功能障碍明显，常伴有糖尿、氨基酸尿、磷酸盐尿；②碳酸氢钠负荷试验，Ⅳ型肾小管性酸中毒患者尿$HCO_3^-$排量可增多，但常<10%的滤过量；Ⅱ型肾小管性酸中毒尿$HCO_3^-$排量>15%；③Ⅳ型RTA尿胺排出明显减少，尿钾减少；④Ⅳ型肾小管性酸中毒以伴高血钾为特点，Ⅱ型肾小管性酸中毒高血钾少见。

（3）远端肾小管性酸中毒 远端肾小管性酸中毒的特点：①远端肾小管性酸中毒患者骨病和尿路结石发生率高，骨病更严重，常常有佝偻病、软骨病、磷酸钙结石或肾钙化症；②Ⅳ型肾小管性酸中毒以伴高血钾为特点，远端肾小管性酸中毒常伴低钾血症；③氯化铵负荷试验阳性。

（4）其他代谢性酸中毒 循环衰竭、呼吸衰竭等也可引起代谢性酸中毒，但各有其原发疾病的临床表现，鉴别诊断不难。

（5）不明原因的尿崩症 全远端肾小管性酸中毒常常有夜尿增多、多尿、烦渴等症状，需要与尿崩症相鉴别。高血氯性代谢性酸中毒、高钾血症、尿液酸化功能障碍、肾功能衰竭、尿胺排出增多等有助于鉴别诊断。

### 知识点26：高钾型肾小管酸中毒（Ⅳ型RTA）的治疗

副高：熟练掌握　正高：熟练掌握

（1）一般治疗　①限制饮食中钾的含量，避免应用易致高钾的药物；②限制饮食中钠的含量尽管对此类患者有益，但应避免长期限制钠的摄入。

（2）病因治疗　寻找并治疗原发病，如慢性肾盂肾炎、系统性红斑狼疮和干燥综合征、糖尿病肾病、高血压病等。

（3）纠正酸中毒　常用碳酸氢钠$1.0 \sim 4.0g$，每日$3 \sim 4$次。一般可口服给药，严重酸中毒可静脉给药。

（4）高钾血症的处理　高钾血症的治疗措施有：①纠正代谢性酸中毒：可口服或静脉补充碳酸氢钠；②静脉缓慢注射10%葡萄糖酸钙$10 \sim 20ml$，5%氯化钙$10ml$；③静脉注射50%葡萄糖溶液$40 \sim 60ml$加普通胰岛素$6 \sim 10U$；④袢利尿剂：呋塞米$20 \sim 40mg$，iv；⑤口服离子交换树脂，剂量$15 \sim 20g$，分3次口服；⑥严重而又难于纠正的高钾血症应考虑透析治疗。

（5）多巴胺拮抗剂　醛固酮缺乏的患者可给予多巴胺拮抗剂，常用甲氧氯普胺$10mg$/次，每日3次。这类药物可促进醛固酮释放，可改善酸中毒状态。

（6）盐皮质激素　适用于低肾素、低醛固酮血症以及肾小管对肾素和醛固酮反应性低者。盐皮质激素9-α-氟氢可的松，剂量每日$0.1mg$。肾小管对肾素和醛固酮反应性低者每日$0.3 \sim 0.5mg$。盐皮质激素可以增加尿胺、尿钾排出，促进泌氢，增加净酸排出，纠正酸中毒与高血钾。

（7）利尿剂　可应用呋塞米或噻嗪类利尿剂，刺激肾小管排$H^+$、$K^+$、$Na^+$和水等；另外，利尿治疗可降低血容量，刺激醛固酮分泌，适用于低醛固酮患者。

（8）糖皮质激素　对于低醛固酮血症的Ⅳ型肾小管性酸中毒患者，可试用糖皮质激素。

（9）延缓肾衰竭进展　Ⅳ型肾小管性酸中毒常伴有肾小球滤过功能受损，应注意给予延缓肾衰竭进展的措施。

### 知识点27：高钾型肾小管酸中毒（Ⅳ型RTA）的预后

副高：熟练掌握　正高：熟练掌握

高钾型肾小管酸中毒预后取决于原发病、肾衰竭的程度，不伴肾小球滤过功能障碍者多数预后良好。

## 第四节　范科尼综合征

### 知识点1：范科尼综合征的概念

副高：熟练掌握　正高：熟练掌握

范科尼综合征由Fanconi于1931年首先报道的一组以近端肾小管多种转运功能缺陷的疾病，可导致氨基酸尿、磷酸盐尿、葡萄糖尿、低分子蛋白尿，并发肾小管性酸中毒和肾性尿崩症等多种近端肾小管损害。

| 知识点2：范科尼综合征的病因病理 | 副高：熟练掌握　正高：熟练掌握 |

引起范科尼综合征的原因很多，其病理生理学机制尚未完全阐明。

（1）遗传性　①特发性（常染色体显性遗传）；②Dent病（X性连锁遗传）；③散发性；④胱氨酸沉积病（常染色体隐性遗传）；⑤Ⅰ型酪氨酸血症（常染色体隐性遗传）；⑥半乳糖血症（常染色体隐性遗传）；⑦Ⅰ型糖原贮积症（常染色体隐性遗传）；⑧Wilson病（常染色体隐性遗传）；⑨线粒体病（细胞色素C氧化酶缺陷）；⑩Lowe病（眼脑肾综合征）（X性连锁遗传）；⑪遗传性果糖不耐受症（常染色体隐性遗传）。

（2）获得性　①副蛋白血症（多发性骨髓瘤）；②肾病综合征；③慢性肾小管间质肾炎；④肾移植；⑤恶性肿瘤。

（3）外源性因素　①重金属：如钙、铅、汞、铀、铂；②药物：如顺铂、氨基糖苷类抗生素、硫唑嘌呤、丙戊酸盐、过期四环素、异环磷酰胺、替诺福韦；③化学物质：如甲苯、马来酸盐、百草枯、甲酚溶液。

| 知识点3：范科尼综合征的辅助检查 | 副高：熟练掌握　正高：熟练掌握 |

（1）针对胱氨酸沉积症　儿童范科尼综合征应检查外周血白细胞中胱氨酸含量并进行裂隙灯检查，发现半胱氨酸水平升高和角膜结晶有助于诊断胱氨酸沉积症。

（2）针对半乳糖血症　尿葡萄糖氧化试验中半乳糖不发生反应。细胞内半乳糖-1-磷酸尿苷酰转移酶检查有诊断意义。在某些国家如美国，新生儿筛查半乳糖血症是常规项目。

（3）Wilson病　患者应行裂隙灯检查角膜色素沉着。检测尿、肝、血浆铜含量及血清游离铜。

| 知识点4：范科尼综合征的临床表现 | 副高：熟练掌握　正高：熟练掌握 |

（1）肾性糖尿。

（2）肾性氨基酸尿。

（3）蛋白尿轻微，以低分子选择性蛋白尿为主。

（4）磷酸盐尿在血磷酸盐高时才发生。

（5）高氯性代谢性酸中毒，即Ⅱ型肾小管酸中毒。

（6）低钠低钾可继发高醛固酮血症。

（7）血容量减少。

| 知识点5：范科尼综合征的诊断 | 副高：熟练掌握　正高：熟练掌握 |

根据临床表现做出诊断，查找病因。

（1）儿童范科尼综合征　要警惕胱氨酸沉积病，诊断依靠外周血白细胞中胱氨酸含量。

患儿半胱氨酸水平通常超过2nmol/mg（蛋白），而正常人含量＜0.2nmol/mg（蛋白）。裂隙灯检查发现角膜结晶有助于诊断。

（2）半乳糖血症  诊断主要通过红细胞内半乳糖-1-磷酸尿苷酰转移酶和尿半乳糖检查。

（3）Wilson病  诊断依靠尿、肝脏、血浆铜含量及血清游离铜检测。角膜K-F色素沉着环有助于诊断。

（4）糖原贮积症  诊断依赖DNA检查或肝穿刺明确。

（5）酪氨酸血症  诊断依据为血浆或尿中升高的琥珀酰丙酮。

| 知识点6：范科尼综合征的治疗 | 副高：熟练掌握  正高：熟练掌握 |
| --- | --- |

（1）调节水、电解质平衡。

（2）补充维生素D。

（3）针对特殊氨基酸紊乱补充氨基酸，如半胱胺（巯基乙胺）降低白细胞内胱氨酸浓度。

（4）肾功能不全者按慢性肾脏病治疗原则治疗。

（5）特殊饮食。半乳糖血症患者需进食无半乳糖饮食，遗传性果糖不耐受者需限制果糖和蔗糖饮食，酪氨酸血症应给予低苯丙氨酸和酪氨酸饮食，对肾功能保护有作用，但无法改善肝硬化。

# 第七章　尿路感染与梗阻性肾病

## 第一节　尿路感染

### 知识点1：尿路感染的概念　　　　副高：熟练掌握　正高：熟练掌握

尿路感染（UTI）是指病原体在尿液中生长繁殖并侵犯尿路黏膜或组织引起的尿路炎症，是所有微生物感染中最常见的临床类型。

### 知识点2：尿路感染的流行病学　　　　副高：熟练掌握　正高：熟练掌握

尿路感染可发生在从婴儿到老年的各个年龄段，女性尤其是妊娠期妇女的发生率更高；男性则好发于两个特别的人群，即肾移植受者和尿路有功能性或器质性异常的患者。

根据流行病学资料，普通人群尿路感染的发生率约为0.91%，女性人群的发生率约为2.05%，40%～50%的妇女一生中有过尿路感染的病史，其中尤以生育期女性多见约为5%，妊娠期妇女的发生率更高约为10.2%。女性和男性的比例约为10∶1，婴幼儿细菌尿1%，女学生细菌尿1%～2%，男学生细菌尿0.03%。50岁以后的男性，由于前列腺增生而使UTI的发病率增加，UTI的发生率与女性相近约为7%，与女性相当。老年人群发病率明显上升，65岁以上的老年女性和老年男性分别高达21%和12%。尿感的临床症状较为复杂，可表现为急、慢性肾盂肾炎，急、慢性膀胱炎，无症状性细菌尿，也可引发严重并发症，如败血症、感染性休克等，少数反复发作或迁延不愈，导致肾衰竭。

### 知识点3：尿路感染的病原体与感染途径　　　　副高：熟练掌握　正高：熟练掌握

UTI最常见的病原体为革兰阴性肠杆菌属，其中埃希大肠菌约占80%，其次为肠球菌、葡萄球菌、肺炎克雷伯菌属、肠杆菌属和铜绿假单胞菌等。真菌性UTI（主要为念珠菌属）多见于糖尿病、留置导尿和长期使用广谱抗生素或免疫抑制剂的患者。此外，病毒、支原体、衣原体和寄生虫（如阴道滴虫）等也可引起UTI。95%以上的致病菌为单一细菌，极少数为两种以上细菌的混合感染，厌氧菌UTI临床少见，多与尿路梗阻有关。大约95%的UTI是由粪源性病原菌上行感染所致，即经由尿道、膀胱、输尿管、肾盂到达肾脏髓质，可累及单侧或双侧。血源性感染少见，仅占所有UTI的3%左右，通常为金黄色葡萄球菌菌血症所致。此外，有研究认为，下腹部和盆腔器官与肾脏毛细淋巴管有吻合支相通，细菌可通过淋巴道进入肾脏导致UTI，但多数学者则持否定态度，认为即使有也罕见。

知识点4：尿路感染的易感因素　　　　　　　副高：熟练掌握　　正高：熟练掌握

（1）尿路梗阻　是最常见的易感因素，其UTI的发生率较正常人高12倍，这种情况的UTI称为复杂性UTI。

（2）妊娠　妊娠是UTI的重要诱因。妊娠早期雌激素和孕酮水平升高引起输尿管平滑肌松弛，随着妊娠月份的增加，子宫增大压迫输尿管造成尿路梗阻。妊娠期肾小球滤过率增加，葡萄糖、氨基酸、水溶性维生素滤出也增加，而妊娠期肾小管对这些物质的重吸收减少，因此尿中营养物质增加，这是妊娠期容易引发UTI的另一重要原因。

（3）女性尿道局部解剖特点　女性尿道短而宽，位于阴道与直肠前方，极易受阴道分泌物和粪便的污染而发生UTI。

（4）尿路畸形和结构异常　如先天性肾发育不良、肾盂及输尿管畸形、多囊肾、肾下垂等，均可引起尿液排泄不畅和肾内反流，易引发UTI。

（5）尿道插管及器械检查　据统计，一次导尿后，UTI的发生率为1%~2%，留置导尿管3天以上，UTI的发生率超过90%；此外，膀胱镜检查或逆行肾盂造影等有创性检查，容易造成尿道损伤并有可能将细菌带入后尿道、膀胱和肾脏而导致UTI。

（6）机体抵抗力下降　长期卧床的慢性疾病，糖尿病、长期使用糖皮质激素和免疫抑制剂的患者等，均可因机体抵抗力下降而引发UTI。

（7）局部使用杀精化合物避孕　可以导致女性患者的阴道菌群失调，埃希大肠菌数量显著增加。

（8）遗传因素　有研究表明，UTI的发生可能与患者的ABO血型及内分泌功能状态有关，反复发作UTI的女性，其家族中UTI的发生率显著高于对照组。

知识点5：尿路感染的临床类型　　　　　　　副高：熟练掌握　　正高：熟练掌握

（1）根据临床症状的有或无，尿路感染可分为无症状细菌尿和有症状尿路感染，无症状细菌尿是指患者有真性细菌尿而无尿路感染的临床症状，即无症状尿感；既有真性细菌尿又有临床症状者称为有症状尿路感染。

（2）根据感染发生的部位，尿路感染可分为上尿路感染和下尿路感染，前者为肾盂肾炎，后者主要为膀胱炎。肾盂肾炎又可分为急性和慢性。

（3）根据有无尿路功能上或解剖上的异常等，尿路感染还可分为复杂性UTI和非复杂性UTI。复杂性UTI指伴有尿路梗阻、尿流不畅、结石、尿路先天畸形及膀胱输尿管反流等解剖和功能上的异常，或在慢性肾脏疾病基础上发生的UTI。非复杂性UTI则无上述情况。

（4）根据UTI是初发还是再发，可分为初发（首次发作）UTI和再发性UTI（6个月内UTI发作≥2次或1年内≥3次）。后者又可分为复发和重新感染。

知识点6：尿路感染的临床表现　　　　　　　副高：熟练掌握　　正高：熟练掌握

依据感染部位不同分为上尿路感染和下尿路感染。下尿路感染可单独存在，上尿路感染则常伴发下尿路感染。

（1）下尿路感染 下尿路感染主要表现为膀胱刺激症状，即尿频、尿急、尿痛、白细胞尿，偶可有血尿，甚至肉眼血尿，膀胱区可有不适。一般无明显的全身感染症状，但少数患者可有腰痛、低热（体温一般不超过38.5℃）。

（2）上尿路感染 上尿路感染除有膀胱刺激症状外，还有全身感染表现，如寒战、发热、头痛、恶心、呕吐、食欲缺乏等。不典型尿路感染的临床表现可多样化，这些患者的尿路局部症状多不明显，有些表现为急性腹痛和胃肠功能紊乱的症状，有些以全身急性感染症状为主，有些仅表现为腰背部疼痛，而有些患者甚至表现为肾绞痛。

慢性尿路感染的患者的临床症状相对较轻，主要是尿路局部症状，如膀胱刺激症状、膀胱区及腰背部不适感等，全身性感染症状多不明显，少数患者可有反复低热。

**知识点7：尿路感染并发症** 副高：熟练掌握 正高：熟练掌握

（1）肾乳头坏死 常发生于伴有糖尿病或尿路梗阻的肾盂肾炎患者，主要表现为寒战、高热、剧烈腰痛或腹痛和血尿等，当有坏死组织脱落从尿中排出、阻塞输尿管时可发生肾绞痛。静脉肾盂造影（IVP）可见肾乳头区有特征性"环形征"。

（2）肾周围脓肿 由严重肾盂肾炎直接扩展而致，常出现明显的单侧腰痛，且在向健侧弯腰时疼痛加剧。超声波、X线腹部平片、CT等检查有助于诊断。

（3）感染性结石 变形杆菌等含尿素酶的细菌能引起感染性肾石，常为双肾受累。这种结石的成分以磷酸铵镁为主，由于尿素酶可分解尿中的尿素、尿中氨、重碳酸盐、碳酸盐含量增加，使尿呈碱性，而磷酸盐在碱性尿中的溶解度明显降低，易产生沉淀而形成磷酸铵镁和磷灰石性结石。常呈大鹿角形，多为双侧性，结石的小裂隙内常藏有致病菌。因抗菌药不易到达该处，易导致尿路感染治疗失败。感染合并尿路梗阻导致肾盂积液、反流性肾病等，加速肾实质破坏、肾功能受损。

（4）革兰阴性杆菌败血症 多见于复杂性尿路感染患者，尤其是接受膀胱镜检查或长期留置导尿管后。尿路感染是革兰阴性杆菌败血症的主要原因之一。病情凶险，突起寒战、高热及休克，死亡率高达50%。

**知识点8：尿路感染的一般检查** 副高：熟练掌握 正高：熟练掌握

（1）尿常规 一般来说，尿常规可作为门诊UTI的初步检查，肉眼观察尿色可清或混浊，可有腐败气味，极少数患者（<5%）可有肉眼血尿；尿蛋白多为阴性或微量±～＋，如尿蛋白量较大，应注意有无肾小球疾病；镜下血尿见于40%～60%的急性UTI患者，尿红细胞数多为2～10个/HP。对尿路感染诊断有较大意义的为白细胞尿（脓尿），指离心后尿沉渣镜检白细胞＞5个/HP，是尿路感染诊断的一个较为敏感的指标。

（2）尿细菌学检查 如果尿常规结果提示尿路感染的存在，必须立即进行尿细菌学检查，尽量在使用抗生素治疗前进行。尿细菌学检查是诊断尿路感染的关键性手段。如发现有真性细菌尿，虽无症状也可诊为UTI。真性细菌尿和有意义细菌尿的含义略有不同，凡是清洁中段尿定量细菌培养≥$10^5$/ml均可称有意义的细菌尿；真性细菌尿则除此外，还要求确实排除了假阳性的可能，而且要求临床上有尿路感染症状，如无症状者，则要求连续培养两次，且菌落计数均≥$10^5$/ml，而且两次的菌种相同。

（3）尿白细胞排泄率　是较准确检测脓尿的方法，多采用1小时尿细胞计数法，方法为准确收集患者2（或3）小时的全部尿液，立即作白细胞计数，所得白细胞数按1小时折算。白细胞>30万/小时为阳性，介于20万～30万/小时者为可疑，应结合临床判断。

（4）血常规　急性肾盂肾炎患者，血白细胞计数可轻或中度增加，中性粒细胞也常增多，有核左移。红细胞沉降率可加快。急性膀胱炎时，通常无上述改变。

（5）肾功能检查　急性肾盂肾炎偶有尿浓缩功能障碍，于治疗后多可恢复。

（6）血生化检查　普通UTI的血生化检查多无明显异常。进行生化检查主要是排除一些可能引起尿路感染的代谢性疾病，如糖尿病、高尿酸血症、高钙血症和低钾血症等。

## 知识点9：尿路感染的特殊检查　　　　　副高：熟练掌握　正高：熟练掌握

一般情况下，普通的UTI经上述检查基本可以诊断。如果检查结果对诊断没有帮助或有可疑，或者已经诊断UTI且经过正规治疗后UTI仍然存在，则必须进行进一步检查，以寻找尿路复杂因素。

（1）膀胱穿刺尿细菌培养　如果连续2次清洁中段尿培养结果可疑，则可以考虑进行膀胱穿刺尿细菌培养。其他适应证还有：①疑为厌氧菌UTI；②中段尿结果是混合感染，但高度怀疑结果不可靠时，可用它来确定膀胱内是否真有多种细菌存在；③临床上高度怀疑UTI，但尿含菌量低者；④高度怀疑尿路感染，而无条件做细菌定量培养时，可用膀胱穿刺尿定性培养来诊断。

（2）X线检查　尿路X线检查的主要目的是了解尿路情况，及时发现引起UTI反复发作的不利因素如结石、梗阻、反流、畸形等。有些因素经适当的内或外科处理可以纠正。在女性，其适应证为再发性UTI或急性UTI经7～10天抗菌治疗无效者。对于首次发作的急性女性UTI患者，一般不需要进行尿路X线检查。对于男性UTI患者，无论是初发还是复发，均应进行尿路X线检查，以排除尿路解剖和功能上的异常。X线检查项目包括腹部X线平片，静脉肾盂造影，排尿期膀胱输尿管反流造影等，必要时进行逆行肾盂造影。一般来说，在UTI急性期，不宜做静脉肾盂造影。

（3）B超和/或CT检查　尿路B超检查的目的与X线检查是一致的，尤其适用于急性期UTI患者。如X线和B超检查均不能明确病变的性质，可考虑进行CT检查，CT检查对细小病变的分辨率高于B超。

（4）其他病原体的培养和分离　虽然95%以上的UTI是由革兰阴性杆菌所引起的，但真菌、病毒、衣原体、支原体等都可引起UTI。因此，对于临床上高度怀疑UTI但多次细菌培养均呈阴性者，则需考虑进行其他病原体的培养或病毒的分离。

| 知识点10：尿路感染的定性诊断 | 副高：熟练掌握 正高：熟练掌握 |
| --- | --- |

主要根据尿液中的细菌数量确定诊断，公认的方法是清洁中段尿细菌定量培养。诊断标准：①菌落数≥$10^5$/ml；②清洁离心中段尿沉渣WBC > 5/HP，且涂片找到细菌者；③对于意识障碍或其他原因不能取清洁中段尿标本的患者，可做耻骨上膀胱穿刺取尿培养，有菌生长；④若致病菌为球菌，菌落数≥$10^4$/ml。

此外，清洁中段晨尿液涂片做革兰染色，在油镜下每视野找到1个细菌，提示定量培养，菌落计数 > $10^5$/ml。也可以取清洁中段尿，在高倍镜下用暗视野观察，如平均每个视野≥1个细菌（包括动或不动的），即为有意义的细菌尿，其符合率可达90%以上。

| 知识点11：尿路感染的定位诊断 | 副高：熟练掌握 正高：熟练掌握 |
| --- | --- |

通过尿培养可以诊断尿路感染，真性菌尿表明尿路细菌感染存在，但并不能区别细菌是来自上尿路（肾盂肾炎）还是下尿路（膀胱炎），由于肾盂肾炎与膀胱炎的治疗及预后不同，因此，应用尿路感染的定位诊断方法对两者进行鉴别，具有重要的临床意义。

（1）临床表现定位 患者的临床症状有助于定位诊断，如有寒战、发热（T > 38.5℃）、腰痛，肾区叩痛和/或压痛等症状者常为急性肾盂肾炎的特征。此外，在临床治愈后，重新感染者，常为膀胱炎（重新感染是在治疗后细菌已消失，但停止治疗后与前次不同的致病菌重新引起感染，一般于停药6周后发生）；复发者，则常为肾盂肾炎（复发是指在治疗后细菌尿消失，但停药6周内复发，致病菌与前次相同）。一般来说，仅根据临床表现来进行定位常不够准确，因为上尿路感染和下尿路感染的临床症状多有重叠。因此，临床症状和体征对UTI的定位诊断价值非常有限。

（2）实验室检查定位

1）输尿管导管法：是一种直接的定位方法。通过膀胱镜插入输尿管导管，收集输尿导管尿行培养（Stnmey法）。该法不仅诊断准确性高，而且可以区分是哪一侧肾脏感染。但膀胱镜检查是创伤性检查方法，患者比较痛苦，且操作复杂，临床上不能作为常规定位检查手段。

2）膀胱冲洗后尿培养法：也是UTI的直接定位方法。与输尿管导尿法相比，更为简便和准确。检查步骤为：先插入导尿管，排空膀胱，并留取尿标本做细菌定量培养（0号标本），然后从导尿管内注入生理盐水100ml，内含卡那霉素1.0g和α-糜蛋白酶10mg，停留45分钟，然后再排空膀胱，并用2000ml无菌生理盐水冲洗膀胱，排空后收集最后数滴尿做培养（1号标本）。以后每隔15分钟收集尿液做定量培养，共4次（分别为2、3、4、5号标本）。结果判断：如0号标本（灭菌之前）细菌数 > $10^5$/d，表明当时仍存在着细菌尿；如膀胱灭菌后的全部标本均无菌，则表示为下UTI；如2～5号尿标本的含菌量 > $10^5$/ml，同时比1号标本的细菌数超过10倍，则表示为上尿路感染。本法痛苦不大，比输尿管导尿法简便，损伤性小，孕妇也适用。目前多数学者已用本方法替代输尿管导管法作为定位的标准方法。

3）静脉肾盂造影（IVP）：急性肾盂肾炎时IVP一般无异常发现或仅显示肾影稍大。对于慢性肾盂肾炎患者行IVP检查的概率虽高，但是阳性率不高。IVP对肾脏感染的诊断敏感性比较低。

4）肾图：尿路感染肾图检查既可正常也可异常。肾图异常提示尿路感染或其基础病变在肾内，通过检查可了解病变的程度、部位及何处损伤较重等。

5）肾显像：枸橼酸[57]镓静脉注入24小时后，正常肾区应基本无放射性物质存留，当发生肾盂肾炎、间质性肾炎等可以有肾内局部或弥散的放射性物质异常存留。急性肾盂肾炎的显像阳性率可达85%，但特异性不高，恶性肿瘤、急性肾小管坏死、急性肾衰竭、血管炎、结节病、淀粉样变等也可以有异常存留。一般不采用这种方法进行诊断。只有当尿培养阳性时，才采用该方法对肾内炎症病变进行定位。反复尿路感染，特别对小儿，肾图、肾显像和膀胱输尿管反流检查有助于了解有无泌尿系畸形、梗阻或尿液反流等病因的存在。

6）其他：其他方法还包括尿酶测定、尿 $\beta_2$- 微球蛋白（$\beta_2$-MG）含量测定、尿渗透压测定、Tamm-Horspall蛋白（THP）及其抗体测定、血清抗革兰阴性细菌O抗原的抗体等，但对它们的定位价值还未能充分肯定。

---

**知识点12：尿路感染的鉴别诊断**　　　　　　　　副高：熟练掌握　　正高：熟练掌握

有典型尿路刺激症状及尿细菌学检查阳性者，可确立UTI的诊断。但在不典型病例，临床则易误诊为其他疾病。分析误诊或漏诊的原因，主要是对本病临床表现的多样化认识不足，对本病的流行病学及诱发因素认识不够以及未及时做有关的实验室检查。

UTI应与下述疾病鉴别：

（1）发热性疾病（如流感、疟疾、败血症、伤寒等）　如急性UTI患者发热等全身感染症状突出，而尿路局部症状不明显时，易与发热性疾病混淆，约占误诊病例的40%。但如能详询病史、注意UTI的局部症状，并做尿沉渣和细菌学检查，鉴别诊断不难。

（2）腹部器官炎症（如急性阑尾炎、女性附件炎等）　有些UTI患者无明显的尿路刺激症状，而表现为腹痛、恶心、呕吐、发热和血白细胞计数增高等，易误诊为急性胃肠炎、阑尾炎及女性附件炎等。详细询问病史，及时做尿常规和尿细菌学检查，可资鉴别。

（3）急性尿道综合征　主要表现为下尿路的刺激症状，如尿频、尿急、尿痛或排尿不适、膀胱区疼痛等。对仅有尿路刺激症状，而无脓尿及细菌尿的患者，应考虑为无菌性尿频排尿不适综合征（即通常所指的尿道综合征），需注意与UTI鉴别。临床上的尿道综合征多见于女性患者，约占50%，常被一些医师误诊为UTI，而长期服用抗生素。如患者同时有尿白细胞计数增多，但尿液普通细菌培养阴性，此时应重点排除尿路结核菌、厌氧菌及真菌感染。此外，还应注意排除衣原体或支原体感染的可能。无菌性尿频排尿不适综合征多见于中年妇女，尿频常较排尿不适的表现更为突出，多有长期使用抗生素且疗效欠佳的病史。

（4）肾结核　本病尿频、尿急、尿痛症状更为突出，可有无痛性血尿（占50%~70%）和脓尿，严重病例可出现发热、盗汗、体重下降及全身不适，约50%患者有陈旧性肺结核病灶，一般抗菌药物治疗无效。尿液普通细菌培养和肾结石发生率较一般人群高，24小时尿沉渣找抗酸杆菌，阳性率可达70%（至少3次）；晨尿培养结核分枝杆菌阳性（抗结核前至少留3次晨尿），阳性率为80%~90%；结核菌素试验阳性，血清结核菌抗体测定阳性。X线腹部平片（KUB）有时可见肾实质钙化灶，晚期肾脏弥漫钙化（肾自截）；静脉肾盂造影

（IVP）在病变早期可完全正常，后期可见输尿管狭窄及"腊肠样"和"串珠样"特征性改变，可资鉴别。注意肾结核常可与UTI并存，如经抗菌药物治疗后，仍残留有UTI症状或尿沉渣异常者，应高度警惕肾结核的可能性。

（5）慢性肾盂肾炎 慢性肾盂肾炎的诊断，必须有影像学检查的证据，特征为肾盂、肾盏变形，肾外形凸凹不平、两肾大小不等；临床上多伴有肾小管功能减退（尿浓缩功能减退）的表现，而病史长短不能作为诊断本病的依据。

---

**知识点 13：尿路感染的治疗原则**　　　　　　　　副高：熟练掌握　　正高：熟练掌握

UTI主要是进行抗感染治疗，治疗的目标就是以最低廉的费用、最小的不良反应，最少的细菌耐药的抗菌药物来获得最佳的治疗效果。

（1）抗菌药物的选择原则

1）选用对致病菌敏感的药物。

2）选用尿液中药物浓度高的药物。

3）选用肾毒性小的抗菌药物。

4）联合用药主要限于严重感染，指征是：①单一药物治疗失败；②严重感染；③混合感染；④耐药菌株出现。要避免相互有拮抗作用的药物联用。

5）确定治疗疗程。不同临床类型的尿感应给予不同治疗方案。

（2）预防或治疗败血症。

（3）鼓励患者多饮水，勤排尿。

（4）碱化小便。

（5）清除隐藏在生殖道和肠道内的病原体。

（6）预防远期后遗症。

（7）对合并症进行治疗。

---

**知识点 14：急性膀胱炎的治疗**　　　　　　　　　副高：熟练掌握　　正高：熟练掌握

（1）单剂抗菌疗法 大多数膀胱炎患者经大剂量单剂抗菌治疗后1～2天，尿菌就可转阴，因此目前国内、外学者均推荐用单剂抗生素治疗无复杂因素存在的膀胱炎。复方磺胺甲噁唑2.0g顿服，或头孢克肟0.2g顿服。其他如头孢呋辛酯、呋喃妥因等药的疗效均较好。单剂抗菌疗法的优点是：①方法简便，患者易于接受；②绝大部分UTI有效；③医疗费用低；④极少发生药物不良反应；⑤极少产生耐药菌株，并且有助于UTI定位诊断。如无明显发热、腰痛、而以膀胱刺激征为主要表现的UTI，单剂抗菌疗法是较佳的选择方案。但单剂量疗法由于不能有效清除肠道及阴道中寄生的致病菌。因此，单剂量疗法后的病情复发常是来源于上述部位细菌的重新感染。

（2）3天抗菌疗法 对于急性膀胱炎的治愈率与单剂量疗法相当，但单剂量疗法对于清除肠道及阴道中寄生的致病菌就明显不如3日疗法，这就是单剂量疗法容易复发的重要原因。因此三日疗法优于单剂抗菌疗法。可选用复方磺胺甲噁唑1.0g、bid联合碳酸氢钠1.0g、bid，共计3天；或呋喃妥因0.1g、tid，共计3天；或头孢克肟0.1g、bid，共计3天。一般来说，对于首次发生急性膀胱炎者，给予单剂疗法，对于反复发作者给予3日疗法。但应注意，男性患者、孕妇UTI、复杂性UTI，或拟诊为肾盂肾炎的患者不宜使用3日疗法。

（3）女性急性非复杂性膀胱炎的处理　健康妇女以急性非复杂性膀胱炎常见，病原体明确，病原体对药物较敏感。短程疗法副作用少，效果好，效价比高，可减少实验室检查和就诊率。对有尿频、尿痛（无阴道炎证据）的患者首先选择短程疗法。完成疗程后，如果患者没有症状，无需进一步处理。如果患者仍有症状，需做尿常规和细菌培养。如果有症状的患者尿常规和细菌培养阴性，无明确的微生物病原体存在，应注意尿路局部损伤、个人卫生、对某些物质如衣服染料过敏以及妇科疾患等因素。如果患者有脓尿而无菌尿，考虑沙眼衣原体感染，尤其是有多个性伴侣的性活跃女性。对沙眼衣原体感染理想的选择是四环素或磺胺嘧啶治疗7~14天（性伴侣也同时治疗）。如果经过短程疗法后患者有症状性菌尿（非耐药菌株），应考虑隐匿性肾感染，需行长程治疗，初始14天，如有必要可延长。如果是非耐药菌株，氟喹诺酮类或复方新诺明是有效的药物。

**知识点15：急性肾盂肾炎的治疗　　　　副高：熟练掌握　　正高：熟练掌握**

急性肾盂肾炎治疗的关键是使用血浓度高及对致病微生物敏感的抗生素。临床上应根据患者症状和体征的严重程度选择治疗方案和药物。急性肾盂肾炎的治疗目的就是：①控制和预防败血症；②清除进入泌尿道的致病菌；③防止复发。一般来说，治疗主要分为两个阶段：①静脉给药迅速控制败血症；②继而口服给药清除病原体，维持治疗效果和防止复发。药物选择的基本原则是：①药物敏感，血药浓度足够高；②症状较轻，无恶心呕吐的患者可口服复方新诺明和氟喹诺酮；③患者退热24小时（通常在治疗72小时内）后，继续胃肠外给药无特别的好处。此时，可口服复方新诺明或氟喹诺酮来完成14天的疗程，可有效清除感染的病原体和胃肠道中的残余病原体。

（1）轻型急性肾盂肾炎　是指经3日疗法治疗失败的UTI，或有轻度发热和/或肋脊角叩痛的患者。可以选用以下任一种方案：复方磺胺甲噁唑1.0g、bid联合碳酸氢钠1.0g、bid、呋喃妥因0.1g、tid、头孢拉啶0.25g、qd联合碳酸氢钠1.0g、bid，或头孢克肟0.1g、bid，或阿莫西林0.5g、tid，共计3天。如有效，继续用药至14天疗程；如无效则根据药敏更换药物。

（2）重型急性肾盂肾炎　发热（T>38.5℃），血白细胞计数升高等全身感染中毒症状较明显者，宜静脉输注抗菌药物：经验用药（未有药敏结果前）通常选用头孢哌酮/舒巴坦，2.0~4.0g bid或头孢噻肟钠2.0~4.0g，bid或选用氨基糖苷类抗生素，如阿米卡星0.2g bid或奈替米星0.1g、q8h~q12h；还可选用单环型β-内酰胺类抗生素，如噻肟单酰胺菌素（氨曲南），0.5~2.0g、q8h~q12h，该药对革兰阴性杆菌和铜绿假单胞菌的作用与第3代头孢类抗生素相近。在获得药敏结果后，可酌情换用抗菌药物。静脉用药至患者退热72小时后，改用口服有效的抗菌药物，完成14天疗程。

急性肾盂肾炎的患者在病情允许时，应尽快作有关尿路影像学及尿路B超检查，以确定有无尿路梗阻。

**知识点16：尿路感染再发的治疗**　　　　　副高：熟练掌握　正高：熟练掌握

（1）复发是指治疗后症状消失，尿菌转阴，在4周内（多在1周内）再出现，病原体与原感染菌株相同，常见于急性肾盂肾炎。

（2）重新感染是指治疗后症状消失，尿菌转阴，一段时间后（多在4周后）由不同菌株再次感染而发病，多见于急性膀胱炎。

对于再发的UTI患者，应给予抗菌药物3天疗法，在疗程完毕后7天复查。如症状消失，细菌尿转阴，没有白细胞尿，则可认为治愈，提示为重新感染。对于常再发者（平均每年发作超过3次）应考虑用长疗程低剂量抑菌疗法做预防性治疗：可选用下列药物之一，在每晚临睡前排尿后服用1次，如左氧氟沙星0.1g、复方磺胺甲噁唑0.5g、呋喃妥因0.05g。通常服用6个月，如停药后仍再发频繁，则再给予此疗法1～2年或更长些。

如用3日疗法后治疗失败，即复查时仍有细菌尿，甚或有白细胞尿和膀胱刺激症状，如能排除所用抗菌药物对致病菌不敏感，提示为复发性肾盂肾炎。按药敏结果选用有效的强有力的杀菌性抗菌药物，如复方磺胺甲噁唑1.0g、bid或阿莫西林0.5g、tid或头孢克肟0.1g、bid，治疗6周，如不成功，可考虑延长疗程或改用静脉给药。

复发者应做IVP或磁共振泌尿系统水成像等，明确尿路的结构和功能是否存在异常。

**知识点17：妊娠期尿路感染的治疗**　　　　　副高：熟练掌握　正高：熟练掌握

妊娠时由于孕酮的分泌增加，使输尿管及肾盂蠕动减弱并扩张，导致尿路的功能性梗阻，易发生无症状性细菌尿（致病菌多为埃希大肠菌），如未及时发现和治疗，在妊娠晚期约50%发生有症状UTI。故妊娠早期就应常规做中段尿细菌培养，如有真性细菌尿，不管有无症状均应及时治疗。这不但有利于防止妊娠后期发生有症状肾盂肾炎和发展为慢性肾盂肾炎，且有助于减少妊娠高血压综合征和早产，保护母婴平安。

妊娠中UTI的治疗与一般UTI相同，妊娠中UTI治愈后易于复发，应定期复查尿细菌定量培养。妊娠期一般不宜做静脉肾盂造影，必要时应于产后6周才检查。对伴有无症状菌尿或下尿路感染症状（尿痛、尿频，明显的急性非复杂性膀胱炎）的妊娠女性的治疗和非妊娠女性一样：短程疗法，建议使用3天疗法。在药物选择方面，妊娠期女性UTI的治疗能选择的可安全使用的药物较少，且需密切随诊。

（1）妊娠期急性膀胱炎的治疗　最好选用头孢拉定0.25g、tid或阿莫西林0.25g、tid或头孢唑林0.25g、tid或复方磺胺甲噁唑1.0g、bid，共服7天。治疗后要复查以确保治愈。以后每个月定期要做尿细菌定量培养，直至分娩。注意复方磺胺甲噁唑在产前3日不要服用，否则可能引起胎儿发生胆红素脑病（核黄疸）。

（2）妊娠期急性肾盂肾炎的治疗　最好选用血药浓度与肾实质内浓度均较高的抗生素，以氨苄西林钠/氯唑西林钠和头孢菌素类抗生素为宜。发热时应静脉给药，退热48小时后可改口服治疗，疗程至少2周。在妊娠期反复发生UTI者，可给予抗生素6周疗程。

知识点18：小儿尿路感染的治疗　　　　　　副高：熟练掌握　正高：熟练掌握

　　婴幼儿UTI可导致肾发育障碍和肾瘢痕，造成永久性肾实质损害，后果远较成人严重。故认为凡是小儿UTI，均应做静脉肾盂造影检查，如肾盂造影有异常或治疗后持续有菌尿者，应做排尿期膀胱输尿管造影，必要时做膀胱镜检查。

　　小儿UTI的治疗原则及方法同成人，但特别要注意纠正尿路功能异常或器质性梗阻。为了安全考虑，对无症状细菌尿小儿也宜积极治疗。儿童肾盂肾炎的治疗和成人一样，先广谱抗生素胃肠外给药，然后根据药敏试验结果给予低毒、敏感和窄谱的抗生素胃肠外给药治疗，直到患者热退后24～48小时，开始1～3个月的长程口服药物治疗。完成疗程后1周内随诊尿常规，并于1年内定期复查。

　　对于急性非复杂性小儿尿路感染，建议仍按传统的7～14天治疗。儿童UTI的治疗一般不选用氟喹诺酮类抗生素，因为可能会影响儿童的软骨发育。儿童复发性UTI，尤其是有肾瘢痕形成或存在膀胱输尿管反流（VUR）的患儿，应给予长程的预防性治疗，可使用复方新诺明（TMP每剂2mg/kg，SMZ每剂10mg/kg，1次或2次/每日），呋喃妥因2mg/（kg·d），顿服，孟德立胺50mg/（kg·d），分3次服，长期预防治疗至少要1年。磺胺嘧啶效果相对较差，细菌的耐药性较多。SMZ和TMP联合使用较呋喃妥因的治疗效果好。治疗便秘对于某些儿童复发性UTI可能是一个有效的辅助措施，尤其是对那些并发尿失禁的患儿。内科治疗和外科手术纠正膀胱输尿管反流（VUR）对比，外科手术治疗没有显示出明显的好处（根据对肾功能，肾瘢痕形成的进展，肾发育等情况的观察）。因此，多数学者推荐应用长程抗菌治疗和密切观察来积极预防肾瘢痕形成，外科手术治疗仅适用于2～4岁年龄段对内科治疗无效的患儿。

知识点19：男性尿路感染的治疗　　　　　　副高：熟练掌握　正高：熟练掌握

　　50岁以前，男性UTI相当少见，一旦发生，多伴有前列腺炎或尿路异常，治疗非常困难。没有尿路异常的UTI多发生在以下情况：男性同性恋者、性伴侣带有尿路致病性病原体、获得性免疫缺陷综合征患者，这样的患者不应用短程疗法治疗，应使用10～14天的复方新诺明或氟喹诺酮类进行治疗。不能耐受抗生素治疗或者其他非常见的病原体需要选择其他的药物治疗。在超过50岁的男性UTI患者应考虑存在前列腺和/或肾组织的感染。尽管这些部位没有明显的感染迹象。急性细菌性前列腺炎药物治疗通常效果较好，但疗程结束后易复发。男性反复出现的尿路感染，通常提示前列腺中存在的病灶还没有被前次治疗清除，这些患者往往需要治疗4～6周，甚至12周的疗程。治疗药物可选用复方新诺明、TMP（如果患者对SMZ过敏）或喹诺酮类长程治疗，60%患者的UTI可望得到控制。治疗失败的原因主要有：解剖异常太严重、铜绿假单胞菌和粪肠球菌感染。如果治疗效果欠佳，可选择的治疗方法有：①长程抑菌疗法；②复发时重新治疗；③有效的抗生素治疗以后，外科手术切除感染的前列腺。治疗措施的选择基于年龄、性功能、一般情况，膀胱流出道梗阻的程度，前列腺癌的可能性程度决定。另外，应注意尿道的器械操作之后，通常是反复插尿管，金黄色葡萄球菌导致的感染可能会发生。治疗上使用抗葡萄球菌治疗和移除异物是必需的。除了复方新诺明被认为是治疗细菌性前列腺炎的有效药物外，其他如红霉素、多西环素等在前列腺液内浓度较高，也可选用。

| 知识点20：老年女性尿路感染的治疗 | 副高：熟练掌握 | 正高：熟练掌握 |
| --- | --- | --- |

绝经后女性UTI的发生率明显增高，主要原因有3个：雌激素水平的下降使尿道内皮和阴道对致病菌的敏感性增高；泌尿生殖系统逐渐萎缩，骨盆张力减退，故排尿后膀胱内的残存尿仍易于细菌生长；老年人常有肾集合管憩室，易使细菌存留。老年女性的UTI，临床表现差异较大，有些患者的UTI症状可自行缓解；有些则表现为高热，出现严重的感染中毒症状，甚至短时间内发生休克，危及生命，故治疗上应给予足够重视并有所侧重，原则上与成年人UTI治疗方案相同。需要指出的是，雌激素替代治疗对于防止老年妇女UTI的发作和复发至关重要，可使其阴道菌群中乳酸杆菌的数量增加，阴道pH值下降。常用药物：替勃龙2.5mg，qd；盖福润1～2片，qd，共3周；己烯雌酚栓剂，qn，疗程7天。

| 知识点21：留置导尿管尿路感染的治疗 | 副高：熟练掌握 | 正高：熟练掌握 |
| --- | --- | --- |

由于导尿管使用而引起的UTI是医源性UTI的最常见原因。留置导尿管可使尿道周围的革兰阴性杆菌或引流袋内繁殖的细菌易于进入泌尿道，加之留置尿管后尿路上皮受损，故易发生UTI。尤其在下列患者尤易发生UTI，如女性、糖尿病、机体抵抗力下降的患者。防止导尿管相关感染的原则包括：①必要时才使用导尿管，且尽早拔除；②插尿管时无菌操作及保持无菌非常重要；③无菌封闭系统，避免开放；④留取尿标本时应在消毒后抽取；⑤保持尿袋在膀胱水平以下及引流通畅；⑥有症状的UTI应及时拔除或更换导尿管；⑦应尽可能和感染患者分开；⑧单纯导尿的妇女可服用单剂抗生素；⑨拔导尿管或更换导尿管前可用单剂抗生素预防。

留置尿管时间长短是UTI发生与否的最重要影响因素。如病情必须导尿并留置导尿管，一定要严格按照操作规程。如留置导尿管不超过3天，用药预防感染是有效的，超过3天则无效。如已发生有症状UTI，应立即按首次发作的UTI处理，给予有效抗生素。如病者无明显尿感症状，仅有真性细菌尿，可在去除导尿管后才开始治疗，或给予长程低剂量抑菌疗法，使尿含菌量$< 10^4$/ml。一般不宜急于消除细菌尿，因留置导尿管时，消灭原先的细菌，另一种更为耐药的细菌就会入侵而更难治疗。在免疫力低下的病者，感染会很严重，有时可因败血症而致死。肾移植后4周内，有40%发生UTI。

## 第二节 梗阻性肾病

| 知识点1：梗阻性肾病的概念 | 副高：熟练掌握 | 正高：熟练掌握 |
| --- | --- | --- |

梗阻性肾病是指各种原因引起的尿路梗阻，导致尿液排出受阻，梗阻上方压力增高，产生肾功能障碍和实质损害，是急性和/或慢性肾衰竭的常见原因之一。梗阻常为单侧性，但

也可双侧发生，其严重程度与梗阻的程度、部位、持续时间及有无并发感染等有关。

### 知识点 2：梗阻性肾病的病因      副高：熟练掌握    正高：熟练掌握

梗阻的原因包括泌尿系统畸形、结石、肿瘤、前列腺增生及神经性膀胱炎等。儿童和老年人多发，儿童主要以先天性泌尿系统畸形多见，成人以结石多见，老年人以前列腺疾病和肿瘤多见。

### 知识点 3：梗阻性肾病的病理生理      副高：熟练掌握    正高：熟练掌握

泌尿系统梗阻发生后出现一系列病理生理改变：梗阻上部尿液淤滞，肾盂（盏）扩张，内压增高，尿液肾内反流，继之集合管、肾小管及肾小球囊液压增高，使肾小球有效滤过压降低，肾小球滤过率明显下降。由于肾小管内压力增加可使小管内尿液漏入肾间质，引起间质炎症，甚至间质纤维化。在急性泌尿系统梗阻的早期，肾血流可代偿性增加，以后随时间的延长而减少。长期的肾内压力增高，组织受压，血流减少，导致肾实质萎缩、坏死、纤维化，继而出现不可逆性肾损害。

### 知识点 4：梗阻性肾病的临床表现      副高：熟练掌握    正高：熟练掌握

（1）下尿路梗阻　因下尿路狭窄、前列腺病变、膀胱颈梗阻、神经源性膀胱等所致，常表现为排尿困难、尿流变细、尿后淋漓不尽等。并发感染者，可出现尿频、尿急、尿痛等下尿路刺激症状及血尿或脓尿。

（2）上尿路梗阻　因输尿管狭窄、结石、血块堵塞或误扎输尿管等所致者，可出现肾绞痛、血尿。并发感染时，除尿路刺激征外，可伴寒战、高热及胃肠道症状。

（3）肾功能损害的症状　下尿路或双侧上尿路同时发生急性完全性梗阻，可迅速出现急性肾衰竭，表现为少尿、无尿、血肌酐和/或尿素氮升高。持续不全性梗阻可导致肾小管及间质损害，出现多尿、夜尿及等渗尿。梗阻性肾病晚期可出现肾小球滤过率降低，最终发展为终末期肾病。

### 知识点 5：梗阻性肾病的辅助检查      副高：熟练掌握    正高：熟练掌握

（1）尿常规　尿中可出现蛋白或管型，早期尿渗透压升高，晚期尿比重低且固定。并发感染者可见红细胞、白细胞，尿培养也检出致病菌。

（2）血常规　并发感染的时候，血象可增高。梗阻致肾功能不全时，可有不同程度的贫血。

（3）血生化　梗阻早期血生化可无明显改变，梗阻晚期致肾功能不全时，可有血肌酐、血尿素氮增高、二氧化碳结合力及血钙降低、血磷增高。

（4）X线检查　尿路平片可发现有无结石的阴影；了解肾脏大小，恶性肿瘤影及有无骨转移，如发现脊柱裂提示可能有神经源性膀胱。

（5）B超 为首选，可发现梗阻以上部位扩张、积水的图像；肾积水内部是均质的液体，出现液体平段，肾肿瘤组织由于界面增多，可出现局部集中的高低不一的反射。超声切面显像仪，如B型超声仪等可行断层摄影，对相邻的组织和器官亦可了解。此外超声检查还可了解肾脏的大小、皮质厚度、膀胱有无残余尿，并可间接推测残余肾功能。

（6）放射性核素肾图或γ显像 了解有无尿路梗阻及梗阻侧肾脏血液循环、分泌尿液功能；利尿性放射性核素肾图有助于区别功能性梗阻和机械性梗阻，还有助于判断是否需要手术治疗。放射性核素肾图在肾梗阻性疾病时，c段下降延缓或不下降甚至继续上升。肾功能损害严重时，a段及b段亦可低平。肾扫描既是功能检测亦可显示肾区域性病变，但不能鉴别囊性病变和肿瘤所致的充盈缺损。

为诊断尿路梗阻，放射性核素常用$^{99m}$Tc-DTPA或碘马尿酸钠（$^{131}$I-hippuran）。注入核素后每5分钟摄像，可以得到时间活性曲线，在放射性核素充满扩张的集合系统以后，可注射利尿剂——呋塞米0.5~1.0mg/kg，如果无梗阻核素迅速下降，如有梗阻则核素不仅不降反可上升。临床上应用利尿肾图检查判断是否需要手术治疗时，必须等50%放射性核素排出超过20分钟以后方可做出判断。应该注意的是当梗阻造成肾损害严重时，由于肾功能不好，对利尿剂反应小，充盈也不满意，不利于引流，这样延迟或有限的"洗出"可误认为是梗阻所致。应用扫描可以使诊断更加敏感和赋予特异性。在肾功能很差时，不宜选用放射性核素检查。

（7）CT及磁共振 了解尿路梗阻部位、梗阻原因、肾脏大小、肾脏瘢痕形成等情况，尤其是对尿路肿瘤的诊断有较大帮助。

（8）静脉肾盂造影及逆行造影 在诊断中有重要价值。排泄性泌尿系造影，在泌尿系梗阻时，典型的表现之一是肾影显影时间延长。因肾小球滤过率降低，肾小管内液体流动缓慢，水分吸收增加，造影剂聚集在肾皮质，可能主要在近端小管内使肾影极清晰，所以一个浓缩造影剂的肾影是急性梗阻的特点。造影剂尚可外渗至肾及肾盂周围。急性梗阻性病变时，肾可增大，但亦可正常大小。梗阻以上的输尿管和肾盂扩张，但一般输尿管并不伸长和迂曲。在正常情况下排泄性泌尿系造影时，由于输尿管蠕动呈节段性的输尿管影像，若造影时见到全程输尿管显影充盈，可能存在输尿管下端梗阻性病变。慢性梗阻时，因肾盂容积很大，造影剂高度稀释，肾盂影像模糊。输尿管下段梗阻可使输尿管迂曲伸长，呈S状扭曲，亦可影响尿液排出。延缓的排泄性泌尿系造影，对诊断梗阻部位有一定帮助，延缓时间可长达24~36小时。间歇性肾积水在无疼痛发作时，肾盂造影可完全正常，但疼痛发作时，行排泄性泌尿系造影，则肾盂、肾盏明显扩张，显影模糊，甚至可不显影。为此，有时需要利用大量饮水或输液使之诱发，有助于诊断。

肾功能减退时，行排泄性泌尿系造影应增加造影剂量达常用剂量的2~3倍，即每千克体重1ml左右。

如排泄性泌尿系造影不能确定有无梗阻及其所在部位，可行逆行性泌尿系造影。经膀胱镜输尿管插管，如有肾积水则输尿管导管进入肾盂后即滴出大量尿液。静脉注入酚红1ml可了解肾功能状况。肾盂尿应做细菌培养和常规检查。若需行逆行性肾盂造影，必须严格无菌操作，以防止带入感染。近年来随着X线技术的改进，逆行性造影可在荧光屏观察下进行，使造影准确可靠。带有球形头的输尿管导管插入输尿管下端后注入造影剂，可使输尿管、肾盂、肾盏全部充盈，容易发现梗阻性病变。

凡在梗阻性病变时行泌尿系造影，事先均应摄全泌尿系平片。

肾积水患者在排泄性和逆行性泌尿系造影不能明确诊断时，亦可行肾穿刺造影术，穿刺所获尿液可做常规检查、细菌培养和尿脱落细胞检查。注入造影剂内应加入抗菌药物，造影剂量必须少于穿刺时吸出的尿量。肾穿刺造影不仅影像清晰、方法简单，且可及时确定梗阻部位，特别适用于肾积水发生急性梗阻性无尿的诊断和处理。

泌尿系功能性梗阻病变，可在泌尿系造影时在荧光屏观察输尿管蠕动情况。

（9）尿道镜、膀胱镜及输尿管镜　可直接发现下尿路及输尿管病变的存在、部位、性质，部分患者可借此解除梗阻。

| 知识点6：梗阻性肾病的诊断 | 副高：熟练掌握　正高：熟练掌握 |
| --- | --- |

患者往往存在发生泌尿系梗阻的原发疾病，出现泌尿系梗阻的相关症状和/或体征，所以典型病例诊断并不困难。但确切了解梗阻的性质、部位和病因需做系统的检查才能确定。

（1）患者有泌尿系统结石、前列腺肥大等相关病史。

（2）出现排尿困难、肾区叩痛等泌尿道梗阻的症状、体征。

（3）出现贫血，血尿和/或蛋白尿。尿沉渣中结晶增多，合并尿路感染时可出现血象升高和白细胞尿。

（4）血尿素氮和/或血肌酐增高。

（5）尿路扩张、积水，肾脏缩小，皮质变薄，可见结石及占位影。

| 知识点7：梗阻性肾病的鉴别诊断 | 副高：熟练掌握　正高：熟练掌握 |
| --- | --- |

梗阻性肾病主要与原发性肾脏疾病相鉴别。

（1）急性梗阻性肾病　主要与导致少尿、无尿的原发性肾脏疾病相鉴别。急性梗阻性肾病的患者常有结石、神经源性膀胱等基础疾病。尿检异常较轻，主要以红细胞尿为主，合并感染时可出现脓尿。急性或急进性肾炎患者以青少年为主，尿检可见蛋白尿、红细胞尿，肾功能可正常或急进性恶化。B超检查可鉴别。

（2）慢性梗阻性肾病　主要与慢性肾小球肾炎相鉴别。慢性梗阻性肾病多有泌尿系统不完全性梗阻的病史。B超检查可见肾积水、尿路扩张等改变。

| 知识点8：梗阻性肾病的治疗 | 副高：熟练掌握　正高：熟练掌握 |
| --- | --- |

梗阻性肾病的治疗原则是及早解除梗阻，尽可能地保护肾功能。

（1）解除梗阻前的治疗　在病因未明或暂不能解除梗阻的情况下，针对发病机制选择药物治疗对保护肾脏十分重要。

1）血管紧张素转换酶抑制剂（ACEI）：实验证明梗阻发生后第4天起给予ACEI（依那

普利）治疗，检测生长因子，Ⅳ型胶原水平显著降低，而且肾间质的容积，单核–巨噬细胞浸润的程度下降，说明使用ACEI类药物是治疗本病的有效方法。

2）血管紧张素Ⅱ受体阻滞剂（ARB）：在起病后24小时使用ARB（氯沙坦）治疗，其结果与使用ACEI类药物相似。

3）T通道钙离子阻滞剂：T通道钙离子阻滞剂比L通道钙离子阻滞剂作用大10～30倍，且不出现服用氨氯地平、硝苯地平降血压时常发生的心动过速，作用时间也比它们长。使用T通道钙离子阻滞剂能显著降低尿蛋白，改善肾脏的血流动力学，降低血压，并具有抗增殖作用的特点，减轻肾小球及间质纤维化，故对肾脏有保护作用。

（2）解除梗阻的治疗

1）肾盂穿刺造瘘引流术：可在B超导引下进行，适用于肾盂积液量大，尤其是伴肾衰竭病情严重、外科手术风险高的患者，引流可及时解除梗阻，促进肾功能恢复，还有助于肾盂肾炎的治疗，待病情好转再择期行外科手术。

2）手术治疗：单侧急性梗阻而肾功能又较好者，可先对症治疗；如积液严重，应尽快手术治疗解除梗阻。双侧梗阻者，应尽快手术治疗（两侧同时手术或先做一侧）解除梗阻。

（3）控制感染　根据细菌培养和药敏结果按尿路感染的原则进行处理。梗阻合并感染时，不仅感染难以控制，并可加速泌尿系统功能损害，除选择有效的抗感染药物以外，最根本的办法是去除梗阻的原因。如感染严重或出现败血症症状和体征时，应立即在梗阻部位以上引流尿液。

（4）对症处理　双侧梗阻的患者术后可出现多尿，应注意纠正水、电解质的失衡；部分患者可能出现暂时性的尿崩症，可先对症处理，数月或数年后可逐渐恢复。

（5）保护肾功能　一般认为1周以内的完全性梗阻解除后，肾脏可完全恢复其原有功能，超过1周的完全性梗阻，在解除后即难以全部恢复。超过6周的完全性梗阻即使解除梗阻，肾功能难以恢复。超过8周则肾功能几乎完全丧失。肾功能不能完全恢复的患者，应按延缓慢性肾衰竭进展的策略进行治疗，包括治疗高血压、低蛋白饮食、必需氨基酸、应用ACEI和ARB类药物等。

（6）肾脏替代治疗　肾衰竭患者应及时早期进行肾脏替代治疗，包括血液透析和腹膜透析，应用指征同其他原因引起的急（慢）性肾衰竭。

---

知识点9：梗阻性肾病的预后　　　　　　　　　副高：熟练掌握　　正高：熟练掌握

梗阻解除后，肾功能的预后很大程度上取决于是否已发生不可逆的肾损害。当梗阻不能解除，预后主要取决于梗阻完全或不完全、双侧或单侧以及是否存在尿路感染。伴有感染的完全梗阻肾功能可在几天内完全丧失。目前一般认为，1周以内的完全性梗阻解除后肾脏可完全恢复其原有功能，超过1周的完全性梗阻在解除后也难以全部恢复。完全性梗阻2周，在解除梗阻后肾小球滤过率仅能恢复至70%。4周以上的完全性梗阻，在解除后其肾小球滤过率仅能恢复至30%。超过6周的完全性梗阻，即使解除梗阻肾功能极难恢复。超过8周则肾功能几乎完全丧失。在没有不可逆转确切的证据时，应尽一切努力减轻梗阻压力，至少希望恢复部分肾功能。解压一段时间后行肾脏核素扫描，可用来预测肾功能可逆程度。

对于发生在2周内的部分梗阻一般不造成肾功能明显的损害，解除梗阻后肾功能可以完全恢复。梗阻4周后解除梗阻仅有部分肾功能恢复，约恢复至正常的31%。梗阻60天解除梗阻肾功能基本丧失，仅有8%的肾功能可以恢复。对侧肾功能是否完好，影响梗阻解除后肾功能的恢复。研究表明，如果双侧肾脏出现部分梗阻，其中一侧为重度梗阻，另一侧为轻度梗阻，先解除重度梗阻侧的梗阻，将有利于肾功能获最佳的恢复。

# 第八章 自身免疫性疾病

## 第一节 系统性红斑狼疮性肾炎

**知识点1：系统性红斑狼疮的概念**　　　副高：熟练掌握　　正高：熟练掌握

系统性红斑狼疮（SLE）是自身免疫介导的，以免疫性炎症为突出表现的弥漫性结缔组织病。血清中出现以抗核抗体为代表的多种自身抗体和通过免疫复合物等途径造成多系统受累是SLE的两个主要临床特征。

**知识点2：系统性红斑狼疮的流行病学**　　　副高：熟练掌握　　正高：熟练掌握

该病的患病率和比率世界各国报道结果不一，在美国多地区的流行病学调查报告，SLE的患病率为14.6～122/10万人，美国黑种人特别是女性患病率高于白种人3～4倍。美国夏威夷的调查发现亚洲血统发生该病的患病率远较白种人为高。我国开展的大样本的一次调查（＞3万人）显示SLE的患病率为70/10万人，在妇女中则高达113/10万人。本病好发于育龄女性，多见于15～45岁年龄段，北京统计的男性女性之比，在14～39岁组为1：13，在40～59岁组为1：4。

**知识点3：狼疮肾炎的概念**　　　副高：熟练掌握　　正高：熟练掌握

狼疮肾炎（LN）是SLE伴发的肾脏损害，是SLE最常见且严重的临床表现之一。25%的SLE患者以肾脏受累为首发症状，经肾活检证实超过90%的SLE患者均有不同程度的肾脏损害，3%～6%的SLE患者仅有肾脏损害而无全身表现。狼疮肾炎的年龄和性别分布与SLE基本一致，肾受累在儿童尤为多见。男性SLE患者狼疮肾炎病情重。

**知识点4：系统性红斑狼疮的病因**　　　副高：熟练掌握　　正高：熟练掌握

SLE的发生与遗传、环境、性激素及自身免疫等多种因素有关。一般认为具有遗传素质的个体在环境、性激素及感染等因素的作用下引起免疫功能异常、自身抗体产生、免疫复合物形成及其组织的沉积，导致SLE的发生和发展。

（1）遗传因素　已经证明同卵双生者同患SLE的发生率在24%～58%，而在异卵双生者为6%；5%～13%的SLE患者可在一、二级亲属中找到另一SLE患者；SLE患者的子女中，

SLE的患病率约为50‰；提示SLE存在遗传易感性。近年来对人类SLE和狼疮鼠动物模型的全基因组扫描和易感基因定位工作提示，SLE的发病是多基因相互作用的结果。易感基因存在于凋亡细胞及免疫复合物清除、抗原提呈、炎症因子调控、淋巴细胞激活等整个免疫应答过程中。

（2）药物　目前比较肯定与SLE相关的药物如肼屈嗪、普鲁卡因胺、异烟肼、甲基多巴、奎尼丁、米诺环素等，药物的致病可能与药物中某些基团有关，药物中的某些基团可与机体核抗原结合，使之获得免疫原性，导致自身抗体产生。

（3）饮食　食用食物如苜蓿类、鱼油等均可诱导本病的发生。

（4）紫外线　约40% SLE患者有光敏感现象，暴露于紫外线后可引发SLE症状复发或皮肤表现。

（5）感染因素　人类免疫缺陷病毒（HIV）-1、致癌RNA病毒及某些脂多糖可能与本病的发生相关。

（6）性激素　生育年龄女性的SLE患病率绝对高于同年龄段的男性，也高于青春期以前的儿童和老年女性。已有研究显示，SLE患者体内雌激素水平增高，雄激素降低。泌乳素水平增高亦可对SLE的病情有影响，妊娠后期和产后哺乳期常出现病情加重可能与体内雌激素和泌乳素水平变化有关。

---

**知识点5：系统性红斑狼疮的发病机制**　　　　副高：熟练掌握　正高：熟练掌握

SLE的发病机制十分复杂，为遗传、感染、射线、内分泌、药物等因素相互作用的结果。这种相互作用激活T细胞，活化的T细胞进一步激活B细胞，导致过多的自身抗体产生。被自身抗体损伤的组织细胞所产生的自身抗原进一步致使T细胞活化。

（1）遗传易感性　①多个染色体上的DNA区域与疾病相关；②一些基因主要位于组织相容性复合体区域内，另一些则不；③目前已经研究过的性状都需要多个不同基因的参与才能充分地表达；④存在抑制性基因，可以抑制多个SLE易感基因的小鼠发病；⑤在几个无品系关系的同一号染色体上皆可找到SLE相关的区段，说明在许多不同的遗传背景中存在"通用的"SLE易感基因。

（2）自身抗体形成　SLE免疫异常的核心就是自身抗体的产生。这些抗体的靶抗原是细胞核、胞质及细胞表面的许多自身分子。抗核抗体（ANA）是这些自身抗体中最有特征性的，约95%以上的SLE患者ANA阳性。这些抗体可与DNA、RNA、核蛋白和蛋白核酸复合物结合。在ANA中，抗双链脱氧核糖核酸（ds-DNA）抗体和抗Sm抗体是只出现于SLE的抗体。抗DNA抗体最显著的特征是它与LN相关。已有的研究结果表明，抗DNA抗体参与LN的发生。

（3）免疫复合物沉积　SLE的肾脏损害不尽相同，包括免疫复合物型肾小球疾病、肾小管间质性肾炎、血管炎等。其中最常见的是免疫复合物介导的肾小球疾病。有多种因素影响肾脏的免疫复合物沉积，包括免疫复合物的大小、所带电荷的价数以及抗原的大小。大的、完整的免疫复合物或带有负电荷的抗原，因其不能通过肾小球基膜的阴离子电荷屏障，常沉积于系膜和内皮下区，激活补体产生C3a及C5a，进一步趋化中性粒细胞和单核细胞。免疫沉积的程度和范围与随后发生的LN的增殖病变轻重和类型密切有关。阳离子抗原可以通过肾小球基膜，自身抗体也可以直接与上皮细胞抗原结合形成免疫复合物，这两种情况可形成上皮下沉积，损伤常仅限于足细胞。

巨噬细胞清除免疫复合物功能低下也是LN很重要的一个发病机制。这种情况一部分是由于补体受体CR1数量减少或细胞表面的其他受体功能异常；另外，对IgG2和IgG3复合物的不适当吞噬也会引起免疫复合物清除障碍。

（4）参与狼疮性肾炎的细胞因子　在人和动物实验模型中，LN肾实质细胞以及浸润的单核细胞过度表达细胞因子、生长因子和趋化因子。这些细胞因子的作用包括：①促进细胞生长；②趋化细胞浸润；③诱导黏附因子的表达；④增强细胞的活化和增殖；⑤促进组织纤维化。了解这些细胞因子在LN中的改变及作用是十分重要的，因为它们将为靶向治疗提供研究方向。

---

**知识点6：狼疮肾炎的肾脏大体表现**　　　　副高：熟练掌握　　正高：熟练掌握

狼疮肾炎病变轻的患者，肾脏外观无明显异常；大量蛋白尿或肾病综合征的患者，肾脏与原发性微小病变肾病和膜性肾病相似，呈大白肾样表现；增生性病变为主或急性肾功能不全的患者，肾脏肿胀，多灶状出血，呈蚤咬肾样表现；慢性肾功能不全患者，则可呈现颗粒性固缩肾。

---

**知识点7：狼疮肾炎的光镜表现**　　　　　　　副高：熟练掌握　　正高：熟练掌握

（1）肾小球基本病变

1）系膜细胞增生及基质增多：系膜细胞增生及基质增多是系膜区免疫复合物沉积导致的最初反应。LN中细胞增生的分布不规则，如轻度增生时仅累及某些肾小球的某个节段，即使在病变较重时，虽然肾小球普遍受累，但也保持这种不规则的分布现象。除系膜细胞外，内皮细胞及上皮细胞也常发生增生。

2）纤维素样坏死：坏死常累及肾小球的某些部分，如某个小叶，银染切片中可见该处毛细血管基膜溶解，呈纤维素样坏死。坏死节段中可见固缩的核碎屑及中性多形核白细胞，有时在坏死或炎症病变中可见到苏木素小体（占LN的10%左右）。

3）毛细血管内透明血栓：这种改变多见于较重的弥漫增生性病变的肾脏，但也可出现于局灶增生性甚至系膜增生性LN中。透明血栓充塞于毛细血管腔中，紧贴于毛细血管壁上。有透明血栓形成者，容易演变为肾小球硬化。

4）嗜复红蛋白沉积：肾小球中多部位出现免疫复合物沉积（光镜下为嗜复红蛋白）是LN的标志性病变。系膜区的免疫复合物沉积常伴有系膜细胞增生及基质增多。大量免疫复合物沉积于内皮下使毛细血管的管壁僵硬，发生折光，这种病变称为"白金耳"现象，而邻近的毛细血管可无明显改变。

5）肾小球硬化：狼疮进展期肾小球显示严重及广泛损伤，可表现为1～2个小叶的节段性硬化或累及整个肾小球的硬化。常见球囊粘连，终末期可见大部分肾小球呈球性硬化。

（2）肾小管及间质基本病变

1）近曲小管透明小滴形成：近端肾小管上皮细胞的胞质内出现许多圆形红染小滴，这是血浆蛋白质经肾小球滤出而又被近端肾小管上皮细胞吞饮的结果，多见于大量蛋白尿患者。

2）肾小管萎缩、间质炎症细胞浸润及纤维化：肾小管萎缩、间质炎症细胞浸润（淋巴细胞、单核细胞、浆细胞及组织细胞）及纤维化，可以是肾小球硬化缺血的结果，也可来自于免疫介导性间质性肾炎。

（3）血管病变　可表现为坏死性动脉炎及小动脉炎，或动脉内膜纤维性增生。

| 知识点8：狼疮肾炎的电镜表现 | 副高：熟练掌握　正高：熟练掌握 |

电镜下特殊结构的出现，对LN的诊断也有一定的价值。①苏木素小体：细胞器完好，细胞核染色质浓缩和边集，核膜完整，与凋亡细胞相似；②电子致密物中的指纹状结构：为含有磷脂成分的结晶产物；③管泡状小体：为一种直径20nm的中空的微管状结构，常见于内皮细胞胞质内，也可见于肾间质的小血管内皮细胞内，属于一种变性的糖蛋白，可能为细胞内质网对病毒性感染的一种反应，而不是真正的病毒；④病毒样颗粒：是LN常见的现象；⑤肾小球毛细血管内皮下条带状高密度电子致密物沉积。

| 知识点9：狼疮肾炎的免疫病理表现 | 副高：熟练掌握　正高：熟练掌握 |

LN是一种长期慢性的自身免疫性疾病，具有多种自身抗原和自身抗体，所以免疫复合物的沉积部位和性状多样，如果IgG、IgA、IgM、C3、C1q（或C4）和纤维蛋白相关抗原（FRA）都高强度地沉积于肾脏，则称为"满堂亮"现象。免疫沉积物除能沉积于肾小球系膜区和毛细血管壁外，也可同时沉积于肾小管基膜和小动脉壁。

| 知识点10：狼疮肾炎的活动性和非活动性病变 |
| 副高：熟练掌握　正高：熟练掌握 |

LN的肾活检，除进行病理诊断外，还必须注意有无活动性病变，作为临床治疗的重要依据（表8-1）。有或无活动性病变的患者，其预后也不同。

表8-1　狼疮性肾炎的活动性和非活动性病变

| 部　位 | 活动性病变 | 非活动性病变 |
| --- | --- | --- |
| 肾小球 | 严重的细胞增生 | 单纯的基膜增厚 |
|  | 坏死 | 硬化 |
|  | 中性粒细胞浸润 | 球囊粘连 |
|  | 核缩和核碎形成 | 纤维性新月体 |

| 部 位 | 活动性病变 | 非活动性病变 |
|---|---|---|
| | 苏木素小体形成 | 单纯的上皮下免疫复合物沉积 |
| | 纤维素沉积 | 单纯的系膜区免疫复合物沉积 |
| | 白金耳样病变 | |
| | 微血栓形成 | |
| | 毛细血管壁断裂 | |
| | 细胞性新月体 | |
| | 内皮下免疫复合物沉积 | |
| 肾小管 | 上皮细胞严重变性乃至坏死 | 萎缩 |
| 肾间质 | 淋巴、单核细胞浸润 | 纤维化 |
| 肾血管 | 纤维素样坏死 | 硬化 |

**知识点11：狼疮肾炎的病理分型**　　　　副高：熟练掌握　正高：熟练掌握

1982年WHO根据狼疮肾炎的光镜、免疫荧光和电镜表现，对狼疮性肾炎进行了病理学分型（表8-2），这是一个比较成熟和公认的方案，对狼疮肾炎的肾活检影响很大，持续了约20年。但这一分类方法是根据肾小球病变的严重程度进行分型的，有研究显示与肾小球病变相比，肾小管间质的损伤与肾脏长期预后相关性更强，提示狼疮肾炎中肾小管间质和肾小球的病变对免疫抑制治疗的反应可能不同；另外狼疮肾炎中肾血管的病变也很常见，可表现为急性病变如血栓形成和血管炎，或表现为慢性病变如小动脉硬化，目前认为肾小球毛细血管内血栓形成与预后不良相关，以纤维素样坏死和小血管的炎症细胞浸润为特点的坏死性血管炎的出现也提示预后不良。

表8-2　狼疮肾炎（肾小球肾炎）的病理分型（WHO，1982）

| 分型 | 病理学改变 |
|---|---|
| | 正常肾小球 |
| Ⅰ型 | A. 免疫病理、光镜、电镜检查均正常 |
| | B. 光镜下正常，但免疫病理和电镜检查可见免疫复合物和电子致密物沉积 |
| Ⅱ型 | 系膜增生型（轻度和中度系膜增生） |
| | 局灶型（伴有轻度和中度系膜增生） |
| Ⅲ型 | A. 活动性坏死病变 |
| | B. 活动性坏死病变和增生、硬化性病变 |
| | C. 硬化性病变 |

**续　表**

| 分型 | 病理学改变 |
|---|---|
| Ⅳ型 | 弥漫性增生型（重度系膜增生型、毛细血管内增生型、膜增生型、新月体型、肾小球内皮下大量电子致密物沉积）<br>　　A. 无特殊性节段性病变<br>　　B. 伴有坏死性和活动性病变<br>　　C. 伴有坏死性、活动性病变和增生、硬化性病变<br>　　D. 伴有硬化性病变 |
| Ⅴ型 | 膜型<br>　　A. 单一的膜性肾病<br>　　B. 伴有Ⅱ型病变<br>　　C. 伴有Ⅲ型（A-C）病变<br>　　D. 伴有Ⅳ型（A-D）病变 |
| Ⅵ型 | 进行性硬化型 |

　　2003年，国际肾脏病学会（ISN）和肾脏病理学会（RPS）工作组的23名专家根据近年的工作经验，将上述分类进一步做了修改（表8-3），并附加了简化分类表（表8-4）。2003年分类更强调了临床和病理的紧密联系：①光镜检查、免疫病理检查和电镜检查均正常的肾活检标本，不再诊断LN；②Ⅲ型和Ⅳ型LN，强调了活动性病变和非活动性病变，节段性病变和球性病变；③Ⅴ型LN，当混有Ⅲ型和Ⅳ型病变时，直接诊断为Ⅲ＋Ⅴ和Ⅳ＋Ⅴ；④Ⅵ型LN（即严重硬化型LN）应与Ⅳ-G型LN（即弥漫性球性硬化性LN）鉴别，一定要有90%以上的肾小球球性硬化方可诊断为Ⅵ型，说明已失去治疗价值。

表8-3　狼疮性肾炎的病理学分型（ISN/RPS，2003）

| | |
|---|---|
| Ⅰ型 | 轻微病变性LN（class Ⅰ，minimal mesangial LN）<br>光镜下肾小球正常，但荧光［和/或电镜］检查显示免疫复合物存在 |
| Ⅱ型 | 系膜增生性LN（class Ⅱ，mesangial proliferative LN）<br>单纯系膜细胞轻度的增生或伴有系膜基质增生<br>光镜下可见系膜区增宽，系膜区免疫复合物沉积<br>荧光和电镜下可有少量的上皮下或内皮下免疫复合物沉积<br>局灶性LN（class Ⅲ，focal LN）<br>活动性或非活动性病变，呈局灶性、节段性或球性的肾小球内增生病变，或新月体形成，但受累肾小球小于全部的50%，可见局灶性的内皮下免疫复合物沉积，伴或不伴系膜增生<br>Ⅲ（A）活动性病变：局灶性增生性LN[*] |
| Ⅲ型 | Ⅲ（A/C）活动性和慢性病变：局灶性增生和硬化性LN<br>Ⅲ（C）慢性非活动性病变伴有肾小球硬化：局灶性硬化性LN[**]<br>应注明活动性和硬化性病变的肾小球的比例<br>应注明肾小管萎缩、肾间质细胞浸润和纤维化、肾血管硬化和其他血管病变的严重程度（轻度、中度和重度）及比例 |

| | 弥漫性LN（class Ⅳ，diffuse LN） |
|---|---|
| | 活动性或非活动性病变，呈弥漫性节段性或球性的肾小球内增生病变，或新月体性GN，受累肾小球超过50%，可见弥漫性内皮下免疫复合物沉积，伴或不伴系膜增生。又分两种亚型：（Ⅳ-S）LN，即超过50%的肾小球的节段性病变；（Ⅳ-G）LN，即超过50%的肾小球的球性病变 |
| | 轻度或无细胞增生的LN，出现弥漫性白金耳样病变时，也归入Ⅳ型弥漫性LN |
| Ⅳ型 | Ⅳ-S（A）活动性病变：弥漫性节段性增生性LN* |
| | Ⅳ-G（A）活动性病变：弥漫性球性增生性LN |
| | Ⅳ-S（A/C）活动性和慢性病变：弥漫性节段性增生和硬化性LN |
| | Ⅳ-G（A/C）活动性和慢性病变：弥漫性球性增生和硬化性LN |
| | Ⅳ-S（C）慢性非活动性病变伴有硬化：弥漫性节段性硬化性LN** |
| | Ⅳ-G（C）慢性非活动性病变伴有硬化；弥漫性球性硬化性LN |
| | 膜性LN（class Ⅴ，membranous LN） |
| Ⅴ型 | 肾小球基膜弥漫性增厚，可见球性或节段性上皮下免疫复合物沉积，伴或不伴系膜增生。Ⅴ型膜性LN并发Ⅲ型或Ⅳ型病变时，应做出复合性诊断，如Ⅲ＋Ⅴ、Ⅳ＋Ⅴ等，并可进展为Ⅵ型硬化型LN |
| Ⅵ型 | 严重硬化型LN（class Ⅵ，advanced sclerosing LN）<br>超过90%的肾小球呈现球性硬化，不再有活动性病变 |

\*：活动性病变：肾小球的毛细血管内增生、中重度系膜增生、膜增生、纤维素样坏死、细胞性和细胞纤维性新月体形成、白细胞浸润、核碎、内皮下大量免疫复合物沉积和白金耳样结构形成、微血栓形成等，肾间质的单个核细胞浸润，肾血管壁的纤维素样坏死；

\*\*：非活动性和慢性病变：肾小球底膜弥漫性增厚、肾小球节段性或球性硬化、纤维性新月体形成、肾小管萎缩、肾间质纤维化、肾血管硬化

**表8-4 狼疮性肾炎的简化分类（ISN/RPS，2003）**

| | | |
|---|---|---|
| Ⅰ | 轻微病变性狼疮肾炎（minimal mesangial LN） | |
| Ⅱ | 系膜增生性狼疮肾炎（mesangial proliferative LN） | |
| Ⅲ | 局灶性狼疮肾炎（focao LN）* | |
| Ⅳ | 弥漫性节段性和球性狼疮肾炎（diffuse segmental［Ⅳ-S］or global［Ⅳ-G］LN）** | |
| Ⅴ | 膜性狼疮肾炎（membranous LN）*** | |
| Ⅵ | 严重硬化性狼疮肾炎（advanced selerosing LN） | |

\*：有一定比例的肾小球表现活动性和硬化性病变；

\*\*：有一定比例的肾小球表现纤维素样坏死和细胞性新月体，伴有不同程度的肾小管萎缩、肾间质炎症细胞浸润和纤维化、小动脉硬化和其他血管病变；

\*\*\*：Ⅴ型并发Ⅲ型或Ⅳ型病变时，应诊断Ⅲ＋Ⅴ型或Ⅳ＋Ⅴ型

知识点12：狼疮肾炎的肾脏表现　　　　　　　副高：熟练掌握　正高：熟练掌握

狼疮肾炎临床表现多种多样，在肾脏方面以无症状的单纯血尿和/或蛋白尿多见，常伴有管型尿及肾功能损害。

（1）轻型　患者常无症状，仅有尿常规检查异常，尿蛋白阴性或少量蛋白尿，常有镜下血尿及红细胞管型，无水肿和高血压，肾功能正常。部分患者尿常规检查异常，肾脏活检也有明显病变。

（2）急性肾炎综合征型　较少见，临床上酷似链球菌感染后急性肾炎。急性起病，有血尿、蛋白尿、管型尿，可伴水肿、高血压，偶可发生急性肾衰竭。

（3）急进性肾炎综合征型　较少见，临床上酷似急进性肾小球肾炎。起病急骤，发展迅速，出现少尿甚至无尿，有血尿、蛋白尿、管型尿，可有水肿，常无高血压或有轻度高血压，迅速发生和发展的贫血和低蛋白血症，肾功能迅速恶化，在几周和几个月内发生尿毒症。

（4）肾病综合征型　患者有大量蛋白尿、低蛋白血症和水肿，为狼疮肾炎肾病综合征。占狼疮肾炎的40%~60%。一般有两种类型：①单纯性肾病综合征型：此类患者多在晚期出现高血压，病情进展缓慢，10年肾存活率约50%；②肾炎性肾病综合征型：患者除有大量蛋白尿、低蛋白血症及高度水肿等肾病综合征的表现外，还可有不同程度血尿、高血压和肾功能损害等肾炎综合征的表现，常伴明显狼疮活动。肾活检以弥漫性病变多见。

（5）慢性肾炎型　患者多有高血压。尿常规检查可见不同程度蛋白尿，尿沉渣可有大量红细胞和管型。肾小球滤过率明显下降，严重者可出现肾衰竭。肾脏活检多为弥漫性病变。病情进展虽然缓慢，但进行性进展，预后较差。

（6）急性肾衰竭型　患者短时间内出现少尿性进行性急性肾衰竭。少数患者可出现精神意识障碍，易被误诊为精神分裂症。由于狼疮性心肌损害、尿毒症毒素潴留、容量负荷过重及电解质紊乱等多方面因素，可并发充血性心力衰竭。常为轻型或肾病综合征转化而来。病理改变多呈新月体肾炎，部分患者可有严重血管病变及间质改变。该型患者常有全身狼疮活动的表现。

（7）肾小管损害型　60%~80%患者有肾小管功能受损的表现，部分患者可以此为首要表现。近端小管功能受损者表现出尿酶水平升高和高钾血症。肾小管酸化功能障碍可出现各种类型肾小管酸中毒的表现。

（8）临床"寂静"型　此类患者占SLE的20%~30%。一般肾脏病变较轻，但也有患者有弥漫性肾脏受损，因而对于尿常规检查正常的SLE患者有必要进行肾活检。对于尿检正常而肾活检为弥漫性改变者应给予积极治疗。此类患者一般预后较好，5年存活率可达90%以上。

---

**知识点13：狼疮肾炎的肾外表现**　　　　　　　副高：熟练掌握　　正高：熟练掌握

大部分患者表现全身乏力、体重下降，90%的患者有发热、热型不定，40%的患者体温可超过39℃。

（1）皮肤与黏膜　50%患者可出现面部蝶形红斑，病变局限于两面颊和鼻梁处，呈轻度的水肿性红斑，可有毛细血管扩张和鳞屑，重度渗出性炎症时可有水疱和痂皮，红斑消退后一般不留瘢痕和色素沉着，为本病的特征性表现。网状青斑常见，是血管炎的典型特征。此外，还可见荨麻疹、盘状红斑、甲周红斑、紫癜、裂片状出血、口腔及鼻黏膜溃疡等。脱发见于50%的患者，是红斑狼疮活动的敏感指标之一。约40%患者有光敏感。此外，部分患者可有雷诺现象。

（2）骨关节和肌肉 常出现对称性多关节疼痛，肿胀，通常不引起骨质破坏。激素治疗中的SLE患者出现髋关节区域隐痛不适，需注意无菌性股骨头坏死。SLE可出现肌痛和肌无力，少数可有肌酶谱的增高。对于长期服用激素的患者，要除外激素所致的肌病。

（3）神经系统损害 可累及神经系统的任何部位，但以中枢神经系统受累为主，称狼疮性脑病。此为狼疮活动的重要标志，提示病情严重，预后欠佳。约10%患者可有不同程度的精神障碍，如躁动、幻觉、猜疑、妄想等，易误诊为精神分裂症。约20%患者可出现抽搐，甚至表现为癫痫样大发作。少数出现周围神经病变。

（4）血液系统表现 SLE常出现贫血和/或白细胞计数减少和/或血小板计数减少。贫血可能为慢性病贫血或肾性贫血。短期内出现重度贫血常是自身免疫性溶血所致，多有网织红细胞升高，Coomb试验阳性。SLE本身可出现白细胞计数减少，治疗SLE的细胞毒药物也常引起白细胞计数减少，需要鉴别。SLE的白细胞计数减少，一般发生在治疗前或疾病复发时，多数对激素治疗敏感；细胞毒药物所致的白细胞计数减少，其发生与用药相关，恢复也有一定规律。血小板计数减少与血小板抗体、抗磷脂抗体以及骨髓巨核细胞成熟障碍有关。部分患者在起病初期或疾病活动期伴有淋巴结肿大和/或脾大。

（5）心、肺损害 约30%患者有心血管表现，其中以心包炎最常见，可为纤维素性心包炎或心包积液，多为中等量血性积液，约10%患者有心肌受损的表现，如心悸、心前区不适、心律失常等，偶可出现Libman-Sacks心内膜炎，发生率约为16.9%。40%～46%的患者可发生胸膜炎，出现胸腔积液。急性狼疮性肺炎并不多见，表现为呼吸困难，可无胸痛和咳嗽，严重者可发生大咯血，一些患者表现为反复发作的肺不张，少数可发展为弥漫性肺间质纤维化。

（6）消化系统表现 SLE可出现恶心、呕吐、腹痛、腹泻或便秘，其中以腹泻较常见，可伴有蛋白丢失性肠炎，并引起低蛋白血症。活动期SLE可出现肠系膜血管炎，其表现类似急腹症，甚至被误诊为胃穿孔、肠梗阻而手术探查。当SLE有明显的全身病情活动，有胃肠道症状和腹部阳性体征（反跳痛、压痛），除外感染、电解质紊乱、药物、并发其他急腹症等因素，应考虑本病。SLE肠系膜血管炎尚缺乏有力的实验室检查手段，腹部CT可表现为小肠壁增厚伴水肿、肠襻扩张伴肠系膜血管强化等间接征象。SLE还可并发急性胰腺炎。SLE常见肝酶增高，仅少数出现严重肝损害和黄疸。

（7）其他表现 SLE的眼部受累包括结膜炎、葡萄膜炎、眼底改变、视神经病变等。眼底改变包括出血、视盘水肿、视网膜渗出等，视神经病变可以导致突然失明。SLE常伴有继发性干燥综合征，有外分泌腺受累，表现为口干、眼干，常有血清抗SSB、抗SSA抗体阳性。

> **知识点14：狼疮肾炎的肾活检**　　　　　**副高：熟练掌握　　正高：熟练掌握**

狼疮肾炎患者病理表现为严重活动性病变者，其临床表现也趋于严重，但根据不同的临床表现往往很难准确预测肾的病理类型（表8-5）。抗ds-DNA抗体的效价等血清学指标在各种不同病理类型之间亦无显著性差异。因此肾活检可为治疗提供有用的信息。只要患者有狼疮肾炎活动的证据，就应该是肾活检的适应证，如尿红细胞计数增多或出现红细胞管型、蛋白尿增加或肾功能下降等。

表8-5 狼疮性肾炎患者不同临床表现时的病理类型

| 临床表现 | WHO病理类型 | | | |
|---|---|---|---|---|
| | II | III | IV | V |
| 蛋白尿 | 24% | 33% | 25% | 18% |
| 肾病综合征 | 18% | 30% | 46% | 6% |
| 肾功能正常 | 28% | 42% | 17% | 13% |
| 肾衰竭 | 18% | 34% | 32% | 16% |

知识点15：狼疮肾炎自身抗体检查　　　　副高：熟练掌握　正高：熟练掌握

（1）抗核抗体（ANA）　ANA是一种抗各种细胞核成分的自身抗体，是血清中存在的一类和自身组织细胞的细胞核发生反应的自身抗体的总称。对未经治疗SLE的敏感性约95%，因而可作为筛查SLE的首选血清学检查。一般采用免疫荧光法进行测定，根据细胞核染色情况可分为均质型、边缘性、颗粒型和核仁性，其中边缘型的特异性较高，其他类型ANA少见。活动期患者阳性率可达100%，激素治疗后阳性率可降低。其他一些疾病ANA的阳性率也较高，如药物性狼疮、系统性硬化症、混合型结缔组织病（MCTD），类风湿性关节炎、多发性肌炎、慢性活动性肝炎、原发胆汁性肝硬化症、桥本甲状腺炎等，因而特异性较低，对其他结缔组织病无鉴别意义。

（2）抗双链DNA（ds-DNA）抗体　SLE的敏感性为70%，特异性为95%。高效价抗ds-DNA抗体强烈支持SLE的诊断，特异性明显高于ANA，是诊断SLE的重要指标。抗ds-DNA抗体效价与疾病活动性呈正相关，随病情活动效价升高而病情缓解时效价降低，因而是反映疾病活动性的重要指标之一。

（3）抗单链DNA抗体（抗ss-DNA抗体）　又称抗变性DNA抗体。抗ss-DNA抗体在SLE患者血清中检出率很高，尤其是药源性SLE。可与抗ds-DNA抗体同时出现，ANA阴性的患者57%有抗ss-DNA抗体。由于此抗体在其他结缔组织疾病和慢性活动性肝炎多以低效价出现，故对SLE诊断特异性不如抗ds-DNA抗体。

（4）抗Sm抗体　细胞核内非组蛋白核抗原可与小核RNA形成复合物，参与RNA的剪接。SLE可产生针对此核抗原的抗体，称为抗Sm抗体。该抗体在SLE中的特异性高达99%，但敏感性仅25%，该抗体被认为是SLE的特异性标记抗体。该抗体与患者病情活动程度无关，阳性者肾损害发生率较低，程度也较轻，但该抗体阳性者心、肺、脑并发症发生率较高。

（5）抗SSA（Ro）抗体及抗SSB（La）抗体　前者见于30%～40%本病患者，后者仅0～15%。这两种抗体阳性主要见于干燥综合征，抗Ro及La均阳性者，其肾脏受累率（9%）及严重程度均轻于单独抗Ro抗体阳性者。

（6）抗核小体抗体　为SLE的特异性抗体，阳性率为82%～86%。

（7）抗U1RNP抗体　对SLE的诊断有一定意义，阳性率45%～60%，也可见于其他系统性结缔组织病。

（8）抗C1q抗体　在狼疮肾炎中的阳性率在50%左右，有研究报道抗C1q抗体与增生性肾炎有关，与AI评分有较明显的相关性，其相关性甚至优于抗ds-DNA抗体。另外抗C1q抗体可以作为预测狼疮肾炎复发的较好指标。

（9）抗心磷脂抗体（ACL抗体）　ACL抗体是结合磷脂抗原中的一种IgG、IgM或IgG-IgM复合型抗体，见于SLE及其他自身免疫疾病。SLE患者ACL抗体水平与阳性率不仅明显异常增高，且ACL抗体（主要为IgG）水平与SLE患者疾病活动指数呈正相关。目前认为ACL抗体与SLE多种临床症状有关，如复发性血栓形成、习惯性流产、神经系统症状、网状青斑、小腿溃疡等。因此将与ACL抗体相关的症候群称为抗心磷脂抗体综合征，血栓形成是该综合征的主要特征。此外，约15%患者血清类风湿因子阳性。

（10）其他抗体　SLE还有多种其他自身抗体，如溶血性贫血时抗红细胞抗体，坏死性血管炎时抗中性粒细胞胞质抗体（ANCA）等。

知识点16：狼疮肾炎常规检查　　　　　副高：熟练掌握　正高：熟练掌握

（1）血清免疫球蛋白　血清IgG、IgM、IgA均可升高，其中以IgG升高为主。蛋白电泳示高丙种球蛋白血症。虽然高丙种球蛋白血症对SLE诊断的特异性差，但阳性率较高。女性患者出现高丙种球蛋白血症是诊断LN的重要诊断因素。

（2）补体测定　血清总补体水平（CH50）降低、C3和C4可降低，其水平与患者疾病活动性相关。在病情活动时血清补体水平明显降低，病情缓解或稳定时血清补体水平恢复正常。临床监测血清补体水平不仅有助于SLE诊断，而且可监测病情变化。最近有研究发现，LN活动时尿C3d水平明显升高，也可反映疾病活动程度。

（3）细胞因子测定　活动期SLE患者血、尿IL-6水平明显升高，测定血、尿IL-6水平可作为反映SLE疾病活动性的一项可靠而简单的指标。有学者认为测定SLE时血清IL-10效价也可反映疾病活动性。此外，测定其他一些细胞因子，如血、尿IL-2、IL-4、可溶性白介素-2受体也可能有助于SLE的诊断。

（4）皮肤狼疮带试验　采用免疫荧光法检测皮肤真皮与表皮交界处是否有免疫球蛋白沉积。SLE时阳性率约为70%，如为IgG沉积则意义较大。由于此检查操作复杂，且有其他替代方法，临床少用。

知识点17：狼疮肾炎肾脏超声检查　　　　　副高：熟练掌握　正高：熟练掌握

肾脏超声检查有助于排除部分患者伴发的解剖结构上的改变，同时可测量肾脏大小和实质厚度以判断可否进行肾活检。肾静脉血栓可能出现于本病患者，并可使蛋白尿加重，特别是膜型狼疮或存在狼疮抗凝物时易发生肾静脉血栓。肾静脉血栓的典型临床表现包括腰痛、血尿和肾损伤。但即使缺乏典型的临床表现，也不能除外肾静脉血栓。多普勒超声是诊断肾静脉血栓方便敏感的方法。可疑病例应用磁共振血管造影或肾静脉造影可确诊。

知识点18：SLE与LN的诊断标准　　　　　　　副高：熟练掌握　正高：熟练掌握

SLE属于临床诊断，目前普遍采用美国风湿病学会1997年修订的SLE分类诊断标准（表8-6）。在SLE分类诊断标准的11项中，符合4项或4项以上者，在除外感染、肿瘤和其他结缔组织病后，可诊断SLE，其敏感性和特异性均＞90%。

需强调指出的是患者病情的初始或许不具备分类标准中的4条，随着病情的进展而有4条以上或更多的项目。11条分类诊断标准中，免疫学异常和高效价抗核抗体更具有诊断意义。一旦患者免疫学异常，即便临床诊断不够条件，也应密切随访，以便尽早做出诊断和及早治疗。

表现典型、确诊的SLE患者伴有肾脏病变时，LN的诊断不困难。但需排除同时合并其他病因引起的尿检异常或肾损害，包括药物、肾盂肾炎等。对于表现不典型、未能确诊的SLE患者出现肾炎或肾病综合征表现时，应与其他结缔组织病引起的肾脏病及原发性肾小球疾病进行鉴别，肾穿刺病理检查发现狼疮肾炎特征性改变如"白金耳"和"满堂亮"现象等可以协助诊断。

**表8-6　美国风湿病学会1997年修订的SLE分类诊断标准**

| 标　　准 | 定　　义 |
| --- | --- |
| 1. 颊部红斑 | 固定红斑，扁平或隆起，在两颧突出部位 |
| 2. 盘状红斑 | 片状隆起于皮肤的红斑，黏附有角质脱屑和毛囊栓；陈旧病变可发生萎缩性瘢痕 |
| 3. 光过敏 | 对日光有明显的反应，引起皮疹，从病史中得知或医师观察到 |
| 4. 口腔溃疡 | 经医师观察到的口腔或鼻咽部溃疡，一般为无痛性 |
| 5. 关节炎 | 非侵袭性关节炎，累及2个或更多的外周关节，有压痛，肿胀或积液 |
| 6. 浆膜炎 | 胸膜炎或心包炎 |
| 7. 肾脏病变 | 尿蛋白＞0.5g/24h或＞＋＋＋，或管型（红细胞、血红蛋白、颗粒或混合管型） |
| 8. 神经病变 | 癫痫发作或精神病，除外药物或已知的代谢紊乱 |
| 9. 血液学疾病 | 溶血性贫血或白细胞计数减少，或淋巴细胞计数减少，或血小板计数减少 |
| 10. 免疫学异常 | 抗ds-DNA抗体阳性，或抗Sm抗体阳性，或抗磷脂抗体阳性（后者包括抗心磷脂抗体或狼疮抗凝物阳性或至少持续6个月的梅毒血清试验假阳性三者之一） |
| 11. 抗核抗体 | 在任何时候和未用药物诱发"药物性狼疮"的情况下，抗核抗体效价异常 |

知识点19：狼疮肾炎肾脏活动表现　　　　　　副高：熟练掌握　正高：熟练掌握

（1）临床表现　明显血尿和红细胞管型、尿蛋白甚至为大量蛋白尿（尚需排除病理转型，如转型为Ⅴ型狼疮肾炎）、肾功能急剧恶化（除外肾前性因素、药物因素等）。

（2）病理活动性表现　毛细血管内皮细胞增生（伴或不伴白细胞浸润）伴管腔严重狭窄、核碎裂、纤维素样坏死、肾小球基膜破裂、细胞或细胞纤维性新月体形成、内皮下嗜复红蛋白沉积（白金耳）、腔内透明血栓、间质炎症细胞浸润。

（3）免疫学指标　补体下降、抗ds-DNA抗体升高等。

**知识点20：狼疮肾炎肾外活动表现**　　　　　副高：熟练掌握　　正高：熟练掌握

发热、皮疹、关节痛、狼疮脑病等各种SLE的临床症状，尤其是新近出现的症状，均可提示疾病的活动。

**知识点21：狼疮肾炎全身疾病活动度评价**　　　　副高：熟练掌握　　正高：熟练掌握

国际上通用的几个SLE活动性判断标准包括：英国狼疮评估小组（BILAG）、SLE疾病活动指数（SLEDAI）、系统性红斑狼疮活动程度检测（SLAM）等。其中以SLEDAI最为常用（表8-7），其理论总积分为105分，但实际绝大多数患者积分<45。

**表8-7　临床SLEDAI积分表**

| 积分 | 临床表现 |
| --- | --- |
| 8 | 癫痫发作：最近开始发作的，除外代谢、感染、药物所致 |
| 8 | 精神症状：严重紊乱干扰正常活动。除外尿毒症、药物影响 |
| 8 | 器质性脑病：智力的改变伴定向力、记忆力或其他智力功能的损害并出现反复不定的临床症状，至少同时有以下两项：感觉紊乱、不连贯的松散语言、失眠或白天瞌睡、精神运动性活动升高或下降。除外代谢、感染、药物所致 |
| 8 | 视觉障碍：SLE视网膜病变，除外高血压、感染、药物所致 |
| 8 | 脑神经病变：累及脑神经的新出现的感觉、运动神经病变 |
| 8 | 狼疮性头痛：严重持续性头痛，麻醉性镇痛药无效 |
| 8 | 脑血管意外：新出现的脑血管意外，应除外动脉硬化 |
| 8 | 脉管炎：溃疡、坏疽、有触痛的手指小结节、甲周碎片状梗死、出血或经活检、血管造影证实 |
| 4 | 关节炎：2个以上关节痛和炎性体征（压痛、肿胀、渗出） |
| 4 | 肌炎：近端肌痛或无力伴CPK升高，或肌电图改变或活检证实 |
| 4 | 管型尿：血红蛋白（Hb）、颗粒管型或RBC管型 |
| 4 | 血尿：>5RBC/HP，除外结石、感染和其他原因 |
| 4 | 蛋白尿：>0.5g/24h，新出现或近期升高 |
| 4 | 脓尿：>5WBC/HP，除外感染 |
| 2 | 脱发：新出现或复发的异常斑片状或弥散性脱发 |
| 2 | 新出现皮疹：新出现或复发的炎症性皮疹 |
| 2 | 黏膜溃疡：新出现或复发的口腔或鼻黏膜溃疡 |
| 2 | 胸膜炎：胸膜炎性胸痛伴胸膜摩擦音、渗出或胸膜肥厚 |
| 1 | 发热：体温≥38℃，排除感染原因 |
| 1 | 血小板计数减少：<100×10$^9$/L |
| 1 | 白细胞计数减少：<3.0×10$^9$/L，排除药物原因 |

注：SLEDAI积分对SLE病情的判断：0～4分为基本无活动，5～9分为轻度活动，10～14分为中度活动，≥15分为重度活动

（1）轻型SLE　SLE诊断明确或高度怀疑，临床病情稳定且无明显内脏损害。SLEDAI积分<10分。

（2）中度活动型SLE　有明显重要脏器累及且需要治疗的患者，SLEDAI评分在10~14分。

（3）重型SLE　狼疮累及重要脏器并影响其功能，SLEDAI评分≥15分，具体包括：①心脏：冠状动脉血管受累、Libman-Sacks心内膜炎、心肌炎、心脏压塞、恶性高血压；②肺：肺动脉高压、肺出血、肺炎、肺梗死、肺萎缩、肺间质纤维化；③消化系统：肠系膜血管炎、急性胰腺炎；④血液系统：溶血性贫血、粒细胞计数减少（白细胞计数<1×10⁹/L）、血小板减少（<50×10⁹/L）、血栓性血小板减少性紫癜、动静脉血栓形成；⑤肾脏：肾小球肾炎持续不缓解、急进性肾小球肾炎、肾病综合征；⑥神经系统：抽搐、急性意识障碍、昏迷、脑卒中、横贯性脊髓炎、单神经炎/多神经炎、精神性发作、脱髓鞘综合征；⑦其他：包括皮肤血管炎，弥漫性严重的皮损、溃疡、大疱，肌炎，非感染性高热有衰竭表现等。

| 知识点22：狼疮危象的概念 | 副高：熟练掌握　　正高：熟练掌握 |

狼疮危象是指急性的危及生命的重症SLE。包括急进性狼疮肾炎、严重的中枢神经系统损害、严重的溶血性贫血、血小板减少性紫癜、粒细胞缺乏症、严重心脏损害、严重的狼疮性肺炎、严重的狼疮性肝炎、严重的血管炎等。

| 知识点23：狼疮肾炎的鉴别诊断 | 副高：熟练掌握　　正高：熟练掌握 |

一般典型SLE根据患者病史、临床表现及实验室检查不难诊断。但不典型狼疮的临床表现可多种多样，可以以某一系统的表现为主。如患者累及胸腔或腹腔时可出现胸腔积液或腹水；累及血液系统时可表现为自身免疫溶血性贫血、血小板减少性紫癜或白细胞计数减少等；累及神经系统者可误诊为脑卒中、精神分裂症等。本病特别应与下面几种疾病进行鉴别：

（1）药物性狼疮　多种药物可致患者出现狼疮样表现称为药物性狼疮。其临床表现与SLE患者相似，常见症状有发热、肌痛、关节痛及浆膜炎等血清病样反应。部分患者可有面颊皮疹、口腔黏膜溃疡、雷诺现象、脱发、神经系统症状和肾脏损害等，但比SLE少见。血清学检查ANA、抗组蛋白抗体阳性，与SLE患者相似，也可找到狼疮细胞。但这些患者抗Sm抗体、抗RNP抗体及抗ds-DNA抗体阴性，血清补体水平正常。一般停药后病情可缓解，而且不会复发。如患者停用可疑药物后，病情持续不能缓解或复发或补体水平持续降低，则SLE的可能性较大。

（2）类狼疮性肝炎　类狼疮性肝炎即自身免疫活动型肝炎。多见于女性患者，血清中可存在多种自身抗体，但病毒性肝炎标志物阴性。患者可有明显肝功能受损的表现，肝脏肿大明显。与SLE相似，也可有其他脏器受累的表现，如皮疹、关节痛、心肺损害、溶血性贫血和肾脏损害，但症状较轻。与狼疮性肝炎不同，血清抗ds-DNA抗体和抗Sm抗体阴性。此种肝炎应用泼尼松及免疫抑制剂治疗有效。

（3）类风湿关节炎（RA）　SLE较类风湿关节炎发病年龄为早，多为青年女性，关节病变的表现如疼痛、肿胀、晨僵等均较RA患者轻且持续时间短；SLE患者的关节病变一般为非侵袭性，不遗留关节畸形。SLE患者具有特征性的皮疹，绝大多数患者有肾脏病变，ANA阳性率很高，而RA患者则不具备这些特点。免疫学检查可发现抗ds-DNA抗体、抗Sm抗体则高度提示SLE的诊断。

（4）多发性肌炎或皮肌炎 一些SLE患者可出现类似多发性肌炎（PM），或皮肌炎（DM）的症状，易与之相混淆，但SLE患者的肌痛多较轻，肌酶谱多正常，肌电图也无特异性的改变。另一方面，多发性肌炎或皮肌炎患者肾脏病变和神经系统表现较少见，抗ds-DNA抗体和抗Sm抗体均为阴性，可将二者区别开来。有些患者可同时发生PM/DM和SLE，称为重叠综合征。

（5）结节性多动脉炎 结节性多动脉炎（PAN）患者有皮肤、关节病变，中枢神经系统和消化系统也常被累及，需与SLE相鉴别。结节性多动脉炎的病理表现多见于中等大小的动脉，小动脉少见，而SLE引起的血管炎则以小血管为主。结节性多动脉炎患者的皮肤改变多为皮下结节，关节病变多表现为大关节肿痛，外周血白细胞计数常升高，ANA与RF阳性者极罕见，也与SLE不同。

（6）混合性结缔组织病 SLE应与混合性结缔组织病（MCTD）相鉴别。MCTD常有雷诺现象、关节痛或关节炎、肌痛，肾脏、心、肺、神经系统均可受累，ANA呈现高效价斑点型，但与SLE相比，MCTD双手肿胀、肌炎、食管运动障碍和肺受累更为多见，抗UIRNP抗体呈高效价，而严重的肾脏和中枢神经系统受累较SLE少见，抗ds-DNA抗体、抗Sm抗体和狼疮细胞常阴性，血清补体水平不低。

（7）系统性硬化 系统性硬化（SSc）可累及全身多个系统，尤以雷诺现象、皮肤、肺部、消化道和肾脏表现突出，ANA阳性率高，但其皮肤表现特异，肺部受累多见，可有抗Scl-70抗体阳性，而血液系统受累极少见，中枢神经系统表现较少，一般无抗Sm抗体阳性，可与SLE鉴别。此外，皮肤活检对两者的鉴别有很大帮助。

SLE各系统症状，尤其是出现发热时，应常规鉴别有无感染的存在。此外，SLE还应与原发性干燥综合征、风湿热、贝赫切特病及血清病等相鉴别。

---

**知识点24：狼疮肾炎的治疗原则**　　　　　副高：熟练掌握　正高：熟练掌握

LN治疗方案的制订主要取决于肾脏病理表现、分型、疾病活动性、累及的脏器、合并症以及其他引起肾损害的因素，同时需考虑患者对起始治疗的反应及治疗副作用。其中以肾脏病理改变及SLE的活动性最为重要。

LN的治疗应包括抑制免疫，减轻肾小球炎症反应，改善血液高凝状态，预防及延缓肾功能恶化，主要是糖皮质激素加环磷酰胺。应根据病变的活动程度、严重程度和药物代谢的特点选用个体化的最佳药物剂量和治疗方案。

---

**知识点25：狼疮肾炎的一般治疗**　　　　　副高：熟练掌握　正高：熟练掌握

（1）患者宣教，正确认识疾病，消除恐惧心理，明确规律用药的意义，强调长期随访的必要性。

（2）避免强日光曝晒及劳累。

（3）预防感冒，尽早控制感染。

（4）女性患者在病情控制之前严格避孕。

（5）避免使用诱发狼疮活动的药物，如青霉素、异烟肼、避孕药等。

（6）避免使用肾毒性药物和食物，如氨基苷类抗生素，造影剂等。

（7）避免使用增强免疫功能的生物制剂。

**知识点26：狼疮肾炎的药物治疗**　　　　　　　　　　副高：熟练掌握　　正高：熟练掌握

（1）羟氯喹　有研究表明羟氯喹可以预防LN的发生、复发、血栓形成及延缓终末期肾脏病的发生，因此在无特殊禁忌证情况下，建议所有LN患者均接受羟氯喹治疗。最大剂量可用至 $6 \sim 6.5mg/(kg \cdot d)$。

（2）糖皮质激素　具有强大的抗炎作用和免疫抑制作用，用于治疗SLE有近50年的历史，目前仍为LN的常规治疗方法。糖皮质激素对免疫细胞的许多功能及对免疫反应的多个环节均有抑制作用，尤以对细胞免疫的抑制作用突出，在大剂量时还能够明显抑制体液免疫，使抗体生成减少，超大剂量则可有直接的淋巴细胞溶解作用。

一般选用泼尼松（强的松）作标准疗程。首始治疗阶段，成人为 $1mg/(kg \cdot d)$，共 $8 \sim 12$ 周。此后进入减量阶段，每 $1 \sim 2$ 周减量10%（5mg）直至 $0.5mg/(kg \cdot d)$ 时，可按病情酌情应用一段时间，才继续缓慢减量，直至每日7.5mg。由于泼尼松在肝脏代谢为泼尼松龙发挥作用，在肝脏损害时应考虑使用泼尼松龙；对于不能口服泼尼松者可选用泼尼松龙或甲基泼尼龙静脉滴注、静脉注射或肌内注射。

狼疮患者使用的激素疗程较漫长，故应注意保护下丘脑-垂体-肾上腺轴，避免使用对该病影响较大的地塞米松等长效和超长效激素。激素的副作用除感染外，还包括高血压、高血糖、高血脂、低钾血症、骨质疏松、无菌性骨坏死、白内障、体重增加、水钠潴留等。应记录血压、血糖、血钾、血脂、骨密度、胸部X线片等作为评估基线，并定期随访。应注意在发生重症SLE，尤其是危及生命的情况下，激素的副作用如股骨头无菌性坏死并非是使用大剂量激素的绝对禁忌。大剂量甲泼尼松龙冲击疗法常见不良反应包括面红失眠、头痛、乏力、血压升高、短暂的血糖升高；严重不良反应包括感染、上消化道大出血、水钠潴留、诱发高血压危象、诱发癫痫大发作、精神症状、心律失常，有因注射速度过快导致突然死亡的报道，所以甲泼尼龙冲击治疗应强调缓慢静脉滴注60分钟以上；用药前需注意水、电解质和酸碱平衡。

（3）环磷酰胺　是主要作用于S期的细胞周期特异性烷化剂，通过影响DNA合成发挥细胞毒作用。其对体液免疫的抑制作用较强，能抑制B细胞增殖和抗体生成，且抑制作用较持久。

早在20世纪70年代初期，环磷酰胺开始用于LN治疗并取得较好疗效。主张与糖皮质激素联用，以下情况尤应加用环磷酰胺：①不能耐受激素；②对激素疗效不好；③用小剂量激素不能充分控制病情活动；④有明显激素的副作用。目前环磷酰胺的给药方法有静脉脉冲式给药向口服小剂量环磷酰胺并长期维持的趋势，将环磷酰胺的毒副作用降至最低限度，并维持最好疗效。

LN合并急性肾衰竭、急进性肾炎、狼疮性脑病等危重情况时，仍应采用环磷酰胺冲击疗法。环磷酰胺冲击疗法能有效控制重症狼疮的临床症状、减轻肾脏病变和保护肾功能。环磷酰胺冲击疗法，每次剂量10～16mg/kg，加入0.9%氯化钠溶液200ml中，静脉缓慢滴注，时间要大于1小时。通常每4周冲击1次，冲击6次后，改为每3个月冲击1次，至活动静止后1年，才停止冲击。环磷酰胺对肝脏具有毒性作用，应注意监测肝功能。环磷酰胺有骨髓抑制、出血性膀胱炎、性腺抑制等毒副作用，应定期检查血常规、充分水化以减少环磷酰胺代谢产物在膀胱内的停留时间，密切观察其他并发症的发生。当血白细胞计数小于$3×10^9$/L时应暂停使用。

（4）硫唑嘌呤　硫唑嘌呤是一种常用于LN诱导治疗的免疫抑制剂，能直接抑制B细胞功能，耗竭T淋巴细胞，并能减少免疫复合物在肾脏沉积。与环磷酰胺比较，硫唑嘌呤对B细胞功能、数量的影响较小，对于环磷酰胺不耐受而病情又相对较轻的LN患者，可考虑使用。不良反应包括：骨髓抑制、胃肠道反应、肝功能损害等。少数对硫唑嘌呤极敏感者用药短期即可出现造血危象，引起严重粒细胞和血小板缺乏症，轻者停药后血象多在2～3周恢复正常，重者则需按粒细胞缺乏或急性再障处理，以后不宜再用。

（5）甲氨蝶呤　为二氢叶酸还原酶拮抗剂，通过抑制核酸的合成发挥细胞毒作用。主要用于关节炎、浆膜炎和皮肤损害为主的SLE，长期用药耐受性较佳。主要不良反应有胃肠道反应、口腔黏膜糜烂、肝功能损害、骨髓抑制，偶见甲氨蝶呤肺炎。

（6）霉酚酸酯　是霉酚酸的2-乙基脂类衍生物，可非竞争性抑制嘌呤从头合成途径中次黄嘌呤核苷酸脱氢酶的活性，阻断肌苷酸（IMP）向黄嘌呤酸（XMP）的合成，减少鸟嘌呤核苷酸（GMP）的形成，因而具有选择性抑制T、B淋巴细胞增殖的作用，减少自身抗体的产生。霉酚酸酯治疗LN能有效改善患者肾功能、减轻蛋白尿、血尿及肾脏活动性病变，同时抑制肾小球系膜增生，减轻肾小球硬化。目前多主张采用霉酚酸酯联合糖皮质激素方案治疗增殖性LN。一般诱导治疗期霉酚酸酯的用量为1.5～2g/d，分2次口服，起效后减量至小剂量（0.5～0.75g/d）维持6～12个月，其对白细胞、肝肾功能影响较小。近年来霉酚酸酯所致严重感染的不良反应已引起广泛关注。

（7）环孢素　是一种强力免疫抑制剂，选择性作用于辅助性T淋巴细胞，主要用于器官移植。但近年来用于治疗LN取得满意的疗效，特别对重症病例、应用激素及CTX疗效欠佳者、使用CTX出现白细胞减少而不能耐受的患者可试用环孢素。用药过程中注意其肝肾毒性、高血压和牙龈增生的不良反应。环孢素对已致敏的T细胞无效，并且具有肾毒性，能上调TGF-β的表达，长期应用可导致肾组织纤维化；目前作为LN的二线用药，特别是对于V型LN，环孢素被认为是一个较好的选择。初始剂量为4～5mg/（kg·d），分2～3次口服，出现明显疗效后，缓慢减至2～3mg/（kg·d），疗程3～6个月以上。

（8）他克莫司　是一种新型的免疫抑制剂，与环孢素有类似的作用途径，即通过抑制钙调磷酸酶活性而选择性抑制白介素-2（IL-2）的产生。此外，还可以通过非钙调磷酸酶途径抑制T细胞活化与增生。因此，他克莫司对于正在发生和已经发生的免疫炎症过程同样具有抑制作用，具有广阔的应用前景。临床上他克莫司的起始用量为0.05～0.1mg/（kg·d），分

2次空腹服用。用药期间需每月监测他克莫司的血药浓度，如果超过15μg/L或出现明显不良反应时应减量。6个月后如病情缓解，他克莫司应逐步减量。初步观察显示他克莫司对难治性LN的治疗效果令人鼓舞，治疗后尿蛋白迅速下降，血浆清蛋白升高，血清ANA效价显著下降，抗ds-DNA抗体转阴。他克莫司最常见的不良反应是一过性血肌酐升高，可能与他克莫司的血药浓度过高有关。他克莫司减量后血肌酐可恢复正常。另外可见的不良反应是血糖升高和高血压。

（9）来氟米特　是异噁唑类化合物，口服吸收后在肠壁和肝脏内转化为活性代谢物A771726，在体内发挥免疫调节作用。A771726通过抑制二氢乳清酸脱氢酸脱氢酶的活性阻断嘧啶核苷合成，抑制活化淋巴细胞增生，减少自身抗体产生。常见的不良反应为腹泻、腹痛、恶心、口腔溃疡、脱发、皮疹、感染及转氨酶上升。来氟米特引起的肝酶上升为剂量依赖性并可恢复。应用来氟米特不应使用活疫苗。

| 知识点27：不同病理类型的狼疮肾炎的治疗 | 副高：熟练掌握　　正高：熟练掌握 |

（1）Ⅰ型和Ⅱ型LN　肾脏损害轻微，是否需要使用激素和免疫抑制剂治疗应以SLE的全身表现为主要衡量，可给予对症处理并观察病情变化，也可根据病情程度给予半量至全量的糖皮质激素。

（2）Ⅲ型、Ⅳ型和Ⅴ型LN　分为诱导期治疗和缓解期治疗。

1）诱导期治疗（表8-8）。

表8-8　诱导期治疗方案

| 药　物 | 治疗方案 |
| --- | --- |
| 糖皮质激素 | 泼尼松1mg/（kg·d），清晨顿服；8周后减量，每2周减量2.5～5mg，至维持剂量10mg/d；肝功能损害时，改用甲泼尼龙治疗；对重症LN（临床表现为急进性肾炎综合征，重度肾病综合征且肾脏病理改变以活动性指数为主者）宜用甲泼尼龙冲击治疗 |
| 免疫抑制剂 | 在激素应用的基础上，可以根据情况选择加用以下方案：①环磷酰胺：0.5～1.0g/m²，静脉点滴，每月注射1次，共6次，以后每3个月1次；②霉酚酸酯：1.5～2g/d，分2次日服；③环孢素，3～5mg/（kg·d），分2次口服，定期观察药物浓度，谷浓度维持在100～200ng/ml；④FK506：口服，起始剂量0.05～0.1mg/（kg·d），q12h，空腹服用。监测药物谷浓度，范围为5～10ng/ml |

2）维持期治疗（表8-9）。

表8-9　维持期治疗方案

| 药物 | 治疗方案 |
| --- | --- |
| 糖皮质激素 | 泼尼松5～10mg/d，用量可根据患者病情变化进行调整 |
| 免疫抑制剂 | 可以根据情况选择以下方案：①硫唑嘌呤：1～2mg/（kg·d），顿服；②MMF：1.0～2.0g/d，分两次服用；③CTX：0.5～1.0g/m²，静脉注射，每3个月注射1次，共2年 |

3）治疗期间的注意事项

①每次使用CTX前必须复查血常规和肝功能，用药后3天、7天及14天复查血常规，维持白细胞计数≥$3×10^9$/L，中性粒细胞≥$1.5×10^9$/L，低于此值或出现肝功能损害时需给予对症治疗和停药观察或调整药物剂量。60岁以上患者，CTX量应减少20%；GFR下降者CTX剂量也应减少20%。

②使用MMF的患者，早期每1～2周需复查血常规和肝功能，稳定后可改为每月复查1次。消化道症状明显时可以将药物分为3次口服或调整剂量。

③使用FK506的患者，早期每1～2周需复查血常规、肝功能、血糖；稳定后可改为每月1次。消化道症状明显时应调整剂量。

④使用环孢素的患者，早期每1～2周需复查肝肾功能，稳定后可改为每月1次。

⑤长期使用激素的患者，应注意预防激素的副作用。

（3）Ⅵ型LN 根据病情和肾功能情况，采用非透析治疗；终末期肾衰竭患者选择合适的肾脏替代治疗方案。

（4）重症LN

1）甲泼尼龙（MP）冲击治疗：0.5～1.0g，静脉滴注，连续3天为一疗程；根据病情间隔3～7天，可再冲击1次，可连续3个疗程。

2）大剂量丙种球蛋白治疗：重症LN、体质极度衰弱、合并严重感染及暂不宜用激素和免疫抑制剂患者，可考虑使用大剂量免疫球蛋白治疗。具体用法：400～600mg/（kg·d），静脉滴注，连续使用5～7天。本方法仅为对症处理，待病情好转后还需继续使用激素和免疫抑制剂。

3）血浆置换与免疫吸附疗法：对于暴发性狼疮、急进性或迅速发展的肾病综合征、高度免疫活动患者、常规治疗无效或对激素联合免疫抑制剂治疗无效的患者可考虑应用。免疫吸附疗法对致病性免疫物质清除效果更好，目前多用蛋白A作吸附剂。一般每次除去40ml/kg血浆，每周3次，共2～6周。此疗法须同时使用免疫抑制剂，可预防或改善血浆置换后体内抗体产生反跳。

**知识点28：狼疮肾炎的特殊治疗** 副高：熟练掌握 正高：熟练掌握

（1）血浆置换 由于血浆置换能去除血浆中抗原、抗体、循环免疫复合物及其他炎症介质、细胞因子等，增加T淋巴细胞抑制活性，改善单核吞噬细胞系统吞噬功能，故可用于自身免疫系统疾病的治疗。对重症SLE及时进行血浆置换能迅速缓解病情。由于停止治疗会引起疾病反跳，故需同时使用免疫抑制剂。

（2）免疫吸附 免疫吸附用于治疗LN的作用机制除可清除免疫球蛋白外，还与其调节机体体液免疫和细胞免疫有关。一般采用免疫吸附治疗3～7天后患者病情即可得到改善，尿蛋白减轻，肾功能好转，肾脏病变减轻。虽然单独应用也可有效，但部分患者病情可出现反跳，故多与激素或细胞毒性药物联用。一般适用于重症LN或对激素或细胞毒性药物耐药以及并发严重感染者。

（3）免疫调控治疗　SLE发病机制主要是由于免疫紊乱所致，因而调节机体免疫紊乱可能具有特殊意义。一种大肠埃希菌提取物OM-89可调整Th1和Th2细胞平衡，诱导免疫耐受，用于治疗LN可改善肾脏病变。特异性免疫调节紊乱是LN发病的重要因素，动物实验和初步临床观察发现，采用一些主动免疫方法，如皮内注射特异性抗ds-DNA疫苗等，可减少LN蛋白尿，减轻肾脏损害。氟达拉滨是一种氟化核苷酸类似物，可导致淋巴细胞凋亡。采用氟达拉滨加CTX冲击治疗可诱导病情缓解。其主要副作用为骨髓抑制。

（4）造血干细胞移植　SLE与其他自身免疫性疾病相似，存在免疫调节紊乱，表现为免疫系统功能亢进，自身抗体产生增加。造血干细胞移植可清除体内异常的T、B淋巴细胞，重建正常的免疫系统，使患者的自身免疫系统紊乱得到长期缓解。由于长期服用糖皮质激素或细胞毒类药可带来诸多副作用，因而有学者尝试此方法治疗难治性重症LN。有学者首先采用超大剂量CTX冲击达到免疫清除，然后进行自体干细胞移植治疗自身免疫性疾病，取得了较好效果。Traynor等采用大剂量CTX或全淋巴组织照射（TLI）达到免疫清除后，继之使用抗人体胸腺细胞球蛋白（ATG）加自体干细胞移植治疗5例SLE患者，发现近期效果较好，部分患者甚至可终止药物治疗。不过，由于观察病例较少，其远期疗效及安全性有待于进一步观察。

（5）全淋巴组织照射　全淋巴组织照射（TLI）最初主要用于恶性肿瘤的治疗，20世纪80年代初开始用于治疗自身免疫性疾病，如类风湿关节炎和LN。此后Strober等对10例LN肾病综合征采用TLI治疗，多数患者在TLI治疗6周内，血清抗ANA，抗ds-DNA效价下降，血清补体和血浆清蛋白水平升高，肾功能改善。最近Genovese等报道TLI治疗LN10年生存率和肾存活率分别为71%和43%，部分长期存活者甚至可脱离免疫制剂治疗。TLI可减少LN患者激素的用量。副作用包括骨髓抑制、肿瘤、局部病毒和细菌感染及卵巢功能衰竭等，应限制其使用范围。一般TLI适用于对细胞毒性药物不敏感的重症LN患者。

（6）其他试验性治疗方法　SLE时，辅助性T细胞与B细胞间的协同作用增强，而这种作用受辅助性T细胞上负向信号CTLA-4的调控，因而有可能通过阻断辅助性T细胞系统刺激信号而阻断B细胞激活。动物实验证实，两种协同刺激因子阻断剂抗CD154配体抗体和抗CTLA-4抗体可显著降低蛋白尿，减轻肾组织病变和延长存活时间。一些细胞因子，如TNF-α、IL-4及其他一些药物，如MX-68、Bindarit、可溶性CD16等在动物研究中证实可改善LN肾损害。

---

**知识点29：轻型肾外狼疮活动的治疗**　　　　副高：熟练掌握　　正高：熟练掌握

患者有狼疮活动，但无明显其他内脏损害，仅表现光过敏、皮疹、关节炎或轻度浆膜炎者。治疗药物包括：

（1）非甾体类抗炎药　可用于控制关节肿痛。服用时应注意消化性溃疡，出血，肾、肝功能等方面的不良反应。

（2）抗疟药　可控制皮疹和减轻光敏感，常用氯喹0.25g，一天1次；或羟氯喹0.2～0.4g/d。主要不良反应是眼底病变，用药超过6个月者，可停药1个月，有视力明显下降者，应检查眼底，明确原因。另外有心脏病史者，特别是心动过缓或有传导阻滞者禁用抗疟药。

（3）沙利度胺　对抗疟药不敏感的顽固性皮损可选择，常用量50~100mg/d，1年内有生育意向的患者忌用。

（4）短期局部应用激素治疗皮疹，但脸部应尽量避免使用强效激素类外用药，一旦使用不应超过1周。

（5）小剂量激素（如泼尼松≤10mg/d）可减轻症状。

（6）权衡利弊必要时可用硫唑嘌呤、甲氨蝶呤或环磷酰胺等免疫抑制剂。

应注意轻型SLE可因过敏、感染、妊娠生育、环境变化等因素而加重，甚至进入狼疮危象。

| 知识点30：中度活动型肾外狼疮的治疗 | 副高：熟练掌握　正高：熟练掌握 |
|---|---|

有明显其他脏器损害者，个体化糖皮质激素治疗是必要的，通常泼尼松剂量0.5~1mg/(kg·d)。需要联用其他免疫抑制剂，如：①以关节炎、肌炎、浆膜炎和皮肤损害为主时可给予甲氨蝶呤7.5~15mg/w；②表现为浆膜炎、血液系统损害或皮疹时可给予硫唑嘌呤1~2.5mg/(kg·d)，常用剂量50~100mg/d。

| 知识点31：重型肾外狼疮活动的治疗 | 副高：熟练掌握　正高：熟练掌握 |
|---|---|

累及重要脏器并影响其功能时，治疗主要分两个阶段，即诱导缓解和维持巩固治疗。诱导缓解目的在于迅速控制病情，阻止或逆转内脏损害，力求疾病完全缓解（包括血清学、症状和受损器官的功能恢复），治疗方案与增生性狼疮肾炎类似，泼尼松1mg/(kg·d)联合免疫抑制剂（如环磷酰胺、硫唑嘌呤、霉酚酸酯、甲氨蝶呤等）。达到诱导缓解后，应继续维持巩固治疗。目的在于用最少的药物防止疾病复发。

| 知识点32：狼疮危象的治疗 | 副高：熟练掌握　正高：熟练掌握 |
|---|---|

治疗目的在于挽救生命、保护受累脏器、防止后遗症。通常需要大剂量甲泼尼龙冲击治疗，针对受累脏器的对症治疗和支持治疗，以帮助患者度过危象。后继的治疗可按照重型SLE的原则，继续诱导缓解和维持巩固治疗。

| 知识点33：狼疮肾炎妊娠生育的治疗 | 副高：熟练掌握　正高：熟练掌握 |
|---|---|

狼疮肾炎活动或未达到完全缓解的患者妊娠后发生流产（或死胎）风险明显增加，应避免妊娠。妊娠期不能使用环磷酰胺、霉酚酸酯、ACEI和ARB，使用霉酚酸酯治疗者妊娠前要改用硫唑嘌呤治疗，可继续使用羟氯喹，另外有研究表明低剂量阿司匹林（50~100mg/d）可以减少狼疮患者流产（或死胎）风险。如果妊娠时正在使用激素或硫唑嘌呤，妊娠期间或至

少妊娠前3个月药物不要减量。国内学者一般认为SLE患者在无重要脏器损害、病情稳定1年或1年以上，细胞毒免疫抑制剂（环磷酰胺、甲氨蝶呤等）停药半年，激素仅需小剂量时方可怀孕，多数能安全地妊娠和生育。妊娠期出现狼疮肾炎复发时，可用糖皮质激素治疗，每日泼尼松≤30mg对胎儿影响不大，并根据病情严重程度决定是否加用硫唑嘌呤。泼尼松龙经过胎盘时被灭活，但是地塞米松和倍他米松可以通过胎盘屏障，影响胎儿，故不宜选用，但在妊娠后期促胎肺成熟时可选用地塞米松。

---

**知识点34：狼疮肾炎的预后**　　　　　　　　副高：熟练掌握　　正高：熟练掌握

与病理类型及其程度、临床症状、治疗疗效、性别、种族等因素相关。病理学类型较轻（Ⅰ型、Ⅱ型、累及较少肾小球的Ⅲ型等）一般预后较好。病理上表现为纤维性新月体形成、肾小管萎缩、肾间质纤维化、肾小球硬化以及肾内血管硬化等病变均提示预后不良。存在持续性大量蛋白尿、高血压以及肾功能损害且经治疗未缓解的患者肾存活率较低。另外，男性患者一般病情较重，起病初症状不典型，预后相对较差。黑人患者进展至终末期肾病（ESRD）比例高，预后差。

# 第二节　原发小血管炎肾损害

---

**知识点1：原发性血管炎的概念**　　　　　　　　　　副高：了解　　正高：熟悉

原发性血管炎是一组病因不清，以血管壁的炎症和纤维素样坏死为共同病理变化，以多器官系统受累为主要临床表现的一组疾病。按受累血管大小，原发性血管炎分为大血管炎、中血管炎和小血管炎：①大血管炎主要包括Takayasu动脉炎和巨细胞动脉炎；②中血管炎主要包括结节性多动脉炎；③小血管炎主要包括肉芽肿性多血管炎（GPA，原韦格纳肉芽肿）、显微镜下多血管炎（MPA）和嗜酸性肉芽肿性多血管炎（EGPA，原Churg-Strauss综合征）。

3种小血管炎均与抗中性粒细胞胞质抗体（ANCA）紧密相关，因此又称ANCA相关性血管炎（AAV）。大、中动脉炎肾损害主要表现为肾脏缺血。

原发性小血管炎的临床表现复杂多样，表现为多器官多系统受累。起病形式多样，可呈快速进展型起病，也可隐匿起病。该病男性发病略多于女性，各年龄段均可发病，40～60岁是本病的高发年龄。

---

**知识点2：原发性小血管炎的流行病学**　　　　　　　副高：了解　　正高：熟悉

一项基于英格兰Norfolk人群的流行病学调查显示GPA的患病率为8.5/百万人口，MPA的患病率为3.6/百万人口，EGPA的发病率为2.5/百万人口。美国两项关于GPA的队列研究显示白种人在GPA中的比例超过90%，而非裔美国人、西班牙裔和亚洲人占1%～4%。目前我国尚缺乏原发性小血管炎的流行病学资料。

知识点3：原发性小血管炎的病因及发病机制　　　　　副高：了解　正高：熟悉

目前，原发性小血管炎的确切病因及发病机制还不明确。感染、免疫机制、环境因素、遗传因素等在AAV发病过程中可能发挥作用。

（1）感染　GPA患者虽任何器官均可受累，但起病初是呼吸道受累，最多见的是鼻窦炎和鼻炎，继而出现中性粒细胞性肺泡炎、肾小球肾炎，提示了可能的疾病发展过程。鼻炎和鼻窦炎继发感染多为金黄色葡萄球菌，金黄色葡萄球菌不仅造成局部感染，还可能通过细胞免疫机制诱导GPA的发生与发展。应用复方新诺明治疗早期GPA有效，并可使GPA复发率降低60%，间接证明感染可能参与AAV的发病过程。

近年来研究表明，具有FimH的革兰阴性菌感染可能与AAV发病相关。FimH相关细菌感染后，通过分子模拟机制，宿主体内产生针对溶酶体膜蛋白2（LAMP2）的自身抗体，LAMP2-ANCA导致AAV的发生。

（2）免疫机制　ANCA是一种以中性粒细胞胞质颗粒和单核细胞溶酶体成分为特异抗原的自身抗体。90%以上活动期GPA患者c-ANCA阳性，病情静止时约40%患者阳性。80%的MPA患者ANCA阳性，主要以p-ANCA为主。70%的EGPA患者可有ANCA阳性，主要为p-ANCA。

除ANCA外，补体系统的旁路激活、效应T细胞功能异常以及调节性B细胞功能缺陷在AAV发病过程中亦起着重要作用。GPA患者CD4$^+$T细胞产生IFN-γ的能力比正常人高10～20倍，TNF-α也明显增高，呈现Th1优势。有研究表明，感染和/或自体抗原引起巨噬细胞IL-12的过度反应，导致Th1细胞因子（IFN-γ、TNF-α）过度产生，引起肉芽肿性血管炎病变。调节性B细胞能够抑制Th1细胞亚群的分化，GPA患者体内Th1优势分化可能与调节性B细胞功能异常有关。MPA患者体内主要表现为Th2优势，产生的IL-4远高于IFN-γ，这种免疫异常与非肉芽肿性炎症有关。

（3）环境因素　目前认为MPA的发生与接触或吸入含硅物质密切相关。硅可以通过T细胞受体刺激淋巴细胞并吸引中性粒细胞，诱导中性粒细胞凋亡，细胞表面表达MPO，ANCA与MPO结合后，导致细胞因子、氧自由基和溶酶体酶的释放，从而导致血管炎的发生。

（4）遗传因素　遗传因素与原发性小血管炎易感性的关系亦是近年的研究热点，认为原发性小血管炎的发生有一定的家族聚集倾向，提示遗传因素可能是其病因之一，但是目前尚缺乏具有说服力的一致性的结论。

知识点4：原发性小血管炎肾损害的病理表现　　　　　副高：了解　正高：熟悉

免疫病理无或仅有少量免疫球蛋白或补体成分在病变处沉积，故又名少或寡免疫沉积性小血管炎，表现为小血管节段性纤维素样坏死，在急性期，病变常伴有中性粒细胞浸润和/或中性粒细胞核碎裂，病变静止期或慢性期则可见小血管壁纤维化而引起管腔狭窄。虽然小动脉，有时中动脉也可累及，但毛细血管（如肾小球毛细血管袢和肺泡毛细血管）、小静脉和微小动脉最常受累。坏死性小血管炎可发生在不同组织器官，引起相应组织器官的临床症状，故而临床表现不尽相同。

知识点5：ANCN相关性血管炎的临床特征　　　　　　　　副高：了解　正高：熟悉

原发性小血管炎的临床表现复杂多样，表现为多器官多系统受累。起病形式多样，可呈快速进展型起病，也可隐匿起病。该病男性发病略多于女性，各年龄段均可发病，40～60岁是本病的高发年龄（表8-10）。

**表8-10　ANCN相关性血管炎的临床特征**

| 临床特征 | GPA | MPA | EGPA |
|---|---|---|---|
| ANCA阳性率 | 80%～90% | 70% | 50% |
| ANCA靶抗原特异性 | PR-3 > MPO PR$_3$ | MPO > PR-3 PR$_3$ | MPO > PR-3 PR$_3$ |
| 组织学病变 | 白细胞破碎性血管炎；坏死性肉芽肿性炎症（肾活检标本少见） | 白细胞破碎性血管炎；无肉芽肿性炎症 | 嗜酸性粒细胞组织浸润；坏死性肉芽肿性血管炎，可伴嗜酸性坏死 |
| 耳、鼻、喉 | 鼻中隔穿孔；鞍鼻；传导性或感觉神经性耳聋；声门下狭窄 | 无或轻微 | 鼻息肉；过敏性鼻炎；传导性耳聋 |
| 眼 | 眼眶炎性假瘤；巩膜炎（穿通性巩膜软化）；表层巩膜炎；葡萄膜炎 | 偶有眼部受累；巩膜炎；表层巩膜炎；葡萄膜炎 | 偶有眼部受累；巩膜炎；表层巩膜炎；葡萄膜炎 |
| 肺 | 结节；固定浸润病灶；空洞；肺泡出血 | 肺泡出血 | 哮喘；迁移性浸润病灶；肺泡出血 |
| 肾 | 节段性坏死性肾小球肾炎，偶有肉芽肿形成 | 节段性坏死性肾小球肾炎 | 节段性坏死性肾小球肾炎 |
| 心脏 | 偶有心脏瓣膜损害 | 少见 | 心力衰竭 |
| 外周神经 | 血管炎性神经病变（10%） | 血管炎性神经病变（58%） | 血管炎性神经病变（78%） |
| 嗜酸性粒细胞增多 | 偶有轻度嗜酸性粒细胞增多 | 无 | 全部伴有嗜酸性粒细胞增多 |

知识点6：原发性小血管炎的肾外表现　　　　　　　　副高：了解　正高：熟悉

全身症状包括不规则发热、疲乏、皮疹、食欲减退、抑郁、体重下降、关节疼痛等，其中发热最常见。不同AAV亚型临床表现各具特色。

（1）肉芽肿性多血管炎（GPA）　典型的GPA表现为三联征：上呼吸道、肺和肾脏病变。

临床上分为2型：①局限型或初发型：有呼吸道病变但无肾脏受累，80%以后累及肾脏；②暴发型：活动性或广泛性GPA。大部分患者以上呼吸道病变为首发症状，表现为鼻炎、鼻窦炎或口腔炎症。通常表现是持续性流脓涕或血性鼻涕，而且不断加重，可导致上呼吸道的阻塞和疼痛。伴有鼻黏膜肿胀、溃疡和结痂，鼻出血，严重者鼻中隔穿孔，鼻骨破坏，出现鞍鼻。口腔炎症表现为口腔溃疡、增殖性牙龈炎、颌下腺炎、腮腺的疼痛性肿大、咽扁桃体肿大和溃疡、咽后壁肿胀和溃疡等。咽鼓管阻塞可引发中耳炎，导致听力丧失，而后者常是患者的第一主诉。部分患者可因声门下狭窄出现声音嘶哑及呼吸喘鸣。

肺部受累是GPA的基本特征之一，约50%的患者在起病时即有肺部表现，80%以上的患者将在整个病程中出现肺部病变。胸闷、气短、咳嗽、咯血以及胸膜炎是最常见的症状。大量肺泡性出血较少见，但一旦出现，则可发生呼吸困难和呼吸衰竭。有约1/3的患者肺部影像学检查有肺内阴影，但缺乏临床症状。查体可有叩浊、呼吸音减低以及湿啰音等体征。因为支气管内膜受累以及瘢痕形成，55%以上的患者在肺功能检测时可出现阻塞性通气功能障碍，另有30%~40%的患者可出现限制性通气功能障碍以及弥散功能障碍。

除上、下呼吸道受累外，眼也是GPA的常见受累器官。GPA可累及眼的任何结构，表现为眼球突出、视神经及眼肌损伤、结膜炎、角膜溃疡、表层巩膜炎、虹膜炎、视网膜血管炎、视物模糊等。最常见的皮肤表现为紫癜，此外还可出现多形红斑、斑疹、淤点（斑）、丘疹、皮下结节、坏死性溃疡、浅表皮肤糜烂等。约1/3的患者在病程中出现神经系统病变。以外周神经病变最常见，多发性单神经炎是主要的病变类型，临床表现为对称性的末梢神经病变。肌电图以及神经传导检查有助于外周神经病变的诊断。

（2）显微镜下多血管炎（MPA）　典型病例多具有皮肤-肺-肾的临床表现。

1）皮肤表现：可出现各种皮疹，以紫癜及可触及的充血性斑丘疹多见。还可有网状青斑、皮肤溃疡、皮肤坏死、坏疽以及肢端缺血、坏死性结节、荨麻疹，血管炎相关的荨麻疹常持续24小时以上。

2）肺部损害：有50%的患者有肺部损害，发生肺泡壁毛细血管炎，12%~29%的患者有弥漫性肺泡出血。由于弥漫性的肺间质改变和炎症细胞的肺部浸润，约1/3的患者出现咳嗽、咯血、贫血，大量的肺出血导致呼吸困难，甚至死亡。部分患者可在弥漫性肺泡出血的基础上出现肺间质纤维化。查体可见呼吸窘迫，肺部可闻及啰音。

3）神经系统损害：20%~30%的MPA患者出现神经系统损害，主要为多发性单神经炎，表现为四肢麻木、刺痛感，长期可出现肌萎缩。10%左右的患者可出现中枢神经系统受累，表现为癫痫发作。

（3）嗜酸性肉芽肿性多血管炎（EGPA）　呼吸道过敏症状是EGPA的特征性表现，可表现为哮喘、支气管炎、过敏性鼻炎、鼻息肉。除此之外，可出现多系统损害，如皮肤血管炎、神经系统损害、心脏损害、消化系统损害等，组织及血管壁可见大量嗜酸性粒细胞浸润，血管周围肉芽肿形成。

---

**知识点7：原发性小血管炎的肾脏表现**　　　　　　　副高：了解　正高：熟悉

（1）血尿　几乎所有患者都有，轻重不等，80%患者有镜下血尿，20%有肉眼血尿，表现为无痛性、全程性。

（2）蛋白尿　几乎所有患者都有不同程度的蛋白尿，蛋白尿一般未达到肾病综合征范围，但亦有患者可达20g/d。

（3）管型尿　可类似急性肾小球肾炎改变，出现红细胞管型、其他细胞管型、透明管型及颗粒管型。

（4）肾功能不全　常表现为不同程度的肾功能不全（重者需透析治疗），部分患者进展迅速，表现为急进性肾小球肾炎，迅速进展至终末期肾衰竭。

（5）高血压　程度不一，一般为轻度或中度，少数较严重，可发展为高血压危象。患者肾小球滤过率下降，导致水钠潴留，血容量增加或血管痉挛，引起高血压的发生；或因缺血引起肾素－血管紧张素－醛固酮系统激活，导致血压升高。

（6）水肿　常在清晨起床时眼睑水肿，下肢及阴囊部水肿也常较显著，严重时可有浆膜腔积液，少数患者可出现充血性心力衰竭。

（7）少尿或无尿　肾小球毛细血管病变以及血管外的压迫，使肾血流量减少，发生滤过障碍，加之肾小管功能相对正常，以致液体重吸收相对增多，导致少尿或无尿。

**知识点8：原发小血管炎肾损害的实验室常规检查**　　　　副高：了解　正高：熟悉

（1）血常规　伴或不伴正细胞正色素性贫血，常有血白细胞计数增多，中性粒细胞比例增高，易误诊为细菌感染。由于ANCA与中性粒细胞关系密切，有人认为中性粒细胞的激活与本病的发病有关，也可能是细菌感染激活中性粒细胞，触发了本病的发生或进展。变应性肉芽肿血管炎多有血嗜酸性粒细胞增多（＞10%），有时伴血小板计数增多。

（2）尿液检查　血尿、蛋白尿、细胞管型，尿沉渣相差显微镜检查可见多数畸形红细胞，提示肾小球源性血尿。血尿的程度常常与肾脏炎症反应的程度呈正比，而尿蛋白通常达不到肾病综合征范围，以少到中等量为主。

（3）血生化检查　常有血尿素氮、肌酐升高，还可有肾功能不全的其他生化改变，如高钾血症、高磷血症、低钙血症、酸中毒（阴离子间隙增大、$CO_2$结合力下降、$HCO_3^-$浓度降低等）。有呕吐、食欲不振者可有低钾血症和低钾低氯性碱中毒。

（4）其他血液指标　可有红细胞沉降率加快、CRP、RF升高等非特异性改变，且常与疾病的活动程度相关，血清C3多正常。怀疑血管炎诊断的患者，常需检测乙型和丙型肝炎的血清学标记、血冷球蛋白测定以排除继发性血管炎。对年轻女性还需测定抗ds-DNA抗体和ANA抗体以排除系统性红斑狼疮。

**知识点9：原发小血管炎肾损害的ANCA检查**　　　　副高：了解　正高：熟悉

ANCA阳性有利于血管炎的诊断，常用间接免疫荧光和ELISA两种测定方法。间接荧光法将患者的血清与正常人的中性粒细胞共同孵育，若患者血清中有ANCA，则血清可和中性粒细胞胞质结合，利用荧光标记的抗体进行标记，可以检测到患者血清中是否有能与正常人中性粒细胞胞质结合的抗体，因而称为抗中性粒细胞胞质抗体。根据免疫荧光的显示模式，可将ANCA分为胞质型ANCA（cANCA）和核周型ANCA（pANCA）。研究发现pANCA是在用固定剂固定中性粒细胞过程中人为因素造成的假象，其抗原仍在胞质中。随后研究表明cANCA的主要的相对应的抗原为位于中性粒细胞的蛋白酶-3（PR-3），而

pANCA针对的抗原主要为中性粒细胞的髓过氧化物酶（MPO）。利用PR-3或MPO作为抗原，通过酶联免疫吸附法（ELISA）可以准确地测定血中是否有cANCA或pANCA。间接免疫荧光法测定ANCA法有较高的敏感性，但其特异性较差，有时易将抗核抗体（ANA）误测定为ANCA，而出现假阳性，而ELISA法测定的cANCA（也称PR3-ANCA）或pANCA（也称MPO-ANCA）则具有较高的特异性，但敏感性较差。因此，间接荧光法有助于筛选，而ELISA法则有利于确证。通常临床上将两者同时测定，可大大增加敏感性和特异性。

80%~90%的GPA患者cANCA阳性，70%的MPA患者ANCA阳性，其中60%为pANCA，另有40%为cANCA。50%的EGPA患者ANCA阳性，主要为pANCA。

采用ANCA诊断原发性小血管炎时须注意以下几点：①只有与AAV的临床征象相结合，ANCA才具有诊断价值；②需要ELISA法进一步验证ANCA免疫荧光检测的可靠性；③组织病理学检查仍然是诊断原发性小血管炎的金标准；④ANCA阴性并不能排除原发性小血管炎的存在，因为10%~50%的原发性小血管炎患者ANCA阴性；⑤ANCA的检测结果与原发性小血管炎的病情活动、缓解或复发无必然联系；活动期ANCA阳性的患者，当ANCA持续阴性时，提示疾病处于缓解期，但并不能排除复发的可能；当处于疾病缓解期且ANCA阴性患者，再次出现ANCA阳性时，提示患者复发的风险增高，但并不能确诊为疾病复发；⑥ANCA的检测结果不能决定治疗方案的选择，合理的治疗方案必须结合临床病程、体检及其他血清学指标考虑。

---

**知识点10：原发小血管炎肾损害的影像学检查**　　　　副高：了解　正高：熟悉

（1）GPA患者　胸部X线检查可发现肺部浸润性病灶和结节状阴影，伴有局部肺不张。结节状阴影通常为多发和双侧的，可有空洞形成，结节可在几毫米至几厘米大小。

（2）MPA患者　胸部X线及CT检查早期可发现无特征性肺部浸润影或小泡状浸润影，双侧不规则的结节状片状阴影，肺空洞少见，可见继发于肺泡毛细血管炎和肺出血的弥漫性肺实质浸润影；中晚期可出现肺间质纤维化。当出现弥漫的磨玻璃样改变，肺透亮度下降，提示肺泡出血的可能。

（3）EGPA患者　胸片无特征性，多变性肺部阴影是其特点；多数患者呈现肺内浸润性病变，可呈结节状或斑片状阴影，边缘不整齐，弥漫性分布，很少形成空洞，阴影可迅速消失；部分患者伴有胸腔积液。

---

**知识点11：原发小血管炎肾损害的组织病理学检查**　　　　副高：了解　正高：熟悉

（1）GPA的病理改变特征是显示3种病变：坏死、肉芽肿和血管炎。病变中呈现坏死的特征性改变是：坏死带在病变组织中分布不均，光镜在低倍镜下呈地图样，边缘呈波状或锯齿状，坏死常呈嗜碱性，并有细碎的颗粒。嗜碱性坏死周围环绕栅栏状细胞，呈现肉芽肿性炎性改变；血管炎主要累及小动静脉，毛细血管，表现为纤维素样坏死，有巨细胞性肉芽肿样改变。肾组织呈现节段性坏死性肾小球肾炎，可有新月体形成，没有或少见免疫球蛋白、补体的沉积。

（2）MPA的血管病变表现为节段性血管坏死，中性粒细胞及单核细胞浸润，可伴有白细胞破碎和纤维素样坏死，无肉芽肿形成。肾脏、肺可出现前述典型的病理改变；皮肤紫癜，病理改变为白细胞破碎性血管炎，中性粒细胞浸润明显，伴有不同程度的嗜酸性粒细胞、单核细胞、巨噬细胞浸润；动脉受累呈动脉炎样改变，有纤维素样坏死，中性粒细胞、单核细胞浸润等。

（3）EGPA主要累及小动静脉，表现为肉芽肿性坏死性血管炎，同时伴有大量嗜酸性粒细胞组织浸润，后者是EGPA的特征性病理改变。

---

**知识点12：原发小血管炎肾损害的诊断**　　　　　　　副高：了解　　正高：熟悉

临床表现呈全身多系统受累，同时合并血尿、蛋白尿、高血压、肾功能异常等肾损害表现，如ANCA阳性，应高度怀疑原发性小血管炎肾损害的可能。肾组织活检见到节段性坏死性肾小球肾炎伴或不伴新月体形成，免疫病理检查未见或仅见微量免疫复合物沉积者有助于诊断。原发性小血管炎主要包括GPA、MPA、EGPA 3种亚型，以下为各亚型的分类标准或诊断依据。

（1）GPA的诊断　目前采用1990年美国风湿病学会（ACR）分类标准（表8-11），诊断的敏感性和特异性分别为88.2%和92.0%。除此之外，也有采用ELK分类系统下典型的脏器受累表现，加之典型的组织病理学特征改变或cANCA阳性来诊断GPA。

表8-11　1990年美国风湿病学会（ACR）GPA分类标准

| 标　　准 | 定　　义 |
| --- | --- |
| （1）鼻或口腔炎症 | 痛性或无痛性口腔溃疡，脓性或血性鼻腔分泌物 |
| （2）胸部X线片异常 | 胸部X线片示结节，固定浸润灶或空洞 |
| （3）尿沉渣异常 | 镜下血尿（RBC > 5/HP）或出现红细胞管型 |
| （4）病理性肉芽肿性炎性改变 | 动脉壁或动脉周围或血管（动脉或微动脉）外区域有肉芽肿性炎症 |

注：符合2条或2条以上可诊断GPA

（2）MPA的诊断　尚无统一分类标准，诊断应综合分析临床表现、实验室检查及组织病理学检查。主要依据如下。

1）中老年男性多见，多数起病急，进展快。

2）有上呼吸道感染或药物过敏样前驱症状，如发热、乏力、皮疹、关节痛、体重下降等非特异性表现。

3）多系统损害：肾损害类似急进性肾小球肾炎，表现为血尿、蛋白尿、管型尿、高血压等，肾功能进行性下降；肺部受累：主要表现为肺泡毛细血管炎和肺泡出血，常见症状为咳嗽、气短、咯血、贫血，大量肺出血可致呼吸困难，甚至死亡，病程长者可出现肺间质纤维化；皮肤损害多表现为紫癜，也可出现网状青斑、溃疡、坏死等，病理特点为白细胞破碎性血管炎。其他系统损害还包括神经系统、消化系统、心血管系统、眼、关节、肌肉等。

4）ANCA阳性（70%左右），其中绝大多数（60%）为MPO-ANCA（pANCA）；少数为PR3-ANCA（cANCA）；HBsAg阴性。

5）组织病理学检查：皮肤、肺、肾组织活检有助于诊断：肺泡毛细血管炎、寡免疫沉积型坏死性新月体型肾小球肾炎和皮肤白细胞破碎性血管炎对诊断的确立有重要价值。

（3）EGPA的诊断　目前多采用1990年美国风湿病学会（ACR）制定的分类标准（表8-12），诊断的敏感性为85%，特异性为99.7%。

表8-12　1990年美国风湿病学会（ACR）EGPA分类标准

| 标准 | 定义 |
|---|---|
| （1）哮喘 | 哮喘史或呼气时有弥漫高调啰音 |
| （2）嗜酸性粒细胞增多 | 白细胞分类计数中嗜酸性粒细胞>10% |
| （3）单发或多发神经病变 | 由于系统性血管炎所致单神经病变、多发单神经病变或多神经病变（即手套/袜套样分布） |
| （4）非固定性肺浸润 | 由于系统性血管炎所致，胸部X线片上为迁移性或暂时性肺浸润（不包括固定浸润影） |
| （5）鼻窦炎 | 急性或慢性鼻窦疼痛或压痛史，或影像学检查示鼻窦不透光 |
| （6）血管外嗜酸性粒细胞浸润 | 病理示动脉、微动脉、静脉外周有嗜酸性粒细胞浸润 |

注：符合4条或4条以上可诊断EGPA

**知识点13：原发小血管炎肾损害不同亚型之间的鉴别诊断**

副高：了解　正高：熟悉

GPA、MPA、EGPA均为累及小血管（小动脉、静脉及毛细血管）的系统性血管炎，多器官受累，与ANCA紧密相关。GPA以cANCA为主，MPA、EGPA以pANCA为主。组织病理学检查示坏死性血管炎，GPA、EGPA有肉芽肿形成，可以与MPA相鉴别，EGPA可见明显的嗜酸性粒细胞组织浸润，并伴有高嗜酸性粒细胞血症，可以与GPA鉴别。但是即使是GPA、EGPA患者，也不一定在组织标本中发现肉芽肿，此时AAV亚型之间较难鉴别，但上呼吸道受累及cANCA阳性有助于GPA的诊断，而呼吸道过敏性疾病如哮喘、过敏性鼻炎、鼻息肉有助于EGPA的诊断。

肾局限型血管炎：除肾脏外无其他脏器受累的证据，通常与pANCA相关，病理特征为寡免疫复合物性肾小球肾炎。缺乏肾外表现、pANCA阳性、寡免疫复合物性肾小球肾炎有助于本病诊断。

**知识点14：原发小血管炎肾损害与其他类型血管炎肾损害的鉴别诊断**

副高：了解　正高：熟悉

（1）结节性多动脉炎肾损害　结节性多动脉炎（PAN）是一种以中小动脉坏死性炎症为特征的全身性疾病，ANCA常为阴性；而原发性小血管炎主要累及小动脉、微静脉、毛细血管，与ANCA密切相关。与原发性小血管炎肾损害不同的是，PAN的肾损害是由于肾血管炎引发的血管性肾病（肾微动脉瘤、肾梗死、肾血管性高血压），无肾小球受累，原发性小血管炎肾损害主要表现为寡免疫坏死性肾小球肾炎；PAN不累及肺，这也是与原发性小血管炎鉴别的要点，出现肺损伤（肺结节、空洞、浸润或肺泡出血）并伴有全身血管炎表现时，有助于原发性小血管炎的诊断。

（2）药物诱导ANCA相关性血管炎肾损害　部分药物可诱导ANCA阳性，并出现类似AAV肾损害的临床表现，此时详细的病史询问是与原发性小血管炎肾损害相鉴别的关键。目前已知的可诱导ANCA阳性的药物为丙硫氧嘧啶、肼屈嗪、普鲁卡因胺、青霉胺等。药物诱导的ANCA与原发性小血管炎中的ANCA具有不同的产生机制，后者一般仅识别一种靶抗原，PR-3或MPO，而前者可识别多种靶抗原，如MPO、PR-3、人白细胞弹力蛋白酶、乳铁蛋白等。停用药物后临床症状缓解，抗体效价下降有助于药物诱导ANCA相关性血管炎与原发性AAV的鉴别。

（3）肺出血-肾炎综合征　此病与原发性小血管炎均可出现肺出血及肾脏病变，但本病无其他血管炎及多系统受累表现，ANCA阴性，抗肾小球基膜抗体阳性，肾组织病理学检查可见有明显的免疫复合物沿基膜沉积，而原发性小血管炎肾脏损害为寡免疫坏死性肾小球肾炎。

（4）冷球蛋白血症肾损害　是与冷球蛋白相关，以皮肤血管炎损害为主的免疫复合物病。患者可出现紫癜、皮肤黏膜溃疡、雷诺现象、血尿、蛋白尿、关节痛等症状表现，与丙型肝炎病毒感染有关。因此有丙型肝炎病毒感染的证据、血清中检测到冷球蛋白、肾组织病理学检查见大量免疫复合物沉积（以IgG、IgM为主）有助于与原发性小血管炎肾损害相鉴别。

（5）紫癜性肾炎　以皮肤紫癜及含IgA的免疫复合物在组织沉积为特征，可出现皮肤、肾、关节及胃肠道症状，肾组织病理学特征为免疫荧光以IgA呈颗粒样在系膜区和毛细血管祥沉积，而原发性小血管炎肾损害的病理学特征为节段性坏死性肾小球肾炎，只有微量或无免疫复合物沉积。

---

**知识点15：原发小血管炎肾损害与原发性急进性肾小球肾炎的鉴别诊断**

*副高：了解　正高：熟悉*

原发性急进性肾小球肾炎起病急骤，肾功能可在数日、数周或数月内急剧恶化，以少尿（无尿）型急性肾衰竭多见。肾组织病理为弥漫性新月体型肾小球肾炎，分为3种类型，①Ⅰ型：IgG线性沉积（抗肾小球基膜抗体介导）；②Ⅱ型：IgG颗粒样沉积（免疫复合物介导）；③Ⅲ型：少或无Ig沉积。原发性小血管炎肾损害的病理特征为局灶性节段性坏死性肾小球肾炎，伴或不伴新月体形成，无或仅有少量免疫复合物沉积，因此，肾组织病理学检查有助于原发性急进性肾小球肾炎Ⅰ型和Ⅱ型与原发性小血管炎鉴别，Ⅲ型急进性肾小球肾炎在病理上与原发性小血管炎肾损害较难鉴别，但伴有明显的肾外表现（皮肤、肺、关节等）、ANCA阳性有助于与原发性小血管炎肾损害的鉴别。

---

**知识点16：原发小血管炎肾损害与继发于结缔组织病肾损害的鉴别诊断**

*副高：了解　正高：熟悉*

（1）狼疮肾炎　常见类似的全身症状，如发热、皮疹、关节痛及多器官系统受累表现，常累及肾脏，但其多见于20～40岁育龄女性，血清抗核抗体阳性如抗ds-DNA阳性，补体C3多降低，肾活检可见从轻微病变至肾小球硬化的各种病理类型，根据2003年ISN/RPS标准将狼疮性肾炎分为Ⅰ～Ⅵ型，以Ⅳ型（弥漫增殖型）最多见，肾小球系膜和内皮细胞弥漫增生，同时可有膜增生性病变、新月体形成、"铁线圈"和苏木素小体，免疫荧光呈现"满堂亮"，可见肾小球（毛细血管壁和系膜区）、间质及血管免疫球蛋白（主要为IgG，伴少数IgM、IgA）及补体沉积。而ANCA相关性肾损害主要表现为局灶节段性坏死性肾小球肾炎，很少有内皮细胞增生，免疫荧光呈无或很弱阳性。必须指出，ANA能与中性粒细胞的细胞核结合，导致用免疫荧光检测ANCA时表现出类似pANCA的荧光模式，易误以为pANCA阳性。进一步进行MPO-ANCA检测有助于鉴别诊断，注意一些系统性红斑狼疮患者也可有MPO-ANCA阳性。

（2）类风湿关节炎肾损害　类风湿关节炎患者可见多种不同的肾损害，既可以是疾病本身所引起，也可以是由治疗疾病的药物所引起。最常见的病变为膜性肾病、继发性淀粉样变、局灶性系膜增生性肾小球肾炎、类风湿血管炎及镇痛药所引起的肾病。详细的病史询问、仔细的尿检分析以及肾组织活检是明确肾损害类型的重要手段。类风湿血管炎引起的肾损害病理表现为坏死性肾小球肾炎不伴免疫复合物沉积，可以出现ANCA阳性，应注意与原发性小血管炎肾损害相鉴别。对称性小关节炎、侵蚀性关节炎、关节畸形、类风湿结节、特异性自身抗体（抗核周因子、抗角蛋白抗体、抗环状瓜氨酸抗体）阳性有助于类风湿关节炎肾损害与原发性小血管炎肾损害的鉴别。

（3）复发性多软骨炎肾损害　复发性多软骨炎是一种较少见的炎性破坏性自身免疫性疾病，8%的患者出现肾损害，表现为血尿、蛋白尿、管型尿，最终可致肾功能不全。肾组织病理学检查示轻度系膜增生型或局灶性节段性新月体型肾小球肾炎，应注意与原发性小血管炎肾损害相鉴别。复发性多软骨炎以软骨受累为主要表现，可致鼻梁塌陷、听力障碍、气管狭窄，耳郭受累最多见，而无鼻窦受累，此点可与GPA相鉴别；实验室检查ANCA阴性，活动期抗Ⅱ型胶原抗体阳性有助于本病诊断。

---

知识点17：原发小血管炎肾损害与继发于感染性疾病的肾损害的鉴别诊断

副高：了解　　正高：熟悉

部分感染性疾病，如亚急性感染性心内膜炎、脓毒症、深部真菌感染、分枝杆菌感染、放线菌病、梅毒，均可以出现包括肾损害在内的全身多系统损害，并可出现ANCA阳性，此时应注意与原发性小血管炎肾损害相鉴别。感染伴发的ANCA与药物诱导的ANCA具有相似之处，即可识别多种靶抗原，如MPO、PR-3、人白细胞弹力蛋白酶、乳铁蛋白，而原发性小血管炎中的ANCA仅识别一种靶抗原，PR-3或MPO。另外伴发ANCA的感染性疾病患者血清内还可出现多种自身抗体，如抗核抗体、抗β₂糖蛋白Ⅰ抗体出现冷球蛋白血症、低补体血症，此点也可与原发性小血管炎肾损害相鉴别。应用有效的抗生素治疗，能够缓解临床表现，ANCA效价逐渐下降甚至转阴，有助于感染性疾病的诊断。

知识点18：原发小血管炎肾损害的治疗                    副高：了解  正高：熟悉

治疗方案的选择应根据病情轻重、是否有重要脏器受累以及是否合并危及生命的并发症而定，应做到因人而异。治疗可分为3期，即诱导缓解、维持缓解以及控制复发。诱导缓解期治疗的目标是尽快控制病情，尽量达到完全缓解；而维持缓解期治疗的目标是减少疾病复发，保护肾功能。

（1）诱导缓解期的治疗

1）糖皮质激素联合CTX：泼尼松（龙）1mg/（kg·d），4~6周，病情控制后，可逐步减量，6个月后可减至10mg/d，再维持6个月，也可维持整个疗程，时间达1.5~2.0年。CTX口服剂量为1~3mg/（kg·d），分两次服用，持续3~6个月。近年来CTX静脉冲击疗法得到了广泛应用。常用方法为0.75g/m²（多为0.6~1.0g），每月1次，连续6个月，其后维持治疗为每2~3个月1次，整个疗程为1.5~2年。CTX静脉冲击与口服CTX相比，在有肾脏受损的患者中其存活率、缓解率、缓解时间、复发率和肾功能的维持等方面两组均无显著性差异，然而静脉冲击组用药量小，白细胞计数降低，严重感染和性腺受损的发生率显著降低。

2）甲泼尼龙冲击疗法：有重要脏器受损的重症患者（如存在小血管纤维素样坏死、细胞性新月体和肺出血的患者）诱导治疗初期，甲泼尼龙（MP）冲击治疗为不少学者所推崇。MP每次0.5~1.0g，每日或隔日1次，3次为1个疗程，继以口服泼尼松治疗，方法同前。MP强大的免疫抑制作用和抗炎作用有利于疾病的尽快控制，但应注意感染、水钠潴留、高血压、血糖升高和消化道出血等副作用。

3）血浆置换：适应证为合并抗GBM抗体阳性、严重肺出血或表现为急性肾衰竭起病时依赖透析者。使用5%白蛋白或新鲜血浆，每次置换血浆2~4L，每日1次，连续7天，其后可隔日或数日1次，至肺出血或其他明显活动指标得到控制。必须同时给予CTX 2~3mg/（kg·d）及泼尼松（龙）1mg/（kg·d）进行免疫抑制治疗，以防止机体在丢失大量免疫球蛋白后代偿性大量合成而造成的疾病反跳。血浆置换疗法价格昂贵，必须选择好适应证，并防止感染、出血等严重副作用的发生。

4）糖皮质激素联合甲氨蝶呤（MTX）：可用于病程早期（轻症）且肾功能正常或接近正常者（Scr<177μmol/L）者，尤其适合于CTX有禁忌者。与糖皮质激素联合CTX相比诱导缓解率相似，但MTX组的复发率高。

（2）维持缓解期的治疗  目前常用的维持缓解治疗是小剂量糖皮质激素联合静脉CTX（如每2~3个月1次），可维持1.5~2.0年。内脏损害严重的患者往往需要更长期地维持缓解治疗。考虑到长期应用CTX的副作用，目前正在寻找替代药物用于维持治疗。

1）硫唑嘌呤（AZA）：在维持缓解治疗阶段，AZA 2mg/（kg·d）是能够替代CTX证据最强的药物。与CTX相比，复发率没有显著性差别。但对于PR3-ANCA持续阳性者，在将CTX 2mg/（kg·d）改为AZA 2mg/（kg·d）时，复发率显著增高，因此对这一亚组的患者应慎重。

2）吗替麦考酚酯（MMF）：MMF作为一种新型的免疫抑制剂，已有成功治疗原发小血管炎肾损害特别是难治性小血管炎。但疗效还有待于进一步的研究证实。

3）抗感染治疗：在应用糖皮质激素与免疫抑制剂治疗的过程中，有学者建议应用磺胺类药物预防卡氏肺孢子菌的感染，推荐方案为磺胺甲噁唑800mg和甲氧苄氨嘧啶160mg，每周3次。

（3）复发的治疗　目前缺乏循证医学证据。建议在病情出现小的波动时，可以适当增加糖皮质激素和免疫抑制剂的剂量；而病情出现大的反复时，则需要重新开始诱导缓解治疗。

---

| 知识点19：原发小血管炎肾损害的预后 | 副高：了解　正高：熟悉 |

近年，由于激素和免疫抑制剂应用，原发性小血管炎的预后已大为改观。影响预后的因素包括：糖皮质激素的副作用、恶性肿瘤风险增加及进行性器官功能衰竭。血肌酐水平、肺部病变的出现、肾脏病变的严重程度及白细胞计数均对预后有重要的预测作用。肺出血的出现是决定患者生存的最重要因素。肾穿刺发现肾毛细血管祥严重坏死、新月体多且体积大，广泛肾小球及间质纤维化和小管萎缩均为不良预后的征兆。血肌酐水平升高（＞350μmol/L）和外周血白细胞计数升高（＞$16 \times 10^9$/L）也与预后不良相关。影响预后的关键是及早治疗，尤其是对呈大咯血及急进性肾炎表现者，早期诊断、早期治疗十分重要。

# 第三节　过敏性紫癜性肾炎

---

| 知识点1：过敏性紫癜性肾炎的概念 | 副高：熟练掌握　正高：熟练掌握 |

过敏性紫癜性肾炎（HSP）是以IgA为主的循环免疫复合物在组织沉积，引起以皮肤紫癜、出血性胃肠炎、关节炎、肾脏损害和其他器官受累为特征的临床综合征或多系统疾病，基本病变是全身弥漫性坏死性小血管炎及毛细血管损害。其中伴肾脏损害为30%～50%，称为过敏性紫癜性肾炎（HSPN），简称紫癜性肾炎，其临床表现主要为血尿、蛋白尿等。

---

| 知识点2：过敏性紫癜肾炎的流行病学 | 副高：熟练掌握　正高：熟练掌握 |

过敏性紫癜好发于儿童，80%～90%发病年龄7～13岁，2岁以下罕见。随着年龄增长，发病率逐渐降低。男女发病比例为（1.5～3）：1。发病以寒冷季节为高。

过敏性紫癜的发病率存在地区差异，其与IgA肾病相似。在欧洲尤其法国、意大利、西班牙和英国、芬兰以及亚洲如中国、日本、新加坡等患病率高，而北美洲和非洲国家患病率较低。黑种人和印第安人罕见本病。

过敏性紫癜性肾炎是儿童最常见的继发性肾脏病，在成年人，过敏性紫癜性肾炎的比例仅次于狼疮肾炎，在西方，过敏性紫癜性肾炎占继发性肾脏疾病的10%～50%。

---

| 知识点3：过敏性紫癜性肾炎的病因 | 副高：熟练掌握　正高：熟练掌握 |

引起本病的主要原因包括：①感染：如细菌、病毒及寄生虫感染所致；②药物过敏：如

抗生素、磺胺、异烟肼、巴比妥、奎宁及碘化物等；③食物过敏：如乳、鱼、虾、蟹及蛤等过敏；④其他：如植物花粉、虫咬、寒冷刺激或疫苗接种等。本病发病具有家族聚集倾向，提示遗传因素在该病病因方面起重要作用。

| 知识点4：过敏性紫癜性肾炎的发病机制 | 副高：熟练掌握　正高：熟练掌握 |

过敏性紫癜的确切发病机制尚不明确，主要与体液免疫异常有关，也涉及细胞免疫异常，同时有多种细胞因子与炎性介质和遗传因素的参与，但已明确它是一种系统性免疫复合物疾病，为IgA循环免疫复合物相关的小血管炎及毛细血管损害。免疫复合物沉积于血管壁，导致血管通透性增高，血液成分渗出，引起皮肤、黏膜、内脏器官等多部位病变。在过敏性紫癜性肾炎，肾小球系膜区和毛细血管袢均存在IgA为主的免疫复合物沉积。

| 知识点5：过敏性紫癜性肾炎的光镜检查 | 副高：熟练掌握　正高：熟练掌握 |

光镜检查与IgA肾病类似，表现为系膜增生性肾小球肾炎，并可伴不同程度的新月体征。既有肾小球系膜细胞增生，又有系膜基质扩张；病变既可为局灶性，也可为弥漫性。严重的病例可见中性粒白细胞和单个核细胞在肾小球毛细血管袢浸润，甚至可见袢坏死，多伴节段新月体，病变处毛细血管袢常与包曼囊壁粘连。经单克隆抗体检测证实，浸润的细胞为单核细胞-吞噬细胞，以及$CD4^+$和$CD8^+T$细胞。少数病例也可表现为膜增生性肾炎，出现肾小球基膜双轨形成。肾小管间质病变程度一般与肾小球病变平行。肾小球毛细血管袢内严重增生，若伴有新月体形成时，间质可出现水肿、多灶性单个核细胞浸润、近曲小管上皮细胞出现扁平、空泡变性、刷状缘脱落或灶性坏死，管腔内可见红细胞管型。过敏性紫癜性肾炎的肾小管间质病变较原发性IgA肾病更为常见。

| 知识点6：过敏性紫癜性肾炎的免疫荧光检查 | 副高：熟练掌握　正高：熟练掌握 |

免疫荧光特征与IgA肾病基本相同，以肾小球弥漫颗粒状IgA伴C3沉积为特征。IgA主要沉积于系膜区，也可沿毛细血管袢沉积。绝大多数同时伴有C3沉积，但C1q和C4沉积少见，且强度较弱，说明没有激活补体的经典途径。可伴有IgG、IgM沉积，伴IgG或IgM沉积者，临床表现与病理改变较重。

| 知识点7：过敏性紫癜肾炎的电镜检查 | 副高：熟练掌握　正高：熟练掌握 |

电镜检查可见系膜细胞和系膜基质增生，有广泛的系膜区和内皮细胞下不规则电子致密物沉积，偶见上皮细胞下电子致密物沉积。伴新月体形成者，可见基膜断裂、管腔内中性粒细胞浸润。

**知识点8：过敏性紫癜肾炎的病理分级**　　　　　　副高：熟练掌握　　正高：熟练掌握

（1）国际儿童肾脏病学会（ISKDC）分类法　　是目前最常用的方法之一，其分级的主要依据是肾小球新月体数量和肾小球内毛细血管袢内增生程度。

1）Ⅰ型：轻微肾小球病变。

2）Ⅱ型：局灶性或弥漫性单纯系膜增生。

3）Ⅲ型：a局灶性或b弥漫性系膜增生，肾小球新月体＜50%或节段性血栓形成、坏死或硬化。

4）Ⅳ型：与Ⅲa型和Ⅲb型相似，但新月体形成在50%～75%之间。

5）Ⅴ型：与Ⅲ型及Ⅳ型相似，但新月体＞75%。

6）Ⅵ型：假性膜增生型。

（2）WHO分类法

1）Ⅰ级：包括微小病变、微小病变伴局灶性节段性增生（显著）、局灶性增生性肾小球肾炎（轻度）。

2）Ⅱ级：包括弥漫增生性肾小球肾炎（轻度）、弥漫增生性肾小球肾炎（轻度）伴局灶性节段性病变（显著）。

3）Ⅲ级：包括局灶性增生性肾小球肾炎（中度）、弥漫增生性肾小球肾炎（中度）。

4）Ⅳ级：弥漫性增生性肾小球肾炎（重度）和终末期肾。

**知识点9：过敏性紫癜性肾炎的临床分型**　　　　副高：熟练掌握　　正高：熟练掌握

目前国内儿科已制订了过敏性紫癜性肾炎的诊断标准及临床分型（2000年）。

1型：孤立性血尿或孤立性蛋白尿。

2型：血尿和蛋白尿。

3型：急性肾炎型。

4型：肾病综合征型。

5型：急进性肾炎型。

6型：慢性肾炎型。

临床上以前3种类型多见，各型可单独或合并出现。

**知识点10：过敏性紫癜肾炎的肾外表现**　　　　　副高：熟练掌握　　正高：熟练掌握

（1）皮肤损害　　过敏性紫癜的特征性皮疹常出现在四肢远端伸侧、臀部及下腹部，多呈对称性分布，为出血性皮疹，稍突出皮肤，可融合成片，可分批出现。可有痒感，1～2周或以后逐渐减退，几乎所有患者均有此损害。

（2）关节症状　　多发生在膝、踝等较大关节，常表现为关节肿痛，一般无红、热，不发生关节畸形。

（3）胃肠道症状　　最常见为腹痛，以脐周和下腹部为主，为阵发性绞痛，多伴恶心、呕吐；消化道出血可表现为呕血或黑便；可出现肠套叠、肠穿孔等。

（4）其他表现，少数患者有心肌炎表现。此外尚可出现神经系统症状，主要为精神行为异常和头痛、头晕、抽搐、视物模糊、偏瘫或单瘫；后者多为多发性周围神经病，这些症状的产生主要是脑内广泛性小动脉炎或全身小动脉炎所致。

**知识点11：过敏性紫癜性肾炎的肾脏表现　　　　副高：熟练掌握　　正高：熟练掌握**

绝大多数肾损害在皮疹出现后4周内发生，3.4%～20%可在皮疹3个月至3年后才出现肾损害。极少数以肾脏损害为首发，数月甚至数年后才表现出典型的皮肤紫癜，而常被误诊为IgA肾病。

过敏性紫癜性肾炎可表现为多种临床综合征，包括孤立性血尿或蛋白尿、血尿伴蛋白尿、肾病综合征、孤立或反复肉眼血尿、急性肾炎综合征和急进性肾炎综合征等。几乎所有儿童患者病初均有镜下血尿，绝大部分伴蛋白尿，少部分表现为孤立性蛋白尿。30%～50%儿童和成年人过敏性紫癜性肾炎，以急性肾炎综合征起病，临床表现为水肿、血尿，可伴高血压和血肌酐升高。肉眼血尿发生率约20%，肾病性蛋白尿占20%～45%，多数伴有急性肾炎综合征。肾功能不全及高血压发生率低。少部分患者可表现为一过性蛋白尿或血尿，如果不及早检测尿液，容易漏诊。

成年人过敏性紫癜性肾炎临床表现较儿童患者重，高血压、肉眼血尿和肾功能不全的比例高于儿童。与IgA肾病类似，极少数过敏性紫癜性肾炎可因肉眼血尿，形成红细胞管型，堵塞肾小管而导致急性肾衰竭。

**知识点12：过敏性紫癜性肾炎的临床-病理联系　　　　副高：熟练掌握　　正高：熟练掌握**

肾损害的临床表现与肾脏病理分级有关。临床仅有少量蛋白尿者一般为Ⅰ、Ⅱ级，无新月体形成。蛋白尿越多，病变相对越重，尤其是儿童患者，非肾病性大量蛋白尿常常有新月体形成，肉眼血尿患者约22%有新月体形成。有肾功能不全者，组织学病变更严重。但肾损害表现并不总与肾活检病理改变相平行，尿检正常的过敏性紫癜患者，肾活检病理仍可见Ⅱ级或Ⅲ级病变。因此，对紫癜性肾炎患者应强调临床与病理相结合，以判断病情和指导治疗。

**知识点13：过敏性紫癜肾炎的辅助检查　　　　副高：熟练掌握　　正高：熟练掌握**

（1）血常规　白细胞正常或轻度增高，中性或嗜酸性粒细胞比例增多。红细胞和血小板数量正常，可与血小板减少性紫癜鉴别。

（2）尿常规　可有血尿、蛋白尿、管型尿。

（3）大便潜血试验　阳性结果可更支持过敏性紫癜肾炎的诊断。

（4）凝血功能检查正常，为肾活检前常规检查并可与血液病所致紫癜相鉴别。

（5）急性期毛细血管脆性试验阳性。

（6）红细胞沉降率增快。

（7）免疫学检查 血清免疫球蛋白在疾病早期升高，特别是IgA升高见于50%患者。但血清IgA增高对本病诊断无特异性，因为在原发性IgA肾病和狼疮性肾炎同样可有IgA增高，而血清IgA正常也不能排除本病。

自身抗体、抗中性粒细胞胞质抗体（ANCA）和补体C3、C4和冷球蛋白多正常，但类风湿因子和抗心磷脂抗体可能阳性。

（8）肾功能多正常，严重病例可有血尿素氮、血肌酐增高和肌酐清除率降低。

（9）表现为肾病综合征者，有血清白蛋白降低和胆固醇增高。

（10）皮肤活检 无论在皮疹部位或非皮疹部位，免疫荧光检查均可见毛细血管壁有IgA沉积。此点也有助于和除IgA肾病外的其他肾炎作鉴别。

（11）肾穿刺活检 肾穿刺活组织检查有助于本病的诊断，也有助于明确病变严重度和评估预后。

---

**知识点14：过敏性紫癜性肾炎的诊断** 　　　副高：熟练掌握　　正高：熟练掌握

根据患者病史、临床症状、体征及实验室检查，结合肾穿刺活检结果，不难做出正确诊断。过敏性紫癜的皮肤损害具有特征性，为诊断本病的重要依据。如患者有特征性紫癜、胃肠道和关节症状三联征时，应高度怀疑本病。如患者同时合并尿检异常，肾活检符合HSPN的典型表现，排除IgA肾病、血小板减少性紫癜及系统性红斑狼疮等其他全身性疾病，可诊断为HSPN。患者确诊为HSPN后应进行临床分型。虽然肾活检对于本病诊断、病情分析和预后判断具有重要意义，但有一定创伤性，应慎重考虑。

1990年，美国风湿病协会制订的过敏性紫癜诊断包括：①可触及的皮肤紫癜；②发病年龄<20岁；③急腹痛；④活检显示小动脉或小静脉中性粒细胞浸润。符合以上2项或2项以上者，可诊断为过敏性紫癜，其敏感性和特异性约90%。在此基础上，欧洲最近提出了新的诊断标准，即皮肤紫癜不伴血小板计数减少或凝血功能障碍，同时伴有以下1项或1项以上表现者：①弥漫性腹痛；②关节炎/关节痛；③组织活检显示以IgA为主的免疫复合物沉积。

对过敏性紫癜患者应及早检查尿液，以明确有无肾脏受累，即使病初尿液检查无异常也应定期复查。对有明显肾损害（如蛋白尿、血尿）或肾功能损害者应行肾活检病理检查，以明确病理改变特征，并以此作为治疗选择和预后判断的重要依据。

---

**知识点15：过敏性紫癜性肾炎的鉴别诊断** 　　　副高：熟练掌握　　正高：熟练掌握

（1）ANCA相关性血管炎 本类疾病包括微型多血管炎、Wegener肉芽肿等，均可表现有皮肤紫癜、关节痛和肾炎。成年患者表现为皮肤紫癜伴肾炎，尤其血清ANCA阳性时，须首先除外ANCA相关性血管炎。但ANCA相关性血管炎发病年龄较大，肺出血发生率高，大多数血清ANCA阳性（免疫荧光法和ELISA），肾组织病理检查见肾小球毛细血管袢坏死，新月体更加突出，且无明显免疫复合物沉积，可与过敏性紫癜肾炎相鉴别。ANCA相关性血管炎，在无坏死或新月体形成的肾小球系膜病变较轻，而过敏性紫癜肾炎常有广泛系膜病变。

（2）狼疮肾炎　LN为免疫性血管炎样疾病，临床表现可有皮疹、关节痛和肾损害，故须与本病相鉴别，但HSP皮疹与红斑狼疮皮疹无论在形态和分布上均有显著区别，鉴别并不困难。两病肾活检有不同之处，如免疫荧光检查，狼疮性肾炎虽然也有IgA沉积但常伴有大量的其他免疫球蛋白和C1q沉积，肾小球毛细血管壁白金环样变也有助鉴别。两者皮肤活检也不同，狼疮性肾炎可见狼疮带（大量免疫复合物在真皮下沉积）而HSPN可见IgA沿小血管壁沉积。HSP中出现血C3减低者，其早期"紫癜样皮疹"有可能为SLE的皮肤损害之一；紫癜肾炎伴血C3减低者，应及早做肾活检，以与早期狼疮肾炎鉴别。

（3）混合性冷球蛋白血症　可导致肾小球肾炎，皮肤紫癜及关节痛，少数混合性冷球蛋白包含IgA（单克隆IgA，或IgA-类风湿因子），可造成伴IgA沉积的皮肤白细胞破碎性血管炎和肾小球肾炎，因而与过敏性紫癜肾炎类似。IgA冷球蛋白血症的肾损害，可表现为局灶系膜增生、新月体肾小球肾炎或膜增生性肾小球肾炎，毛细血管袢内可见冷球蛋白栓子，但无类似于IgG-IgM冷球蛋白血症性肾炎在电镜下所见的圆柱状或环状结构。此外，冷球蛋白血症大多存在其他疾病，如在丙型肝炎病毒或乙型肝炎病毒感染，淋巴系统疾病等疾病中血清冷球蛋白水平可异常升高。

（4）感染后肾小球肾炎　本病少部分因沉积的免疫球蛋白以IgA为主，患者的皮肤感染也表现为紫癜样皮疹，可有一过性关节痛和胃肠道症状，而常误诊为过敏性紫癜性肾炎。但感染后肾小球肾炎急性期，存在低补体血症，肾小球弥漫性内皮增生更加明显，电镜检查见上皮侧有驼峰状电子致密物沉积，无内皮下及系膜区沉积。即使在感染后肾小球肾炎恢复期，仍可见免疫复合物吸收区。而过敏性紫癜性肾炎多表现为节段内皮细胞增生，免疫复合物以系膜区沉积为主，可伴内皮下沉积，上皮侧沉积物少见。

（5）IgA肾病　过敏性紫癜所致紫癜肾炎与原发性IgA肾病有相似的临床表现、病理形态和免疫学特征，但两者在临床表现和预后上仍有一定程度的差异：①HSPN多见于儿童患者，而IgA肾病多见于成人；②IgA肾病多表现为镜下血尿或镜下血尿与蛋白尿同时存在，肾病综合征少见，而HSPN也可表现为血尿和蛋白尿，与IgA肾病比较，肾病综合征的发生率较高；③IgA肾病病变范围常局限于肾脏，而HSPN累及全身多系统；HSPN患者的预后与患者的发病年龄、临床表现和肾脏的病理改变程度有关；④一般HSPN患者的发病年龄较大，新月体形成数大于50%，上皮下电子致密物沉积及大量蛋白尿者预后较差；⑤HSPN有更显著的毛细血管袢改变，包括袢坏死、内皮增生、袢沉积物等变化，而IgA肾病则少有袢坏死、内皮增生及袢沉积。

（6）血小板减少性紫癜是一类由自身抗体介导的血小板破坏增多性疾病。以血小板计数减少、皮肤及黏膜出血倾向、血小板寿命缩短、骨髓巨核细胞代偿性增生及抗血小板抗体阳性为特点。

**知识点16：过敏性紫癜性肾炎的治疗原则　　　　　副高：熟练掌握　　正高：熟练掌握**

（1）尽早查明诱因，确定诊断，做好肾活检准备。

（2）根据临床症状及肾脏病理学分型，制订合理的治疗方案。

（3）一般治疗　包括急性期休息和饮食控制，去除病因，停止接触和使用与过敏可能相关的药物、食物、过敏原等。

（4）抗凝药物　血小板抑制剂和血管扩张剂。

（5）对症处理　主要针对肾外症状的处理，抗过敏、控制高血压、降低血脂和胆固醇、补充钙剂等对保护肾脏和心、脑血管也极为重要。

（6）激素和免疫抑制　糖皮质激素具有减轻炎症、水肿和抗过敏效果而用于HSPN的治疗，但目前仍缺乏安慰剂对照或随机的临床试验证实激素的确切疗效。

细胞毒性药物环磷酰胺和硫唑嘌呤或免疫抑制剂霉酚酸酯、环孢素A单用或与激素联合应用于严重HSPN的治疗。表现为急进性肾炎应给予强化免疫抑制治疗方案。

（7）其他　血浆置换和大剂量免疫球蛋白静脉滴注等疗法对重症患者在经济许可条件下可以应用。

（8）中医中药　活血化瘀和清热解毒法可能对改善病情有帮助。

（9）长期随访。

| 知识点17：过敏性紫癜性肾炎的一般治疗 | 副高：熟练掌握　正高：熟练掌握 |
| --- | --- |

（1）在疾病活动期，应注意休息和维持水、电解质平衡。

（2）水肿、大量蛋白尿者可给予低盐、限水和避免摄入高蛋白食物。有消化道症状者应给予易消化食物。

（3）腹痛者可给予阿托品和山莨菪碱对症治疗。

（4）消化道出血时应禁食，可用抑制胃酸药物如法莫替丁、奥美拉唑等。

（5）为预防紫癜复发而加重肾脏损害，应注意预防上呼吸道感染、清除慢性感染病灶（如慢性扁桃体炎、咽炎）、积极寻找可能的致敏原，并避免再次接触。

| 知识点18：过敏性紫癜性肾炎的药物应用 | 副高：熟练掌握　正高：熟练掌握 |
| --- | --- |

（1）抗过敏　急性过敏表现应予抗组胺药物如氯苯那敏、赛庚啶或氯雷他定等。近年来有提出用$H_2$受体阻滞剂西咪替丁竞争性阻滞组胺激活$H_2$受体。另外还可用葡萄糖酸钙和维生素C口服或静脉注射治疗，必要时可考虑使用糖皮质激素。

（2）糖皮质激素　糖皮质激素有抑制抗原－抗体反应，减轻炎症渗出、改善血管通透性等作用。HSPN肾病综合征患者合并出现胃肠道症状、关节疼痛和皮疹时可试用糖皮质激素治疗。可用泼尼松$1 \sim 2mg/(kg \cdot d)$清晨顿服，$1 \sim 2$个月后减量维持，可使部分患者蛋白尿减轻，肾功能得到改善。如患者大量蛋白尿伴肾功能进行性损害，肾小球新月体大于50%，可进行大剂量糖皮质激素冲击治疗，一般可用甲泼尼龙$0.5 \sim 1g$静脉滴注，连续$3 \sim 5$天，继之以小剂量泼尼松口服维持。部分患者采用此治疗后蛋白尿减轻，肾小球内新月体数减少，肾功能可有一定程度逆转。

（3）血小板抑制剂和血管扩张剂　HSPN存在$PGI_2$-$TXA_2$（前列腺素$I_2$-血栓素$A_2$）系统调节失衡，血管收缩与血小板凝聚性增强等一系列病理生理改变，故可联合应用血小板抑制剂如阿司匹林、双嘧达莫与血管扩张剂如钙通道阻滞剂硝苯地平等，以减轻血管炎症造成的组织损伤。

（4）免疫抑制剂 对于症状较重、反复发作、临床表现为急性肾衰竭、肾脏病理表现为弥漫中度系膜增生、大量新月体形成伴袢坏死等改变者或使用糖皮质激素治疗无效者，可酌情加用环磷酰胺、硫唑嘌呤、环孢素A或霉酚酸酯等。

（5）雷公藤多苷 是从中药雷公藤提取精制而成，有较强的抗炎和免疫抑制作用，可改善肾小球毛细血管壁的通透性，具有较强的消除尿蛋白和尿红细胞作用，可减轻肾组织病理变化。糖皮质激素疗效不佳者，可试用1mg/（kg·d）分2~3次口服，疗程3~6个月。该药也有类似细胞毒药物毒副作用，如肝功能损害，血液白细胞计数和减少和导致女性闭经等。

| 知识点19：过敏性紫癜肾炎的其他疗法 | 副高：熟练掌握 正高：熟练掌握 |

（1）血浆置换 用于急进性肾炎，新月体数量>50%者可考虑，对清除循环中的IgA可能有效，但疗效不肯定，常与激素、细胞毒性药物一起应用。有资料显示，单用血浆置换治疗在某些患者有效。由于疗法费用昂贵，且可能存在某些潜在副作用，应用时需权衡利弊。

（2）ⅩⅢ因子替换疗法 许多研究表明HSPN急性期血浆ⅩⅢ因子水平降低，且与腹部症状的严重程度负相关，日本学者Imai T报道1例7岁HSP患儿并发严重颅内出血，同时测得ⅩⅢ因子活性降至9%，经补充大量ⅩⅢ因子后未再有出血。目前认为ⅩⅢ因子浓缩剂的替代疗法有助于急性期症状如腹痛和消化道出血的缓解，但其具体作用机制有待于进一步明确。

| 知识点20：过敏性紫癜肾炎的分型治疗 | 副高：熟练掌握 正高：熟练掌握 |

（1）轻型过敏性紫癜性肾炎 急性期口服泼尼松0.6mg/（kg·d），同时服用雷公藤总苷1mg/（kg·d）和中药大黄制剂。泼尼松服用4周后逐渐减量，每2周隔天减5mg至隔天顿服，维持量为隔天10mg。经上述治疗尿蛋白持续转阴者，可停用激素，继续服用雷公藤总苷和大黄制剂。总疗程1年以上。

（2）中型过敏性紫癜性肾炎 先使用甲泼尼龙0.5g静脉滴注，每天1次，连用3天后改为口服泼尼松0.5mg/（kg·d），同时服用雷公藤总苷1mg/（kg·d）和中药大黄。泼尼松减量方法同轻型。经上述治疗尿蛋白持续转阴者，可停用激素，继续用雷公藤总苷和大黄制剂维持。维持期应注意控制慢性纤维化病变的发展，可加用血管紧张素转换酶抑制剂或血管紧张素Ⅱ受体阻滞剂，治疗总疗程为2年以上。

（3）重型过敏性紫癜性肾炎 急性期可采用大剂量激素联合霉酚酸酯或环磷酰胺。激素使用方法同中型，病情严重者甲泼尼龙可追加1个疗程。甲泼尼龙静脉冲击治疗结束后，开始使用霉酚酸酯或环磷酰胺，同时服用中药大黄制剂和ACEI或ARB。血压升高者，应积极控制血压。

| 知识点21：过敏性紫癜肾炎的预后 | 副高：熟练掌握 正高：熟练掌握 |

紫癜性肾炎预后差别较大，影响其预后的主要因素包括：①发病年龄，儿童预后较成年

人好；②出现高血压和大量蛋白尿者预后不佳；③早期出现肾功能损害者预后不佳；④肾脏病理改变程度与预后相关，仅出现血尿和中等程度以下蛋白尿，肾活检病理结果提示为局灶性系膜病变，预后多趋于良好。

# 第四节　其他风湿病肾损害

## 一、原发性干燥综合征肾损害

知识点1：干燥综合征的概念　　　　　　　　　　副高：熟练掌握　正高：熟练掌握

干燥综合征（SS）是一种以侵犯唾液腺、泪腺等外分泌腺体为主的慢性系统性自身免疫性疾病，在血清中存在大量自身抗体，也可累及胰腺和肠道、呼吸道、生殖道，皮肤黏膜腺体以及肺、肾脏、神经系统等脏器和系统。干燥综合征可分为原发性和继发性两种，前者除有口眼干燥外，多有其他系统损害，后者则与另一种肯定的结缔组织病共存，最常见的为类风湿关节炎，其次为系统性红斑狼疮、硬皮病、皮肌炎。

干燥综合征可累及肾脏，以肾小管间质损害为主，临床表现为低钾血症和肾小管酸中毒。由于肾脏损害起病隐匿，诊断有时需借助于肾小管功能检查或肾活检，因而早期易被漏诊。临床上出现远端肾小管酸中毒、低钾血症或慢性间质性肾炎，均应除外干燥综合征。

原发性干燥综合征起病缓慢，根据受累脏器不同分为外分泌腺病变和非外分泌腺受累两种。前者又分为累及口、眼、呼吸道、消化道、生殖道及皮肤黏膜等改变的体表腺体病变；肺、肾、肝胆和胰腺等内脏外分泌腺病变和单克隆B淋巴细胞病。后者表现为血管炎、非炎性血管病、炎症介质诱导的发热、乏力等全身非特异性改变和血液系统改变，以及自身免疫性内分泌病变。

知识点2：干燥综合征的流行病学　　　　　　　　副高：熟练掌握　正高：熟练掌握

本病多见于女性，女性与男性的比例约为9∶1；发病的高峰年龄为40～50岁，但也可发生于任何年龄，包括儿童、青少年。原发性干燥综合征的肾损害较常见，多发于中年女性，其发生率为30%～50%。

知识点3：干燥综合征的病因　　　　　　　　　　副高：熟练掌握　正高：熟练掌握

（1）遗传和性别　HLA与SS有相关性，如在欧美人中SS患者$DR_3$、$DR_2$的频率高于正常人，SS伴抗SSA和抗SSB抗体者的$DQA_1/DQB_1$的频率增高。女性发病率高，提示该病与性激素有关。

（2）病毒

1）EB病毒：EB病毒不是SS的直接病因，它是作为一种多克隆B细胞活化剂，可能延续或加重SS患者的免疫紊乱。

2）HIV-1病毒：人类免疫缺陷病毒HIV-1感染可产生口干、眼干，但与SS不同点在于腮腺高度肿大，是CD8$^+$而非CD4$^+$淋巴细胞侵犯组织，自身抗体（RF，抗SS-A抗体，抗SS-B抗体、抗核抗体）频率不增高，与HLA-DR$_5$、DR$_6$相关而不是同DR$_3$、DR$_2$相关。但SS患者血清与HIV蛋白-P24反应性增高。

3）HTLV-1（人T淋巴细胞病毒）：感染可导致口干、眼干及成人T淋巴细胞白血病。

| 知识点4：干燥综合征的发病机制 | 副高：熟练掌握 | 正高：熟练掌握 |
| --- | --- | --- |

原发性干燥综合征的肾小管间质性肾炎是由细胞免疫及体液免疫共同介导的，其中肾小管可以被认为是内脏器官中具有外分泌腺体结构的组织。其发病机制类同于其他外分泌腺。原发性干燥综合征肾小球肾炎为免疫复合物肾炎，沿肾小球基膜、系膜及肾小管基膜可见免疫球蛋白呈颗粒样沉积，主要是可冷沉淀的单克隆IgM κ型类风湿因子，以及多克隆的IgG和IgA。冷球蛋白血症和低补体（C4）是预测发生肾小球肾炎的重要因子。

| 知识点5：干燥综合征的病理 | 副高：熟练掌握 | 正高：熟练掌握 |
| --- | --- | --- |

本病主要累及由柱状上皮细胞构成的外分泌腺体。以唾液腺和泪腺为代表，表现为腺体间质大量淋巴细胞浸润、腺体导管扩张和狭窄等，小唾液腺的上皮细胞破坏和萎缩。类似病变可以涉及其他外分泌腺体，如皮肤、呼吸道黏膜、胃肠道黏膜、阴道黏膜以及肾小管、胆小管、胰腺管等具外分泌腺体结构的内脏器官。血管受损也是本病的一个基本病变，包括小血管壁、血管周围炎症细胞浸润。

| 知识点6：干燥综合征的肾外表现 | 副高：熟练掌握 | 正高：熟练掌握 |
| --- | --- | --- |

（1）唾液腺受累　口干、吞咽困难、常伴齿龈炎及龋齿；腮腺碘油造影可见腺管不规则狭窄及扩张；下唇黏膜活检镜下可见每4mm$^2$有1个以上多发淋巴细胞浸润灶（50个以上细胞）。

（2）泪腺受累　眼干、泪液分泌下降，泪膜破裂时间缩短；常伴角膜溃疡。

（3）其他外分泌腺受累　鼻干；因鼻咽部慢性炎症而致中耳炎、传导性耳聋；慢性气管、支气管炎症；慢性胃炎；慢性胰腺炎；阴道干燥等。

（4）皮肤损害　主要表现为高球蛋白血症性紫癜样皮疹，其本质为局部血管损害。

（5）关节与肌肉损害　关节与肌肉表现有轻度、自限性关节疼痛，破坏性关节炎少见，可有肌无力和肌炎。

（6）呼吸系统损害　主要为肺间质病变而导致的肺功能下降，表现为小气道阻塞，50%患者有肺泡炎，少数发生弥漫性肺间质纤维化。

（7）消化系统损害　除因口干、咽、食管干燥导致吞咽困难外，还可表现为萎缩性胃炎、低胃酸和无胃酸分泌；小肠吸收功能低；胰腺外分泌功能异常；肝内胆管的慢性炎症，似慢性活动性肝炎的表现；部分患者有原发性胆汁性肝硬化。

（8）神经系统损害　主要由血管炎引起，周围知觉或运动神经受累最为多见，中枢神经受累报道增多，如偏瘫、抽搐、运动障碍、横贯性脊髓炎等，还有精神分裂症的报道。

（9）血液系统表现　为白细胞和血小板计数减少，少数有出血倾向；淋巴组织增生、淋巴结肿大较为突出，淋巴瘤的发生率比正常人高数十倍。血管炎除前面已提到的关于皮肤和神经系统受累外，也有累及内脏如胃肠道、肾、脾、生殖道的系统性血管炎的报道。

| 知识点7：干燥综合征的肾脏表现 | 副高：熟练掌握　正高：熟练掌握 |
|---|---|

（1）肾小管间质性损害

1）肾小管酸中毒：是干燥综合征肾损害最常见的临床表现，见于22%～35%的患者，占干燥综合征肾损害的70%，其中以远端肾小管酸中毒最为常见。干燥综合征病变损害远端肾小管后，氢离子的排泌功能下降而蓄积，尿液常呈碱性，尿中排出大量钾离子，常造成低钾血症。患者肌肉无力软瘫，严重者累及躯干肌甚至呼吸肌，不少患者以低钾麻痹为首发症状而就诊。酸中毒抑制肾小管对钙的再吸收以及维生素D的活化，而引起高尿钙及低血钙，大量排钙及尿液偏碱，钙盐易沉积而形成泌尿道结石和肾钙化。

2）肾脏浓缩功能障碍及肾性尿崩症：肾脏浓缩稀释功能受损常常是干燥综合征患者最早期出现的症状，表现为多饮、多尿和夜尿增多。早期由于症状轻微，往往被患者及临床医生忽视，严重的可发生肾性尿崩症，主要由于远端肾小管受损后，对抗利尿激素的反应降低，不能正常回吸收水分。

3）范科尼综合征：少部分干燥综合征的患者主要累及近端肾小管，使$HCO_3^-$重吸收障碍，尿$HCO_3^-$排出增加，血浆$HCO_3^-$显著下降。在一部分患者，除碳酸氢尿、低碳酸血症（酸中毒）外，同时可伴有糖尿、磷酸盐尿、尿酸尿、氨基酸尿等异常，表现为范科尼综合征。

4）肾小管性蛋白尿；尿蛋白表现为小分子蛋白的特点，24小时定量低于1.0g，尿$\beta_2$微球蛋白、NAG等明显升高，提示肾小管重吸收蛋白减少。

（2）肾小球损害　表现为肾小球肾炎者并不少见。临床主要表现为高血压，轻度蛋白尿和镜下血尿，部分患者可出现肾病综合征，很少出现肉眼血尿。肾脏病理改变主要表现为轻度或不规则的系膜增生、肾小球毛细血管袢不规则增厚、膜性肾病、IgA肾病。

| 知识点8：干燥综合征的病理表现 | 副高：熟练掌握　正高：熟练掌握 |
|---|---|

本病共同的病理特征是淋巴细胞和浆细胞的浸润，可伴发淋巴瘤。主要累及由柱状上皮细胞构成的外分泌腺，以泪腺和唾液腺为代表，表现为大量淋巴细胞浸润。以B细胞为主，早期淋巴细胞浸润散在小叶内腺管周围。以后浸润细胞浓集，偶见生发中心形成，同时腺体萎缩，后期被结缔组织替代。

肾脏的病理改变主要表现为肾脏小管间质病变、肾小球肾炎和血管炎。其中最常见的是肾间质淋巴细胞的浸润（主要为淋巴细胞、浆细胞和组织细胞）伴小管的萎缩和纤维化。肾小球肾炎可以表现为膜性肾病、局灶节段性肾小球损害、膜增生性肾炎和系膜增生性肾炎等多种病理类型。免疫荧光可见IgG、IgA、IgM、C3、C1q沿肾小球基膜颗粒样沉积或在肾小球系膜区局灶沉积，肾小管基膜可见IgG和C3沉积。电镜下可见上皮下、内皮下及系膜区电子致密物沉积。血管炎可根据浸润细胞分为中性粒细胞或单核细胞两种类型。

---

**知识点9：干燥综合征外分泌腺功能检查**　　　　副高：熟练掌握　　正高：熟练掌握

（1）泪腺分泌试验　包括Schirmer试验（泪腺滤纸条试验）和泪膜破裂时间。

1）Schirmer试验试验：是将35mm×5mm的滤纸条，一端折弯5mm，并置于下睑内侧1/3结膜囊内，5分钟后测量滤纸被泪水浸湿的长度。正常人>10mm，≤5mm为阳性。

2）泪膜破裂时间：是在结膜囊滴一滴2%荧光素钠后，使其均匀分布于角膜表面，在裂隙灯下观察角膜表面出现第一个泪膜缺损的时间，正常人>10秒，≤10秒为异常。

（2）干燥性角膜结膜炎的检查　包括角膜荧光素钠染色、孟加拉玫瑰红染色或结膜印迹细胞学检查等。角膜荧光素钠染色阳性，提示角膜细胞的完整性已被破坏。孟加拉玫瑰红染色特异性较高，结膜或角膜失活的细胞着染为阳性。

---

**知识点10：干燥综合征唾液腺检查**　　　　副高：熟练掌握　　正高：熟练掌握

（1）涎液流率　15分钟内收集自然流出的涎液量，正常人>1.5ml（≤1.5ml为阳性）。

（2）唾液腺放射性核素扫描和腮腺碘油造影在干燥综合征时，唾液腺放射性核素扫描可见唾液腺吸收、浓聚、排出放射性核素功能差。

（3）腮腺导管造影　可见腺管不规则狭窄及扩张，腺体末端造影剂外溢，呈点状或球状阴影。

（4）唇黏膜腺组织活检　可作为干燥综合征诊断条件之一。在4mm$^2$组织内有50个以上淋巴细胞聚集，称为一个病灶，如病灶≥1称为阳性。大量淋巴细胞聚集，可形成假性淋巴瘤，部分可转变为单克隆B细胞，为真正淋巴瘤。

---

**知识点11：干燥综合征血液学检查**　　　　副高：熟练掌握　　正高：熟练掌握

（1）血常规　表现为轻度贫血，多为正细胞正色素型贫血，部分患者有白细胞计数减低和/或血小板计数减少。

（2）高丙球蛋白血症　血免疫球蛋白增加或血丙球蛋白增加。呈多克隆性。

（3）自身抗体　可有多种抗体，其中阳性率较高的有抗核抗体（ANA）、抗SS-A（Ro）抗体和抗SS-B（La）抗体、抗平滑肌抗体（anti-SMA）、抗壁细胞抗体（anti-PCA）、抗线粒体抗体（anti-AMA）等。其中以SS-B的特异性更高，但抗SS-A、抗SS-B抗体与疾病的活动性无关，多见于有内脏损害的患者。

（4）循环免疫复合物　约有80%的患者循环免疫复合物升高，其中包括冷球蛋白血症。

（5）其他　约2/3的患者红细胞沉降率增快；小部分患者C反应蛋白增高。

| 知识点12：干燥综合征的诊断 | 副高：熟练掌握 正高：熟练掌握 |

女性患者，临床表现为口干、眼干，应考虑本病。具体诊断标准见表8-13。

**表8-13 干燥综合征诊断标准**

Ⅰ. 口腔症状：3项中有1项或1项以上

　1. 每日感到口干持续3个月以上

　2. 成年后腮腺反复或持续肿大

　3. 吞咽干性食物时需用水帮助

Ⅱ. 眼部症状：3项中有1项或1项以上

　1. 每日感到不能忍受的眼干持续3个月以上

　2. 有反复的沙子进眼或磨砂感觉

　3. 每日需用人工泪液3次或3次以上

Ⅲ. 眼部体征：下述检查任1项或1项以上阳性

　1. Schimer试验（＋）（≤5mm/5min）（不采用角膜麻醉方法）

　2. 角膜染色（＋）（≥4 van Bijsterveld计分法）

Ⅳ. 组织学检查：下唇腺病理示淋巴细胞灶≥1（指4mm²组织内至少有50个淋巴细胞聚集于唇腺间质者为一灶）

Ⅴ. 唾液腺受损：下述检查任1项或1项以上阳性

　1. 唾液流率（＋）（≤1.5ml/15min）（不刺激法）

　2. 腮腺造影（＋）

　3. 唾液腺放射性核素检查（＋）

Ⅵ. 自身抗体：抗SS-A或抗SS-B（＋）（双扩散法）

注：原发性干燥综合征：无任何潜在疾病的情况下，有下述2条则可诊断：a. 符合上表条目中4条或4条以上，但必须含有条目Ⅳ（组织学检查）和条目Ⅵ（自身抗体）；b. 符合条目Ⅲ、Ⅳ、Ⅴ、Ⅵ4条中任3条阳性

确诊原发性干燥综合征后患者若出现肾小管酸中毒、肾脏浓缩功能障碍、血尿、蛋白尿、肾功能不全者，应考虑肾脏受累，必要时行肾穿刺活检术明确病理类型。

| 知识点13：干燥综合征的鉴别诊断 | 副高：熟练掌握 正高：熟练掌握 |

（1）药物或中毒导致的间质性肾炎 药物导致的急性间质性肾炎，多在药物治疗后出现，肾脏起病较急，常伴有全身症状如发热、皮疹、关节痛等，血和尿中嗜酸性粒细胞增多，肾间质可见嗜酸性粒细胞浸润。患者血清中抗SS-A抗体或抗SS-B抗体阴性，无持续高球蛋白血症，无干燥综合征腺体损害症状，可以鉴别。

（2）狼疮引起的间质性肾炎 少数狼疮性肾炎也可表现为间质性肾炎，肾小球病变轻微，但患者临床表现有面部红斑、关节痛、多浆膜腔炎、血清抗ds-DNA抗体阳性、补体低下等系统性红斑狼疮的特征。肾活检可见较多免疫复合物及补体沉积于肾小球和肾小管基膜。

（3）类风湿关节炎肾损害　临床表现为关节痛、血清类风湿因子阳性、高球蛋白血症和肾脏损害，肾脏损害可表现为肾小管间质病变，但类风湿关节炎有明显关节症状，无口干、眼干燥等表现。肾活检病理改变除间质损害外，常伴明显的肾小球和间质血管病变。

（4）特发性间质性肾炎　多与自身免疫相关。如患者伴有眼色素膜炎，又称肾小管间质性肾炎伴眼色素膜炎综合征（TINU综合征）。肾脏病理为典型的急性过敏性间质性肾炎的表现。

| 知识点14：干燥综合征的治疗 | 副高：熟练掌握　正高：熟练掌握 |
|---|---|

（1）对症治疗　①干燥性角膜炎用0.5%甲基纤维素滴眼；②鼻腔干燥用生理盐水滴鼻；③口腔干燥用液体湿润口腔，应注意口腔卫生，尽量避免饮酒、吸烟。

（2）肾脏损害的治疗　①若干燥综合征患者临床表现为单纯的肾小管酸中毒和/或肾性尿崩时，发生肾功能损害的可能性较小，通常主张口服碳酸盐及对症治疗；②如果同时肾脏病理显示肾间质淋巴细胞浸润及肾小管损害时，在对症治疗的同时，也有学者建议早期即给予小剂量糖皮质激素治疗，对于患者长期的肾功能预后可能有益；③对于表现为肾小球损害为主的患者，应给予糖皮质激素及免疫抑制剂治疗；④表现为肾病综合征者应联合使用糖皮质激素及细胞毒类免疫抑制剂或其他类型的免疫抑制剂。

| 知识点15：干燥综合征的预后 | 副高：熟练掌握　正高：熟练掌握 |
|---|---|

本病预后较好，有内脏损害者经恰当治疗后大多可以控制病情。如治疗不及时，亦可恶化甚至危及生命。病变仅局限于唾液腺、泪腺、皮肤黏膜外分泌腺体者预后好。内脏损害中出现进行性肺纤维化、中枢神经病变、肾功能不全、恶性淋巴瘤者预后较差；其余有系统损害者，经恰当治疗大部分都能使病情缓解，甚至康复。

## 二、硬皮病的肾脏损害

| 知识点16：硬皮病的概念 | 副高：熟练掌握　正高：熟练掌握 |
|---|---|

硬皮病是一种以局限性或弥漫性皮肤增厚和纤维化为特征的，可影响心、肺、肾和消化道等内脏器官的结缔组织疾病。本病是一类疾病的统称，局限性硬皮病的病变主要局限在皮肤，内脏不受累；系统性硬化症中的弥漫性硬皮病累及多系统。在两者之间，可见全身化硬皮病、肢端硬皮病、CREST综合征及嗜酸性筋膜炎等中间类型，可有不同程度的内脏受累。

| 知识点17：硬皮病的流行病学 | 副高：熟练掌握　正高：熟练掌握 |
|---|---|

本病女性多见，为男性的4~5倍，平均发病年龄50岁，儿童相对少见。

| 知识点18：硬皮病的临床表现 | 副高：熟练掌握 正高：熟练掌握 |

（1）肾损害表现 临床上系统性硬化症的肾损害可分为急性和慢性两种表现。急性者往往早期突然起病，迅速进展至恶性高血压和进行性肾功能不全，称为硬皮病性肾危象；慢性者在系统性硬化症起病2～3年或以后逐渐缓慢出现蛋白尿、镜下血尿、高血压及肾功能不全等。

（2）皮肤病变 皮肤病变可分为水肿期、硬化期和萎缩期：①水肿期皮肤呈非可凹性肿胀，触之有坚韧的感觉，手指呈腊肠样；②硬化期皮肤呈蜡样光泽，紧贴于皮下组织，变硬，不易捏起，感觉迟钝或消失；③萎缩期浅表真皮变薄变脆，如羊皮纸，表皮松弛，肌肉萎缩呈"皮包骨"，易发生溃疡、坏疽。

（3）雷诺现象 90%以上的硬皮病患者有雷诺现象，常为首发症状。遇冷或紧张时引起肢端皮肤动脉、小动脉的收缩，动静脉短路，表现为肢端皮肤颜色间歇性苍白、发绀和潮红的改变，常伴有疼痛，严重者可引起肢端溃疡、坏疽，甚至截肢。鼻尖、舌尖、口唇、耳郭等部位也可出现类似症状。心脏、肺部、肾脏也可发生雷诺现象，出现胸闷、心绞痛、肺动脉高压、肾性高血压等情况。

（4）关节肌肉病变 多关节痛和肌肉疼痛常为早期症状，也可出现明显的关节炎和侵袭性关节病。

（5）消化道病变 消化道受累为硬皮病的常见表现，仅次于皮肤受累和雷诺现象，任何部位均可受累，其中食管受累最为常见，食管蠕动减弱可引起吞咽困难、吞咽痛。

（6）肺部病变 硬皮病中普遍存在肺脏受累。常见症状为劳累后气短、干咳，偶可引起胸痛。肺部病变主要表现为肺间质病变和肺动脉高压，两者可单独存在或同时存在。

（7）心脏病变 可有心包炎、心律失常、心肌病变、心力衰竭等表现。

| 知识点19：硬皮病肾损害的病理表现 | 副高：熟练掌握 正高：熟练掌握 |

硬皮病肾损害类似于恶性高血压患者的肾脏病理表现。从大体标本看，可见梗死、出血甚至皮质坏死。光镜下以叶间动脉和弓状动脉受累为主要特征性病变，早期主要表现为血管内膜水肿，以后逐渐出现内膜细胞增生并于内膜下产生大量由糖蛋白和黏多糖组成的黏液样物质，最终出现叶间动脉内膜明显增厚、内膜下纤维蛋白样坏死和腔内血栓形成，管腔狭窄甚至完全闭塞。血管壁一般没有淋巴细胞和其他单核细胞浸润，免疫球蛋白（主要是IgM）和C3可以非特异性的在小血管壁沉积、但电镜下看不到连续性的电子致密物在内膜下沉积。肾小球的病理改变多样，主要以缺血性改变为主，表现为毛细血管袢增厚及塌陷、肾小球基膜不规则增厚。在动脉狭窄严重的患者，尤其是伴有高肾素血症的患者有时可能出现明显的球旁器细胞增生。肾小管的病变同样以缺血性病变为主，肾小管上皮细胞扁平和气球样变。

| 知识点20：硬皮病的辅助检查 | 副高：熟练掌握 正高：熟练掌握 |

（1）常规检查 红细胞沉降率正常或轻度增快，血红蛋白减少，尿蛋白阳性，血清清蛋

白轻度降低，球蛋白增高。

（2）免疫学检查　90%以上患者血清抗核抗体阳性，呈斑点型和核仁型。抗Scl-70抗体阳性率50%～60%，是弥漫型SSc的标志性抗体，常有肺损害、指骨末端骨吸收。抗着丝点抗体多见于局限型SSc，CREST综合征更多见，常有皮肤毛细血管扩张和皮下钙质沉积，肺损害少见，它的效价不随时间和病程而变化。抗核仁抗体阳性率为30%～40%。抗RNP、抗PM-Scl、抗SSA抗体亦时有出现，抗双链DNA也可出现。

（3）影像学检查　X线双手可见骨质疏松，不规则骨侵袭，严重者有末节指骨吸收。钡餐检查可见食管下段扩张，蠕动减弱，钡剂滞留时间延长，严重者食管蠕动完全消失。胸片或胸部CT可见肺纹理增多、细小结节或网状改变。

---

### 知识点21：硬皮病的诊断　　　　副高：熟练掌握　正高：熟练掌握

1980年美国风湿病学会提出的系统性硬化症（硬皮病）分类标准，目前临床以此作为诊断标准。

（1）主要条件　近端皮肤硬化，手指及掌指（跖趾）关节近端皮肤增厚，紧绷，肿胀。这种改变可累及整个肢体，面部、颈部和躯干（胸、腹部）。

（2）次要条件　①手指硬化，上述皮肤改变仅限手指；②由于缺血导致指尖凹陷性瘢痕或指垫消失；③双肺基底部纤维化，在立位胸部X线片上，可见条状或结节状致密影，以双肺底为著，也可呈弥漫斑点或蜂窝状肺，但要除外原发性肺病所引起的这种改变。

具有主要条件或两个以上次要条件者可诊断为系统性硬化症。此外雷诺现象、多发性关节炎或关节痛、食管蠕动异常、皮肤活检示胶原纤维肿胀和纤维化，血清抗Scl-70抗体和抗着丝点抗体阳性均有助于硬皮病的诊断。

---

### 知识点22：硬皮病肾损害的治疗　　　　副高：熟练掌握　正高：熟练掌握

无特效药物，早期治疗的目的在于阻止皮肤和脏器受累，晚期治疗的目的在于改善症状。

（1）一般治疗　有雷诺现象者应戒烟，手足保暖，可用钙通道阻滞药。如症状较重，有坏死倾向者，可加用血管扩张药哌唑嗪、前列腺素$E_1$、阿司匹林和硝酸酯类。食管炎可采用质子泵抑制药治疗。

（2）轻度肾损害的治疗　主要采用糖皮质激素，泼尼松剂量为每日30～40mg，数周后渐减至维持量每日10～15mg。免疫抑制剂疗效不肯定，环孢素、环磷酰胺、硫唑嘌呤、甲氨蝶呤等与糖皮质激素合并应用可提高疗效、减少糖皮质激素用量。另外，也可同时使用血管紧张素转换酶抑制剂。

（3）硬皮病肾危象的治疗　治疗的关键在于控制血压，早期控制血压升高，可预防肾危象出现。ACEI使用前，硬皮病肾危象患者多在1年内死亡。出现硬皮病肾危象，应尽早采用ACEI治疗。ACEI治疗成功的关键在于尽早用药，持续用药。除ACEI以外，还加用钙通道阻滞药或血管紧张素Ⅱ受体阻滞剂控制血压，ACEI使用后，降压效果明显，并有利于保护肾功能，从而改善硬皮病肾危象的预后。

**知识点23：硬皮病的预后** 副高：熟练掌握 正高：熟练掌握

硬皮病通常呈缓慢发展，但病情多变，且无法预计。硬皮病预后与病变的类型有关。如果疾病早期发生心、肺或肾损害，则预后不良。有以下情况的患者提示预后不佳：①男性；②高龄；③合并硬皮病心脏损害；④72小时内无法控制高血压；⑤治疗前血肌酐水平超过265μmol/L（3mg/dl）。

### 三、多发性肌炎、皮肌炎肾损害

**知识点24：多发性肌炎、皮肌炎的概念** 副高：熟练掌握 正高：熟练掌握

炎性肌病是一组具有横纹肌非化脓性病变的结缔组织病，与此相关的临床综合征被称为多发性肌炎（PM）。当此综合征与特征性的皮肤损害同时发生时被称为皮肌炎（DM）。

**知识点25：多发性肌炎、皮肌炎的流行病学** 副高：熟练掌握 正高：熟练掌握

多发性肌炎、皮肌炎临床并不是少见疾病，但具体发病率不详，且发病率呈上升趋势。这与对本病的认识和诊断水平提高有关。本病见于各个年龄段，高峰发病年龄儿童在10~15岁、成人为45~60岁。女性发病率是男性的2倍。

**知识点26：多发性肌炎、皮肌炎的病因** 副高：熟练掌握 正高：熟练掌握

本病确切原因不明，属多因素疾病。

（1）种族 本类疾病有明显的种族差异，黑人发病率高于白种人。

（2）遗传因素 患者的一级亲属和同卵双生子发病率高于普通人群。HLA Ⅱ类抗原的研究也提示HLA-DR3与PM相关，HLA-DQ52与Jo-1相关。

（3）感染 多种病原感染在本组疾病的发病中可能起作用，如科萨奇病毒A9，腮腺病毒及某些微小核糖核酸病毒等与肌炎的发病密切相关。

（4）其他 可合并其他风湿性疾病如SSc、SLE、MCTD等，也可合并肿瘤（多见淋巴瘤、肺癌、卵巢癌等）。

**知识点27：多发性肌炎、皮肌炎的发病机制** 副高：熟练掌握 正高：熟练掌握

PM/DM的确切发病机制还不清楚，普遍认为PM/DM属于自身免疫病范畴，其证据为：

（1）包括肌炎特异性自身抗体（MSA）在内的一系列自身抗体的检出。

（2）常与其他自身免疫病合并。

（3）骨骼肌抗原免疫动物可发生炎性肌病。

（4）PM/DM患者外周血淋巴细胞呈肌毒性，并呈现其他免疫学异常。

（5）激素等免疫抑制治疗有效：其中MSA可分为3种类型：即抗合成酶抗体、抗非合

成酶细胞质（SRP）抗体和抗核抗原（Mi2）抗体。抗合成酶抗体中，抗组氨酰tRNA合成酶抗体，即抗Jo-1抗体，最具代表性。不同MSA与PM/DM的临床表现类型密切相关，如抗合成酶抗体阳性的肌炎容易合并肺间质病变等，被称为抗合成酶综合征。

| 知识点28：多发性肌炎、皮肌炎的病理 | 副高：熟练掌握　正高：熟练掌握 |
| --- | --- |

　　PM/DM的组织病理学改变主要表现为3个方面：①肌肉炎性浸润为特征性表现。炎性细胞多为淋巴细胞、巨噬细胞和浆细胞；浸润位于间质、血管周围；②肌纤维变性、坏死、被吞噬。初期轻度改变可见个别肌纤维肿胀，呈灶性透明变性或颗粒变性。在进行性病变中肌纤维可呈玻璃样、颗粒状和空泡变性，甚至坏死；③可见肌细胞再生及胶原结缔组织增生。再生的肌细胞胞质嗜碱，核大呈空泡样，核仁明显。慢性患者可见纤维大小不等、间质纤维化。发生于肌束边缘的肌纤维直径变小的束周萎缩为DM特征性改变之一。

　　DM的病理改变为表皮角化增厚，真皮血管增生，淋巴细胞浸润，真皮浅层水肿，后期表皮萎缩变薄、胶原纤维沉积等。直接免疫荧光检查在皮损处的真皮表皮交界处可见不连续的灶性免疫球蛋白和补体沉积。上述皮肤病理改变为非特异性。

| 知识点29：多发性肌炎、皮肌炎的临床表现 | 副高：熟练掌握　正高：熟练掌握 |
| --- | --- |

　　成年人发病隐匿，儿童发病较急。急性感染可为其前驱表现或发病的病因，早期表现为近端肌无力或皮疹，全身不适，发热、乏力、体重下降等。少数患者可有关节痛、吞咽困难、肺间质改变和心肌受累，约有25%的患者，特别是50岁以上患者，可发生恶性肿瘤，男性多见。皮肌炎发生肿瘤的概率多于多发性肌炎。约20%患者可与其他自身免疫性疾病并存，成为重叠综合征。

　　（1）肌肉病变　骨骼肌受累为本病特征。起病多隐袭，受累肌群包括四肢近端肌肉、颈部屈肌、脊柱旁肌肉、咽部肌肉、呼吸肌等，面肌与眼外肌受累极少见。肌无力是主要表现，患者下蹲、起立、平卧位抬头、翻身、正坐，重症患者发音、吞咽以致呼吸均感困难。部分患者肢体远端肌肉也受累。体检见肌力减低，25%患者肌肉有压痛。晚期可出现肌萎缩。罕见的暴发型表现为横纹肌溶解、肌红蛋白尿、急性肾衰竭。

　　（2）皮肤改变　皮肌炎（DM）可出现特异性皮肤表现：①上眼睑和眶周可有特殊的水肿性淡紫色斑（又称"向阳性皮疹"）；②四肢关节的伸侧面可见红斑性鳞屑性疹，称为Gottron征。其他表现还有肩背部、颈部、前胸领口"V"字区弥漫性红斑，分别称为"披肩"征和"V"字征，常伴光敏感。此外甲周红斑、雷诺现象亦可见。

　　（3）肺部病变　5%～10%患者出现肺间质病变。表现为干咳、呼吸困难，易继发感染。体检可及肺底捻发音，血气分析示低氧血症，严重者出现呼吸衰竭，病情可呈进行性发展，预后很差。X线显示毛玻璃状、结节状和网格状改变。肺功能示限制性通气障碍。其他表现还有肺门影增大、肺不张、胸膜增厚、胸腔积液、肺动脉高压等。

　　（4）其他　严重患者有心肌受累，表现为心电图ST-T改变，充血性心力衰竭，严重心律失常者少见。因再生的骨骼肌纤维可释放CK-MB，该同工酶的升高并不意味着心肌受累，可结合更为特异的心肌肌钙蛋白（TnT、TnI）以资鉴别。消化道亦可受累，钡剂可见食管扩张，蠕动差，钡剂通过缓慢以及梨状窝钡潴留。胃肠道血管炎多见于儿童 DM。

发热、体重减轻、关节痛/关节炎并不少见，由于肌肉挛缩可引起关节畸形。

知识点 30：多发性肌炎、皮肌炎的辅助检查　　副高：熟练掌握　正高：熟练掌握

PM/DM 的实验室改变有红细胞沉降率增快，有时有轻度贫血和白细胞计数升高，γ 球蛋白和免疫球蛋白的增高等。此外还可有尿肌酸、肌红蛋白的异常，但临床应用不多。

（1）肌酶谱　95%～99% 患者有肌肉来源的酶活性增高，包括肌酸激酶（CK）、天冬氨酸氨基转移酶（AST）、丙氨酸氨基转移酶（ALT）、乳酸脱氢酶（LDH）、缩醛酶（ALD）等。其中 CK 最为敏感。临床上多以 CK 的高低推断肌炎的轻重、病情的进展和治疗的反应。但常有临床表现与 CK 水平不一致、不平行的情况，如：①起病极早期与晚期肌肉萎缩明显者；②老年 PM/DM；③存在 CK 活性的循环抑制物。上述 3 种情况可有临床显著的肌无力表现，而 CK 无明显升高。反之，患者肌力正常或接近正常，肌活检亦提示无明显肌纤维变性坏死表现，但可能由于存在肌细胞膜"渗漏"现象，可伴有 CK 明显升高。有研究提示，CK 相对低水平升高的肌炎预后不良。

（2）肌电图（EMG）　EMG 示肌源性损害。典型表现为低波幅，短程多相波（棘波）；可有插入性激惹增强，出现正锐波、自发性纤颤波，以及自发性、杂乱、高频放电。但有 10%～15% 患者 EMG 无明显异常。本病晚期可出现神经源性损害，呈神经源性和肌源性的混合相。

（3）肌活检（见病理部分）　部位多选肱二头肌、股四头肌。活检应注意避开 EMG 针刺部位，以免出现假阳性。

（4）自身抗体　MSA 对肌炎特异性好，但敏感性不足。尚可出现类风湿因子、抗核抗体及抗肌肉成分的抗体，如肌红蛋白、肌球蛋白、肌钙蛋白、原肌球蛋白抗体等，但均不特异。

（5）肌肉磁共振成像（MRI）　在 T2 加权像和脂肪抑制序列（STIR）可显示受累肌肉炎症/水肿导致的高信号改变，敏感性较高。并有助于引导肌活检，提高阳性率。

知识点 31：多发性肌炎、皮肌炎的诊断　　副高：熟练掌握　正高：熟练掌握

目前仍沿用 Bohn 和 Peter 提出的多发性肌炎和皮肌炎诊断标准：①对称性近端肌无力，伴或不伴吞咽困难和呼吸肌无力；②血清肌酶升高，特别是肌酸激酶升高；③肌电图有肌源性损害；④肌活检示肌肉有坏死、再生、炎症等改变，伴或不伴有肌萎缩；⑤特征性的皮肤损害。具备上述①～④四项者可确诊为多发性肌炎，同时伴有⑤项者诊断为皮肌炎。具备上述①～④中两项者可能为多发性肌炎。

抗合成酶综合征和 MSA 相关综合征：抗合成酶综合征是指 PM/DM 有抗 Jo-1 或其他抗合成酶抗体阳性，合并间质性肺病、发热、关节炎、雷诺现象、技工手的临床综合征。其中"技工手"是指手指侧面或掌面粗糙、脱屑、"肮脏"的外观表现。该综合征及其他 MSA 相关综合征与相应的肌炎特异性自身抗体之间的内在联系尚有待进一步研究。

无肌炎的皮肌炎：DM中有10%表现为无肌炎的皮肌炎，即有Gottron征等DM典型皮肤改变，而无肌炎的临床和/或亚临床表现。其中部分患者始终无肌炎出现。"无肌炎的皮肌炎"究竟是不是DM的一个独立的临床表现型，或仅为DM过渡性表现尚有争议。

---

**知识点32：多发性肌炎、皮肌炎的鉴别诊断　　副高：熟练掌握　正高：熟练掌握**

（1）包涵体肌炎　包涵体肌炎（IBM）属于炎性肌病，其病理特征为光镜下肌纤维内见线状空泡，肌浆内和/或核内可见包涵体；电镜下可见直径10～25nm的丝状包涵体，本病亦因此而得名。IBM多发生于中年以上人群，男性多见。起病隐袭，进展缓慢。肌无力表现可累及近端和远端肌肉，可呈不对称性，无肌痛，CK正常或呈低水平升高。少见肺脏、关节累及，ANA偶可阳性，无MSA出现。EMG表现为肌源性损害或合并神经源性损害。IBM的临床表现甚至早期组织病理学改变，常与PM无法区分。而对激素及免疫抑制治疗的低反应性是其特点之一。因此，出现治疗抵抗的肌炎应重新审视，进一步除外IBM的可能。

（2）恶性肿瘤相关DM/PM　40岁以上DM/PM患者合并肿瘤的发生率为10%～20%，DM较PM更易与肿瘤相关。肿瘤可于DM/PM之前、同时或之后发生。当肌炎呈不典型性：如有肌无力等临床表现，但反复查肌酶正常，或EMG正常，或肌活检不典型，或呈激素抵抗；需结合年龄性别、其他临床表现和危险因素，积极除外合并肿瘤之可能。

（3）与其他结缔组织病伴发的PM/DM　炎性肌病的表现可以出现于硬皮病、系统性红斑狼疮、混合结缔组织病、干燥综合征。有时仅有肌无力的症状，无肌酶或EMG的异常。PM偶见于类风湿关节炎、成人Still病、Wegener肉芽肿和结节性多动脉炎。在系统性血管炎中，肌无力症状更多与动脉炎和周围神经受累相关，而不是肌肉本身的免疫性炎症。风湿科常用药物，如糖皮质激素、青霉胺、氯喹、秋水仙碱等亦可引起肌病，停药后可缓解，也应鉴别。

（4）神经系统疾患　运动神经元病中的进行性脊肌萎缩症、肌萎缩侧索硬化症等因累及脊髓前角细胞可引起缓慢进展的肌肉无力、萎缩，但其受累肌肉的模式与PM不同，多从远端向近端延伸，常伴肌束颤动，肌萎缩较早出现；进行性延髓性麻痹有后组脑神经运动核及皮质脑干束受累，可出现吞咽困难，但均有上运动神经元受累表现，肌电图呈明显的神经源性损害。

肌肉神经接头疾患中，重症肌无力为针对突触后膜乙酰胆碱受体的自身免疫病，最常有眼外肌累及，而PM几无眼外肌受累报道。其晨轻暮重的表现，疲劳试验、新斯的明或依酚氯铵试验，血清抗乙酰胆碱受体（AChR）抗体测定，以及EMG重复电刺激试验可资鉴别。肌无力综合征（Eaton-Lambert综合征）发病机制为神经末梢乙酰胆碱释放障碍，大多伴发肿瘤或自身免疫性疾病如系统性红斑狼疮、Graves病，亦有肢体近端肌无力，其EMG以高频重复电刺激波幅递增为特征。此病可伴发于PM。

---

**知识点33：多发性肌炎、皮肌炎的治疗　　副高：熟练掌握　正高：熟练掌握**

（1）一般性治疗　支持疗法、对症处理、功能锻炼等不容忽视。有呼吸肌、吞咽肌受累的PM/DM，呼吸道的护理、必要时机械通气，胃肠道或静脉营养支持，维持水电解质酸碱平衡，防治感染、抗生素合理使用等均至关重要。

（2）首选糖皮质激素治疗 一般认为开始剂量泼尼松1～2mg/（kg·d），严重者可用甲泼尼龙200mg以上静脉冲击治疗。病情控制后逐渐减量。自开始用药到病情最大程度改善需1～6个月，减药过快，常可出现病情复发。疗程一般不应少于2年。糖皮质激素除可改善肌无力外，对伴随的间质性肺病、关节炎、吞咽困难亦均有效。

糖皮质激素治疗的同时需注意其副作用。糖皮质激素还可引起肌病，易与肌炎复发混淆。激素性肌病同样表现为近端肌无力，肌电图与PM亦类似（但多无纤颤波），CK常不高，肌活检可见到1型纤维萎缩。在难以鉴别时可减用激素，如果CK升高、病变加重表明为肌炎复发，如症状减轻则支持激素性肌病。

（3）细胞毒药物的使用 细胞毒药物常与糖皮质激素联合治疗有助于控制疾病，还能减少激素用量。常用药物为甲氨蝶呤（MTX，10～25mg/w）和硫唑嘌呤［AZA，2mg/（kg·d）］。两者均需定期观察血象和肝功能情况。

PM/DM治疗中的激素抵抗，是指激素大剂量［1～2mg/（kg·d）］、长疗程使用（>1至数月），仍不能改善症状和使肌酶正常化的情况。临床多以联合使用细胞毒药物强化治疗。对难治性PM/DM，即有激素抵抗且联用一种细胞毒药物（MTX或AZA）仍无效，则可联合使用MTX＋AZA，或在前述一个细胞毒药物基础上加用环孢素［CsA，3mg/（kg·d）］；对呈激素抵抗的合并肺间质病变的患者，还可考虑使用环磷酰胺冲击治疗。

（4）大剂量静脉给予丙种球蛋白（IVIg） 丙种球蛋白IVIg治疗DM/PM疗效肯定，尤其对改善重症DM/PM的呼吸肌、吞咽肌受累的症状有效。不良反应少见，偶有发热、头痛、呼吸急促、血管收缩症状、白细胞减少表现，但对有心肾功能不全、高凝状态或有深静脉血栓形成应慎用。

（5）其他药物 羟氯喹（0.2～0.4g/d）对DM皮损有一定疗效。需注意其视网膜毒性。

知识点34：多发性肌炎和皮肌炎的预后　　　　副高：熟练掌握　　正高：熟练掌握

在糖皮质激素、细胞毒药物及其他治疗手段得到广泛应用后，本病的预后已得到明显改观。但PM/DM的5年与10年存活率仍然仅分别为70%～80%和60%。多数PM/DM患者呈慢性经过，2～3年后逐渐趋向恢复，亦可缓解复发交替，一般认为病程超过7年者，很少死于本病。提示预后不良的主要因素有全身性肌无力，有呼吸肌受累、吞咽困难者；肺脏、心脏等重要脏器受累者；发病年龄大、合并恶性肿瘤者和激素抵抗者。

## 四、贝赫切特病（旧称白塞病）肾损害

知识点35：贝赫切特病的概念　　　　　　　　副高：熟练掌握　　正高：熟练掌握

贝赫切特病又称白塞病，是一种病因未明和以口腔溃疡、外阴溃疡、眼炎及皮肤损害为临床特征的，可累及多个系统、多器官的全身性疾病，以往亦曾冠以"眼、口、生殖器综合征"。其基本病理改变是血管炎，可累及全身大、中、小血管，其中以小静脉最常受累。根

据其内脏系统损害的不同而分为血管型、神经型、胃肠型等。血管型指有大中动脉、静脉受累者；神经型指有中枢或周围神经受累者；胃肠型指有胃肠道溃疡、出血、穿孔者。临床表现复杂多样，主要表现为前葡萄膜炎、后葡萄膜炎、视网膜血管炎、反复口腔及生殖器溃疡。本病还可累及皮肤、关节、神经系统、消化系统，并可能造成大动脉和大静脉的损害。

---

**知识点36：贝赫切特病的流行病学**　　　　　副高：熟练掌握　　正高：熟练掌握

本病好发于年轻人，女性多于男性。

---

**知识点37：贝赫切特病的病因及发病机制**　　　副高：熟练掌握　　正高：熟练掌握

不明确，可能与遗传因素及病原体感染有关。

---

**知识点38：贝赫切特病的病理**　　　　　　　　副高：熟练掌握　　正高：熟练掌握

在皮肤黏膜、视网膜、脑、肺等受累部位可以见到血管炎改变。血管周围有炎症细胞浸润，严重者有血管壁坏死，大、中、小、微血管（动、静脉）均可受累，出现管腔狭窄和动脉瘤样改变。

---

**知识点39：贝赫切特病的临床表现**　　　　　　副高：熟练掌握　　正高：熟练掌握

（1）基本症状

1）复发性口腔溃疡：每年发作至少3次，发作期间在颊黏膜、舌缘、唇、软腭等处出现不止一个的痛性红色小结，继以溃疡形成，溃疡直径一般为2～3mm。有的以疱疹起病，7～14天后自行消退，不留瘢痕。亦有少数持续数周不愈最后遗有瘢痕者。本症状见于98%的患者，且是本病的首发症状。它被认为是本病的必需症状。

2）复发性外阴溃疡：约80%患者有此症状，与口腔溃疡性状基本相似，只是出现的次数较少、数目亦少。常见的是女性患者的大、小阴唇；其次为阴道、男性的阴囊和阴茎。也可以出现在会阴或肛门周围。

3）皮肤病变：有结节红斑、假性毛囊炎、痤疮样毛囊炎、浅表栓塞性静脉炎等不同表现。另外也可有多形红斑、环形红斑、坏死性结核疹样皮肤损害。其中以下肢结节红斑最为常见且具有特异性。另一种皮疹为带脓头或不带脓头的毛囊炎，多见于面、颈部，出现于约30%的患者。

4）眼炎：最为常见的眼部病变是葡萄膜炎或称色素膜炎，也有因血管炎造成的视网膜炎。还可有结膜炎、角膜溃疡、脉络膜炎、视神经炎等。上述情况的反复发作，可以导致严重的视力障碍甚至失明。

（2）肾脏损害表现

1）肾小球损害：病理类型包括肾小球微小病变、膜性肾病、系膜增生性肾小球肾炎和IgA肾病等。

2）小血管炎肾损害：部分患者合并ANCA阳性，病理表现多为坏死性小血管炎和新月体肾炎。

3）合并肾脏淀粉样变性。

（3）其他系统表现　除上述基本症状和肾脏表现外，有部分患者因局部血管炎引起内脏病变。

1）神经系统：是贝赫切特病的重症表现，主要是脑膜脑炎，出现发热、脑膜刺激征和大脑皮质、脑干、小脑损害的相应症状，良性颅内高压、脊髓损害和周围神经病变。

2）消化道病变：全消化道均可出现溃疡，而以回盲部多见，表现为消化不良、食欲下降、腹胀、腹痛、恶心、便秘和腹泻等，严重者有肠出血、肠麻痹、肠穿孔、瘘管形成等。

3）心血管系统：较大的静脉炎可形成血栓，较大的动脉炎由于变性、坏死可形成动脉瘤。少数出现心内膜炎或心包炎。

4）关节炎：多表现为非对称性大关节炎，可红肿热痛，但较少有侵袭性关节破坏，多累及膝关节和踝关节。

5）泌尿生殖系统：少数出现蛋白尿、血尿，另少数出现附睾炎。

6）肺脏损害：肺血管受累则表现为咯血、气短、肺栓塞等症状。少数出现肺部浸润。

7）其他：有部分患者在疾病活动或有新脏器受损时出现发热，以低热多见，时有高热，可有乏力、肌痛、头晕等症状。

---

**知识点40：贝赫切特病的实验室和辅助检查　　　　副高：熟练掌握　　正高：熟练掌握**

（1）实验室检查　BD无特异血清学检查。其抗核抗体谱、ANCA、抗磷脂抗体均无异常。补体水平及循环免疫复合物亦系正常，仅有时有轻度球蛋白增高，红细胞沉降率轻至中度增快。PPD试验约40%强阳性。

（2）针刺反应　这是本病目前唯一的特异性较强的试验。它的做法是消毒皮肤后用无菌针头在前臂屈面的中部刺入皮内然后退出，48小时后观察针头刺入处的皮肤反应，局部若有红丘疹或红丘疹伴有白疱疹则视为阳性结果。同时进行多部位的针刺试验时，有的出现阳性结果，但有的却为阴性。患者在接受静脉穿刺检查或肌内注射治疗时，也往往出现针刺阳性反应。静脉穿刺出现阳性率高于皮内穿刺。

---

**知识点41：贝赫切特病的诊断　　　　　　　　　副高：熟练掌握　　正高：熟练掌握**

临床上如果有多系统受累，尤其是发生反复口腔、生殖器溃疡，以及眼部病变较为突出者应想到此病。若针刺反应阳性，ANA阴性者，应高度怀疑本病。确诊贝赫切特病之后如发生血尿、蛋白尿或肾功能不全者，应行肾穿刺活检术明确病理类型。

本病的诊断标准如下：有下述5项中3项或3项以上者可诊为本病。

（1）反复口腔溃疡　指每年至少有3次肯定的口腔溃疡出现，并有下述4项症状中的任何两项相继或同时出现者。

（2）反复外阴溃疡　经医师确诊或本人确有把握的外阴溃疡或瘢痕。

（3）眼炎包括前葡萄膜炎、后葡萄膜炎、视网膜血管炎、裂隙灯下的玻璃体内有细胞出现。

（4）皮肤病变包括有结节性红斑、假性毛囊炎、丘疹性脓疱疹，未用过糖皮质激素、非青春期者而出现的痤疮样结节。

（5）针刺试验呈阳性结果。

其他与本病密切相关并有利于本病诊断的症状有：关节炎/关节痛、皮下栓塞性静脉炎、深静脉血栓、动脉血栓或动脉瘤、中枢神经病变、消化道溃疡、附睾炎、阳性家族史。

因本病的口腔溃疡、关节炎、血管炎可在多种结缔组织病出现，有时会造成鉴别诊断上的困难，如反应性关节炎、Steven-Johnson综合征和系统性红斑狼疮等都可以出现本病5个基本症状中的几个。即使是单纯的口腔溃疡有时亦与本病早期很难鉴别，因此详细病史和分析至关重要。

---

**知识点42：贝赫切特病的鉴别诊断**　　　　　副高：熟练掌握　　正高：熟练掌握

（1）狼疮肾炎　狼疮肾炎多见于生育年龄的女性，有全身多系统受累的表现，血清中ANA、ds-DNA等多种自身抗体阳性。肾活检免疫病理可见多种免疫复合物和补体成分沉积，表现为"满堂亮"。

（2）ANCA相关性小血管炎　ANCA相关性小血管炎多见于中老年，临床上有多系统受累，大部分患者血清ANCA阳性。肾脏受累表现为寡免疫复合物沉积的新月体形成性肾小球肾炎。

---

**知识点43：贝赫切特病的治疗**　　　　　　　副高：熟练掌握　　正高：熟练掌握

贝赫切特病的治疗可分为对症治疗、眼炎治疗、血管炎治疗几个方面，然而任何一种治疗都不能取得根治的效果。

（1）对症治疗　根据患者的不同临床症状而应用不同的药物。

1）非甾体抗炎药：主要对关节炎的炎症有效。

2）秋水仙碱：对有关节病变和结节红斑者有效，对口腔、外阴溃疡、眼病者也有一定疗效。剂量为0.5mg，每日3次。

3）糖皮质激素的局部应用：口腔溃疡者可涂抹油膏，可使早期溃疡停止进展或减轻其溃疡炎症；眼药水或眼药膏对轻型的前葡萄膜炎有一定的疗效。

（2）内脏血管炎和眼炎的治疗　内脏系统的血管炎主要是应用糖皮质激素和免疫抑制剂治疗，常用CTX、MTX、AZA、环孢素等。可根据病损部位和进展来选择药物的种类、剂量和途径。上述药物都有其不良反应，尤其是长期服用者更需注意。服用期间必须根据临床表现而不断调整剂量，同时严密监测其血象、肝肾功能、血糖、血压等。出现异常者应及时减量、停药或改用其他药。

（3）手术　有动脉瘤者应结合临床可考虑切除。

---

知识点44：贝赫切特病的预后　　　　　　　　副高：熟练掌握　正高：熟练掌握

大部分患者预后良好。然而有眼病者可以使视力严重下降，甚至失明。近年来经早期积极对眼炎进行治疗，并预防健侧眼的受累，使失明有所减少，但仍有部分患者遗有严重的视力障碍。

胃肠道受累后引起溃疡出血、穿孔、肠瘘、吸收不良、感染等都是严重的并发症，死亡率很高。有中枢神经系统病变者死亡率亦高，存活者往往有严重的后遗症。大、中动脉受累后因动脉瘤破裂、心肌梗死等而出现突然死亡者亦非罕见。

## 五、混合性结缔组织病肾损害

---

知识点45：混合性结缔组织病的概念　　　　　　副高：熟练掌握　正高：熟练掌握

混合性结缔组织病是具有系统性红斑狼疮、硬皮病和多发性肌炎等疾病的特征，同时血清中有高效价斑点型抗核抗体和抗核内核糖蛋白抗体（UIRNP）的一组临床综合征。具有混合性结缔组织病特征的某些患者最终可以发展为系统性红斑狼疮、硬皮病或类风湿关节炎。因此混合性结缔组织病可能只是某种结缔组织病的中间过程，有学者认为它是一种有特色的未分化结缔组织病。

---

知识点46：混合性结缔组织病的流行病学　　　　　副高：熟练掌握　正高：熟练掌握

混合性结缔组织病的发病年龄从4～80岁，大多数患者在30～40岁出现症状，平均年龄为37岁。女性多见，占80%。研究发现成年人混合性结缔组织病肾脏受损的比例在10%～40%，儿童为47%。

---

知识点47：混合性结缔组织病的临床表现　　　　　副高：熟练掌握　正高：熟练掌握

患者主要表现为非特异的临床表现如不适、乏力、肌痛、关节痛和低热。随着时间延长，常出现类似各种风湿性结缔组织病的临床特征，包括多关节炎、肌痛和肌炎、雷诺现象、肿胀手和指端硬化、限制性肺部疾病和肺动脉高压、食管功能障碍、心包炎和心肌炎、浆膜炎、口腔和鼻腔溃疡、远端肢体溃疡和坏疽、盘状红斑样损害、颧部红斑、脱发、光过敏和淋巴结肿大、轻度贫血、淋巴细胞减少、高球蛋白血症在混合性结缔组织病中常见。神经系统病变也可以出现。

混合性结缔组织病的肾脏受累临床表现多样，且轻重不一。混合性结缔组织病的肾脏损害通常临床表现为无症状蛋白尿或镜下血尿，部分可表现为肾病综合征和高血压，少数可进展至慢性肾功能不全。

知识点48：混合性结缔组织病的病理表现　　　　副高：熟练掌握　　正高：熟练掌握

肾活检病理改变主要为系膜增生性病变、膜性病变、微小病变肾病、可伴有肾小管间质病变和血管病变。其中以膜性肾病和系膜增生性肾小球肾炎最为常见。免疫荧光检查提示肾小球内有免疫球蛋白和补体沉积，在相应部位电镜下可见电子致密物沉积，提示混合性结缔组织病的肾小球病变与免疫复合物沉积有关。尿检完全正常的混合性结缔组织病、肾活检也可见到肾小球病变。

知识点49：混合性结缔组织病的辅助检查　　　　副高：熟练掌握　　正高：熟练掌握

几乎所有患者均存在高效价斑点型ANA，抗UIRNP抗体阳性，抗ds-DNA、Sm、Ro抗体偶尔可阳性。50%患者类风湿因子阳性。血清免疫球蛋白明显增高。血清补体大多正常或中等量减少。

知识点50：混合性结缔组织病的诊断　　　　　　副高：熟练掌握　　正高：熟练掌握

至今国内外尚无统一的混合性结缔组织病的诊断标准，目前仍使用Sharp诊断标准。

（1）主要标准　①严重肌炎；②肺部受累，$CO_2$弥散功能＜70%，和/或肺动脉高压，和/或肺活检显示增生性血管病变；③雷诺现象或食管蠕动功能减低；④手指肿胀或手指硬化；⑤ANA效价1：10000（血凝法）和抗UIRNP抗体阳性及抗Sm抗体阴性。

（2）次要标准　①脱发；②白细胞减少；③贫血；④胸膜炎；⑤心包炎；⑥关节炎；⑦三叉神经病变；⑧颊部红斑；⑨血小板减少；⑩轻度肌炎；⑪手肿胀。

符合4条主要标准，同时抗UIRNP抗体效价≥1：4000（血凝法）及抗Sm抗体阴性即可确诊。

（3）可能诊断标准　符合3条主要标准及抗Sm抗体阴性，或两条主要标准和两条次要标准，抗UIRNP抗体效价＞1：1000（血凝法）。

（4）可疑诊断　符合3条主要标准，但抗UIRNP抗体阴性，或3条主要标准，伴抗UIRNP抗体效价≥1：100，或1条主要标准和3条次要标准，伴有抗UIRNP抗体效价≥1：100。

对有雷诺现象、关节痛或关节炎、肌痛、手指肿胀的患者，如果有高效价抗UIRNP抗体阳性而抗Sm抗体阴性者，要考虑混合性结缔组织病的可能。高效价抗UIRNP抗体是诊断混合性结缔组织病必不可少的条件，如果抗Sm抗体阳性，应首先排除系统性红斑狼疮。

知识点51：混合性结缔组织病的治疗　　　　　　副高：熟练掌握　　正高：熟练掌握

混合性结缔组织病的治疗以系统性红斑狼疮、硬皮病、皮肌炎的治疗原则为基础，选用糖皮质激素和免疫抑制药治疗。开始使用大剂量糖皮质激素，随后逐渐减量至小剂量激素长期维持。如对激素反应差，可加用环磷酰胺或其他细胞毒药物。

| 知识点52：混合性结缔组织病的预后 | 副高：熟练掌握 正高：熟练掌握 |

起初人们认为混合性结缔组织病预后较好，死亡率低，但目前认为该病是患病率和病死率较高的疾病。病理上有明显的肾脏血管病变者提示肾脏预后不良。有硬皮病和肌炎的临床表现者预后更差。死亡原因中最重要的是肺动脉高压。其他原因包括冠状动脉和其他血管受累，硬皮病肾危象和慢性肾衰竭。

# 第九章    血栓性微血管病

## 第一节    溶血性尿毒综合征

### 知识点1：溶血性尿毒综合征的概念    副高：熟练掌握    正高：熟练掌握

　　溶血尿毒综合征（HUS）是一种以微血管病性溶血性贫血、急性肾损伤、血小板减少三联征为主要特点的一组综合征，起病大多急骤，病情严重，病死率高。典型HUS发病主要与产志贺毒素的大肠埃希菌感染有关，非典型HUS与补体H因子相关蛋白-1缺乏、补体H因子相关蛋白-3缺乏及自身抗体等有关。典型HUS占HUS的80%～90%，主要发生在儿童，与产志贺毒素的大肠埃希菌引起的腹泻有关，以大肠埃希菌O157-H7血清型为主。志贺毒素经过胃肠黏膜进入循环后，引起内皮细胞损伤，启动凝血系统促进肾脏微血管内血栓形成，血小板聚集消耗使血小板减少，机械性损伤引起微血管病性溶血性贫血。肾脏病理表现为肾小球毛细血管和小动脉内血栓形成，内皮细胞肿胀，小动脉内血栓形成引起肾小球缺血性改变。临床表现为镜下或肉眼血尿，尿蛋白多低于2g/d，出现急性肾衰竭。患者可因中枢神经系统病变、心肺功能衰竭、高钾血症和肾衰竭等原因死亡。

### 知识点2：溶血性尿毒综合征的流行病学    副高：熟练掌握    正高：熟练掌握

　　HUS并非少见疾病，既往认为HUS发病呈地域性特点，如在阿根廷、法国北部等地区多见，现已认识到HUS为世界范围疾病，在世界各地均可发病，甚至流行。HUS在儿童和成年人均可发病，但多见于儿童，是婴幼儿期急性肾衰竭的主要病因之一。据北京儿童医院张毓文报道，1997年和1998年HUS分别占住院患者急性肾衰竭病因的28.0%和42.9%，是导致急性肾衰竭的第一位病因。HUS一年四季均可发病，但多见于晚春和早夏季节。近10年来，患病率有逐年增多的趋势。

### 知识点3：溶血性尿毒综合征的病因    副高：熟练掌握    正高：熟练掌握

　　病因未明，目前认为与下列因素有关。
　　（1）感染　感染是诱发儿童HUS的首位因素。
　　1）细菌感染：如大肠埃希菌、志贺痢疾杆菌、伤寒杆菌、肺炎球菌。
　　2）病毒感染：包括柯萨奇病毒、埃可病毒、流感病毒、巨细胞病毒、人类免疫缺陷病毒（HIV）等均可诱发HUS。

（2）药物 多种药物包括化疗药物如丝裂霉素、长春新碱、柔红霉素等；环孢素A、避孕药物或其他含雌激素的药物、青霉素、保泰松、奎宁等均可诱发HUS。

（3）遗传缺陷 不少报道显示HUS者伴G-6-PD缺陷，国内亦有病例报道。

（4）妊娠 妊娠期特别是伴有先兆子痫、胎盘早剥等并发症的孕妇可并发HUS，而病死率很高。

（5）其他 目前HUS的家族性发病已有很多报道，一般认为HUS为常染色体隐性遗传。另外，自身免疫功能紊乱性疾病如SLE、类风湿关节炎、硬皮病、抗磷脂抗体综合征均可引起TMA，骨髓、肾等移植后也可引发TMA；某些癌症如胃肠道淋巴癌也常是并发本病的病因。

---

**知识点4：溶血性尿毒综合征的发病机制** 　　　　　副高：熟练掌握　正高：熟练掌握

HUS发病机制迄今未明确，可能是多种机制联合作用。血管内皮细胞损伤、凝血纤溶障碍、血小板活化、自身免疫反应以及遗传因素近来报道增多。

（1）肾脏局部的微血管性溶血及血管内凝血 这是HUS的主要发病机制。某些有害因素（如细菌及其内毒素或药物成分）损伤了肾小球毛细血管内皮细胞，致使血小板在肾小球毛细血管内皮细胞损伤处聚积、并使纤维蛋白在损伤部位沉积，而形成了纤维蛋白丝网。血流中的红细胞和血小板在流经肾脏毛细血管时即可受到纤维蛋白丝网的机械冲撞而破裂，从而引起了微血管性溶血性贫血和血小板减少。另外，由于这种微血管病和内皮细胞的肿胀，引起了肾内血循环障碍及广泛的肾内微血管的血栓栓塞，致使肾小球滤过率急剧下降，重症可发生肾皮质坏死，最终导致急性肾衰竭。

1）妊娠：正常妊娠妇女血循环中的纤维蛋白原、第Ⅶ、Ⅷ、V凝血因子升高，而纤溶能力降低，处于高凝状态。当出现流产、胎盘早剥及子痫等并发症时，胎盘释放出促凝血酶原激酶可导致血栓形成而致病。

2）血小板活化作用增强：血小板活化因子（PAF）由血小板、肾小球系膜细胞、内皮细胞产生，可促进血小板聚集和活化。

3）前列环素（$PGI_2$）和血栓素$A_2$（$TXA_2$）失衡：正常情况下$PGI_2$通过兴奋血小板膜上腺苷酸环化酶受体和抑制血小板上纤维蛋白原受体发挥抗血小板聚集、黏附和血栓形成作用，并与促进血小板聚集的$TXA_2$保持动态平衡。当内皮细胞受损伤后，产生$PGI_2$明显减少。

4）神经氨酸酶：神经氨酸酶为一种有害因子，可损伤肾小球毛细血管内皮细胞而致病。HUS常与肺炎双球菌感染有关，因肺炎双球菌能产生此酶，而该酶能使肾小球毛细血管内皮细胞、红细胞和血小板膜上的T-抗原暴露，致使血浆中出现抗T-抗原的IgM抗体，抗原与抗体相互作用后使红细胞和血小板聚集于毛细血管损伤处而致病。

5）活性代谢产物：HUS时，红细胞的自身抗氧化能力降低，红细胞的超氧化物歧化酶（SOD）减少而红细胞膜的脂质过氧化产物丙二醛（MDA）增加，致使异常的脂质过氧化物出现，有助于血小板的聚积。又由于红细胞的抗氧化能力减退，致使红细胞寿命缩短、易发生溶血，促使HUS的贫血更加严重。

6）细胞内毒素：①使细胞因子释放介导内皮细胞损伤而发病；②激活巨噬细胞使活性氧代谢产物增加；③激活中性粒细胞，增加细胞表面受体表达，促进白细胞聚集，致使中性粒细胞介导的细胞毒损伤；④激活补体与血小板活化因子，参与发病。

（2）免疫机制　HUS的发病可能与免疫有关，其原因为：①HUS发病前2/3以上病例有呼吸道或胃肠道的细菌感染，符合抗原-抗体反应的发病过程；②部分患者于病初期可见IgG减少而IgA、IgM升高，C3下降；或可测得C3b、C3ac碎片、$C_3NeF$和B因子；肾组织免疫荧光检查可见IgM、C3、C1q、备解素及纤维蛋白原的沉积。

| 知识点5：溶血性尿毒综合征的病理 | 副高：熟练掌握　正高：熟练掌握 |
|---|---|

HUS导致的肾损害是指由上述多种疾病、药物以及细菌和病毒感染等，引发肾小球和小动脉内皮细胞损伤，导致血小板在肾小球毛细血管袢、出入球小动脉，以及小叶间动脉中聚集及局部大量微血栓形成，病理表现为内皮细胞肿胀，内皮下无定形绒毛状物质沉积、血管腔内微血栓和红细胞碎片等。

| 知识点6：溶血性尿毒综合征的临床表现 | 副高：熟练掌握　正高：熟练掌握 |
|---|---|

根据是否发生腹泻，HUS分为典型或腹泻后（D＋）和非典型或无腹泻（D-）型两种，前者约占全部病例的90%，后者约占10%。

（1）典型HUS的临床表现

典型的HUS主要发生于婴幼儿和儿童，以男性为主，少数呈暴发流行，国内以晚春及初夏为高峰。典型的临床表现为：

1）前驱症状：近90%的患者有前驱症状，多数为胃肠炎表现，如食欲减退、腹痛、腹泻、恶心、呕吐等，腹泻可为严重血便。10%～15%患者以呼吸道感染为前驱症状。前驱期3～16天（平均7天），其后常有一无症状间歇期，无胃肠炎前驱症状者死亡率较高。

2）溶血性贫血：在前驱期后5～10天（可迟至数周）突然发病，数小时内即有严重表现，包括溶血性贫血、出血倾向及急性肾衰竭等。表现为突然面色苍白、黄疸（占15%～30%）、头晕、乏力、皮肤黏膜出血、呕血、血尿或便血。30%～60%患者有血压增高，30%～50%患者有肝脾肿大，约1/3患者有皮肤淤斑及皮下血肿。

3）急性肾衰竭：与贫血几乎同时发生，出现少尿或无尿、水肿、血压增高、尿毒症症状、水电解质紊乱和酸中毒等。

4）其他：尚有28%～52%有中枢神经系统症状，表现为头痛、嗜睡、性格异常、抽搐、昏迷和共济失调等。

（2）非典型HUS的临床表现　占HUS的5%～10%，在各年龄段均可发病，但主要见于成年人，可呈家族聚集性，有复发倾向，一般起病较隐匿，无急性胃肠道前驱症状，急性肾衰竭多较重，部分患者可表现为肾病综合征和重度高血压，肾损害呈进行性发展或反复出现。发病机制与编码补体旁路途径调节蛋白的基因突变有关，患者预后多较典型HUS差。

此外，由肺炎球菌引起的HUS、妊娠相关性HUS、化疗药物相关性HUS、HIV感染相关性HUS、移植患者及药物相关性HUS等还伴有原发疾病的临床表现，家族性HUS多具有明确的家族史。

**知识点7：溶血性尿毒综合征的辅助检查　　　副高：熟练掌握　正高：熟练掌握**

（1）血液检查

1）血常规：血红蛋白一般降至70~90g/L，白细胞高达（20~30）×10⁹/L，它与病情严重程度及预后相关；90%病例血小板明显减少。血小板减少的严重程度和持续时间与疾病严重程度无关。末梢血网织红细胞可达6%~19%，最高达80%。

2）红细胞形态：外周血片见大量红细胞碎片及毛边细胞、小球形皱缩状细胞和多染性红细胞。红细胞寿命缩短，平均为72小时。

3）抗人球蛋白试验：除少数患者外，绝大多数患者呈阴性。

4）游离血红蛋白：明显增多，肉眼即可见患者的血清呈棕色，其程度与贫血程度相平行。结合珠蛋白减少或缺如。

5）血清补体：C3和/或C4，均可有暂时性降低。

（2）尿液检查　尿量减少，24小时<400ml（1小时尿量<17ml）。尿中可见血红蛋白、含铁血黄素和大量白蛋白。镜检可见红细胞、白细胞和管型。

（3）生化检查

1）胆红素，可轻度增高，一般不超过20~30mg/L。

2）血尿酸：升高，由于大量红细胞破坏所至。

3）电解质和pH值：可伴有低钠血症、高钾血症及代谢性酸中毒。

4）BUN、Scr：呈进行性增高。

**知识点8：溶血性尿毒综合征的肾活检　　　副高：熟练掌握　正高：熟练掌握**

（1）光镜检查　肾小球内皮细胞肿胀，内皮下间隙增大，毛细血管壁增厚、管腔闭塞，毛细血管腔充满微血栓，系膜基质增宽，可伴有少量炎症细胞浸润，系膜细胞增殖多不明显，可伴有新月体、局灶纤维素样坏死，少数病例可见肾小管坏死或肾小管间质病变。小动脉内膜水肿、炎症细胞浸润，肌内膜细胞增生，管壁增厚、坏死，以及管腔狭窄、闭塞，微血栓形成。

（2）免疫荧光检查　免疫荧光检查可见纤维蛋白原/纤维蛋白，以及IgM和补体C3在毛细血管壁、内皮下、系膜区和血管壁沉积。

（3）电镜检查　电镜可见毛细血管内皮细胞增生、内皮细胞肿胀，以及从基膜脱落，内皮下可见颗粒状电子致密物沉积，管腔内可见红细胞碎片、血小板以及凝聚的纤维素等。

**知识点9：溶血性尿毒综合征的诊断要点** 　　　　副高：熟练掌握　　正高：熟练掌握

同时或先后出现出血、溶血、肾功能不全及神经系统症状的患者应考虑HUS的存在。临床上具备微血管性溶血性贫血、血小板减少及急性肾功能不全三联征者，HUS诊断可成立。肾活检可帮助确诊及估计预后。

（1）起病较急，多见于儿童，在夏季多发，可有小范围流行。

（2）一般与Stx-EC感染有关，多数患者伴有急性胃肠炎前驱症状（D＋HUS）。

（3）在数日内出现贫血、黄疸、皮肤和黏膜出血、血小板减少及急性肾衰竭。肾损害一般较轻，典型HUS者能及时诊断，早期给予正确治疗后多数能恢复正常，但部分严重HUS患者预后较差，主要表现为：在前驱期即出现无尿，无尿持续7天以上，或少尿持续14天以上，外周血白细胞计数高于$2 \times 10^9$/L，伴有神经系统损害等。

（4）非典型HUS的临床特点　各年龄段均可发病，与Stx-EC感染无明确关系，无急性胃肠炎前驱症状，部分患者可表现为肾病综合征和重度高血压，急性肾衰竭多数较典型HUS重，可有家族聚集性，呈进行性发展或反复出现，患者预后也较典型HUS差。

（5）肾脏损害　多数表现为镜下血尿，可伴有少量白细胞，尿蛋白多数在1～2g/d，以及在短时间内血尿酸、尿素氮和肌酐等轻至中度升高。

（6）肾活检病理主要表现为肾小球内皮细胞肿胀，内皮下间隙增大，毛细血管壁增厚、管腔闭塞，毛细血管腔充满微血栓，系膜基质增宽，可伴有少量炎症细胞浸润，系膜细胞增殖多不明显，可伴有新月体、局灶纤维素样坏死，少数病例可见肾小管坏死或肾小管间质病变。小动脉内膜水肿、炎症细胞浸润，肌内膜细胞增生，管壁增厚、坏死，以及管腔狭窄、闭塞，微血栓形成。免疫荧光检查可见纤维蛋白原/纤维蛋白，以及IgM和补体C3在毛细血管壁、内皮下、系膜区和血管壁沉积。电镜可见毛细血管内皮细胞增生、内皮细胞肿胀，以及从基膜脱落，内皮下可见颗粒状电子致密物沉积，管腔内可见红细胞碎片、血小板以及凝聚的纤维素等。

对HUS的临床诊断应结合病因、原发病及上述临床表现特点，对导致的肾损害在无禁忌证的情况下，应积极进行肾穿刺明确。

**知识点10：溶血性尿毒综合征的鉴别诊断** 　　　　副高：熟练掌握　　正高：熟练掌握

（1）弥散性血管内凝血（DIC）　HUS有时出现严重的出血倾向及血小板减少，纤维蛋白降解产物增多，易误诊为DIC，但应注意HUS时凝血酶原时间、部分凝血活酶时间、凝血因子水平正常，可与DIC鉴别。

（2）Evan综合征　是一种自身免疫性疾病，体内产生抗红细胞和血小板抗体，表现为溶血、血小板减少，可与其他自身免疫性疾病同时并存，如干燥综合征、SLE、自身免疫性溶血性贫血、肝炎、甲状腺功能减退等，但其周围血涂片多见球形红细胞，一般无变形及破碎红细胞，抗人球蛋白试验（Coombs test）阳性。

（3）系统性红斑狼疮（SLE）　SLE时可有肾脏损害，精神症状，血小板减少和溶血性贫血，但多发于青年女性，外周血中无变形和破碎红细胞，免疫学检查多阳性。

（4）溶血、肝酶升高及血小板减少综合征（HELLP综合征） 是严重先兆子痫的一种表现，重症妊高征基本病理变化是全身小血管痉挛基础上并发血小板减少和微血管病性溶血，大部分发生在产前，随妊娠结束可缓解。

（5）血栓性血小板减少性紫癜 临床以血小板减少性紫癜、微血管病性溶血性贫血、中枢神经系统症状、肾脏损害及发热为主要特征。发病高峰年龄为20～60岁。与HUS相比，TTP的神经系统症状重，肾脏损害相对较轻，TTP与HUS鉴别目前可通过检测ADAMTS-13的活性进行区分，TTP患者ADAMTS13活性多严重缺乏，而HUS患者其活性一般轻度或中度减少。

（6）阵发性睡眠性血红蛋白尿 是一种获得性红细胞膜缺陷引起的溶血。特点为常在睡眠后出现酱油色或葡萄酒色尿，可伴全血细胞减少、感染和血栓形成。半数以上发生在20～40岁青壮年，男性多于女性，酸溶血试验和蔗糖溶血试验等可鉴别。

（7）流行性出血热 以鼠为主要传染源，由汉坦病毒引起的自然疫源性疾病。以发热、出血倾向及肾功能损害为主要特征的急性病毒性传染病。有发热（体温38～40℃）、三痛（头痛、腰痛、眼眶痛）以及皮肤黏膜三红（脸、颈和上胸部发红），可伴恶心、呕吐、胸闷、腹痛、腹泻、全身关节痛等症状，严重者出现低血压、休克、少尿、无尿及严重出血，检查有流行性出血热抗体阳性。

---

知识点11：溶血性尿毒综合征的治疗　　　　　副高：熟练掌握　　正高：熟练掌握

（1）一般治疗 包括抗感染、补充营养等，有助于疾病的恢复。

（2）针对急性肾衰竭的治疗 提倡尽早进行透析治疗。

（3）针对血栓性微血管病的治疗

1）去纤维肽：为一种多脱氧核糖核苷酸盐、具有抗血栓和纤维蛋白溶解活性，并能促进$PGI_2$合成。用量10mg/（kg·d），静脉滴注，连续1～2周后，口服1～6个月。用药后症状改善，凝血异常可迅速改善，肾功能部分或完全恢复；

2）抗凝剂及血小板解聚药：可给予肝素2mg/kg及双嘧达莫1mg/kg，静脉注射；

3）$PGI_2$：早期治疗（即尚未出现少尿时）有效。初始剂量以2.5ng/（kg·min）静脉滴注，渐增至5ng/（kg·min）。因$PGI_2$在体内半衰期短，药效的个体差异大。

（4）对症治疗

1）输血浆：对快速出现的重度贫血，如血红蛋白水平低于60g/L的患者，常需输血治疗，以输注去除白细胞的红细胞悬液为宜，血小板减少一般不输血小板治疗，输入血小板可能会加重血小板聚集和微血栓形成，只有在存在明显出血灶或需要进行有创诊治时，才考虑输血小板治疗。贫血一般不需补充铁剂治疗；

2）血浆置换：对于非典型HUS，尤其是重症HUS伴有神经系统损伤、心功能不全时，常需进行血浆置换治疗，根据美国血库协会和英国血液病学会的推荐，血浆置换应该在出现上述症状24小时内进行，治疗延迟常导致疗效欠佳，推荐每日血浆置换治疗，标准置换剂量是40ml/（kg·d），直至血小板数量达到$150×10^9$/L以上2～3天后才可停止。

需要强调的是，由肺炎链球菌感染导致的HUS，血浆置换和输血浆治疗是禁忌证，因为正常人血清中含有针对Thomsen-Friedenreich抗原的抗体，可能会加重病情。

| 知识点12：溶血性尿毒综合征的预后 | 副高：熟练掌握　正高：熟练掌握 |
|---|---|

典型HUS患者多数能够治愈，少数发展为终末期肾病。非典型HUS患者发病机制多与编码补体旁路途径调节蛋白的基因突变有关，多数预后较差，约50%患者发展为慢性肾衰竭，死亡率约占25%。影响HUS预后的因素如下：①非典型性HUS：即与腹泻无关的HUS预后不良，在HUS急性期不需要透析的婴儿预后较好，青少年HUS预后优于成人。②HUS急性期：如果有低血红蛋白和白细胞增多，提示预后不良。③HUS急性期无尿时间＞7天，伴高血压病或需要透析治疗，存在蛋白尿、高血压和慢性肾衰竭者预后不良。④预后：取决于肾小球毛细血管内皮细胞损伤的程度，血浆血栓调节素水平显著升高，血浆ADAMTS13活性明显降低者预后较差。⑤HUS并发呼吸窘迫综合征与病死率密切相关。

# 第二节　血栓性血小板减少性紫癜

| 知识点1：血栓性血小板减少性紫癜的概念 | 副高：熟练掌握　正高：熟练掌握 |
|---|---|

血栓性血小板减少性紫癜（TTP）是一种严重的弥散性血栓性微血管病，以微血管病性溶血性贫血、血小板聚集消耗性减少，以及微血栓形成造成器官损害（如肾脏、中枢神经系统等）为特征。该病最早由Moschowitz在1924年描述。1958年Amorosi和Vltman总结了该病临床的五大特征，即血小板减少性紫癜、微血管病性溶血、中枢神经系统症状、发热以及肾脏损害，并称之为TTP五联征，仅有前三大特征的称为三联征。多数TTP患者起病急骤，病情凶险，如不治疗死亡率高达90%。

| 知识点2：血栓性血小板减少性紫癜的流行病学 | 副高：熟练掌握　正高：熟练掌握 |
|---|---|

国外报道发病率为1/100万，国内尚无数据报道，近年来随着对该病认识进一步深入，诊断率提高，继发于其他疾病和药物的患者增多，发病率呈上升趋势，在（2~8）/100万。发病情况通常与种族差异无关，女性稍多，且好发于育龄期。

| 知识点3：血栓性血小板减少性紫癜的病因及其分类 | |
|---|---|
| | 副高：熟练掌握　正高：熟练掌握 |

（1）遗传性TTP　是一种在新生儿和儿童极其罕见疾病（其发生率约为百万分之一）但非仅仅与常染色体隐性遗传相关的疾病，由9号染色体q34编码的金属蛋白酶ADAMTS13基因的缺陷（突变或缺失）导致其合成或分泌异常，致使其活性严重缺乏，一般低于正常活性的5%~10%，无法降解高黏附性的超大分子量vWF，从而引起血小板性微血管血栓的形成

而发病。

（2）获得性TTP 可根据诱发因素是否明确分为原发性（特发性）TTP和继发性TTP。获得性TTP患者中有很大一部分，尤其是特发性TTP，可以检测到抗ADAMTS13自身抗体的存在。这种自身抗体中和或抑制了AMADTS13的活性，同样有ADAMTS13活性的降低，从而导致发病。

1）原发性（特发性）TTP：原发性TTP发病率为33%～57%，90%的原发性TTP患者发病时可以检测到抗ADAMTS13自身抗体。

2）继发性TTP：继发性TTP发病率为43%～66%，可继发于感染、药物、自身免疫性疾病、肿瘤、骨髓移植和妊娠等多种疾病和病理生理过程。国外有报道在部分继发性TTP患者体内也能检测到ADAMTS13自身抗体，如部分药物（噻氯匹定、氯吡格雷等）相关性TTP、妊娠相关性TTP、胰腺炎诱发的TTP、SLE相关性TTP、移植相关性TTP等患者体内均发现有自身抗体，但部分继发性TTP患者体内确实没有检测到抗ADAMTS13自身抗体。

### 知识点4：血栓性血小板减少性紫癜的发病机制　副高：熟练掌握　正高：熟练掌握

（1）血浆中异常大分子vWF肽的作用 TTP患者血循环中出现异常的大分子肽（vWF肽），它是由内皮细胞合成的vWF肽聚集而成。在TTP急性期，患者血浆中此种大分子vWF肽浓度急剧升高，而在疾病恢复期浓度下降，在慢性反复发作期亦升高。大分子vWF肽能使血小板在毛细血管内皮细胞损伤处黏附、聚集，从而引起微血管血栓。

（2）$PGI_2$的代谢异常 有作者提出TTP患者缺乏由内皮细胞产生的$PGI_2$合成因子。另有作者报道TTP患者$PGI_2$破坏速度极快，此乃由于患者血浆中缺乏$PGI_2$稳定因子。另外，血小板聚集时释放出的β-血小板球蛋白，也具有破坏$PGI_2$合成的作用。

（3）组织–纤溶酶原活化剂（PA）活性降低 TTP时，毛细血管内皮细胞的另一异常是缺乏活性的t-PA，从而纤溶活性降低，使已形成血栓的微血管难以再疏通。

（4）血小板聚集蛋白参与发病 血小板聚集蛋白是作用于血小板膜上具有抗原性的糖蛋白GPⅡb和GPⅢa而使血小板聚集。另有报道某些TTP患者的血小板聚集活性与钙依赖性半胱氨酸蛋白酶有关。

（5）免疫机制 ①该病常见于药物过敏反应后；②TTP患者血清补体水平降低；③血管病变处可见免疫球蛋白和补体成分；④血液循环中可找到循环免疫复合物。

### 知识点5：血栓性血小板减少性紫癜的临床表现　副高：熟练掌握　正高：熟练掌握

典型TTP患者表现为：溶血性贫血、血小板减少、肾功能损害、发热和中枢神经系统损害五联征，与HUS比较，多见神经系统损害。

（1）溶血性贫血 在数日内患者血红蛋白下降显著，网织红细胞升高，游离胆红素水平升高，血浆乳酸脱氢酶及其同工酶—丙酮酸脱氢酶活性升高，外周血涂片可见红细胞碎片及变形红细胞、幼红细胞；有时可出现血红蛋白尿。

（2）血小板减少 TTP全身各处均有可能出血，以皮肤和黏膜为主，严重者可有颅内出血，一般血小板减少呈重度。

（3）肾功能损害 TTP患者肾脏受累多为轻度，可有血尿、蛋白尿，40%～80%有轻度氮质血症，多数患者伴有高血压。

（4）发热 约60%以上患者可出现不同程度的发热。

（5）中枢神经系统损害 约80%以上患者伴有神经系统症状，包括：头痛、头晕、惊厥、视力障碍、失语、肢体麻木等，以及精神错乱、神志不清，甚至昏迷等。

**知识点6：血栓性血小板减少性紫癜的辅助检查　　副高：熟练掌握　正高：熟练掌握**

（1）血象 可见不同程度贫血，网织红细胞升高，破碎红细胞＞2%；血小板低于$50×10^9$/L。

（2）溶血检查 可见结合珠蛋白降低，血清胆红素升高，LDH升高，血红蛋白尿等血管内溶血表现。

（3）出凝血检查 出血时间延长。一般无典型DIC实验室改变。vWF多聚体分析可见UL-vWF。

（4）血管性血友病因子裂解酶活性分析 遗传性TTP患者vWF-cp活性＜5%，部分获得性TTP患者也可显著降低，同时血浆中可测得该酶的抑制物。

**知识点7：血栓性血小板减少性紫癜的诊断　　副高：熟练掌握　正高：熟练掌握**

TTP诊断要点有：

（1）起病较隐匿，常见于成年人，多呈散发性发病。

（2）在短时间内出现贫血、黄疸、皮肤和黏膜出血，严重者出现颅内出血，血小板减少，可降至（10～20）$×10^9$/L。

（3）多数伴有发热和神经系统受累症状，可表现为精神异常，严重者可出现癫痫样发作、抽搐、瘫痪、昏迷等。

（4）肾脏损害常较HUS者轻。

（5）实验室检查：表现为溶血性贫血和血小板减少等。

（6）血浆中ADAMTS13活性减低，如ADAMTS13活性超过10%可除外TTP。在ADAMTS13活性低于5%的患者，有80%～90%患者可以检测到抗ADAMTS13抗体。

（7）TTP的肾脏病理改变与HUS相似，但需要指出的是，TTP的微血栓主要成分是vWF和血小板，一般不含有纤维蛋白。

（8）少数TTP患者，在症状消失数周、数月甚至数年后仍可多次复发。

**知识点8：血栓性血小板减少性紫癜的鉴别诊断　　副高：熟练掌握　正高：熟练掌握**

HUS与TTP的区别见表9-1，其余鉴别诊断与HUS患者相同。

表9-1 HUS与TTP的区别

| 类别 | HUS | TTP |
|------|------|------|
| 年龄 | 儿童多见 | 以成人为主 |
| 前驱症状 | 腹泻和上感 | 无 |
| 发热 | 少见 | 常见 |
| 血小板减少 | 轻至重度 | 重度 |
| 出血 | 少见 | 常见 |
| 神经系统症状 | 少见，轻 | 常见、重 |
| 其他部位受累 | 少见 | 多见、广泛 |
| 高血压 | 多见 | 少见 |
| 预后 | 死亡率25% | 死亡率10% |
| 死亡原因 | 肾衰竭 | 神经系统损害 |

**知识点9：血栓性血小板减少性紫癜的治疗　　副高：熟练掌握　正高：熟练掌握**

（1）血浆置换和输注新鲜冷冻血浆　血浆置换为首选治疗，置换液应选用新鲜血浆或冷冻血浆（FFP）。由于TTP病情凶险，诊断明确或高度怀疑本病时应即刻开始治疗。遗传性TTP患者可输注FFP。

（2）其他疗法　糖皮质激素，大剂量静脉输注丙种球蛋白、长春新碱、环孢素A、环磷酰胺、抗CD20单抗等对获得性TTP可能有效。

**知识点10：血栓性血小板减少性紫癜的预后　　副高：熟练掌握　正高：熟练掌握**

TTP进行积极血浆置换治疗后，约80%的获得性TTP患者可以治愈，但仍约有10%患者无效。有30%～40%TTP患者可能复发，复发可在缓解后数日和数年后。

# 第十章　代谢性疾病肾损害

## 第一节　糖尿病肾病

### 知识点1：糖尿病与糖尿病肾病的概念　　　副高：熟练掌握　正高：熟练掌握

糖尿病（DM）是由遗传、环境（包括饮食、感染等）及自身免疫因素共同作用而引起的一组以糖代谢紊乱为主要表现的综合征，糖尿病的慢性并发症已经成为糖尿病致残、致死的主要原因。其中，糖尿病肾起病隐匿，病程长、发病患者数多，已成为糖尿病患者主要致死的原因之一，也是终末期肾病（ESRD）的主要原因之一。

1936年，Kimmelestiel和Wilson首先报道了糖尿病（DM）患者特有的肾脏损害，由于糖尿病本身的病情进展累及肾脏，故定名为糖尿病肾病（DN）。2007年美国全国肾脏病基金会（NKF）在其K/DOQI指南中第一次推出关于糖尿病和慢性肾脏疾病的临床诊疗手册，建议把由于糖尿病导致的慢性肾脏疾病命名为糖尿病肾脏疾病（DKD）以取代目前使用的糖尿病肾病。

目前公认，DKD是糖尿病最主要的微血管并发症之一，以持续蛋白尿、高血压和进行性肾功能丧失为特征，可在1型和2型糖尿病中发生。

### 知识点2：糖尿病及糖尿病肾病的流行病学　　　副高：熟练掌握　正高：熟练掌握

据国际糖尿病联盟2007年统计，全球糖尿病患者为2.46亿人，每年以600万的速度增加，预计到2020年，该数字将增加至3.8亿人。同年，中华医学会糖尿病学分会对我国14个省市进行的糖尿病流行病学调查显示，超过20岁以上的成年人糖尿病患病率为9.7%，即成年人糖尿病总数达9240万，我国可能成为糖尿病患者数最多的国家。糖尿病患病率的迅速上升势必会对我国慢性肾脏病（CKD）的流行病学产生极大影响。有25%~40%病程在10~15年的糖尿病患者发展成为糖尿病肾病（表9-1）。

在欧美等发达国家，糖尿病肾病是终末期肾病的首位原因，约占40%。在我国，终末期肾脏病中糖尿病肾病所占比例为18%，预计到2030年，糖尿病肾病患者的人数将达1.76亿人，糖尿病肾病在我国也将逐渐成为引起终末期肾脏病的最主要原因。其中1型糖尿病患者30年内糖尿病肾病的累积患病率为30%，2型糖尿病患者10年内出现微量白蛋白的比例为20%~25%，而我国2型糖尿病患者人数占大多数（约90%），故我国2型糖尿病所致糖尿病肾病患者数将超过1型糖尿病患者。

知识点3：1型糖尿病的肾脏病理改变　　　　　　副高：熟练掌握　正高：熟练掌握

　　糖尿病的肾脏病理改变包括肾小球、肾小管、肾间质及肾血管的变化，不同患者糖尿病肾病病理的差异取决于糖尿病类型，疾病持续时间及是否合并原发性高血压或其他肾功能损害情况。通过对1型和2型糖尿病患者的肾脏病理研究显示，肾小球肥大、肾小球基膜和肾小管基膜增厚、肾小球系膜基质增多、肾小球无细胞性结节状硬化、肾小囊玻璃滴状病变、肾小球毛细血管袢的纤维素样或类脂样帽状病变及肾小球毛细血管微血管瘤形成参与糖尿病肾病的发生发展。

知识点4：1型糖尿病肾病光镜表现　　　　　　　副高：熟练掌握　正高：熟练掌握

　　（1）早期　　至今尚未发现明显病理改变。

　　（2）微量蛋白尿期　　肾小球毛细血管球肥大，肾小囊腔呈裂隙状，肾小球基膜细胞轻度增厚，系膜细胞轻度增生，肾小管上皮细胞显示空泡和颗粒变性，肾间质和小动脉无明显病变，此期发展1.5～2.5年。

　　（3）进展期　　肾小球毛细血管基膜弥漫增厚，系膜基质增生，仅有少量系膜细胞增生，称为弥漫性糖尿病肾小球硬化症，进而病变肾小球的系膜基质重度增生，形成结节状硬化，该结节在PASM染色下呈同心圆状排列，称K-W结节，此期需经历5～7年。K-W结节主要位于肾小球毛细血管袢中心区，体积大小不等，后期体积增大，常挤压毛细血管腔，称为结节性糖尿病肾小球硬化症，具有特异的诊断价值。结节性糖尿病肾小球硬化症可能是由弥漫性糖尿病肾小球硬化症发展而来。糖尿病肾病是细胞外基质（包括Ⅳ型胶原、Ⅵ型胶原、层粘连蛋白、纤维粘连蛋白）增生的结果，所以又被称为糖尿病肾小球硬化症，是糖尿病肾病致终末肾脏病的主要原因。肾小囊玻璃滴状病变见于进展期糖尿病肾病，肾小囊基膜与壁层上皮细胞间出现均质蜡样或玻璃样蛋白滴，体积大小不等，是糖尿病肾小球硬化症的特异性病变。肾小球毛细血管袢纤维素样帽状病变位于肾小球毛细血管基膜和内皮细胞之间，属于渗出性病变，严重时可导致毛细血管袢管腔狭窄或肾小囊粘连，其不是糖尿病肾小球硬化症的特异性病变。肾小球毛细血管微血管瘤形成，病变肾小球的毛细血管节段性扩张，多见于结节硬化部位的邻近部分。糖尿病肾病因系膜基质和其他细胞外基质增生、小动脉损伤最终出现球性硬化和荒废，荒废的肾小球与其他硬化性肾小球病相比，因系膜基质明显增多，所以体积并不缩小，甚至增大，故糖尿病肾病导致的终末肾体积不缩小。

　　（4）晚期　　晚期出现小管萎缩、间质区增宽和纤维化等。

知识点5：1型糖尿病肾病电镜表现　　　　　　　副高：熟练掌握　正高：熟练掌握

　　电子显微镜下病理改变包括肾小球毛细血管基膜均质性增厚和系膜基质增多，可见细颗粒状物质，无电子致密物。正常的GBM厚350nm，早期糖尿病肾病的GBM即可增厚达1200nm，进展期可为正常GBM的10倍。系膜基质增多，甚至呈结节团块状，晚期可见胶原纤维出现，系膜细胞极少。足细胞足突广泛融合。肾小囊玻璃滴状病变、肾小球毛细血管袢纤维素样帽状病变以及小动脉壁的玻璃样物质呈高密度电子密度沉积物，伴有类脂性小滴。

### 知识点6：1型糖尿病肾病免疫荧光表现     副高：熟练掌握    正高：熟练掌握

免疫病理学改变包括IgG沿肾毛细血管基膜细线状沉积，是血浆蛋白非特异性的沉积。增宽的系膜区、玻璃样变的小动脉、肾小囊玻璃滴状变和肾小球毛细血管袢的纤维素样或类脂样帽状病变区可见IgM沉积，也是血浆蛋白的非特异沉积，多见于1型糖尿病患者。

### 知识点7：2型糖尿病肾病病理     副高：熟练掌握    正高：熟练掌握

2型糖尿病患者的肾脏病理较1型复杂得多。只有一小部分2型糖尿病患者有1型糖尿病患者的典型肾脏病理表现，包括小管-间质、小动脉及小球硬化病变等（表10-1、表10-2）。

**表10-1　糖尿病肾病肾小球损害病理分级**

| 分级 | 描 述 | 诊断依据 |
|---|---|---|
| I | 光镜下轻度或非特异性改变，电镜提示GBM增厚 | 肾活检不满足Ⅱ～Ⅳ级的诊断标准，GBM平均厚度>430nm（>9岁以上男性），>395nm（女性） |
| Ⅱa | 轻度系膜增生 | >25%肾小球系膜区轻度增生但不满足Ⅲ、Ⅳ级的诊断标准 |
| Ⅱb | 重度系膜增生 | >25%肾小球系膜区重度增生但不满足Ⅲ、Ⅳ级的诊断标准 |
| Ⅲ | 系膜结节状硬化 | 至少有一个明确的K-W结节，且不满足Ⅳ级诊断标准 |
| Ⅳ | 严重的肾小球硬化 | >50%的肾小球硬化，从Ⅰ～Ⅲ级肾小球病变进展而来 |

**表10-2　糖尿病肾病的肾小管间质和肾血管损害**

| 损 害 | 判断依据 | 评分 |
|---|---|---|
| 肾小管间质损伤 | | |
| IFTA | 无IFTA | 0 |
| | <25% | 1 |
| | 25%～50% | 2 |
| | >50% | 3 |
| 间质炎症 | 仅IFTA区域有炎症性渗出 | 0 |
| | 无IFTA区域也有炎症性渗出 | 1 |
| 肾血管损伤 | | 2 |
| 小动脉透明性变 | 无 | 0 |
| | 单只小动脉发生透明性变 | 1 |
| | 两只或两只以上小动脉发生透明性变 | 2 |

续 表

| 损 害 | 判断依据 | 评分 |
|---|---|---|
| 大动脉透明性变 | — | 有/无 |
| 血管粥样硬化 | 血管内层没有增厚 | 0 |
| （动脉分值高） | 内膜增厚但未累及中膜 | 1 |
| | 内膜增厚累及中膜 | 2 |

注：IFTA：肾间质纤维化和肾小管萎缩

将2型糖尿病患者的肾脏病理分为：①肾脏结构正常或接近正常：肾小球、肾小管、肾间质和肾血管等病变轻微或正常；②典型2型糖尿病肾病：具有1型糖尿病肾病的特征性表现，如肾小球系膜增生、GBM增厚等；③非典型2型糖尿病肾病：包括肾小管-间质损害：如肾小管萎缩、肾小管基膜增厚和肾间质纤维化等，肾间质小动脉透明性病变伴或不伴有大动脉粥样硬化；肾小球球性硬化。

| 知识点8：糖尿病肾病发病机制 | 副高：熟练掌握 正高：熟练掌握 |
|---|---|

长期高血糖是糖尿病肾病发生的关键原因，但其发生、发展是多种因素包括糖代谢紊乱，多种细胞因子的参与、氧化应激、肾脏血流动力学的改变、脂代谢改变及遗传背景综合作用的结果。在血高糖状态下肾脏糖代谢增强，约50%的葡萄糖在肾脏代谢，造成了糖尿病肾病发病机制的复杂。

（1）葡萄糖的毒性效应 由胰岛素代谢障碍而致长期高血糖是DN发生的最关键原因，葡萄糖本身代谢异常所致的一系列后果是造成肾脏病变的基础。高血糖、晚期糖基化产物及多元醇途径，是导致糖尿病肾病的重要原因。持续的高血糖可使血浆蛋白及组织蛋白糖基化，导致晚期糖基化终末产物（AGE）的生成。AGEs的蓄积不仅与肾内微血管病变有关，还可促进系膜基质的合成，降低其降解，使系膜区扩张。高血糖本身也可导致内皮细胞、系膜细胞的结构及功能异常。此外，高血糖时肾血管内已糖基酶呈饱和状态，过剩的葡萄糖进入多元醇旁路途径代谢，使细胞内山梨醇浓度升高，后者与糖尿病各种晚期并发症有关。

（2）氧化应激 高糖状态下，过多的葡萄糖发生的自身氧化引起线粒体负荷过度，导致反应性氧化物质（ROS）增多，同时，抗氧化能力物质包括超氧歧化酶、谷胱甘肽过氧化物酶和过氧化氢酶活性下降，致使ROS在体内过多积聚，最终引起肾小球细胞外基质合成增多，降解减少，导致肾小球纤维化，引起上皮细胞黏附性消失导致的肾小管间质纤维化，该过程可能通过RhoA途径激活TGF-$\beta_1$完成。分布于肾组织血管内皮细胞、系膜细胞、小管细胞和足突细胞上的NOX4被认为是ROS的主要来源。

（3）肾素-血管紧张素系统活化 经典的观点认为，在肾内肾素-血管紧张素系统（RAS）中，血管紧张素原在肾素作用下生成血管紧张素Ⅰ（AngⅠ），在血管紧张素转化酶（ACE）作用下生成血管紧张素Ⅱ（AngⅡ）。在糖尿病状态下，RAS异常活跃。糖尿病肾病中，Ang Ⅱ作为促生长因子，与高糖协同作用，刺激 TGF-β 产生，抑制 NO 合成酶，抑制 cGMP 产生，增加胞内 PKC 活性，加速糖尿病肾病发展。同时，Ang Ⅱ通过选择性收缩出球小动脉，导致肾小球内压升高；增加硫酸肝素糖蛋白转运，降低基膜滤过屏障负电荷；增加分泌血管通透性因子，使内皮细胞通透性增加等途径来增加蛋白尿。因此，使用 ACEI（血管紧张素转换酶抑制剂）或 ARB（Ang Ⅱ 1 型受体阻滞剂）类药物延缓糖尿病肾病及其他肾脏病进展的作用越来越得到认可。

（4）生长因子及细胞因子参与　体外细胞培养显示许多生长因子及细胞因子，如胰岛素样生长因子（IGF-1）、血小板源性生长因子（PDGF）、上皮生长因子（EGF）、血管紧张素 Ⅱ（Ang Ⅱ）、白介素-1（IL-1）、转化生长因子 β（TGF-β）等可促使系膜细胞的生长及细胞外基质蛋白的合成。

（5）足细胞作用　足细胞的足突融合、脱落和凋亡在糖尿病肾病蛋白尿的发生机制中具有重要的作用，尽管糖尿病肾病足突细胞改变在许多肾脏疾病的蛋白尿发生机制中类似，但是由于高糖环境引起的不论是直接作用、氧化应激还是 RAS 系统的激活、炎症因子的参与，都使得足细胞的改变显得更加突出，使得屏障破坏和数目减少。足细胞由胞体和足突组成，足突间以裂孔膜相连接，裂孔膜上的特殊蛋白如 nephrin、CD2AP 和 podocin 等形成直径小于白蛋白的网络状结构，行使分子筛功能。同时足细胞细胞膜表面和裂孔膜表面均覆有一层唾液酸糖蛋白，参与肾小球滤过膜电荷屏障的形成，而足细胞胞质的微丝，微管及中间丝等有改变裂孔大小的作用，当足细胞电荷和形态发生改变时，即形成蛋白尿。

（6）肾内血流动力学改变　肾脏血流动力学异常是 DN 早期的重要特点，表现为高灌注（肾血浆流量过高）状态。高灌注造成的后果有：①蛋白尿生成；②肾小球毛细血管切应力改变；③局部 RAS 兴奋；④蛋白激酶 C（PKC）、血管内皮生长因子（VEGF）等基因进一步激活。

导致高灌注的原因有：①扩张入球小动脉的活性物质（包括前列腺素、NO、心钠素等）过多或作用过强；②小球管反馈（TGF）失常；③肾髓质间质压力过低。

近来认为，近端肾小管中钠、葡萄糖协同转运过强，使钠盐在该处过度重吸收是发病的关键。由于这种过度重吸收使鲍曼囊压力降低，肾小球滤过被迫增多；与此同时又使到达致密斑的 NaCl 减少，TGF 的抑制作用减弱；同样的机制又使髓质间质的压力改变，反馈性的使入球小动脉过度扩张。导致近端肾小管对钠重吸收过强的原因不明，可能与血管紧张素 Ⅱ 在该处的作用过强有关。

肾小球的高滤过和肾小球内高压是糖尿病肾病发生肾小球硬化的一个主要因素。无论是 1 型还是 2 型糖尿病，肾小球的高滤过状态及肾小球肥大都普遍存在。肾小球滤过率增高的原因尚不十分清楚，可能与高血糖、胰岛素、生长激素、高血糖素、前列腺素等水平改变及高蛋白饮食等因素有关。

（7）脂代谢紊乱　糖尿病肾病患者的血胆固醇、三酰甘油、低密度脂蛋白升高及高密度脂蛋白降低较非糖尿病肾病的糖尿病患者显著。动物模型病理显示，肾小球可见脂质沉积，且与肾小球损害程度平行，其发病过程类似于动脉粥样硬化时的血管变化，表现为单核细胞浸润、泡沫细胞和含胆固醇/胆固醇酯细胞增多，血管平滑肌/系膜细胞增生及细胞外基质积聚，故降脂治疗（低脂饮食及药物治疗）可能延缓糖尿病肾病的进展。

（8）遗传因素 遗传因素在糖尿病的发病机制中占有主导地位，而糖尿病肾病发病也呈家族聚集性，有研究显示，不论是在1型糖尿病还是2型糖尿病的患者中，有糖尿病家族史的人只有16%的人患有糖尿病肾病，而有糖尿病肾病家族史的人有82%患糖尿病肾病。影响糖尿病肾病发生的基因与糖代谢、细胞外基质合成和肾素-血管紧张素相关，如基因PC-1、K121Q、ACE、ATIR（血管紧张素Ⅱ1型受体）、AR（醛糖还原酶）、MTHFR（亚甲基四氢叶酸还原酶）、CBS（胱硫醚β合成酶）、过化物酶体增殖物激活受体$\gamma_2$（PPAR12）等。

**知识点9：糖尿病肾病的临床表现**　　　　　　　　副高：熟练掌握　　正高：熟练掌握

糖尿病是涉及多个系统的全身性病变，当出现DN时，其他器官也同样受到严重的损害，如动脉硬化、心力衰竭、视网膜病变和神经病变等，或有高分解代谢的征象和营养不良。患者血糖控制不佳时可出现代谢紊乱症状，口干、多饮、多尿。可伴有皮肤瘙痒，尤其外阴瘙痒。高血糖可使眼房水、晶体渗透压改变而引起屈光改变致视物模糊。

糖尿病肾病在不同阶段临床表现不尽相同。Mogenson建议将DN的自然史分为以下5期：

（1）Ⅰ期　肾小球滤过率（GFR）增高和肾脏体积增大，肾血浆流量（RPF）增加，内生肌酐清除率增加约40%。RPF和肾小球毛细血管灌注及内压增高。此期无蛋白尿，肾脏无明显组织病理学损害。

（2）Ⅱ期　约发生在DM起病后2~3年，病理学表现为肾小球系膜细胞增生，肾小球硬化和基膜增厚，但无明显临床表现。此期超滤过状态依然存在，运动后可出现微量白蛋白尿是本期唯一的临床证据。

（3）Ⅲ期　约发生在DM起病后5~7年，尿中白蛋白排泄增多，即尿白蛋白排泄率（UAER）持续高于正常人水平（≥20μg/min或30mg/24h），但又低于常规尿蛋白检测法所能检出水平（≤200μg/min或300mg/24h）。此期患者血压可轻度升高，GFR大致正常，约130ml/min，基膜增厚和系膜基质增加更加明显。可出现肾小球结节性（K-W结节）或弥漫性病变以及小动脉玻璃样变，开始出现肾小球荒废。若在此阶段前进行有利的干预治疗，可望能逆转白蛋白尿和阻止或延缓DN的进展。

（4）Ⅳ期　为显性DN，患病高峰在病程15~20年，有20%~40% 1型DM进入此期，以蛋白尿为特征UAER>200μg/min或持续尿蛋白>0.5g/24h，为非选择性蛋白尿。GFR开始进行性下降，GBM明显增厚，系膜基质明显增多，废弃小球约占1/3，但大多数患者血肌酐尚正常，可伴高血压、水肿，甚至肾病综合征样表现。DN水肿多较严重，对利尿剂反应差，其原因除低血浆白蛋白、血浆胶体渗透压下降出现较早，且其程度与血糖水平直接相关，表现为近端小管对水钠以及糖重吸收增加。此外，2型DM常存在胰岛素抵抗，机体本身的高胰岛素血症可直接增加远端小管对钠的重吸收，加重水肿，部分患者当GFR在20~40ml/（min·1.73m²）水平就会发生明显的高钾血症，高钾高氯性酸中毒（即Ⅳ型肾小管性酸中毒），大多伴低肾素和低醛固酮血症。该期患者常并发其他微血管并发症如视网膜病变和外周神经病变，如膀胱自主神经受损而导致尿潴留引起梗阻性肾病等。晚期DN常并发冠心病、脑血管病、外周血管病变及高脂血症等。这些肾外并发症的存在不仅导致此期患者死亡率高，而且也给进入

ESRD患者替代治疗带来困难。

Ⅴ期　ESRD期（尿毒症期）。1型DM患者于患病后20～30年，30%～40%发展至ESRD。当DN患者出现氮质血症，如不能很好控制血压及血糖水平，则肾功能呈快速进行性下降至终末期。虽GFR持续下降，但蛋白尿往往持续存在，不断加重。部分患者亦可能因肾小球硬化而蛋白尿反而减少。

上述DN分期中Ⅲ期以前，患者在临床上尚无明显肾脏损害的表现，肾脏病理改变尚可逆转，如若及时进行有效的治疗，可延缓或阻止DN的进展。所以Ⅰ～Ⅲ期称DN早期或非临床期。而一经进入Ⅳ期以后，患者不仅出现肾脏损害的临床表现，肾脏病理改变已难以逆转，病情将进行性发展，终将进入ESRD。肾病综合征是Ⅳ期以后DN患者常见的临床表现之一，患者平均每天丢失4～8g的尿蛋白，最高可达20～30g，从而导致严重的蛋白质营养不良和免疫功能障碍（由于免疫球蛋白的丢失）。糖尿病肾病患者液体的潴留可多达10～30kg，引起全身水肿（顽固而严重的下肢水肿，甚至出现腹腔和胸腔积液）。当患者血容量过多，可出现高血压或左心功能不全的表现。ESRD患者可有恶心、呕吐、精神症状等尿毒症的表现。

2型DM发生DN的自然史不如1型DM那样清楚，因起病隐匿，还有夹杂其他因素如高血压和动脉硬化等。肾小球高滤过期常不能确定，诊断为糖尿病的患者1或2型中20%～37%已有尿微量白蛋白排泄率增加，若不予以干预，20%～40%患者将进展至临床显性DN。但出现显性DN 20年后只有20%进展为ESRD。年老的患者较年轻人进展迅速。在2型DM伴微量白蛋白尿的早期DN患者中，心血管疾病发病及死亡的危险性显著增加，患者往往尚未进展至ESRD则已因心血管疾病而死亡。随着心血管疾病诊治水平的提高，将有更多的早期DN患者进展至ESRD。

---

**知识点10：糖尿病肾病的辅助检查**　　　　　　　副高：熟练掌握　　正高：熟练掌握

---

（1）尿微量白蛋白检测　微量白蛋白尿（MA）被认为是临床早期诊断糖尿病肾病的主要线索，微量白蛋白尿不仅反映了肾脏的损害，也反映了全身血管内皮的损害。尿蛋白的排泄与肾小球结构改变密切关联，是判断糖尿病肾病预后的重要指标。1型糖尿病患者病程在5年以上才出现微量白蛋白尿，而2型糖尿病患者，因其临床表现隐匿，具体发病日期难以判断，因此DKD临床实践指南建议对于1型糖尿病患者在发病后5年、2型糖尿病患者在确诊同时应注意DKD的存在。美国糖尿病协会（ADA）指南推荐病程≥5年的1型糖尿病患者以及所有2型糖尿病患者，每年均应检测尿蛋白排泄率（UAER）。无论UAER水平如何，所有成年糖尿病患者每年应检测血清肌酐，并依此估测GFR，合并CKD的患者还应根据血清肌酐水平进行分期。

临床常用检测UAER方法有3种：①收集24小时尿，测定白蛋白总量；②测定过夜或早上4小时尿白蛋白，计算UAER；③随机任意时间尿，测定尿白蛋白和肌酐比值（表10-3）。检测方法以放免法较为敏感，标本4℃条件下保存为好。24小时尿液检查较准确，但应注意准确收集尿液。

**表10-3 尿白蛋白排泄异常的标准**

| 范围 | 24小时尿量（mg/24h） | 定时尿（μg/min） | 任意时间（μg/mg肌酐） |
| --- | --- | --- | --- |
| 正常 | <30 | <20 | <30 |
| 微量白蛋白尿 | 30～300 | 20～200 | 30～300 |
| 临床蛋白尿 | >300 | 200 | >300 |

（2）尿转铁蛋白检测 转铁蛋白（Trf）的分子量（77000）与白蛋白近似，但所带电荷比白蛋白少得多，因而较易通过带负电荷的肾小球滤过膜。因此当糖尿病患者的肾小球滤过膜上出现电荷改变时，转铁蛋白较白蛋白更易从肾小球滤过。有报道认为：Trf是一项比MA更敏感的DN早期诊断指标，检测尿Trf可以从另一侧面发现尿MA正常的DN患者，使之早期得到诊断，尽早防止DN的发展。

（3）免疫球蛋白检测 IgG为基本不带电荷的大分子蛋白，若尿中排泄增多，提示肾小球滤过屏障已受损。IgG有IgG1、IgG2、IgG3、IgG4 4个亚型，IgG4带负电荷，在肾小球电荷屏障损伤时，可见IgG4与白蛋白排泄率呈正相关的排泄增多，特别是IgG4/IgG比值增大。到临床蛋白尿期，滤过屏障受损，IgG排泄增多，IgG4/IgG比值下降。因而IgG4、IgG4/IgG比值增加，可反映DN早期电荷屏障损伤阶段。

（4）尿$\alpha_1$-微球蛋白检测 $\alpha_1$-微球蛋白（$\alpha_1$-MG）分子量为26000～33000，可自由通过肾小球并被近端肾小管全部吸收和降解，血、尿$\alpha_1$-MG测定分别是肾小球滤过功能和近端肾小管重吸收功能的检测指标。研究表明，当糖尿病肾损害患者内生肌酐清除率还在正常范围时，尿中$\alpha_1$-MG即可明显升高。

（5）尿$\beta_2$-微球蛋白检测 $\beta_2$-微球蛋白（$\beta_2$-MG）是100个氨基酸残基组成的低分子蛋白，分子量为11800，存在于人的血液内。正常人体内$\beta_2$-MG非常恒定，合成与降解平衡，能自由通过肾小球滤过膜，99.9%由近端肾小管重吸收和降解，因此正常尿中含量极微。当肾小球滤过功能或近端肾小管重吸收功能受损时，可分别使血、尿中$\beta_2$-MG升高。

（6）尿视黄醇结合蛋白检测 尿视黄醇结合蛋白（RBP）是血液中视黄醇的转运蛋白，为一种低分子蛋白，分子质量为21200，在体内主要由肝脏细胞合成，受全反式视黄醇刺激并与之特异结合，即形成视黄醇RBP复合物（Holo-RBP）。正常时RBP仅有少量从尿中排出，为0.1μg/min以下，当肾近曲小管受损时，RBP排泄量明显增加。近年来研究表明，糖尿病患者在持续性微量白蛋白尿出现前RBP排泄量已明显增加，提示DKD早期，肾小管病变甚至早于肾小球病变。由于RBP在酸性尿中的稳定性强，是一种较$\beta_2$-MG更实用的近端肾小管重吸收功能检测指标，因此，尿RBP排泄率的增加可作为早期DKD的诊断指标之一。

（7）N-乙酰-$\beta$-D氨基葡萄糖苷酶检测 N-乙酰-$\beta$-D氨基葡萄糖苷酶（NAG）是一高分子糖蛋白，分子量为110000～140000，属于溶酶体水解酶，在人体内广泛存在，肾脏也是合成和贮存NAG的主要器官，近曲小管上皮细胞中含量尤高，因此尿NAG升高主要见于肾小管损伤，是反映肾小管损伤最灵敏的可靠指标之一。有不少研究认为尿NAG检测是诊断早期DN的一项敏感指标。

---

**知识点 11：糖尿病肾病的诊断**　　　　　　　　　　副高：熟练掌握　　正高：熟练掌握

糖尿病肾病的临床表现和实验室检查无特异性。结合患者糖尿病病史及病程（超过5年），如出现微量白蛋白尿应怀疑早期糖尿病肾病，并在3～6个月内复查，3次检测中2次阳性即可诊断为"微量白蛋白尿"。若出现大量蛋白尿，甚至肾病综合征，即应考虑临床糖尿病肾病，同时需除外运动，感染、尿路感染及其他疾病引起的尿白蛋白增多情况。糖尿病肾病及糖尿病视网膜病变均为糖尿病微血管并发症，有文献显示，1型及2型糖尿病继发肾病的患者伴发眼底病变者的比例为100%及50%，故检查糖尿病视网膜病变对糖尿病肾病的诊断及鉴别诊断有一定帮助。明确糖尿病肾病的诊断不是肾穿刺活检术的指征，如遇下列情况常提示可能有合并其他非DN病变，可能要进行肾活检以确诊：①肾炎性尿沉渣（畸形红细胞、多型性红细胞管型）；②既往曾有非DM的肾脏病史；③短期内蛋白尿明显增加；④24小时蛋白尿>5g；⑤有明显蛋白尿但无视网膜病变。

---

**知识点 12：糖尿病肾病的鉴别诊断**　　　　　　　　副高：熟练掌握　　正高：熟练掌握

糖尿病患者合并肾脏损害并不一定是糖尿病肾病。有下列情形时需除外其他肾脏疾病：①无糖尿病视网膜病变；②GFR很低或迅速降低；③蛋白尿急剧增多或肾病综合征；④顽固性高血压；⑤尿沉渣活动表现（血尿、白细胞尿、管型尿等）；⑥其他系统型疾病的症状和体征；⑦ACEI/ARB治疗后1～3个月GFR下降>30%。对于个别疾病有如下鉴别诊断：

（1）肾淀粉样变性　好发于中老年人，以大量蛋白尿或肾病综合征为主要临床表现。肾淀粉样变性是全身多器官受累的一部分。肾活检可见系膜区、毛细血管基膜、肾小管基膜和小动脉壁沉积淀粉样蛋白。HE染色时，淀粉样蛋白呈嗜伊红的均质无结构团块状沉积，PAS染色呈浅红色，Masson染色呈蓝绿色或红色，PASM染色呈浅黑色，刚果红染色阳性，电镜见淀粉样纤维丝。本病与之不符。

（2）骨髓瘤性肾病　好发于中老年，男性多见，患者可有多发性骨髓瘤特征性临床表现，如骨痛、血清单株球蛋白增高、蛋白电泳M带及尿本周蛋白阳性，骨髓象显示浆细胞异常增生，并伴有质的改变。多发性骨髓瘤累及肾小球时可出现肾病综合征。肾脏病理可见系膜区无细胞结节状硬化性改变，基膜增厚，毛细血管受压。上述骨髓瘤特征性表现，有利于鉴别诊断。

（3）膜增生性肾小球肾炎　多见于青壮年，50%～60%的患者表现为肾病综合征，常伴镜下血尿，15%～20%患者表现为急性肾炎综合征，其余表现为隐匿性肾炎和慢性肾炎综合征。临床主要表现为肾炎或肾病的同时，常伴血中低补体血症。组织学上可见系膜细胞和基质弥漫重度增生、广泛插入及基膜增厚，双轨征形成；病变后期，系膜结节状硬化，肾小球呈分叶状。电镜下电子致密物沉积的部位可将膜增生性肾小球肾炎分为3型：Ⅰ型为内皮下致密物沉积；Ⅱ型为特征性基膜内致密物沉积；Ⅲ型是上皮下和内皮下致密物同时出现。系膜结节状硬化根据上述特征性表现，有利于鉴别诊断。

（4）纤维样肾小球病　以老年患者为主，女性多见，以大量蛋白尿、肾病综合征和高血压为主要症状。肾脏病理表现为基膜增厚和系膜基质增生为主要特点，可表现为系膜结节状硬化、系膜增生及膜性肾病样改变。电镜下可见特殊样纤维样物质。

（5）原发性肾小球疾病 糖尿病患者如遇下列情况，宜行肾穿刺活检术排除原发性肾脏疾病：血尿（畸形红细胞尿或红细胞管型尿）；既往有肾脏病史；有尿检异常但无视网膜病变。

（6）高血压肾损害 糖尿病肾病患者常合并高血压，高血压可引起蛋白尿，但尿蛋白定量比较少，很少出现肾病综合征样的大量蛋白尿，早期以肾小管功能损害、夜尿增多为主，眼底改变主要为高血压和动脉硬化，而非糖尿病视网膜病变。

（7）肥胖相关性肾病 肾小球肥大，肾小管肥大，部分表现为局灶节段性肾小球硬化（FSGS）样病变，间质血管透明变性，但无DN结节性病变，基膜增厚不显著。

（8）轻链沉积病 呈结节性肾小球硬化及肾小管基膜增厚较常见，但临床上无糖尿病的体征，血清中存在异常单克隆免疫球蛋白，有时可见免疫球蛋白轻链在肾小球中沉积。

（9）尿路感染 糖尿病患者常常合并尿路感染，包括尿道炎、膀胱炎及肾盂肾炎。慢性或严重的尿路感染可有蛋白尿，但常伴有白细胞尿、红细胞尿及不同程度的尿频、尿急、尿痛、排尿不适等尿路刺激症状，清洁中段尿培养可培养出致病菌，正确使用抗生素有效，感染控制后尿检异常消失或明显减轻。

**知识点13：糖尿病肾病的防治分级**　　　　　　副高：熟练掌握　　正高：熟练掌握

糖尿病的防治方案强调应从糖耐量减退时即开始。2型糖尿病空腹血糖增高之前3～5年已存在餐后高血糖，糖耐量减退患者1年后发展成为糖尿病的比例约为20%，6年后达67.7%，糖耐量减退患者高血压和冠心病的发病率较正常人高2倍和9倍。因此在糖耐量减退时即应开始防治糖尿病，进一步防治糖尿病肾病。目前，可将糖尿病肾病的防治分为三级：

（1）一级防治 即正常白蛋白尿至微量白蛋白尿期的防治；

（2）二级防治 即DN Ⅲ期至DN Ⅳ期的防治，控制血糖仍可延缓微量白蛋白向显著白蛋白尿的发展；

（3）三级预防 即DN Ⅳ期至DN Ⅴ期的防治，此期即使血糖得到良好的控制，蛋白尿仍然有增无减，肾脏病变继续进展。

二级和三级防治即临床糖尿病和隐性或显性并发症的治疗，此时患者已多有高血压及血脂代谢紊乱，因此，除控制高血糖和高胰岛素血症之外，控制血压和纠正血脂也非常重要。

**知识点14：糖尿病肾病的营养治疗**　　　　　　副高：熟练掌握　　正高：熟练掌握

饮食治疗为最基本的措施，有利于血糖和血脂的控制。高蛋白饮食可使肾小球血流量增加，高灌注、高滤过和球囊内压增高加重高糖时血流动力学变化，限制饮食中蛋白质的摄取，在动物实验及有限的临床研究中都发现能使球内压下降，降低尿白蛋白的排泄量，并能减轻入球小动脉扩张，抑制GFR的下降，有效延缓糖尿病肾病进展。建议：蛋白质摄入量DN Ⅱ期为1.0～1.2g/（kg·d），DN Ⅲ期为0.8～1.0g/（kg·d），DN Ⅳ期为0.6～0.8g/（kg·d）。

美国糖尿病学会推荐从临床糖尿病肾病期开始给予低蛋白饮食，肾功能正常患者蛋白摄取量应限制为0.8g/（kg·d），GFR降低时为0.6g/（kg·d），目前国内临床也遵循此方案。蛋白的摄入以高生物价蛋白为主。在限制蛋白饮食的同时应注意低蛋白饮食引起的营养不良。防止营养不良的关键在于在血糖控制的前提下适当地增加糖类（碳水化合物）的摄入，保证给予足够的热量，减少蛋白分解代谢。室内工作和轻体力工作，每日能量应控制在105～216kJ/kg（理想体重）（25～30kcal/kg），糖占总热量的50%～60%，脂肪占30%～35%，同时可补充α酮酸-氨基酸制剂。鱼子、虾子、动物内脏、鱿鱼、墨鱼、蟹、贝壳类及动物脂肪等可使血脂增高，应不吃或少吃。植物纤维每日需要量为27g以上。同时，应维持一定量的体育锻炼或体力活动，以减轻体重，提高胰岛素敏感性，减低血糖和血脂（降低三酰甘油、低密度脂蛋白，增高高密度脂蛋白和纤维蛋白溶解活性），并能阻止和延缓心血管病、末梢血管病、增生性视网膜病、末梢神经及自主神经病变等并发症的发生。

---

**知识点15：糖尿病肾病控制血糖治疗**　　　　　副高：熟练掌握　　正高：熟练掌握

DN的发生乃多种因素所致，其中高血糖是极其重要的因素。"糖尿病控制和并发症试验"（DCCT）和"英国糖尿病前瞻性研究"（UKPDS）证实，良好的血糖控制可显著降低DN发生和发展的危险。应采取糖尿病教育、饮食疗法、适当运动、药物治疗和血糖监测等多种手段，尽可能地使血糖控制接近正常。争取使糖化血红蛋白A1c（GHbA1c）<6.5%，空腹血糖<6.0mmol/L，餐后2小时血糖<7.8mmol/L。同时注意尽量避免低血糖的发生。这是治疗DN的基础。

临床上常用的口服降糖药包括：磺脲类、双胍类、噻唑烷二酮类、α-葡萄糖苷酶抑制药和苯甲酸衍生物，其中磺脲类具有促进胰岛素分泌的作用，临床上常用的有格列本脲、格列齐特、格列喹酮、格列吡嗪。减少胰岛素抵抗的药物包括双胍类如二甲双胍及噻唑烷二酮类如罗格列酮、吡格列酮。α-葡萄糖苷酶抑制剂能抑制肠道吸收糖，常用的有阿卡波糖及伏格列波糖。而胰岛素按作用快慢和持续时间分为超短效、短效、中效、长效和预混胰岛素。对于肾功能正常的患者，降糖药物的选择根据患者的胰岛功能和血糖升高的特点进行选择。对于肾功能不全的糖尿病肾病患者，避免使用磺脲类和双胍类药物，应选用较少经肾脏排泄的药物如α-葡萄糖苷酶抑制药（阿卡波糖）、噻唑烷二酮类（罗格列酮、吡格列酮）。糖尿病肾病中晚期患者建议停用所用口服降糖药，使用胰岛素，但一般不建议使用中效或长效胰岛素以减少低血糖的发生。目前认为，早期应用胰岛素治疗不仅具有减轻高糖毒性的作用，同时能够抑制炎症反应，保护胰岛B细胞功能，降低糖尿病其他慢性并发症的发生。临床研究观察发现，即使血糖控制较好的患者仍会发生糖尿病肾病并进展为终末期肾脏病，表明个体间存在细胞糖代谢调控基因背景上的差异。

---

**知识点16：糖尿病肾病降血糖药物的选择**　　　　　副高：熟练掌握　　正高：熟练掌握

对于慢性肾脏病1～2期 [GFR≥60ml/（min·1.73m$^2$）] 患者，此期患者血肌酐正常，尿微量蛋白尚在正常范围，治疗重点是控制血糖和血压。对于该类患者选择何种降糖药物，主要根据患者胰岛功能、血糖变化以及是否肥胖来选择药物。六类口服降糖药皆可选用。

对于慢性肾病3a期 [GFR 59～45ml/(min·1.73m$^2$)]，口服降糖药可选用那格列奈、吡格列酮、西格列汀、沙格列汀和维格列汀。慢性肾病3b期 [GFR 44～30ml/(min·1.73m$^2$)]，除了使用3a期的降糖药以外，还可使用阿卡波糖及格列喹酮等药物，该两类药物仅5%从肾脏排泄，对肾功能影响小，也可以使用胰岛素或胰岛素类似物治疗。

慢性肾病4期 [GFR 29～15ml/(min·1.73m$^2$)]，口服降糖药可以选用瑞格列奈。瑞格列奈及代谢产物仅8%从肾脏排出，其他从肝胆排泄，可以按照原剂量服用。利格列汀治疗慢性肾病4期高血糖疗效肯定，该药从肾脏排泄少，低血糖发生率低。也可以使用胰岛素或胰岛素类似物治疗。

对于慢性肾病5期 [CFR<15ml/(min·1.73m$^2$)] 患者，使用胰岛素或胰岛素类似物治疗。糖尿病肾病患者进展至慢性肾脏病5期时，常有食欲差、进食少等胃肠道症状；肾功能减退导致胰岛素降解减少，使胰岛素半衰期延长；这些因素导致患者胰岛素的需要量减少。为了避免低血糖的发生，建议该期患者使用短效胰岛素或速效胰岛素类似物。部分糖尿病肾病患者血液透析治疗后血糖达正常水平，可不用降糖药物治疗。为了避免糖尿病肾病患者在血液透析中出现低血糖反应，透析前可不用或少用胰岛素。

---

**知识点17：糖尿病肾病控制血压治疗**　　　　　副高：熟练掌握　　正高：熟练掌握

DM伴高血压患者，其心血管疾病的危险性是非DM高血压患者2倍，高血压可加重DN及视网膜病变的发生与发展。因此积极控制血压对治疗和延缓糖尿病肾病患者肾功能损害进展的作用毋庸置疑。血压控制早期能减少尿蛋白，延缓GFR下降。动物实验发现，即使无体循环高血压，给予降低球内压力的治疗仍可明显减少蛋白尿及局灶性肾小球硬化的发生。

血管紧张素转换酶抑制剂（ACEI）治疗DN高血压有其特殊地位。大量研究表明，ACEI不仅可控制血压，还可延缓DN的进展。ACEI用于DN有以下特殊优势：①阻止肾内血管紧张素Ⅱ（Ang Ⅱ）生成，使出球小动脉扩张。降低肾小球球内压，从而纠正高滤过状态，减少蛋白尿；ACEI尚可直接改善肾小球毛细血管的选择性滤过作用；②降低系膜细胞对大分子物质的吞噬作用，减少因蛋白尿所致的系膜细胞增生及肾小管间质的纤维化；③通过抑制Ang Ⅱ的生成，从而抑制肾组织局部多种细胞因子如TGF-β、PDGF等的生成，这些细胞因子均能刺激肾脏细胞增殖肥大和细胞外基质的产生；④促进基质金属蛋白酶降解，使已形成的细胞基质部分得以降解。ACEI的上述作用大多认为不依赖其降压作用，因此即使血压正常的DN患者也宜应用。常用的药物为卡托普利、雷米普利、赖诺普利、依那普利、贝那普利、福辛普利或培哚普利等。对老年患者疑有单侧肾动脉狭窄，或存在低肾素、低醛固酮血症的患者，用药后1～2周内应复查肾功能，如出现肌酐明显升高和高钾血症，应减量或及时停药。另外，ACEI勿与大剂量利尿剂合用。如患者出现脱水、血容量不足、肾血流降低时，如呕吐、腹泻、大汗、虚脱等，ACEI应减量或暂停应用。

血管紧张素Ⅱ受体阻滞剂（ARB）对DN也有很好的疗效，目前常用的血管紧张素Ⅱ1型受体（AT$_1$）阻断剂，因不影响激肽的降解，所以很少有咳嗽的不良反应。同时，AT1受体阻断后，较高的Ang Ⅱ可以刺激Ang Ⅱ2型受体（AT$_2$），其结果是受AT$_2$调节的组织出现继发性血管扩张和抗增生作用，因而理论上 ARB 较 ACEI 为好，但也有一些研究证明，ACEI 的肾脏保护作用是通过缓激肽作用而致，因此尚不应下定论。RENNAL 及 PRIME 二项大型多中心临床研究显示，氯沙坦及依贝沙坦能延缓 2 型糖尿病肾病的进展，而且安全性及耐受性很好。尚有研究显示，ACEI 与 ARB 联用，在减少蛋白尿方面的疗效优于两者单用。

β-阻断剂能降低心肌梗死后患者的死亡率。最近 UKPDS 研究，对 ACEI（卡托普利）与β-阻断剂（阿替洛尔）在治疗糖尿病高血压方面的疗效进行了比较，结果显示两类药物降压作用相似，在降低微量白蛋白尿或蛋白尿方面疗效也相当。然而应当指出的是，由于该研究人群 DN 患病率较低，因而该研究是否有足够样本量来说明两类药肾保护作用的差异，尚难以定论。

钙通道拮抗剂可降低平均动脉压，缓解心绞痛，降低细胞内钙，有利于改善胰岛素抵抗，是另一类可用于治疗糖尿病高血压的药物。但近来有研究显示，双氢吡啶类钙通道拮抗剂（DCCB）与 ACEI 比较，会增加心血管事件的危险，目前仍在进行的比较各类降压药及降脂治疗对心脏病发作疗效的大型临床研究（ALLHAT 研究）可望最终能对此作出评价。然而在 HOT 及 Sys-Eur 研究中，DCCB 与 ACEI、β-阻断剂及利尿剂联用，并无证据提示心血管事件危险性增加。因此认为，在 DM 伴高血压患者，DCCB 是继 ACEI、ARB、β-阻断剂及利尿剂之后另一种可选择应用的降压药。非 DCCB（如维拉帕米和硫氮䓬酮）可降低冠心病事件，短期临床研究还提示非 DCCB 可降低尿白蛋白的排泄，但是否能延缓 GFR 的下降，临床尚无可靠的证据。

因此，对于 DN 患者降压药的选用，美国糖尿病协会（ADA）提出如下建议：①1 型 DM 伴微量白蛋白尿或临床显性蛋白尿者，无论是否伴高血压，均应首选 ACEI；②2 型 DM 伴微量白蛋白尿或临床显性蛋白尿者，应首选 ARB；③ACEI 与 ARB 联用，可增强其单用时减少蛋白尿的疗效；④若患者不能耐受 ACEI 或 ARB，则可选用非 DCCB。

---

**知识点 18：糖尿病肾病控制血脂治疗**　　　　　　**副高：熟练掌握　正高：熟练掌握**

2 型糖尿病患者常伴有血脂代谢紊乱，高脂除引起动脉粥样硬化外也可直接损害肾脏。低密度脂蛋白尤其是氧化低密度脂蛋白（oxLDL）具有化学趋化作用，它被巨噬细胞摄取后刺激其产生生长因子及细胞因子，可促进细胞间质纤维化。同时，还能增加氧自由基的产生，促进肾小球内过氧化物阴离子的生成，加快糖尿病肾病的进展。因此糖尿病患者应积极纠正血脂紊乱，当糖尿病肾病患者出现三酰甘油＞2.26mmol/L，低密度脂蛋白＞3.38mmol/L 就应进行降糖治疗；而血脂控制目标为：总胆固醇＜4.5mmol/L，低密度脂蛋白＜2.5mmol/L，高密度脂蛋白＞1.1mmol/L，三酰甘油＜1.5mmol/L。

在药物选择上如以血清胆固醇增高为主则宜用羟甲基戊二酰辅酶 A（HMG-CoA）还原酶抑制药（即他汀类），而以三酰甘油升高为主则宜选择纤维酸衍生物类降脂药。他汀类降脂药不仅能有效降低血胆固醇水平，还能通过降脂以外的作用改善内皮细胞的功能，同时能够抑制系膜细胞增生、细胞外基质产生和纤溶酶原激活药抑制物的表达，减轻肾脏病变，延缓肾小球硬化。纤维酸衍生物类药物在应用时则应配合饮食，少食动物油脂，多食富含多聚不饱和脂肪酸的食物。

**知识点19：糖尿病肾病控制血尿治疗**　　　　　副高：熟练掌握　正高：熟练掌握

从糖尿病肾病的发病机制可以发现，糖尿病肾病早期局部存在肾素－血管紧张素系统（RAS）的激活，RAS的激活可导致肾小球的高滤过、高灌注和高压力状态，同时可通过非血流动力学效应影响足细胞相关蛋白的表达和足细胞在肾小球基膜的附着，引起蛋白尿。ACEI和ARB除了具有降压作用，还被广泛应用于降低蛋白尿。ADA指南推荐，微量或大量蛋白尿的非妊娠患者应使用ACEI或ARB治疗（推荐级别为A）。对合并高血压和任何程度蛋白尿的1型糖尿病患者，ACEI可以延缓肾病进展。对合并高血压和微量白蛋白尿的2型糖尿病患者，ACEI和ARB均可延缓微量白蛋白尿进展至大量蛋白尿。对合并高血压、大量蛋白尿及肾功能不全的2型糖尿病患者，ARB可延缓肾病进展，这是由于ACEI不仅可以降低肾小球毛细血管静水压，改善肾小球基膜选择通透性，减少蛋白的滤出，同时能减少肾小球系膜细胞对大分子物质的摄取和清除能力。ARB的药理作用与ACEI相似，但ARB副作用较少，患者对ARB的依从性可能优于ACEI。因此ACEI和ARB可作为早期糖尿病肾病减少蛋白尿、保护肾功能的首选药物。使用时，若患者无法耐受一种药物，则使用另一种药物代替，同时应监测血清肌酐和血钾水平，以便监测急性肾损伤和高钾血症的发生。

**知识点20：糖尿病肾病的肾脏替代治疗**　　　　　副高：熟练掌握　正高：熟练掌握

（1）血液透析　与普通人群相比，糖尿病肾病所致的终末期肾脏病患者的年龄偏大（2型糖尿病患者占绝大多数），全身血管条件差，重要脏器的并发症多，给治疗带来较大困难。尽管由于技术的进步，有越来越多的糖尿病肾病患者接受长期透析，甚至在欧美的透析患者中，糖尿病肾病已占第一位，但其存活率仍低于非糖尿病患者，死亡率几乎是非糖尿病患者的3倍。而其死亡的主要原因为心血管并发症，其次为尿毒症本身、感染、电解质紊乱、高渗性昏迷等。1型糖尿病肾病患者的存活时间明显低于2型糖尿病肾病患者，但实际临床工作中，2型糖尿病肾病患者因年龄较大，合并心血管事件比例高，存活率也较低。

血液透析有以下缺点：①由于全身血管病变，建立内瘘常有困难，动静脉瘘寿命短，并发症多；②DM常并发冠心病以及心肌代谢紊乱病变，加上自主神经病变，患者心血管系统稳定性差，心律失常发生率高，血液透析中易发生低血压；③DN致ESRD患者由于摄入少，肾衰竭时胰岛素半衰期长而作用增强，而透析液常不含葡萄糖，故血液透析后可发生低血糖；④DN无尿或少尿者行血液透析高钾血症发生率较其他肾病患者为高，尤其是在正在使用ACEI的患者。

在进行血液透析过程，应注意控制超滤量，适当延长透析时间，以减少糖尿病肾病患者出现的血流动力学的不稳定，同时注意改善贫血和控制血压。如果一般血液透析情况不佳时，可考虑行血液透析滤过或改为腹膜透析。

（2）腹膜透析　透析效果与血液透析相似，但因容量容易控制、不用建立血管通路、血流动力学更稳定，因此更适合糖尿病肾病患者，尽管腹膜透析操作简单，费用相对便宜，但糖尿病肾病患者仍容易存在血糖不易控制、腹腔感染、大量葡萄糖吸收而致高血脂和肥胖等不足，需引起注意。

（3）肾移植  肾移植用于治疗DN所致ESRD日渐增多。肾移植后可使视网膜病变稳定，神经传导速度增加，自主神经病变减轻和胃肠功能紊乱改善，生活质量显著优于HD及CAPD。肾移植可能是DN ESRD患者治疗的未来趋势。虽然DM肾移植技术已成熟，经验也不少，但肾移植并发症和死亡率仍高于非DM患者，如血管病变导致吻合困难、伤口愈合困难、糖皮质激素耐受性差、易感染、易发生心肌梗死、下肢溃疡、坏疽和血管钙化、手术后急性肾小管坏死发生率较高、容易形成膀胱瘘等。为减少上述并发症，提高移植肾成活率，选择肾移植时机十分重要。移植时间宜早，血肌酐低于442μmol/L（5mg/dl）和内生肌酐清除率高于20ml/min时疗效好。如患者一般情况很差，已合并心肌梗死、下肢坏死和神经源性膀胱等，或年龄超过65岁则疗效不佳。单纯肾移植并不能防止DN再发生，也不能使已发生的DM并发症改善，抗排斥治疗如糖皮质激素、环孢素或他克莫司等可诱发或加重DM。肾、胰腺联合移植较单纯肾移植效果好，可防止DN的再发生和改善其他DM并发症，但技术要求更高。据文献报道，1型DM合并ESRD患者行肾、胰联合移植，患者1年存活率高达94%，肾存活率为71%，胰腺存活率为67%，而3年的患者存活率、肾及胰腺存活率则分别为89%、69%和64%。

---

**知识点21：糖尿病中西医结合治疗**  副高：熟练掌握  正高：熟练掌握

糖尿病中医病名称为"消渴病"，以阴虚与燥热互为因果。阴虚致燥热，燥热致阴虚，治宜滋阴清热为主。病情延续，常呈气阴两虚，治宜益气养阴。目前，最多用的药味为天花粉、生地黄、麦冬、山药、黄芪、党参、黄连、黄芩、桑白皮和葛根等。此外，天冬、石斛、人参也常用于治疗。本病属水亏火胜，少阴不足，阳明有余，常用玉女煎（生石膏、熟地黄、麦冬、知母、牛膝，火盛极加栀子、地骨皮），经临床观察对轻症治疗取得了一定的效果。而根据糖尿病肾病的发病原理，近年来不少研究提示，黄芪、丹参、龙胆草、甘草等对醛还原酶有较好的抑制作用，在单体中以槲皮素、水飞蓟宾、黄芩、葛根素、抽皮素等作用较强；在非酶糖化的研究中，证明槲皮素、水飞蓟宾、黄芩苷、芦丁及曲克芦丁等还能抑制AGE的形成，减轻蛋白尿，可用于糖尿病肾病的治疗。此外，金银花、黄芪、桑白皮、小檗碱（黄连素）、水飞蓟宾有致敏胰岛素降糖作用，但此类研究多集中于动物实验，临床疗效如何有待进一步证实。

---

**知识点22：糖尿病肾病的预后**  副高：熟练掌握  正高：熟练掌握

糖尿病肾病是糖尿病患者的一个严重的并发症，其预后不良，特别是一旦进入临床蛋白尿期，肾功能呈进行性下降。透析治疗的糖尿病肾病患者的5年生存率仅为50%。影响其预后的因素主要是糖尿病的类型、蛋白尿的程度及患者合并出现的高血脂、高血压、动脉粥样硬化等病变的严重性。蛋白尿不仅是糖尿病肾病患者独立的心血管死亡预测因素，也是非糖尿病患者冠心病及心血管事件的独立预测因素。微量白蛋白尿是广泛内皮细胞功能障碍的标志，容易导致动脉粥样硬化，也是微血管病变存在的一种标志。2型糖尿病患者有蛋白尿的10年累积死亡率为70%，而无蛋白尿的为40%。糖尿病肾病患者一旦进入持续蛋白尿，约25%在6年内进入终末期肾脏病，50%在10年内进入终末期肾脏病，15年可达75%，从出现蛋白尿到进入终末期肾脏病的平均时间为10年。

糖尿病肾病患者需定期门诊随访，在最初治疗的6个月内每月复诊一次，此后根据病情变化3～6个月随访一次。在门诊随访期间需定期监测血压、血糖、尿检、血常规、血生化等指标，以评估疗效和治疗的不良反应。

# 第二节  高尿酸血症肾病

**知识点1：高尿酸血症肾病的概述**　　　　　　　副高：熟练掌握　　正高：熟练掌握

正常饮食、非同日两次空腹检测，男性血尿酸水平＞420μmol/L（7mg/dl），女性血尿酸水平＞360μmol/L（6mg/dl）为高尿酸血症。尿酸合成增多，如高嘌呤饮食、饮酒、肥胖、横纹肌溶解、淋巴及骨髓增生性疾病等；或尿酸排泄下降，如肾功能不全、铅中毒或使用影响尿酸排泄的药物如利尿药、环孢素A、乙胺丁醇等均可导致高尿酸血症。血尿酸升高除可导致痛风与肾结石外，还可致急性尿酸性肾病和痛风性肾病。另外，血尿酸升高也是高血压病、心脑血管疾病的危险因素。

## 一、高尿酸血症的发病机制

**知识点2：尿酸的产生及代谢**　　　　　　　　　副高：熟练掌握　　正高：熟练掌握

尿酸是一种弱的有机酸，分子量168D。尿酸含嘧啶和咪唑环亚结构，是嘌呤环的2、6、8位被氧化后的产物。尿酸的微酸性来自于第9位上氢离子（pKa，5.75）和第3位上氢离子（pKa，10.3）的电离。第1和第7位的氢离子不发生明显的电离。嘧啶环第3位上的氢不容易随细胞内外液pH变化而发生电离。电离的尿酸很容易形成尿酸盐，主要是一钠盐、二钠盐和钾盐。尿酸在pH 7.4时主要形成一钠盐，占98%，主要分布在血浆、细胞外液和滑膜液，只有4%～5%的尿酸是与血浆蛋白结合的。尿酸的溶解度很低，其分解产物尿囊素的溶解度是尿酸的5～10倍，然而人类缺乏能将尿酸分解为尿囊素的尿酸酶，因此尿酸就是嘌呤代谢的终产物。37℃时血浆中尿酸的饱和浓度是7.0mg/dl。虽然血浆尿酸水平经常超过此值，但尿酸可以超饱和存在于血浆而不致析出，其确切的机制目前尚不清楚。血液系统的恶性肿瘤患者在接受细胞毒药物治疗时达到40～90mg/dl的超饱和浓度，这些患者的尿酸盐溶解度为什么能达这么大目前还不清楚，可能是由于形成了较稳定的尿酸盐溶液或血浆中促尿酸溶解的物质增加，或二者皆有。尿酸是人体内嘌呤代谢的最终产物。而嘌呤是两类生物大分子——脱氧核糖核酸（DNA）和核糖核酸（RNA）的组成碱基。

人体尿酸80%来源于细胞核，摄入的动物性或其他富含嘌呤的食物分解代谢所产生的占20%。嘌呤合成及降解虽然在各组织中都存在，但尿酸只在含有黄嘌呤氧化酶的肝和小肠组织中产生，肾脏也可能有一些。食物中的核酸一般以核蛋白的形式存在，核蛋白在胃内经胃酸及酶的作用分解成核酸和蛋白质。核酸进入小肠后，在肠道各种水解酶的作用下经过多步水解，最后形成嘌呤碱和嘧啶碱，嘌呤碱和嘧啶碱除少部分被吸收外，大部分被进一步分解而排出体外。因此，机体嘌呤碱的主要来源还是靠自身合成，来自食物的仅占一小部分。血尿酸生成方面的调控主要靠嘌呤的合成及分解代谢完成。其中嘌呤核苷酸的合成有两条途径，即从头合成途径和补救合成途径。嘌呤核苷酸的从头合成过程主要在细胞质中完成，首先合成次黄嘌呤核苷酸（IMP），然后通过不同途径合成单磷酸腺苷（AMP）和单磷酸鸟苷（GMP），进一步合成二磷酸腺苷（ADP）、二磷酸鸟苷（GDP）以及三磷腺苷（ATP）和三磷酸鸟苷（GTP）；与从头合成不同，补救合成过程较简单，是细胞利用游离碱基或核苷重新合成相应核苷酸的过程。体内嘌呤核苷酸的分解代谢主要在肝、小肠及肾脏中进行。嘌呤核苷酸可以在核苷酸酶的催化下脱去磷酸成为嘌呤核苷，嘌呤核苷在嘌呤核苷磷酸化酶（PNP）的催化下转变为嘌呤。嘌呤核苷及嘌呤又可经水解、脱氨及氧化作用生成尿酸。

每日产生的尿酸2/3从尿中排泄，剩余的1/3通过消化道由胆道、胃及小肠排出体外。进入消化道的尿酸被大肠埃希菌酶解破坏，因此这一过程叫尿酸的酶解。尿酸盐与蛋白在体内的结合率非常低（4%～5%），因此尿酸盐在肾小球几乎是完全自由滤过的。尿酸在肾脏排泄的经典模型是由4步组成的：①肾小球的滤过（100%）；②肾小管的重吸收（98%～100%）；③肾小管的再分泌（50%）；④分泌后的再次重吸收（40%）。最后有8%～12%由肾小球滤过的尿酸排出体外。负责尿酸重吸收的转运蛋白主要是位于肾小管刷状缘侧的人尿酸转运蛋白1（URAT1）和在肝细胞基底侧膜、肾小管基底侧膜和刷状缘侧膜的葡萄糖转运蛋白9（GLUT9）；而负责尿酸分泌的转运蛋白有多药耐药蛋白4（MRP4）及有机阴离子转运蛋白（OATs）的OAT1、OAT3及OAT4。

| 知识点3：高尿酸血症的发生机制 | 副高：熟练掌握　正高：熟练掌握 |
| --- | --- |

（1）尿酸产生过多

1）嘌呤摄入过多：血清尿酸含量与食物内嘌呤含量成正比。摄入的食物内RNA的50%、DNA的25%都要在尿中以尿酸的形式排泄。因此，高嘌呤食物对体内尿酸浓度具有一定的影响。严格的无嘌呤饮食可以减少15%～20%血尿酸水平。

2）内源性嘌呤产生过多：内源性嘌呤代谢紊乱较外源性因素更为重要。内源性的嘌呤仍然是体内尿酸的主要来源。嘌呤由非环状到环状的从头合成过程要经过11步反应，其中酶的异常多会导致嘌呤合成过多。目前已经发现的有：

①磷酸核糖焦磷酸（PRPP）合成酶活性增加：该基因异常为X伴性遗传，PRPP合成酶的活性增加，加速了从头合成的第一步反应。

②次黄嘌呤–鸟嘌呤磷酸核糖转换酶（HGPRT）缺乏：该基因异常也为X伴性遗传。该酶能促使次黄嘌呤转换成次黄嘌呤核苷酸，鸟嘌呤转换成鸟苷酸，当HGPRT缺少PRPP消耗减少，PRPP积聚而使嘌呤合成加速和尿酸生成增多。

③葡萄糖-6-磷酸酶缺乏：为常染色体隐性疾病。该基因的异常导致腺嘌呤的代谢增加，并有继发的嘌呤从头合成增加。也会因大量乳酸和酮酸与尿酸竞争性排泄而出现高尿酸

血症。

3）嘌呤代谢增加：如慢性溶血性贫血、横纹肌溶解、红细胞增多症、骨髓增生性疾病及肿瘤化疗或放疗时。过度运动、癫痫状态及糖原贮积症的Ⅲ、Ⅴ、Ⅶ型都可加速肌肉三磷酸腺苷（ATP）的降解。心肌梗死、吸烟、急性呼吸衰竭也与ATP加速降解有关。

（2）肾清除尿酸减少

1）肾小球滤过减少：持续高尿酸血症的患者中90%有肾处理尿酸功能的异常。在高尿酸血症并有痛风的患者中，给予其不同的尿酸负荷，其尿酸盐清除与肾小球滤过率的比值要低于正常人群。肾功能不全或衰竭时，肾小球滤过率降低是高尿酸血症的主要原因。

2）肾小管排泌尿酸减少：由于药物、中毒或内源性代谢产物抑制肾小管排泌尿酸是导致高尿酸血症的又一主要原因。当阴离子转运系统受乳酸和酮酸类（β-羟丁酸、乙酰乙酸）等抑制因子干扰时，会导致尿酸水平的急性变化。如剧烈运动或饮酒之后的乳酸产生增加，水杨酸中毒等。

3）肾小管重吸收增多：高尿酸血症也可由远端肾小管重吸收增强导致。这些可见于糖尿病脱水或利尿治疗的时候。尿酸净重吸收增加可发生在容量降低的情况下，这是利尿剂引起高尿酸血症的机制之一。

（3）两种因素同时存在 很多患者是尿酸产生增加和肾脏排泄减少两种因素同时存在导致。如葡萄糖-6-磷酸酶缺乏症、遗传性乳糖不耐受的患者。乳酸酸中毒和肾小管酸中毒及酒精都使尿酸潴留。酒精导致的高乳酸血症也阻止了尿酸的排泌。

---

**知识点4：高尿酸血症是肾脏病进展的危险因素　　副高：熟练掌握　正高：熟练掌握**

以往的研究多认为高尿酸血症只是某些肾脏病的伴随现象，并没有重视尿酸本身对肾脏的致病作用。然而，最近的几项研究均证明高尿酸血症是肾脏病进展的独立危险因素。血尿酸水平的增加对肾功能不全进展的影响甚至大于蛋白尿。

当IgA肾病患者血尿酸水平升高至360μmol/L以上水平时，肾内动脉病变的发生率明显升高，且随着患者血尿酸水平的升高，IgA肾病患者动脉病变的发生率随之升高。反之，随着IgA肾病肾内动脉病变程度（积分）的增加，IgA肾病患者高尿酸血症的发生率明显增加。

## 二、高尿酸血症引起和加重肾脏病进展的潜在机制

**知识点5：尿酸刺激血管平滑肌细胞增殖　　　　副高：熟练掌握　正高：熟练掌握**

尿酸是血管平滑肌细胞的有丝分裂源。Kang D.等和Rao等均报道，尿酸可以直接刺激血管平滑肌细胞增殖。最近发现与尿酸共同孵育后大鼠主动脉平滑肌细胞重新表达COX-2 mRNA。用COX-2抑制药或血栓素A2受体阻断药均能阻断尿酸的促血管平滑肌细胞增殖作用。COX-2在伴有高尿酸血症的残余肾大鼠肾小球前血管表达增加，而且其表达水平与尿酸水平及血管平滑肌增殖相关。这些发现提示，尿酸可导致血管平滑肌细胞的增殖和肾脏病进展，这一作用的机制是通过COX-2活化从而使血栓素表达增加来实现的。最近的研究证实血管紧张素Ⅱ也可以通过COX-2途径促使血管平滑肌细胞增殖。除了COX-2途径，尿酸还可能

通过血管紧张素Ⅱ导致血管病变。RAS阻断药可以预防oxonic acid诱导的高尿酸大鼠的肾小球前血管病变，血管紧张素Ⅱ受体Ⅰ阻断药可以部分抑制尿酸介导的血管平滑肌细胞增殖。因此，血管紧张素Ⅱ和COX-2都可能参与由尿酸介导的血管平滑肌增殖和炎症反应。

| 知识点6：肾小球入球小动脉病变 | 副高：熟练掌握　正高：熟练掌握 |
| --- | --- |

尿酸可以使入球小动脉增厚，增加血管壁巨噬细胞的浸润，肾小球入球小动脉病变导致肾小球及球后循环缺血从而引起肾脏损害。肾小球内缺乏的会刺激肾素分泌增加，也导致明显的高血压。

| 知识点7：促炎症和过氧化反应 | 副高：熟练掌握　正高：熟练掌握 |
| --- | --- |

尿酸也可以促使单核细胞趋化蛋白-1（MCP-1）在血管平滑肌细胞的表达，这一作用可能是尿酸直接进入血管平滑肌细胞后使MAPKinase和NK-κB活化实现的。Kang D.等最近观察到尿酸也可以促使体外培养的人血管细胞表达C反应蛋白。高尿酸还可以促进低密度脂蛋白胆固醇的氧化从而促进脂质过氧化。

### 三、高尿酸血症通过高血压加重肾脏损害

| 知识点8：尿酸增加机体对盐的敏感性 | 副高：熟练掌握　正高：熟练掌握 |
| --- | --- |

给大鼠以低盐饮食的同时给予尿酸酶抑制药氧嗪酸后，可以制备高尿酸血症模型，这种模型大鼠即使血尿酸恢复正常其肾脏损害仍持续存在，当再次给予高盐饮食后模型大鼠比对照大鼠更容易发生高血压。

| 知识点9：尿酸与血管内皮功能 | 副高：熟练掌握　正高：熟练掌握 |
| --- | --- |

血管内皮功能的稳定在抗高血压的发生中起着很重要的作用。研究证明，尿酸可以破坏NO的生成，导致血小板聚集，增加细胞因子及炎症因子的释放，从而与高血压的发生密切相关。用别嘌醇抑制尿酸的生成后可以使受损的NO生成得到恢复，从而减轻高血压、心力衰竭以及2型糖尿病的进展。

| 知识点10：尿酸促进血管平滑肌细胞增殖 | 副高：熟练掌握　正高：熟练掌握 |
| --- | --- |

尿酸通过COX-2、血栓素$A_2$及血管紧张素系统、炎症等促进血管平滑肌细胞增殖，进而促进高血压。

## 四、尿酸性肾病的分类及分型

知识点11：急性尿酸性肾病　　　　　　　　副高：熟练掌握　　正高：熟练掌握

当严重高尿酸血症急性发生时，往往可导致急性肾衰竭，这种情况通常叫作"急性尿酸性肾病"。其主要发病机制是尿酸在远端肾单位的肾小管形成结晶析出沉积。小管液流经这些肾单位时由于水分被重吸收和进一步酸化（尿酸在酸性环境中溶解度低），致使尿酸在肾小管内形成微晶体，造成"肾内梗阻"诱发急性肾衰竭。脱水和细胞外液的不足可以通过增加肾小管液尿酸浓度而进一步加重肾脏损害。肿瘤破坏细胞导致的高尿酸血症通常会高于893μmol/L（15mg/dl），而其他急性肾衰竭一般不高于714μmol/L（12mg/dl）。

急性尿酸性肾病通常发生于大量过多的尿酸生成时。这种内源性的尿酸生成过多可以是某些酶的异常或代谢紊乱导致嘌呤及尿酸合成过量，也可以是大量组织破坏所致，如横纹肌溶解综合征以及某些恶性肿瘤化疗后大量细胞破坏。高尿酸血症患者若首次给予足量促进尿酸排泄的药物可能会导致急性肾衰竭。这种情况下，由于药物抑制了尿酸在近端肾小管的重吸收导致大量尿酸突然在远端肾小管沉积而发病。因此抑制高尿酸血症时过多的尿酸进入肾小管可以防止急性肾衰竭的发生。

知识点12：慢性尿酸性肾病　　　　　　　　副高：熟练掌握　　正高：熟练掌握

慢性高尿酸血症一般临床症状不明显，诊断时要仔细分析。首先要分析患者是何种疾病导致的血尿酸水平升高，如淋巴或者骨髓的增生改变、红细胞增多、银屑病（牛皮癣）、维生素$B_{12}$缺乏、铅中毒、脱水状态等疾病。如果这些疾病都排除后，则要分析是否为肾脏所致。对于肾功能已经有减退的患者，如果血尿酸水平超过一定程度，仍提示高尿酸血症不仅仅由肾功能减退引起，例如：血肌酐≤132μmol/L（1.5mg/dl）时血尿酸>536μmol/L（9mg/dl）；血肌酐132~176μmol/L（1.5~2.0mg/dl）时血尿酸>595μmol/L（10mg/dl）；晚期肾衰竭时血尿酸>714μmol/L（12mg/dl）。

知识点13：高尿酸血症分型　　　　　　　　副高：熟练掌握　　正高：熟练掌握

（1）根据尿尿酸测定可将高尿酸血症分为产生过剩型和排泄不良型。低嘌呤饮食5~7天，24小时尿尿酸排泄<600mg，为排泄不良型。低嘌呤饮食5~7天，24小时尿尿酸排泄超过600mg；或一般饮食状况下，24小时尿尿酸排泄超过800mg，为产生过剩型。

（2）以肌酐清除率（Ccr）校正的高尿酸血症分型。尿酸在肾小球可自由滤过，它在成人肾小管中的重吸收率约90%，因此尿酸清除率与肌酐清除率比值约10%。血尿酸水平的升高应该与血肌酐水平相一致。根据尿酸清除率（Cua）与Ccr的比值可分为：①Cua/Ccr>10%为尿酸生成过多型。②Cua/Ccr<5%为尿酸排泄不良型。③Cua/Ccr在5%~10%间为混合型。

### 五、高尿酸血症肾病的诊断

知识点14：高尿酸血症肾病的诊断标准　　　　　　　　　副高：熟练掌握　　正高：熟练掌握

高尿酸血症肾病的诊断要点有：①中年以上男性患者；②有典型痛风关节炎；③肾脏受损（蛋白尿或血尿，血压高或水肿，尿浓缩功能受损）的证据；④血尿酸升高＞390μmol/L、尿尿酸＞4.17mmol/d，尿呈酸性（pH＜6.0），尿石为尿酸成分；⑤肾活检于肾间质及肾小管找到双折光的针状尿酸盐结晶。

知识点15：高尿酸血症肾病的辅助检查　　　　　　　　　副高：熟练掌握　　正高：熟练掌握

（1）血尿酸测定　　正常值为男性150～380μmol/L（2.4～6.4mg/dl），女性100～300μmol/L（1.6～3.2mg/dl）；一般男性＞420μmol/L，女性＞350μmol/L，可确定高尿酸血症。由于受饮食影响，应反复检测。

（2）尿尿酸测定　　限制嘌呤饮食5日后，每日尿酸排出量仍超过600mg，则认为尿酸生成增多。

（3）尿常规检查　　可有不同程度的血尿、蛋白尿、白细胞尿。

（4）肾功能受损　　病程后期可有不同程度的血肌酐和尿素氮升高。

（5）肾活检病理

1）大体表现：早期无明显异常，后期肾脏呈瘢痕状萎缩，切面可见多数坚硬的盐类沉积病灶。高尿酸血症患者易形成尿酸盐结石，出现肾盂结石时，可见肾盂扩张或变形。

2）光镜：本病无须免疫荧光和电镜检查，仅凭光镜检查即可确诊。早期仅在髓袢和集合管内出现尿酸盐结晶；进而肾小管上皮损伤和崩解，尿酸盐沉积于肾间质，肾间质继发淋巴和单核细胞浸润、多核巨细胞形成和纤维化；继续进展，因肾小管和肾间质损伤逐渐严重，导致肾小动脉管壁增厚，管腔狭窄，肾小球硬化。尿酸盐结晶呈水溶性，所以在普通切片内被溶解，仅见呈放射形的无色的针状结晶，冰冻切片或纯酒精固定的肾组织中，呈蓝色针状结晶。

3）免疫荧光：阴性。

4）电镜：肾小管上皮细胞内和肾间质出现针状结晶。

知识点16：高尿酸血症肾病的鉴别诊断　　　　　　　　　副高：熟练掌握　　正高：熟练掌握

高尿酸血症，伴有尿液变化和肾功能减退，要考虑尿酸性肾病的诊断，但应注意与原发性肾小球病鉴别，以下几点有助于鉴别诊断。

（1）尿酸性肾病血清尿酸上升较尿素氮和肌酐显著，血尿酸/血肌酐＞2.5（以mg/dl计算）。

（2）尿酸性肾病关节炎明显，原发性肾小球病即使有高尿酸血症也很少发生关节炎，可能这类患者对尿酸反应轻。

（3）尿酸性肾病病史长，通常先有肾小管功能受损，而肾小球功能受损轻，肾功能减退进展缓慢。肾活检在偏光显微镜下可见到双折光尿酸结晶可确立尿酸肾病的诊断。

测定尿中尿酸/肌酐的比值（以 mg/dl 计算）可以鉴别急性高尿酸血症和其他原因引起的急性肾衰竭，后者成人为0.5左右，最高为0.9，而急性高尿酸血症肾病的最低比值为1。但10岁以下儿童可 > 1，在评定结果时要考虑年龄因素。尿酸结石占尿路结石的5% ~ 10%，是发现高尿酸血症和痛风的重要线索。对尿路结石患者，要警惕尿酸结石的可能性，应注意血和尿尿酸的测定。

### 六、高尿酸血症及其肾损害的治疗

| 知识点17：轻度高尿酸血症的治疗 | 副高：熟练掌握　正高：熟练掌握 |
| --- | --- |

大部分高尿酸血症患者是无症状的。对于血尿酸轻度增高的无症状患者是否给予积极治疗仍有争议。血尿酸升高通常与代谢综合征以及粥样硬化性疾病相关联。虽然很多临床资料表明高尿酸血症可导致心血管疾病，并加速肾功能异常，但大多数临床医师对高尿酸血症的治疗持保守态度。我们主张尽量首先用非药物方法将尿酸水平控制在正常范围。如多喝水，避免高嘌呤饮食。对钠 – 水依赖型高血压患者，使用利尿剂治疗的同时，应严密监测肾功能（尿液分析，肌酐清除率）及血尿酸水平的变化，并建议使用血管紧张素转换酶抑制剂（ACEI）或AT1受体阻断剂（ARB）保护肾功能。尤其是目前广泛应用的氯沙坦，该药除能降低血压外，还有促尿酸排泄功能。

| 知识点18：重度高尿酸血症的治疗 | 副高：熟练掌握　正高：熟练掌握 |
| --- | --- |

对于血尿酸水平 > 600μmol/L（10mg/dl）的女性，> 780μmol/L（13mg/dl）的男性患者应给予降尿酸治疗。治疗高尿酸血症应包括药物治疗及饮食治疗：

（1）抑制尿酸产生的药物　为治疗高尿酸血症的首选药物，主要应用别嘌醇。别嘌呤醇及其代谢产物能抑制黄嘌呤氧化酶，进而抑制次黄嘌呤转变为黄嘌呤，减少尿酸生成。要注意的是，它仅对新形成的尿酸有抑制作用，对已经出现的尿酸没有抑制效果。它的主要活性代谢产物别嘌呤二醇的半衰期很长（约28小时），也对维持效果起重要作用。在肾功能不全的时候，由于其活性代谢产物的半衰期延长，别嘌醇的用量也要减少。在极个别情况下，别嘌醇导致的黄嘌呤尿会引发黄嘌呤性肾结石，尤其在HPGRT不全患者进行白血病化疗时。别嘌醇可以增加尿酸的前体——黄嘌呤和次黄嘌呤，这两者可以导致黄嘌呤肾病。肾功能正常患者，别嘌呤醇的初始剂量为100mg/d，然后逐渐加量至300mg/d（此剂量对85%患者有效），最大剂量可达600mg/d。肾功能不全可导致药物体内蓄积，故应减少药量，可减至100mg/d或更低（如每周3次，100mg/次）。别嘌醇与噻嗪类利尿剂或呋塞米合用，也能导致药物体内蓄积，也需相应减量。大多数患者都能很好耐受别嘌醇治疗，但也有人出现胃肠反应、肝损伤及骨髓抑制，尤其用药过量时（包括肾功能不全未减量）。另外，还有少数人可发生过敏反应，乃至出现过敏性间质性肾炎。对别嘌醇过敏的患者，可改用其他新型黄嘌呤氧化酶/脱氢酶抑制剂（如TXM-67）。痛风石在血尿酸降至298 ~ 357μmol/L（5 ~ 6mg/dl）

后6~12个月，逐渐溶解。6-巯基嘌呤和硫唑嘌呤是嘌呤合成的抑制剂，其代谢受别嘌醇的抑制，因此在与别嘌醇同时服用时，剂量应减至常用量的25%。

（2）促进尿酸排泄的药物　这类药物可以增加尿酸从尿排泄，从而减低血尿酸水平。在使用过程中一定要保持足够的尿量和使尿液碱化，防止尿酸结晶和结石形成。对于肿瘤治疗时使用细胞毒药物或组织大量溶解引起的急性高尿酸血症，不宜应用足量的促尿酸排泄药物，以防大量尿酸在肾脏过饱和析出结晶诱发急性肾衰竭。

1）丙磺舒：可抑制尿酸盐在近端肾小管的主动重吸收，增加尿酸盐的排泄而降低血中尿酸盐的浓度。少数患者可见胃肠道反应，皮疹、药物热。对磺胺类药过敏者及肾功能不全者禁用。

2）苯溴马隆：可以完全抑制尿酸转运蛋白（URAT-1）对尿酸的转运，是迄今为止最强效的排尿酸药物。有肝功损害，严重的、肾脏疾病患者也可服用。可用于长期性治疗高尿酸血症及痛风。

3）磺吡酮：竞争性抑制尿酸在近端肾小管的主动重吸收，从而增加尿酸从尿中排泄，降低血中尿酸浓度。排尿酸作用较丙磺舒强，副作用较丙磺舒小。常见的不良反应为消化道刺激症状。

4）碘苯呋酮：苯并菲啶生物碱类，也属排尿酸药物，对于别嘌醇过敏者可使用。临床观察发现其大剂量应用时，在肾移植患者中降尿酸效果优于别嘌醇。

5）氯沙坦：氯沙坦对尿酸转运蛋白具有高亲和力，可能是在电荷上比较适合与尿酸转运蛋白结合。氯沙坦还被证实可以减少噻嗪类药物导致的高血压人群中的高尿酸血症，而且氯沙坦的利尿酸作用对肾脏没有什么副作用，因为它可以同时使尿pH值增加。由于该药物对肾脏有很好的安全性，对高血压伴高尿酸血症者可能是一个很好的选择。

（3）尿酸酶类药物　人类没有尿酸酶，静脉注射尿酸酶药物可以将尿酸分解为尿素。对于严重的痛风、肿瘤化疗高尿酸血症、器官移植后环孢素A导致的高尿酸血症的治疗和预防都有很好的效果。但有人对该药有严重的过敏反应，葡萄糖-6-磷酸酶缺乏患者甚至出现溶血反应。

（4）其他药物　促进肠道排泄尿酸药如一些活性炭类的吸附剂，可以在肠道吸附尿酸等有害物质。单独用降尿酸作用弱，与别嘌醇合用效果好。

（5）饮食治疗　由于饮食中的嘌呤含量对血尿酸水平有很大影响，因此严格控制高嘌呤食物的摄入是非常重要的。一般认为动物内脏、肉汤（长时间炖肉使大部分嘌呤进入汤中）、啤酒等嘌呤含量最高，其次包括大部分鱼类、贝类、肉食及禽类。蔬菜中以芦笋、菜花、四季豆、菜豆、菠菜、蘑菇、花生等含量较多。而奶、蛋、米及面制品和其他大部分蔬菜嘌呤含量较低。蔬菜水果多属碱性食物，可以增加体内碱储量，使体液pH值升高。尿液pH值升高，可防止尿酸结晶形成和促使其溶解，增加尿酸的排出量，防止形成结石或使已形成的结石溶解。不少蔬菜水果中含有钾元素，钾可以促进肾脏排出尿酸，减少尿盐沉积。另外要注意多喝水。

肿瘤化疗或放疗导致大量细胞溶解产生急性尿酸性肾病，出现急性肾衰竭或慢性尿酸性肾病进展至终末肾衰竭时，都应进行血液透析治疗。

## 七、痛风性肾病

（1）痛风　尿酸的一价钠盐在关节等部位形成结晶沉积以及进一步形成结石是痛风发作的物质基础。痛风结石可以直接破坏骨与关节，而尿酸结晶可以导致炎症，促发痛风的发作及进展。尿酸结晶、结石及随后发生的炎症反应固然在痛风的发病及进展过程中发挥着重要作用，但随着近年来的不断深入研究发现，许多组织、细胞、甚至生物分子均参与了该病的发生发展过程。

1）慢性痛风的侵袭性骨破坏：痛风结石或结节的逐渐扩大可机械性通过逐渐增加的压力破坏周围骨组织，但更为重要的是结节内部及周围的许多细胞及其分泌的细胞因子、化学驱化因子以及某些酶类在侵袭性骨破坏及关节损害中发挥着重要作用。实验研究证明一价尿酸盐结晶可促使巨噬细胞分泌环氧化酶-2（COX-2）和前列腺素 $E_2$（$PGE_2$），二者均可促进破骨细胞的形成及增殖。

2）破骨细胞的作用：破骨细胞是一种多核的吞噬细胞，通过吸收矿化的骨组织在骨的重塑中发挥着重要作用。骨髓造血细胞中含有破骨细胞的前体细胞，这类细胞的表面表达一种核因子-κB受体激活因子（RANK）的分子，当成骨细胞、骨髓间充质细胞等细胞分泌的RANK配体（RANKL）与破骨细胞前体细胞表面的RANK结合，并在单核细胞集落刺激因子（M-CSF）存在时就可促使破骨细胞的前体细胞分化成为成熟的破骨细胞。骨保护素（OPG）是一种由成骨细胞等分泌的、可溶性、能与RANKL竞争性结合到RANK的诱骗受体，能抑制RANKL与破骨细胞前体细胞上RANK的结合，从而抑制破骨细胞的形成，因此通过RANKL和OPG水平及活性的变化来调控成骨与破骨的动态平衡，从而调控骨重塑。痛风患者外周血破骨细胞样多核细胞明显增加，在MCSF及RANKL存在时，这些细胞很容易被诱导成TRAP染色阳性的破骨细胞。虽然用尿酸结晶直接刺激破骨细胞前体细胞并不能使其分化成成熟的破骨细胞，但尿酸结晶刺激过的成骨细胞条件培养液却可以诱导破骨细胞前体细胞分化为成熟的破骨细胞，证明尿酸结晶是通过体液调节来诱导破骨细胞形成的。后来的试验证实，事实上尿酸结晶及痛风结石均可以诱导RANKL和MCSF分泌增加、抑制OPG基因转录及蛋白表达，从而促进破骨细胞的分化成熟。

3）成骨细胞的作用：成骨细胞负责新骨形成，它与破骨细胞一起是调控骨重塑的两种主要细胞。成骨细胞的前体细胞分化成为成熟成骨细胞的过程需要多种与成骨有关的因子，这些因子包括RUNX2、SP7（osterix）、IBSP（骨涎蛋白）、BGLAP（骨钙蛋白）等。尿酸结晶显著抑制这些因子的形成，从而抑制成骨细胞的形成及骨矿化，尿酸结晶周围很容易招募中性粒细胞从而进一步抑制成骨细胞的分化成熟。尿酸结晶直接促发了这些过程，与尿酸结晶的大小并无直接的关系。尿酸结晶一方面可以直接抑制成骨细胞的形成及骨矿化从而使新骨形成减少，而另一方面又可以通过调控RANKL∶OPG的比例间接地促进破骨细胞的分化成熟，从而使生理状态下的骨重塑平衡遭到破坏，抑制新骨形成及加快骨吸收从而形成侵蚀性骨破坏。

4）软骨细胞的作用：软骨细胞代谢相对缓慢，在关节软骨中软骨细胞对细胞外基质形成和维持发挥着重要作用，这些细胞外基质包括各种胶原纤维、蛋白多糖等。尿酸结晶很容易首先沉积在关节软骨的表面，导致骨关节炎的发生，这与痛风容易首先在跖趾关节发病密切相关。关于尿酸结晶导致软骨破坏的机制尚不十分清楚，但近期的研究表明一氧化氮（NO）可能在其中发挥着重要作用，尿酸结晶导致的前炎症状态可以导致软骨细胞NO活化，NO可显著抑制蛋白多糖及MMP的合成，加快软骨细胞的变性，导致骨关节炎的发生，在这一过程中Toll样受体2（TLR2）介导的NF-κB活化也发挥了重要作用。此外，COX-2和PGE$_2$也参与这一发病过程。

5）炎症小体的作用：炎症小体在一价尿酸盐结晶导致的炎症反应中担负着重要角色。炎症小体NALP3介导尿酸盐结晶促发的IL-1β和IL-1β改变，NALP3基因敲除可以显著抑制IL-1β和IL-1β水平及IL-1β受体表达，从而减轻尿酸盐结晶导致的炎症反应。

（2）急性痛风性肾病　当高尿酸血症急性发作时，往往导致急性肾衰竭，这种情况通常叫作"急性痛风性肾病"，通常发生于大量过多的尿酸生成时。这种内源性的尿酸生成过多可以是某些酶的异常或代谢紊乱导致嘌呤及尿酸合成过量，也可以是大量组织破坏所致，如横纹肌溶解综合征以及某些恶性肿瘤化疗后导致的大量细胞破坏。

高尿酸血症患者若首次给予足量促进尿酸排泄的药物会导致肾绞痛和急性肾衰竭。这种情况是由于药物抑制了尿酸在近段小管的重吸收导致大量尿酸突然在远端肾小管沉积而发病。

（3）慢性痛风性肾病　慢性高尿酸血症引起的慢性肾脏损害应称之为慢性尿酸性肾病，习惯上称为痛风性肾病。慢性尿酸性肾病是常见的肾脏损害，发生的机制主要有以下3个方面。

1）高尿酸血症造成肾脏超负荷排泄尿酸：肾脏是排泄尿酸的主要器官，肾脏过度排泄尿酸很容易引起尿酸盐结晶沉积于肾脏组织，沉积的部位主要是肾间质组织，导致间质性肾炎，也可阻塞肾集合管。

2）高尿酸尿症：肾小管管腔和尿液中尿酸浓度增高可对肾脏造成明显的损害，损害的程度甚至比血尿酸浓度增高造成的损害更为严重。

3）合并症与并发症所致的肾损害：临床上所谓"痛风性肾病"多数非单纯的高尿酸血症所致，而系在此基础上合并肥胖、高血压病、高脂血症、糖尿病、动脉硬化、冠心病、脑血管疾病、肾结石和尿路感染等因素共同参与所致。这些合并的疾病或并发症会加重肾脏损害，使病情复杂化。

（4）尿酸结石　尿酸在尿路结晶可引起结晶尿、结石和梗阻。尿酸结石多见于痛风患者，结石多在关节症状出现之前就已形成。随着血尿酸水平升高和尿尿酸排泄率的增加，尿酸结石形成的概率增大。

**知识点21：痛风性肾病的临床诊断要点** 　　　　副高：熟练掌握　正高：熟练掌握

（1）有长期高尿酸血症，伴或不伴痛风；后出现慢性肾脏病的临床特点。

（2）尿液分析呈肾小管间质病变表现。

（3）肾脏病理　可见尿酸及尿酸盐晶体在肾实质内沉积，周围有白细胞、巨噬细胞浸润及纤维物质包裹，形成痛风石。肾间质纤维化、肾小球硬化、肾小动脉硬化。

（4）排除高血压病、药物、过敏、结缔组织疾病、糖尿病、肝炎等其他继发原因导致的肾脏损害。

（5）能排除肾功能减退继发的血尿酸增高。

**知识点22：痛风性肾病与慢性肾衰竭所致血尿酸增高的鉴别（表10-4）**
　　　　　　　　　　　　　　　　　　　　　　副高：熟练掌握　正高：熟练掌握

表10-4　痛风性肾病与慢性肾衰竭所致血尿酸增高的鉴别

| | 痛风性肾病 | 慢性肾衰竭所致血尿酸增高 |
|---|---|---|
| 病史 | 先有反复发作的高尿酸血症及痛风，后出现肾功能不全 | 多无痛风史，可有慢性肾脏病史 |
| 性别 | 男性多见 | 男女比例相似 |
| 临床表现 | 多为肾小管间质损害表现，如长期夜尿增多、多尿、尿渗透压低、尿$NH_4^+$减少、尿酶增加、小分子蛋白尿等，多合并尿酸性肾结石 | 多为原发或继发性肾小球疾病引起，由高血压引起者常伴有心、脑、血管等靶器官损害 |
| 血尿酸水平 | 血尿酸升高可发生于肾功能正常时 | 血尿酸升高继发于肾功能不全 |
| 尿尿酸 | 即使发生慢性肾衰竭，尿尿酸排泄仍无明显减少 | 尿尿酸排泄减少 |
| 肾结石 | 多有尿酸性，表现为腰痛、血尿等 | 少见 |

注：原发性高尿酸血症可以和慢性肾衰竭合并存在。慢性肾衰竭患者，如果血尿酸超过一定水平，说明高尿酸血症不仅仅由肾功能减退引起。血肌酐≤132μmol/L（1.5mg/dl），血尿酸＞536μmol/L（9mg/dl）；血肌酐132～176μmol/L（1.5～2mg/dl），血尿酸＞595μmol/L（10mg/dl）；晚期肾衰竭，血尿酸＞714μmol/L（12mg/dl）

**知识点23：痛风急性发作期的治疗** 　　　　副高：熟练掌握　正高：熟练掌握

治疗的目的：通过抗感染治疗缓解急性炎症及疼痛，治疗的目标是使疼痛缓解或彻底消失。急性期的主要治疗药物有以下3种。

（1）非甾体类抗炎药（NSAID）　对已确诊的痛风急性发作有效。痛风发作急性期可短时间使用大量的NSAID，但需注意胃黏膜损害、肾损害以及药物间的相互作用。NSAID通常与食物一起服用，连续服2～5天。NSAID可以引起许多并发症，包括胃肠道不适，高钾血症（出现于那些依赖前列腺素$E_2$维持肾血流量的患者）和体液潴留。老年患者、脱水者、尤其有肾脏疾病史的患者，应用NSAID时需谨慎。

（2）糖皮质激素　不能使用NSAID或NSAID无效甚至发生多发性关节炎时，可以使用糖皮质激素。泼尼松35mg，每天1次共5天的疗效与萘普生500mg一天2次的疗效相当，而且并未表现较大的副作用，长效皮质激素也可以通过关节注射达到痛风的长期缓解。

（3）秋水仙碱 疗效一般很显著，症状通常于治疗后12小时开始缓解，36～48小时完全消失，秋水仙碱易导致恶心、呕吐、腹泻等消化系统不良反应，严重腹泻可造成严重的电解质紊乱，尤其在老年人可导致严重后果，秋水仙碱也可以导致严重骨髓抑制甚至死亡。传统的秋水仙碱的用法及剂量是首次给予1.2mg，然后每小时追加0.6mg至6小时，累计总剂量4.8mg，但最近的一项病例对照研究发现，首次给予1.2mg后，只在随后的1小时追加0.6mg，累计总剂量只有1.8mg的小剂量治疗方法疗效与大剂量方法相当，但消化道反应等不良反应却明显减少，甚至与安慰剂相当，因此FDA已批准使用小剂量方法来控制痛风的急性发作。

---

**知识点24：慢性痛风的治疗**　　　　　副高：熟练掌握　　正高：熟练掌握

慢性痛风的治疗包括降尿酸治疗和抗炎两方面。

（1）降尿酸治疗的主要药物

1）别嘌醇：应用于对饮食控制等常规治疗无效、结石复发或痛风患者。别嘌醇也可以使已形成的结石体积减小，但有些人会出现严重的过敏反应，皮肤坏死溶解、表皮脱落性皮炎、多型红斑（Stevens-Johnson综合征）、白细胞增多等，有肾功能减退的患者的风险更大，尤其是没有调整用药量的时候。如果肾功能是正常的，别嘌醇的初始剂量应该为每天100mg，逐渐加量至300～400mg，最大剂量每天800mg。如果有肾功能不全，应随时调整剂量。每天300mg的剂量对于85%的患者都是有效的。

2）促进尿酸排泄的药物：如丙磺舒、苯溴马隆、磺吡酮、氯沙坦。

3）尿酸酶类药物：静脉注射尿酸酶药物可以将尿酸分解为尿囊素。

4）其他：促进肠道排泄尿酸药：如一些药用炭类的吸附剂，与别嘌醇合用效果好。血液透析对于因恶性肿瘤治疗而产生的急性高尿酸血症可以考虑使用。

（2）抗感染治疗的主要药物

1）秋水仙碱：每次口服0.6mg，一天1～2次，持续使用最多可达6个月，能降低痛风急性发作的次数。

2）非甾体类抗炎药：典型的药物有萘普生，250mg，一天2次，可持续给药8周至6个月，给药期间为防止消化道不良反应应加用质子泵抑制药等抑制胃酸分泌的药物。

---

**知识点25：痛风的一般治疗**　　　　　副高：熟练掌握　　正高：熟练掌握

除特殊疗法外，在急性发作期还需要注意休息，大量摄入液体，防止脱水和减少尿酸盐在肾脏内的沉积。患者宜进软食。为了控制疼痛，有时需要可待因30～60mg。夹板固定炎症部位也有帮助。降低血清尿酸盐浓度的药物，必须待急性症状完全控制之后应用（一般为1～2周）。

饮食治疗方面应限制高嘌呤饮食、限制饮酒及高热量食物的摄入。

防治肥胖及代谢综合征。

## 知识点26：痛风性肾病的治疗　　　　　　　副高：熟练掌握　正高：熟练掌握

（1）降尿酸治疗及一般治疗同痛风的治疗。

（2）透析治疗　对于因恶性肿瘤使用溶细胞药物治疗而产生的急性高尿酸血症或肾衰竭引起的高尿酸血症必要时可以考虑血液透析或腹膜透析治疗。

## 知识点27：治疗痛风性肾病相关药物比较（表10-5）
　　　　　　　　　　　　　　　　　　　　　副高：熟练掌握　正高：熟练掌握

**表10-5　治疗痛风性肾病相关药物比较**

| 药物名称 | 主要机制 | 应用时机 | 不良反应 | 禁忌 |
|---|---|---|---|---|
| 苯溴马隆 | 抑制尿酸盐在近端肾小管的主动再吸收，增加尿酸盐的排泄，从而降低血中尿酸盐的浓度 | 尿酸排泄不良型或混合型 | 可能出现胃肠不适、腹泻、皮疹等，较为少见。罕见肝功能损害 | 对本品过敏；孕妇及哺乳期妇女 |
| 别嘌醇 | 通过抑制黄嘌呤氧化酶的活性（后者能使次黄嘌呤转为黄嘌呤，再使黄嘌呤转变成尿酸），使尿酸生成减少 | 尿酸生成过多型或混合型 | 包括胃肠道症状、皮疹、肝功能损害、骨髓抑制等，应予监测。偶有发生严重的"别嘌醇超敏反应综合征"剥脱性皮炎等 | 对本品过敏、严重肝肾功能不全和明显血细胞低下者禁用 |
| 丙磺舒 | 抑制尿酸盐在近曲肾小管的主动再吸收，增加尿酸盐的排泄，从而降低血中尿酸盐的浓度 | 尿酸排泄不良型或混合型 | 胃肠道反应，如恶心、呕吐等；过敏；偶引起白细胞减少、骨髓抑制、肝坏死等 | 对磺胺类药过敏者及肾功能不全者禁用 |
| 秋水仙碱 | 不影响尿酸盐的生成、溶解及排泄，因而无降血尿酸作用。主要是抑制白细胞的趋化，减轻尿酸盐的炎性反应 | 痛风急性发作 | 胃肠道反应，如腹痛、腹泻、恶心、呕吐等；骨髓抑制；肝损害；秃发；精神抑郁；肌麻痹；呼吸抑制；致畸等 | 对骨髓增生低下及肝肾功能不全者慎用；血白细胞减少者禁用 |
| 碳酸氢钠 | 碱化尿液，有利于尿酸盐结晶溶解和从尿液排出 | 当尿pH 6.0以下需碱化尿液 | 长期大量服用可引起碱血症，并因钠负荷增加诱发充血性心力衰竭和水肿 | 对本品过敏者禁用 |

## 知识点28：痛风治疗新进展　　　　　　　　　　副高：了解　正高：了解

抑制IL-1β通路的药物，抑制这条通路的药物目前已经在观察的有3种：

（1）anakinra　是IL-1β受体的拮抗药，最初是用来治疗类风湿关节炎的。

（2）rilonacept　或称IL-1捕获剂，是将两个分子的IL-1β受体用免疫球蛋白Fc段连接在一起的制剂。

（3）canakinumab　是抗 IL-1β 的单克隆抗体，已用来治疗儿童周期性发热。

其中后两种药物在治疗痛风方面的几项临床观察结果已经或将相继报道，canakinumab 与氟羟泼尼松龙骨骼肌内给药的对照研究，以及 canakinumab 与秋水仙碱或 NSAID 治疗痛风的对照研究结果均显示 canakinumab 有显著的治疗作用。rilonacept 与安慰药的一项对照研究也显示 rilonacept 在控制痛风复发方面效果显著。

关于这些新兴药物的疗效及安全性尚需进一步观察，但相信通过这些新的药物和治疗手段的不断出现，痛风的防治将会逐渐走向更加容易控制、更少药物不良反应的未来。

# 第十一章　副蛋白血症肾损害

## 第一节　冷球蛋白血症肾损害

知识点1：冷球蛋白及冷球蛋白血症的概念　　　副高：熟练掌握　正高：熟练掌握

冷球蛋白是指血浆温度降至4～20℃时发生沉淀或胶冻状，温度回升至37℃时又溶解的一类球蛋白，如冷免疫球蛋白、冷纤维蛋白原及C反应蛋白等。最初是Wintrobe等在多发性骨髓瘤患者血清中发现此蛋白，1947年Lerner等认为发现血清冷球蛋白增高者常伴有肾小球病变。正常血清仅含微量，当血清冷球蛋白浓度超过100mg/L时，称为冷球蛋白血症。

知识点2：冷球蛋白血症肾损害的病因和发病机制　　副高：熟练掌握　正高：熟练掌握

（1）冷球蛋白血症可见于系统性红斑狼疮、急性链球菌感染后肾小球肾炎、全身性血管炎、白血病、某些感染性疾病（病毒感染、感染性心内膜炎、慢性肝炎）、干燥综合征、巨球蛋白血症及多发性骨髓瘤。原因不明的冷球蛋白血症称为原发性冷球蛋白血症。

（2）原发性冷球蛋白血症Ⅱ型和Ⅲ型的肾病变发生率较高，尤其是Ⅱ型更常见。这些冷球蛋白多数为抗原抗体复合物，随血流到达肾脏，沉积于肾小球毛细血管壁，激活补体后引起一系列炎症反应。其发病机制与免疫复合物肾小球肾炎相似。在某些患者除上述机制之外，非免疫因素也参与发病，如肾小球毛细血管腔内有血栓堵塞，内含冷球蛋白，而无补体成分。有皮肤和肾内血管炎的冷球蛋白血症患者，毛细血管壁沉积IgM及IgG，很少见到补体，这些病变可能是直接由冷球蛋白所引起。

知识点3：冷球蛋白血症的分类　　　　　　　　副高：熟练掌握　正高：熟练掌握

（1）Ⅰ型　单克隆型冷球蛋白血症。免疫球蛋白中以IgM为多见，依次为IgG、IgA及轻链蛋白。常见于多发性骨髓瘤及原发性巨球蛋白血症（50%）、其他淋巴细胞增生性疾病及少数自身免疫性疾病（25%），原发性者占25%。

（2）Ⅱ型　单克隆－多克隆型冷球蛋白血症。血清中含有一种单克隆免疫球蛋白，具有抗多克隆免疫球蛋白的活性，此种单克隆免疫球蛋白多为IgM，其次为IgG及IgA，故构成IgM-IgG型、IgG-IgG型及IgA-IgG型免疫复合物。多见于多发性骨髓瘤、原发性巨球蛋白血症及其他淋巴细胞增生性疾病（60%～70%）、自身免疫性疾病（30%）。原发性者占10%。

（3）Ⅲ型　多克隆型冷球蛋白血症。血清中含两种或以上的克隆Ig，构成IgM-IgG及

IgM-IgG-IgA等复合物。多见于慢性感染及自身免疫性疾病（30%～50%）、淋巴细胞增生性疾病（10%～15%），原发性者占40%。

---

知识点4：冷球蛋白血症肾损害的临床表现　　　　副高：熟练掌握　　正高：熟练掌握

（1）肾外表现　紫癜、坏死性皮肤损害、雷诺现象、荨麻疹、神经炎、关节痛、发热、肝脾肿大、腹痛、血管炎等表现。红细胞沉降率增快，类风湿因子阳性，血清补体降低，可有循环免疫复合物，冷球蛋白试验阳性。

（2）肾损害表现　可表现为急性肾炎综合征、急进性肾炎综合征、肾病综合征、无症状蛋白尿和血尿、慢性肾炎综合征等。也可在脱水、寒冷时，呈急性肾衰竭表现，可能与此时肾小球毛细血管内蛋白浓度较高有关。

---

知识点5：冷球蛋白血症肾损害的诊断　　　　副高：熟练掌握　　正高：熟练掌握

冷球蛋白血症的诊断首先应肯定血中冷球蛋白增高或阳性，临床上出现皮肤紫癜及荨麻疹，或有雷诺现象、关节痛、肝脾淋巴结肿大及周围性神经炎表现，如伴肾损害应怀疑本病。

实验室检查往往可见血清蛋白电泳中γ球蛋白增高，免疫球蛋白增高，类风湿因子阳性，C3降低及红细胞沉降率增快。

确定冷球蛋白血症反应，进一步做出分型，结合临床及化验查明原发性疾病。

---

知识点6：冷球蛋白血症肾损害的治疗　　　　副高：熟练掌握　　正高：熟练掌握

（1）积极治疗引起冷球蛋白血症的原发病。
（2）避免寒冷，防止脱水。
（3）肾上腺皮质激素可缓解肾脏病情，但不减少冷球蛋白，应注意预防感染。
（4）血浆置换可降低循环中冷球蛋白浓度，必要时可应用，但疗效不持久。
（5）及时控制高血压，对预防心血管并发症和肾功能进一步受损有重要意义。

## 第二节　肾淀粉样变性病

---

知识点1：淀粉样变的概念　　　　副高：熟练掌握　　正高：熟练掌握

淀粉样变是一种全身性疾病，其临床和病理表现是由细胞外淀粉样蛋白（不溶性的纤维结构蛋白）沉积于全身各脏器所致，沉积于肾脏则引起肾脏病理改变，主要临床表现为肾病综合征。肾脏为淀粉样变最常见受累器官（50%～80%），其以刚果红染色阳性的淀粉样纤维沉积为特征。本病主要临床表现为蛋白尿或肾病综合征，最终可进展为终末期肾病。

## 知识点2：淀粉样变性的命名　　　　副高：熟练掌握　正高：熟练掌握

以往淀粉样变性的分类主要根据临床表现，比如有明确家族史的称为家族性淀粉样变性，与老年相关的称为老年性淀粉样变性，继发于慢性炎症等其他疾病的称为继发性淀粉样变性，找不到明确原因的称为原发性淀粉样变性。随着生化技术的发展，各种淀粉样物质的前体蛋白逐渐明确。现已发展为根据淀粉样物质前体蛋白来进行分类和命名。命名中第一个字母"A"代表淀粉样蛋白（amyloid protein），后面的字母为前体蛋白的缩写。比如来源于轻链（light chain）的称为"AL"型淀粉样变性，来源于血清淀粉样A蛋白的称为"AA"型，来源于转甲状腺素蛋白（transthyretin，TTR）的称"ATTR"型，依此类推。

## 知识点3：淀粉样变的流行病学　　　　副高：熟练掌握　正高：熟练掌握

本病多见于50岁以上患者，男性多于女性。近年陆续有年轻患者临床表现不典型的病例报道。随着诊断水平的进步和认识水平的提高，本病已不再被视为少见病，国外报道的患病率为0.08%～0.09%，近几年肾淀粉样变的发病率呈逐年上升的趋势，每年达（2.1～3.3）/100万，占成年肾活检患者的2.5%，可见肾淀粉样变并不少见。

## 知识点4：淀粉样变的临床分型　　　　副高：熟练掌握　正高：熟练掌握

根据淀粉样蛋白的生化特点及其疾病的临床表现，分为：
（1）AL型（原发性淀粉样变，最为常见）。
（2）AA型（继发性淀粉样变，与长期炎症相关）。
（3）AF型（遗传性淀粉样变）。
（4）A$\beta_2$M（透析相关性淀粉样变）。

## 知识点5：淀粉样变性的种类、前体蛋白及其相关疾病（表11-1）
副高：熟练掌握　正高：熟练掌握

表11-1　淀粉性变性的种类、前体蛋白及其相关疾病

| 种　类 | 前体蛋白 | 病变范围 | 遗传性质 | 相关疾病 |
|---|---|---|---|---|
| AL/AH | 免疫球蛋白轻链/重链 | 系统性、局限性 | 获得性 | 良性单克隆g球蛋白病、多发性骨髓瘤、B细胞淋巴瘤等 |
| AA | 血清淀粉样蛋白A | 系统性 | 获得性 | 慢性感染、炎症、肿瘤 |
|  |  |  | 遗传性 | 家族性地中海热、高IgD综合征等 |
| ATTR | 转甲状腺素蛋白（transthyretin） | 系统性 | 获得性 | 老年性（心脏、血管） |
|  |  |  | 遗传性 | 家族性多神经淀粉样变 |

**续 表**

| 种 类 | 前体蛋白 | 病变范围 | 遗传性质 | 相关疾病 |
|---|---|---|---|---|
| AFib | 纤维蛋白原Aα链 | 系统性 | 遗传性 | 累及肾脏为主 |
| AApoA Ⅰ、Ⅱ、Ⅳ | 载脂蛋白AⅠ、AⅡ、AⅣ | 系统性 | 获得性 | 老年性（大动脉） |
|  |  |  | 遗传性 | 累及心、肾、肝等 |
| ALys | 溶菌酶 | 系统性 | 遗传性 | 累及肾、肝、脾等 |
| Aβ₂M | β₂-微球蛋白 | 系统性 | 获得性 | 长期血透 |
| AGel | Gelsolin | 系统性 | 遗传性 | 遗传性淀粉样变（芬兰型） |
| AGys | 胱抑素C | 系统性 | 遗传性 | 遗传性脑血管淀粉样变性，还可累及皮肤等 |
| Aβ | Aβ前体蛋白 | 局限性 | 获得性 | Alzheimer病 |
|  |  |  | 遗传性 | 遗传性脑血管淀粉样变性 |
| APrP | 朊病毒蛋白 | 局限性 | 获得性 | Creutzfeldt-Jakob病（CJD）、变异型CJD（"疯牛"病） |
|  |  |  | 遗传性 | 家族性CJD，致命性家族性失眠 |
| ACal | 前降钙素 | 局限性 | 获得性 | 甲状腺髓样癌 |
| AANF | 心房利尿钠因子 | 局限性 | 获得性 | 老年性，累及心房 |
| AIAPP | 胰岛淀粉样多肽（胰淀素，AmyLin） | 局限性 | 获得性 | 2型糖尿病、胰岛素瘤 |

**知识点6：常见的诱发AA型淀粉样变性的疾病（表11-2）**

副高：熟练掌握　正高：熟练掌握

**表11-2　常见的诱发AA型淀粉样变性的疾病**

慢性炎症性疾病
  类风湿关节炎
  幼年型慢性关节炎
  强直性脊柱炎
  银屑病及银屑病性关节病
  Crohn病
  成人Still病
  Reiter综合征
  贝赫切特综合征
慢性感染性疾病
  脓胸、肺脓肿、支气管扩张
  慢性骨髓炎
  压疮

　　瘫痪所致的慢性肾盂肾炎
　　结核
　　麻风
　　Whipple病
　　长期经皮注射毒品
肿瘤
　　消化道、呼吸道、泌尿道肿瘤
　　霍奇金淋巴瘤
　　Castleman病
　　华氏巨球蛋白血症
　　毛细胞白血病
遗传性
　　家族性地中海热
　　Muckle-Wells综合征
　　肿瘤坏死因子受体相关性周期性综合征（TRAPS）

---

**知识点7：肾淀粉样变的病因及发病机制**　　　　副高：熟练掌握　正高：熟练掌握

　　淀粉样变属于蛋白质构象疾病，其致病的分子基础是蛋白质的构象异常，形成具有β-片层结构的纤维样蛋白并沉积，继而影响正常细胞和组织的功能并逐渐取代正常结构，最终导致组织器官的功能障碍甚至衰竭。

　　（1）促进淀粉样原纤维形成的机制　蛋白质的正确折叠是其行使生物学功能的分子基础，但氨基酸组成、环境因素或细胞内"纠错程序"发生异常时，蛋白质出现异常折叠并且积聚形成不溶性淀粉性纤维。包括基因突变导致氨基酸成分异常、淀粉样物前体蛋白浓度增加（如野生型的转甲状腺素蛋白）、蛋白质水解片段的增多。以上变化易导致蛋白质的异常折叠而最终致病。

　　至今已证明，至少25种蛋白可作为前体蛋白引起淀粉样变性病，虽然组成淀粉样物质的蛋白各异，但它们具有共同的β折叠结构。血清淀粉样物质P（SAP）、葡胺聚糖（GAG）、载脂蛋白E等可促进淀粉样物质聚集和沉积、抑制其解聚。

　　（2）淀粉样物质在肾内特异性沉积　淀粉样物的沉积是多步骤、多因素参与的过程，且具有一定器官或组织选择性，包括局部pH、氧化、高温、蛋白水解和构象的修饰、渗透压、金属离子、局部组织所含蛋白质成分及浓度、细胞表面受体等。这些因素可以打破蛋白部分折叠与完全折叠中间的平衡，促进蛋白沉积。

　　而沉积中的附加成分（GAG、SAP等）可以促进前体蛋白生成、起支架作用并引导沉积、抵抗蛋白水解作用等。淀粉样变性促进因子（AEF）为与中性粒细胞相关的糖蛋白，加速肾脏和其他组织淀粉样物质沉积。黏蛋白、硫酸肝素蛋白多糖、硫酸皮肤素蛋白多糖、基膜蛋白多糖、层连蛋白和Ⅳ型胶原等细胞外基质，均可促进淀粉样物质的沉积，维持其稳定性，起支架作用。SAP为五聚蛋白家族的糖蛋白，与淀粉样纤维结合后保护淀粉样物质不被降解。

　　（3）淀粉样物质造成肾损伤的机制　其机制主要包括：①沉积破坏组织结构，影响功能；②与局部受体（如晚期糖基化的终末产物受体）作用影响生理功能；③可溶性淀粉蛋白纤维寡聚体可激活氧化应激、凋亡等引起细胞毒性。

在淀粉样变中，由于大量的淀粉样物积聚在细胞周围，阻碍营养素的流动而对细胞产生毒性作用。然而，淀粉样物沉积的含量与临床症状严重程度之间无太大关联。近年研究表明，在淀粉样原纤维形成早期阶段的中间体（如可溶的寡聚体），是造成淀粉样变病理损伤的主要毒性物质。淀粉样寡聚体造成细胞膜通透性升高，其毒性作用与细胞膜稳定性的改变及细胞内离子浓度失调相关。目前已证实至少有12种以上淀粉样物的前体蛋白能够在双层脂质膜形成"孔道"。由于细胞膜通透性升高，造成细胞内钙离子浓度增加、线粒体功能异常、活性氧（ROS）产生增加，进而导致细胞凋亡。

---

**知识点8：肾淀粉样变的病理表现**　　　　　副高：熟练掌握　　正高：熟练掌握

（1）光镜表现　淀粉样物质在光镜下表现为嗜伊红、PAS淡染、嗜亮绿、不嗜银的无定形均质物，可沉积于小球、小管、间质和血管等肾组织各部分。淀粉样物质可被刚果红染成砖红色，如阳性还应在偏振光下观察是否存在苹果绿双折光，以排除假阳性。对于早期淀粉样变性，可通过增加切片厚度或观察连续切片等方法提高刚果红染色阳性率。组织经高锰酸钾处理后刚果红染色阳性消失常为AA型淀粉样变性，如仍为阳性则常为AL型淀粉样变性。淀粉样物质被thioflavin T染色后荧光显微镜下呈黄绿色。

肾小球是最易累及的部分，淀粉样物质常节段或弥漫地沉积于系膜区，引起系膜区增宽，形成分叶状、结节样改变。后期淀粉样物质还可沉积于基膜内、内皮下和上皮侧，最终充满整个肾小球。肾小球淀粉样变性偶可表现为垂直于基膜的嗜银物排列于毛细血管袢上皮侧，形成"睫毛"状改变。肾脏淀粉样变性早期仅表现为系膜区少量淀粉样物质沉积，易被误诊为微小病变或系膜增生性肾炎。淀粉样变性引起肾小球结节样病变时应注意与糖尿病、膜增生性肾炎、轻链沉积病、冷球蛋白血症、纤维样肾小球病、免疫触须样肾小球病等相鉴别。

肾血管也是淀粉样物质易于沉积的部位，其中以小动脉最为常见；其次为动脉、管周毛细血管和静脉。肾血管受累表现为团块状淀粉样物质沉积于血管壁，引起管腔狭窄甚至闭塞。肾血管淀粉样变性有时易与透明变性混淆，但可利用刚果红染色等进行甄别。极少数AA、ATTR、AApoAⅠ型淀粉样变性可仅累及血管而不累及肾小球。

肾间质和肾小管沉积见于50%左右的肾脏淀粉样变性患者，其中髓质小管和间质受累较常见也较严重。肾间质淀粉样变性往往起始于肾血管周围。AA型淀粉样变性比AL型更易累及肾血管和肾小管间质。

（2）免疫病理　肾脏淀粉样变性种类很多，光镜下表现又极为相似，即使采用高锰酸钾刚果红染色也仅能进行粗略区分，因此还需要通过免疫病理方法（包括免疫荧光、免疫组化等）来进一步确定淀粉样变性的类型。采用包括抗SAA、κ链、λ链、SAP、甲状腺素转运蛋白和纤维蛋白原抗体在内的一组抗体进行检测，可明确90%以上患者淀粉样变性类型。少部分AL型淀粉样变性患者肾组织κ、λ链染色可阴性，这与AL淀粉样物质为折叠异常的轻链片段、抗原性不完整有关。除淀粉样变性外，SAP阳性还可出现于纤维样肾小球病及正常肾组织的血管、肾小球基膜等部位，但着色较淀粉样变性弱。此外，淀粉样变性区域可见

IgG、IgM、C1q、C3、C4等免疫球蛋白和补体沉积，但一般较弱。

（3）电镜表现 电镜下淀粉样物质为大量直径8～10nm、僵硬、无分叉、长度不一、无规则排列的丝状结构（淀粉丝）。淀粉样物质可沉积于肾组织各部分。

（4）其他 对于系统性淀粉样变性还可通过肾外组织刚果红染色等进行诊断，常用的方法为皮肤活检、腹部脂肪抽吸、直肠、口腔黏膜活检等。

---

**知识点9：肾淀粉样变性病肾脏受累的临床表现** 副高：熟练掌握 正高：熟练掌握

（1）临床前期 患者可无任何症状及体征，化验亦无异常，仅肾活检方可做出诊断。

（2）蛋白尿阶段 蛋白尿为本病的最早临床表现，蛋白尿程度不等，与淀粉样蛋白在肾小球的沉积部位及程度有关。50%病例蛋白尿伴镜下血尿，呈单纯性血尿者占20%，偶见红细胞管型，可有轻度或中度血压升高。

（3）肾病综合征阶段 由AA淀粉样蛋白所致者占50%，而由AL蛋白所致者占35%。一旦肾病综合征出现，临床表现进展迅速，预后差，存活3年者不超过10%。偶见肾小球病变不著，而以肾小管间质损害表现为主者。

（4）尿毒症阶段 继肾病综合征之后，出现进行性肾功能减退，重症死于尿毒症。除肾小球受累外，肾小管及肾间质均可受累，后者表现为多尿，甚至尿崩症表现，尿比重低而固定。少数病例出现肾性糖尿，肾小管酸中毒及低钾血症等电解质紊乱。

---

**知识点10：肾淀粉样变性病肾脏外器官受累的临床表现**
副高：熟练掌握 正高：熟练掌握

（1）原发性淀粉样变性病 常侵犯心脏，引起心肌病变、心脏扩大、心律紊乱及传导阻滞，可猝死，50%死于充血性心力衰竭及心律紊乱。胃肠道受累常见，可引起便秘、腹泻、吸收不良及肠梗阻等症状，也可伴发消化道出血，甚至大出血不止而死。可出现巨舌，患者言语不清、吞咽困难。周围神经受累表现为多发性周围神经炎、肢端感觉异常及肌张力低下；腕管综合征；自主神经功能失调、直立性低血压等。

（2）继发性淀粉样变性病 多继发于类风湿关节炎、慢性感染性疾病（如结核、支气管扩张、慢性化脓性感染和肠道感染等）或肿瘤等，常见表现为肝脾肿大、肝区疼痛，重者肝功能减退，肾上腺皮质肿大，常因肾上腺静脉血栓形成而引起组织坏死，功能减退，表现为爱迪森病。

（3）伴发于多发性骨髓瘤的肾淀粉样变性病 骨痛、骨质破坏，高钙血症，高尿酸血症，血清球蛋白异常增多，尿中出现凝溶蛋白。

（4）老年淀粉样变性病 多发生于脑，心、胰腺、主动脉、精囊及骨关节组织。

（5）血液透析相关性淀粉样变 由于$\beta_2$-微球蛋白蓄积所致淀粉样变性病、腕管综合征、淀粉样关节炎、病理性骨折、A$\beta_2$-微球蛋白骨外沉积等。长期血液透析患者血中$\beta_2$-微球蛋白多聚体的淀粉样蛋白异常增高，与患者的骨、关节并发症密切相关。

（6）家族性淀粉样变 属于常染色体显性遗传。临床表现为反复发作的短暂的发热、腹痛、关节肿痛、皮肤红斑、荨麻疹等。可有多发性神经病，甲状腺转运蛋白引起者肾脏累及较少。

<br>

**知识点11：肾淀粉样变性病的辅助检查　　　副高：熟练掌握　正高：熟练掌握**

（1）病理学检查

1）光镜：因淀粉样物质沉积，毛细血管基膜增厚，管腔狭窄而闭合，肾小球为大量淀粉样物质替代，肾小管萎缩。

2）电镜：由于淀粉样蛋白沉积于肾小球内皮细胞和基膜之间，使内皮层和基膜分开。银标记可显示出钉突样突出于基膜表面，是由淀粉样变纤维沉积所致。

3）免疫荧光：IgM、IgG、IgE、C1、C2、C3、白蛋白及纤维蛋白在肾小球尤其是系膜区呈团块状沉积。

（2）超微结构检查　淀粉样物质超微结构经电子显微镜检查的主要表现有：

1）主要沉积于细胞外，某些细胞内可能也有少数淀粉样物质，但难以检出。

2）淀粉样物质含原纤维成分和P成分两种，一般主要观察原纤维成分的特征。

3）淀粉样原纤维系直径70～90Å入的非分支硬纤维，每支纤维可出2～5支细支围绕纤维的长轴平行排列。

（3）特殊蛋白检查　血、尿的蛋白电泳和免疫电泳或血清免疫球蛋白定量测定发现特殊的免疫球蛋白或轻链单克隆增多，对原发性淀粉样变的诊断有重要意义。尿本周蛋白阳性也具有同样的诊断意义。

<br>

**知识点12：肾淀粉样变性病的诊断标准　　　副高：熟练掌握　正高：熟练掌握**

Glassock等提出50岁以上肾病综合征表现同时并存腕管综合征、心脏病、神经病变和Fanconi综合征应疑有本病。

有以下情况提示可能患有本病：

（1）50岁以上顽固性肾病综合征而血压正常者。

（2）50岁以上慢性肾功能不全原因不明者。

（3）肾脏受累伴有心脏增大和/或心律失常、心力衰竭及消化道造影异常者，或有前驱感染及炎症史伴肝脾大和贫血者。

（4）刚果红试验阳性，特别对继发性者有参考意义。

（5）其他部位活检可提供诊断依据，如腹部脂肪垫、舌、直肠、腕管韧带、皮肤，特别是肾脏活检。

<br>

**知识点13：肾淀粉样变性病的鉴别诊断　　　副高：熟练掌握　正高：熟练掌握**

原发性淀粉样变属于淋巴浆细胞增生性疾病，同属于此类疾病的还有非淀粉样的单克隆免疫球蛋白沉积病，包括轻链蛋白尿、重链沉积病和轻链－重链沉积病和华氏巨球蛋白血症。此类疾病的临床表现相似，易引起误诊。原发性淀粉样变和轻链蛋白尿发病率较其他几种疾病略高，两者肾脏体积多增大。肾淀粉样变患者肾病综合征的发生率高于轻链蛋白尿，而血尿和高血压发生率低。肾外表现以肝脾大、贫血为主。实验室检查示淀粉样变多表现为血免疫球蛋白G降低，部分患者血、尿免疫球蛋白电泳可见单株峰免疫球蛋白。血、尿轻链测定有助于确定轻链类型，骨髓穿刺则有助于确定是否合并多发性骨髓瘤，但确诊仍需依靠肾脏病理学检查。另外，原发性淀粉样变还应与纤维样肾小球病、免疫触须样肾病、冷球蛋白血症等进行鉴别，可根据刚果红染色及电镜下的纤维丝形态、直径加以区分。

### 知识点14：肾淀粉样变性病的治疗　　　　副高：熟练掌握　正高：熟练掌握

（1）AL型淀粉样变的治疗　总体疗效尚不理想，包括常规化疗（MP、VAD、HDD方案等）、大剂量化疗和干细胞移植。①MP方案为：美法仑6~8mg/（m² · d），同时泼尼松40~60mg/d口服4~7天，4~6周1次，疗程为1年。肾小球滤过率<30ml/min的患者不宜使用。②VAD方案由于反应率高，药物剂量不受肾功能限制，也可作为一线治疗。具体方案如下：长春新碱0.4mg/d、多柔比星（阿霉素）10mg/d静脉滴注各4天，同时地塞米松40mg/d连续4天，4周内重复治疗。对大剂量地塞米松、细胞毒药物化疗禁忌或其他方案效果不佳者可应用地塞米松40mg/d，每2周用药4天，显效后减为每4周用药4天。该方案无骨髓毒性，且适于肾功能不全者。③HDM/SCT方案：粒细胞集落刺激因子10~16μg/kg治疗3~6天后收集造血干细胞，美法仑200mg/m²静脉注射2天，行造血干细胞移植。3个月后未缓解者加用沙利度胺、地塞米松。心、肾功能不全者，可用中等剂量静脉注射马法兰（100~140mg/m²静脉注射2天）联合SCT治疗，25%的患者获得血液学完全缓解。严重心脏病变、神经系统病变及消化道病变（有出血史）、维持性透析者、>70岁、2个以上器官受累AL型淀粉样变性者因治疗相关死亡率高而不宜行SCT。SCT相关死亡原因包括多器官功能衰竭、消化道出血、脓毒症、心脏相关并发症。尽管该治疗存在风险，但随着治疗经验不断增加、治疗方案和入选标准不断修订，不良反应的预防将更加及时准确。如HDM/SCT治疗有明确禁忌时也可考虑联合应用美法仑和地塞米松的MD方案。以上治疗无效或不适用者可考虑沙利度胺100mg/d逐渐增量至400mg/d，同时第1~4天给予地塞米松20mg/d，每3周1次。有研究提出静脉大剂量地塞米松诱导治疗继以干扰素α维持治疗也可改善肾淀粉样变。

硼替佐米是细胞内26S蛋白酶体糜蛋白酶活性抑制药，最早用于治疗复发或难治性多发性骨髓瘤，新近用于AL型淀粉样变，其作用机制主要是抑制核因子-κB的转录及内质网应激，而AL型淀粉样变患者因产生异常轻链导致内质网应激反应加重，这增强了产淀粉样物质的浆细胞对硼替佐米的敏感性，硼替佐米也可增强其他药物如地塞米松及美法仑的治疗作用。

（2）AA型肾淀粉样变的治疗　该型的治疗原则是针对原发病，控制炎症或感染，减少血清淀粉样蛋白AS产生。积极治疗慢性炎性疾病如类风湿关节炎、强直性脊柱炎等。

（3）遗传性淀粉样变的治疗　对于遗传性淀粉样变性来说，化疗并无益处，有时更是有害的。大部分遗传性淀粉样变性患者的治疗原则是相同的。对于肾衰竭的患者，肾脏移植是有效的，在等待移植的过程中，可以考虑透析治疗。当患者的淀粉样蛋白是由肝合成时，肝移植是一种根治性的治疗。对于甲状腺激素结合蛋白型和纤维蛋白原A-a链型淀粉样变性的患者来说，肝移植有较好的疗效。另外，因为溶菌酶并非肝合成，所以溶菌酶型淀粉样变性不是肝移植的适应证，载脂蛋白$A_1$是由肝及小肠合成的。

（4）对症治疗 肾病综合征患者限盐、适当应用利尿剂，补充能量和维生素。在治疗过程中慎用利尿剂、造影剂、NSAID，上述药可诱发ARF。脱水加重高凝促使肾静脉血栓形成，肾病综合征可加用抗凝血治疗：双香豆素类或低分子肝素。

（5）肾脏替代治疗 血液透析和腹膜透析是肾淀粉样变终末期肾衰竭患者维持生命和提高生活质量有效的措施，腹膜透析和血液透析在生存时间上无显著差异。

血液透析应注意心脏并发症（充血性心力衰竭、室性心律失常等）和低血压，前者可能与淀粉样变性病累及心脏有关，常为致死原因；后者除神经系统调节紊乱外，也可能与淀粉样变累及肾上腺相关，这部分患者应加用肾上腺皮质激素。肾淀粉样变患者肾移植后存活率低，主要原因是感染和心血管并发症，有10%～30%的移植肾在移植后1年再发淀粉样变。

知识点15：肾淀粉样变性病的预后　　　　　　　　　　　副高：熟练掌握　　正高：熟练掌握

本病的预后不佳，AL型淀粉样变平均存活时间为12个月，3年存活率为25%。AA型淀粉样变平均存活时间为45个月，3年存活率为40%。心力衰竭和肾衰竭为主要的死亡原因。

积极治疗诱发本病的其他疾病是预防的重要措施，如控制结核，脓胸等感染；积极治疗类风湿关节炎、多发性骨髓瘤等疾病；血液透析优先选用$\beta_2$-微球蛋白清除较好的高分子膜透析器等，有助于减少本病的发生。

# 第十二章 恶性肿瘤相关的肾损害

## 第一节 多发性骨髓瘤肾脏损害

| 知识点1：多发性骨髓瘤的概念 | 副高：熟练掌握 正高：熟练掌握 |
| --- | --- |

多发性骨髓瘤（MM）为骨髓内浆细胞异常增生的一种恶性肿瘤，故又称浆细胞骨髓瘤或浆细胞瘤。多发性骨髓瘤的异常浆细胞可侵犯身体各组织，其重要表现之一是肾损害。骨髓瘤肾病是MM最常见和严重的并发症，又被称为骨髓瘤管型肾病（CN）。由于大量轻链从肾脏排泄，加之高血钙、高尿酸，高黏滞综合征等因素，就诊时50%以上患者已存在肾功能不全。

| 知识点2：多发性骨髓瘤的流行病学 | 副高：熟练掌握 正高：熟练掌握 |
| --- | --- |

多发性骨髓瘤年发病率4/10万。美国的调查表明，MM中位发病年龄为60~65岁，黑种人发病率高于白种人。我国MM中位发病年龄为56.3岁，发病高峰50~65岁，男女之比2.4：1。大多数病例为原发性，少部分为意义未明的单克隆丙种球蛋白血症演变而来。

| 知识点3：多发性骨髓瘤的分子生物学 | 副高：熟练掌握 正高：熟练掌握 |
| --- | --- |

遗传学发现约有50% MM有核型异常，主要是超二倍体，而荧光原位杂交法显示至少90%患者染色体异常，包括14q32易位、17p和22q缺失及13号染色体的单体性和缺失、易位，其中有些发生频率高且直接与预后相关，尤其是13号染色体异常。

MM相关的肾损害相当广泛，包括管型肾病、轻链沉淀病、AL型淀粉样变性病。

| 知识点4：多发性骨髓瘤的病因病理 | 副高：熟练掌握 正高：熟练掌握 |
| --- | --- |

MM发生可能与职业、辐射接触、慢性抗原刺激、遗传因素、病毒感染等危险因素有关。MM肾脏损害常见，主要机制包括以下几个方面。

（1）游离轻链蛋白的肾脏损害 MM中异常免疫球蛋白或其片段的重链（HC）和轻链（LC）的产生比例发生了改变，所产生的过多游离轻链即本周蛋白（BJP）在引起肾脏损害方面非常重要，但并非所有排泌BJP的患者均出现肾损害，部分患者于病程中排泌大量BJP，但无肾脏受累。

　　1）对近曲小管细胞的直接毒性：轻链对近曲小管细胞有直接毒性。轻链相关肾损害病例的所有肾标本均有不同程度的近曲小管损害，表现为细胞空泡形成、脱屑、刷状缘缺失、凝固性坏死以及细胞吞噬作用和溶酶体系统性增强，偶见溶酶体内晶体结构形成。

　　2）管型阻塞：MM肾损害以管型肾病最常见。MM患者肾小球滤过的轻链超过近端小管最大重吸收能力，到达远端肾小管，在酸性小管液中与Tamm-Horsfall蛋白（THP）形成管型，其成分还包括纤维蛋白原、白蛋白，围绕炎性细胞及多核巨细胞，阻塞远端小管，此即管型肾病。

　　（2）白介素-6（IL-6）介导的肾损害　IL-6可由T、B细胞和系膜细胞等多种细胞合成。IL-6及IL-6受体（IL-6R）与某些肾脏病及MM有密切联系。许多研究表明IL-6是体内外MM细胞的主要生长因子，其与肿瘤细胞负荷和病情活动有关。IL-6及IL-6R可作为MM观察病情及治疗反应的指标。

　　（3）高钙血症　MM分泌大量破骨细胞活化因子导致骨质吸收、溶骨破坏引起高钙血症，急性高钙血症可以导致肾小球滤过率下降，这可能与高钙导致肾小球入球小动脉收缩后肾小球滤过压下降以及血容量减少有关，慢性高钙血症可引起严重的肾小管损伤、肾小管间质钙盐沉积，病变以髓袢升支和髓质集合管最明显。

　　（4）高尿酸血症和其他　MM核酸代谢增强，常有高尿酸血症，化疗后可发生急性高尿酸血症，导致肾小管间质性损害。血清M蛋白增加可致高黏滞血症，MM细胞肾脏浸润直接导致肾损害；脱水、放射造影剂、非类固醇类抗炎药、ACEI类降压药可加重肾损害。少数情况下，可发生骨髓细胞肾浸润，直接破坏肾结构。

知识点5：多发性骨髓瘤的肾外表现　　　　　　　　　副高：熟练掌握　　正高：熟练掌握

　　（1）浸润性表现

　　1）造血系统：常见中重度贫血，血小板减少多见，白细胞一般正常。

　　2）骨痛：是早期和主要症状，好发于颅骨、肋骨、腰椎骨、骨盆、股骨，腰骶疼痛最常见，骨质破坏处易发生病理性骨折。

　　3）骨髓外浸润：70%有骨骼外器官与组织浸润，以肝、脾、淋巴结、肾脏常见。

　　4）神经系统病变：肿瘤或椎体滑脱致脊髓压迫引起截瘫，如侵入脑膜及脑，可引起精神症状、颅内压增高、局灶性神经体征，周围性神经病变主要表现为进行性对称性四肢远端感觉运动障碍。

　　（2）异常M蛋白相关症状

　　1）感染性发热：正常免疫球蛋白形成减少，发生感染的概率较正常人高15倍。

　　2）出血倾向：M蛋白可引起血小板功能障碍、抑制Ⅷ因子活性，常见皮肤紫癜，内脏和颅内出血见于晚期患者。

　　3）高黏滞综合征：发生率4%～9%，IgA、IgG3型MM多见。一般IgA＞40g/L、IgG＞50g/L、IgM＞70g/L时常出现症状，表现为头晕、昏迷、乏力、恶心、视物模糊、手足麻木、心绞痛等，严重者呼吸困难、充血性心力衰竭、偏瘫、昏迷，也可见视网膜病变。少数患者M蛋白为冷球蛋白，可出现雷诺现象。

4）淀粉样变性病：约10%MM患者发生，轻链型、IgA型、IgG型、IgD型，发生淀粉样变性病的概率分别为13%、2%、5%、20%。可见巨舌、腮腺及肝脾大、肾病综合征和充血性心力衰竭等表现。

**知识点6：多发性骨髓瘤的肾脏损害**　　　　　　副高：熟练掌握　正高：熟练掌握

（1）蛋白尿　发生率为60%～90%，很少伴有血尿、水肿、高血压，临床常易误诊为慢性肾小球肾炎，尿蛋白定量多<1g/24h，尿蛋白电泳显示低分子溢出性、肾小管性蛋白尿，$\beta_2$-微球蛋白（$\beta_2$-MG）增高，本周蛋白可阳性。少数患者尿蛋白>1.5g/24h，为中分子和大分子蛋白尿，提示肾小球病变。

（2）肾病综合征（NS）　MM中肾病综合征并不常见，但在轻链型和IgD型MM肾脏损害中较常见，提示肾淀粉样变性病或轻链沉积病。MM肾病综合征特点：大量非选择性蛋白尿，低白蛋白血症，多无明显镜下血尿，高血压少见，双肾体积增大，即使在严重肾衰竭时尿蛋白丢失仍然很多，肾脏体积无缩小，并伴肾小管功能受损。双侧肾静脉血栓发生率高。

（3）慢性肾小管功能不全　常见肾小管上皮细胞内有轻链沉积，尿中长期排出轻链（以γ型多见）引起慢性小管病变，远端和/或近端肾小管性酸中毒。患者表现为口渴、多饮、夜尿增多、尿液浓缩和尿液酸化功能障碍。尿钾、钠、氯排泄增多或范科尼综合征以及小管性蛋白尿等。部分患者可仅以范科尼综合征为表现，长达10年后才出现骨髓瘤症状。

（4）慢性肾衰竭（CRF）　发生率40%～70%，特点为：①贫血出现早，与肾功能受损程度不成正比；②临床多无高血压；③双肾体积多无明显缩小。

（5）急性肾衰竭（ARF）　常因脱水（如呕吐、腹泻、利尿剂等）、感染、高尿酸血症、高血钙、药物等诱发，病死率高。造影剂是诱发MM患者ARF的重要因素。造影剂可结合小管蛋白特别是轻链和THP，增加肾小管分泌尿酸引起小管沉淀和阻塞。脱水更加重造影剂肾毒性。非甾体抗炎药物可抑制环氧化酶使前列腺素的产生减少，降低肾小球滤过率，有利于THP-轻链沉积和管型形成，诱发ARF。呋塞米可增加肾小管液Na离子浓度，亦可促进THP-轻链沉积。

（6）代谢紊乱　①高钙血症：25%MM患者发生，主要为骨髓瘤细胞分泌大量破骨活化因子导致骨质吸收，病变部分成骨细胞活化受抑，产生高血钙，引起多尿、脱水、肾小球滤过率降低、钙质在肾小管及间质沉积，并加重轻链管型形成；②高尿酸血症：肿瘤细胞破坏及化疗后，产生大量尿酸阻塞肾小管，当尿pH<5时，尿酸大量沉积。

**知识点7：多发性骨髓瘤发生高钙血症的临床表现**　　　　副高：熟练掌握　正高：熟练掌握

血钙增高所引起的症状可影响多个系统：①中枢神经系统可出现记忆力减退，情绪不稳定，轻度个性改变，抑郁，嗜睡，有时由于症状无特异性，患者可被误诊为神经症。②神经肌肉系统可出现倦怠、四肢无力，以近端肌肉为甚，可出现肌萎缩，常伴有肌电图异常。当血清钙浓度>3mmol/L时，容易出现明显精神症状如幻觉、狂躁，甚至昏迷。③消化系统可表现为食欲减退、腹胀、消化不良、便秘、恶心、呕吐；约5%患者有急性或慢性胰腺炎发作；也可引起顽固性消化性溃疡，除十二指肠球部外，还可发生胃窦、十二指肠球后溃疡甚至十二指肠降段、横段或空肠上段等多处溃疡。④软组织肌腱、软骨等钙化可引起非特异性关节痛。⑤皮肤钙盐沉积可引起皮肤瘙痒。

严重病例可出现高钙危象，伴明显脱水，危及生命。

---

知识点8：多发性骨髓瘤的辅助检查　　　　　副高：熟练掌握　正高：熟练掌握

（1）血常规　大多数为中度正细胞正色素性贫血，后期全血细胞均可减少。血涂片见红细胞呈缗钱样排列。

（2）尿液检查　尿中可见大量蛋白和管型，尿中可出现凝溶蛋白。

（3）血清和尿液M蛋白检查　多数血清总蛋白超过正常，球蛋白增多，血清蛋白电泳可见M蛋白，单克隆IgG，移动速度与γ球蛋白相等，IgA在β区，IgM、IgD、IgE在γ与β区间，IgD、IgE浓度超过正常10倍以上才能出现单株峰。90%患者可出现蛋白尿，其中半数尿中出现本周蛋白。本病初期本周蛋白间歇出现，晚期才经常出现，建议行血、尿免疫固定电泳以提高诊断的准确性和敏感性。

（4）放射学检查　典型者X线平片可发现广泛骨质疏松和/或溶骨损害，前者多见于脊柱、肋骨、骨盆，后者累及颅骨、椎体、骨盆、长骨近端。表现为单个或多个圆形或椭圆形穿凿样透亮缺损，也可成"虫咬"状。MRI、PET-CT等可早期发现MM骨骼病变。

（5）血生化检查　①血钙增高；②肾功能不全时BUN、Scr增高。

（6）骨髓检查　出现典型的骨髓瘤细胞。其特点是：①细胞大小不一，有时可见巨型、多核骨髓瘤细胞；②核染色质较疏松，并有1～2个核仁；③胞质着色异常，可见"火焰细胞"，"桑葚状细胞"及"葡萄状细胞"。核周围淡染区常不明显或消失，可含少量嗜苯胺蓝颗粒或空泡。

---

知识点9：多发性骨髓瘤的诊断标准及分型　　副高：熟练掌握　正高：熟练掌握

诊断MM主要指标为：①骨髓中浆细胞>30%；②活组织检查证实为骨髓瘤；③血清中有M蛋白：IgG>35g/L，IgA>20g/L或尿中本周蛋白>1g/24h。次要指标为：①骨髓中浆细胞10%～30%；②血清中有M蛋白，但未达上述标准；③出现溶骨性病变；④其他正常的免疫球蛋白低于正常值的50%。诊断MM至少要有一个主要指标和一个次要指标，或者至少包括次要指标①和②的三条次要指标。

多发性骨髓瘤根据单株球蛋白（M蛋白）所含轻重链的不同，可分为IgG型（50%～60%）、IgA型（约25%）、轻链型（约20%）、IgD型（约1.5%）、IgE型及IgM型（罕见）。

---

知识点10：多发性骨髓瘤肾脏损伤的评估　　副高：熟练掌握　正高：熟练掌握

（1）诊断线索　肾脏病若遇有以下情况应考虑MM，进一步行骨髓穿刺加活检及血、尿免疫固定电泳检查：①年龄40岁以上不明原因肾功能不全；②贫血和肾功能损害程度不成正比；③肾病综合征血尿不突出、血压低者；④早期肾功能不全伴高钙血症；⑤红细胞沉降率明显增快，高球蛋白血症且易感染；⑥高尿酸血症而肾功能正常；⑦骨痛伴病理性骨折；⑧原因不明的近端肾小管酸中毒；⑨原因不明的肾性尿崩症；⑩成年型范科尼综合征。

（2）肾穿刺活检指征　因绝大多数MM以经典管型肾病为主，不需要对每一位MM肾损害患者实行肾穿刺，但在以下两种情况时可考虑：①肾小球损害为主，伴白蛋白尿>1g/24h；②出现病因、病理难以临床推断的肾性急性肾衰竭。

（3）肾脏病理　"骨髓瘤肾病"为特征性病理改变。肾小管内可见管型形成，组织巨细胞反应和肾小管萎缩。近曲小管细胞内可见小滴状结晶，远曲小管和集合管常明显扩张。其中充满大量由轻链蛋白组成的嗜酸性、透明并呈层板状的管型，肾间质呈不同程度的萎缩或纤维化。而肾小球通常正常。

---

**知识点11：多发性骨髓瘤的鉴别诊断**　　　　副高：熟练掌握　正高：熟练掌握

需与意义未明的高丙种球蛋白血症、转移癌的溶骨病变、反应性浆细胞增多症相鉴别。

---

**知识点12：多发性骨髓瘤常规化疗方案**　　　副高：熟练掌握　正高：熟练掌握

（1）MP方案　即美法仑（M）加泼尼松（P）方案，是对多数不准备做大剂量化疗（HDT）的患者初治的首选方案。治疗应持续直至达到平台期（异常蛋白水平稳定3个月）然后方可停止。治疗前中性粒细胞>$1.0 \times 10^9$/L，血小板>$75 \times 10^9$/L，拟行HDT患者避免使用美法仑，它对正常骨髓干细胞的毒性可能蓄积，并损害以后干细胞采集。美法仑经肾脏排泄，肾功能损害的患者足量使用可能发生骨髓抑制。如果GFR 40～50ml/（min·1.73m$^2$）应将初始药量降低到50%，并在随后的疗程中根据骨髓毒性而加以调整。GFR<30ml/（min·1.73m$^2$）的患者不应使用美法仑。

（2）以烷化剂为基本药物的联合化疗方案　这些方案一般都有环磷酰胺（C）和美法仑（M）再联合以下两种或两种以上药物：长春新碱、泼尼松、多柔比星（A）和卡莫司汀（B）。多数联合方案同单用烷化剂相比较有效率提高，但无明显生存优势，在不打算HDT治疗患者可以考虑作为MP方案的替换。研究证明ABCM方案较单用美法仑有显著生存期优势，中位存活期为32个月对24个月，部分指南推荐使用。采用联合方案前，要对可能增加的疗效和随之增加的副作用进行权衡，尤其对于年龄>65岁的患者。拟行HDT者，采集干细胞前不应用含烷化剂方案。除调整美法仑剂量外，肾功能不全者，环磷酰胺代谢产物部分经肾排泄，GFR在10～50ml/（min·1.73m$^2$）药量应减少25%，GFR<10ml/（min·1.73m$^2$），药量减少50%。

（3）VAD方案　VAD方案为长春新碱、多柔比星连续输注4天，同时联合大剂量地塞米松。它对刚确诊的患者疗效高达60%～80%，完全缓解率可达10%～25%。VAD起效快，90%患者在2个疗程后可达到最大疗效，能迅速降低肿瘤负荷，不损伤造血干细胞，有肾功能不全时无须调整剂量，骨髓抑制程度较轻，恢复较快。这些特点使其成为严重肾功能不全、拟采集干细胞行大剂量化疗联合外周血干细胞移植、需迅速降低肿瘤负荷患者（如高钙血症、肾衰竭、神经受压）的首选方案。缺点为需要中心通道给药及有类固醇相关副作用的高发生率，剂量上受多柔比星心脏毒性限制。VAD方案缓解期不持久，而且同MP或联合化疗方案相比没有长期生存的优势。

（4）大剂量地塞米松（HDD）　地塞米松本身承担着VAD方案的大部分疗效。单用HDD作为初治治疗具有简便易行、无骨髓毒性、适用于肾功能不全的患者以及起效迅速等优点。M. D. Anderson肿瘤中心该方案总有效率43%，80%患者于治疗2个月内缓解。对细胞毒性化疗禁忌及肾功能不全患者适宜以HDD为初始治疗。在后续化疗方案未定和其他支持手段尚未使用前，HDD可被作为初始紧急治疗。

（5）化疗疗效标准

1）美国国立卫生研究院肿瘤研究所的标准，以血清M蛋白或24小时尿轻链蛋白量减少50%以上作为有效。

2）美国西南肿瘤研究组标准：以血清M蛋白减少70%（降至25g/L）和尿轻链蛋白量减少90%以上（降至0.2g/24h以下）作为有效。

---

**知识点13：多发性骨髓瘤其他治疗方法**　　　　　　　副高：熟练掌握　　正高：熟练掌握

（1）大剂量化疗联合干细胞移植　化疗虽延长了MM生存期，但不能治愈本病，异体造血干细胞移植有望根治本病。对无合适供者，则可作自身外周造血干细胞移植。

（2）干扰素（IFN）　IFN可用于常规化疗后或HDT后平台期的维持治疗。5%~10%的MM者从IFN治疗中获得显著的生存延长，常见副作用为每次开始注射后数小时内常出现流感症状，多在疗程最初2~3周后逐步缓解，对乙酰氨基酚治疗有效，可在每次注射时服用，倦怠和抑郁是用药较长时间后出现的副作用，停药后可缓解。

（3）靶位治疗　改变骨髓中肿瘤细胞赖以生存的微环境，阻止或影响骨髓瘤细胞归巢并定位骨髓的过程，使骨髓瘤细胞无法在骨髓微环境中生存而达到治疗目的。

1）沙利度胺（反应停）：其作用机制主要包括：抑制刺激血管内皮生长因子和碱性成纤维细胞生长因子的表达，促进新生血管内皮细胞凋亡，改变肿瘤细胞和基质细胞之间的相互作用，并能通过调节细胞因子的分泌而影响肿瘤生存和生长，经自由基介导造成细胞DNA氧化损伤直接杀伤肿瘤细胞，促进白介素-2和干扰素-γ分泌，增强NK细胞对肿瘤的杀伤力。主要用于难治性或复发性骨髓瘤。有30%~45%复发的MM患者单独用沙利度胺治疗可以获得部分缓解，无效者，可联合应用地塞米松。起始剂量为200mg/d，每2周增加200mg直至最大剂量800mg/d。300~400mg/d对多数患者有效，大多数患者不能耐受>600mg/d的剂量。

沙利度胺可致静脉栓塞形成（VTE），发生率通常<5%，预防性小剂量给予华法林能有效降低其发生率，其他副作用有：末梢神经病变、便秘、嗜睡、先天畸形、甲状腺功能减退症、中性粒细胞减少和高钾血症等。

2）蛋白酶抑制药（velcade，PS2341）：是治疗MM的新药，可以直接抑制MM细胞，也可抑制骨髓微环境中通过旁分泌促进MM细胞生长的机制。

3）三氧化二砷输注并联合维生素C：对于复发耐药的MM患者，总有效率25%~40%，本方案毒性作用小，绝大多数患者可耐受。

（4）复发/进展性骨髓瘤　几乎所有骨髓瘤患者将复发。复发性MM治疗方案包括：重复初始化疗方案、大剂量治疗或对症治疗。

（5）二膦酸盐　该类药物可介导破骨细胞和肿瘤细胞凋亡有潜在抗MM作用。有利于减缓骨痛，减少骨骼相关病变如溶骨损害以及镇痛药的使用，改善生活质量。对所有需要治疗的MM患者，无论骨病损伤是否明显，建议长期使用二膦酸盐治疗。

---

**知识点14：多发性骨髓瘤并发症的治疗**　　　　　　副高：熟练掌握　正高：熟练掌握

（1）去除加重肾功能损害的因素　纠正脱水，尽早发现和控制高钙血症，避免使用造影药、利尿药、非甾体类抗炎药和肾毒性药物，积极控制感染。

（2）充分饮水　除心力衰竭和重度水滞留外，患者应充分水化，保证尿量＞2～3L/d，以减少肾小管和集合管内管型形成。

（3）碱化尿液　减少尿酸和轻链在肾内沉积，预防肾衰竭。可口服和静脉注射碳酸氢盐，维持尿pH在6.5～7.0。

（4）防治高钙血症及高尿酸血症　口服激素可减少胃肠道钙吸收，增加尿钙排泄；高钙危象（血钙超过3.2mmol/L）时可使用降钙素（50～100MRC单位，皮下注射）和低钙透析。

（5）抑制THP分泌　秋水仙碱（1～2mg/d）阻止THP与尿本周蛋白结合，可能机制是减少THP分泌及使THP去糖基。

（6）肾脏替代治疗

1）透析疗法：长期性血液透析已成为MM合并终末期慢性肾衰竭的维持性治疗手段，在透析同时给予适当剂量的化疗，亦可取得较满意的疗效，进一步延长其生存期，部分患者有可能透析数月后肾功能改善而脱离透析。

2）血浆置换：目前指南中血浆置换指征是并发高黏滞综合征；血浆置换联合化疗用于MM相关急性肾衰竭，方案为10～14天行6次血浆置换，注意血浆置换和使用化疗药物应相隔一定时间。

（7）肾脏移植　肾脏移植只是很少数经过严格选择患者（预后良好，治疗后达到平台期）的一种选择。目前尚无充分的循证医学证据。

---

**知识点15：多发性骨髓瘤的预后**　　　　　　　　副高：熟练掌握　正高：熟练掌握

肾功能损害与轻链蛋白排出量有关，当轻链蛋白尿＞1.0g/24h时，最终98%患者有肾小管功能受损。有文献报道，轻链排泄量＜0.05g/24h，仅1%患者发生肾衰竭；轻链排泄量在0.05～2.0g/24h，肾衰竭发生率为17%；轻链排泄量＞2.0g/24h，39%患者发生肾衰竭。

超过半数肾损害患者经治疗后肾功能可完全或部分恢复，且恢复多发生在3个月以内，3个月内肾功能恢复正常者其远期预后往往不受影响。因此对肾功能损害者早期合理治疗十分重要。

下述表现者预后不良：确诊时全身情况很差；年龄超过60岁，男性；血红蛋白＜85g/L，血小板＜100×10⁹/L，血肌酐＞176μmol/L，CRP＞6.0mg/L，血β₂-MG＞6.0mg/L。其中高龄及高CRP是独立的预后不良因素。死亡的主要原因是感染、肾衰竭和/或全身衰竭。

# 第二节 其他恶性肿瘤相关肾损害

## 一、白血病肾损害

知识点1：白血病肾损害的概念　　　　　　　　　副高：熟练掌握　正高：熟练掌握

白血病是由于造血系统中某一系列细胞的异常肿瘤性增生，并在骨髓、肝、脾、淋巴结等各脏器广泛浸润，从而导致贫血、出血和感染等临床表现的造血系统的恶性肿瘤性疾病。白血病细胞进入血流浸润破坏其他组织和器官，产生各器官受损的表现。罹患白血病时肾脏受累的发生率高，肾脏为急性白血病的第三个容易浸润的器官。白血病肾损害表现为梗阻性肾病、急性肾衰竭、肾炎综合征和肾病综合征等。

知识点2：白血病肾损害的流行病学　　　　　　　副高：熟练掌握　正高：熟练掌握

尸检材料分析显示，白血病时肾脏白血病细胞浸润非常常见，其发生率在42%~89%。不同类型白血病肾脏浸润的发生率有所不同，慢性淋巴细胞白血病、急性淋巴细胞白血病、慢性粒细胞白血病和急性粒细胞白血病的肾脏浸润分别占63%、53%、38%和33%。随着治疗的改进，急性白血病的肾脏浸润发生率已明显减少，而慢性白血病的肾脏浸润发生率无明显变化。

知识点3：白血病肾损害的病因病理　　　　　　　副高：熟练掌握　正高：熟练掌握

（1）白血病细胞直接浸润　白血病细胞常直接浸润肾脏，其发生率高可能与胚胎期肾脏亦属造血组织有关。其浸润部位包括肾实质、肾血管、肾周围组织及泌尿道。肾浸润的发生率高可能与胚胎期肾脏亦属造血组织有关。急性单核细胞白血病及急性淋巴细胞白血病时最易浸润肾脏。

（2）肾小球疾病　白血病合并的副肿瘤性肾小球病多见于慢性淋巴细胞白血病，可表现为膜增生性肾小球肾炎、膜性肾病、微小病变肾病以及局灶节段性肾小球硬化症等多种肾脏病理表现，每一种病理类型的发病机制可能有所不同。可能的机制包括以下几方面。

1）冷球蛋白血症肾损害：慢性淋巴细胞白血病的肿瘤细胞可分泌大量的多克隆免疫球蛋白而形成混合性（Ⅱ型和Ⅲ型）冷球蛋白血症。少数患者的肿瘤细胞尚可分泌单克隆的免疫球蛋白产生Ⅰ型的冷球蛋白血症，冷球蛋白沉积肾脏而导致肾损害。常见的光镜病理表现为膜增生性肾炎。

2）非冷球蛋白性的特殊蛋白沉积性肾损害：肿瘤细胞产生单克隆的免疫球蛋白轻链，后者沉积在肾脏导致轻链沉积病以及肾脏淀粉样变性；少数患者可发生免疫触须样肾小球病，表现为肾小球内微管样结构物质沉积，肾小管基膜无轻链沉积。

3）细胞免疫致病：慢性淋巴细胞白血病可出现T辅助细胞/T抑制细胞比例异常，导致

T细胞免疫功能紊乱，并可释放多种细胞因子导致肾小球通透性增加，而引起蛋白尿，甚至肾病综合征。

4）感染：某些病毒感染可能通过不同机制同时导致肾脏损害和白血病。

（3）代谢异常　白血病患者的细胞核蛋白代谢加速，尿酸生成增加，可在化疗前或化疗过程中出现高尿酸血症并可出现急性高尿酸血症肾病、慢性高尿酸血症肾病以及尿路结石。随着在抗肿瘤治疗过程中别嘌醇的常规预防性使用，由于高尿酸血症导致的肾损害发生率已明显减少。但是，在肿瘤负荷过重或使用快速有效的治疗方案治疗后肿瘤细胞迅速崩解，尿酸生成大量增加，特别是在未使用别嘌醇预防或合并脱水或尿pH偏酸时，则易造成尿酸沉积于肾组织导致急性尿酸肾病，甚至急性肾衰竭。

（4）电解质紊乱　少数白血病患者可出现高钙血症，其发生的原因可能是由于白血病细胞浸润骨骼引起骨质破坏，或肿瘤细胞旁分泌甲状旁腺激素相关蛋白，导致过多钙释放进入血液循环所致。持续长期高钙血症可导致高钙血症性肾病。白血病病程中可出现低血钾，也可导致肾小管损害。

（5）其他　单核细胞和粒-单核细胞白血病可产生大量溶菌酶，使近端肾小管受损，表现为低血钾、酸中毒、碱性尿及肾性糖尿。某些化疗药物也可导致肾脏损害。

---

**知识点4：白血病肾损害的肾脏病理**　　　　　　副高：熟练掌握　　正高：熟练掌握

（1）白血病在肾组织浸润表现　肾重量明显增加，肾脏表面有时可见出血，病理改变分为两型。

1）弥漫浸润型：肾大，颜色变白，切面上髓放线纹理不清，镜下肾单位被浸润肿瘤细胞分成间隔。见于急、慢性白血病。

2）结节型：可见数毫米到数厘米大小不等的结节，急性白血病者病变可分布于皮质和髓质，慢性白血病者的病变多分布于皮质和皮髓质交界处。肾脏白血病细胞浸润以急性淋巴细胞白血病最常见，其次为慢性淋巴细胞白血病，而急性粒细胞白血病相对少见。

（2）肾小球病　本病常见于慢性淋巴细胞型白血病，最常见的病理类型为膜增生性肾炎，其次为膜性肾病，也可表现为微小病变型肾病、局灶节段肾小球硬化症、ANCA相关性新月体性肾炎，少数患者可表现为轻链蛋白尿、免疫触须样肾小球病和肾脏淀粉样变性等特殊蛋白沉积病。

（3）尿酸肾病的表现　某些患者肾小管、肾盏、肾盂有尿酸结晶沉积，甚至形成尿酸结石，同时发现肾小管扩张及肾小管损害等梗阻性肾病组织学改变。肾间质呈间质性肾炎改变。

（4）高钙血症性肾病及慢性低钾性肾病的相应表现。

---

**知识点5：白血病肾损害的临床表现**　　　　　　副高：熟练掌握　　正高：熟练掌握

（1）白血病肾脏浸润表现　白血病肾脏浸润相当常见，但绝大多数患者无症状。部分患者可出现镜下血尿、白细胞尿等尿检异常。极少数患者可出现双肾明显增大、急性肾衰竭，经过化疗后，肾功能可恢复正常。

（2）梗阻性肾病 由于白血病患者的核蛋白代谢加速，尿酸生成增加；化学药物（特别是甲氨蝶呤）治疗时，肿瘤细胞迅速崩解，尿酸生成大量增加，脱水或尿pH值偏酸时更易使尿酸沉积于肾组织、泌尿道、导致肾结石或急性尿酸肾病。尿酸肾病常出现腰痛，多为单侧性，有时伴肾绞痛，有时可有尿酸结石排出。严重可表现为急性肾衰竭。

（3）肾小球疾病表现 约50%的患者肾脏病和白血病表现同时出现，甚至于少数患者以肾脏病为首发表现而就诊。85%的患者表现为肾病综合征，1/3的患者可有不同程度的肾衰竭表现。经过有效的化疗后，多数患者的肾脏表现可获完全缓解。

（4）肾小管-间质病变表现 临床表现多尿、肾性糖尿、碱性尿，严重者出现急性肾衰竭，此时双肾增大。偶表现为肾性尿崩症。

（5）慢性肾衰竭 极少数患者由于对治疗效果不佳或治疗不及时，肾脏病变可缓慢进展成慢性肾衰竭。

| 知识点6：白血病肾损害的临床实验室检查 | 副高：熟练掌握 正高：熟练掌握 |

（1）血象 贫血程度轻重不一，血小板大多减少，白细胞计数可以正常、减低或增高。血片中出现相当数量有核仁的原始细胞，一般＞30%。

（2）尿液检查 可有蛋白、红细胞、尿糖等。

（3）血液生化检查 ①尿酸增高；②高血钙；③肾衰竭时BUN、血肌酐增高。

| 知识点7：白血病肾损害的诊断 | 副高：熟练掌握 正高：熟练掌握 |

白血病引起肾脏浸润多数无临床表现。故在白血病的诊治过程中应密切观察，一旦出现尿异常（蛋白尿、血尿、肾性糖尿、尿溶菌酶升高等）、肾区疼痛或肿块时，应及时做肾脏B超检查有助于确诊，必要时可行肾活检。

白血病肾损害的诊断，需满足以下3个标准：①肾脏病合并有白血病；②肾脏表现随着白血病的缓解而缓解，白血病复发后肾脏病再次出现或加重；③冷球蛋白血症阳性或有M带。

白血病化疗前及化疗中检查血尿酸、尿尿酸、血常规、肾功能及电解质等，可早期发现尿酸致肾脏损伤及电解质紊乱。

| 知识点8：白血病肾损害的治疗 | 副高：熟练掌握 正高：熟练掌握 |

（1）白血病的治疗 根据白血病的类型采用不同的化疗方案。由于同时存在多系统的病变和影响疗效预后的多种因素，通常需与血液病专科医师共同协商后制订合理治疗方案。随着白血病治疗缓解，肾脏病可相应好转。发生肾衰竭者，可考虑肾脏替代治疗。

（2）防止尿酸肾病 避免脱水及酸性尿等诱发尿酸沉积因素。化疗前至少3天开始用别嘌呤醇，控制血尿酸和尿尿酸在正常范围。化疗期间应补充液体、碱化尿液，使尿pH维持在6.5～7.0。已发生尿酸肾病时，除继续用别嘌醇外，要加碱性药以碱化尿液及补液以减少尿酸的沉积。

（3）肾脏病治疗 与原发肾脏病治疗相似。大量蛋白尿、甚至呈肾病综合征时，可用免疫抑制剂。肾衰竭者可用透析治疗。

| 知识点9：白血病肾损害的预后 | 副高：熟练掌握 正高：熟练掌握 |
| --- | --- |

与原发病有关，与白血病的分型关系密切。

## 二、淋巴瘤肾损害

| 知识点10：淋巴瘤肾损害的概念 | 副高：熟练掌握 正高：熟练掌握 |
| --- | --- |

淋巴瘤是一组以淋巴细胞或组织细胞在淋巴结或其他淋巴组织中异常增生为特征的恶性肿瘤。临床表现为无痛性淋巴结肿大、肝脾肿大、发热、贫血和恶病质等。可累及肾脏，引起肾脏病表现。淋巴瘤的肾损害主要有3种类型：淋巴瘤的肾脏浸润、肾小球疾病和电解质紊乱导致的肾损害。

| 知识点11：淋巴瘤的流行病学 | 副高：熟练掌握 正高：熟练掌握 |
| --- | --- |

男性多于女性，各年龄组均可发病，以20～40岁为最多。本病在我国并不少见。

| 知识点12：淋巴瘤肾损害的病因病理 | 副高：熟练掌握 正高：熟练掌握 |
| --- | --- |

（1）T淋巴细胞功能缺陷 霍奇金病患者的Th淋巴细胞分化异常，表现为Th2淋巴细胞增多，而Th1淋巴细胞减少，因此可出现Th1细胞介导的迟发型细胞免疫功能缺陷，可能通过IL-13、NF-κB等多种细胞因子的作用导致肾小球通透性增加，进而引起蛋白尿，甚至肾病综合征。

（2）冷球蛋白血症肾损害 非霍奇金淋巴瘤的相关肾小球病的发病机制可能与霍奇金淋巴瘤有所不同。非霍奇金淋巴瘤可通过肿瘤细胞分泌大量免疫球蛋白而引起Ⅱ型冷球蛋白血症导致肾损害。

（3）非冷球蛋白性的特殊蛋白沉积性肾损害 肿瘤细胞可产生单克隆的免疫球蛋白轻链，后者沉积在肾脏导致淀粉样变性以及轻链沉积病。

（4）肿瘤直接损伤 淋巴瘤可原发于膀胱、肾脏等直接造成损伤，也可以播散累及肾脏、压迫肾脏血管和输尿管等造成肾脏损伤。肿瘤的代谢物及其造成的代谢紊乱、反复化疗、放疗也可以导致治疗相关的肾脏损伤。

| 知识点13：淋巴瘤肾损害的肾脏病理 | 副高：熟练掌握 正高：熟练掌握 |
| --- | --- |

（1）淋巴瘤肾脏浸润 89%的病例为淋巴瘤的直接浸润肾脏，其余为肾周围淋巴瘤累及肾脏。74%的病例表现为双侧肾脏浸润，肾脏重量增加。肉眼观察61%的病例可见多发性结

节，7%可见单发性结节，少数表现为肾脏弥漫性增大或外观正常；显微镜下瘤细胞于肾间质呈弥漫性浸润，引起肾实质变性、坏死和萎缩；亦可见瘤细胞呈局灶或弥漫性肾小球内浸润。

（2）肾小球疾病

1）霍奇金淋巴瘤：最常见的病理类型为肾小球微小病变（42%），其次为肾脏淀粉样变性（37%），亦可出现局灶节段性肾小球硬化症、膜性肾病、膜增生性肾炎以及新月体性肾炎。

2）非霍奇金淋巴瘤：最常见的病理类型为膜增生性肾炎（25%），其次为肾小球微小病变，尚可表现为膜性肾病、新月体性肾炎、肾脏淀粉样变性以及轻链沉积病。

---

**知识点14：淋巴瘤肾损害的临床表现**　　　　副高：熟练掌握　　正高：熟练掌握

（1）肾脏淋巴瘤浸润的表现　淋巴瘤肾脏浸润很常见，常见的临床表现包括肾区肿物、高血压、氮质血症和肉眼血尿，少数病例由于肾外淋巴瘤浸润或巨大肾脏肿物压迫肾盂、输尿管可造成输尿管扩张和肾盂积水等表现。根据病理表现将肾脏淋巴瘤分为肾间质浸润型和肾小球浸润型。

（2）肾小球疾病的临床表现　肾小球疾病的表现多数在淋巴瘤确诊同时或之后出现，约40%出现在淋巴瘤确诊之前。

1）肾病综合征：50%～100%表现为肾病综合征，常表现为激素抵抗型或激素依赖型肾病综合征。肾病综合征随淋巴瘤的恶化或缓解相应加剧或好转。

2）肾炎综合征：典型者表现蛋白尿、血尿、高血压、水肿，可有管型尿，肾区钝痛，偶可于肾区触及肿块。

3）肾功能不全：淋巴瘤细胞广泛浸润双侧肾脏，产生高血压、少尿和血肌酐升高等肾功能不全症状，可因尿酸梗阻性肾病引起急性肾衰竭。恶性淋巴瘤可因后腹膜增大的淋巴结压迫尿路引起梗阻性肾病，严重者出现急性肾衰竭。

---

**知识点15：淋巴瘤肾损害的辅助检查**　　　　副高：熟练掌握　　正高：熟练掌握

（1）血常规　可有贫血。

（2）尿沉渣　蛋白尿、血尿、管型尿。

（3）肾功能检查　血肌酐升高，血尿酸升高。

（4）肝脾肿大。

（5）淋巴结活检针吸涂片、淋巴结印片及病理切片。

---

**知识点16：淋巴瘤肾损害的诊断**　　　　副高：熟练掌握　　正高：熟练掌握

淋巴瘤时肾病综合征的特点：①肾病综合征多在淋巴瘤病程中出现，但也可发生在淋巴瘤之前或在淋巴瘤后数月至数年；②肾病综合征能随淋巴瘤恶化或缓解而相应地加重或减轻。凡中年以上患者初次发生肾病综合征均应除外淋巴瘤所引起。

为提高淋巴瘤肾浸润的诊断率，对淋巴瘤患者应密切观察，发现下列异常者可考虑肾脏浸润：①B超、静脉肾盂造影、CT或磁共振表明双肾大或变形；②尿常规异常（蛋白尿或血尿）；③不能用其他原因解释的高血压、肾功能不全。

病理活检是确诊的最主要依据。对于以肾脏病变为主要表现的淋巴瘤，X线检查常有初筛的作用；必要时静脉肾盂造影；盆腔和腹部的B超对于发现腹膜后的病变非常有帮助；CT、MRI检查对不同部位的淋巴瘤的诊断和分期有重要参考价值。正电子发射断层扫描（PET）技术不仅对确定病变部位，而且对判断病情分期和病变活动程度有重要意义。

---

**知识点17：淋巴瘤肾损害的治疗**      副高：熟练掌握    正高：熟练掌握

治疗淋巴瘤肾损害的原则是治疗淋巴瘤为主，治疗肾脏病为辅。首先应该及时地采取适当化学治疗或放射治疗淋巴瘤。目前多采用几种药物联合化疗，常用的化疗方案有环磷酰胺－多柔比星－长春新碱－泼尼松（CHOP）方案和阿奇霉素－博来霉素－长春碱－达卡巴嗪（ABVD）方案等。早期治疗淋巴瘤缓解者，肾脏损害多可减轻或痊愈。肾衰竭者可予透析治疗。

### 三、实体肿瘤肾损害

---

**知识点18：实体肿瘤肾损害的概念**      副高：熟练掌握    正高：熟练掌握

资料显示实体肿瘤相关性肾损害并不少见，实体肿瘤肾损害包括肿瘤直接侵犯肾脏所致肾损害、免疫机制所致肾脏损害和高尿酸血症及高钙血症等肿瘤代谢异常所引起的肾损害，狭义实体肿瘤肾损害系指由免疫机制所致肾脏损害又称为副肿瘤性肾小球病或肿瘤相关性肾小球损伤。实体肿瘤可在肾损害之前、肾损害同时或肾损害确诊后的一段时之内被确诊。

---

**知识点19：实体肿瘤肾损害的发病机制**      副高：熟练掌握    正高：熟练掌握

（1）肿瘤相关性抗原－抗体复合物介导的肾小球病变   肿瘤相关性抗原如癌胚抗原（CEA）刺激宿主产生抗肿瘤抗体，抗原抗体形成可溶性复合物，沉积于肾小球，然后激活补体系统而致病。

（2）病毒抗原－抗体复合物介导的肾小球病变   某些肿瘤相关性肾病患者的恶性肿瘤在肾病确诊之后的1～5年确诊，而这些患者在确诊肾病的同时并未发现有任何肿瘤的证据，因此部分肿瘤相关性肾病的发病不能用肿瘤相关性抗原－抗体复合物介导的肾小球病变解释，推测这些患者的肾病和肿瘤分别是由某些病毒慢性感染通过不同机制所致。

（3）非肿瘤性自身抗原致病   Higgins报道播散型燕麦细胞癌并发肾病综合征患者的血清中检出抗核抗体。在肾小球基膜内及上皮下发现IgG、C3沉积，沉积物经DNA特异染色呈阳性反应。同时在肿瘤的坏死区及癌转移部位，也显示细胞外局限性的DNA阳性，表明坏死肿瘤产生大量DNA，使体内产生抗DNA抗体，形成免疫复合物，引起肾脏损害。

（4）ANCA相关性血管炎   有报道显示肺癌、泌尿系肿瘤和结肠癌等可伴发ANCA相关性血管炎表现。但是，肿瘤导致ANCA相关性的血管炎的机制还不清楚。

知识点20：实体肿瘤肾损害的临床表现　　　副高：熟练掌握　正高：熟练掌握

（1）临床表现共同点　多数患者呈现大量蛋白尿和/或肾病综合征表现，可有镜下血尿和轻度的肾功能减退，严重肾衰竭者少见。

（2）肾脏病理类型与临床表现

1）膜性肾病：44%～69%实体肿瘤肾损害的病理类型是膜性肾病。肺癌、胃肠道肿瘤、乳腺癌、卵巢癌、肾癌、胰腺癌、前列腺癌和睾丸精原细胞瘤等均可引起膜性肾病，其中以前两者最为常见。与特发性膜性肾病相比，实体肿瘤诱发的膜性肾病以50岁以上男性多见，所有患者均表现为肾病综合征；肾脏病的症状随肿瘤的有效治疗而缓解，随着肿瘤的复发而加重。

2）IgA肾病：多数患者临床表现轻微，表现为无症状性蛋白尿和/或血尿，约半数患者在术后2～3个月尿化验异常可消失。

3）微小病变肾病：实体肿瘤引起肾小球微小病变者较少见，所有研究均仅限于个案报道。肺癌、卵巢癌、乳腺癌、肾癌、消化道肿瘤以及恶性间皮瘤可引起微小病变肾病。临床表现为肾病综合征，多数患者的肾功能正常，与原发性微小病变的主要不同点是多数患者的发病年龄均超过了65岁。肿瘤缓解后，肾病表现可消失或好转。

4）新月体性肾炎：7%～9%的新月体性肾炎可能为实体肿瘤肾损害。其临床和病理表现与特发性新月体性肾炎相似，部分患者可出现ANCA相关性血管炎的相应表现，若及时采取有效的治疗，约半数患者的肾脏病表现可获缓解。

5）其他少见的病理类型：膜增生性肾炎、继发性肾脏淀粉样变和溶血性尿毒症综合征-血栓性血小板减少性紫癜（HUS-TTP）是非常少见的实体肿瘤肾损害的病理表现，分别可见于恶性黑色素瘤、肾癌以及胃癌、胰腺癌和前列腺癌等实体性肿瘤。

知识点21：实体肿瘤肾损害的诊断　　　副高：熟练掌握　正高：熟练掌握

（1）诊断线索　以下情形应该仔细除外实体肿瘤肾损害：①50岁以上的肾脏病患者；②临床有浅表淋巴结肿大或胸（腹）腔淋巴结肿大者；③水肿合并体重下降者；④体检发现有肿物者；⑤膜性肾病。

（2）诊断标准　确诊实体肿瘤肾损害，需满足以下3个标准：①手术彻底切除肿瘤或化疗肿瘤完全缓解后，肾脏病的临床与病理表现亦获缓解；和/或②肿瘤复发后肾脏病再次出现或加重；和/或③肾组织上检查肿瘤抗原和/或抗体阳性。

知识点22：实体肿瘤肾损害的治疗　　　副高：熟练掌握　正高：熟练掌握

治疗实体肿瘤肾损害应该采取治疗肿瘤为主，治疗肾脏损害为辅的原则，但应注意预防肿瘤治疗过程中的肾脏损害。对于呈肾病综合征表现者，可参考肾病综合征的相应治疗措施；对于表现肾衰竭者，可给予相应保护肾功能、适时安排肾脏替代的治疗。多数患者在肿瘤治愈或缓解后，肾脏表现可逐渐消失或好转。

# 第三节 肿瘤治疗过程中的肾损害

## 一、溶瘤综合征

| 知识点1：溶瘤综合征的概念 | 副高：熟练掌握 正高：熟练掌握 |

溶瘤综合征（TLS）是指在白血病或其他肿瘤的化疗过程中，由于肿瘤细胞代谢旺盛或化疗导致肿瘤细胞大量崩解所引起的一组综合征。TLS的表现特点是高尿酸血症、高磷血症、低钙血症、高钾血症和ARF。

根据发病机制的不同可将TLS分为急性尿酸性肾病所致ARF、高磷血症相关性ARF和混合型3种类型。在使用别嘌醇预防TLS之前，急性高尿酸肾病是TLS的常见类型，约占急性淋巴细胞性白血病的10%。在使用别嘌醇预防后，急性高尿酸血症导致的TLS明显减少，而高磷血症相关性ARF已成为TLS的主要类型。

| 知识点2：溶瘤综合征的病因病理 | 副高：熟练掌握 正高：熟练掌握 |

高尿酸血症性肾病系由尿酸盐在肾小管内沉积造成肾小管的机械性梗阻、尿酸对上皮和内皮细胞的直接损害以及活化机体的免疫系统而导致的肾脏急性损害；高磷血症相关性ARF可能系由磷酸钙在肾脏沉积以及磷对肾小管的直接毒性所致的肾脏损害。

所有的恶性肿瘤均可引起TLS，但以低分化的恶性淋巴瘤（如Burkitti淋巴瘤）和白血病，特别是急性淋巴细胞白血病，最为常见。恶性肿瘤患者发生TLS的高危因素包括高尿酸血症、肾功能不全、肿瘤的快速增长、对化疗高度敏感性以及低血容量。

| 知识点3：溶瘤综合征的诊断 | 副高：熟练掌握 正高：熟练掌握 |

（1）TLS的诊断标准（Cairo-Bishop标准） 多数病例的TLS是在化疗期间出现，约25%病例由于肿瘤负荷过重，肿瘤细胞代谢旺盛而发生于治疗之前。TLS诊断标准：在治疗前3天之内和化疗7天后，患者出现以下化验异常中的2项以上者（包括2项）：①血尿酸≥8mg/dl（≥476μmol/L）或超过基础值的25%；②血钾≥6.0mmol/L或超过基础值的25%；③血磷≥4.5mg/dl（≥1.45mmol/L）或超过基础值的25%；④血钙≤7mg/dl（≤1.75mmol/L）或降低超过基础值的25%。

（2）TLS的临床诊断标准 满足TLS的实验室诊断标准，再具备如下临床表现之一者，可诊断TLS：①血肌酐升高超过正常值上限的1.5倍；②心律失常或猝死；③抽搐。

| 知识点4：溶瘤综合征的治疗 | 副高：熟练掌握 正高：熟练掌握 |

（1）纠正可逆因素 在肿瘤患者接受化疗或放疗之前，应该去除引起肾功能不全的容量

不足、高钙血症和泌尿系梗阻等可逆因素。

（2）预防性降低尿酸治疗和水化　至少应该在治疗前2天内，给予降血尿酸的药物和补液治疗，保证每日尿量在2500ml以上。推荐预防TLS降低血尿酸的药物有别嘌醇。别嘌醇可有效降低血尿酸的生成，但是该药物的过敏反应、可发生黄嘌呤肾病等副作用以及应用于肾衰竭患者时需要调整药物剂量等因素限制了其在部分患者中的应用。目前，一般建议对发生TLS低危肿瘤的患者采用别嘌醇预防。

（3）碱化尿液　口服碳酸氢钠使尿pH维持在6.5~7.0，以防止尿酸在肾脏的沉积。

## 二、化疗药物的肾毒性和肾损害

知识点5：常见化疗药物的肾毒性及肾损害的发生机制

副高：熟练掌握　正高：熟练掌握

**表12-1　常见化疗药物的肾毒性及肾损害的发生机制**

| 药　物 | 肾毒性类型 | 机　制 | 预　防 |
|---|---|---|---|
| 环磷酰胺 | 低钠血症，出血性膀胱炎 | 直接影响远端小管 | 使用美司钠，充分水化 |
| 异环磷酰胺 | Fanconi综合征，肾小管酸中毒 | 丙烯醛及氯乙酸导致 | 使用美司钠，充分水化 |
| | 肾源性糖尿病，出血性膀胱炎 | 近端小管损伤 | 监测电解质 |
| 顺铂 | 肾衰竭，肾小管酸中毒 | | 充分水化，强力利尿 |
| | 低镁血症 | 损伤肾小管间质 | 细胞保护剂（氨磷汀） |
| 卡铂 | 较少，低镁血症 | 可逆性小管损伤 | |
| 亚硝基脲 | 进行性肾衰竭 | 肾小球硬化、纤维化 | |
| 链佐星 | 蛋白尿、小管损伤 | 近端小管损伤 | |
| 丝裂霉素C | 溶血尿毒症综合征 | 微血管病损伤 | |
| 甲氨蝶呤 | 非少尿性肾衰竭 | 甲氨蝶呤小管内沉积 | 充分水化，强力利尿 |
| 白介素-2 | 肾前性氮质血症 | 毛细血管渗漏综合征 | 严格适应证，避免联合其他肾毒性药物 |
| 干扰素 | 蛋白尿、肾衰竭 | 急性肾小管坏死 | |

知识点6：顺铂的肾毒性和肾损害

副高：熟练掌握　正高：熟练掌握

顺铂是目前使用最为广泛的、有效的化疗药物之一，对实体肿瘤、睾丸和卵巢转移癌显效，此药物有肾毒性，反复应用可引起肾功能持续下降。

（1）发生机制　①肾小管的直接毒性作用：顺铂可直接损伤肾小管，尤以近端肾小管S段损伤更为突出，在细胞内低氯时更易发生肾小管损伤。②细胞因子：顺铂对肾衰竭小鼠的肾组织中肿瘤坏死因子（tumornecrosis factor，TNF）-α、转化生长因子（transforming growth factor，TGF）-β等细胞因子表达增加，同时血、肾组织和尿中TNF-α浓度亦增加，使用TNF-α合成抑制药己酮可可碱或抗TNF-α抗体可以减轻顺铂肾损害程度，而TNF-α缺乏的小鼠则不会出现顺铂的肾损害表现。

（2）临床表现　①肾衰竭表现，25%～42%的患者在首次使用顺铂后可发生轻度可逆性肾衰竭，多数患者尿量常在1000ml/d以上，尿检显示等渗尿；②低镁血症，约50%以上的患者可出现低镁血症。低镁血症是由于肾性失镁所导致。

（3）治疗　①避免同时使用其他的肾毒性药物；②水化和利尿治疗：目前最常用的预防顺铂的肾损害方法是使用生理盐水水化联合利尿治疗，具体方法为，在注射顺铂前静脉输注生理盐水250ml/h，并持续至化疗完成后的几个小时，同时使用呋塞米利尿治疗；③茶碱：动物实验研究结果提示茶碱可以预防顺铂的肾毒性；④预防；在患者出现血肌酐升高时，及时停药可以防止肾功能恶化。在治疗结束时，肾小球滤过率>60ml/（min·1.73m²）者，肾功能可恢复正常或长期维持稳定。

| 知识点7：异环磷酰胺的肾毒性和肾损害 | 副高：熟练掌握　正高：熟练掌握 |

异环磷酰胺是人工合成的环磷酰胺类似物，常和顺铂、足叶乙苷或长春新碱联合治疗转移性的生殖细胞睾丸癌和一些肉瘤。该药可直接损伤近端肾小管，药物累计剂量超过100g/m²时易出现肾毒性。临床表现的突出特点是急性肾小管功能障碍，可出现以下一种或一种以上的临床表现。

（1）临床表现　①Ⅰ型或Ⅱ型肾小管酸中毒；②近端肾小管回吸收磷障碍所致低磷血症；③肾性糖尿、氨基酸尿和尿β₂-微球蛋白增高；④多尿；⑤低钾血症，此外部分患者尚可出现轻度的GFR降低。

（2）治疗　肾损害发生后，及时停药，多数病例的肾小管功能可恢复正常，仅约4%的患者遗留永久性的复合性肾小管功能障碍。

| 知识点8：亚硝基脲类的肾毒性和肾损害 | 副高：熟练掌握　正高：熟练掌握 |

亚硝基脲类药物是一组细胞周期非特异性作用的抗肿瘤药物，长期使用卡莫司汀（双氯乙基亚硝脲）、洛莫司汀（环己亚硝脲）、司莫司汀和链佐星等亚硝基脲类药物均可导致慢性进展性间质性肾炎，其原因不明。

肾脏损害的程度与剂量及年龄有关。儿童在大剂量使用（累计剂量>1200mg/m²）时，肾脏毒性非常常见，肾损害发生后在3～5年内发展至肾衰竭，肾脏病理主要表现为肾小球硬化、肾间质纤维化，肾小球内无免疫复合物沉淀。成年人在使用低剂量的司莫司汀化疗（累计剂量<1400mg/m²）时，一般不出现明显的肾损害症状；相反，若药物累计剂量>1400mg/m²，则26%患者在治疗结束1个月至2年内发生肾功能不全；停用此类药物后，多数患者肾功能可长期保持稳定。

| 知识点9：甲氨蝶呤的肾毒性和肾损害 | 副高：熟练掌握　正高：熟练掌握 |

常规剂量的甲氨蝶呤0.5～1.0g/m²，肾毒性不常见；大剂量（1.0～1.5g/m²）使用时，由

于该药物90%以原形从肾脏排泄，因此可以在肾小管沉积并且造成肾小管损伤，导致急性肾衰竭。患者在合并容量不足或存在酸性尿液时，甲氨蝶呤更容易在肾脏沉积。

大量补液（补充3L/d葡萄糖液体）既可以保持较多尿量又可以降低肾小管液中甲氨蝶呤的浓度，从而降低药物的肾毒性；每日补充44～46mmol的碳酸氢钠碱化尿液，使尿pH > 7.0，此时甲氨蝶呤的溶解度可增加至10倍。上述措施单独或联合使用，可以降低甲氨蝶呤肾损害的发生机会。多数甲氨蝶呤肾损害是可逆的，血肌酐通常在1周之内达高峰，在1～3周可恢复到基础水平。

当出现急性肾衰竭时，可予大剂量呋塞米利尿以冲刷肾小管，减轻肾内梗阻，促使肾功能恢复；同时可予碱化尿液防止药物在肾脏继续沉积。

### 三、化疗相关性血栓性微血管病

| 知识点10：丝裂霉素C的肾毒性和肾损害 | 副高：熟练掌握 正高：熟练掌握 |
|---|---|

丝裂霉素C是一种抗肿瘤性抗生素，属高毒性烷化剂，该药物的肾毒性常见表现为血栓性血小板减少性紫癜/溶血尿毒症综合征。常发生于用药6个月后，肾毒性表现和药物的累计剂量密切相关。据统计，丝裂霉素C累积量达$50mg/m^2$、$50～69mg/m^2$和$> 70mg/m^2$时，肾损害的发生率分别为2%、11%和28%。肾损害常发生于肿瘤明显缩小或消失后，典型表现为缓慢进展性肾衰竭、高血压，尿沉渣镜检所见相对轻微。经过血浆置换治疗后，患者的肾衰竭常可逆转。

为了预防肾损害，对于肾功能正常者，可每隔8周使用丝裂霉素C $10～15mg/m^2$，累计剂量不要超过$50mg/m^2$；对于肾功能不全者应用时应该调整药物剂量，由于此药物仅有20%通过肾脏排泄，因此对于内生肌酐清除率<10ml/min的患者减量25%即可，但累计剂量不要超过$40mg/m^2$，在治疗过程中应该密切观察有无TTP/HUS的相关表现。

| 知识点11：双氟脱氧胞苷的肾毒性和肾损害 | 副高：熟练掌握 正高：熟练掌握 |
|---|---|

双氟脱氧胞苷是一种新型的抗肿瘤药物，属细胞周期特异性嘧啶拮抗药，用以治疗胰腺癌、膀胱癌和晚期小细胞肺癌。该药物可引起血栓性微血管病，发生率为0.015%～0.31%，多在使用双氟脱氧胞苷8个月后，累计药物剂量达$9～56g/m^2$。78%患者的首发表现为新发生的高血压或原有高血压恶化，逐渐发生急性肾衰竭以及血管内溶血等表现，其中1/3患者表现为严重肾衰竭，需接受透析治疗。

主要治疗措施包括停用双氟脱氧胞苷、积极控制血压以及血浆置换治疗。多数患者肾功能可维持稳定，少数患者肾功能可完全恢复正常。

### 四、二膦酸盐（帕米膦酸钠）相关性肾损害

| 知识点12：二膦酸盐的肾损害表现 | 副高：熟练掌握 正高：熟练掌握 |
|---|---|

二膦酸盐是一类防止骨吸收药，可用于广泛骨转移瘤和恶性肿瘤相关性高钙血症的治

疗。现代研究证明帕米膦酸钠可以减少多发性骨髓瘤和晚期乳腺癌的骨骼并发症的发生。过量帕米膦酸钠治疗可出现肾病综合征表现，甚至导致终末期肾病，停用后蛋白尿逐渐缓解，肾功能逐渐好转。由于肾脏是二膦酸盐排泄的唯一途径，中、重度肾衰竭患者用药需慎重。

肾脏病理表现特点是局灶肾小球硬化伴有肾小球基膜的塌陷皱缩，肾小球中细胞明显增生，肾小球上皮细胞足突广泛融合。近端肾小管可出现上皮细胞肿胀、空泡变性、脱落等表现，部分患者可出现急性肾小管坏死。

| 知识点13：二膦酸盐肾损害的防治原则 | 副高：熟练掌握　正高：熟练掌握 |
| --- | --- |

二膦酸盐肾损害的防治原则：①在使用帕米膦酸钠治疗期间，应该密切监测尿化验；②GFR在$10 \sim 20$ml/(min·1.73m²)的患者无需调整帕米膦酸钠剂量，GFR $< 10$ml/(min·1.73m²)时取决于血钙水平：$Ca^{2+} > 4.0$mmol/L，给予60mg帕米膦酸钠，$Ca^{2+} < 4.0$mmol/L，给予30mg，也可先给予帕米膦酸钠30mg，未见改善则24小时后重复给药。氯屈膦酸钠对GFR在$10 \sim 50$ml/(min·1.73m²)的患者剂量需减少50%，如果GFR $< 10$ml/(min·1.73m²)，则禁用；③在治疗期间出现蛋白尿或肾衰竭时，应该尽早停药。

## 五、放射治疗与肾脏损伤

| 知识点14：放射性肾炎的概念 | 副高：熟练掌握　正高：熟练掌握 |
| --- | --- |

放射性肾炎是肾脏受到电离辐射后出现的坏死、萎缩和硬化的病变过程。

| 知识点15：放射性肾炎的发病机制 | 副高：熟练掌握　正高：熟练掌握 |
| --- | --- |

放射性肾炎的发病机制不清楚，可能与放射直接损害细胞DNA导致细胞再生降低所致。电镜观察发现这种病变过程开始于肾小球内皮细胞、肾小管上皮细胞和其相应的基膜变性，直至坏死、肾内动脉血栓形成导致肾实质结构破坏，最终导致肾脏萎缩和纤维化。

| 知识点16：放射性肾炎的临床表现 | 副高：熟练掌握　正高：熟练掌握 |
| --- | --- |

放射性肾炎的临床表现为进行性高血压和肾功能损害，还有导致肾动脉狭窄的可能，并且呈不可逆的过程。肾损害的程度与放射剂量有关，两肾放射剂量在5周内超过23Gy时有发生放射性肾炎的可能。

| 知识点17：放射性肾炎的预防 | 副高：熟练掌握　正高：熟练掌握 |
| --- | --- |

尽可能减低放射剂量和对肾区进行有效的防护是预防放射性肾炎的主要措施。ACEI、ARB和肾上腺皮质激素单用和/或联用能改善肾脏病变，严重肾动脉狭窄可行单侧肾脏切除术。

## 六、造血干细胞移植后肾衰竭

知识点18：造血干细胞移植后肾损害的发生　　　副高：熟练掌握　　正高：熟练掌握

造血干细胞移植（HCT）的主要目的是允许使用致死性的化疗方法彻底地治疗恶性肿瘤或血液病，然后应用造血干细胞或前体细胞重建患者的骨髓，从而治愈疾病。传统的（异基因和自体）造血干细胞移植系一种强化清髓的治疗方案，该方案包括大剂量的化疗及放疗彻底消灭肿瘤，摧毁骨髓和输注造血干细胞重建骨髓两部分。清髓治疗和异体的骨髓成分输入均有可能造成不同程度的肾脏功能损伤。

知识点19：造血干细胞移植后肾衰竭的流行病学　　　副高：熟练掌握　　正高：熟练掌握

不同类型的HCT，急性肾衰竭（ARF）的发生率有所不同。

（1）清髓的异基因HCT　53%的异基因HCT患者于术后发生ARF，其中50%需接受透析治疗。异基因HCT后发生需接受透析治疗的ARF发生率为21%～23%，需要肾脏替代治疗者100天内死亡率超过80%。

（2）清髓的自体HCT　自体HCT术后ARF的发生率明显低于异基因HCT。与异基因HCT相比，自体HCT术后不需要使用免疫抑制药，特别是环孢素等有肾毒性的药物以及不存在移植物抗宿主反应，这些可能是自体HCT术后ARF发生率低的主要原因。

（3）不清髓的异基因HCT　多数ARF的原因是和钙调神经磷酸酶（CaN）拮抗药的应用有关，减量后肾功能缓解，静脉闭塞性疾病不再是ARF的主要原因。

知识点20：在HCT术后不同时期ARF的病因分析　　　副高：熟练掌握　　正高：熟练掌握

表12-2　在术后不同时期ARF的病因分析

| HCT术后时期 | | ARF的常见病因 |
| --- | --- | --- |
| 即刻（罕见） | | 溶瘤综合征 |
| | | 输骨髓反映（仅见于自体HCT） |
| 早期 | 肾前性 | 肝肾综合征 |
| | | 低血容量（呕吐，腹泻，败血症状第三间隙丢失） |
| | | 钙调神经磷酸酶抑制药，两性霉素B |
| | 肾性 | 缺血或中毒导致急性肾小管坏死 |
| | | 甲氨蝶呤（罕见） |
| | 肾后性 | 出血性膀胱炎 |
| | | 真菌感染（罕见） |
| 晚期 | | 血栓性微血管病 |
| | | 环孢素或FK506的肾毒性 |

（1）根据ARF发生的时间可将HCT相关性ARF进行分类　在移植后的第1天，患者面临着溶瘤综合征和骨髓输入毒性作用的风险。由于对溶瘤综合征预防措施的广泛应用，目前由此导致的ARF罕见。输骨髓反应系由造血干细胞的冷保存剂——二甲基亚砜所致，该药物可以使红细胞溶血而引发急性肾脏损伤。在清髓的HCT术后前几周之内，患者可能发生多种原因导致的ARF，这些原因包括呕吐和腹泻引起的肾前性因素，肾毒性药物导致的急性肾小管坏死、出血感染性休克导致的急性肾小管坏死以及出血性膀胱炎和尿路真菌感染等引起的尿路梗阻等。

（2）肝肾综合征与静脉闭塞性血管病　①静脉闭塞性血管病的发病情况与高危因素：肝肾综合征是清髓HCT后ARF的最常见原因，90%以上的肝肾综合征是由静脉闭塞性血管病（VOD）所致，极少数是由急性肝脏移植物抗宿主病、病毒性肝炎或药物性肝炎引起的。发生VOD与否和环磷酰胺、马利兰（白消安）和/或全身的放疗的治疗方案密切相关；此外，老年人、女性、晚期肿瘤、腹部放疗、使用两性霉素B、万古霉素或阿昔洛韦等治疗相均是发生VOD的高危因素。②VOD的典型症状：包括体重增加、肝大并肝区疼痛和黄疸。所有的患者均有不同程度的肾功能不全，约50%的VOD发生ARF。多数VOD相关性ARF出现少尿或无尿与低血压，并伴严重的水钠潴留表现与低钠血症，尿钠浓度＜20mmol/L。③非特异性症状：可见于急性肝移植物抗宿主病，败血症或药物导致胆汁淤积症，钙调神经磷酸酶抑制药的肝毒性，胆囊和胃肠外营养治疗，因此临床诊断本病往往很困难。临床症状的发生先后次序有助于诊断本病：VOD一般在HCT后30天内发生，先出现由水钠潴留导致的体重增加、水肿及腹水，后出现黄疸和右上腹痛，最后发生ARF。ARF发生的常见诱因为感染和中毒。

（3）CT相关性慢性肾脏病　HCT后发生慢性肾脏病（CKD）是比较常见的。HCT后发生的CKD常见原因是轻度肾脏血栓性微血管病。临床的典型表现是缓慢进展的肾衰竭、高血压以及与肾功能不平行的贫血。尿化验可见不同程度的蛋白尿和镜下血尿。仔细询问病史常可发现一些轻度血栓性微血管病的证据，如间断或持续性LDH升高，血清珠蛋白降低，血小板减少和贫血，有时可见末梢血中破碎红细胞增多。肾脏影像学检查常无明显异常，典型的病理表现包括系膜溶解、基膜增厚、肾小球内皮细胞肿胀以及肾小管间质纤维化，极少数患者出现膜性肾病等肾小球病理表现。

对于HCT患者应该定期复查尿化验及肾功能，当患者出现肾脏病表现时医师应该仔细地复习HCT前后的病史（如HCT化疗类型，化疗方案及使用肾毒性药物的情况）及相应的化验资料。若肾脏病表现在HCT之后了出现并持续3个月以上，则可诊断HCT相关性CKD。

| 知识点23：造血干细胞移植后肾损害的治疗 | 副高：熟练掌握 | 正高：熟练掌握 |
|---|---|---|

HCT治疗后，应该密切监测患者的肾功能，对ARF患者尽可能早发现早诊断，并根据不同原因及时治疗。出现ARF时，应该慎用肾毒性药物，对于需要接受透析治疗者，可根据患者的病情，当地的医疗条件选择适当的肾脏替代治疗方式，一般认为应优先选用连续性肾脏替代治疗。在肾脏替代治疗过程中应该注意防治出血及感染等并发症。

HCT相关性CKD的治疗同CKD的治疗方案。

| 知识点24：造血干细胞移植后肾衰竭的预后 | 副高：熟练掌握 | 正高：熟练掌握 |
|---|---|---|

重症VOD表现进展性肝衰竭和肾衰竭，这些患者100天内死亡率接近100%，多数非重症患者预后良好。

# 第十三章 感染性疾病相关的肾损害

## 第一节 乙型肝炎病毒相关性肾炎

知识点1：乙型肝炎相关性肾小球肾炎的概念　　副高：熟练掌握　正高：熟练掌握

乙型肝炎相关性肾小球肾炎（HBV-GN）简称乙肝相关性肾炎（HBV相关性肾炎），是指乙型肝炎病毒（HBV）感染人体后，通过免疫反应形成免疫复合物损伤肾小球，或乙型肝炎病毒直接侵袭肾组织而引起的肾小球肾炎。

1971年Combes等首次报道一例成年男性患者于输血后发生肝炎，血清HBsAg持续阳性，16个月后出现肾病综合征，病理为膜性肾病，并在肾小球内有HBsAg沉积。证实了HBV抗原对某些肾炎的致病作用。1979年以后，HBV感染与肾小球肾炎的关系在国内也受到广泛关注。1989年在北京召开的有关本病专题座谈会上，将本病命名为乙型肝炎病毒相关性肾炎。

知识点2：乙型肝炎相关性肾小球肾炎的流行病学　　副高：熟练掌握　正高：熟练掌握

乙型肝炎呈全世界流行，但有显著的地区性差异，在亚洲、非洲的发展中国家感染率高，在发达国家感染率低。肾脏是慢性乙型肝炎最常受累的肝外器官之一。我国是乙型肝炎病毒感染的高发区，在我国普通人群中乙型肝炎病毒携带者的比例约为10%。乙型肝炎病毒相关性肾炎发病率也很高，发病率为16.6%~32%。

知识点3：乙型肝炎相关性肾小球肾炎的病因及发病机制

　　　　　　　　　　　　　　　　　　　　　　副高：熟练掌握　正高：熟练掌握

目前HBV-GN的发病机制尚未明确，可能的发病机制有以下几种：

（1）循环免疫复合物沉积及原位免疫复合物形成　肾活检免疫荧光及电镜发现，HBV-GN患者肾组织中HBV抗原的分布与免疫球蛋白和补体相同，提示了HBV-GN是免疫复合物致病。目前认为，循环免疫复合物沉积在肾组织，通过激活补体及一系列细胞因子导致肾脏免疫损害是HBV-GN主要的发病机制。因为HBV抗原分子量及所带电荷不同，于肾组织中沉积部位也不相同。另外，HBV抗原尤其是分子量较小的HBeAg，可直接穿过肾小球基膜植入上皮下，与循环中的相应抗体在上皮下结合，形成原位免疫复合物，导致肾炎，并加重肾脏损害。HBV-GN患者出现HBeAg向抗-HBe的血清学转换后，病情随之缓解，也为这种机制提供了证据。

（2）病毒直接感染肾脏细胞 通过Southern印迹技术、原位PCR和PCR后位杂交技术等方法，许多学者在HBV-GN患者肾组织中检测到HBV-DNA，阳性率在73%～85%。有的还检测出病毒复制中间体甚至RNA。肾组织中HBV-DNA的存在提示HBV直接感染肾脏细胞致病的可能性。HBV-DNA主要分布于肾小管上皮细胞中，呈胞质型、质核混合型，以胞质型为主；也存在于肾小球上皮细胞和系膜细胞的细胞质及细胞核内，一些病例的肾间质中也同时存在。目前，部分观点认为HBV通过原位复制，并在肾组织中表达HBV抗原，进而引起持续的免疫损伤及病理改变。但HBV-DNA具体的直接致病机制仍不明确。

（3）自身免疫反应 HBV感染后体内可检测出多种自身抗体，包括抗DNA抗体、细胞骨架成分抗体、抗肝细胞膜脂蛋白抗体，都证实了自身免疫的存在，从而进一步导致肾炎。

（4）免疫功能缺陷 有研究表明乙型肝炎病毒相关性膜性肾病患者存在T细胞亚群失衡，$CD4^+$T细胞减少，而$CD8^+$T细胞增多，$CD4^+/CD8^+$值下降，$CD4^+/CD8^+$与24小时尿蛋白呈负相关。$CD4^+$T细胞减少会使特异性抗体产生不足，难以清除游离的HBV及其抗原成分，这样循环中的游离抗原和抗体有利于免疫复合物的形成。

（5）遗传因素 HBV-GN的发病是多因素导致的，遗传因素也参与其中。Bhimma等通过对30例患有HBV-MN的黑种人儿童与统一人群的健康献血者的HLA-Ⅰ及HLA-Ⅱ检测，发现HLA-DQB1*0603在前者中的表达较后者明显增加且差别具有显著性，提示其可能是发生HBV相关膜性肾病的遗传因素。

知识点4：乙型肝炎相关性肾小球肾炎的病理表现　　　副高：熟练掌握　　正高：熟练掌握

HBV-GN表现为多种病理类型，包括膜性肾病（HBV-MN）、膜增殖性肾小球肾炎（HBV-MPGN）、系膜增生性肾小球肾炎（HBV-MsPGN）、局灶节段性肾小球硬化（HBV-FSGS）以及微小病变型肾病（HBV-MCD）。关于HBV感染是否可致IgA肾病形成，尚无明确结论。绝大多数儿童患者病理类型为膜性肾病，而在成人患者中膜性肾病和膜增殖性肾小球肾炎两种类型的发生率较高。

病理组织学上，各病理类型的HBV相关性肾炎与相对应的原发性肾小球肾炎表现相似，不过电镜检查时本病可发现病毒样颗粒和管状网状包涵体；免疫荧光检查肾组织中HBV抗原阳性。其中HBV抗原阳性荧光物质在肾组织中的分布与肾炎类型有关。

（1）HBV-MN的病理表现

1）光镜：弥漫性肾小球基膜增厚、钉突形成，增厚的基膜常呈链状，伴有明显的系膜增生。

2）免疫荧光：IgG、C3呈颗粒状沉积在毛细血管壁及系膜区，IgM、IgA、C1q也常有沉积。HBsAg、HBeAg、HBcAg一个或多个阳性，HBV抗原阳性荧光物质主要分布在小球毛细血管袢，呈典型的颗粒状荧光。

3）电镜：可见电子致密物在上皮下、基膜内、内皮下、系膜区沉积，有时可见病毒样颗粒和管状网状包涵体。

（2）HBV-MPGN的病理表现 与原发性MPGN类似，但上皮下、基膜内的免疫复合物沉积更为多见。

1）光镜：系膜细胞和基质弥漫性重度增生，广泛系膜插入，基膜弥漫性增厚，伴双轨征形成，常伴有重度肾小管间质病变。

2）免疫荧光：与HBV-MN类似，但HBV抗原阳性荧光物质在小球毛细血管祥及系膜区兼有。

3）电镜：电子致密物在上皮下、基膜内、内皮下、系膜区沉积。

### 知识点5：乙型肝炎相关性肾小球肾炎的临床表现　　副高：熟练掌握　正高：熟练掌握

HBV-GN的临床表现多样，患者发病常隐匿，多数患者表现为肾病综合征，有的可表现为蛋白尿、血尿，并可伴有高血压及肾功能不全。水肿为常见的主诉。几乎所有患者均可出现镜下血尿或蛋白尿。HBV-GN患者与慢性活动性肝炎患者相比，其肝功能常可表现为正常，部分可合并慢性迁延性肝炎、慢性活动性肝炎、肝硬化甚至重型肝炎。同时对HBV-GN患者进行肝脏、肾脏活检显示，其抗原存在类型及多少有差别，可见HBV感染所致肝肾损害存在不一致性。

### 知识点6：乙型肝炎相关性肾小球肾炎的辅助检查　　副高：熟练掌握　正高：熟练掌握

（1）尿液检查　尿常规可见蛋白阳性、红细胞增多，甚至为肉眼血尿。尿蛋白定量高于正常，可达肾病综合征水平。

（2）血液生化　可见血浆白蛋白降低、血脂升高，部分患者有补体C3下降，可伴有C4、C1q降低，可有冷球蛋白血症。血清HBV抗原阳性，部分患者肝功能异常、转氨酶升高。

（3）肾活检　表现见病理表现，肾活检是确诊HBV-GN不可缺少的条件。没有肾活检禁忌证的患者应行肾活检明确病理类型。

### 知识点7：乙型肝炎相关性肾小球肾炎的诊断　　副高：熟练掌握　正高：熟练掌握

目前国际上仍无统一的对于HBV-GN的诊断标准。我国主要依据1989年乙型肝炎病毒相关性肾炎座谈会拟定的诊断标准：①血清HBV抗原阳性；②患肾小球肾炎，并可除外狼疮性肾炎等继发性肾小球疾病；③肾切片中找到HBV抗原。其中，第3条最为基本，缺此不可诊断。这与美国制订的诊断标准很相近，其诊断标准为：①血清学HBV抗原或HBV抗体阳性；②免疫复合物型肾小球肾炎，病理证实肾小球内有至少一种HBV抗原存在；③可以获得的话，存在相关的临床病史。

作为补充诊断，如果在肾组织洗脱液中发现HBV抗原成分，也可确诊，但此检查操作复杂，技术要求高，很难在实际工作中普及。

一般认为血清HBV抗原阳性、肾组织中HBV抗原阴性不能诊断HBV-GN，但应注意当血清抗体过多，肾切片上HBV抗原位点被饱和时可能有假阴性情况存在。如果临床和病理强烈提示HBV-GN时可用酸洗脱掉肾切片上抗体再重新染色，可能有不同检查结果出现。若血清HBV抗原阴性、肾组织中HBV抗原阳性，考虑可能与HBV感染后血清中HBV抗原滴度呈波浪状和血清中HBV抗原与组织中HBV抗原消长不同步有关，只要肾组织中HBV抗原阳性，HBV-GN诊断仍能成立。

---

**知识点8：乙型肝炎相关性肾小球肾炎的鉴别诊断　　副高：熟练掌握　正高：熟练掌握**

由于本病临床表现与相同病理类型的原发肾小球肾炎相似。且诊断时必须在肾组织内找到乙肝病毒标志物。故鉴别诊断时需要考虑以下情况：①血清HBV及其标志物阳性，而肾组织HBV及其标志物阴性，肾损害与HBV感染可能无关，不能下HBV相关性肾炎诊断。但是当血清抗体过多，肾切片上HBV抗原位点被饱和时可能出现假阴性，这时需要酸洗脱肾切片上抗体再重新染色检查；②相反，若肾组织中HBV及其标志物阳性而血清阴性，这是可能由于HBV抗原直接种植于肾小球内，或血清中HBV抗原消长并不与肾组织中消长同步，此时只要肾组织切片上确有HBV抗原，且上述诊断标准中的②仍然存在，HBV相关肾炎诊断仍能成立；③儿科患者极少有原发性膜性肾病，只要诊断标准中的①、②成立，且病理类型表现为膜性肾病，即使肾组织未发现HBV及其标志物，仍能诊断HBV相关性肾炎。

---

**知识点9：乙型肝炎相关性肾小球肾炎的治疗原则　　副高：熟练掌握　正高：熟练掌握**

尚无特效药物，需采取综合治疗措施。HBV相关肾炎的治疗原则：①降低尿蛋白；②防治再发；③保护肾功能及延缓肾脏病进展。

---

**知识点10：乙型肝炎相关性肾小球肾炎的一般治疗　　副高：熟练掌握　正高：熟练掌握**

注意休息、低盐、给予优质蛋白饮食。肾功能不全时应控制蛋白质入量，限制钠盐入量。使用ACEI、ARB类药物降压、降尿蛋白以及他汀类药物降脂。水肿、高血压可对症治疗。

---

**知识点11：乙型肝炎相关性肾小球肾炎的抗乙肝病毒治疗**
**副高：熟练掌握　正高：熟练掌握**

临床研究表明，抑制HBV复制和清除HBeAg有助于减少HBV-CN患者蛋白尿和改善肾功能。抗病毒药物治疗需要监测药物的不良反应及病毒的耐药性。目前，抗病毒药物的联合治疗也在探索中。常见抗病毒治疗药物如下。

（1）α-干扰素　主要应用于存在病毒复制的乙型肝炎患者，有效率30%～50%。推荐用法：未成年人每次3～5MU，每周3次；成年人每次5MU，每天一次，皮下或肌内注射，疗程至少半年。

（2）核苷类药物　如拉米夫定。只要HBV不发生耐药变异，核苷类似物长期维持治疗可以抑制病毒复制，停药后容易复燃。拉米夫定为临床应用最广泛的药物，推荐用法为

100mg/d，口服。

（3）其他抗病毒药 如替比夫定、恩替卡韦等。

---

知识点12：乙型肝炎相关性肾小球肾炎的糖皮质激素治疗

**副高：熟练掌握 正高：熟练掌握**

糖皮质激素目前仍有争议。糖皮质激素不能显著改善蛋白尿且有增强病毒复制的风险。因此，一般不建议使用于乙肝相关性肾炎患者。若病情需要如严重低蛋白血症和大量蛋白尿，在病毒复制指标阴性时可以考虑使用，应密切注意患者HBV复制指标和肝功能变化情况，无效及时撤药。单独使用激素对于乙肝相关性肾炎的缓解和维持原有肾功能常常效果不佳。因此大多数情况下需与其他免疫抑制剂或抗病毒药物联合用药。

---

知识点13：乙型肝炎相关性肾小球肾炎的免疫抑制剂治疗

**副高：熟练掌握 正高：熟练掌握**

一般不提倡使用免疫抑制剂，应根据患者个体情况谨慎试用。一般仅用于肝脏损害较轻或无HBV明显复制患者。

（1）霉酚酸酯 又名吗替麦考酚酯，是霉酚酸的前体，可选择性抑制T、B淋巴细胞的复制和增殖。可阻断病毒RNA的形成，抑制多种病毒如HBV等的复制，多与抗病毒药联合使用治疗乙肝相关性肾炎。吗替麦考酚酯联合低剂量皮质激素用于治疗乙型肝炎病毒相关性肾炎疗效优于单纯应用皮质激素疗法，且耐受性好，未见明显毒副作用。

（2）来氟米特 是一种新型免疫抑制剂，作用与霉酚酸酯类似，它可以抑制白介素（IL）-2的产生，并阻断活化淋巴细胞的增生，减少抗体生成，从而产生免疫抑制作用。来氟米特联合泼尼松龙治疗乙肝相关性肾炎安全有效，且依从性好。但是来氟米特毕竟是免疫抑制剂，长期使用存在诱发病毒复制的风险，因此用药时需谨慎。

（3）其他 目前已有研究显示，激素联合细胞毒药物环磷酰胺对乙肝相关性肾炎的治疗无确切疗效。其他一些新型免疫抑制剂如环孢素A、他克莫司等治疗乙肝相关性肾炎的研究尚不充分。

---

知识点14：乙型肝炎相关性肾小球肾炎的中医治疗 **副高：熟练掌握 正高：熟练掌握**

中医有"肝肾同源，乙癸同源"的说法，HBV-GN为肝肾两脏器同时病变，"子病及母"。在抗病毒治疗的基础上根据患者的中医症型加用护肝活血排毒益肾汤、肝肾饮子、茵陈蒿汤、柴胡疏肝散、真武汤、合五苓散等可促进疾病的缓解。

---

知识点15：乙型肝炎相关性肾小球肾炎的预后 **副高：熟练掌握 正高：熟练掌握**

HBV-GN的预后与病理类型有关，HBV相关性膜性肾病有自发缓解的倾向，当血中

HBeAg转阴，HBV-DNA复制下降时，蛋白尿及肝功能异常也相继改善。HBV-GN是一种慢性进展性疾病，尤其是HBV相关膜性增生性肾小球肾炎，可逐渐发展为肾功能不全，最终导致肾衰竭。

# 第二节　丙型肝炎病毒相关性肾炎

**知识点1：丙型肝炎相关性肾小球肾炎的概念**　　副高：熟练掌握　　正高：熟练掌握

丙型肝炎病毒相关性肾小球肾炎（HCV-GN）简称HCV相关性肾炎，是指丙型肝炎病毒感染人体后，通过免疫反应形成免疫复合物损伤肾小球，常伴有冷球蛋白血症。

**知识点2：丙型肝炎（HCV）的流行病学**　　副高：熟练掌握　　正高：熟练掌握

丙型肝炎广泛分布于世界各地。据世界卫生组织统计，全球HCV的感染率约为3%，估计1.7亿~2.0亿人感染了HCV，每年新发丙型肝炎病例约3.5万例。对我国血清流行病学调查资料结果显示，一般人群抗HCV阳性率为3.2%。HCV基因组为单股正链RNA，易变异，目前可分为6个基因型和70多个亚型。不同型HCV的病毒血症、病情严重程度和对干扰素治疗的反应均各不相同。在我国，HCV1b和HCV2a基因型较为常见，其中以1b型为主，北方2a型的比例比南方稍高，3b型在中国的华北、东北、华东、华南、西南、西北等地区分布。

**知识点3：HCV相关肾小球肾炎的发病机制**　　副高：熟练掌握　　正高：熟练掌握

HCV相关性肾小球肾炎的发病机制目前尚不完全清楚，可能与以下发病机制有关：

（1）冷球蛋白在肾小球沉积致病　冷球蛋白是一组以在低温下发生可逆性沉淀为特性的免疫球蛋白或抗原抗体复合物。自从1989年进行HCV检测后发现，以往诊断的原发性冷球蛋白血症大多数与慢性HCV感染有关，73%~86%冷球蛋白血症的病因为HCV感染。而HCV感染者，50%可检测出冷球蛋白。HCV相关的冷球蛋白有两种形式，一种是具有类风湿因子活性的单克隆IgM，为Ⅱ型冷球蛋白血症，另一种是可以与多克隆IgG相结合的多克隆IgM抗体为Ⅲ型。Ⅱ型冷球蛋白血症中，95%患者有HCV感染。HCV相关的冷球蛋白由HCV、抗HCV多克隆IgG和具类风湿因子活性的单克隆IgM组成，此在冷球蛋白的形成和肾脏的沉积中起关键作用。冷球蛋白也通过抗内皮细胞抗体活性和补体活化诱导内皮炎，导致VCAM-1的过度表达以及血小板聚积。

（2）免疫反应　①HCV抗原-抗体复合物沉积于肾小球引起免疫损伤；②HCV感染后体内产生的IgM类风湿因子具有与HCV和肾组织的特殊的亲和性，与原位HCV和HCV抗体结合引起肾小球损伤；③感染HCV后，机体可出现多种自身抗体，存在HCV相关性肾炎自身免疫因素致病的可能性。

（3）HCV直接感染肾脏致病　在系膜细胞、小管上皮细胞和内皮细胞中已发现HCV-RNA和相关蛋白，提示HCV直接感染肾脏细胞是导致肾炎的可能原因。已经证实，肾实质表达CD81和SR-B1受体，允许HCV与细胞表面受体结合。系膜区存在HCV相关蛋白与更为显著的蛋白尿有一定相关性，也为HCV感染肾脏而直接致病提供了证据。当然HCV感染的肝脏疾病影响了循环免疫复合物清除，也会起一定作用。

HCV感染相关的肾小球疾病3种主要的病理类型为：冷球蛋白血症、膜增生性肾小球肾炎（HCV-MPGN）和膜性肾病（HCV-MN），前两者关系较为密切。其他类型如局灶节段性肾小球硬化、增生性肾小球肾炎、IgA肾病、纤维素和免疫触须样肾小球病、血栓性微血管病等也有报道，但并不多见。HCV感染相关的肾小球疾病无论哪种病理类型，病情严重时都可伴有肾小球新月体形成或发生新月体性肾炎。HCV阳性的患者肾移植后可新发或再发膜增殖性肾小球肾炎以及移植肾非典型急性细胞性排异。

冷球蛋白血症、膜增殖性肾小球肾炎和膜性肾病是HCV感染肾小球疾病的常见类型。

（1）冷球蛋白血症和膜增殖性肾小球肾炎　膜增殖性肾小球肾炎患者中HCV感染率达60%，Ⅰ型患者血清HCV-RNA及抗体阳性率为13%～20%。HCV相关性肾小球肾炎中最为常见的病理类型是MPGN，大多数同时存在冷球蛋白血症，肾脏病理改变类似于特发性MPGN，以Ⅰ型为主，Ⅲ型亦可见到。Johnson等报道的34例患者中，Ⅰ型占82%，Ⅲ型占9%。肾脏病理表现既有MPGN的基本特征，与特发性MPGN不同的是肾小球单核细胞渗出较重，在急性期尚可见大块毛细血管腔内嗜伊红"透明血栓"，此为冷球蛋白。30%病例肾组织内可见小至中等大小动脉纤维素样坏死、炎症细胞渗出等坏死性血管炎表现。免疫荧光显示毛细血管壁和系膜区IgM、IgG和C3等沉积。电镜下毛细血管腔内和内皮下沉积物显示有序的环形小管样纤维结构电子致密物。为冷球蛋白沉积，Ⅲ型MPGN上皮下亦可见沉积。

少数MPGN也可发生于无冷球蛋白血症的HCV感染患者，在没有冷球蛋白血症时，HCV感染与MPGN的关系尚存争议，尽管有些患者在最初报告HCV相关性MPGN时没有冷球蛋白血症，但随后大多数发展为冷球蛋白血症。

（2）膜性肾病　小型研究提示慢性HCV感染可引起膜性肾病，接受肾移植的HCV阳性较阴性者，膜性肾病的发生率明显增高。与特发性膜性肾病肾组织的病理改变不同的是，HCV相关性MN在电镜下可见系膜细胞轻度增生，系膜基质轻度增加，弥漫性毛细血管壁增厚，上皮下可见大量的颗粒状电子致密物沉积，基膜不规则增厚，沉积物亦可见于系膜区。免疫荧光检查证实IgG、C3在上皮下呈颗粒状沉积，有时亦可见到IgA、IgM及纤维样结构沿毛细血管壁沉积，部分肾小管也可见到这些沉积。

感染HCV后，经过6～12周的潜伏期，随后发生肝炎。病毒血症与临床症状无明显平行关系，大多数患者的临床症状较轻，约20%患者出现肝病的临床表现，而60%～70%患者仅有轻度转氨酶升高。

HCV相关性肾炎患者主要临床表现为蛋白尿和镜下血尿，多数为肾病综合征，少数为非肾病性蛋白尿。约半数的患者会出现中度以上的肾功能不全，多数患者可出现高血压。MPGN患者大都合并Ⅱ型冷球蛋白血症，常存在低补体血症，类风湿因子阳性，而其他自身抗体均为阴性。此类患者临床上可表现为类似血管炎样的症状，常见的有皮肤紫癜或青斑、关节痛、无力，同时可出现肺、心血管系统和周围神经病变。MN通常不伴有低补体血症，较少有冷球蛋白血症。

---

**知识点7：HCV相关肾小球肾炎的辅助检查　　　副高：熟练掌握　　正高：熟练掌握**

尿常规可出现镜下血尿、蛋白尿及红细胞管型，部分患者肾功能异常。血清抗HCV抗体阳性、HCV-RNA升高，70%患者ALT升高。膜增殖性肾小球肾炎患者多数血冷球蛋白、循环免疫复合物及类风湿因子阳性；血清早期补体成分C4、C1q下降，C3往往轻度下降，晚期补体C5～C9则常高于正常。膜性肾病者血补体正常，血清中RF及冷球蛋白阴性。

---

**知识点8：HCV相关肾小球肾炎的诊断　　　　副高：熟练掌握　　正高：熟练掌握**

血清HCV抗体和/或HCV-RNA阳性为必要条件，由于目前在患者肾小球中找到HCV抗原或HCV-RNA还非常困难，HCV-GN的确诊须依据典型肾脏病理的光镜、免疫荧光及电镜检查。

---

**知识点9：HCV相关肾小球肾炎的鉴别诊断　　　副高：熟练掌握　　正高：熟练掌握**

（1）原发性肾病综合征　因HCV-GN在临床表现上可出现肾病综合征表现，需注意二者的鉴别。原发性肾病综合征一般血清HCV抗体或HCV-RNA阴性，肾活组织不能检出HCV-RNA或HCV抗原抗体免疫复合物。

（2）狼疮性肾病　因本病患者部分可有HCV感染，且病理也可见MPGN表现，需注意鉴别。

---

**知识点10：HCV相关肾小球肾炎的治疗　　　副高：熟练掌握　　正高：熟练掌握**

治疗包括使用α-干扰素（IFN-α）和利巴韦林抗HCV，使用肾上腺皮质激素以及免疫抑制剂。

（1）抗病毒治疗　干扰素和利巴韦林的抗病毒治疗是目前轻至中度HCV相关性肾炎的一线治疗方法。IFN-α 300万U，每周3次肌注，聚乙二醇-IFN每周皮下注射1次。治疗后约50%患者治疗有应答，20%呈持续应答。冷球蛋白血症患者接受INF-α单一治疗时持续应答率波动于17%～27%，联合抗病毒治疗取得更好的效果，接受peg-IFN加利巴韦林治疗持续应答率为53%～71.4%。抗病毒治疗最佳的剂量和疗程目前尚未确定，一般采用类似于慢性HCV感染的患者抗病毒治疗方案。疗程取决于HCV基因型，1、4、5和6型抗病毒治疗疗效较差，推荐疗程为48周。基因型2或3，治疗24周可获持续应答。对HCV诱导的混合性冷球蛋白血症，IFN-α治疗后60%患者HCV-RNA降至不能检测水平，患者冷球蛋白效价下降，皮肤血管炎改善，血浆肌酐浓度下降。对无效病例延长疗程以及使用更大剂量IFN-α治疗可能对混合性冷球蛋白血症有利。治疗有效者停药后易复发，部分患者在停药2～6个月后再次出现病毒血症，肝功能检查异常和肾病综合征。此外，干扰素除了治疗作用外，也可参与一些肾脏损伤，IFN-α治疗能诱导和/或加重慢性HCV感染的肾小球肾炎或血管炎。

（2）糖皮质激素和免疫抑制剂 类固醇或细胞毒药物等免疫抑制剂治疗HCV感染相关性肾炎的合理性仍在探讨中。免疫抑制剂可延迟中和抗体的产生，并促进HCV复制，加重病情。一般主张在HCV相关肾病活动期需要短期使用糖皮质激素和免疫抑制剂，可用来降低冷球蛋白产生、减少尿蛋白、保护肾功能。使用糖皮质激素和免疫抑制剂治疗HCV相关性肾炎并无统一的方案，北京协和医院主张对肾炎活动者短期使用泼尼松或泼尼松龙1mg/（kg·d），4～6周后逐渐减量。当达到临床缓解后，即血肌酐水平稳定或下降，尿细胞管型消退和蛋白尿下降，应停用免疫抑制剂，以抗病毒治疗替换消除HCV。在使用免疫抑制剂过程中，应注意HCV病毒复制问题及感染等并发症。因此，有人主张只有在临床症状非常严重的患者，才可以给予免疫抑制剂治疗，而且必须十分慎重。

（3）其他治疗 对严重病例进行血浆置换（每周3～4次，共2～3周）可用于清除冷球蛋白、炎症介质和毒素。高血压、蛋白尿和进行性肾衰竭是HCV相关性肾炎的主要临床表现，因此在CKD中控制血压、降低蛋白尿、延缓慢性肾脏病进展的有效治疗措施也可用于本病，包括血管紧张素转换酶抑制剂（ACEI）、血管紧张素Ⅱ受体阻滞剂（ARB）以及调脂治疗已证实在HCV相关肾病中有效。

---

**知识点11：HCV相关肾小球肾炎的预后**　　　　　　　副高：熟练掌握　　正高：熟练掌握

一般而言，HCV相关的肾脏疾病发展缓慢，肾脏病变预后良好，进展至终末期肾病需要透析支持者约为10%。

合并混合性冷球蛋白血症者预后不佳，但发展为慢性肾衰竭者相对少见，肾炎不是主要死因。肾外合并症，如心血管事件和感染等致使本病预后较差。心血管事件是冷球蛋白肾小球肾炎患者最常见的死亡原因，占29%～62%，其次为肝功能衰竭（19%）和感染（10%～21%）。

# 第十四章　高血压与肾脏

## 第一节　高血压性肾损害

### 一、肾脏对血压的生理调节

知识点1：肾交感神经对血压的调节　　　　　　　　　副高：了解　正高：了解

　　肾脏的交感神经包括传入及传出纤维。传入纤维末端与肾内机械与化学感受器相连，经由肾动脉向上汇合于腰交感神经节，沿脊髓后根上行至延髓孤束核，换元后放射至下丘脑。传入纤维在脊髓灰质还可以与对侧肾的传出纤维建立联系，是形成肾–肾反射的解剖基础。而传出纤维也经由肾动脉，其末端是肾小球旁器和肾小管基膜。

　　刺激传入纤维可以使下丘脑视上核电冲动发放增加，从而改变交感的紧张性，调节血压。而传出纤维发放冲动增加，不仅使肾血管收缩增强，还使肾小球旁器细胞上的β受体兴奋，肾素分泌增加，从而启动肾素–血管紧张素系统（RAS）的活化。

　　肾脏对血压的调节存在一个"调定点"，血压在调定点上下波动，肾的水盐代谢会发生相应改变。肾交感神经在决定这个调定点的高低方面起重要作用。

知识点2：肾脏对血压的体液调节机制　　　　　　　　副高：了解　正高：了解

　　肾脏对血压的体液调节机制主要是压力–利尿机制。

　　压力–利尿机制是指血压的变化会引起肾脏对水盐排泄的相应变化，从而通过调整容量恢复血压的稳定。具体表现在当血压升高，肾脏的水盐排泄增加（利尿反应），血容量因而降低，血压回落。反之则反。肾脏的压力–利尿反应也存在一个血压的"调定点"，调定点的漂移无疑会对血压产生影响。

　　压力–利尿作用的产生机制是动脉血压对肾髓质毛细血管压的直接影响。肾动脉的血压在一定范围波动时，由于血管平滑肌的舒缩作用，肾血流量保持稳定，此谓"肾血流的自身调节"。但是，占肾血流量仅1%的内髓血流量却没有这种自身调节作用，当血压升高，肾髓质毛细血管压相应增高，并引起髓质渗透压梯度降低，在这两个因素作用下肾近端小管和髓袢对水盐重吸收减少，尿产生增加。而血容量的降低有助于血压恢复正常。

**知识点3：与肾调节血压有关的血管活性物质的作用机制　　副高：了解　正高：了解**

（1）肾素-血管紧张素-醛固酮系统　肾素-血管紧张素-醛固酮系统和抗利尿激素都构成了肾脏对血压的体液调节机制。肾素主要由肾小球旁器生成。刺激肾素释放的途径有：肾小动脉灌注压降低，入球小动脉压力感受器兴奋，刺激肾小球旁器分泌肾素；肾交感活性增加，儿茶酚胺通过兴奋球旁细胞上的肾上腺素能受体激活腺苷环化酶，产生环磷酸腺苷，刺激肾素释放；肾小球滤过率降低，远端小管致密斑感受器被降低的小管液钠浓度所兴奋，从而使肾素释放增加；前列腺素系统与细胞外钾浓度亦影响肾素的释放。

肾素可以裂解血管紧张素原产生血管紧张素Ⅰ（AngⅠ），也可以同其受体结合，可能对心、血管、肾细胞的血管紧张素生成起直接作用。

血管紧张素Ⅰ被血管紧张素转换酶（ACE）分解成血管紧张素Ⅱ，后者具有强烈的血管平滑肌收缩作用，从而升高外周血管阻力。血管紧张素Ⅱ还通过刺激醛固酮分泌、拮抗心房利钠肽，促进水盐重吸收。血管紧张素Ⅱ进一步裂解为血管紧张素Ⅲ，其升压作用减弱，但刺激醛固酮分泌的作用增强。血管紧张素Ⅱ的生成尚有不依赖肾素及血管紧张素转换酶的途径，如糜酶途径。

与循环RAS相比，组织局部的RAS活性在全身RAS活性中所占的比例要高得多。有证据表明肾内存在一套完整的RAS。近端肾小管细胞有血管紧张素原的mRNA及其蛋白表达，合成后的血管紧张素原被分泌到小管腔内，因此尿中可以发现血管紧张素原。肾小管生成的血管紧张素原随即被分解形成AngⅠ。这个过程需要肾小管腔内有肾素存在，而肾素既可以从肾小球滤过，也可以从肾小球旁器分泌而来，尚另有证据表明远端肾单位本身就可以生成肾素。

肾内一旦有AngⅠ产生，其转化成AngⅡ是必然的，因为近端小管刷状缘有着大量的血管紧张素转换酶（ACE）。正常人ACE表达于近端小管刷状缘，而在小管上皮基膜、肾小球毛细血管内皮很少见，提示肾内AngⅡ并非源于其血流中的前体。肾内AngⅡ的分布呈区域性、节段性，髓质分布多于皮质，而且髓质的AngⅡ受体密度高于皮质，说明AngⅡ对髓质的血流、小管的功能有重要影响。

AngⅡ对肾调节血压的影响是通过AngⅡ受体介导的。后者遍布肾脏各处，见于肾脏各类细胞。AngⅡ主要有两种受体：1型受体（AT1）、2型受体（AT2）。AT1受体介导AngⅡ的升高血压效应。AT1受体的转录见于弓形动脉、肾小球、球旁细胞、直小血管、近端小管和髓袢升支粗段。而AT1受体蛋白的表达可见于入球小动脉、出球小动脉、系膜细胞、近端小管与髓袢升支粗段上皮细胞、远端小管和致密斑细胞。AT2受体在肾调节血压功能中的作用仍然不明确。AT2受体通过刺激缓激肽、NO的形成，增加间质液环鸟苷酸浓度中和AT1受体介导的效应。AT2受体活化通过细胞膜受体介导的机制或通过间质NO-环鸟苷酸通路影响近端小管钠重吸收。在大鼠的部分肾血管、肾小球上皮细胞、近端小管、集合管可见AT2受体表达。AngⅡ在AT1受体介导下与之形成复合物，经胞吞作用进入细胞内，形成富含AngⅡ的内吞小体。在AngⅡ依赖性高血压，肾脏AngⅡ大多源于内吞小体中的AngⅡ。长期输注AngⅡ可导致内吞小体AngⅡ进行性积聚增多。而内吞小体中的AngⅡ是不被降解的。内吞小体中的AngⅡ可以被重新分泌到细胞外发挥作用，也可以同细胞质中的受体结合，激活三磷酸肌醇通路，正如在血管平滑肌细胞内所见的一样。近端小管细胞内的 Ang II 甚至可以转移到细胞核内发挥基因效应，刺激血管紧张素原与肾素 mRNA 的表达。

ACE 可以使十肽的 Ang I 转化为八肽的 Ang II。另一个羧肽酶 ACE2，仅从 Ang I 的 C 末端切去一个氨基酸，形成九肽的 Ang 1~9，从而促进 Ang I 的降解。ACE2 也可以直接降解 Ang II 形成 Ang 1~7。Ang 1~7 的受体是寡异三聚体鸟苷酸结合蛋白耦联受体，拮抗 Ang II 通过 AT1 受体介导的作用。肾小管上皮细胞有 ACE2 的丰富表达。在高血压和糖尿病大鼠，都有肾 ACE2 表达明显降低。有越来越多的证据表明 ACE2 缺乏会导致肾内 Ang II 增加。

（2）抗利尿激素　肾对自由水的调节依赖于垂体的抗利尿激素以及肾髓质的渗透压梯度。当机体缺水时，血浆渗透压升高，位于下丘脑视上核及其附近的渗透压感受器兴奋，作用于垂体，分泌抗利尿激素。抗利尿激素使得远端小管和集合管细胞上的水通道开放增加，只要肾髓质的渗透压梯度保持完整，水分被重吸收，维持血容量的稳定。

（3）激肽 – 缓激肽 – 前列腺素系统　激肽 – 缓激肽 – 前列腺素系统是同肾脏调节血压有关的另一组血管活性物质。肾远曲小管可以生成激肽释放酶，后者将血中的激肽原转变为激肽。激肽随后被 ACE 灭活。激肽可以扩张小动脉，抑制肾小球旁器分泌肾素，促进肾髓质分泌前列腺素 $E_2$，抑制近曲小管对水盐重吸收，从而发挥血压调节作用。肾乳头部的髓质间质细胞能产生前列腺素，肾皮质部的肾小球也能产生部分前列腺素。前列腺素能扩张肾局部血管，增加肾血流量，抑制肾素释放，增加水排泄。

（4）内皮素　内皮素是已知的最强的血管收缩因子，由 21 个氨基酸构成。由血管内皮合成的内皮素主要通过旁分泌和自分泌发挥作用，而中枢和周围神经合成的内皮素可视作神经递质。内皮素可增加细胞内钙浓度。内皮素直接收缩血管，促进血管平滑肌细胞增生。内皮素有正性肌力作用。内皮素有中枢升压作用，能增加交感活性，促进去甲肾上腺素、血管紧张素和醛固酮分泌。

内皮素通过与血管平滑肌和血管内皮的受体结合发挥作用。内皮素受体 A（ETA）受体介导血管收缩，主要分布在血管平滑肌细胞上，内皮素受体 B（ETB）受体介导内皮依赖性血管扩张，促进一氧化氮释放，主要分布在内皮细胞上。内皮素对肾血管的调节具有完全独立性。

肾的内皮素对肾的水盐代谢作用依靠其作用部位不同而不同。肾小球细胞产生的内皮素收缩入球小动脉，收缩系膜细胞，从而降低肾血流量和肾小球滤过率，促进水钠潴留。而肾小管分泌的内皮素的作用相反，能抑制小管对水钠的重吸收。肾脏内皮素对水盐代谢的作用取决于这二者的合力。

---

**知识点 4：高血压对肾脏的危害**　　　　　　　　　　　副高：了解　　正高：了解

肾脏是高血压损害的主要靶器官。以原发性高血压为例，高血压对肾脏造成的损害在肾脏病理中可以表现为良性和恶性肾小动脉硬化。前者以入球小动脉透明样变以及小叶间动脉肌内膜增厚为特征，后者以小动脉纤维素样坏死为特征。二者都可以导致肾功能减退。

同时，高血压促进了慢性肾脏病的进展，这种因果关系体现在血压的降低能够延缓肾衰竭的进展。这在糖尿病肾病中得到证实，随后又在非糖尿病肾病、蛋白尿>1g/24h的患者中证实。高血压通过增加肾小球毛细血管内压力对肾产生损害作用，然而系统性高血压引起肾小球内血压增高的前提是肾血管自身血流调节作用丧失。这体现在原发性高血压患者肾功能降低的速度和程度都轻于肾实质性高血压患者。肾血管自身血流调节作用丧失可以是基础疾病损伤的结果，也可以是肾内局部RAS兴奋（入球小动脉相对于出球小动脉而言处于扩张状态）、心钠素产生过多（使出球小动脉收缩，入球小动脉舒张）、局部一氧化氮产生过多、局部扩血管性前列腺素分泌过多、异常的管球反馈的结果。其后果是系统的血压传递到肾小球内产生损害。包括肾小球毛细血管袢在压力作用下发生扩张、微动脉瘤形成、内皮下胶原暴露、微血栓形成。系膜细胞受到牵拉后胶原Ⅳ、Ⅴ、Ⅰ、Ⅱ、纤维连接蛋白和层粘连蛋白等细胞外基质分泌增加。肾小球上皮细胞不能与扩张的毛细血管袢适应、足突拉长、变薄和融合，与肾小球基膜分离，形成局部裸露的基膜。裸露的基膜不仅漏出蛋白分子，还引起毛细血管袢塌陷。这些改变最终都导致肾小球的硬化、肾脏结构的毁损。

**知识点5：高血压性肾损害的概述及分类**　　副高：熟练掌握　正高：熟练掌握

长期持续性高血压可以引起肾脏损害，被称为高血压肾硬化症，其病变主要累及入球小动脉、小叶间动脉和弓状动脉，故又被称为小动脉性肾硬化症。

高血压性肾损害根据高血压和肾小动脉病理特征的不同分为良性肾小动脉硬化和恶性肾小动脉硬化两类。

临床所见的绝大多数是良性肾小动脉硬化，发病机制与高血压导致的肾脏血流动力学改变有关，但尚有其他非血流动力学机制的参与。其临床过程冗长，早期以夜尿增多等肾小管功能障碍表现为主，继之出现蛋白尿等肾小球损害表现，少数发展为肾衰竭。

原发性恶性肾小动脉硬化是指由原发性高血压发展为恶性高血压（MHPT）后导致的肾损害。病理表现以小动脉纤维素样坏死为特征。临床病情凶险，肾功能不全发生率高达84%～100%，易进入终末期肾病。

**知识点6：高血压性肾损害的流行病学**　　副高：熟练掌握　正高：熟练掌握

原发性高血压通常发生在20岁以后，随着年龄的增长患病率增加，70岁以上的人群中，2/3患有高血压。据估计，全世界目前约10亿人患有高血压，且高血压的患病率呈逐年上升趋势。

在高血压患者中，较高的血压与发生靶器官损害或临床事件相关，如心血管疾病、脑血管疾病、慢性肾脏病（CKD）以及外周动脉疾病和视网膜病变。流行病学研究显示收缩压由120mmHg升至130mmHg，发生终末期肾脏病（ESRD）的风险明显升高。而高血压导致的CKD目前已经成为发达国家引起ESRD的第二位或第三位的原因。

MHPT在临床上相对不常见，其发病约占高血压患者的1%。有63%～90%的MHPT病例有肾脏受累表现。其中由原发性高血压导致的MHPT占MHPT的20%～40%，但也有报道达到60%。其他如肾实质性疾病、肾血管性疾病、内分泌性疾病以及药物所引起的继发性高血压也是MHPT常见原因之一。

---

知识点7：高血压病患者的心血管风险分层　　　　副高：熟练掌握　正高：熟练掌握

高血压病患者的诊断和治疗不能只根据血压水平，必须对患者进行心血管风险的评估并分层。高血压病患者的心血管风险分层有利于确定启动降压治疗的时机，有利于采用优化的降压治疗方案，有利于确立合适的血压控制目标，有利于实施危险因素的综合管理。目前将高血压病患者按血压水平、心血管危险因素、靶器官损害、临床并发症和糖尿病，分为低危、中危、高危和很高危4个层次。3级高血压病伴一项及以上危险因素；合并糖尿病；临床心、脑血管病或慢性肾脏疾病等并发症，属于心血管风险很高危患者。

---

知识点8：高血压肾损害常用的临床诊断指标　　　　副高：熟练掌握　正高：熟练掌握

高血压肾脏损害临床上主要根据血清肌酐升高、估算的肾小球滤过率（eGFR）降低或尿白蛋白排泄量（UAE）增加来诊断。估算的肾小球滤过率（eGFR）是一项判断肾脏滤过功能简便而且敏感的指标，可采用"肾脏病膳食改善试验（MDRD）"公式来计算。如 $eGFR < 60ml/(min \cdot 1.73m^2)$ 或出现微量白蛋白尿（30~300mg/24h或白蛋白/肌酐比≥30mg/g）即可认为出现高血压肾损害。

## 二、良性肾小动脉硬化

---

知识点9：良性肾小动脉硬化的发病机制　　　　副高：熟练掌握　正高：熟练掌握

良性肾小动脉硬化发病与系统性高血压时患者肾血管自动调节机制受损相关。首先，肾小球入球小动脉过度收缩，久之管壁增厚、管腔狭窄，导致缺血性肾实质病变，包括肾小球缺血性硬化；而后，残存肾单位入球小动脉扩张，系统性高血压传入肾小球诱发高压、高灌注及高滤过（所谓"三高"），促进局灶节段性肾小球硬化发生。这两种机制共同作用，健存肾单位越来越少，最后出现肾功能不全。

循环和肾组织中的许多血管活性物质都参与肾血管自动调节。例如，缩血管的血管紧张素Ⅱ、内皮素及儿茶酚胺，及舒血管的前列腺素、激肽及一氧化氮等。这些血管活性物质正常时处于动态平衡中，它们平衡的失调是导致肾血管自动调节机制受损的物质基础。

高血压肾损害一旦发生，又可反过来加重系统高血压，继而加重肾损害，形成恶性循环。

---

知识点10：良性肾小动脉硬化的病理表现　　　　副高：熟练掌握　正高：熟练掌握

良性高血压持续5~10年，病理检查即可能发现肾脏小动脉病变，其后继发肾小球、肾小管及肾间质损害。

（1）肾小动脉病变　良性肾小动脉硬化主要侵犯肾小球入球小动脉，引起入球小动脉玻璃样变，小叶间动脉及弓状动脉肌内膜增厚。

1）入球小动脉玻璃样变：①光镜检查可见血管壁上有均匀嗜酸性玻璃样物质沉积，血管壁增厚，管腔变窄；②电镜检查可见此玻璃样物质先沉积在内皮下，然后扩展至血管壁全层；③免疫荧光检查可见此玻璃样物质含有免疫球蛋白及补体等血浆成分。因此，一般认为此玻璃样物质是高血压时血管腔压力增高，血管内皮损伤，血浆成分渗入管壁而形成。

2）小叶间动脉及弓状动脉肌内膜增厚：表现为肌层肥厚（由平滑肌细胞肥大及增生致成），内弹力层撕裂、分层，内膜增厚（由中层平滑肌细胞分化形成并移行至内膜的肌内膜细胞，与细胞外基质一起导致内膜增厚）及血管腔狭窄。

上述两种肾脏小动脉病变均能导致动脉管腔狭窄，供血减少，肾脏缺血，进而继发肾实质损害。

（2）肾实质病变 高血压的肾实质损害主要由肾缺血引起。肾小球缺血时，先出现毛细血管基膜皱缩（六胺银染色清楚可见），而后出现缺血性球性硬化（毛细血管丛全部塌陷，管腔闭塞，细胞消失，肾小囊内血浆成分沉积）。

与此同时，健存肾单位将进行代偿，肾小球出现"三高"（功能性改变）及肥大（形态学改变），并最终进展成局灶节段性肾小球硬化。

肾小球出现缺血性硬化或局灶节段性硬化时，其相应的肾小管就会出现萎缩及基膜增厚，并伴随出现肾间质灶状炎症细胞浸润及纤维化。

在高血压肾实质损害中缺血性硬化最常见，局灶节段性硬化较少见。病理检查时，若发现后者，其必与前者病变并存。

**知识点11：良性肾小动脉硬化的临床表现**　　　　副高：熟练掌握　　正高：熟练掌握

原发性高血压的患病年龄一般在25~45岁，引起的良性肾小动脉硬化出现临床症状的年龄一般在40~60岁。总的来说，良性肾小动脉硬化发生和发展与高血压程度和持续时间呈正相关，但还受到其他因素的影响，包括性别、年龄、种族和是否伴有其他疾病，如糖尿病等。

良性肾小动脉硬化患者的肾小管功能障碍先于肾小球损害，因此首发症状常为夜尿增多，反映了肾小管浓缩功能开始减退。此时测定肾血浆流量和尿渗透压已有不同程度降低，但反映肾小球功能的敏感指标内生肌酐清除率仍保持正常，尿常规检查也正常。

未能有效控制血压的患者，随着时间的推移，40%可出现蛋白尿。大部分首先表现为微量白蛋白尿，少数表现为非肾病范围的蛋白尿。微量白蛋白尿对高血压肾损伤引起的肾小球早期损害有重要的诊断价值，目前普遍认为它出现代表全身内皮系统功能的受损，是高血压患者心脑血管预后不良的标志之一。因此在高血压患者的常规监测中，除了关注其血压水平外，应注意定期监测微量白蛋白尿，以期早期发现肾损伤。

轻度到高度原发性高血压患者已经存在肾血管阻力的增加，肾脏血流量进一步减少，肾小球功能受到损害，出现不同程度的临床蛋白尿。蛋白尿一般是轻到中度，24小时总量一般不超过1g。蛋白尿程度与高血压程度呈正相关。严重高血压时亦有大量蛋白尿，但很少超过3.5g/24h。尿沉渣镜检有形成分（红细胞、白细胞、透明和颗粒管型）很少。个别患者可因肾小球毛细血管破裂而出现一过性肉眼血尿。随着损害的进展，肾小球结构破坏，蛋白尿排泄增多。

随着病情进展，严重的高血压或原发性高血压的晚期阶段则可出现肾小球滤过率的下降，这预示着出现了功能肾单位的丢失及不可逆的组织学损伤（局灶肾小球硬化、灶性小管萎缩和间质纤维化）。患者逐步出现肾功能失代偿的表现，但贫血程度相对较轻，最后仅有少数发展为尿毒症。

**知识点12：良性肾小动脉硬化的诊断**　　　　　副高：熟练掌握　正高：熟练掌握

良性肾小动脉硬化的诊断往往滞后，早期阶段没有任何症状，即使已发展到相当严重的阶段也可不典型或不明显，或被其他并发症的表现所掩盖，因此很容易漏诊、误诊。本病的诊断要点有：①有确切和持续的高血压病史，并排除了继发性高血压；②病程往往在10年以上，年龄越大发病率越高；③伴有高血压的其他脏器损害，如心室肥厚、眼底血管病变等；④早期表现为肾小管间质损害，如夜尿增多，尿浓缩功能减退，肾小管性蛋白尿；⑤排除原发性肾脏病伴高血压；⑥肾活检显示肾小动脉硬化为主的病理改变：入球小动脉透明样变及小叶间动脉及弓状动脉管壁肌内膜肥厚，可伴有不同程度的缺血性肾实质损害和小管间质病变。诊断主要基于临床表现，通常并不常规进行肾穿刺活检进行病理证实。

**知识点13：良性肾小动脉硬化的鉴别诊断**　　　　副高：熟练掌握　正高：熟练掌握

（1）慢性肾小球肾炎继发高血压　若病史十分清楚则鉴别毫无困难，慢性肾小球肾炎患者尿异常在前，高血压在后；而良性高血压肾硬化症患者高血压则先于肾损害10余年。对于病史不清，尤其已有肾功能不全的病例，鉴别常很困难，表14-1中的资料可供参考。

表14-1　良性肾小动脉硬化与慢性肾炎继发高血压的鉴别

| | 良性肾小动脉硬化 | 慢性肾炎继发高血压 |
| --- | --- | --- |
| 高血压家族史 | 阳性 | 阴性 |
| 年龄 | 中、老年 | 青、中年 |
| 尿化验 | 尿蛋白轻，尿中红细胞及管型少 | 尿蛋白较多，尿中红细胞及管型常明显 |
| 水肿 | 无 | 常见 |
| 肾功能损害 | 肾小管功能（如尿渗透压测定） | 肾小球功能（如肌酐清除率测定） |
| 眼底改变 | 高血压眼底改变 | 肾炎眼底改变 |
| 肾性贫血 | 出现较晚，轻轻 | 较明显 |
| 病程进展 | 较慢 | 较快 |
| 预后 | 多死于高血压心、脑并发症 | 多死于尿毒症 |

（2）动脉粥样硬化肾血管病　动脉粥样硬化肾血管病（ARVD）常见于中老年患者，可

呈现高血压（肾血管性高血压）及肾损害（缺血性肾脏病），故良性肾小动脉硬化需与其鉴别。鉴别要点如下：①肾小动脉硬化需高血压持续10余年才出现肾损害，而ARVD无此规律；②ARVD患者腹部有时可闻及收缩期或双期杂音，而肾小动脉硬化无；③B超测量肾脏大小及核素检查GFR，ARVD患者常两肾不对称（因为肾动脉粥样硬化症常两侧轻重不一），而良性高血压肾硬化症两肾一致；④选择性肾动脉造影能证实ARVD存在肾动脉狭窄，而良性高血压肾硬化症无。

（3）原发性高血压病肾损害与肾实质性高血压病的鉴别　一般而言，除了恶性高血压病外，原发性高血压病很少出现明显蛋白尿，血尿也较少见，肾功能减退首先从肾小管浓缩功能开始，肾小球滤过功能仍可长期保持正常或增强，直到后期血肌酐才逐渐上升；而肾实质性高血压病往往在发现血压升高时已经有蛋白尿、血尿和贫血、肾小球滤过率下降。此外，肾实质性高血压病的血压水平较高且较难控制。如果条件允许，肾活检病理检查有助于明确诊断，如与局灶节段性肾小球硬化、原发性IgA肾病等原发肾小球疾病相鉴别。

**知识点14：良性肾小动脉硬化的治疗**　　　副高：熟练掌握　正高：熟练掌握

早期积极有效控制血压和保护肾功能的措施对阻断高血压与肾损害之间的恶性循环至关重要。

（1）积极有效地控制高血压及正确的血压监测　积极有效地控制高血压是避免或减轻其对靶器官（包括肾脏在内）造成损害的根本措施。不仅对重度高血压患者要严格控制血压，对于血压正常偏高的患者也应积极治疗，才能有效地防治良性肾小动脉硬化。若要有效预防良性肾小动脉硬化发生，平均动脉压应控制在≤100mmHg，故血压宜降至130/85mmHg，降低收缩压及脉压尤为重要。而且，对易于发生高血压肾损害的人群，如并发糖尿病、高脂血症或高尿酸血症的患者，目标血压值应更低。

在临床实践中，除了诊室血压的监测，还应定期进行24小时动态血压监测。24小时动态血压监测的应用使我们能够更好地估计患者的真实血压和血压变化情况。

（2）非药物治疗　对于高血压患者，首先需要进行生活方式和饮食的调整。

1）对于肥胖患者，减轻体重可能是除药物治疗外最有效的干预措施。肥胖者高血压的患病率要比普通人群高3倍，可能与交感神经系统的过度活化以及高胰岛素血症增加了肾脏钠的重吸收有关。

2）规律的体力活动可以改善心血管的适应性，有助于体重的下降，改进胰岛素的敏感性，从而起到降低血压的作用。但运动计划的制订需个体化，并且要长期坚持。

3）在饮食方面，目前有大量证据显示，高血压的患病率及相关的心血管疾病直接与饮食中盐的摄入有关。如果盐的摄入低于100mmol/d，高血压的发生很少。饮酒与增高的血压相关，并且增加卒中的危险。与乙醇相关的血压升高是交感神经系统介导的。在吸烟人群中，吸烟可以使部分人血压升高。吸烟对高血压造成的心血管疾病有促进作用。因此，对于吸烟的高血压患者来讲，戒烟是必须的。

（3）药物治疗　合并高血压肾损害的患者在生活方式调整的同时应开始使用药物治疗。降压药物的选择、应用剂量、配伍及其服用方法对于充分控制血压都是十分必要的。研究显示，合并肾脏损伤的高血压患者常需多药联合以达到目标血压。联合用药选择药物的原则是：与当前用药联合更有效，减轻当前用药的副作用，对并发症有益，同时考虑对生活质量、费用及依从性的影响。

具体药物选择上，不同种类的降压药物均有其不同的适应证。ACE抑制药（ACEI），血管紧张素Ⅱ受体阻滞剂（ARB）是高血压肾损害的首选治疗药物。研究显示，使用RAS阻滞剂不但有降压的作用，还有非血压依赖性的肾脏保护作用。因此，如无禁忌证，首选RAS阻滞药进行治疗。如果血压不能达标，则可联合应用利尿药、β肾上腺受体阻断药或钙通道阻断药进行治疗。临床可根据患者具体情况进行联合。需强调的是，无论采用哪种单药或联合治疗方案，血压控制达标都是第一位的。

### 三、恶性肾小动脉硬化

**知识点15：恶性肾小动脉硬化的发病机制　　　　副高：熟练掌握　正高：熟练掌握**

急剧升高的重度高血压，将损伤小动脉血管内皮，出现内皮变性及纤维素样坏死，血小板沉积及血栓形成，并可损伤肾小球毛细血管，导致肾小球纤维素样坏死及新月体形成。此重度高血压还能刺激有丝分裂因子及移动因子产生，从而促进小动脉中层平滑肌细胞增生、分化，形成肌内膜细胞，移行至内膜，导致严重肌内膜增厚，管腔高度狭窄，肾实质缺血。

血管活性物质如血管紧张素Ⅱ、儿茶酚胺及内皮素等参与了上述致病，而肾实质出现严重缺血后，它们又将进一步被刺激分泌，形成恶性循环。

**知识点16：恶性肾小动脉硬化的病理表现　　　　副高：熟练掌握　正高：熟练掌握**

恶性高血压可导致严重的肾脏小动脉病变及肾实质损害，形成恶性高血压肾硬化症。

（1）肾脏小动脉病变　恶性高血压与良性高血压一样，也主要侵犯肾小球入球小动脉，但是，二者病变性质却十分不同。恶性高血压的主要病变是：入球小动脉至弓状动脉管壁纤维素样坏死，以及小叶间动脉和弓状动脉严重肌内膜增厚。

1）入球小动脉至弓状动脉纤维素样坏死：①光镜检查可见中层平滑肌细胞坏死，纤维素样物质（苏木素伊红染色呈粉红色，Lendrum纤维素染色阳性）沉积，管壁增厚，管腔变窄；②电镜检查血管壁上可见大块电子致密物，内含纤维素；③免疫荧光检查管壁上有纤维蛋白、IgM及补体等血浆成分沉积。随着疾病进展，管壁中纤维素及坏死组织均将被胶原取代，最终管壁明显增厚并纤维化。

2）小叶间动脉及弓状动脉肌内膜增厚：此病变性质与良性高血压肾硬化症相似，但病变程度却严重得多。受累动脉的肌内膜高度增厚，细胞外基质明显增加，基质与细胞沿动脉长轴呈同心圆形排列，使血管切面呈"洋葱皮"样外观，高度增厚的管壁侵占管腔，管腔高度狭窄乃至闭塞。

（2）肾实质损害　恶性高血压患者出现肾实质损害时，肾小球可能呈现两种病变：①一种病变为缺血性病变，与良性高血压时所见相同；②另一种病变为节段坏死增生性病变，它在良性高血压时见不到，受累肾小球出现节段性纤维素样坏死（由入球小动脉纤维素样坏死延伸而来），球囊粘连，毛细血管腔内血栓，系膜细胞增生，肾小囊新月体形成。恶性高血压时这两种肾小球病变进展都十分迅速，将很快导致肾小球硬化，并继发肾小管萎缩及肾间质纤维化。

---

**知识点17：恶性肾小动脉硬化的临床表现**　　　副高：熟练掌握　　正高：熟练掌握

本病男性多见，男女比约为2∶1，好发年龄为30～50岁。患者的临床表现取决于血压升高的速度和程度，以往是否有高血压病史和基础身体状况。

恶性高血压的最常见首发症状是头痛、视物模糊和体重下降，绝大多数患者起病非常突然。患者在发生MHPT之前常有多年的良性高血压史，也可以MHPT为高血压病的首发表现；患者就诊的血压常在150～290/100～180mmHg，其中多数患者的平均舒张压超过120～130mmHg。

与眼底和神经系统比较，恶性高血压累及肾脏的时间相对较晚。63%～90%的MHPT患者有肾脏受累表现。2/3患者尿蛋白量低于4g/d，呈肾病综合征表现者罕见；75%的患者有白细胞尿；85%～90%的患者在就诊时就有不同程度的肾功能损害，主要表现为急性肾衰竭或进展性肾衰竭。

肾外表现包括眼底出血、渗出，视盘水肿；头痛、头晕、脑血管意外；急性左心衰竭和肺水肿；贫血和溶血尿毒症性综合征。

---

**知识点18：恶性肾小动脉硬化的诊断**　　　副高：熟练掌握　　正高：熟练掌握

只有患者具备如下两个条件，临床可诊断MHPT：①血压急剧升高，舒张压≥130mmHg；②眼底病变呈现出血、渗出和/或视盘水肿。

原发性恶性肾小动脉硬化的诊断依据：①排除继发性恶性高血压；②高血压性眼底改变；③蛋白尿和血尿；④肾功能进行性恶化。

对于MHPT的患者，在以下几种情况下，应考虑肾活检：①表现为肾炎综合征时，不能除外新月体肾炎或急性肾炎者；②不能除外急性间质性肾炎或血管炎者；③有肾脏损害的MHPT，需了解有无肾实质性疾病时。由于有高血压和小动脉硬化，肾穿刺时容易出血，因此对于这类患者进行肾活检要相当谨慎，严格掌握肾活检指征。进行肾活检前，一定要在血压得到有效控制后，才可考虑肾活检。

---

**知识点19：恶性肾小动脉硬化的鉴别诊断**　　　副高：熟练掌握　　正高：熟练掌握

（1）慢性肾炎继发恶性高血压　两者都可出现血尿、蛋白尿、尿量减少（乃至少尿）及肾功能急剧恶化，如果慢性肾炎患者病史清楚，两者鉴别并不难。但是病史不清者，常需肾穿刺病理检查鉴别。原发性恶性肾小动脉硬化常呈如下典型病理表现：入球小动脉至弓状动脉管壁纤维素样坏死，小叶间动脉及弓状动脉"洋葱皮样"肌内膜增厚，肾小球纤维素样坏死、微血栓及新月体形成，及肾小球缺血性硬化；而慢性肾炎继发恶性高血压时，上述典型表现并不常见，小动脉病变常较轻，慢性肾炎病理改变（肾小球增生硬化，肾小管萎缩及肾间质纤维化）却明显。临床上慢性肾炎继发恶性高血压远比原发性恶性高血压肾硬化症常见，尤其IgA肾病引起者。

（2）急进性肾小球肾炎　两者都有血尿、蛋白尿，高血压，并均能出现少尿性急性肾衰竭，故有时需要鉴别。恶性肾小动脉硬化与急进性肾炎的鉴别要点见表14-2。

**表14-2　恶性肾小动脉硬化与急进性肾炎的鉴别**

| | 恶性肾小动脉硬化 | 急进性肾炎 |
| --- | --- | --- |
| 高血压病史 | 一般皆有 | 无 |
| 血压上升速度 | 急骤 | 较缓 |
| 高血压严重度 | 重度，舒张压 > 130mmHg | 中度 |
| 眼底变化 | 高血压眼底病变Ⅲ级或Ⅳ级 | 肾炎眼底改变 |
| 心、脑并发症 | 常见 | 少有 |
| 大量蛋白尿 | 少有 | Ⅱ、Ⅲ型常有 |
| 肾病综合征 | 一般无 | Ⅱ、Ⅲ型常有 |
| 肾组织病理检查 | 恶性高血压小动脉及肾实质病变 | 新月体肾炎 |

**知识点20：恶性肾小动脉硬化的治疗**　　　　　　　副高：熟练掌握　　正高：熟练掌握

（1）恶性高血压的治疗　恶性高血压是内科急症，必须及时救治，而救治的关键是迅速降低高血压。

为了迅速降压，治疗初一般均从静脉给药，常用的静脉降压药物有：①血管扩张剂，如硝普钠，硝酸甘油；②多巴胺$D_1$受体激动剂，如非诺多泮；③α及β受体阻断剂，如拉贝洛尔；④α受体阻断剂，如乌拉地尔；⑤钙通道阻滞剂，如尼卡地平；⑥ACEI，如依那普利等。

降血压速度要掌握好，过快或过慢都不当。一般推荐方案如下：在治疗初1～2天，将血压降达160～170/100～110mmHg水平，或使血压下降最大幅度小于治疗前血压的25%；而后，在数天至数周内再逐渐将血压降达正常。

待血压下降后，即可逐渐用口服降压药取代静脉药进行维持治疗，巩固疗效。口服降压药常用β受体阻断剂、ACEI或ARB，以对抗增高的血浆肾素及血管紧张素Ⅱ，获得良好降压效果。

（2）恶性肾小动脉硬化的治疗　治疗恶性高血压就能保护肾脏，血压下降后肾功能损害也能获得不同程度恢复。如果患者尿量减少出现水钠潴留，则应适当应用利尿剂，但是需避免诱发血容量不足，以免进一步激活肾素–血管紧张素–醛固酮系统升高血压。患者若已出现肾功能不全，则应按肾功能不全非透析疗法处理；若已进入终末肾衰竭，则应给予维持性透析。

要注意肾功能不全对降压药应用的影响，如GFR < 25ml/min，噻嗪类利尿剂及储钾利尿

药已无利尿降压效果，只能选用袢利尿剂；又如肾功能不全时，许多降压药、尤其主要经肾排泄者均需减少药量或延长给药时间，以免药物体内蓄积，而储钾利尿药如螺旋内酯、氨苯蝶啶及降压药如 ACEI、ARB 均需慎用，以免引起高钾血症。

另外，已进行透析的患者要注意透析对药物血浓度的影响。药物是否能被透析清除，主要与药物的蛋白结合率及表观分布容积相关，如果某一降压药能较多地被透析清除，则应在透析后相应补充。

---

**知识点21：高血压病患者治疗的目标**　　　　副高：熟练掌握　　正高：熟练掌握

高血压病患者治疗的目标是最大限度地降低心血管并发症发生与死亡的总体危险。需要治疗所有可逆性心血管危险因素、亚临床靶器官损害以及各种并存的临床疾病。

---

**知识点22：高血压病患者降压治疗的目标值**　　　　副高：熟练掌握　　正高：熟练掌握

一般高血压病患者，应将血压（收缩压/舒张压）降至140/90mmHg以下；65岁及以上的老年人的收缩压应控制在150mmHg以下，如能耐受还可进一步降低；伴有肾脏疾病、糖尿病，或病情稳定的冠心病或脑血管病的高血压病患者治疗更宜个体化，一般可以将血压降至130/80mmHg以下。伴有严重肾脏疾病或糖尿病或处于急性期的冠心病或脑血管病患者，应按照相关指南进行血压管理。

---

**知识点23：慢性肾脏病高血压患者降压治疗的目标值**

　　　　　　　　　　　　　　　　　　　　　　副高：熟练掌握　　正高：熟练掌握

（1）非糖尿病慢性肾脏病非透析成人患者降压目标值　①尿白蛋白<30mg/d，将血压降至≤140/90mmHg；②尿白蛋白为30~300mg/d，将血压降至≤130/80mmHg；③尿白蛋白>300mg/d，将血压维持在130/80mmHg。

（2）糖尿病慢性肾脏病非透析成人患者降压目标值　①尿白蛋白<30mg/d，将血压降至≤140/90mmHg；②尿白蛋白>30mg/d，将血压降至≤130/80mmHg。

---

**知识点24：老年慢性肾脏病高血压患者降压策略**　　副高：熟练掌握　　正高：熟练掌握

老年慢性肾脏病非透析患者在制订降压治疗方案时要根据其并发病及所接受的治疗逐渐增加治疗力度，并密切关注与降压治疗相关的潜在副作用，包括电解质紊乱、急性肾功能恶化和直立性低血压。

---

**知识点25：高血压性肾损害的预后**　　　　副高：熟练掌握　　正高：熟练掌握

随着有效降压药物的广泛使用和透析技术的普遍应用，其预后已大有改观，影响预后的因素为恶性高血压的基础病因、肾功能损害的程度以及基础肾功能。

# 第二节　肾血管性高血压与缺血性肾脏病

知识点1：肾血管性高血压的概念　　　　　副高：熟练掌握　　正高：熟练掌握

　　肾血管性高血压（RVH）是指各种原因造成肾动脉狭窄（RAS）或闭塞导致肾实质缺血、机体肾素－血管紧张素－醛固酮系统活化而继发的高血压，这类高血压可以通过治疗血管病变或切除患肾而得以控制。RVH是继发性高血压的第二位常见原因，约占所有高血压的5%左右。肾血管性高血压一方面可以导致心、脑、肾等多种靶器官损害；另一方面，肾血管性高血压可以通过外科手术使病变血管重新通畅从而得到有效治疗，肾脏病变和肾功能在一定程度上具有可逆性，因而深受临床医师的重视。

知识点2：肾血管性高血压的病因病理　　　　副高：熟练掌握　　正高：熟练掌握

　　引起肾血管性高血压的主要原因是肾动脉狭窄。肾动脉狭窄的常见病因有动脉粥样硬化、纤维肌性发育异常（FMD）、大动脉炎。

　　（1）动脉粥样硬化　动脉粥样硬化性肾动脉狭窄（ARAS）是指由于沉积于血管壁的动脉粥样硬化斑块向腔内生长，从而使肾动脉管腔狭窄。在西方国家，ARAS是引起肾动脉狭窄的主要病因，占90%左右。随着人们生活水平的提高以及人口老龄化现象的日趋加重，ARAS已成为亚洲地区肾动脉狭窄的首要病因，ARAS同冠状动脉粥样硬化性心脏病一样，发病率逐年上升，成为危害中老年人健康的重要疾病之一。

　　（2）纤维肌性发育异常（FMD）　FMD是一种累及动脉的非动脉粥样硬化性和非炎症性血管疾病，病理特点为血管壁的增生性纤维结构不良，造成血管的局限性狭窄，从而导致病变血管供应器官缺血，最常累及的部位是肾动脉，其次是颈内动脉，亦可累及其他部位。临床表现与病变血管的部位及病变程度相关，以年轻女性常见，推测本病可能与雌激素有关。

　　根据纤维素增生在动脉壁的部位不同可以分为内膜FMD、中膜FMD、外膜FMD。①内膜FMD：较少见，动脉造影可见局灶性同心动脉狭窄；或者狭长光滑的动脉缩窄，有时与巨细胞动脉炎及大动脉炎从影像学上鉴别比较困难；②中膜FMD：是最常见的病变形式，它又分为中膜纤维素增生和中膜周围纤维素增生，中膜纤维素增生的特点是病变血管具有典型的"串珠样"改变，串珠样扩张的血管直径大于动脉直径，位于动脉的中远端。从组织学上看，病变累及动脉中膜，而内膜、内弹力膜和外膜没有受侵。中膜周围纤维素增生的主要病理特点是在中外膜交界处可见均一的衣领样弹力组织，而中膜和内膜的弹力层形态正常。当出现局灶性狭窄时可诊断为中膜周围纤维素增生，偶尔可出现多发性阻塞，多伴有活跃的网状分布的癌变。与中膜纤维素增生相比，中膜周围纤维素增生中的串珠数量较少，其直径也较小；③外膜FMD：是最少见的类型，其血管造影的特征性表现较少，但病变部位高度局限。

（3）大动脉炎 大动脉炎是一种慢性炎症性疾病，主要累及弹力动脉，如主动脉及其主要分支、肺动脉及冠状动脉等。与西方国家相比，在我国大动脉炎是引起肾动脉狭窄的主要原因之一。本病多发于30岁以下的年轻女性，本病从动脉中层及外膜开始波及内膜的动脉壁全层病变，表现弥漫性内膜纤维组织增生，呈广泛而不规则的增生和变硬，管腔有不同程度的狭窄或闭塞，常合并血栓形成，病变以主动脉分支入口处较为严重。

大动脉炎根据病变部位可分为5种类型：头臂动脉型（主动脉弓综合征）、胸–腹主动脉型、主–肾动脉型、混合型和肺动脉型。

| 知识点3：缺血性肾脏病的概念 | 副高：熟练掌握　正高：熟练掌握 |
| --- | --- |

缺血性肾脏病（IRD）是由于肾动脉高度狭窄或闭塞、肾实质缺血导致组织损害和肾功能渐进性减退的一种慢性肾脏病。

| 知识点4：缺血性肾脏病的病因 | 副高：熟练掌握　正高：熟练掌握 |
| --- | --- |

缺血性肾脏病常见病因包括：肾动脉狭窄、胆固醇结晶栓塞、肾动脉血栓等。其中肾动脉狭窄最为常见。

| 知识点5：肾血管性高血压的发病机制 | 副高：熟练掌握　正高：熟练掌握 |
| --- | --- |

肾血管性高血压产生的最主要病理生理基础是血管收缩和外周血管阻力增加。这里指的血管收缩一般是小动脉的收缩，并有继发性的组织结构变化。许多证据显示存在两种不同类型的血管收缩。一种是肾脏分泌过多的肾素，导致血管紧张素Ⅱ增加、小动脉收缩、外周血管阻力升高，称为肾素型血管收缩。另一种是与血容量有关的血管收缩，这种类型的特点是肾素水平低，表明肾脏不能排泄足够的钠盐，引起水、钠潴留，而导致血容量扩张，进而引起动脉收缩、外周血管阻力增大。在这两种情况下，肾脏起着至关重要的作用，但机制有所不同。

肾动脉狭窄到一定程度时，引起肾脏血流量的变化，从而导致肾素–血管紧张素–醛固酮系统（RAAS）的激活。当肾脏灌注压降低至70mmHg以下时，球旁器的压力感受器被激活，刺激球旁细胞分泌肾素，进而使血管紧张素原转化为血管紧张素Ⅰ（ATⅠ），后者在血管紧张素转换酶的作用下生成血管紧张素Ⅱ（ATⅡ）。血管紧张素可以引起平滑肌细胞的强烈收缩。血管紧张素Ⅱ还可以与肾上腺皮质的$AT_1$受体结合使皮质醇转化为醛固酮。醛固酮可以使远曲小管和集合管对水、钠的重吸收增多。外周血管阻力的增高与水钠潴留共同参与肾血管性高血压的形成。

此外，肾血管性高血压患者的交感神经活性较原发性高血压患者及正常人升高。另有研究发现肾脏损伤或缺血后肾脏的传入神经在增加交感神经活性方面发挥重要作用，其可将损伤或缺血的信号传送到中枢神经系统，然后通过传出神经导致交感神经活性增强。交感神经活性的增强可以激活肾素–血管紧张素系统，还可以介导水钠潴留，从而导致血压升高。

---

知识点6：缺血性肾脏病的发病机制　　　　　副高：熟练掌握　　正高：熟练掌握

肾脏血流减少时，髓质对缺血非常敏感，肾脏内的血液重新分配，以确保一定的血液灌注。当肾动脉狭窄＞70％时，肾脏的自我调节机制不足以维持肾脏的血液灌注，出现肾小管的萎缩。持续的缺血会导致肾小球及肾小管结构的萎缩及丢失。

肾脏血液灌注压降低时，肾素－血管紧张素系统被激活，引发多种病理生理改变，从而造成肾脏的损伤。血管紧张素Ⅱ收缩出球小动脉，维持肾小球滤过压，同时血管紧张素Ⅱ可以引起血管平滑肌细胞的增殖及肾小管和间质的损伤。有研究证明血管紧张素Ⅱ在促生长及促纤维化过程中起着重要作用。

此外，内皮素-1、一氧化氮、前列腺素等在缺血性肾病所造成的肾脏损害中也有一定的作用。

---

知识点7：肾血管性高血压的临床表现　　　　　副高：熟练掌握　　正高：熟练掌握

肾血管性高血压具有如下特点：①高血压出现早（＜30岁，常见于肾动脉纤维肌性发育不全）或出现晚（＞55岁，常见于肾动脉粥样硬化）；②血压正常者出现高血压后迅速进展；原有高血压的中、老年患者血压近期迅速恶化。患者舒张压明显升高，乃至出现恶性高血压（舒张压超过130mmHg，眼底呈高血压3期或4期改变）；③不用抗RAS药物如血管紧张素转换酶抑制剂（ACEI）或血管紧张素$AT_1$受体阻断剂（ARB）及β受体阻断剂，高血压难以控制；而用较大剂量ACEI和/或ARB，会使血压骤降，血清肌酐（Scr）异常升高（超过用药前基线的30％），甚至诱发急性肾衰竭。

还可能出现如下临床表现：①少数患者能反复发作急性肺水肿，此肺水肿能瞬间发生并迅速消退，被称为"闪现肺水肿"。其发生与血压迅速上升及左心功能受损相关；②约15％患者能出现低钾血症，这与RAS活化，血浆醛固酮增多致肾脏排钾增加相关。

此外，当肾动脉狭窄导致缺血性肾脏病，或肾血管性高血压导致高血压肾硬化症时，肾功能还能渐进减退，最终进入慢性肾衰竭。

---

知识点8：缺血性肾脏病的临床表现　　　　　副高：熟练掌握　　正高：熟练掌握

缺血性肾脏病多伴、但也可不伴肾血管性高血压。肾脏病变主要表现为肾功能缓慢进行性减退，由于肾小管对缺血敏感，故其功能减退常在先（出现夜尿多、尿比重下降及渗透压减低等远端肾小管浓缩功能障碍表现），而后肾小球功能才受损（患者肾小球滤过率下降，进而Scr增高）。患者尿改变轻微（轻度蛋白尿，常＜1g/d，少量红细胞及管型）。肾功能不全时贫血出现较晚且轻。

对肾动脉狭窄患者进行体检时，部分患者可于腹部或腰部闻及血管杂音（高调、粗糙收缩期或双期杂音）。

知识点9：肾血管性高血压与缺血性肾脏病的无创性检查

副高：熟练掌握　　正高：熟练掌握

（1）外周血浆肾素活性（PRA）测定　可显示部分患者外周血血浆肾素活性（PRA）增高。有条件时还应做卡托普利（巯甲丙脯酸）试验（服卡托普利25～50mg，测定服药前及服药1小时后外周血PRA，服药后PRA明显增高为阳性）和/或两肾肾静脉血PRA测定（插导管分别取两侧肾静脉血化验，两侧PRA差别大时为阳性）。

（2）超声检查　临床应用诊断肾动脉狭窄常规筛选方法，检查的成功率为80%～90%，敏感性与特异性均较高，对肾动脉狭窄的诊断，介入治疗后判定疗效及随访复查很有诊断价值。目前彩色多普勒超声对RAS的诊断并没有统一标准，多以：①峰值流速≥180cm/s；②肾动脉与肾动脉开口处腹主动脉峰值流速之比≥3.5；③肾内动脉收缩早期切迹消失；④狭窄上下游压力差＞20mmHg等作为标准。另外，阻力指数（RI）测定对肾动脉狭窄也具有一定的辅助诊断意义，RI为肾内动脉阻抗的程度，其计算公式为［1－（舒张末期速度/最大收缩速度）］×100，正常值为58～64，若成年人超过75则属异常。

（3）放射性核素检查

1）放射性核素肾图：用于肾图检查的放射性核素有$^{131}$I-马尿酸钠和$^{99m}$Tc-二乙烯三胺（80%被肾血管上皮细胞摄取，分泌入肾小管腔，20%从肾小球滤过，可用来测定肾脏大小和肾脏血流，后者主要从肾小球滤过，可测定GFR）。放射性核素肾图的假阳性和假阴性率较高（均为20%），因此，一般不作为肾血管性高血压的筛选试验。

2）卡托普利肾图：口服25～50mg卡托普利的肾图。由于卡托普利消除了Ang Ⅱ对出球小动脉的收缩作用，故GFR较服药前降低10%以上，属阳性，以此来判断有功能意义的狭窄。其诊断敏感性和特异性分别达80%和95%。卡托普利试验肾显像的阳性标准：①肾脏体积缩小；②20分钟清除率下降＞10%；③峰值比下降＞10%；④峰时延长超过2分钟；⑤肾血流灌注时间延长，符合上述5项中的3项，则诊断为阳性，但本法仍有一定的假阳性及假阴性，临床应结合患者病情及降压疗效等综合判定。

（4）螺旋CT或磁共振血管造影（MRI）　这两项检查均能清楚显示肾动脉及肾实质影像，并可三维成像，对诊断肾动脉狭窄敏感性及特异性均高，不过它们显示的肾动脉狭窄程度均有夸张，且磁共振血管造影对远端肾动脉及分支狭窄显示差。由于螺旋CT血管造影需用较大剂量碘造影剂，对肾脏可能造成损害，即造影剂肾病，故Scr＞221～265μmol/L（2.5～3.0mg/dl）的肾功能不全患者不宜应用。另外，碘过敏患者也不宜用。

从前认为用于磁共振血管造影的含钆造影剂对肾脏无害，故Scr＞221～265μmol/L（2.5～3.0mg/dl）的患者可采用磁共振血管造影检查。但是，近年发现中、重度肾功能不全患者（肾小球滤过率＜30ml/min），应用含钆造影剂后，尤其钆双胺、钆弗塞胺及钆喷酸葡胺等线形结构的含钆对比剂可能引起肾源性纤维性皮肤病或肾源性系统性纤维化。这是因为肾功能不全时含钆造影剂（一种螯合物，几乎全部从肾排泄）在体内蓄积，然后释放出毒性钆离子（$Gd^{3+}$）致病。轻者仅呈皮肤病变（肢体皮肤肿胀，形成硬结，最后皮肤纤维化失去柔韧性，难以活动，需坐轮椅，变成残疾），此即肾源性纤维性皮肤病；重者除皮肤损害外，肌肉及内脏（肝、肺、心等）也常受累，此即肾源性系统性纤维化，患者可因此致死。所以，目前认为肾功能不全患者磁共振血管造影也要慎用（肾小球滤过率30～60ml/min）或禁用（肾小球滤过率<30ml/min）；另外，体内有金属物质（如肾动脉金属支架）的患者，也不宜应用磁共振检查。

这两项检查仍属于筛选检查，但是检查结果的准确性已远比超声及核素检查高。螺旋CT血管造影检查的特异度及敏感度分别为95%及96%，磁共振血管造影分别为90%及94%。

---

知识点10：肾血管性高血压与缺血性肾脏病的血管造影　　　　　　　副高：熟练掌握　　正高：熟练掌握

应用碘造影剂进行主动脉－肾动脉造影和选择性肾动脉造影能清楚显示RAS的部位、范围、程度及侧支循环的建立等情况，传统上被认为是诊断RAS的"金标准"。数字减影技术（DSA）的应用提高了影像清晰度，并减少了造影剂用量；小口径导管的应用减少了穿刺相关并发症和胆固醇栓塞发生的风险；新型造影剂仍未取得突破性进展，非离子型碘造影剂的应用是否能够减少造影剂肾病的发生存在争议，二氧化碳造影剂的应用虽然避免了造影剂肾病的风险，但影像清晰度较差。

局限性：①诊断标准不统一：RAS是肾血管性高血压的病理生理基础，但是动脉狭窄达到什么程度才会影响到肾脏血流灌注而出现高血压、钠水潴留、可逆性和/或不可逆性肾衰竭是有争议的，有学者认为，管腔狭窄90%以上才是有意义的，但大多数学者认为，超过50%的管腔狭窄就是有意义的；②有创：有导致胆固醇栓塞性肾病及其他穿刺相关并发症的风险；③造影剂用量大：有导致碘造影剂肾病的风险；④不能提供肾功能和血流动力学信息，不能预测血管成形术的疗效。

---

知识点11：肾血管性高血压的诊断　　　　　　　　　　副高：熟练掌握　　正高：熟练掌握

根据病史和临床表现当怀疑肾血管性高血压时应做RVH危险分层，将可疑患者分为低危、中危、高危，分别表示患RVH的概率为<15%、15%～69%、>70%。低危患者以药物治疗为主，如果药物治疗无效或治疗后血肌酐持续升高，可行筛选检查（即无创性检测手段）；若检查结果为阴性，可不需再做其他检查。筛选检查提示肾动脉病变或高危患者应选择肾血管造影术。

---

知识点12：缺血性肾脏病的诊断　　　　　　　　　　　副高：熟练掌握　　正高：熟练掌握

目前关于IRD的诊断缺乏统一的诊断标准，常常需借助相关的实验室检查以及影像学检查，并结合临床进行诊断。当临床上出现下列情况应高度怀疑为IRD：①因治疗高血压，尤其是使用ACEI而导致急性肾衰竭；②已确诊为原发性高血压患者急剧进展至氮质血症期；③急性肺水肿伴发不可控制的高血压和肾衰竭；④严重的难治性高血压患者出现进行性氮质血症；⑤动脉粥样硬化的老年患者出现进行性氮质血症；⑥不可解释的老年进行性氮质血症等。

肾血管性高血压应与其他病因引起的高肾素性重度高血压鉴别，如重度原发性高血压或肾实质性高血压，尤其导致恶性高血压时，鉴别关键是影像学检查（尤其是插管肾动脉造影）发现肾动脉或其分支狭窄。

（1）良性小动脉性肾硬化症 两者均有高血压（当缺血性肾脏病伴肾血管性高血压时），两者的缺血性肾实质损害表现相似（轻度蛋白尿、镜下血尿及管型尿，肾小管浓缩功能受损早，肾小球功能不全出现晚，疾病进展缓慢，肾性贫血发生晚且轻）。两病鉴别要点见表14-3。

表14-3    缺血性肾脏病与良性小动脉性肾硬化症的鉴别

| | 缺血性肾脏病 | 良性小动脉性肾硬化症 |
|---|---|---|
| 高血压 | 有或无，出现肾损害与高血压病史长短无关 | 有，一般10年以上才出现肾损害临床表现 |
| 伴随表现 | 肾动脉粥样硬化常伴其他部位动脉硬化；大动脉炎常伴其他部位动脉狭窄 | 常伴高血压眼底改变，甚至超声心动检查异常 |
| 双肾B超检查 | 两肾大小常不等 | 两肾大小相等 |
| 放射性核素检查 | 两侧肾功能常不一致 | 两侧肾功能一致 |
| 肾动脉影像学检查* | 发现肾动脉或其分支狭窄 | 无肾动脉狭窄 |

*：包括螺旋CT血管造影、磁共振血管造影及经皮经腔插管肾动脉造影

（2）慢性马兜铃酸肾病 慢性马兜铃酸肾病是一种慢性间质性肾炎，不少表现与肾动脉粥样硬化所致缺血性肾病相似，故需鉴别。两病鉴别要点见表14-4。

表14-4    缺血性肾脏病与慢性马兜铃酸肾病的鉴别

| | 缺血性肾脏病 | 慢性马兜铃酸肾病 |
|---|---|---|
| 肾损害进展速度 | 较慢 | 较快 |
| 伴随出现肾小管酸中毒/范可尼综合征 | 无 | 常有 |
| 肾性贫血 | 出现晚且轻 | 出现早且较重 |
| 肾动脉影像学检查* | 发现肾动脉或其分支狭窄 | 无肾动脉狭窄 |
| 肾穿刺病理检查 | 肾小球缺血，伴肾小管萎缩、肾间质炎症及纤维化 | 寡细胞性肾间质纤维化，伴肾小管萎缩及肾小球缺血 |

*：包括螺旋CT血管造影、磁共振血管造影及经皮经腔插管肾动脉造影

---

**知识点15：肾血管性高血压与缺血性肾脏病的治疗　　副高：熟练掌握　正高：熟练掌握**

（1）药物治疗　药物治疗是贯穿RVH整个病程必不可少的手段。肾动脉狭窄导致的高血压通常需联合多种降压药物才能控制。

1）CCB：通过拮抗钙离子内流而发挥降压作用，降压效果肯定满意，并且安全有效，导致肾功能恶化的风险小，因而传统被上认为是控制肾血管性高血压的首选药物。

2）ACEI/ARB：一方面通过阻断肾素－血管紧张素－醛固酮系统，能有效控制血压，降低肾小球"高内压、高灌注、高滤过"状态，延缓肾功能不全进展，减少心脑血管并发症、降低死亡率；另一方面由于降低肾小球灌注使GFR下降，可引起肾功能恶化，甚至发生急性肾衰竭，因此是否作为一线药物争议较大。目前观点是单侧肾动脉狭窄所致肾血管性高血压，仍可应用ACEI/ARB，但是要从最小量开始应用，并小心监测血压及血清肌酐，如果肌酐无异常增高（超过用药前水平的35%为异常）而血压控制不满意才逐渐加量。

3）β受体阻滞剂：通过控制交感神经活性而发挥降压作用，可有效降低RAS所致的高血压，一般与其他降压药物联合应用。

4）利尿剂：通过抑制肾小管对$Na^+$、$Cl^-$的重吸收降低血容量而发挥降压作用，适用于容量依赖性高血压，而在单侧RAS的早期阶段应用有激活肾素－血管紧张素系统加重病变的风险，需慎重。

（2）介入治疗　目前临床已广泛应用经皮经腔肾动脉球囊扩张术（PTRA）进行血管重建，治疗肾动脉狭窄。PTRA尤其适用于纤维肌性发育不全患者，治疗效果好；但是大动脉炎及动脉粥样硬化患者（尤其动脉粥样硬化斑存在于肾动脉开口处时）扩张术后常发生再狭窄，因此这些患者在球囊扩张后提倡放置血管支架以减少再狭窄发生。3%～10%的PTRA患者可能出现手术并发症，如内膜撕裂，血栓形成及胆固醇结晶栓塞等，应小心避免。

（3）手术治疗　包括动脉内膜切除、旁路搭桥及自身肾移植等，以使病肾重新获得血供。可能的并发症包括出血、血栓形成、胆固醇结晶栓塞及急性肾衰竭等。随着介入治疗的出现，外科血管重建术在临床应用逐渐减少，但外科治疗的再发狭窄率低，对肾功能保护较好。另一方面，外科手术创伤大，技术要求高，有一定的死亡率。合并肾动脉瘤或严重腹主动脉粥样硬化病的患者应首选此治疗，PTRA加支架治疗失败后也可再用外科手术重建血管。

---

**知识点16：肾血管性高血压的预后　　　　　　副高：熟练掌握　正高：熟练掌握**

肾血管性高血压总的趋势是治愈率、改善率不断提高，死亡率明显减少，小儿患者的疗效较成人高。有关研究表明，外周血和患侧肾静脉血浆肾素活性增高的单侧肾动脉狭窄患者，经血管成形术或外科手术重建血管后降血压疗效好，而血浆肾素活性正常者疗效欠佳。

---

**知识点17：缺血性肾脏病的预后　　　　　　副高：熟练掌握　正高：熟练掌握**

缺血性肾脏病总体预后差，直接后果是终末期肾衰竭。近年来，缺血性肾病的发生率有显著增加趋势，对于行维持性透析治疗的ARAS患者的长期随访显示其预后也较其他原因导致的终末期肾病患者差，5年和10年的存活率仅为18%与5%。现在认为，有以下指征者进行血管成形术或外科手术治疗则可取得较好疗效：①影像学检查示患侧肾长径＞9cm；②病肾仍有较多残留肾功能；③狭窄的肾动脉已有侧支循环形成。上述患者重建血管后，有可能使残留肾功能稳定，甚至部分改善。但是，如果病肾长径＜7.5cm和/或患者血清肌酐＞354μmol/L，则已失去血管重建的治疗时机，不宜再行这类治疗。

# 第十五章　肾脏血管的血栓与栓塞性疾病

## 第一节　肾静脉血栓形成

| 知识点1：肾静脉血栓的概念 | 副高：熟练掌握　正高：熟练掌握 |

　　肾静脉血栓是指肾静脉主干和/或分支内血栓形成，导致肾静脉部分或全部阻塞而引起的一系列病理生理改变和临床表现。该疾病临床表现缺乏特异性，部分表现为急性发作，常出现腰痛、血尿、蛋白尿、急性肾衰竭等。而部分患者由于起病隐匿，缺乏症状而被忽视，往往由于并发肺栓塞或肾功能损害而被发现。多种因素如肿瘤、感染、创伤等可引起肾静脉栓塞，而肾病综合征则是最常见病因。早期诊断和及时治疗对于长期预后至关重要。

| 知识点2：肾静脉血栓的流行病学 | 副高：熟练掌握　正高：熟练掌握 |

　　法国肾病学家Rayer于1840年首次提出肾静脉血栓以及其和蛋白尿的关联。肾静脉血栓是新生儿时期最为普遍的非导管相关性血栓形成事件，占新生儿所有血栓栓塞性事件的16%～20%。在普通人群中，肾静脉血栓每年发病率为＜1/100万。由于其他原因引起肾静脉血栓的发病率目前尚不确切，但是肾病综合征患者肾静脉血栓的发生率为5%～62%。

| 知识点3：肾静脉血栓形成的病因 | 副高：熟练掌握　正高：熟练掌握 |

　　1956年Rudolf Virchow首先提出静脉血栓形成的病因由3个相互关联的因素所组成，它们分别是静脉壁损伤（内皮损伤）、血流缓慢（淤滞）、血液高凝血状态，称为Virchow三因素，具体见表15-1。

**表15-1　肾静脉血栓形成的病因**

| |
|---|
| 内皮损伤 |
| 　钝伤 |
| 　静脉造影引起的创伤 |
| 　肾移植 |
| 　肿瘤浸润 |
| 　急性排斥反应 |

血管炎

对内皮的自发性微创伤如同型胱氨酸尿症

血流淤滞

容量丢失如胃肠道溶液丢失、出血、脱水

移植后肾静脉变形/扭曲

原发性后腹膜病变导致肾静脉压迫

高凝状态

肾病综合征（膜性肾病、膜增生性肾炎、局灶节段性肾小球硬化、微小病变）

败血症：全身/局部（肾内和肾周）

产褥期

播散性恶性肿瘤

口服避孕药

内在的高凝血状态

Ⅴ因子 Leiden 突变（对活性蛋白 C 抵抗）

凝血酶原基因突变（G20210A）

蛋白 S 缺乏

蛋白 C 缺乏

抗凝血酶缺乏

未知/知之甚少的因素

抗磷脂抗体综合征

原发性或继发性 SLE

贝赫切特病（白塞病）

AIDS 相关性肾病

---

**知识点 4：肾病综合征肾静脉血栓形成的机制　　　副高：熟练掌握　　正高：熟练掌握**

　　肾病综合征患者存在多种凝血机制异常，主要表现为促血栓形成因子增加，抗血栓形成因子下降，溶栓活性受损，其他伴随因素。这些因素常常共同存在，彼此影响，互为因果，处于极其复杂的动态变化之中。

---

**知识点 5：肾静脉血栓形成的肾脏病理表现　　　副高：熟练掌握　　正高：熟练掌握**

　　（1）大体表现　肾脏苍白肿胀，肾静脉或其分支可见血栓形成。
　　（2）光镜检查　①急性期：肾小球毛细血管扩张淤血，并可见节段性粒细胞浸润乃至微血栓形成，肾小管上皮细胞空泡变性，刷状缘脱落，肾间质高度水肿。小动脉无明显病变；②慢性期：肾间质纤维化、肾小管萎缩、肾小球缺血。

（3）免疫荧光检查 主要表现为原有的肾脏疾病的特点，如为膜性肾病，则见IgG和补体C3沿肾小球毛细血管壁颗粒状沉积。

（4）电镜检查 主要表现为原有的肾疾病的特点，肾间质弥漫水肿。

| 知识点6：肾静脉血栓形成的临床表现 | 副高：熟练掌握 正高：熟练掌握 |
|---|---|

肾静脉血栓形成可表现为单侧或双侧病变，并且可能延伸到下腔静脉。临床表现取决于血栓形成快慢、被阻塞静脉大小、血流阻断程度以及侧支循环是否建立。肾静脉血栓形成常表现为慢性症状，但是部分患者可表现为急性起病且症状明显。

（1）急性表现 最常见于病程较短的年轻肾病综合征患者，也可由创伤、严重脱水（尤其是婴儿）或全身性高凝血状态引起。典型的急性肾静脉血栓形成表现为肾梗死的症状，包括腰痛、显微镜下或肉眼血尿、血清乳酸脱氢酶显著升高（转氨酶无改变）、影像学提示肾脏体积增大。部分患者可出现非特异性改变，如厌食、恶心和发热等。双侧急性肾静脉血栓形成可表现为急性肾衰竭。左肾静脉血栓发生率高于右肾静脉，女性左肾静脉血栓可引起性腺静脉血栓从而导致盆腔淤血综合征，男性则可导致左侧睾丸红肿热痛和精索静脉曲张。

（2）慢性表现 常见于老年肾病综合征患者，其起病隐匿，临床常无明显症状。肾病综合征伴随肾静脉血栓的患者可表现为蛋白尿增加或肾功能逐渐下降以及外周水肿。如侧支循环已经建立，肾静脉回流改善，对肾功能可无明显影响。这些患者也具有较高的肺栓塞或其他部位血栓栓塞事件的发生率，有10%～30%的慢性肾静脉血栓形成患者可发生肺通气灌注显像异常，因此在这些患者中，肺栓塞常成为可能发生肾静脉或其他深静脉血栓的唯一临床线索。

**表15-2 急、慢性肾静脉血栓的临床表现**

| | 临床表现 |
|---|---|
| 急性肾静脉血栓 | 腰痛 |
| | 镜下或肉眼血尿 |
| | 蛋白尿加重 |
| | 发热 |
| | 少尿 |
| 慢性肾静脉血栓 | 肾功能急剧恶化 |
| | 睾丸疼痛 |
| | 无症状 |
| | 蛋白尿加重 |
| | 肾功能进行性恶化 |

| 知识点7：肾静脉血栓形成的实验室检查 | 副高：熟练掌握 正高：熟练掌握 |
|---|---|

（1）血常规 血液浓缩，可出现红细胞增加，血小板计数升高。

（2）尿液检查　双侧完全性肾静脉血栓或孤立肾出现完全性肾静脉血栓，可以出现无尿、镜下血尿增加，甚至可以出现肉眼血尿，尿蛋白定量明显增加。

（3）肾功能　血尿素氮与肌酐升高。

（4）凝血功能　血小板黏附与聚集增加，凝血时间、凝血酶时间、凝血酶原时间和活化部分凝血酶原时间均可以缩短。

（5）凝血因子　Ⅰ、Ⅱ、Ⅴ、Ⅶ、Ⅷ凝血因子活性升高，以Ⅷ活性升高最为明显，可以超过正常值2倍以上。纤维蛋白原持续升高，常超过4g/L。

（6）抗磷脂抗体　抗磷脂综合征导致的肾静脉血栓，可以检测出APL和/或狼疮抗凝物质。

（7）血浆D-二聚体　D-二聚体反映机体纤溶系统活性，对急性血栓的敏感性达90%以上，但特异性仅50%左右。其也可作为肾静脉血栓溶栓治疗的检测指标。

**知识点8：肾静脉血栓形成的影像学检查**　　　副高：熟练掌握　　正高：熟练掌握

（1）B超及彩色多普勒超声　对于快速起病并完全阻塞的患者，受累肾脏体积增大，并在1周内达到最大直径，肾脏大小在随后几周内逐渐减小，最后出现萎缩。在急性肾静脉血栓形成的早期阶段，将近90%患者B超显示肾脏增大，回声增强。多普勒超声还可以检测到静脉实际血流，肾静脉血栓形成的患者往往出现血流速度增加，狭窄静脉内出现湍流或完全闭塞的管腔内无血流。彩色血流多普勒超声往往被视为初始的非创伤性诊断检查。但是超声检查的准确性常依赖于操作者的技巧，此项检查虽然敏感性较高（85%），但特异性较低（56%）。

（2）放射学

1）静脉肾盂造影：表现无特异性，出现下列征象时应高度怀疑本病，如肾脏体积增大，肾脏无功能或功能减退，集合系统显影延迟、浅淡，肾盏漏斗部拉长呈"蜘蛛足"样改变，肾盂、输尿管周围可见压迹（静脉侧支循环）等。

2）逆行肾盂造影：偶可显示输尿管边缘呈锯齿状改变，由扩张的侧支静脉所引起。

3）CT：可见肾脏体积增大，密度减低。增强扫描显示皮髓质分界不清，肾实质期强化程度减低，集合系统内造影剂分泌延迟、减少。静脉侧支循环建立后，于肾周间隙内可见"蜘蛛网"样改变。螺旋CT血管成像（CTA）的直接征象是扩张的肾静脉内可见血栓形成的充盈缺损。

4）MRI：可见肾脏体积增大，皮髓质分界不清。MRI增强扫描及MRA可显示肾静脉或下腔静脉内血栓形成的充盈缺损。

（3）放射性核素　肾静脉血栓时，肾脏放射性核素扫描可表现为同侧肾影增大，但灌注和吸收功能减低，DTPA在肾皮质滞留时间延长。肾静脉主干血栓形成时几乎无灌注。其优点：无创伤、不良反应少、可重复、敏感性高；缺点：仅能描述栓塞累及区域范围，直观效果较差，不能反映栓子大小。

（4）选择性肾静脉造影　是诊断肾静脉血栓形成的"金标准"，但是，它是一项有创检查，并可能引起血栓脱落，穿刺部位血栓形成或造影剂肾病等并发症。肾静脉血栓时，可见肾静脉管腔内充盈缺损或管腔截断。肾静脉主干内血栓未造成管腔完全阻塞时，不规则的充盈缺损常位于管腔一侧。完全阻塞时，充盈缺损呈典型的杯口状，凸面指向下腔静脉，远端小分支常不显影。急性肾静脉血栓时，除病变支外，其余各支因淤血增粗，肾外形增大，无侧支循环形成。慢性肾静脉血栓形成时，除病变支特点外，肾外形增大不明显，却常见侧支循环形成，尤以左肾静脉血栓更易见到此种变化。

| 知识点9：肾静脉血栓形成的诊断 | 副高：熟练掌握　正高：熟练掌握 |
|---|---|

高危患者突然出现腰痛、镜下或肉眼血尿、蛋白尿增加、肾功能下降、发热或腹痛等症状均提示肾静脉血栓的可能性。此外，如患者出现肾外栓塞的症状和体征（如肺栓塞等）时也应怀疑是否同时存在肾静脉血栓。但是，大部分肾静脉血栓患者无明显临床症状，应引起警惕。无创性检查如超声显像、CT、MRI、肾脏放射性核素扫描、静脉肾盂造影等对肾静脉血栓诊断均有帮助，如发现增粗的肾静脉内显示低密度血栓形成，肾周围静脉呈现蜘蛛网状侧支循环等均有诊断意义。选择性肾静脉造影是诊断肾静脉血栓形成最准确的方法，其对肾静脉主干及其分支血栓形成均有诊断价值，但是属于有创检查。

| 知识点10：肾静脉血栓形成的鉴别诊断 | 副高：熟练掌握　正高：熟练掌握 |
|---|---|

该疾病急性发作时需与肾绞痛（腰痛、血尿）及急腹症（发热、腹痛）相鉴别。另外，在影像学上需与肾静脉瘤栓区分，后者常有肿瘤病史，且CT或MRI增强扫描有强化表现。

| 知识点11：肾静脉血栓形成的抗凝治疗 | 副高：熟练掌握　正高：熟练掌握 |
|---|---|

抗凝治疗是肾静脉血栓形成的主要治疗方案，其目的在于阻止血栓和栓塞并发症的进一步发展并使闭塞血管再通。选择全身或局部给药取决于风险效益因素评估，如无明显禁忌证存在，全身给药相对安全，且无须侵入性操作。

（1）普通肝素

1）抗凝机制：是通过AT Ⅲ起作用。AT Ⅲ是一种肝素依赖性抗凝物质，可抑制凝血酶，同时对某些激活的凝血因子如Ⅸa、Ⅹa、Ⅺa和Ⅻa因子也有抑制作用。肝素还可以影响血小板聚集能力，从而阻止血栓形成。极少数肾病患者AT Ⅲ缺乏可引起肝素抵抗，如果AT Ⅲ水平极其低下，可予以输注新鲜血浆或AT Ⅲ浓缩液。普通肝素用药后数分钟生效，2小时达高峰，6小时后作用消失。

2）用法：剂量3000～10000U/d，连续小剂量注射效果更好。

3）监测指标：①试管法监测凝血时间：维持在正常凝血时间的1～2倍，若用药后2小时未达此值，应考虑增加剂量；若4小时后试管法凝血时间仍＞30分钟，应减少肝素剂量。②APTT：每日检测2次直到稳定，维持在正常对照的1.5～2.5倍或60～80秒。

4）疗程：2～4周，伴血栓并发症者改华法林抗凝血半年或更长。

5）禁忌证：对肝素过敏、伴严重出血性疾病（如术后24小时之内、颅内出血、咯血和消化道溃疡病出血等）。

（2）低分子肝素　是新型肝素制剂，分低分子肝素钠和低分子肝素钙两种。主要抑制凝血因子Xa，对凝血时间、血小板功能的影响较普通肝素小，因此相对比普通肝素安全。半衰期为普通肝素的2~4倍，因皮下注射半衰期较静脉注射长，故肾静脉血栓治疗时常选择皮下注射。用法：例如依诺肝素钠1.5mg/（kg·d）[150U/（kg·d）]。

（3）华法林

1）抗凝机制：是香豆素抗凝药的一种，在体内有对抗维生素K的作用，干扰肝脏维生素K依赖性凝血因子Ⅱ、Ⅶ、Ⅸ、Ⅹ的合成，对血液中已有的凝血因子并无抵抗作用，因此只可作为体内抗凝药。起效较慢，一般需12~24小时，2~3天达高峰，半衰期为24~60小时，治疗初期常需与肝素合用，以尽早发挥抗凝血作用，过量时可用维生素K拮抗。

2）用法：通常在第1天给予较大剂量，第2天减半，第3天开始用维持量。如肾静脉血栓时第1天口服10mg，第2天5mg，第3天2.5mg维持，根据凝血酶原时间和INR调整剂量。

3）监测指标：凝血酶原时间延长2倍，INR 2~3。

4）疗程：一般认为华法林最少使用6~12个月，但是大部分专家认为，如果患者存在肾病改变，则应持续应用华法林治疗。

知识点12：肾静脉血栓形成的溶栓治疗　　　　　副高：熟练掌握　正高：熟练掌握

在肾静脉血栓早期，给予纤溶酶原激活药等溶栓药物可使血栓溶解吸收并可预防复发。溶栓可能比抗凝治疗效果更快、更好，但是出血风险增加。

溶栓适应证有：①充分抗凝治疗失败；②出现并发症如肺栓塞；③双侧肾静脉血栓；④急性肾衰竭（双侧肾静脉血栓/孤立肾肾静脉血栓）；⑤延伸至下腔静脉；⑥对全身抗凝血治疗禁忌；⑦肾移植；⑧严重、持续性腰痛。

若无溶栓禁忌证，早期特别是在血栓形成后1~2天内应用，效果尤为明显。溶栓药物可通过静脉全身使用或肾血管置管局部注入。

（1）链激酶　从β溶血性链球菌培养液中制得的一种不具有酶活性的蛋白质，分子量47kD。其通过和纤溶酶原形成复合物，间接激活纤溶酶原，将其转化为活性纤溶酶，从而溶解血栓。①优点：廉价；②缺点：对血栓内纤溶酶和血浆中纤溶酶无选择性，存在出血、过敏等不良反应；③用法：2000~3000U/（kg·h），连续静脉滴注2~3天或直至血栓溶解。

（2）尿激酶　从尿中提取，可直接激活纤溶酶原。①优点：血栓内浓度大于血浆，无过敏反应；②缺点：价格远高于链激酶；③用法：每次用量2000~3000U/kg，每日2次静脉注射，疗程10~15天；急性肾静脉血栓时，可采用4000U/（kg·h），连续静脉滴注12小时以上，但不宜超过24~48小时。

（3）组织型纤溶酶原激活药　由血管内皮和组织产生的一种丝氨酸蛋白酶，为血栓选择性纤溶酶原激活药，使血栓溶解。①优点：几乎不影响血液循环中的纤溶系统；②缺点：价格最为昂贵；③用法：一次总剂量成年人100mg，先将总量的1/10快速静脉推注，然后将余量在2~3小时内静脉滴注。如果血栓一次不能溶解，可连续、恒速输注，直到血栓溶解。

监测指标：纤维蛋白原、凝血酶时间、纤维蛋白降解产物以及D-二聚体。目前，多数学者认为，维持Fib在$1.2 \sim 1.5$g/L，TT在正常对照值的$1.5 \sim 2.5$倍，FDP在$300 \sim 400 \mu$g/L时最为合适。当给予溶栓药物后1小时血浆中D-二聚体急剧升高至峰值，维持约6小时，24小时后基本恢复至溶栓前水平，48小时后明显下降，基本恢复正常。如持续较高的水平不降，提示血栓未完全溶解或有继发性血栓形成。若D-二聚体水平降低后再次升高，则预示血栓再发。

---

### 知识点13：肾静脉血栓形成的抗血小板药物治疗　　　副高：熟练掌握　　正高：熟练掌握

抗血小板药物有可能防止血栓形成和进展，可与其他方法合用。
（1）阿司匹林　小剂量阿司匹林可使血栓素$A_2$生成减少以及血小板聚集功能下降。
（2）双嘧达莫　抑制各种组织中的磷酸二酯酶、抑制血小板聚集。
（3）噻氯匹定或氯吡格雷　对二磷腺苷（ADP）诱导的血小板聚集有较强的抑制作用。

---

### 知识点14：肾静脉血栓形成的介入治疗　　　　　副高：熟练掌握　　正高：熟练掌握

介入治疗的方法：①局部溶栓治疗；②导管取栓术；③置入永久性下腔静脉滤网，防止因血栓脱落而出现肺栓塞。

---

### 知识点15：肾静脉血栓形成的手术治疗　　　　　副高：熟练掌握　　正高：熟练掌握

手术治疗主要适用于急性肾静脉大血栓形成，尤其是双侧肾静脉血栓或右侧肾静脉大血栓伴肾功能损害，行非手术治疗无效者。但手术治疗的效果尚不肯定。

---

### 知识点16：无症状肾静脉血栓患者的治疗　　　　副高：熟练掌握　　正高：熟练掌握

无症状肾静脉血栓患者的检测常通过以下两种途径：筛查（常不推荐）和因为某些原因而行影像学检查确诊。目前尚无随机试验或明确的观察性研究来评估给予无症状性肾静脉血栓形成患者抗凝治疗的作用，给予此类患者抗凝血治疗可能的获益包括预防深静脉血栓形成或肺栓塞，而主要风险则在于出血。目前多数专家同意对于确诊的无症状肾静脉血栓患者进行抗凝，因此对于偶然发现的无症状肾静脉血栓患者如无禁忌证，均应给予抗凝治疗。

---

### 知识点17：肾静脉血栓形成的预后　　　　　　　副高：熟练掌握　　正高：熟练掌握

肾静脉血栓形成的预后和多因素相关：①起病时的基础肾功能；②对侧肾脏和血管情况；③肾静脉血栓形成的速度/侧支循环建立情况；④是否发生肺栓塞等并发症；⑤充分的管理和治疗；⑥原发疾病的严重程度和进展。

早期文献回顾发现肾静脉血栓具有惊人的高死亡率（64%），由于大部分数据均来源于尸检报告，可能高估了死亡率。死亡率高的常见原因包括肾衰竭、血栓栓塞复发和败血症。近几十年内，由于透析技术的普及，诊断方法的改进以及合理的抗凝治疗，使得肾静脉血栓形成的预后明显改善。

# 第二节　胆固醇结晶栓塞性肾脏病

### 知识点1：胆固醇结晶栓塞性肾脏病的概念　　　　　副高：熟练掌握　　正高：熟练掌握

胆固醇结晶栓塞指当动脉粥样斑块破裂，斑块内胆固醇结晶释放进入血液循环，导致全身多发性小动脉栓塞，引起组织或器官缺血。如累及肾小动脉、细动脉或肾小球毛细血管则称为胆固醇结晶栓塞性肾脏病，又称动脉粥样硬化栓塞性肾脏病。该疾病常发生于老年并伴有弥漫性动脉粥样硬化的患者中。临床表现取决于胆固醇结晶散落的部位、严重程度和持续时间，除肾脏受累表现外，常伴随其他肾外表现。治疗方式主要在于预防和支持治疗。

### 知识点2：胆固醇结晶栓塞性肾脏病的流行病学　　　副高：熟练掌握　　正高：熟练掌握

胆固醇结晶栓塞性肾脏病于1945年由Flory首先报道。在一组267例严重主动脉粥样硬化患者进行尸检后发现9例患者血管内存在胆固醇栓子，其中4例在肾动脉的分支。本病常见于60岁以上男性，平均发病年龄66~70岁，男女之比为4:1，白人明显多于黑人，约30:1。近年来关于胆固醇结晶栓塞性肾脏病的报道越来越多，其原因除人口老龄化、动脉粥样硬化性疾病增多外，更重要的原因是与新兴起的血管介入技术推广和应用有直接关系。胆固醇引起的多发性栓塞性疾病称为"胆固醇栓塞综合征"。肾脏受累的表现是该综合征的重要组成部分。该疾病引起的肾损害已成为老年人缺血性肾脏病的重要内容之一，需引起高度重视。

### 知识点3：胆固醇结晶栓塞性肾脏病的发病机制和诱因
### 　　　　　　　　　　　　　　　　　　　　　　　　副高：熟练掌握　　正高：熟练掌握

由于胆固醇结晶形态不规则且不易变形，因此常导致不完全堵塞伴随继发性缺血萎缩，随后产生异物反应，引起内膜增生、巨细胞形成以及管腔狭窄导致脏器缺血。动脉粥样硬化栓塞性肾脏病是严重动脉粥样硬化的并发症，因此高龄、男性、糖尿病、高血压、高胆固醇血症、吸烟等均是其危险因素。引起斑块破裂从而产生胆固醇结晶栓塞的诱因包括医源性事件（超过70%以上患者）如血管造影、血管成形术、心血管外科手术以及自发性事件如血流动力学因素影响，其中动脉造影术是引起胆固醇结晶栓塞的最常见诱因。另外，使用华法林、肝素以及溶栓剂也可引起此病，可能是由于抗凝剂干扰动脉粥样斑块溃疡的愈合引起。估计15%的胆固醇结晶栓塞的患者无明确的风险因素。

---

知识点4：胆固醇结晶栓塞性肾脏病的病理表现　　　　副高：熟练掌握　正高：熟练掌握

（1）光镜检查　可见到肾脏血管和肾小球病变。动脉腔多闭塞并含有细胞成分，其中主要包括组织巨噬细胞和多形核白细胞。肾小动脉内有胆固醇结晶，可形成大量的胆固醇栓塞。典型者在弓形动脉、叶间动脉甚至终末端小动脉可以见到胆固醇结晶造成的假象，表现为细长的晶体形状的空间。这是由于在组织固定时胆固醇被有机溶剂溶解或脱落所致。而电镜切片则由于处理方法不同可保留脂质成分。

胆固醇栓塞引起的肾小球病变多种多样，主要为肾缺血的表现。如肾小球毛细血管袢皱缩，肾小囊腔扩大，还可见肾小球基膜间断增厚。但电镜却证实肾小球基膜的厚度正常，光镜所见的"基膜增厚"被电镜证实为肾小球基膜的不规则旋转卷曲所致。这种基膜的旋绕卷曲并非胆固醇结晶栓塞所特有，而是缺血性肾脏病的典型表现。慢性肾小球病变为玻璃样变性和全球硬化，晚期可见相应的间质纤维化和单个核细胞浸润。

（2）免疫病理　可见硬化的肾小球上有IgM和C3粗颗粒状沉积。

（3）电镜　可证实肾小球基膜不规则旋绕卷曲，胆固醇结晶。

---

知识点5：胆固醇结晶栓塞性肾脏病的临床表现　　　　副高：熟练掌握　正高：熟练掌握

因胆固醇栓子的多少、大小及栓塞部位不同，其临床表现各异。多数患者有严重的主动脉及其分支的动脉粥样硬化，还可伴有高血压、外周及脑血管疾病、心肌梗死、肾功能不全和主动脉瘤等。临床症状多发生于胆固醇栓塞发生后1～14日。一般而言，有动脉血管病变的老年人如果发生进展性肾功能不全，应考虑到缺血性肾脏病的可能，其原因可能为继发于双侧肾动脉狭窄、肾脏胆固醇结晶栓塞，或二者都有。

（1）肾脏表现　可出现不同程度的蛋白尿、血尿和白细胞尿，甚至表现为肾病综合征。约34%的胆固醇栓塞患者就诊时已发生肾衰竭，多数肾功能呈进行性下降直至进入终末期阶段。小的肾动脉胆固醇结晶栓塞可引起程度不等的肾功能损害，直至逐渐进入终末期肾衰。无法解释的肾衰竭合并近期出现的高血压或高血压恶化是常见的临床表现。在导致胆固醇栓塞诱因发生后7日内发生的急性肾衰竭大约为1/3。它常出现在大块胆固醇栓子移动过程中，多合并肾外多器官受累，这也是与造影剂性肾病鉴别的主要表现。临床上多表现为以下几种情况：①急性肾损伤，常在明确的诱发事件后1～2周内发生，多因较大动脉或多处栓塞引起；②亚急性肾损伤（最为常见），在诱发事件后数周或更长时间发生，可能由复发性栓塞和异物反应导致，临床上出现阶梯性肾功能逐渐减退（期间相隔一段时间肾功能相对稳定）；③慢性肾功能损害（最少见），临床表现与缺血性肾病和肾硬化相似，这两种疾病也常伴随胆固醇结晶栓塞，由于缺乏临床症状故常漏诊。

尿检可发现少量细胞和管型，红细胞管型较少见，这和缺血性萎缩相一致。蛋白尿并非特征性表现。部分患者可出现血尿。急性期行尿沉渣Hansel染色可见嗜酸性粒细胞。

高血压：大部分患者常伴随高血压，有10%～20%患者可表现为恶性或顽固性高血压，可能和肾素－血管紧张素系统过度激活有关。

（2）肾外表现　源于主动脉弓的胆固醇栓子常栓塞脑、眼、上肢，而胸降主动脉或腹主动脉斑块破裂导致的栓塞常引起胃肠道或下肢的症状和体征。另外，源于胸主动脉的反常栓塞也可发生。

1）皮肤病变：为胆固醇结晶栓塞的最常见征象。约34%患者累及皮肤，其主要表现为网状青斑（16%）、坏疽（12%）、黄萎病（10%）、皮肤溃疡（6%）、紫癜或溃疡（5%）、疼痛性红斑结节（3%）。甲床出血、足趾坏疽溃疡、蓝趾综合征也是累及皮肤的症状之一。胆固醇结晶栓塞累及生殖器皮肤罕见，当它发生时可引起严重的阴囊或阴茎皮肤缺损。

2）胃肠道：胆固醇结晶栓塞肠系膜循环最常累及结肠、小肠和胃，也可影响胰腺、肝脏和胆囊。主要症状为腹痛、腹泻和出血。其他表现为坏死性胰腺炎、局灶性肝细胞坏死、非结石性坏死性胆囊炎。小肠梗死预后较差，死亡率为38%~81%。

3）中枢神经系统：可表现为一过性黑矇、短暂性脑缺血发作、意识模糊、头痛、头晕或器质性脑综合征。脊髓栓塞罕见，但可导致下肢瘫痪。

4）眼部体征：包括眼痛、视物模糊等症，眼底镜检查可见Hollenhorst斑块（视网膜动脉堵塞）。

5）肌肉骨骼系统：包括肌痛、关节痛，甚至横纹肌溶解。

6）非特异性表现：包括发热、头痛、肌痛和体重下降。另外，嗜酸性粒细胞增多和低补体血症为急性期常见的异常指标。

---

知识点6：胆固醇结晶栓塞性肾脏病的辅助检查　　　副高：熟练掌握　　正高：熟练掌握

（1）尿液检查　尿常规可见蛋白尿，约半数患者蛋白尿超过+，严重者可达肾病综合征水平，尿沉渣镜检可见红细胞、白细胞、管型，严重病例可有肉眼血尿。急性期尿中可见嗜酸性粒细胞，嗜酸性粒细胞尿被认为具有诊断价值。有些患者尿常规无任何异常发现。

（2）血液检查　血常规检查可见白细胞升高，据报道73%~80%动脉粥样硬化相关的栓塞性肾脏病患者可出现一过性外周血嗜酸性粒细胞增多，可有贫血、血小板计数减少、红细胞沉降率增快、补体下降、C反应蛋白升高。其他血清学检查可出现血清谷丙转氨酶、谷草转氨酶、碱性磷酸酶、乳酸脱氢酶及淀粉酶升高等。

（3）影像学检查　通过影像学检查可见主动脉内斑块，如存在复合斑块或发生多次缺血性卒中可考虑做出初步诊断。二维经食管超声心动图是诊断胸主动脉来源的动脉粥样硬化性栓塞的首选方式，而三维经食管超声心动图可为主动脉斑块的位置和形态提供详尽的信息。经胸超声心动图、腹部超声、上消化道超声内镜偶尔可确定胸或腹主动脉的动脉粥样硬化斑块。CT及MRI可完整评价主动脉的动脉粥样硬化程度，这些放射影像学技术对主动脉分支的显像优于经食管超声心动图，另外，它们能显影整个腹主动脉。

---

知识点7：胆固醇结晶栓塞性肾脏病的诊断　　　　副高：熟练掌握　　正高：熟练掌握

对于60岁以上男性伴动脉粥样硬化症，近期有创性检查或介入治疗史或有抗凝溶栓治疗史，出现肾功能进行性减退表现时应高度怀疑本病。肾脏外的全身表现如血嗜酸性粒细胞增多或嗜酸性粒细胞尿、皮肤网状青斑或趾端青紫等有助于诊断。肾穿刺活检是诊断本病最为直接的方法,如肾活检有困难,受累部位皮肤、皮下组织和肌肉活检也有一定的辅助诊断的价值。

亚急性型诊断较为困难。常常在数周后出现肾功能不全或肾功能恶化,自发性栓塞或表现不典型患者的诊断较为困难。诊断时要注意患者的年龄、性别、有无心血管疾病、有无有创性心血管诊治手术和抗凝溶栓治疗史,并结合肾脏表现和全身表现做出诊断。

**知识点8:胆固醇结晶栓塞性肾脏病的鉴别诊断**     副高:熟练掌握    正高:熟练掌握

(1)血栓栓塞性疾病 胆固醇结晶栓塞性肾病与肾动脉血栓栓塞的鉴别诊断见表15-3。

表15-3 胆固醇结晶栓塞性肾病与肾动脉血栓栓塞的鉴别诊断

| 鉴别要点 | 胆固醇结晶栓塞性肾病 | 肾动脉血栓栓塞 |
| --- | --- | --- |
| 累及动脉 | 直径＜200μm小动脉 | 中或大动脉 |
| 发病机制 | 斑块破裂后胆固醇结晶释放引起远端小血管不完全阻塞,随后诱导炎症反应,导致小血管在数周到数月内完全阻塞 | 血栓叠加在动脉粥样斑块上导致动脉腔狭窄或闭塞斑块不稳定或破裂引起动脉栓塞 |
| 诱因 | 新近血管介入手术、抗凝血或溶栓治疗 | 创伤、血管内皮损害或撕裂、血管炎等 |
| 栓塞部位 | 多处栓塞 | 常为单个栓塞 |
| 病理 | 小动脉内发现胆固醇结晶 | 肾动脉主干或其分支阻塞,肾脏缺血萎缩 |
| 肾脏表现 | 亚急性肾损伤最常见为嗜酸性粒细胞尿 | 急性肾梗死(腰痛、肉眼或镜下血尿、恶心呕吐、发热) |
| 其他系统症状 | 常见 | 抗凝血、溶栓、血管内介入及外科手术相对少见 |
| 治疗 | 尚无有效治疗,他汀类药物可能有效 | |

(2)造影剂肾病 造影剂肾病是临床上最常见的需与胆固醇结晶栓塞性肾脏病相鉴别的疾病。二者均可发生于有创性血管造影之后,但胆固醇结晶栓塞性肾脏病早期出现血肌酐升高,且肾功能进行性减退,直至不可逆性肾衰竭,预后较差。同时常有血、尿中嗜酸性粒细胞增多,出现全身表现,如皮肤、视网膜、腹部症状等。而造影剂肾病血肌酐多为早期升高,1周左右达高峰,数周后可逐渐恢复,预后相对较好,无嗜酸性粒细胞增多及全身表现。

(3)原发性小血管炎 当出现多系统受累表现时需与原发性小血管炎相鉴别。二者均可出现网状青斑、皮下结节或坏疽、腹痛、黑便、厌食、血尿、肾功能不全等。肾活检、皮肤活检及ANCA检测有助于鉴别诊断。

(4)急性过敏性间质性肾炎 二者均可有肾功能减退、血嗜酸性粒细胞增多,尿中均可见嗜酸性粒细胞,但急性过敏性间质性肾炎多有过敏史、过敏性皮肤改变、血补体一过性降低等。肾活检有助于鉴别诊断。

(5)双侧肾动脉狭窄 胆固醇栓塞性肾脏病与双侧肾动脉狭窄者常见于老年男性患者,二者都可有心血管疾病、近期肾功能进行性恶化,但双侧肾动脉狭窄多有严重高血压,可能没有有创性血管造影或介入治疗史。有肾外表现的老年患者，胆固醇栓塞存在的可能性较大。多普勒超声、受累部位活检、血管造影有助于鉴别诊断。

（6）多发性肌炎，细菌性心内膜炎等多有相应的临床表现：如血清学自身抗体检测阳性，心脏超声发现赘生物、心脏杂音或杂音性质的改变、血培养阳性等可鉴别。

---

**知识点9：胆固醇结晶栓塞性肾脏病的治疗**　　　　副高：熟练掌握　　正高：熟练掌握

目前尚无治疗胆固醇结晶栓塞性肾脏病的有效手段，治疗目的主要在于预防和支持。降胆固醇药物治疗可能有一定效果，合理的解释是他汀类药物由于可降低胆固醇以及抗炎和免疫调节特性从而具有稳定斑块的作用。类固醇药物具有争议，部分研究显示无效，但是也有研究提示其可改善预后。由于抗凝治疗可引起更多的胆固醇结晶栓塞，应避免使用。如存在一个明确的栓塞源，可考虑外科或血管内介入治疗，但有时临床操作存在一定困难，且常伴较高的术后死亡率、肾功能恶化、复发性栓塞以及下肢病变增加。

总之，改善预后关键在于优化支持治疗，包括停止使用抗凝血药、推迟主动脉手术时间，将血压降低至140/80mmHg以下，治疗心力衰竭，透析及充分的营养支持。经肱动脉施行主动脉或冠状动脉造影发生胆固醇结晶栓塞的风险低于经股动脉途径。在介入过程中，可使用远端保护装置来预防栓塞，目前已广泛运用于冠状动脉和颈动脉血管床，研究证实它们可截获栓子从而减少并发症。远端保护装置联合使用抑制血小板药物可能获益更多。

---

**知识点10：胆固醇结晶栓塞性肾脏病的预后**　　　　副高：熟练掌握　　正高：熟练掌握

胆固醇结晶栓塞性肾脏病总体预后较差。一项研究入组354例患者，其中33%患者发展至终末期肾病，平均随访2年，有28%的患者死亡。另有一项研究显示，急性期住院死亡率为16%，如纳入死亡后诊断明确的患者，则病死率高达80%。

# 第十六章 囊肿性肾脏病

## 第一节 常染色体显性遗传性多囊肾病

知识点1：多囊肾病的概念 　　　　　　　　副高：熟练掌握　　正高：熟练掌握

多囊肾病（PKD）是指双肾多个肾小管节段或肾小球囊进行性扩张，形成多个液性囊肿，并最终导致不同程度肾功能损害的一类遗传性肾脏疾病。多囊肾病根据遗传方式分为常染色体显性遗传性多囊肾病（ADPKD）和常染色体隐性遗传性多囊肾病（ARPKD）两种。

常染色体显性遗传性多囊肾病（ADPKD）是最常见的遗传性肾脏病，发病率1/1000～1/400，主要病理特征是双侧肾脏形成无数囊肿，囊肿进行性生长，最终破坏肾脏的正常结构和功能。60岁ADPKD患者中，50%以上进入终末期肾病（ESRD），ADPKD是导致ESRD的第四大病因。

知识点2：囊肿性肾脏病分类 　　　　　　　　副高：熟练掌握　　正高：熟练掌握

囊肿性肾脏病根据遗传与否分为遗传性和非遗传性两大类（表16-1）。前者再根据遗传特点分为常染色体显性、隐性和X连锁遗传3种；后者根据先天发育异常与否分为先天发育异常和获得性肾囊肿。

表16-1　囊肿性肾脏病分类

| 遗传性 | 非遗传性 |
| --- | --- |
| 常染色体显性遗传 | 先天性发育异常 |
| 　常染色体显性遗传性多囊肾病 | 　髓质海绵肾 |
| 　von Hipple-Lindau病 | 　囊肿性肾发育不良 |
| 　结节硬化症 | 　　多囊性肾发育不良 |
| 　成人型髓质囊性病 | 　　囊性发育不良伴下尿路梗阻 |
| 常染色体隐性遗传 | 　　广泛囊性发育不良 |
| 　常染色体隐性多囊肾病 | 获得性 |
| 　青年型肾消耗病 | 　单纯性肾囊肿 |
| 　其他伴肾囊肿的罕见综合征 | 　低钾性肾囊肿病 |
| X-连锁遗传 | 　获得性肾囊肿病 |
| 　口–面–指综合征Ⅰ型 | |

知识点3：常染色体显性遗传性多囊肾病的流行病学
　　　　　　　　　　　　　　副高：熟练掌握　正高：熟练掌握

　　常染色体显性遗传性多囊肾病是人类最常见的单基因遗传性肾脏疾病，发病率为
1/1000～1/400，我国约有150万患者。50%的ADPKD患者在60岁时会进展至终末期肾脏
病（ESRD），占到ESRD替代治疗病因的5%～10%。该病家系代代发病，子代发病概率为
50%，是一类严重危害人类健康的疾病。

知识点4：常染色体显性遗传性多囊肾病的病因及发病机制
　　　　　　　　　　　　　　副高：熟练掌握　正高：熟练掌握

　　（1）致病基因　引起多囊肾病的两个致病基因分别于1994年和1996年被克隆，按照发
现先后命名为PKD1和PKD2（表16-2）。其中PKD1突变导致的常染色体显性遗传性多囊肾
病患者占80%，而其余大多为PKD2突变所致。ADPKD中还有一小部分患者，基因突变与
PKD1和PKD2无关，可能与尚未明确的第3种PKD基因突变有关。

表16-2　常染色体显性遗传性肾病致病基因的特性

| 致病基因 | 染色体定位 | 基因的长度 | 编码蛋白 | 分子质量 |
| --- | --- | --- | --- | --- |
| PKD1 | 16p13.3 | 14.5kb | Polycystin-1 | 462kD |
| PKD2 | 4q21 | 5.6kb | Polycystin-2 | 110kD |

　　（2）分子机制

　　1）"二次打击"学说：ADPKD患者的基因型是杂合型的，即存在PKD1或PKD2两个等
位基因，一个为突变基因，一个为正常基因。"二次打击学说"认为囊肿的形成不但需要生
殖细胞遗传获得突变基因，而且需要体细胞在发育过程中受到二次打击，使原来认为正常的
PKD1或PKD2等位基因失活或突变，才能最终促使囊肿的形成。

　　2）"三次打击"学说：Takakura及Happé等近年研究发现缺血再灌注损伤、肾毒性药物
可明显加重多囊肾病动物模型囊肿表型，表明基因突变基础上急性肾损伤也是导致肾囊肿发
生发展的重要因素，即"三次打击"学说。

　　3）纤毛致病学说：肾脏纤毛属于初级纤毛，由9＋0轴丝结构组成，无运动功能，纤毛
由肾小管上皮细胞深入管腔，与尿液直接接触。PKD1和PKD2基因编码的蛋白Polycystin-1
和Polycystin-2在肾小管上皮细胞包膜形成多囊蛋白复合体，接受纤毛传导的肾小管腔内信
号，而刺激细胞内信号，从而影响基因转录，调节增生、迁移、分化和成熟。纤毛功能障碍
会导致无法将在正常尿流率下产生的终止信号传递给肾小管细胞，从而造成病变小管，不断
扩大形成囊肿。此外，螺旋区–螺旋区相互作用假说、信号终止假说等也可能参与ADPKD
的发病。

知识点5：常染色体显性遗传性多囊肾病的病理　　副高：熟练掌握　　正高：熟练掌握

双侧肾脏增大可不对称，一侧肾脏可较对侧肾脏明显增大，但仍保留肾脏外形。从皮质到髓质充满大小不等球形囊肿，小至肉眼几乎看不到，大至直径数厘米。最大的双肾可重达4kg以上，但一般每侧肾脏平均0.5～1.0kg。肾盏、肾盂发育正常，受囊肿压迫，可扩张或变形。

显微镜下可见，囊肿与囊肿之间有若干不等的正常肾组织，这与囊性肾发育不良可以进行鉴别。受囊肿的挤压，可观察到肾小球硬化、小管萎缩、间质纤维化和上皮增生。无论是肾功能正常或早期肾衰竭患者，硬化累及入球小动脉和叶间动脉，间质有炎性细胞浸润，主要是巨噬细胞和淋巴细胞。靠近髓质的囊肿壁通常较薄，而皮质部分的囊肿壁较厚，常被纤维化的结缔组织包绕。囊肿衬里上皮细胞增殖和凋亡率明显增加。

肝脏囊肿呈球形，通常为单房结构，与胆管不相通，直径可达数厘米。囊肿壁由单层立方上皮构成，形态类似胆管上皮细胞。无论囊肿或纤维化程度如何，极少损害肝脏功能。肝脏囊肿在患者接受肾移植后出现钙化。肝囊肿可能出现感染，偶见胆管细胞癌。

知识点6：常染色体显性遗传性多囊肾病的肾脏表现　　副高：熟练掌握　　正高：熟练掌握

（1）肾脏结构异常　肾脏的主要结构改变为囊肿的形成。肾脏皮质、髓质存在多发性液性囊肿。囊肿的大小、数目随病程进展而逐渐增加，直径从数毫米至数厘米不等。囊液黄色澄清，出血或合并感染时可为巧克力色。随着囊肿的不断增多、增大，肾脏体积也逐渐增大，年增长率约为5%，双侧肾脏大小可不对称。研究发现肾脏体积大小与肾脏功能及并发症紧密相关，每侧肾脏超过500g可有临床症状，超过1000g出现肾功能不全。肾脏长径＞15cm，易发生血尿和高血压。

（2）腹部肿块　当肾脏增大到一定程度，即可在腹部扪及。有50%～80%患者双侧可触及，15%～30%单侧可触及。触诊肾脏质地较坚实，表面可呈结节状，随呼吸而移动，合并感染时可伴有压痛。

（3）疼痛　背部或肋腹部疼痛是ADPKD早期最常见的症状之一，见于60%患者，发生频率随年龄及囊肿增大而增加，以女性多见。疼痛性质可为钝痛、胀痛、刀割样或针刺样，可向上腹部、耻骨上放射。急性疼痛或疼痛突然加剧常提示囊肿破裂出血，结石或血块引起的尿路梗阻（伴明显绞痛）或合并感染（常伴发热）。慢性疼痛为增大的肾脏或囊肿牵拉肾包膜、肾蒂，压迫邻近器官或间质炎症引起。

（4）出血　30%～50%的患者有肉眼血尿或镜下血尿。多为自发性，也可发生于剧烈运动或创伤后。研究发现，血尿的发生频率随高血压程度加重、囊肿的增大而增加，且与肾功能恶化速度成正比，一般血尿均有自限性。外伤性囊肿破裂引起的肾周出血较为少见，计算机断层摄影（CT）有助于诊断。

（5）感染　泌尿道和囊肿感染是多囊肾病患者发热的首要原因，女性较男性多见，主要表现为膀胱炎、肾盂肾炎、囊肿感染和肾周脓肿。致病菌多为大肠埃希菌、克雷伯杆菌，金黄色葡萄球菌和其他肠球菌，感染途径主要为逆行感染。

（6）结石　8%～36% ADPKD患者合并肾结石，其中大多数结石成分是尿酸和/或草酸钙。肾脏解剖结构异常、尿pH低、尿枸橼酸盐浓度下降均可诱发结石。

（7）蛋白尿　见于14%～34%的非尿毒症患者，在合并ESRD患者中达80%，男性较女性多见。一般为持续性，定量多<1g/24h。蛋白尿多的患者较无蛋白尿或轻度蛋白尿患者平均动脉压高、肾脏体积大、肌酐清除率低、病程进展快。其他尿检异常有白细胞尿，但尿培养多为阴性。60%患者尿中可见脂质体。蛋白尿被认为是促进ADPKD肾功能恶化的一个重要因素，应积极治疗。

（8）贫血　未发展至ESRD的ADPKD患者通常无贫血。有持续性血尿的患者可有轻度贫血。另有5%患者因缺血刺激肾间质细胞产生促红细胞生成素增加而引起红细胞增多症。当病程进展至ESRD阶段，ADPKD患者较其他病因引起的肾衰竭患者贫血出现晚且程度轻。

（9）高血压　是ADPKD最常见的早期表现之一，见于30%儿童患者、60%合并肾功能不全的患者，在ESRD患者中高达80%。血压的高低与肾脏大小、囊肿多少成正比关系，且随年龄增大不断上升。高血压病是促进肾功能恶化的危险因素之一，早期监测、治疗高血压，对ADPKD患者保护肾功能、改善预后至关重要。

（10）慢性肾衰竭　为ADPKD的主要死亡原因。其发病年龄从2～80岁不等，60岁以上的ADPKD患者50%进入ESRD阶段。一旦肾小球滤过率<50ml/min，其下降速度每年为5.0～6.4ml/min，从肾功能受损发展到ESRD的时间约为10年，其中存在较大的个体差异。早期的肾功能损害表现为肾脏浓缩功能下降。肾功能正常的成年ADPKD患者最大尿渗透压较其正常家庭成员最大尿渗透压降低16%，并随年龄增长逐渐下降。

---

**知识点7：常染色体显性遗传性多囊肾病的肾外表现　　副高：熟练掌握　正高：熟练掌握**

ADPKD实际是一种全身性疾病，除影响肾脏外，还累及消化系统、心血管系统、中枢神经系统以及生殖系统的多个器官。ADPKD的肾外病变可分为囊性和非囊性两种。

（1）囊性病变　囊肿可累及肝脏、胰腺、脾脏、卵巢、蛛网膜及松果体等器官，其中30%～80%的患者发生肝囊肿，经产女性常发生显著的肝囊肿，并出现症状。尽管肝囊肿多见，但不会导致肝功能衰竭。

（2）非囊性病变　包括心脏瓣膜异常、结肠憩室、颅内动脉瘤等。二尖瓣脱垂见于26%ADPKD患者，可出现心悸和胸痛。主动脉瓣和二尖瓣出现黏液瘤样变，说明存在细胞外基质代谢紊乱。合并结肠憩室的患者结肠穿孔的发生率明显高于其他ADPKD患者。在ADPKD肾外表现中颅内动脉瘤危害最大，是导致患者早期死亡的主要病因之一。颅内动脉瘤家族史阴性者发生率5%，家族史阳性患者发生率高达22%，平均发生率8%。多数患者无症状，少数患者出现血管痉挛性头痛，随着动脉瘤增大、动脉瘤破裂危险增加。

---

**知识点8：ADPKD临床表型的异质性　　　　　副高：熟练掌握　正高：熟练掌握**

由PKD1基因和PKD2基因突变引起的ADPKD在临床表现上有较大差异，前者更为严重。PKD1突变引起的ADPKD患者发生ESRD的平均年龄约53岁，PKD2突变引起的

ADPKD患者为69.1岁；PKD2突变的ADPKD女性患者生存期平均为71岁，长于男性67.3岁，而PKD1突变的患者中没有这种性别差异。少数同时发生PKD1和PKD2基因突变的患者，较单一基因突变的患者病情更重。ADPKD临床表型的异质性可能是由于同一基因的不同突变，或不同基因的突变，或由多种环境因素及作用在主要致病位点上的遗传因素相互作用所致。

　　ADPKD临床表型的异质性突出表现在进展至肾衰竭的速度快慢不一，目前已知的影响因素包括遗传性和非遗传性因素：①基因型：PKD1基因突变引起的ADPKD患者发生ESRD较PKD2基因突变引起的ADPKD患者早10～20年；②种族：黑种人发生ESRD较白种人早10年；③性别：女性患者肾衰竭发病比男性患者晚5年，这可能与性激素水平有关，因为睾酮具有促进液体分泌、离子转运的功能，因而能促进囊肿增大和肾功能恶化；④高血压：合并高血压的患者肾功能恶化较血压正常者早19年，可能与高血压促进肾血管硬化及肾间质纤维化有关；⑤血尿：Gabow等证实有一次或一次以上发作性肉眼血尿史，甚至镜下血尿病史的患者肾功能受损较重；⑥发病时间：发病早的患者预后不良；⑦尿路感染：男性尿路感染与肾功能不全有关，而女性患者无此关联；⑧妊娠：目前尚无资料证实妊娠会加速ADPKD病程，但妊娠4次以上合并高血压的妇女通常预后不良。

## 知识点9：常染色体显性遗传性多囊肾病的辅助检查　　副高：熟练掌握　　正高：熟练掌握

　　（1）超声检查　是ADPKD首选诊断方法。用高敏感度超声可发现直径1.5～2.0mm的微小囊肿，因此，也常作为产前诊断和对ADPKD患者直系亲属的检查方法。Ravine等于1994年提出了以下B超诊断标准：30岁以下患者单侧或双侧有两个囊肿；30～59岁患者双侧肾脏囊肿至少各2个；60岁以上患者双侧肾脏囊肿至少各4个；如果同时具有其他ADPKD表现，如肝囊肿等，肾脏诊断标准可适当放宽。

　　ADPKD超声声像图的3个主要表现为肾体积明显增大，肾内无数个大小不等的囊肿和肾实质回声增强。中等以下囊肿往往表现为零乱、边界不齐的液性区。囊肿内出血时声像图变化较多，囊肿低回声或回声不均匀，形态多变，后方回声增强不明显；囊肿钙化声像图：前方囊肿回声增强、增宽，后方囊壁及其回声不增强，甚或减弱，囊内无回声。

　　彩色多普勒超声显示ADPKD在各囊壁间有花色血流，分布杂乱。肾动脉血流下降与肾实质血供减少。多普勒血流频谱检测出阻力指数增高。近年来采用彩色多普勒检测ADPKD患者肾脏血流情况。峰值血流速度（PFV）、血管阻力指数（RI）和血流量（Q）等血流动力学参数较血压和肾小球滤过率更为敏感地反映肾脏病变，为临床监测疾病进展、预测疾病转归提供了一种新的手段。

　　（2）CT检查　两侧肾脏增大，整个肾实质充满大小不等之囊肿，CT值为8～20Hu。囊肿边缘清楚，囊肿间隔厚薄不一，互不相通，肾盂受压变形。同时可见伴发的肝胰等部位多发囊肿，增强后囊肿间隔强化明显。如囊肿内容不均一，囊壁不规则增厚则提示囊肿伴发感染。

　　（3）MRI检查　磁共振成像：表现为双侧肾脏体积增大呈分叶状。囊肿信号可能不一致，多呈长T1和长T2信号，也有短T1、T2信号，可能系囊内出血或含有较多蛋白所致。

CT和MRI可检出0.3～0.5cm的囊肿。

（4）静脉尿路造影（IVU）与逆行肾盂造影（RU）　IVU可见双侧肾盏移位、延长、分开和变形，呈"蜘蛛样"形状，而肾盂形态和轮廓改变可能不明显。当肾功能损害严重时IVU显影不佳，可做RU，显示的是肾囊肿导致肾盏、肾盂移位变形的间接影像。

**知识点10：常染色体显性遗传性多囊肾病的诊断　　　副高：熟练掌握　正高：熟练掌握**

ADPKD主要根据临床表现、家族史、影像学检查和基因分析等确定诊断。超声、CT和MRI对ADPKD的诊断高度敏感和特异。诊断时首选B超，其灵敏度高、无创、价廉，必要时选择CT、MRI，如结果仍不明确可采用基因诊断。60%到90%的双侧囊性肾病患者有阳性的家族史。由于该病的症状与年龄相关，多囊肾的诊断常需要与单纯性肾囊肿进行鉴别。对于ADPKD的诊断，需要考虑合并肾外表现的特点、发病的年龄和家族史。由于只有60%的患者提供有家族史，为此对其无症状的父母及祖父母进行超声筛查也有助于诊断。ADPKD诊断标准分为主要诊断标准和次要诊断标准（表16-3），只要符合主要诊断标准和任意一项次要诊断标准就可诊断ADPKD。

表16-3　ADPKD临床诊断标准

| 诊断标准 | 临床表现 |
| --- | --- |
| 主要诊断标准 | 肾皮、髓质布满多个液性囊肿 |
| | 明确的ADPKD家族史 |
| 次要诊断标准 | 多囊肝 |
| | 肾功能不全 |
| | 腹部疝 |
| | 心脏瓣膜异常 |
| | 胰腺囊肿 |
| | 颅内动脉瘤 |
| | 精囊囊肿 |

分子诊断主要包括基因连锁分析、微卫星DNA检测、单核苷酸多态性和直接检测致病基因外显子突变等技术。目前多用于囊肿发生前和产前诊断，以及无明确家族遗传史而与其他囊肿性疾病鉴别困难者。

**知识点11：常染色体显性遗传性多囊肾病的鉴别诊断　　　副高：熟练掌握　正高：熟练掌握**

（1）非遗传性肾囊肿性疾病

1）多囊性肾发育不良（MCDK）：多囊性肾发育不良是婴儿最常见的肾囊肿性疾病。双侧病变的婴儿不能存活，存活者多为单侧病变。与ADPKD的鉴别通常较易，发育不良的一侧肾脏布满囊肿，无泌尿功能，对侧肾脏无囊肿，常代偿性肥大或因输尿管梗阻而出现肾盂积水。

2）多房性囊肿：多房性囊肿是一种罕见的单侧受累的疾病，在正常肾组织中存在孤立的、被分隔为多房的囊肿，有恶变可能。其特征为囊肿被分割为多个超声可透过的房隔。

3）髓质海绵肾（MSK）：髓质集合管扩张形成囊肿，排泄性尿路造影的典型表现为肾盏前有刷状条纹或小囊肿，可与ADPKD鉴别。

4）单纯性肾囊肿（SRC）：单纯性肾囊肿的发病率随年龄上升。与ADPKD的鉴别要点包括：无家族史，肾脏体积正常，典型肾囊肿为单腔，位于皮质，囊肿周围通常无小囊肿分布，无肝囊肿等肾外表现。一般无症状，呈良性经过，通常不需要治疗。

5）获得性肾囊肿（ACKD）：获得性肾囊肿见于肾衰竭长期血透患者，透析时间10年以上者90%并发肾囊肿，无家族史，一般患者无临床症状。需警惕获得性肾囊肿并发恶性肿瘤。

（2）遗传性肾囊肿性疾病

1）常染色体隐性多囊肾病：一般发病较早，多在婴幼儿期发病，合并先天性肝纤维化，导致门脉高压、胆道发育不全等。发生于成人时，临床上与ADPKD很难鉴别，可行肝脏超声、肝活检鉴别，突变基因检测可确定诊断。

2）髓质囊性肾病（MCKD）：包括家族性肾消耗病和髓质囊性病，常染色体显性遗传，较为少见。前者发生于儿童或青少年，后者多发生于成人。致病基因位于第2号染色体。肾脏囊肿仅限于髓质，肾脏体积不增大，甚至缩小。超声、CT有助于诊断。

3）结节性硬化症（TSC）：为常染色体显性遗传性疾病，致病基因有TSC1、TSC2两个。除双肾和肝脏囊肿外，还出现皮肤及中枢神经系统的损害，如血管平滑肌脂肪瘤、恶性上皮样血管平滑肌脂肪瘤、面部血管纤维瘤和色素减退斑等。主要临床表现为惊厥，反应迟钝，可与ADPKD鉴别。

4）von Hippel-Lindau病（VHL病）：常染色体显性遗传病，双肾多发囊肿。VHL病常伴肾脏实体瘤（如肾细胞癌、嗜铬细胞癌）、视神经和中枢神经肿瘤，可与ADPKD鉴别。不伴实体瘤的VHL病与ADPKD相似，需要检测突变基因进行鉴别。

5）口-面-指综合征：这是常见的X连锁显性疾病。男性不能存活，女性患者肾脏表现与ADPKD很难区分，但肾外表现可供鉴别。口-面-指综合征患者有口腔异常，如舌带增宽、舌裂、腭裂、唇裂、牙齿排列紊乱，面部异常如鼻根增宽、鼻窦、颧骨发育不良以及手指异常。

6）Bardet-Biedl综合征：是一类更为少见的疾病，临床表现为肥胖、智力低下、生殖腺发育不全、色素性视网膜病变、肾脏缺陷（包括肾囊肿）、嗅觉缺乏症及内脏转位，部分患者伴有多指（趾）。

**知识点12：常染色体显性遗传性多囊肾病的治疗　　副高：熟练掌握　　正高：熟练掌握**

目前ADPKD仍无有效的干预措施和治疗药物，治疗重点在于治疗并发症，缓解症状，保护肾功能。

（1）一般治疗 低盐饮食，不吃巧克力，不喝咖啡、浓茶等含咖啡因的饮料；低蛋白饮食无延缓肾功能恶化作用，但病程晚期推荐低蛋白饮食；避免应用非甾体类抗炎药物。注意休息，大多数早期患者无需改变生活方式或限制体力活动。当囊肿较大时，应避免剧烈体力活动和腹部受创，以免囊肿破裂出血。妇女应控制妊娠次数。定期随访。

（2）对症治疗

1）疼痛：分为急性和慢性两种，急性疼痛病因有囊肿出血、感染或结石；慢性疼痛病因多为肾脏体积增大刺激肾脏包膜所致。急性疼痛首先针对病因进行治疗，慢性疼痛一般采取非手术治疗，一些患者疼痛为一过性，故先做观察。疼痛持续或较重时首选非阿片类镇痛药，避免长期使用镇痛药和非类固醇抗炎药，以防肾损害。如果疼痛严重，镇痛药不能缓解且影响患者生活，可考虑囊肿穿刺硬化治疗、囊肿去顶减压术甚至肾脏切除术。

2）囊肿出血和血尿：ADPKD患者囊肿出血或肉眼血尿多为自限性，故一般卧床休息，镇痛，适当饮水防止血凝块阻塞输尿管等保守治疗效果较好。极少数情况下，囊肿出血破入后腹膜，引起大量出血需住院治疗，给予输血。保守治疗无效的患者经CT检查或血管造影后，行选择性肾动脉栓塞治疗或肾脏切除术。血透患者出现反复发作性血尿，应选用小分子肝素或无肝素透析，并考虑经导管选择性肾动脉栓塞术。

3）高血压：ADPKD患者降压目标值为130/80mmHg。高血压早期应限盐，保持适当体重，适量运动。当以上措施无效时，药物治疗首选血管紧张素转换酶抑制剂（ACEI）、血管紧张素Ⅱ受体阻滞剂（ARB）和钙通道阻滞剂（CCB）。ACEI、ARB类药物针对ADPKD时过度活跃的肾素-血管紧张素-醛固酮系统，并能降低肾小球毛细血管内压，疗效在病程早期尤其明显。其他降压药包括β受体阻滞剂、中枢降压药和利尿剂等。对于药物不能控制的高血压，可考虑肾囊肿去顶减压术、肾动脉栓塞术或肾脏切除术。

4）泌尿道和囊肿感染：近年来研究证实联合使用脂溶性抗生素和水溶性抗生素，应作为首选治疗。抗生素治疗1~2周，仍有发热，应行感染囊肿引流术；如感染反复发作，应检查有无梗阻、肾周脓肿或结石等并发症存在；如果排除并发症的存在，应延长治疗时间，有时需要治疗数月来彻底根除感染。

5）结石：鼓励患者多饮水，结石如有症状可采取体外震波碎石、微创或经皮肾切开取石术。

6）多囊肝病：多数情况下肝囊肿无症状，无须治疗。当囊肿导致肝体积过大时，需采取措施。包括非侵入性措施和侵入性治疗。非侵入性措施包括戒酒，避免肝毒性药物。$H_2$受体阻滞药、生长抑素降低胰泌素和囊肿衬里上皮细胞分泌，可适量使用。非侵入性治疗无效时，可行经皮肝囊肿穿刺硬化治疗、腹腔镜下去顶减压术或开放手术去顶减压术，甚至肝部分切除。

7）颅内动脉瘤：<5mm、无症状的动脉瘤可暂缓处理，每年随访1次；动脉瘤直径在6~9mm，是否手术处理有争议；直径>10mm的动脉瘤需要手术治疗。如发现有高度手术风险或手术治疗困难者，可采用血管内弹簧圈栓塞介入治疗。

（3）肾脏替代治疗 当肾衰竭进展至终末阶段需采取替代治疗血液透析和腹膜透析均适合ADPKD肾衰竭患者，要根据患者腹腔容积、残肾功能等情况综合评判。也可以考虑进行肾移植。

**知识点 13：常染色体显性遗传性多囊肾病的预后　　副高：熟练掌握　正高：熟练掌握**

ADPKD是进展性疾病，60岁时约50%的ADPKD患者发生ESRD。男性、未有效控制血压、诊断时年龄轻以及PKD1基因突变者是发生ESRD的高危因素。大约5%的患者因脑动脉瘤破裂而死亡。对于其中的可变因素我们应积极预防、治疗，同时辅以饮食、支持治疗，预防、治疗各种并发症，从而延缓病程发展，改善患者预后。

# 第二节　常染色体隐性多囊肾病

**知识点 1：常染色体隐性多囊肾病的流行病学　　副高：熟悉　正高：熟悉**

常染色体隐性多囊肾病（ARPKD）是一种罕见的多系统的儿童疾病，每20000个新生儿中有一个患儿。父母为致病基因携带者，其子代有1/4患病，男女患病率相等，不同种族间无明显差异。50%患儿在出生后数小时至数天内死于呼吸衰竭或肾衰竭，能度过新生儿期的患者，50%～80%在15岁前能保持正常肾功能。

**知识点 2：常染色体隐性多囊肾病的病因及分子发病机制　　副高：熟悉　正高：熟悉**

ARPKD的致病基因为PKHD1，位于6p21.1-p12，目前发现此基因有63种不同形式的突变。PKHD1基因具有多种剪切方式，最长开放阅读框编码的蛋白质产物称为fibrocystin或polyductin。该蛋白含4074个氨基酸残基，相对分子质量447kD，是一种跨膜蛋白，大部分位于细胞外，只有一个跨膜区和很小的胞质尾。fibrocystin在胚胎发育期广泛分布在上皮起源组织，包括神经管、内脏、肺支气管和肝细胞，在成年人组织中肾脏分布最多，肝和胰有少量分布。fibrocystin与多囊蛋白1、多囊蛋白2共同分布在肾脏集合管及胆管上皮细胞初级纤毛的基体，而ARPKD组织中fibrocystin表达下调，甚至缺如。由此推测fibrocystin可能作为受体在肾脏集合管和胆管发育和维持正常管腔结构中起着关键作用，该蛋白的纤毛定位提示纤毛结构功能异常可能也是ARPKD发生的分子基础。

**知识点 3：常染色体隐性多囊肾病的病理表现　　副高：熟悉　正高：熟悉**

多数患者以肾脏病变为主，肾脏病变的严重程度常与肝病理改变成反比，即肾脏病变重者肝脏病变轻，反之亦然。双侧肾脏同时受累，对称性增大，呈海绵样。肾皮质表面分布着无数1～2mm或更小的囊肿，剖面上从髓质向皮质布满放射状、直径1～8mm的梭形或柱状扩张，严重病例管腔直径可超过正常10倍以上。显微镜下这些管道主要由集合管的立方上皮构成，少数远端小管和髓袢升支也出现扩张。肾小球数量和形态基本正常。肾脏皮髓质分界不清，肾锥体增大，形态异常。肾盏、肾盂和输尿管正常或轻度扭曲。通常发病晚的病例较发病早的患者肾脏病变程度轻，仅10%～25%集合管受累，囊肿更趋于球形，体积更大，直径超过2cm。偶见肾小球荒废、小管萎缩及间质纤维化。

肝损害是弥漫性的，但仅限于门脉系统，肝功能基本正常。肝门脉系统和小叶间胆管纤维化，年龄大的患者门脉纤维化程度通常较重。门管区中央胆管数量减少甚至缺如，门静脉发育不良。外周胆管数量增加、形态异常。肝病理改变类似于错构瘤，是肝内胆管发育停滞的表现。

| 知识点4：常染色体隐性多囊肾病的临床表现 | 副高：熟悉　正高：熟悉 |
| --- | --- |

与ADPKD一样，ARPKD的临床表现也是高度变异的。本病常在婴儿时期即可发现双侧腹部的肿块、肾功能不全、30%的患儿死于严重的肺发育不全所继发的严重呼吸衰竭。与肾小管相关的表现为多尿、遗尿、低钠、和高氯性代谢性酸中毒。大多数在婴儿期发生肾衰竭，少数可成活到20岁，罕见情况下始终不发生肾衰竭。羊水过少可能与宫内肾脏疾病相关，较常发生，而且是严重的肺发育不良的原因。肝纤维化是ARPKD的典型的临床表现，很容易进展到门脉高压，食管静脉破裂出血、肝脾肿大。胰腺纤维化少见，高血压普遍存在而且是肾功加速减退的重要因素。囊的压迫和穿破也可发生，但是血尿少见。

| 知识点5：常染色体隐性多囊肾病的诊断 | 副高：熟悉　正高：熟悉 |
| --- | --- |

ARPKD的诊断标准有双肾体积增大，先天性肝纤维化等典型的临床表现，隔代家族遗传史，ARPKD患儿父母肾脏超声表现正常。不典型ARPKD有时必须依靠肝活检确诊。由于PKHD1基因的定位克隆，直接检测基因突变使ARPKD的诊断更为准确。

超声检查是最常用的初筛和产前诊断方法。严重病例孕12周就出现羊水减少、膀胱空虚；大部分患者在婴儿期或儿童期出现特征性表现：肾脏体积增大，皮、髓质回声增强，肾脏集合系统显示不清，肾脏与周围组织分界模糊；成年患者肾脏超声表现有所改变：肾脏体积可能正常，但可见<1.5cm的多发囊肿。皮髓质分界模糊，扩张的集合管壁反射超声而使皮质回声增强。肝脏超声及病理学检查也具有诊断价值。CT和磁共振也是常用的检查手段，磁共振胆管造影能发现超声漏检的病变，但不适用于3岁以下患儿。

| 知识点6：常染色体隐性多囊肾病的鉴别诊断 | 副高：熟悉　正高：熟悉 |
| --- | --- |

ARPKD主要需要和ADPKD相鉴别。典型病例鉴别诊断不难，常染色体隐性遗传方式、临床表现有肝门脉纤维化症状及肾脏超声检查就可排除ADPKD，但有时很难鉴别不典型病例，少数自发突变的ADPKD患者也没有阳性家族史，极少数ADPKD也可能合并先天肝脏纤维化，因此不能完全排除ADPKD。此时需要基因诊断方法才能做出正确诊断。

| 知识点7：常染色体隐性多囊肾病的治疗 | 副高：熟悉　正高：熟悉 |
| --- | --- |

ARPKD没有特异性治疗，目前的治疗仍停留在早期诊断和治疗合并上，如针对高血压、

泌尿道和囊内感染、门脉高压的治疗。晚期则需要肝移植和门脉系统的分流。肾衰竭需要进行营养治疗以及骨营养不良的治疗。

（1）新生儿期的治疗 新生儿期的治疗重点在于纠正患儿呼吸衰竭，近年来机械通气和支持治疗的应用大大提高了患儿的存活率。其他并发症如纵隔积气、气胸、心力衰竭等应给予相应治疗。

（2）婴儿期及青少年期的治疗

1）高血压：ARPKD患者通常对治疗反应性较好，首先限盐和ACEI或ARB类降压药物。降压药物的选择与一般高血压患者相同。

2）水肿：限制食盐摄入，应用利尿剂能减轻水肿，但通常需要使用利尿作用较强的襻利尿剂。

3）肾衰竭：治疗慢性肾衰竭的ARPKD患儿与其他疾病导致的肾衰竭患者原则相同，可根据具体情况选用透析治疗或肾移植。但考虑到患者同时合并肝纤维化，易感染且伤口恢复较差，应作为高风险患者处理。

4）肝胆系统症状：5～10岁患者门脉高压较常见，当食管-胃底静脉曲张破裂发生出血时可能危及生命，需要及时、有效地治疗。另外脾大常伴有脾功能亢进，导致贫血，白细胞和血小板减少。此时治疗原则与其他病因导致的门脉高压相同，门腔分流、脾肾分流能有效降低门脉压力，但手术风险明显高于一般患者。脾切除能纠正血液系统异常，但降低了患者的免疫功能，易并发感染。

5）尿路感染：ARPKD患者尿路感染率非常高，因此应尽量避免不必要的尿路器械检查。ARPKD尿路感染的治疗原则与ADPKD患者相同。

6）其他并发症：针对ARPKD患儿出现的生长迟缓，除提供足量的能量和营养供应外，应用重组人生长激素（rhGH）治疗，疗效好且对肾功能无不良影响。重组人促红细胞生成素（rhEPO）可治疗患儿的肾性贫血。

**知识点8：常染色体隐性多囊肾病的预后**　　　　　副高：熟悉　正高：熟悉

ARPKD在出生后第一年有很高的死亡率，若1岁后仍成活的患者，能活到15岁者为50%～80%。随着年龄增长，肾功能逐渐受损，肝脏症状加重。目前尚缺乏长期存活的统计资料，及时、有效地对症治疗能大大改善ARPKD患者的远期预后。

# 第三节　单纯性肾囊肿

**知识点1：单纯性肾囊肿的流行病学**　　　　　副高：熟练掌握　正高：熟练掌握

单纯性肾囊肿是人类肾脏疾病中最常见的病变，发病率在囊性肾病变中居首位。囊肿一般为单侧、单发，也有多发或双侧同时发生者，但较少见。任何年龄均可发生，随着年龄的增长，发病率逐渐上升。肾囊肿发病率男女有所不同，男性多于女性，男女比例为1.6∶1～1.8∶1。30～40岁单纯性肾囊肿发生率为10%左右，80岁以后单纯性肾囊肿发生率达50%以上。本病在儿童中少见，在因各种原因行肾脏B超检查的儿童中，单纯性肾囊肿的发现率在1%～2%之间。<20岁的个体发现肾囊肿，要高度怀疑肾脏先天发育障碍或遗传性肾脏囊肿性疾病。

**知识点2：单纯性肾囊肿的病因及发病机制** 副高：熟练掌握 正高：熟练掌握

本病发病机制尚未完全阐明，目前认为单纯性肾囊肿的发生与后天存在的多种因素有关。囊肿多起源于肾小管（尤以近端肾小管多见），但部分囊肿起源不明。起源于肾小管的囊肿与肾小管相连，据认为是由于某些原因引起肾单位阻塞所致。部分肾囊肿起源不明，且不与肾小管相连，表明其为非肾小管的其他来源。有学者对此研究发现，这部分起源不明的肾囊肿，其发病机制涉及上皮细胞增殖及上皮细胞分泌等因素。这类单纯性肾囊肿囊液中含有表皮生长因子（ECF）、胰岛素样生长因子-1（IGF-1）和一种促进囊肿形成的活性物质，这些物质促进上皮细胞增殖，进而形成囊肿。

**知识点3：单纯性肾囊肿的病理和病理生理** 副高：熟练掌握 正高：熟练掌握

单纯性肾囊肿可见于肾脏各个部位，病变可为单侧或双侧，多位于双肾上极，尤以右肾上极多见。囊肿多发生在肾皮质表浅部位，向肾脏表面生长，位于皮质深层及髓质的囊肿相对少见。起源于邻近肾窦的肾实质囊肿被称为肾盂旁囊肿，肾盂周围囊肿则是指那些可能起源于淋巴系统的小的、多个融合性囊肿。肾囊肿多为单腔，呈球形或卵圆形，直径一般在5～10mm，光滑，轮廓清楚，不与肾小球或集合系统相通。囊肿较大时可使肾外形改变，并压迫邻近正常组织，下极囊肿可压迫输尿管引起梗阻、积液和感染；与周围组织可形成粘连，若与腹膜发生粘连可造成手术困难。囊肿壁薄而透明，有张力，内衬单层扁平或立方上皮，这些上皮通常是不连续的。囊肿外层由纤维组织构成，散在浸润的单核细胞。如有炎症，囊壁可增厚、纤维化，甚至钙化。囊肿外观呈蓝色，囊液为清亮琥珀色液体，是血浆的超滤液，但脂质、胆固醇、白蛋白等血浆蛋白含量较少；也可伴出血、感染。若囊内液体为血性液体，则其中约半数囊壁有恶性病变。囊肿绝大多数起源于肾小管，病变始始于肾上皮细胞增殖而形成的肾小管壁囊肿扩大或微小突出，其内积聚了肾小球滤过液或上皮分泌液，与肾小管相通。最终囊壁内及其邻近的细胞外基质重组，形成有液体积聚的孤立性囊，此时不再与肾小管相通。

**知识点4：单纯性肾囊肿的临床表现** 副高：熟练掌握 正高：熟练掌握

患者一般无症状，多于健康检查或患其他疾病时行B超、CT检查的发现，其他患者则多是因为触及腹部包块或外伤后囊肿破裂引起症状前来就诊。囊肿大多数<2cm，而直径达4cm时往往引起症状。

最常见的临床表现为患侧腹或背部疼痛，以胀痛为主，是由于较大的囊肿突起向外牵拉肾包膜或向内压迫肾实质引起的。若囊内大量出血使囊壁实质膨胀，包膜受压，可发生腰部剧痛；继发感染时，除疼痛加重外，还有体温升高及全身不适等症状。

部分患者可有肉眼或镜下血尿。据统计，单纯性肾囊肿患者6.4%可出现肉眼血尿，而发生镜下血尿和蛋白尿的比例分别为40%、12%。上述症状的程度与囊肿大小无关。

囊肿巨大时，可触及腹部包块。包块可压迫输尿管或肾盏颈部，引起输尿管或肾盏梗阻，急性梗阻时肾盏、肾盂内尿液可自肾盏周围间隙渗入囊肿内而出现自行减压情况。梗阻时间较长能够继发感染，从而出现腰痛、发热、脓尿、白细胞增多等。如囊肿压迫邻近血管，则可表现为肾性高血压。

除上述疼痛、血尿、包块三大症状外，还可出现红细胞增多症，这可能与囊液中促红细胞生成素浓度增高有关。囊肿恶性变较少出现，据统计其发生率约为1%。

囊肿可随时间推延而增大或稳定不变，其大小和位置改变对肾及周围组织会造成继发性的影响，应当引起足够重视。

---

**知识点5：单纯性肾囊肿的诊断**　　　　　　副高：熟练掌握　正高：熟练掌握

单纯性肾囊肿的诊断主要依靠影像学检查，通常B超和/或CT即可做出明确诊断。

（1）B超　诊断肾囊肿敏感可靠，可作为首选方法。典型声像图特点是肾实质内或包膜下出现圆形或卵圆形液性无回声区，壁薄而边缘光滑，后方回声增强，很小囊肿也可发现。

（2）CT　CT能够准确地反映出囊肿与周围结构的位置关系。显像表现为囊肿呈边界锐利的均匀性类圆形低密度，同邻近的肾实质有明显的分界。

---

**知识点6：单纯性肾囊肿的鉴别诊断**　　　　　　副高：熟练掌握　正高：熟练掌握

（1）肾积水　临床表现可与单纯性囊肿类似，但肾积水往往有引起梗阻的病因，易继发感染，急性梗阻时其症状更为明显。如尿路结石所致肾积水，可有肾绞痛、血尿及尿路刺激征等。影像学检查两者显像完全不同，各有其特征，鉴别诊断时可将影像学资料互为补充。

（2）肾盂旁囊肿　是位于肾门的囊肿，严格地说是由肾门部淋巴或其他非实质性组织发生的囊肿。它常为多房性，如同许多小囊肿联结成网深入肾窦内。尿路造影显示肾盏漏斗的伸长和狭窄，肾门旁圆形肿物压迫肾盂肾盏，出现弧形压迫，与肾盂肾盏不相通。B超显像为肾窦内高回声区内出现无回声。CT显示囊肿的位置，CT值可区分肾窦脂肪和肾盂。

（3）多囊肾　如患者有多个囊肿，有时需同多囊肾相鉴别，如果无家族史且囊肿数目容易计数，则不是多囊肾。

（4）肾恶性肿瘤　单纯性肾囊肿临床上的主要问题是与肾恶性肿瘤相鉴别。单纯性肾囊肿与肿瘤同处于一个肾脏的可能性较小。其二者关系主要为以下4类：①囊肿与肿瘤的起源无关；②囊肿起源于肿瘤内部；③肿瘤起源于囊肿内部；④囊肿发生于肿瘤近端（可能是肿瘤阻塞了肾小管引发囊肿）。鉴别诊断主要为单纯性肾囊肿与囊性肾癌的区分。囊性肾癌又称为囊腺癌，其主要病理特点为囊壁和囊间隔覆有一层或多层肿瘤上皮细胞，肿瘤可呈乳头状生长向囊腔突出，或为囊壁上的癌。需借助B超、CT、肾动脉造影、囊液化验等鉴别（表16-4）。

表16-4 单纯性肾囊肿与囊性肾癌的鉴别

| 检查项目 | 单纯性肾囊肿 | 囊性肾癌 |
| --- | --- | --- |
| B超 | 圆形液性暗区，壁薄，后壁回声增强 | 囊壁不规则，囊内瘤区有回声，后壁无回声增强 |
| CT | 圆形低密度区，增强扫描后，可有囊周钙化线，囊肿与肾实质界面光滑，边界清楚锐利 | 如有钙化，多呈中央区钙化，常不完全具备单纯性囊肿的CT表现 |
| 囊液化验 | 透明草黄色，无红细胞、白细胞和非典型细胞 | 血性或黑色、胆固醇、脂肪和乳酸脱氢酶含量增高，可发现恶性肿瘤细胞 |
| 肾动脉造影 | 圆形，无血管空白区，周围血管受压 | 肿瘤血管丰富，并有造影剂在静脉窦中浓聚形成斑状阴影 |

知识点7：单纯性肾囊肿的治疗　　　　　副高：熟练掌握　正高：熟练掌握

（1）单纯性肾囊肿几乎不影响肾功能，恶变机会很小，故对无症状和无并发症的患者不需治疗，可半年至1年复查1次。

（2）对引起疼痛、不适、尿路梗阻、感染、出血、高血压、肿瘤、有破裂可能或已破裂的囊肿要尽早治疗。

（3）对直径超过5cm的较大囊肿，可考虑穿刺抽液，然后注入硬化剂（无水乙醇等）以防复发。

（4）对直径超过10cm、体积超过500ml的巨大囊肿、可疑癌变的囊肿或穿刺后复发的囊肿应考虑行手术治疗。

（5）肾盂旁囊肿及与肾盂相通的肾囊肿不宜行囊肿穿刺术及硬化剂治疗。

# 第四节　获得性肾囊肿

知识点1：获得性肾囊肿的概念　　　　　副高：熟练掌握　正高：熟练掌握

获得性肾囊肿（ARCD）是指在终末期肾衰竭的背景下，非囊肿性肾病产生肾囊肿。获得性肾囊肿1874年由Simon首次报道。1977年Dunnill报道了30例长期血液透析患者的尸体解剖结果，发现46%有获得性肾囊性改变。近年来的统计表明约有40%的慢性血透或腹膜透析的患者出现多发性肾囊肿，其中15%有恶变倾向。获得性肾囊肿的主要表现往往是由并发症引起的，如疼痛、血尿、红细胞增多症及恶性变等。

知识点2：获得性肾囊肿的流行病学　　　　　副高：熟练掌握　正高：熟练掌握

随着终末期肾衰竭持续时间延长，ARCD的患病率和严重性增加。开始透析时，10%~20%的肾衰竭患者患ARCD，透析5年后大约50%的患者患ARCD，透析10年后90%患ARCD。

知识点3：获得性肾囊肿的发病机制　　　　　副高：熟练掌握　正高：熟练掌握

ARCD的发病机制尚不明确，可能因素包括草酸盐或其他化学物质的积聚、间质瘢痕化的影响、继发性甲旁亢、肾源性生长因子及缺血。

知识点4：获得性肾囊肿的病理　　　　　　　副高：熟练掌握　正高：熟练掌握

囊肿大小数目不等，主要集中于肾盂附近或皮质、髓质交界处，囊内可伴有出血或肿瘤。肾外观呈晚期肾萎缩表现。显微镜下可见肾小球硬化，肾小管萎缩或间质纤维化等典型的终末期病变。囊肿显示单纯性滞留性囊肿，囊壁为扁平上皮或立方上皮，在囊壁或囊腔内常有草酸钙结晶。

知识点5：获得性肾囊肿的临床表现　　　　　副高：熟练掌握　正高：熟练掌握

大多数ARCD患者无症状，少数患者可因囊肿出血或肾癌出现患侧腹痛、血尿或肾周血肿，严重的腹膜后出血很少见。症状和体征可以表现为副癌综合征，如发热，红细胞增多和高钙血症，要高度警惕肾细胞癌。

肾脏B超或CT检查足以明确ARCD的程度。为了与肾癌鉴别，增强CT或MRI是必要的。

知识点6：获得性肾囊肿的诊断　　　　　　　副高：熟练掌握　正高：熟练掌握

根据长期肾功能不全或血透病史，结合B超及CT检查，获得性肾囊肿的诊断一般并不困难。但获得性肾囊肿发病隐匿，血尿往往是首发症状，因此对高危人群出现不明原因的血尿，应考虑到本病的可能。具体诊断要点有：①终末期肾衰竭患者的肾超声或CT检查可见4个或4个以上的囊肿；②无遗传性囊肿性肾病。

知识点7：获得性肾囊肿的治疗　　　　　　　副高：熟练掌握　正高：熟练掌握

当ARCD患者出现显著并发症，例如腹膜后出血、感染和/或肾癌（直径≥3cm）时，可对患者进行治疗。在这种情况下，常采取双侧肾切除术。

虽然肾癌的发生率增加，但是常规筛查不适用于所有ARCD患者，这主要是因为许多肾衰竭患者有多个并发症，例如糖尿病、高血压或动脉粥样硬化血管疾病，这些疾病限制了他们的预期寿命，患者往往更有可能死于上述疾病而不是ARCD相关的肾癌。但是，对于那些合并症较少、预期寿命长和至少能透析3年的患者，可行肾癌筛查。

# 第五节 髓质海绵肾

### 知识点1：髓质海绵肾的概念    副高：熟悉    正高：熟悉

髓质海绵肾（MSK）是一种先天性的肾髓质囊性病变，其特征为肾锥体部乳头管及集合管扩张并伴发感染与尿结石形成。在肾标本切面上，可见髓质中呈现海绵状改变。由于海绵肾在临床上较少见，常被误诊为尿路感染及上尿路结石。

### 知识点2：髓质海绵肾的流行病学    副高：熟悉    正高：熟悉

国外报道发生率1/20000～1/5000，占静脉肾盂造影患者的0.5%～1%。男性多于女性。绝大多数髓质海绵肾为散发，非遗传性发育异常。但家族性发病倾向亦有报道，且呈常染色体隐性遗传。

### 知识点3：髓质海绵肾的病因及发病机制    副高：熟悉    正高：熟悉

海绵肾为先天性发育异常，可能与遗传有关。病变局限于锥体部，可能影响两侧锥体或单一肾盏。在肾盏处有枝状放射形的小管或小囊，腔径1～5mm。切开囊腔剖面可见呈多孔状或海绵状，用探针可以证实有些小囊与集合管、小盏或肾盂相通。晚期锥体可胀大。同一肾脏的各个锥体病变相差悬殊。镜下示囊腔内覆有一层或数层圆柱状或扁平立方上皮细胞，囊内充盈着清亮的液体，有时含砂粒状结石。结石在髓质海绵肾内形成的机制可能是：①解剖异常引起局部尿滞留，使尿盐沉积在囊性扩大的集合管内；②如并发感染，则可促进结石形成；③约1/3髓质海绵肾患者并发高钙尿，这可能是肾性而不是吸收性的。

### 知识点4：髓质海绵肾的病理表现    副高：熟悉    正高：熟悉

双侧性海绵肾占80%，每个肾脏有1个至数十个乳头受累，仅限于一个锥体的单侧性病变少见。髓质及乳头部集合管呈球形、卵圆形或不规则形扩张，直径多为1～3mm，少数为5mm，达7.5mm罕见，内含不透X线的黏稠物质，约80%为含钙的小结石，可呈沙粒状，常大小不等，形态不一。肾脏切面上，肾锥体部分呈多孔的海绵状，囊与囊之间可相通或完全不通，完全封闭的囊肿其上皮萎缩，内含PAS染色阳性物质，而非封闭者其上皮为柱状或移行上皮细胞。若囊内有结石，有时可见鳞状上皮。其他部位肾组织基本正常。

**知识点5：髓质海绵肾的临床表现**　　　　　副高：熟悉　正高：熟悉

（1）血尿　是最常见的症状，约占85%，而且反复发作。发作时可伴有腰痛或同时排出细砂样结石。一般为镜下血尿，也可见到个别病例表现为无痛性肉眼全程血尿。

（2）肾绞痛　可为早期症状，常多次发作，约占50%，为结石排出时的伴随症状，结石排出后症状缓解。个别病例，结石在肾盂内逐渐长大，或嵌顿在输尿管中，需要手术治疗。

（3）肾盂肾炎　约有50%的患者以肾盂肾炎发病，即肾锥体内集合管和扩张的囊腔内发生感染，波及整个尿路，严重者可蔓延至囊腔周围的肾脏组织内而影响肾功能。

（4）全身症状　发病后期，肾功能尤其是肾小管功能损害，可引起全身症状，如贫血、发热、高血压、水肿、电解质紊乱和酸碱平衡失调。

**知识点6：髓质海绵肾的X线检查**　　　　　副高：熟悉　正高：熟悉

腹部X线平片可见肾脏中有细小的结石阴影，小结石丛集在肾盏周围，也可不规则散在分布。

排泄性尿路造影时，在肾锥体及肾盏周围，造影剂呈多种图形，大致分成4种：①造影剂充盈扩张的集合管而呈"扇形"；②充盈肾小管憩室呈"花朵形"；③充盈小囊腔呈"葡萄串样"；④上述影像互相重叠、堆集，形成镶嵌状的小斑片阴影。肾小盏可增宽，杯口大而浅平。典型病例进行排泄性尿路造影时，囊腔内首先充盈，给输尿管加压时显影更清晰，压力解除后肾盂已排空而囊腔内仍残留造影剂。逆行尿路造影则多不能显示出其上述特征性改变。

**知识点7：髓质海绵肾的诊断**　　　　　副高：熟悉　正高：熟悉

中年人反复血尿伴尿路感染，时有肾绞痛和小结石排出，应该考虑此病的可能。腹部X线平片见肾脏大小正常或轻度增大，肾区内可见成簇的多发性结石。静脉肾盂造影见造影剂在肾乳头或扩张的集合管呈现放射条纹状或花束状。

**知识点8：髓质海绵肾的鉴别诊断**　　　　　副高：熟悉　正高：熟悉

在未伴发结石且症状不显著的病例，需与乳头部囊性疾病如坏死性乳头炎并发囊腔形成、肾结核的锥体囊腔形成，以及逆行肾盂造影时的造影剂反流相鉴别。坏死性乳头炎并发囊腔形成多发于糖尿病并急性肾盂肾炎时；肾结核患者常并发同侧肾的其他结核性X线征象如肾盏杯口破坏，尿中可查到结核杆菌；逆行肾盂造影造影剂返流时，可做排泄性尿路造影加以区别。

伴发结石的患者多数出现症状，须与各种病因引起的肾结石及结石引起的囊腔形成相区别。肾结石囊腔形成常局限于一侧肾脏的1~2个肾盏内，由结石慢性刺激所致，既往有反复结石病史。

知识点9：髓质海绵肾的治疗　　　　　　　　　　　　　　　副高：熟悉　正高：熟悉

　　无症状无合并症者无须特殊治疗，但每年需复查尿钙及尿菌。如有高钙尿症可口服氢氯噻嗪以降低尿钙。合并结石者要多饮水，保持每日尿量在2000ml左右，以防止更多的钙盐在集合管和肾盂中沉积。对伴含钙结石而尿钙排出正常患者，口服磷酸盐治疗可能有效。虽然髓质海绵肾患者高尿酸尿症的发生率并不增加，但仍应常规评价这种可能性，如果存在，用别嘌醇治疗可减慢结石形成。反复肾绞痛发作和持续性菌尿的尿路感染患者，应积极控制感染，行排石或碎石治疗。并发肾脓肿罕见，一旦发生，需延长抗生素治疗或外科引流。对反复尿路感染的患者，尤其是女性患者，一般主张用小剂量抗生素抑菌治疗。在单侧或节段性小管扩张的患者，做一侧或部分肾切除有时能得到满意的效果，由于髓质海绵肾多为双侧性，所以部分或完全肾切除要谨慎，术前必须仔细评价肾功能，只有在保留足够肾功能的前提下才能进行手术治疗。髓质海绵肾患者肾小管性酸中毒属远端型，纠正酸中毒不宜使用碱剂，以免pH增高促进结石形成。

知识点10：髓质海绵肾的预后　　　　　　　　　　　　　　副高：熟悉　正高：熟悉

　　本病预后一般较好。单侧海绵肾一般不影响肾功能。海绵肾结石若不伴尿路结石及严重的尿路感染，不影响预后。由于肾脏有足够的代偿能力，许多患者可多年无肾功能变化。但当海绵肾结石由乳头管排出且在尿路内停留、生长并导致梗阻后，则会使病情恶化。若梗阻早期解除，肾功能又可恢复正常。这说明海绵肾定期随访并治疗继发性尿路结石，是十分重要的。

# 第十七章 遗传性和先天性肾脏病

## 第一节 Alport综合征

| 知识点1：Alport综合征的概念 | 副高：熟练掌握 正高：熟练掌握 |

Alport综合征（AS）又称遗传性肾炎、眼-耳-肾综合征，是一较为常见的临床以血尿、进行性肾衰竭伴感音性耳聋、眼病变为特征的遗传性肾脏疾病。

| 知识点2：Alport综合征的流行病学 | 副高：熟练掌握 正高：熟练掌握 |

Alport综合征是最常见的遗传性肾脏病之一，虽然目前尚无人群中确切发病率的报道，但来自美国部分地区的资料显示，发生Alport综合征的基因频率约为1∶5000或1∶10000。国外肾活检标本中Alport综合征占1.6%~4%，而我国几组较大宗的肾活检病理研究报道Alport综合征诊断率为0.73%~1.20%。在持续性血尿患者尤其是患儿中，Alport综合征较常见，占11%~27%。不同的资料还显示终末期肾病中Alport综合征占0.2%~5%，占儿童慢性肾衰竭患者的1.8%~3%，占各年龄接受肾移植患者的0.6%~2.3%。Alport综合征是仅次于成年人多囊肾病导致终末期肾衰竭的常见遗传性肾脏疾病。

| 知识点3：Alport综合征的遗传方式 | 副高：熟练掌握 正高：熟练掌握 |

AS遗传呈异质性，报道有3种遗传方式：X伴性显性遗传（XD）；常染色体隐性遗传（AR）；常染色体显性遗传（AD），其中XD最多见，男性表现较女性为重。AS临床表现多样，XDAS男性和所有ARAS患者发病早、病情重、临床表现典型，而XDAS女性和ADAS患者则多较轻，临床表现常不典型，易漏诊。肾脏是AS最为常见的受累器官，此外听力、眼亦常累及，少数患者可同时合并平滑肌瘤、血液系统异常和甲状腺疾病等。部分患者可诱发于上呼吸道、皮肤感染。肾脏病变表现为血尿（多在5岁之前即出现）、蛋白尿、进行性肾功能不全，大多患者可合并高血压。肾外表现为听力改变，表现为感音性耳聋，常累及2~8kHz，病变以双侧为主，早期阶段主要是高频区受损，并需测听仪才能检测出来，眼病变主要表现为前圆锥形晶体，是预后不良的一个指标。此外在部分XDAS患者中可在食管、气管支气管、生殖系统合并平滑肌瘤。

知识点4：Alport综合征的临床表现 　　　　副高：熟练掌握　正高：熟练掌握

Alport综合征是最常见的遗传性肾小球疾病，发病多较早，临床表现多样，XD男性及AR患者病情较重，而XD女性及AD患者则较轻。主要累及肾脏、耳及眼，以血尿、进行性肾功能减退、感音神经性耳聋及眼部病变为临床特点。

（1）肾脏表现

1）血尿：为本病最突出的肾脏受累表现，并常为首发症状，可为肉眼或镜下血尿（变形红细胞血尿）。

2）蛋白尿：在小儿和疾病早期不出现或微量，随年龄增长或血尿的持续而出现。蛋白尿更多见于男性患者，30%~40%可发展为肾病综合征。

3）X连锁显性遗传：Alport综合征男性患者肾脏预后极差，几乎全部将发展至终末期肾脏病（ESRD），通常从肾功能开始异常至肾衰竭为5~10年，X连锁显性遗传Alport综合征女性患者肾功能进展通常较男性患者相对延迟和缓慢，至40岁出现肾衰竭发生率约为12%、60岁以上为30%~40%；多数常染色体隐性遗传Alport综合征患者于青春期出现肾衰竭，30岁前几乎所有患者均出现肾衰竭。

4）高血压及贫血：多伴慢性肾衰竭而出现。

（2）肾外表现

1）耳病变：主要表现为感音性耳聋，常累及2~8kHz，病变以双侧为主，早期阶段主要是高频区受损，并需测听仪才能检测出来，文献报道的发生率在50%~70%，部分男性、病情严重者可累及其他频率范围，听力随着年长呈进行性下降，并与肾功能受损的进展程度平行，是预后不良的一个征兆。与男性患者相比，女性伴发耳聋者较少、出现亦较晚。

2）眼病变：见于15%~40%患者。前锥形晶体被认为具重要诊断意义的病变，即晶状体中央部分向前房突出，需在眼科裂隙灯下才能发现，常发生于20~30岁男性患者，约75%的患者可表现为双侧前圆锥形晶体。前圆锥形晶体是预后不良的一个指标。其他改变包括黄斑周围视网膜色素异常、后锥形晶体、球形晶体、晶体混浊等。

3）平滑肌瘤：因平滑肌细胞良性增生所致，在部分XD患者中合并存在，可见于食管、气管支气管、生殖系统等处，并出现相应症状如吞咽困难，餐后呕吐，反复发作性支气管炎等，其中以弥漫性食管平滑肌瘤最常见。

4）其他病变：包括巨血小板减少性紫癜（此型又称Epstein综合征）、肌肉发育不良、甲状腺疾病等。

知识点5：Alport综合征的光学显微镜检查 　　　　副高：熟练掌握　正高：熟练掌握

无特异性。疾病早期，肾小球和肾血管基本正常或为轻微病变，病程进展多表现为弥漫系膜增生、毛细血管壁增厚、节段性或球性肾小球硬化伴玻璃样变等。约40%肾组织标本可有间质泡沫细胞，此改变不具诊断意义，但仍对此病有提示意义，如果发现明显的间质泡沫细胞，仍应注意有无AS存在尤其临床无肾病综合征表现者。另约10%左右的患者具有胎儿肾小球。

知识点6：Alport综合征的免疫荧光检查　　　　　副高：熟练掌握　正高：熟练掌握

常规免疫荧光检查免疫球蛋白和补体通常呈阴性。有时可见IgM和C3在系膜区和/或沿GBM呈颗粒样沉积。

免疫荧光方法检测患者肾小球基膜（GBM）和皮肤基膜（EBM）Ⅳ型胶原$\alpha_3$链、$\alpha_4$链和$\alpha_5$链的表达及分布见表17-1。此项检查有助于Alport综合征明确诊断和辅助明确遗传方式。

表17-1　Alport综合征患者组织Ⅳ型胶原α链表达及分布

| | 肾小球基膜 | 鲍曼囊 | 远曲小管基膜 | 皮肤基膜 |
|---|---|---|---|---|
| X连锁显性遗传型男性 | | | | |
| 抗$\alpha_3$（Ⅳ）单抗 | 阴性 | 正常无表达 | 阴性 | 正常无表达 |
| 抗$\alpha_4$（Ⅳ）单抗 | 阴性 | 正常无表达 | 阴性 | 正常无表达 |
| 抗$\alpha_5$（Ⅳ）单抗 | 阴性 | 阴性 | 阴性 | 阴性 |
| 抗$\alpha_6$（Ⅳ）单抗 | 正常无表达 | 阴性 | 阴性 | 阴性 |
| X连锁显性遗传型女性 | | | | |
| 抗$\alpha_3$（Ⅳ）单抗 | 间断阳性 | 正常无表达 | 间断阳性 | 正常无表达 |
| 抗$\alpha_4$（Ⅳ）单抗 | 间断阳性 | 正常无表达 | 间断阳性 | 正常无表达 |
| 抗$\alpha_5$（Ⅳ）单抗 | 间断阳性 | 间断阳性 | 间断阳性 | 间断阳性 |
| 抗$\alpha_6$（Ⅳ）单抗 | 正常无表达 | 间断阳性 | 间断阳性 | 间断阳性 |
| 常染色体隐性遗传型 | | | | |
| 抗$\alpha_3$（Ⅳ）单抗 | 阴性 | 正常无表达 | 阴性 | 正常无表达 |
| 抗$\alpha_4$（Ⅳ）单抗 | 阴性 | 正常无表达 | 阴性 | 正常无表达 |
| 抗$\alpha_5$（Ⅳ）单抗 | 阴性 | 阳性 | 阳性 | 阳性 |
| 抗$\alpha_6$（Ⅳ）单抗 | 正常无表达 | 阳性 | 阳性 | 阳性 |

知识点7：Alport综合征的电子显微镜检查　　　　副高：熟练掌握　正高：熟练掌握

电镜改变多种多样，典型病例呈现如下典型GBM病变：GBM厚薄不均，致密带纵向劈裂分层呈板层样改变，层间可见电子致密物颗粒，GBM上皮侧呈不规则波浪形，其上附着肥大的足细胞。在一些女性或儿童患者可表现为弥漫GBM变薄，不易与薄基膜肾病区别。

电镜下弥漫的超微结构改变结合免疫荧光阴性高度提示AS。

知识点8：Alport综合征的诊断　　　　　　　　　副高：熟练掌握　正高：熟练掌握

AS的诊断必须结合临床表现、肾脏病理、家系调查、Ⅳ型胶原检测综合判断，其中肾组织电镜检查及皮肤、肾组织Ⅳ型胶原不同α链检测具有重要的诊断价值。

AS临床表现多样。肾脏病变早期表现为镜下血尿，可呈间歇或持续性，部分患者可伴发作性肉眼血尿，往往因劳累、感染等诱发，随着病程进展可出现蛋白尿，严重者可达到肾病综合征水平。多数XLAS男性、ARAS患者和少数XLAS女性、ADAS患者可出现肾功能受累，前者多数最终进展至终末期肾衰（ESRD），大多数患者可合并高血压。听力改变表现为感音性耳聋，常累及2~8kHz，病变以双侧为主，早期阶段主要是高频区受损，需用测听仪才能检测出来，严重者随病程进展可累及低频区听力，出现明显听力下降，甚至需借助助听器。眼病变主要表现为晶体形状改变，以前圆锥形晶体最具特征性，眼底黄斑周围视网膜色素异常被认为是另一较为特异的眼部改变，其他改变有球形晶体、后锥形晶体、晶体混浊等。50%~70%患者可出现听力损害，仅15%~30%的患者表现特征性眼部病变。在少数XLAS患者中可在食管、气管支气管、生殖系统合并平滑肌瘤。其他临床表现包括肌发育不良、甲状腺疾病、AMME综合征（AS伴精神发育迟缓、面中部发育不良及椭圆形红细胞增多症）等。

肾脏病理检查对诊断AS十分重要。光镜下AS肾脏病理改变无特异性，疾病早期肾小球可基本正常或病变很轻，随疾病的进展可发展为局灶节段硬化或弥漫系膜增生，部分标本可见较多间质泡沫细胞。免疫荧光多为阴性，少数标本可有免疫球蛋白、补体沉积，少数标本可见IgA弥漫系膜区沉积，被误诊为IgA肾病，因此病理见IgA弥漫沉积而患者有明显肾脏病家族史者仍需注意排除AS。电镜对诊断AS具有重要价值，典型呈弥漫肾小球基膜（CBM）厚薄不均、分层或网状改变，甚至可有GBM断裂，分层或网状改变可为弥漫性、亦可为节段性，层间可见细颗粒电子致密物沉积，XLAS男性及ARAS患者多表现为典型改变。在部分女性或儿童患者中可表现为弥漫GBM变薄。因此对于弥漫GBM变薄的患者，需注意排除不典型AS。

皮肤及肾组织Ⅳ型胶原不同α链免疫荧光（IF）检测是AS最具特异性的诊断方法。正常情况下，抗$\alpha_5$（Ⅳ）链抗体在EBM、抗$\alpha_3$、$\alpha_5$（Ⅳ）链在GBM、包氏囊及远端肾小管基膜上沉积，荧光显微镜下呈连续亮染。而XLAS及ARAS中其沉积方式不同，该检测方法具有重要诊断意义，且有助于AS遗传方式的确定。但以上改变可发现于约75%XIAS男性和50%XLAS女性及ARAS患者，故检测结果正常不能完全排除AS可能。

对于已排除其他原因所致的血尿患者或年轻不明原因肾衰竭患者应常规行电测听、眼科检查，仔细调查家族史。对于高度怀疑AS，需行皮肤Ⅳ型胶原检测，必要时行肾脏病理及Ⅳ型胶原检测。结合皮肤和/或肾组织Ⅳ型胶原以及肾组织电镜检查，多数AS患者可确诊，少数则需依靠基因检测方可明确，但目前临床还不能常规进行基因诊断。

| 知识点9：Alport综合征遗传呈异质性 | 副高：熟练掌握　正高：熟练掌握 |
|---|---|

有3种遗传方式：X伴性遗传、常染色体隐性和常染色体显性遗传，其中80%~85%为X伴性遗传，相关致病基因为编码Ⅳ型胶原$\alpha_5$及$\alpha_6$链的基因（COL4A5/COL4A6），而与常染色体遗传有关的是编码Ⅳ型胶原$\alpha_3$及$\alpha_4$链的基因（COIAA3/COL4A4）。

X伴性遗传特点：男性临床表现多典型，并较女性重；女性临床表现可多种多样，因而易被漏诊或误诊。男性患者只将异常基因传递给女儿，而不会传递给儿子，而女性患者其子女不论男女获得异常基因的概率均为50%。

无论常染色体隐性还是显性遗传均不存在男女差异，男女患者将异常基因传给其子女的概率均为50%。在常染色体隐性遗传的家系中，患者往往是纯合子或携带复合杂合突变，病情均较典型，患者的父母多为近亲婚配，亦可见于人群散发，父母多无临床症状或出现轻微的临床表现如镜下血尿、微量蛋白尿，因此往往在家系中呈现隔代遗传的现象。而常染色体显性遗传的家系中，患者多为杂合子，临床表现相对较轻，家族中基本每一代可发现患者。

综上所述，不同遗传方式有其不同的表现，因此详细调查家族史有助于明确遗传方式。

此外，约5%的患者可为新发突变，这些患者的后代可遗传这一异常，但之前家族中无患同类疾病的人。对于此类患者，Ⅳ型胶原不同α链检测尤为重要，不同的表现可帮助临床医师判断是哪一种遗传方式。

---

**知识点10：Alport综合征产前诊断**　　　　副高：熟练掌握　　正高：熟练掌握

产前诊断方法：应详尽了解AS家族患病情况，明确其遗传方式，对无症状的家系成员可采用候选基因测序明确其有无携带致病基因，指导其生育。对已妊娠的女性患者或致病基因携带者，结合其遗传方式及胎儿性别早期即可对部分胎儿做出产前诊断，进一步可采用侵入性或非侵入性方法取材，如羊膜腔穿刺、绒毛活检、脐静脉穿刺、母体外周血中胎儿细胞或者母体血浆、血清中胎儿核酸等，进行相关致病基因分析，以早期诊断患病胎儿，指导优生优育。

---

**知识点11：Alport综合征的鉴别诊断**　　　　副高：熟练掌握　　正高：熟练掌握

（1）薄基膜肾病（TBMN）　因GBM超微结构呈弥漫性变薄而得名，可发生于任何年龄，男女比例为1:（2~3），几乎所有患者有血尿，多数呈持续镜下血尿，与AS有所不同，其蛋白尿多无或为轻度，血压大多正常，<20%成人患者可有轻度高血压，肾功能长期维持在正常范围，仅少数患者可出现肾功能受累，通常无眼、耳损害，皮肤及肾组织Ⅳ型胶原检测均为正常。约40%患者有阳性血尿家族史，呈常染色体显性遗传。近年研究发现部分TBMN存在COL4A3或COL4A4基因突变，因此认为部分TBMN为不典型的AS。明确TBMN是否不典型AS，目前仅能依靠基因检测。

（2）家族性IgA肾病（FIgAN）　IgA肾病临床亦以血尿、蛋白尿、缓慢进展的肾功能减退为表现，与AS相似。近年研究显示约30% IgAN有家族发病倾向，而少部分AS亦可有IgA弥漫系膜区沉积，确实存在误诊的现象。与AS不同，家族性IgAN多无眼、耳改变，更为重要的是无AS特征性超微结构改变和Ⅳ型胶原异常。遗传方式家族性IgAN以常染色体显性方式遗传，而AS多为X伴性遗传。

（3）肾炎、耳聋、巨血小板减少症　为基因MYH9突变致病，可有肾炎、耳聋。肾功能进展比较快，多在青少年时出现肾衰竭，曾被误认为是伴有巨血小板减少症的常染色体显性遗传AS。该疾病突出表现为血液系统异常，即巨血小板和血小板减少，可资鉴别。

（4）家族性FSGS：多因足细胞相关蛋白基因异常导致，临床以不同程度蛋白尿伴或不伴血尿，部分患者可出现肾功能的受累，肾脏病理以局灶节段肾小球硬化为主要特征，而成年AS患者肾脏病理表现以FSGS最为常见，因此根据临床及光镜肾脏病理很难区分两者，目前主要鉴别诊断依靠电镜检查和皮肤、肾组织Ⅳ型胶原检测，少数仅能依靠基因检测方能鉴别。家族性FSCS的遗传方式为常染色体显性或隐性遗传。

（5）指甲髌骨综合征　为常染色体显性遗传。肾脏受累率为30%～40%，蛋白尿常见，血尿少见，病程相对良性，仅约10%患者进入终末期肾衰竭。患者有指甲及髌骨的发育不良或缺如。肾活检标本病理学检查光镜下无特征性改变，免疫荧光多为阴性，偶可见IgM、C3和/或C1q呈非特异性阳性、特别是肾小球硬化区，电镜下GBM呈局灶或弥漫性增厚，GBM致密层可见胶原纤维束形成、呈虫蚀状或花斑。特征性临床表现与病理特点可资与Alport综合征鉴别。

---

**知识点12：Alport综合征的治疗**　　　　　副高：熟练掌握　正高：熟练掌握

到目前为止仍缺乏对AS特异性治疗。对尚未进入ESRD者，以综合对症治疗为主：①减少蛋白摄入；②控制高血压病；③纠正贫血、水电解质酸碱紊乱；④积极查找和去除感染灶；⑤避免肾毒性药物。

对于出现蛋白尿患者，目前建议可予ACEI或ARB，但是否有益于延缓疾病进展仍需大组临床研究明确。

激素和免疫抑制剂对AS进程有弊无利。CsA治疗AS患者大量蛋白尿方面有积极而持久的作用，并能延缓肾功能减退的进展，且在这些病人中低剂量长时间维持CsA未发现明显的毒副作用，但也有学者持不同意见。因此目前使用CsA治疗AS应谨慎，严密监测有无肾毒性，同时需增加样本数和治疗期限，进一步观察其疗效。

慢性肾功能不全非透析治疗应注意饮食控制，优质低蛋白饮食，纠正肾性贫血、水电解质酸碱失衡等。对于进入ESRD患者，可行透析或移植。移植效果较好，3%～4%患者可并发移植后抗基膜抗体性肾炎，此类患者再移植效果差。

现在许多研究者将目光集中于AS的基因治疗研究上，近来基因治疗研究取得一定进展，但仍存在许多问题，因此基因治疗还未成熟。

---

**知识点13：Alport综合征的预后**　　　　　副高：熟练掌握　正高：熟练掌握

预后不良的因素有：XLAS男性或ARAS患者、大量蛋白尿或肾病综合征、前锥形晶体、进行性听力下降且累及听力范围逐渐扩大、30岁之前进入ESRD或家族中其他成员很早进入ESRD、Ⅳ型胶原α链缺失程度大或完全缺失、肾脏超微结构显示典型GBM改变。

# 第二节　Fabry病

**知识点1：Fabry病的概念**　　　　　　　　副高：熟练掌握　正高：熟练掌握

Fabry病又称弥漫性躯体血管角质瘤，是属于一种遗传性溶酶体蓄积病。其病因是患者先天性α-半乳糖苷酶A（α-Gal A，一种溶酶体酶）活性部分或全部丧失，造成代谢底物三己糖酰基鞘脂醇（Gb3）和二己糖酰基鞘脂醇等大量蓄积于人体各器官组织而引起一系列脏器病变，肾脏是常见的受累器官。

| 知识点2：Fabry病的遗传方式与发病机制 | 副高：熟练掌握　正高：熟练掌握 |

发病机制系α-半乳糖苷酶A编码基因（GLA基因）发生突变或缺失，引起体内α-半乳糖苷酶A部分或全部缺乏，使该酶底物糖鞘脂类、特别是三己糖酰基鞘脂醇（Gb3）不能分解，进行性地在肾脏、心血管系统、神经系统等部位堆积，进而引起多个系统脏器的损害。本病的遗传方式为X连锁遗传。编码α-半乳糖苷酶A的GLA基因定位于Xq22.1，全长12kb，由7个外显子组成。目前7个外显子内均有突变报道，总数已超过500种，其中55%为错义突变，其他尚有无义突变、部分碱基缺失、插入突变等，尚未发现热点突变。GLA基因的突变主要分为两类：①位于酶活性位点或邻近部位直接影响酶的活性；②远离活性位点，主要通过影响酶的折叠，从而影响酶的稳定性或转运等。

| 知识点3：Fabry病的临床表现 | 副高：熟练掌握　正高：熟练掌握 |

（1）外表　半合子男性往往在12～14岁出现具有特征性的外表，眶上脊外凸，额部隆起和嘴唇增厚。

（2）神经系统　周围神经病变具有小纤维神经病的临床特点，通常在儿童时期作为早期和最常见的症状之一出现，多数患者青春期后疼痛程度可能会减轻，主要表现为肢端疼痛。少汗或无汗为男性患者常见，自幼出现，发生早于肢端疼痛。中枢神经系统可出现短暂性脑缺血发作或卒中，且经常复发，预后较差。

（3）血管角质瘤　皮肤血管角质瘤常见于典型患者，表现为小而突起的暗红色斑点，多分布于"坐浴"区（生殖器、阴囊、臀部和大腿内侧）、背部和口周，皮损范围可随着病程进展而扩大。

（4）眼　多数患者可有眼部受累，角膜涡状混浊具有诊断意义。

（5）肾功能　早期表现为尿浓缩功能障碍、脂肪尿，随病程进展出现血尿、蛋白尿甚至肾病综合征、肾功能受累。终末期肾衰竭的发病年龄，男性患者通常在20岁或以后，而女性患者一般更晚或不发生。

（6）心脏功能　常见心室肥厚、左心房扩大、心脏瓣膜病变、心律失常和传导异常。在一些半合子男性中心脏受累可能是唯一症状，少数男性患者可出现肥厚型心肌病。

（7）精神疾病　由于法布里病可导致严重的生活质量下降，久而久之患者可出现焦虑、抑郁等精神症状和疾病。

根据临床表现，通常将法布里病分为两型。①经典型：患者α-半乳糖苷酶A活性明显下降甚至完全缺失，脑、肾脏、心脏、周围神经等多系统受累；②迟发型（可进一步分为"肾脏型"和"心脏型"）：患者酶活性部分下降，往往限于心脏或肾脏受累。绝大部分男性患者和极少部分女性患者为经典型，大部分女性患者为迟发型。需要指出的是，法布里病患者临床表现多样，但每个患者的主要临床症状可以差异很大，所以各科医师尤其是肾脏科、神经科、皮肤科、眼科和心脏科等专科医师需要加强警惕，谨防漏误诊。

男性患者（半合子）临床表型多重于女性患者（杂合子），主要是因为法布里病系X伴性不完全显性遗传病，女性杂合子患者因受X染色体失活比例不一的影响呈现不完全外显的特征，临床表现常比半合子男性患者轻。由于α-Gal A代谢产物的沉积是一个渐进的过程，因此法布里病的临床表现也随着年龄的变化而有所不同。

---

**知识点4：Fabry病的肾脏病理**　　　　　　　　　副高：熟练掌握　正高：熟练掌握

以肾脏损害为主要表现的Fabry病的诊断必须依靠肾活检。

（1）免疫荧光　染色无特异性，常为弱阳性或阴性。

（2）光镜检查　主要病变为肾小球足细胞体积增大，胞质空泡化、泡沫样变性，使得整个肾小球呈蜂窝状（这对Fabry病的诊断具有提示意义）。此外，肾小球还可出现系膜细胞增生、基质增多、肾小球基膜增厚等改变，少数文献报道Fabry病患者的肾活检还可以出现新月体性肾小球肾炎改变。病变晚期肾小球可出现局灶节段性硬化或球性硬化。肾小管和肾间质也可发生改变，表现为肾小管上皮细胞空泡变性、灶性萎缩，肾间质灶性纤维化。部分病例可伴有血管病变如小动脉透明变性、小血管内皮细胞泡沫变性。

（3）电镜检查　表现比较特异，是确诊Fabry病的重要手段，电镜下肾小球足细胞胞质内出现大量嗜锇性髓鞘样包涵体，包涵体的大小和结构多样化，直径为1～3μm，形态可呈板层状、螺纹状、斑马纹状和葱皮状。这种层状小体是由次级溶酶体与膜状物包裹形成。此外，远端小管和集合营上皮细胞、血管内皮细胞内也可见到这种髓鞘样包涵体，但以肾小球足细胞受累最广泛，程度最重。电镜下超微结构的特征性病理改变十分醒目，对Fabry病肾脏受累的明确诊断尤为重要。肾活检病理诊断中较难且关键的是判断肾脏受累的程度及范围，对于评估肾脏的预后十分重要，需要借助光镜检查。

---

**知识点5：Fabry病特异性生物标志物检测**　　　　　副高：熟练掌握　正高：熟练掌握

（1）α-Gal A酶活性检测　最为简易快速，可采取外周血中性粒细胞、血浆、血清或培养的皮肤成纤维细胞等。在男性患者中，该酶的活性常明显下降，故男性半合子可通过酶活性检测确诊，而约30%女性患者酶活性可在正常范围，故而对于女性半合子不能单纯根据酶活性做出诊断。干纸片法检测外周血α-Gal A酶活性，可通过远程邮寄，有助于高危人群法布里病筛查和家系成员的调查。

（2）血球形GL3（lyso-GL3）测定　lyso-CL3是脱乙酰基的神经酰胺三己糖苷，它是一种有着极性糖基团的阳离子亲水脂化合物，在有症状的女性法布里病患者中，lyso-GL3水平明显增加。因此，血浆lyso-GL3的测定可作为一个非常有用的诊断工具，尤其在诊断法布里病女性患者。

（3）基因突变检测　是诊断法布里病的金指标，编码人类α-Gal A蛋白的GLA基因位于Xq22，目前已有630余种突变报道。但需要指出的是，由于种种原因，80%～90%法布里病患者中能够明确检测到致病基因突变，其余患者尚不能测出。基因突变包括错义突变、无义突变、移码突变（小缺失、插入、重排）和剪切突变等，造成氨基酸转换、读码框架移码或者引起信号肽异常而改变了α-Gal A多肽序列，最终导致酶活性缺失而致病。突变检测可提取外周血DNA或RNA，或提取头发毛囊DNA进行GLA基因筛查。

<table>
<tr><td>知识点6：遗传性肾脏疾病家族史的采集</td><td>副高：熟练掌握 正高：熟练掌握</td></tr>
</table>

收集家族史，应询问前来就诊的第一个患者（先证者），需要调查其临床表现的各个方面，肾脏、眼、耳、心脏、皮肤、肺等脏器和神经、消化、生殖等系统的临床表现都很重要；同时询问与该患者有血缘关系的所有亲属，包括先证者祖父母、外祖父母、父母、父母的兄弟姐妹及其子女、兄弟姐妹及其子女等，如果发现临床上存在和先证者相似情况，则需要展开进一步的深入调查。

法布里病属于X伴性遗传疾病，一般来说女性杂合子患者将致病基因传给儿子和女儿的概率均为1/2，而男性半合子患者一定会传给女儿，但不传给儿子。

知情同意是当今医学领域的一项重点工作。在家系调查中，采集患者的各种标本一定要征得患者和家属的同意并签署知情同意书，一切行为需在法律的范围内进行。

<table>
<tr><td>知识点7：Fabry病的诊断</td><td>副高：熟练掌握 正高：熟练掌握</td></tr>
</table>

Fabry病的诊断主要依据酶活性检测、肾脏病理电镜检查和基因检测。最简易快速的诊断方法为α-半乳糖苷酶A活性测定。在男性患者中，该酶的活性常明显下降，而约30%的女性患者的酶活性可在正常范围，故男性半合子可通过酶活性检测确诊，而对于女性半合子不能单纯依靠酶活性做出诊断。Fabry病肾组织电镜下肾小球脏层上皮细胞胞质内充满嗜锇"斑马小体"，此外壁层细胞、系膜细胞、肾小管上皮细胞、肾间质细胞、血管壁内皮细胞和平滑肌细胞的胞质内亦可观察到嗜锇"斑马小体"。嗜锇"斑马小体"呈较高电子密度，圆形或卵圆形，小体内部呈层状，层间距较一致，形似斑马皮，亦似洋葱皮或髓鞘结构，故称"斑马小体""洋葱皮小体"或"髓鞘样小体"，为Fabry病特征性的表现。无病理检查的患者和女性杂合子患者的确诊有赖基因检测，可通过血液或头发毛囊抽提的DNA对GLA基因进行基因筛查。

<table>
<tr><td>知识点8：Fabry病的鉴别诊断</td><td>副高：熟练掌握 正高：熟练掌握</td></tr>
</table>

家族史阴性的早期患者，特别是肢端疼痛为主要表现时，易误诊为其他疾病，如神经精神性疼痛、雷诺现象、系统性红斑狼疮、多发性硬化、多神经病等。

（1）药物性肾损害 某些药物治疗后患者的肾脏可能会出现类似嗜锇"斑马小体"的结构，如经氨基糖苷类抗生素治疗的患者肾小管上皮细胞中，使用氯喹治疗患者的肾小球上皮细胞中，以及肺石沉着病肾小球上皮细胞中也可观察到髓磷脂小体，但其数量少且体积小。结合患者否认特殊药物应用史，暂不考虑此诊断，但应检测α-半乳糖苷酶A活性进一步明确。

（2）生长痛　儿童在无任何外伤史的情况下出现的膝关节周围、小腿前侧或双脚踝部疼痛。疼痛发作的部位固定，局部组织无红肿，关节活动自如，不受限制。过度运动、疲劳可使症状加重，休息后可自行缓解。随着孩子年龄增加，疼痛逐渐减轻。生长痛的疼痛主要见于大关节，至青春期后自然痊愈，而法布里病的疼痛限于肢端小关节，季节性（夏季）加重，青春期后才开始缓解，结合患者至今尚有疼痛发作，暂不考虑此诊断。

（3）Alport综合征　常常表现为血尿、蛋白尿和肾功能进行性恶化，男性患者多在30岁以前进入ESRD，伴有听力和眼部病变。在XD-Alport综合征中，男性肾组织上 $\alpha_3$、$\alpha_4$、$\alpha_5$、（Ⅳ）链和皮肤 $\alpha_5$（Ⅳ）链免疫荧光检查均为阴性，女性则呈不连续的沉积；GBM不均匀增厚、变薄、分裂。该患者在临床表现、病理特点上都不符合，基本可以排除。

（4）家族性FSGS　多因足细胞相关蛋白基因异常导致，临床以不同程度蛋白尿伴或不伴血尿，部分患者可出现肾功能受累，肾脏病理以局灶节段肾小球硬化为主要特征，目前主要鉴别诊断依靠电镜检查、α-Gal A酶活性检测和底物GL3检测。家族性FSGS的遗传方式为常染色体显性或隐性遗传。

---

**知识点9：Fabry病的特异性治疗**　　　　副高：熟练掌握　　正高：熟练掌握

目前为酶替代治疗，可补充缺乏的α-Gal A。重组人α-Gal A替代治疗法布里病患者可减少细胞、组织内GL3的沉积，有效减轻患者症状，大大改善了患者的生活质量和预后。

患者出现以下症状建议可考虑给予酶替代治疗：①不能控制的疼痛，严重影响生活质量。②肾脏损害：一是肾小球滤过率降低（<80ml/min）；二是尿蛋白>300mg/24h；三是微量白蛋白尿，肾穿刺见肾小球细胞内大量髓样小体。③心脏损害：一是心电图示左室肥厚或复极、传导异常；二是心脏超声示左室质量指数增高、左室壁增厚、左房增大、瓣膜功能异常、收缩或舒张功能降低；三是心电图或动态心电图示心律失常；四是缺血性心脏病，平板试验阳性或冠状动脉造影见冠状动脉病变。④脑血管病变：无任何其他危险因素下出现的TIA或脑卒中；MRI示异常脑部病变逐渐进展。⑤胃肠道症状：如腹痛、恶心或肠道功能异常，明显降低生活质量。

探索性治疗：酶增强治疗是一种新的特异性治疗。部分基因突变可导致蛋白分子折叠异常从而影响酶活性，药物性分子伴侣可促进突变蛋白正确折叠、提高酶活性。此外，一些新的治疗方法如底物降解治疗、蛋白稳定性调节治疗、基因治疗等正在研发中。

---

**知识点10：Fabry病的非特异性治疗**　　　　副高：熟练掌握　　正高：熟练掌握

主要针对各脏器受累情况给予相应的处理。

（1）肢端疼痛：疼痛发作时口服卡马西平或加巴喷丁缓解症状，预防性小剂量苯妥英钠或卡马西平维持或两者合用可减轻疼痛的发作频率和程度，一般镇痛药物疗效欠佳。

（2）蛋白尿和慢性肾功能不全：血管紧张素转换酶抑制剂（ACEI）或血管紧张素受体阻断剂（ARB）可以考虑应用。

（3）降压治疗：低钠饮食，正规降压治疗，可选用ACEI、ARB或钙离子拮抗剂等。

（4）纠正贫血：补充重组人红细胞生成素、叶酸和铁剂等。

（5）肾脏替代治疗（血液或腹膜透析、肾移植等）：当患者进入到终末期肾衰时，进行血液透析或腹膜透析是维持生命的首要方法，待条件合适时法布里病患者可以接受移植肾，但移植肾细胞所产生的α-Gal A远不足以改善肾外器官损害的状况，基因检测正常的家系成员可以提供肾源。

知识点11：Fabry病的预后　　　　　　　　　　　　　副高：熟练掌握　　正高：熟练掌握

男性患者常在中青年死于严重脏器损害，如终末期肾衰竭或心脑血管并发症，男性半合子平均生存期较对照人群短20年，女性杂合子平均生存期则缩短约10年。

# 第十八章　妊娠与肾脏疾病

## 第一节　妊娠期肾脏的生理变化

### 知识点1：妊娠生理性积水的概念　　副高：熟练掌握　正高：熟练掌握

妊娠期由于肾脏血管容量增加和集合系统扩张，导致肾脏长径增加1~1.5cm，体积增加约30%。肾盂和输尿管扩张是妊娠期肾脏最显著的变化，发生率为43%~100%，曾称为"妊娠生理性积水"。

### 知识点2：生理性肾盂积水的概念　　副高：熟练掌握　正高：熟练掌握

正常妊娠时从早孕起所有泌尿集合系统都出现扩张。孕18周时在超声或静脉肾盂造影检查中可有明显表现，到孕晚期更加明显。右侧输尿管、肾盂及肾盏扩张较左侧明显，这与右侧输尿管在骨盆入口处易受右旋的膨大的子宫压迫引起的压力增大有关。超声发现肾盂可以增宽3~4cm，称生理性肾盂积水。

### 知识点3：妊娠期肾盂和输尿管扩张的主要机制　　副高：熟练掌握　正高：熟练掌握

妊娠期肾盂和输尿管扩张的主要机制为：①妊娠状态下高水平雌激素和黄体酮可使输尿管平滑肌松弛，蠕动减弱；②卵巢悬韧带中的卵巢静脉扩张，压迫骨盆入口处的输尿管；③妊娠期扩大的子宫可造成输尿管机械性压迫和梗阻，妊娠期由于子宫右旋，导致右侧肾盂积水多于左侧。集合管系统扩张从孕早期开始，孕28周到高峰，可持续到产后12周。尿路解剖结构多于产后4~6周恢复正常，但肾脏组织结构与非妊娠状态相同。肾盂和输尿管扩张导致尿潴留，增加了无症状菌尿和逆行性尿路感染的风险，易并发急性肾盂肾炎。

### 知识点4：妊娠生理性贫血的概念　　副高：熟练掌握　正高：熟练掌握

母体血容量从孕早期（孕6~8周）开始增加，孕晚期（孕32~34周）时达高峰，分娩后6~8周恢复正常。与非孕状态相比，孕32~34周血容量增加30%~45%，平均增加1500ml。血浆容量增加较红细胞容量增加幅度明显，可引起"妊娠生理性贫血"。

在血浆容量增加的同时，孕早期心脏的心率和每搏排血量均增加，引起心排血量增加，孕中期（孕24周）时达到高峰，与非妊娠相比增加40%~50%。妊娠状态下血容量和心排血量增加，可导致器官血流量增加，子宫、皮肤、肾血流量成比例增加，有助于满足妊娠子宫、胎儿的发育、代谢，还可导致母体重要脏器（如肾脏）的灌注增加。

虽然妊娠期血容量和心排血量显著增加，但妊娠早、中期母体血压轻度下降，在13~24周血压下降约10mmHg（平均血压为105/60mmHg），28周后血压逐渐上升至妊娠前水平，妊娠晚期血压轻度升高，分娩后血压再度下降，分娩5天后血压逐渐上升至正常水平。血压下降的原因与血管扩张、胎盘动静脉分流和血液稀释等因素有关，其中血管扩张起主要作用。研究表明，孕32周前血压>125/75mmHg或平均动脉压>82mmHg，胎儿宫内发育迟缓的风险和孕妇围生期死亡率均增加。因此，妊娠中期前如孕妇的血压为非妊娠状态的"正常"血压（120/80mmHg），需高度重视，应增加产前检查频率。

| 知识点5：妊娠期肾血流量和肾小球滤过率的变化 | 副高：熟练掌握　正高：熟练掌握 |

妊娠早期心排血量增加和肾血管阻力下降，肾血浆流量（RPF）显著增加，其中肾脏血管扩张造成的血管阻力下降可能比RPF的增加更为重要。妊娠期RPF增加可导致肾小球滤过率（GFR）升高，其升高的模式与RPF类似。妊娠早期GFR开始增加，中期GFR达到高峰（较非妊娠状态增加40%~50%），妊娠晚期开始下降，产后1~3个月逐步恢复至正常水平。与非妊娠时一样，妊娠期饮食摄入蛋白的水平也与GFR呈正相关。

血清肌酐主要通过肾小球滤过清除，妊娠时因GFR增加，血清肌酐下降至36.0~53.0μmol/L（0.4~0.6mg/dl），如果血清肌酐达到61.9~70.7μmol/L（0.7~0.8mg/dl），即提示肾功能受损。用MDRD（Modification or Diet in Renal Disease）方程计算的肾小球滤过率（eGFR）会低估妊娠妇女的GFR，因此监测妊娠妇女的GFR仍建议使用收集24小时尿液计算内生肌酐清除率的方法。

| 知识点6：妊娠期肾小管功能的改变 | 副高：熟练掌握　正高：熟练掌握 |

妊娠期间肾脏维持水钠平衡的能力以及对尿液最大浓缩和稀释功能与孕前一样，24小时尿量在早孕和晚孕期与孕前相比，变化不大；在中孕期24小时尿量增加25%，由于引起渴感的渗透压阈值下降，使饮水量增加，血钠降低5mmol/L，于产后2月恢复。血浆渗透压降低10mOsm/（kg·H₂O），抗利尿激素分泌的渗透压阈值下降，对刺激引起释放的反应方式同非孕期。口渴的阈值从290mOsm/（kg·H₂O）降到280mOsm/（kg·H₂O）。因为胎盘生成抗利尿激素增加，为保证血浓度稳定，抗利尿激素的代谢清除在孕期加快，在孕22~24周达峰值。

钾代谢没有改变，为保证胎儿胎盘发育和母体红细胞的需要增加，储钾350mmol。由于孕酮刺激呼吸中枢，血气分析表现为代偿性呼吸性碱中毒，血pH一般为7.44，二氧化碳分压下降10mmHg，血浆$HCO_3^-$降低到18~20mmol/L，但排酸能力不降低。尿酸盐合成不变，清除增加，早期血尿酸正常水平降低至149~238μmol/L（2.5~4mg/dl），到孕晚期，随着肾血流下降尿酸清除下降，血尿酸水平升高。

由于近端肾小管重吸收能力下降，可出现尿糖阳性，以及尿中一些氨基酸水平增加，包括氨基己酸、丝氨酸、苏氨酸、组氨酸、丙氨酸。尿钙排出量也增加。

孕期肾脏潴留钠量为500~1000mmol，平均体重增加12.5kg。35%~83%的健康女性在妊娠期间出现轻度水肿，孕晚期引起下肢水肿的其他原因有增大子宫压迫下腔静脉及血胶体渗透压下降。水肿通常局限在下肢，为良性经过，不增加围生期胎儿和新生儿死亡率。

### 知识点7：妊娠期尿液常规检查　　　　　　副高：熟练掌握　正高：熟练掌握

妊娠期经过肾脏排出的蛋白量没有明显增加。晚孕期间24小时尿蛋白排出量可增加到200~250mg。另外一评价蛋白尿的可靠指标是尿蛋白肌酐比值（PCR），>30mg/mmol则提示蛋白尿。尿蛋白电泳与非孕期无差别。因为GFR增加和肾毛细血管白蛋白的通透性增加，尿白蛋白排出量增加，但不超过每天20~30mg。妊娠期间出现蛋白尿有以下几种可能：新发的基础肾病、既往的肾病加重、先兆子痫。尿白细胞排出增加，在孕前半期即可出现，到晚孕期更加明显。尿沉渣中红细胞数量不增加。尿管型稍有增加，反映细胞代谢旺盛，其中移行上皮细胞增加，主要来源于膀胱和输尿管以及肾小管的上皮细胞。

### 知识点8：妊娠期蛋白尿的特点　　　　　　副高：熟练掌握　正高：熟练掌握

由于妊娠期肾小球滤过率增加，正常妊娠妇女可以有少量尿蛋白滤过，以白蛋白尿为主，但24小时尿蛋白排出量<300mg。

若尿蛋白定量≥500mg/24h，应注意病理状态存在。孕前已有蛋白尿或孕20周前出现病理性蛋白尿者，慢性肾小球肾炎可能大；妊娠晚期（孕期≥28周）合并高血压时，以妊娠高血压综合征可能性较大。

妊娠期蛋白尿的多少直接影响胎儿的生长发育，尤其是妊娠早中期大量蛋白尿合并低白蛋白血症时早产儿、低体重儿的发生率高。

### 知识点9：妊娠期肾功能、血压的评估　　　　副高：熟练掌握　正高：熟练掌握

（1）肾功能：妊娠期血肌酐一般较平时下降44μmol/L、尿素氮下降0.5mmol/L，GFR持续高滤过状态可持续至妊娠后期。血肌酐>80μmol/L时即提示可能存在肾脏疾病。血清半胱氨酸蛋白酶抑制物C（cystatin C）可能较血肌酐更加敏感。

由于体重增加，CG和MDRD公式可能低估孕期肾功能，而内生肌酐清除率（Ccr）是最有效、准确的评估肾功能方法。

$$24小时Ccr = \frac{尿肌酐（mg/dl）\times 24小时尿量（L）}{血肌酐（mg/dl）}$$

矫正清除率=1.73m$^2$/实际体表面积×0.78（常数）×矫正数×24小时Ccr

［矫正数=0.06×身高（cm）+0.0128×体重（kg）-0.152］

（2）血压：妊娠期周围血管阻力下降，血压较平时可下降20~25mmHg。如果孕妇血压在130/80mmHg，或较孕前收缩压增加≥30mmHg和/或舒张压≥15mmHg时应警惕妊娠高血压的发生。血压>140/90mmHg时应降压治疗；血压≥160/100mmHg时注意先兆子痫发生。

# 第二节　妊娠期高血压

知识点1：妊娠高血压综合征的概念　　　　　副高：熟练掌握　正高：熟练掌握

妊娠高血压综合征（简称妊高征）是指妊娠20周后新发高血压［收缩压≥140mmHg和/或舒张压≥90mmHg］和蛋白尿（>0.3g/24h），常伴水肿和高尿酸血症为特征的一组临床综合征。

妊娠状态下高血容量、高心排血量、器官（子宫、皮肤、肾脏等）高灌注是母体特征性的生理特点。虽然从妊娠中期开始血压轻度下降，但在病理状态下，由于妊娠期血管活性因子的异常改变或母体肾脏病或高血压的基础疾病，妊娠期易发生高血压。

知识点2：妊娠期高血压的流行病学　　　　　副高：熟练掌握　正高：熟练掌握

妊娠期高血压是产科常见的并发症之一，在美国孕妇中的发生率为6%~8%，在我国约为9.4%。妊娠期高血压也是导致孕妇和胎儿死亡的常见原因之一，在美国约占孕产妇死亡总数的18%，是孕产妇死亡的第二大原因。在妊娠期间出现的高血压患者中，妊娠性高血压约占43%，先兆子痫-子痫34%，慢性高血压占23%（其中原发性高血压约占19%，继发性高血压约占4%），慢性高血压合并先兆子痫约占7%。

知识点3：妊娠期高血压的病因及发病机制　　　副高：熟练掌握　正高：熟练掌握

妊娠期高血压的病因复杂，包括遗传、环境和免疫因素，而且多种发病机制参与先兆子痫发病过程。胎盘缺血是先兆子痫发生的核心环节，正常情况下，滋养层细胞侵入母体子宫的螺旋动脉，转分化为内皮细胞，螺旋动脉完全重塑，演变成直径较大的容量血管，这一过程受滋养层细胞与母体防御机制的调控，涉及诸多的转化因子和生长因子等。先兆子痫时，细胞滋养层细胞转换受阻，子宫螺旋动脉生理重塑过程障碍，胎盘灌注不足，并引起胎盘功能不全，这一过程称为先兆子痫的第Ⅰ期（Stage Ⅰ），多发生在妊娠早中期。缺血的胎盘在妊娠末期释放多种可溶性血管活性物质，导致全身内皮细胞功能障碍和先兆子痫的临床综合征，这一过程称为先兆子痫的第Ⅱ期（Stage Ⅱ）。

知识点4：妊娠期高血压的病理生理　　　　　　　　副高：熟练掌握　　正高：熟练掌握

先兆子痫的基本病理改变是全身小动脉痉挛，导致血管壁及重要脏器缺血、缺氧，出现脏器功能及结构的改变。由于小动脉痉挛、管腔狭窄，外周阻力增大，导致内皮细胞受损，血管壁通透性增高，体液和蛋白渗漏，全身各器官出现缺血、缺氧损伤。

（1）肺　先兆子痫患者体内毛细血管渗透性增加和胶体渗透压下降，为补充容量而大量静脉输注液体，可导致肺毛细血管楔压升高，甚至引起肺水肿。

（2）血液流变学变化　由于毛细血管通透性增加，体液渗漏至组织间隙，血液浓缩，有效循环血量减少，全血及血浆黏滞度增高，导致微循环灌注不足。部分患者出现溶血、血小板减少、血细胞比容降低。先兆子痫患者由于内皮细胞受损，体内抗凝血因子和促凝因子间失衡，激活凝血系统。

（3）肝脏变化　严重先兆子痫患者肝功能异常，主要源于肝内小动脉痉挛，肝细胞缺血、缺氧和细胞膜通透性改变，细胞内丙氨酸转氨酶（ALT）、天冬氨酸转氨酶（AST）释放，血清中ALT、AST升高。部分患者血清胆红素增高，并发溶血者血清胆红素升高更明显。血管痉挛时间过长，可因缺血缺氧而出现肝细胞坏死。少数患者血管破裂后可出现肝实质出血及肝包膜下血肿，甚至引起大出血死亡。

（4）神经系统改变　脑小动脉一过性痉挛，引起脑组织缺血和缺氧，患者可有头痛、头晕、呕吐、一过性黑蒙、视物模糊以及反射亢进等。严重时毛细血管通透性增加，导致脑水肿。痉挛时间过长，血管壁受损，血液外渗，出现脑出血，是孕妇死亡的常见原因。

（5）肾脏改变　肾小动脉痉挛，肾血流量减少和肾小球滤过率下降，少数患者可以出现急性肾小管坏死，严重者甚至出现肾皮质坏死。先兆子痫特征性肾脏病理改变是肾小球内皮细胞增生、肿胀，称之为内皮细胞病变。轻者内皮细胞成堆，重者内皮细胞堵塞毛细血管祥腔。非特异性肾脏病理损害包括不同程度的系膜增生性病变、膜增生性病变、局灶节段性肾小球硬化、新月体肾炎等，肾小管间质损害一般较轻。血管病变主要表现为小动脉透明性变性、内皮细胞肿胀、内膜增厚、弹力层增厚分层，重者可以出现血管壁纤维素样坏死。特征性病理改变常在产后3个月内消退，部分在终止妊娠6个月后仍可有肾小球内皮细胞增生、肿胀。免疫病理主要以IgM、IgG、C3在肾小球系膜区及毛细血管祥沉积，可有Ⅷ因子相关抗原和纤维素在肾小球毛细血管壁沉积。电镜下毛细血管内皮细胞明显肿胀，内皮细胞窗减少、空泡形成和溶酶体增多。足细胞肿胀、细胞核增大、空泡形成，电子致密物沉积。

知识点5：先兆子痫第Ⅰ期的分子生物学　　　　　　副高：熟练掌握　　正高：熟练掌握

内皮细胞损伤和功能紊乱在先兆子痫发病中起重要作用。先兆子痫早期的病理改变，主要是螺旋动脉发育不良，导致组织低灌注和缺氧，活性氧和细胞因子释放增加，最终导致内皮细胞损伤。一些细胞因子（如TNF-α）水平升高，常常引起内皮细胞功能紊乱。此外，胎盘本身的脂质过氧化和先兆子痫相关的高脂血症，均可以引起内皮细胞损伤。近年，血管内皮细胞生长因子（VEGF）、血管生成素和eprin家族蛋白在调节血管形成和滋养层细胞侵袭性方面的作用受到广泛关注。若胎盘中上述细胞因子表达异常，滋养层细胞的浸润能力降低，导致滋养层细胞侵入障碍，胎盘绒毛缺血、缺氧。

## 知识点6：先兆子痫第Ⅱ期的分子生物学　　　副高：熟练掌握　正高：熟练掌握

第Ⅱ期主要是在妊娠末期缺血的胎盘释放多种可溶性血管活性物质，导致全身内皮细胞功能障碍。

（1）血管活性因子　血管内皮生长因子（VEGF）是特异性内皮细胞有丝分裂原，在促进血管再生过程中起重要作用。Fms样酪氨酸激酶（FLT-1）是VEGF受体。FLT-1不同剪接形成的内源性蛋白，称之为可溶性FLT1（sFLT-1），sFLT-1能够阻止循环VEGF和内源性VEGF受体结合，先兆子痫患者胎盘sFLT-1表达和分泌增加。输注外源性sFLT-1可以诱导大鼠先兆子痫。

sFLT-1还可以拮抗胎盘生长因子（PLGF），PLGF也是VEGF家族成员，在胎盘中占主导地位。在缺氧、炎症及创伤状态下，PLGF可以促进血管形成。研究发现，先兆子痫发病前5周，PLGF下降程度与血清sFLT-1升高水平一致，而且血清sFLT-1/PLGF比值是预测先兆子痫发生的一个重要指标。

VEGF刺激NO和前列腺素合成，促进血管扩张和血管形成。先兆子痫时，上述信号分子合成明显下降，血清VEGF浓度下降。对选择性VEGF基因敲除鼠的研究进一步证实，干扰肾脏VEGF信号，可以导致蛋白尿和肾小球内皮细胞肿胀。

Endoglin是TGF-β的共受体，在血管内皮细胞和细胞滋养层细胞表面高度表达，可与多种TGF-p超家族成员结合。先兆子痫患者胎盘Endoglin产生过多释放入血，血清中可溶性Endoglin（sEng）水平升高。sEng在先兆子痫发病机制中的作用，可能为刺激滋养层细胞过度生长和迁移，阻碍TGF-β与内皮细胞受体结合，减弱血管内皮细胞NO合成酶引起的血管扩张作用，增强sFLT-1血管损伤作用，影响血管形成。

（2）肾素-血管紧张素系统（RAS）　胎盘RAS由两部分组成，分别在胎儿胎盘组织和母体胎盘组织（即蜕膜）中。先兆子痫时，胎盘血流灌注不足，导致蜕膜中RAS激活，同时机体对AngⅡ敏感性增加，导致血管收缩，血压升高，引发一系列病理生理变化。研究证实先兆子痫时，肾素主要来源于子宫胎盘，母体产生的AngⅡ，介导先兆子痫病理生理过程。

先兆子痫孕妇循环中存在一种自身抗体，导致内皮细胞黏附分子表达和通透性增高。研究证实，这种自身抗体为抗血管紧张素受体的刺激性自身抗体，AngⅡ-1受体异质二聚体（AngⅡ-1AA），能够激活AngⅡ受体1，在妊娠20周左右AngⅡ-1AA水平升高，分泌后6周内逐渐下降，AngⅡ-1AA增强机体对AngⅡ的敏感性。

## 知识点7：妊娠期高血压的临床分型　　　　　副高：熟练掌握　正高：熟练掌握

（1）妊娠性高血压　妊娠前及妊娠20周前血压正常，在妊娠20周后新发生的血压≥140/90mmHg，无蛋白尿和其他先兆子痫特征，产后12周恢复正常。

（2）慢性高血压　妊娠前有明确高血压病史或在妊娠20周前发生的高血压或妊娠20周

后高血压但持续至产后12周不恢复。诊断慢性高血压时，必须注意以下特殊情况：①既往有高血压，但一直都未确诊，在妊娠早期尤其在妊娠前3个月内，由于血管扩张导致血压下降，血压可能正常，常常掩盖慢性高血压，妊娠中、后期血压升高，往往被误诊为妊娠性高血压。②极少数孕妇在妊娠20周前发生先兆子痫，常被误诊为慢性高血压。

（3）先兆子痫/子痫 妊娠20周后血压≥140/90mmHg，尿蛋白≥300mg/24h；重度先兆子痫血压≥160/110mmHg，尿蛋白≥2.0g/24h，血清肌酐≥106μmol/L，严重者有血管内溶血、肝酶升高和血小板<100×10^9/L（HELLP综合征）。在先兆子痫基础上发生抽搐称为子痫。

（4）慢性高血压合并先兆子痫 妊娠前有明确高血压病史或在妊娠20周前发生的高血压患者，妊娠20周后出现先兆子痫或子痫；高血压孕妇妊娠20周前有尿蛋白，妊娠20周后尿蛋白突然增多或血压突然增高。

---

**知识点8：先兆子痫分期**　　　　　　　　　副高：熟练掌握　正高：熟练掌握

（1）先兆子痫第Ⅰ期 即无症状期，特征是滋养体对母体螺旋动脉重塑异常，胎盘缺血，胎盘分泌和释放一系列因子进入母体血液循环，抑制肾小球内皮细胞生长和修复。

（2）先兆子痫第Ⅱ期 即临床症状期，孕妇出现临床症状与体征，包括高血压、蛋白尿、水肿、高尿酸血症，也可以出现全身炎症反应综合征，最终靶器官功能损害。

---

**知识点9：妊娠期高血压的临床表现**　　　　　　副高：熟练掌握　正高：熟练掌握

（1）高血压 妊娠20周后，收缩压≥140mmHg和/或舒张压≥90mmHg。极少数患者尤其是葡萄胎，在妊娠20周前可以出现高血压，如果血压持续升高，收缩压持续≥160mmHg和/或舒张压≥110mmHg时病情较重，可以出现脑血管意外。

（2）蛋白尿与肾功能 蛋白尿常在血压升高后出现，既可以是肾小球性蛋白尿，也可以是小管性蛋白尿。肾小球性蛋白尿常为非选择性，从300mg/24h到肾病范围的蛋白尿（>3.5g/24h）均可出现。蛋白尿是疾病严重程度的指标，是反映孕妇和胎儿预后不良的独立危险因素。

与正常妊娠相比，先兆子痫患者往往出现肾功能不全，如肾小球滤过率下降30%~40%常会出现少尿，部分患者出现急性肾小管坏死，血清肌酐升高［>100μmol/L（1.1mg/dl）］。

（3）水肿 正常妊娠可以出现水肿，休息后即消退，休息后不缓解者常为病理性水肿。先兆子痫水肿类似于急性肾小球肾炎或急性缺血性肾损伤的"过度充盈"性水肿。纠正低白蛋白血症并不导致利尿反应，提示单纯低白蛋白血症并不足以导致水肿，水肿的严重程度与预后关系不大。

（4）中枢神经系统 患者可有头痛、头晕、呕吐、视物模糊以及反射亢进等症状。严重者可以发展至子痫，表现为抽搐、昏迷。子痫发生可能与脑血管痉挛和脑水肿有关，也有认为严重高血压而导致脑血管自我调节能力异常或血-脑屏障完整性破坏的结果。

（5）HELLP综合征 先兆子痫患者出现溶血、血小板减少及肝酶升高。严重先兆子痫患者HELLP综合征的发生率为10%~20%。HELLP综合征常常并发胎盘早剥、肝包膜下出血、肾衰竭、早产、甚至出现胎儿及孕妇死亡。

（6）高尿酸血症 先兆子痫血清尿酸水平常升高，并且升高程度与蛋白尿、肾脏病理改变及孕妇和胎儿死亡密切相关。先兆子痫患者高尿酸血症主要与肾小球滤过率下降、尿酸清除减少有关。

**知识点10：妊娠期高血压的诊断及鉴别诊断** 副高：熟练掌握 正高：熟练掌握

先兆子痫的诊断多依据病史及临床表现，诊断一般不难。临床上先兆子痫需与妊娠合并慢性高血压以及妊娠合并慢性肾炎相鉴别（表18-1）。

表18-1 先兆子痫的鉴别诊断

| | 先兆子痫 | 妊娠合并慢性高血压 | 妊娠合并慢性肾炎 |
|---|---|---|---|
| 既往史 | 健康无病史 | 有高血压病史 | 有慢性肾炎病史 |
| 发病年龄 | 年轻初产妇或高龄产妇 | 年龄通常较大 | 30岁以下多见 |
| 起病时间 | 孕20周后 | 孕20周前或孕前 | 孕20周前或孕前 |
| 临床表现 | 高血压、蛋白尿、水肿 | 高血压 | 血尿、蛋白尿、水肿、高血压 |
| 蛋白尿性质 | 非选择性，以肾小球性蛋白尿为主 | 选择性，以小管性蛋白尿为主 | 肾小球性蛋白尿为主 |
| 尿沉渣 | 白细胞增多 | 无 | 红细胞及管型 |
| 肾功能 | 一般正常，部分合并急性肾衰竭 | 一般正常 | 正常或减退 |
| 肝损伤 | 有 | 无 | 无 |
| 血尿酸 | 升高，肾功能不全时较BUN、Cr升高更明显 | 与血BUN、Cr升高平行 | 与血BUN、Cr升高平行 |
| 眼底 | 动脉痉挛，视网膜有水肿、出血渗出 | 小动脉硬化 | 小动脉硬化，严重者有渗出 |
| 预后 | 多数在3个月内恢复，少数尿检异常长期存在 | 血压持续升高 | 尿检异常持续存在，产后或加重 |

**知识点11：妊娠期高血压的治疗原则** 副高：熟练掌握 正高：熟练掌握

先兆子痫的治疗原则为降压、解痉、镇静、扩容或利尿，必要时抗凝，适时终止妊娠，防止子痫及严重并发症的发生。

**知识点12：妊娠期高血压的治疗特点** 副高：熟练掌握 正高：熟练掌握

（1）治疗的介入时机、控制目标 轻度高血压一般不需药物治疗，应注意休息，左侧卧位；中-重度高血压（收缩压>150mmHg或舒张压>100mmHg）应予以降压处理，一般将舒张压控制在90～95mmHg，不主张降压过快、过低以免胎盘灌注不足。

（2）降压药选择 首选甲基多巴、拉贝洛尔、硝苯地平、硫酸镁。二线降压药：可乐定、肼屈嗪、哌唑嗪、β受体阻滞剂（只建议在妊娠晚期应用）。

（3）妊娠期不宜使用的降压药　ACEI、ARB、袢利尿剂。ACEI/ARB类药物在哺乳期也应避免使用。

| 知识点13：妊娠期高血压的具体治疗 | 副高：熟练掌握　正高：熟练掌握 |
|---|---|

（1）一般治疗　①患者应卧床休息（以左侧卧位为佳）；一级护理，心电监护；②记24小时出入量；③注意电解质、酸碱平衡；④避免使用肾毒性药物。

（2）控制高血压　轻度高血压不必药物处理，注意休息，增加随访频率。左侧卧位休息可减轻子宫对主动脉、下腔静脉及髂动脉的压迫，改善胎盘血供，有利于减轻水肿。重度高血压（收缩压≥150mmHg或舒张压≥90mmHg时），必须给予药物治疗。妊娠期高血压的一线降压药物包括甲基多巴、拉贝洛尔。当应用一线药物后血压控制仍不理想时，加用二线降压药物可乐定肼屈嗪、硝苯地平和哌唑嗪等。当血压≥170/110mmHg时，需迅速降低血压，可静脉推注肼屈嗪或拉贝洛尔，也可以口服或舌下含服硝苯地平控制血压，以防止孕妇发生脑卒中或抽搐。虽然甲基多巴对胎儿有良好的安全性，但是对母体有较多不良反应，已限制其临床使用。血管紧张素转换酶抑制剂（ACEI）、血管紧张素Ⅱ受体阻滞剂（ARB）禁用，利尿剂慎用，因为ACEI和ARB可导致胎儿低血压综合征、宫内发育迟缓、关节挛缩、肺血管低灌注、颅脑发育不全、胎儿肾小管发育不全和新生儿急性肾衰竭等。利尿剂常会加剧先兆子痫的低血容量状态，只有在重度水肿或心力衰竭肺水肿时使用。

（3）子痫处理　抽搐时常需静脉推注地西泮以控制症状。硫酸镁和苯妥英钠可以预防抽搐，无论是在预防抽搐还是在预防抽搐复发上，硫酸镁均优于苯妥英钠。硫酸镁对母婴有良好的安全性。硫酸镁4g缓慢静注（20分钟以上），然后以1.5g/h速度持续静脉注射，建议在分娩时以及分娩后24小时预防性使用硫酸镁，如合并肾功能不全，不建议负荷剂量，增加血镁的监测频率（间隔1~2小时一次，正常4~6小时监测一次），一旦出现中毒反应，立即停用硫酸镁并使用10%葡萄糖酸钙缓慢注射来拮抗。

（4）支持治疗　先兆子痫患者由于毛细血管通透性增加，静脉补充液体可能诱发肺水肿，因而仅在特殊情况下补充液体。持续少尿患者在应用利尿剂纠正少尿前，也必须补充液体。胶体的补充不宜超过1L，且需间隔4~6小时后方能再次补充。

血小板低于20×10⁹/L时需输注血小板。血小板（20~40）×10⁹/L时，如果存在难以控制的高血压以及脑出血风险较大时，也可输注血小板悬液。如果并发血栓性微血管病（如溶血尿毒综合征）或者并发肝脏疾病，引发凝血功能障碍时，需输注新鲜冷冻血浆。

（5）终止妊娠　先兆子痫最有效的治疗方法是去除胎盘，但需充分评估母婴风险，选择合理的终止妊娠时机。终止妊娠的绝对指征包括：①孕妇器官功能不全加剧、肝肾功能恶化、血小板进一步减少以及出现神经系统症状和体征；②难以控制的高血压。孕32周前轻度先兆子痫，可采用期待疗法，待胎儿成熟再分娩。孕32~34周合并重度先兆子痫的孕妇，如无终止妊娠的绝对指征，可静脉注射地塞米松或倍他米松待胎肺成熟后终止妊娠；③胎儿发育不全。

### 知识点14：妊娠期高血压的预后 　　副高：熟练掌握　正高：熟练掌握

传统观点认为分娩后先兆子痫患者高血压迅速下降，蛋白尿常在3个月内消失，肾小球毛细血管内皮细胞肿胀、纤维素样物质阻塞血管均可逆转，不遗留远期并发症。但是随访发现，部分患者产后3～5年仍有微量白蛋白尿。微量白蛋白尿是血管内皮功能失调的表现，其持续存在表明内皮细胞功能损害持续存在。长期随访发现，先兆子痫患者以后发生心血管事件的概率是正常对照的2倍，妊娠期任何原因的高血压均增加后续高血压和脑卒中的发生风险。

# 第三节　妊娠期与肾脏有关的合并症

### 知识点1：妊娠期急性肾损伤的流行病学 　　副高：熟练掌握　正高：熟练掌握

妊娠期急性肾损伤是妊娠期严重的并发症之一，在重度先兆子痫孕妇中急性肾损伤发生率为1%，HELLP综合征孕妇中发生率为3%～15%。随着围生期管理水平的提高，感染相关的妊娠期急性肾损伤发生率已显著降低。

### 知识点2：妊娠期急性肾损伤的病因 　　副高：熟练掌握　正高：熟练掌握

妊娠期急性肾损伤依据肾脏解剖可分为肾前性、肾性和肾后性，依据病因分为妊娠相关和非妊娠相关急性肾损伤，可发生于妊娠的各个时期。妊娠早中期的急性肾损伤多见于感染性流产导致的败血症，也可见于严重的妊娠反应导致的剧烈呕吐脱水。妊娠中晚期的急性肾损伤多见于各种原因的子宫出血引起的低血压、宫腔内感染造成的败血症、先兆子痫/子痫、慢性肾脏病肾功能恶化等。分娩后急性肾损伤可见于血栓性微血管病［包括溶血性尿毒症综合征（HUS）/血栓性血小板减少性紫癜（TTP）］。除此之外，还可见到一些比较特殊的妊娠相关的急性肾损伤，如妊娠期急性脂肪肝、HELLP综合征等。个别情况下，也可以见到梗阻性肾病导致的急性肾损伤。

### 知识点3：妊娠期血栓性微血管病鉴别（表18-2） 　副高：熟练掌握　正高：熟练掌握

表18-2　妊娠期血栓性微血管病鉴别

| 临床表现与治疗 | 重度先兆子痫/HELLP | AFLP | HUS/TTP | SLE/APLS | aHUS |
|---|---|---|---|---|---|
| 发病时间 | | | | | |
| 中孕 | + | + | ++ | + | + |
| 晚孕 | ++ | ++ | + | + | + |

续　表

| 临床表现与治疗 | 重度先兆子痫/HELLP | AFLP | HUS/TTP | SLE/APLS | aHUS |
|---|---|---|---|---|---|
| 产后 | + | − | + | + | ++ |
| 临床症状 | | | | | |
| 　发热 | − | − | + | + | + |
| 　高血压 | +++ | ++ | + | ++ | + |
| 　神经系统症状 | + | + | ++ | + | − |
| 　紫癜 | − | − | ++ | + | ++ |
| 实验室检查 | | | | | |
| 　AKI | + | ++ | +++ | ++ | +++ |
| 　溶血贫血 | ++ | + | +++ | ++ | +++ |
| 　血栓性血小板减少 | ++ | + | +++ | + | +++ |
| 　转氨酶 | ++ | +++ | + | − | + |
| 　DIC | + | ++ | − | − | − |
| 　PT | ++ | +++ | − | − | − |
| 　低血糖 | − | ++ | − | − | − |
| 治疗 | | | | | |
| 　分娩/观察 | +++ | +++ | − | − | − |
| 　血浆置换 | − | − | +++ | + | +++ |
| 　激素 | +* | +* | +/− | +++ | + |

注：AFLP：妊娠期急性脂肪肝；SLE：系统性红斑狼疮；APLS：抗磷脂综合征；aHUS：非典型溶血尿毒症综合征；AKI：急性肾损伤；DIC：弥散性血管内凝血；PT：凝血酶时间；＊：促进肺成熟使用

---

**知识点4：妊娠期急性肾损伤的病理　　　　　副高：熟练掌握　正高：熟练掌握**

妊娠期急性肾损伤最常见的病理改变是肾小管坏死，严重时可发展为肾皮质坏死。肾皮质坏死时，肾脏明显增大，光镜下可见双侧肾脏皮质弥漫坏死，也可以见到不同程度的灶状坏死，病变累及部位的肾小球、肾小管、肾间质均出现坏死改变。除此之外，部分妊娠期急性肾损伤在病理上还表现为血栓性微血管病改变，多见于产后急性肾损伤，包括产后溶血性尿毒症综合征、妊娠期脂肪肝、HELLP综合征等，病理上可见肾小球毛细血管内皮细胞增生，毛细血管袢纤维素样坏死，微血栓形成。

---

**知识点5：妊娠期急性肾损伤的临床表现及诊断　　　副高：熟练掌握　正高：熟练掌握**

妊娠期存在可引起急性肾损伤的危险因素，如严重脱水、感染性流产、胎盘早剥、前置胎盘、死胎、产后大出血及肾毒性药物的使用等。临床表现少尿或无尿。肾皮质坏死时，伴有明显的血尿和腰痛等症状。重症患者可出现心功能不全、肺水肿、脑水肿等症状和体征，严重时发生多脏器衰竭。如果是典型的急性肾小管坏死，临床上可见到典型的少尿期和多尿期，肾功能正常后尿量恢复正常。肾皮质坏死时肾功能不能完全恢复，可遗留不同程度的肾功能不全。

| 知识点6：妊娠期急性肾损伤的辅助检查 | 副高：熟练掌握 | 正高：熟练掌握 |
| --- | --- | --- |

（1）一般检查 血常规、尿常规、肝肾功能、凝血功能等检查能充分反映原发疾病的临床特点。

（2）特殊检查 ①彩超：可见双肾增大，存在梗阻时，可见结石征象或输尿管受压表现；②CT/MRI：对诊断肾皮质坏死方面有一定的意义。肾活检是诊断妊娠期急性肾损伤的金标准，如高度疑诊肾小球肾炎（蛋白尿、血尿、阳性血清标志物）可在孕28周前谨慎采用，孕30周后不建议行肾活检。

| 知识点7：妊娠期急性肾损伤的治疗 | 副高：熟练掌握 | 正高：熟练掌握 |
| --- | --- | --- |

妊娠期急性肾损伤属于妊娠期严重的并发症，处理关键在于早期诊断、早期干预，产科医师应与肾脏科、新生儿科医师共同商定治疗方案。积极控制原发病和危险因素，如补液、控制血压、感染、纠正贫血等。一旦确诊，应严密监测出入量、中心静脉压、肾功能及电解质，积极处理肺水肿、脑水肿等并发症，及时采用肾脏替代治疗。连续性肾脏替代治疗对于血流动力学不稳定的孕妇理论上会有更多益处，但需进一步临床观察。

| 知识点8：妊娠期急性肾损伤的预后 | 副高：熟练掌握 | 正高：熟练掌握 |
| --- | --- | --- |

妊娠期急性肾损伤经过积极治疗，大部分肾功能在分娩后可完全恢复，较少转为慢性肾衰竭或需要长期透析，但HELLP综合征合并急性肾损伤预后较差，30%～50%需要长期透析，围生期母婴死亡率将近26%。

| 知识点9：血尿的临床表现 | 副高：熟练掌握 | 正高：熟练掌握 |
| --- | --- | --- |

妊娠期血尿的发生率要高于同龄非妊娠女性，可以表现为镜下血尿或肉眼血尿。①镜下血尿如果以异常形态为主，提示可能存在肾小球疾病。最常见的是IgA肾病和薄基膜肾病。正常形态红细胞可能与下泌尿系感染或胎头的刺激，或扩张肾盂周围一些小静脉的破裂有关；②肉眼血尿首先需要除外是否为阴道出血污染。可能原因包括：泌尿系感染，肾结石，肾动静脉畸形，多囊肾；泌尿系统新生物少见。如果尿培养阴性，而不伴其他异常，血尿在产后可能自行消失。因此，一般等待产后随诊血尿的变化，决定下一步的诊治。

| 知识点 10：急性肾衰竭的病因 | 副高：熟练掌握　正高：熟练掌握 |

（1）ATN　常见于败血症和低血压。早孕期原因多为败血症流产，自然流产后出血，严重的肾盂肾炎，妊娠剧吐偶可引起。孕晚期原因多为先兆子痫或胎盘早剥子宫出血。在先兆子痫中ATN的发生率为1%～2%。先兆子痫引起的妊娠期肾功能异常，通常为轻到中度，很少需要替代治疗。如果有慢性肾病基础，原发高血压，高凝倾向，进展到ATN甚至急性肾皮质坏死的比例升高。2%～12%的先兆子痫表现为HELLP综合征，有HELLP时ARF发生率升高到7.4%，多为ATN。

（2）肾皮质坏死　急性肾皮质坏死是引起ARF的少见原因，占2%。其中50%～70%的病例，发生在妊娠期。临床上多见于高龄或经产妇。表现为不可逆的、皮髓交界处的皮质坏死，常为不完全性。常见于胎盘早剥，子宫出血等，其他原因包括败血症、流产、严重子痫、羊水栓塞、胎儿滞留。临床上表现为严重的少尿甚至无尿，持续时间较ATN长，遗留不同程度肾功能不全，一些患者多年后进展到ESRD。肾活检或血管造影可以明确诊断，且血管造影尚可以明确病变范围和程度。增强CT上的特征性表现是与肾包膜走行一致的放射性透明区，可有钙化。

（3）不明原因产后ARF　不明原因产后ARF发生在产后24小时至几周，表现为少尿甚至无尿，快速进展的氮质血症，常有微血管病性溶血性贫血或消耗性凝血。血压可以正常，轻度或严重升高。病因不清，诱因包括以往的病毒感染，胎盘成分滞留体内，使用麦角胺、缩宫素等药物，产后立刻使用避孕药，前列腺素生成不足或抗凝血酶Ⅲ水平低下。患者血补体降低提示有免疫因素参与发病。病变早期肾活检类似溶血尿毒症综合征（HUS）的表现，晚期类似恶性肾硬化。尽管它们的临床表现和预后有很大差别，目前认为先兆子痫，不明原因的产后ARF，HELLP综合征有共同的发病机制，为内皮细胞功能不良引起的血栓性微血管病，它也是妊娠期急性脂肪肝和TTP的主要发病机制。不明原因产后ARF预后不良，大部分患者需要长期透析或遗留严重的肾功能损害或死亡。

| 知识点 11：妊娠期的肾结石 | 副高：熟练掌握　正高：熟练掌握 |

妊娠时肾结石发生率与非孕期一样为0.03%～1%。尽管尿钙和尿酸排出增多，但经尿排出的对抗结石生成的某些糖蛋白也增多。肾结石好发于高龄孕妇和有脱水的孕妇，大部分结石为草酸钙和磷酸钙。妊娠期集合系统的生理性扩张使鉴别结石引起的泌尿系梗阻比较困难，放射性检查受限也给诊断带来困难。超声可以发现肾盂积水和肾结石，但对输尿管结石的检出率不高。如果必需，中孕期及以后有限的放射线检查对胎儿应是安全的。患有肾结石后，孕妇泌尿系感染和自发流产的概率增加。

50%～80%的肾结石可以自然排出，一般先予保守治疗。适当多饮水，对症处理，限制草酸摄入（如大黄、菠菜和巧克力）。如果有手术适应证，手术切开取石，肾造口术，全麻下输尿管镜取石，膀胱镜下支架置入是安全可行的。尽量避免碎石术。治疗并发的泌尿系感染需要至少3周的抗感染治疗。患肾结石不是自然分娩的禁忌证。

### 知识点12：妊娠期的无症状菌尿（ASB）和急性肾盂肾炎
**副高：熟练掌握　正高：熟练掌握**

ASB的定义是指两次或多次的清洁中段尿，或从耻骨上膀胱穿刺尿液持续培养出一种细菌 $> 10^5$/ml，而缺乏症状，发生率为2%～10%。社会经济地位低，高龄产妇，并存生殖系统感染，患镰状细胞贫血，反流性肾病，神经源性膀胱，或者糖尿病，孕前有多次泌尿系感染史为危险因素。孕期ASB发生率是非孕期的两倍，这与泌尿集合系统的扩张，尿液排空延缓，膀胱输尿管反流和尿糖、尿氨基酸排出增多有关。如果不治疗，30%的ASB会出现症状或发展为急性肾盂肾炎。妊娠期间引起ASB的细菌75%～90%为大肠埃希菌。ASB可以引起孕妇菌血症，感染性休克和肾功能损害，胎儿宫内生长迟缓、早产、低体重儿。治疗ASB可使产前肾盂肾炎的发生率下降2/3。一项关于孕妇产前筛查菌尿的研究表明：孕9～17周期间孕妇菌尿阳性率最高。建议所有孕妇在孕16周筛查ASB。如果患ASB，应积极治疗。抗生素疗程2周，可选择药物包括短效磺胺药物、呋喃妥因、氨苄西林、头孢菌素。磺胺药物在产前2～3周避免使用，以免引起产儿高胆红素血症和胆红素脑病；呋喃妥因在产前几周避免使用，以免因红细胞磷酸脱氢酶缺陷诱发溶血。停药1周后开始每4周监测尿培养，直到分娩结束。

孕期肾盂肾炎发病率为1%，多由ASB引起。常发生在中孕期以后。可以引起孕妇菌血症、呼吸窘迫综合征、DIC、ARF和败血症。引起早产、胎儿生长发育迟滞、胎死宫内。最常见的致病菌是大肠埃希菌，应该住院治疗。取血、尿送培养后尽快经验性静脉使用抗生素，有效者通常72小时内体温降到正常，待临床症状改善后换口服抗生素。没有并发症的急性肾盂肾炎疗程至少3周。完成治疗1～2周后重复尿培养，明确感染已经根除。

### 知识点13：妊娠相关的特殊急性肾损伤
**副高：熟练掌握　正高：熟练掌握**

（1）产后急性肾损伤　特发性产后急性肾损伤是一种目前尚未找到原因的急性肾损伤，仅发生在产后，多在产后第1天至数月。表现为正常妊娠和分娩后发生少尿甚至无尿，同时伴有明显的微血管内溶血性贫血和出凝血系统障碍，如血小板减少、血红蛋白尿等，其临床表现与产后溶血尿毒症综合征完全相同。本病的治疗主要在于早期诊断，一旦诊断明确尽早血液透析，必要时血浆置换治疗。糖皮质激素冲击治疗可以使一部分患者得到缓解，但有待进一步研究证实。

（2）HELLP综合征　先兆子痫患者如同时并发溶血、肝酶升高、血小板减少，称之为HELLP综合征。本病属于血栓性微血管病（TMA），重度先兆子痫时血管痉挛，当红细胞通过痉挛的血管发生变形和破裂而导致溶血，同时血管内皮损伤，血小板黏附聚集，从而发生血小板的减少；而肝酶升高认为是肝细胞膜的通透性增加所致，严重者甚至可以出现肝区疼痛，被膜下出血及肝破裂。

典型的临床表现为在妊娠期高血压疾病的基础上出现右上腹不适、黄疸以及牙龈出血等。实验室检查可以见到贫血、网织红细胞升高，外周血涂片可见破碎的红细胞，LDH升高是溶血的敏感指标之一。处理HELLP综合征合并急性肾损伤，关键在于早诊断早治疗，首先积极治疗妊娠期高血压，可以使用糖皮质激素治疗血小板减少和肝酶升高。同时积极处理各种并发症，如补充凝血因子、输注新鲜血浆、纠正DIC等。尽早终止妊娠，如并发急性肾衰竭，及时行肾脏替代治疗。

（3）妊娠期急性脂肪肝　妊娠期急性脂肪肝（AFLP）又称妊娠期特发脂肪肝，是一种妊娠晚期发生的严重并发症，起病急剧，病情凶险，常造成多器官损害，母婴死亡率曾分别是75%和85%。本病发病可能与妊娠晚期脂肪酸代谢障碍有关，大量游离脂肪酸堆积在肝脏、肾脏、脑组织等脏器，造成一系列的多脏器功能障碍。

妊娠期脂肪肝多发生在妊娠晚期，特别是妊娠35周左右的初产妇。起病较急，常无明显诱因出现恶心、呕吐、上腹部疼痛和头痛，数日内出现黄疸，并伴有高血压、蛋白尿和水肿，如不及时处理，患者迅速进展至DIC、昏迷、急性肾衰竭，常常短期内死亡。

确诊本病的唯一办法是肝活检，应在DIC之前及早行肝活体组织学活检。典型的病理变化是肝细胞弥漫性、微滴性脂肪变性，肝细胞呈气球样变，炎症坏死不明显。

治疗本病关键在于早诊断、早治疗，一旦诊断或者高度怀疑应立即终止妊娠，大多数患者的肝功能可恢复。由于本病发病时间胎儿多已足月，因此胎儿一般可以存活。血浆置换可清除部分炎症因子，减少血小板聚集，促进血管内皮修复。发生急性肾损伤时，行血液透析治疗；肝衰竭时，行人工肝治疗。

---

**知识点14：妊娠合并肾脏病治疗的特殊点**　　　副高：熟练掌握　正高：熟练掌握

（1）饮食　建议正常蛋白质饮食，以保证胎儿的生长发育。除非有严重高血压病，即使是轻中度高血压病，一般也应正常盐饮食；切勿低盐饮食以免影响胎儿生长发育。随孕期正常补充孕妇所需的铁、钙、叶酸及维生素等制剂，并因注意锌、镁等微量元素的补充。

（2）一般中等量以下蛋白尿者，孕期不需要特殊治疗。如果大量蛋白尿合并严重低白蛋白血症时，有指征使用中小剂量糖皮质激素，推荐剂量泼尼松0.5mg/（kg·d），一般20～30mg/d。

（3）免疫抑制剂　原则上禁止使用，若病情需要，硫唑嘌呤可应用，注意毒副反应。

（4）胃黏膜保护　不主张使用质子泵抑制剂，建议使用硫糖铝制剂。

（5）防止骨质疏松治疗　可使用骨化三醇、钙剂。

（6）抗凝治疗　妊娠期应慎重抗凝，若合并肾病综合征、高凝状态，可考虑使用低分子肝素或小剂量阿司匹林。

（7）输注人体白蛋白　在严重低白蛋白血症时，可适当输注人体白蛋白，使血浆白蛋白水平维持在25g/L以上维持胎儿生长发育需要。

（8）利尿剂使用问题　妊娠期应减少利尿剂使用，不主张使用袢利尿剂，以免引起血容量不足造成胎盘供血不足、胎儿发育迟缓、血电解质紊乱和新生儿黄疸的发生。

---

**知识点15：妊娠合并肾脏病用药的特殊性**　　　副高：熟练掌握　正高：熟练掌握

妊娠肾脏病的治疗要注意时机、药物种类、剂量及毒副反应。

（1）抗生素 可用青霉素、头孢菌素、大环内酯类、磷霉素、呋喃妥因、制霉菌素、克霉唑等。

慎用：氨基糖苷类、喹诺酮类、甲硝唑、异烟肼、大剂量板蓝根。

禁用：磺胺类、四环素、依托红霉素、氯霉素、酮康唑、利福平、穿心莲等。

（2）激素 可使用中小剂量皮质激素，但应注意血糖、血压、水钠潴留等副作用。

（3）免疫抑制剂 可用硫唑嘌呤。

禁用：环磷酰胺、氨甲蝶呤。不推荐使用环孢素、吗替麦考酚酯等。

（4）降压药 首选降压药：甲基多巴、拉贝洛尔、钙离子拮抗剂、硫酸镁。钙离子拮抗剂与硫酸镁可产生协同作用，应用时需谨慎。

二线降压药：可乐定、肼屈嗪、哌唑嗪；β受体阻滞剂可通过胎盘致胎儿心率减慢、宫内发育迟缓等，只建议在妊娠晚期应用。

妊娠期不宜使用的降压药：ACEI、ARB、袢利尿剂。

# 第四节 慢性肾脏病的妊娠问题

| 知识点1：妊娠患者的慢性肾脏病分级 | 副高：熟练掌握 正高：熟练掌握 |

在CKD分级方法应用临床之前，曾使用3分法将慢性肾脏病分为3类：①轻度：Scr < 133μmol/L（1.5mg/dl）；②中度：Scr 133~221μmol/L（1.5~2.5mg/dl）；③重度：Scr > 221μmol/L（2.5mg/dl），在非妊娠人群中，Cockroft-Gault和MDRD公式被用于评估GFR，但是与内生肌酐清除率相比，MDRD公式会低估妊娠患者的GFR，Cockroft-Gault公式会高估GFR 40ml/min。妊娠女性GFR的评估方法仍需进一步研究。

| 知识点2：慢性肾脏病患者的生育能力 | 副高：熟练掌握 正高：熟练掌握 |

慢性肾脏病患者的生育率尚未见报道。肾功能下降到何种程度对生育能力有影响尚不清楚，但是随着肾功能下降，生育率相应下降，血肌酐 > 133μmol/L（1.5mg/dl）时妊娠少见报道。如果慢性肾脏病妇女计划妊娠，妊娠的并发症风险显著高于口服避孕药妇女，如无血栓和高血压病史，可使用小剂量雌激素。

| 知识点3：妊娠对慢性肾脏病的影响 | 副高：熟练掌握 正高：熟练掌握 |

（1）肾功能 慢性肾脏病的妊娠患者，怀孕时肾功能血肌酐 ≥ 124μmol/L（1.4mg/dl）随着妊娠进展，肾功能快速进展。在孕末期，高血压和肾病范围蛋白尿发生率翻倍。其机制可能与妊娠状态下肾血流增加，肾脏处于高灌注、高滤过状态有关，妊娠加重了肾脏负担，可能会造成肾功能失代偿，严重时威胁母婴安全。

（2）蛋白尿 正常妊娠状态下，尿蛋白 < 300mg/24h，如孕20周后尿蛋白 ≥ 300mg/24h考虑先兆子痫的发生，分娩后尿蛋白逐步恢复正常。研究发现，孕前或孕早期的大量蛋白尿

是独立于血压的胎儿不良事件（流产、早产、死胎、宫内发育迟缓）的主要危险因素。妊娠期蛋白尿可能是孕前慢性肾脏病病史不详，孕期初次诊断，也可能为妊娠诱发肾脏病出现新发蛋白尿。妊娠期蛋白尿除非出现典型的结缔组织疾病症状（如系统性红斑狼疮）或低蛋白血症合并肾病综合征严重并发症，其病因诊断通常会延迟，部分甚至在产后才确诊。

（3）高血压和先兆子痫　慢性肾脏病妇女在妊娠前多合并高血压，并服用降压药。ACEI/ARB类降压药物在慢性肾脏病患者中广泛使用，因其致畸性使得慢性肾脏病患者的产前咨询尤为重要，需在计划妊娠前6月停用此类药物。此外，由于在妊娠早中期，血管扩张，血压轻度下降，使用降压药须严密监测血压。慢性肾脏病的妊娠妇女，妊娠期间血容量增加明显，通常联用利尿剂控制血压，但是需警惕有效血容量不足从而影响胎盘血液灌注。慢性肾脏病患者妊娠期血压控制目标尚不明确，舒张压维持在80～90mmHg可减少胎儿不良事件。

慢性肾脏病是先兆子痫的重要危险因素之一，此外慢性肾脏病与先兆子痫的临床症状（高血压、蛋白尿、水肿）重叠，使得先兆子痫诊断困难。分子生物学研究发现，sFlt-1和PIGF在先兆子痫患者血清中升高，对鉴别先兆子痫与慢性肾脏病有一定的临床意义。对于慢性肾脏病的妊娠女性，可从孕12周开始至分娩小剂量使用阿司匹林（50～150mg/d）预防先兆子痫。

（4）贫血　正常妊娠状态下，血细胞容积与血容量增加不相称，出现"妊娠生理性贫血"。慢性肾脏病患者因为促红细胞生成素缺乏，其妊娠贫血状态在早孕期会进一步加重。促红细胞生成素缺乏人类系统的生殖医学研究数据（FDA C类），目前已有临床观察其对母婴未见明显不良反应。慢性肾脏病的妊娠妇女血红蛋白在何种程度需使用促红细胞生成素尚无统一认识，在充分补充铁剂的前提下血红蛋白<90g/L建议使用。

（5）骨代谢　正常妊娠状态下，孕12周肾小管钙重吸收增加，出现低血钙、高尿钙。在孕早期，骨化三醇水平增加2～3倍，一直持续到分娩，甲状旁腺激素在孕早期降至正常低值，到孕末期逐渐升高至正常值水平。慢性肾脏病妊娠状态下的钙代谢特点尚无相关报道。

**知识点4：慢性肾脏病对孕妇和胎儿妊娠结局的影响**

　　　　　　　　　　　　　　　　　　　　　　　副高：熟练掌握　　正高：熟练掌握

慢性肾脏病女性患者妊娠被认为具有较高风险，一项荟萃分析表明，慢性肾脏病妊娠，孕妇不良事件（妊娠性高血压、先兆子痫/子痫、孕产妇死亡）发生率11.5%，较正常健康孕妇风险增加5倍；胎儿不良结局事件（早产、胎儿宫内发育迟缓、小胎龄、新生儿死亡、死胎、低出生体重）发生风险较正常健康孕妇至少高出2倍。

**知识点5：慢性肾脏病患者不宜妊娠指征**　　　　副高：熟练掌握　　正高：熟练掌握

（1）血压控制不良。

（2）大量蛋白尿（＞2.5g/d）。

（3）孕前血肌酐＞1.5mg/dl或CKD 3～5期。

（4）血糖或狼疮活动未得到良好控制的继发性肾脏病。

| 知识点6: 原发性慢性肾脏病 | 副高: 熟练掌握 正高: 熟练掌握 |

妊娠前慢性肾脏病患者的血压、肾功能是决定妊娠能否顺利进行的主要因素。如果血压正常、肾功能正常或仅有轻度的损害，成功妊娠的机会达90%，妊娠结束后肾功能也将稳定。如已经存在高血压或高血压控制不理想，或存在中等程度的肾功能不全，妊娠期后出现并发症的机会以及妊娠后遗留肾功能下降的机会将增加，同时胎儿预后差。

慢性肾脏病的病理类型也可以反映病情的轻重，并与妊娠的过程是否顺利有关。病理诊断可以来自妊娠前已经做出的肾活检诊断，但大部分患者妊娠前可能没有病理诊断。孕28~30周之前行肾穿刺活检相对安全，但需谨慎，适应证仅局限于妊娠的最后2个月突然出现肾功能下降或不明原因的肾病综合征。在不同病理类型中，局灶节段硬化、膜增生肾小球肾炎预后较膜性肾病差。皮质区小管间质病变和血管硬化，可能会对妊娠及产后的肾功能产生不利的影响。

原发性慢性肾脏病患者妊娠的条件：血压正常，肾功能正常、没有大量蛋白尿特别是肾病综合征范围蛋白尿，肾脏病理类型较轻，没有明显的小管间质和血管病变。加强孕期监测，孕早期每2周检查1次尿蛋白定量、肾功能、血压和胎儿情况，孕中晚期应该每周检查1次。一旦出现肾功能急剧下降，血压升高难以控制，大量蛋白尿不减少反而增加等情况，必须权衡利弊，及时终止妊娠。如果病情能控制，可以在密切监测情况下，胎儿成熟后尽快终止妊娠。

| 知识点7: 继发性肾脏病 | 副高: 熟练掌握 正高: 熟练掌握 |

（1）系统性红斑狼疮（SLE）好发于育龄妇女，此类女性的妊娠问题临床多见，而且部分患者的起病与妊娠有关，由妊娠起病的SLE患者，其SLE的临床表现更严重，其妊娠结局不佳。

SLE本身并不影响妇女的生育能力，但长期应用免疫抑制药如环磷酰胺，可以造成卵巢功能退化。SLE特别是狼疮肾炎的妇女妊娠容易使静止的SLE再次活动，这部分妇女容易出现流产、早产、胎儿宫内发育迟缓甚至胎死宫内、妊娠期高血压疾病等产科并发症的概率远大于正常妇女。建议SLE妇女有计划妊娠，可以提高新生儿存活率，而无计划妊娠则有较高的新生儿死亡率。

不论是否计划妊娠，孕期均应尽量避免使用环磷酰胺，糖皮质激素剂量可以根据狼疮性肾炎的临床和病理活动指标进行调整。激素（除地塞米松、倍他米松）对胎儿的影响较小，少数报道有新生儿的肾上腺皮质功能抑制，儿科医师应密切监测。激素对孕妇有加重水钠潴留、骨质疏松以及导致或加重妊娠期糖尿病的风险，此类孕妇应该加强产前检查。

SLE患者抗磷脂抗体的比例高于非SLE患者，抗磷脂抗体与孕妇的不良妊娠结局，如流产、早产、死胎以及妊娠期高血压疾病有关。SLE患者妊娠时如果存在抗磷脂抗体，胎儿的流产率高达39%。对于合并抗磷脂抗体的孕妇，孕期应使用小剂量阿司匹林，可以预防血栓形成、改善胎盘血液循环。有过死胎或者血栓栓塞史的孕妇，低分子肝素等抗凝药的使用可以改善胎盘的血液循环，提高胎儿的存活率。

SLE妇女妊娠的条件：①避免意外怀孕，做到有计划妊娠；②妊娠前控制狼疮肾炎活动半年以上，泼尼松剂量<10mg/d，尿蛋白定量尽量在1g/d以下，肾功能正常；③妊娠前停止使用环磷酰胺；④孕期密切监测尿蛋白及肾功能，如出现狼疮活动应适当增加激素用量，但尽量不使用环磷酰胺等细胞毒药物；⑤存在抗磷脂抗体的孕妇，使用小剂量阿司匹林或者低分子肝素；⑥如出现肾功能急剧恶化或者其他方面的狼疮危象，应该及时终止妊娠。

（2）原发干燥综合征 育龄妇女常见的自身免疫病之一，其主要累及肾间质和小管，表现为慢性间质小管病变，个别报道出现新生儿先天性心脏传导阻滞。孕妇血液中的SSA和SSB抗体可能与先天性心脏传导阻滞有关，因此，妊娠前和孕早期一定要做相应抗体筛查，必要时尽早做免疫吸附和免疫抑制药治疗。

---

**知识点8：维持性透析与妊娠** 副高：熟练掌握 正高：熟练掌握

终末期肾脏疾病（ESRD）的妇女通常会出现闭经或不规律的无排卵月经，一般不会怀孕，但随着技术进步，无论是血液透析或腹膜透析，部分女性恢复了生育功能而怀孕。透析患者妊娠时发生妊娠并发症的比例高，新生儿存活率也很低。孕前开始透析者，其新生儿存活率仅为40.2%，其中84%为早产儿；孕后开始透析者新生儿存活率只有73.6%。

维持性透析患者妊娠条件：①增加透析剂量：透析时间>20h/w，尽可能保持孕妇血中毒素处于较低水平，血尿素氮21.4~28.5mmol/L。②预防早产：黄体酮部分经透析清除，通过外源性补充纠正，预防早产。③纠正贫血：慢性肾衰竭患者的贫血常随妊娠加重，增加促红细胞生成素的剂量，必要时输血。④控制血压：透析患者妊娠，其高血压并发症较高，必须控制好血压。⑤加强营养：透析患者普遍存在着不同程度的营养不良，会影响胎儿发育，因此应适当增加营养，包括一些水溶性维生素。

---

**知识点9：肾移植与妊娠** 副高：熟练掌握 正高：熟练掌握

肾移植是ESRD重要的肾脏替代方式，处于育龄阶段的女性移植患者，移植后月经状况均有明显改善，妊娠的概率增高。大量的观察显示妊娠不会对移植肾的肾功能产生不良影响，也不会增加排异反应的发生率。目前临床常用的免疫抑制药，如糖皮质激素、环孢素、他克莫司、硫唑嘌呤等已经过多年的临床观察，证明对胎儿无明显不利影响；霉酚酸酯在动物身上有致畸作用，不推荐在妊娠中使用。多数研究认为，肾移植患者妊娠是安全的，大约80%妊娠的新生儿可存活。长期服用激素，也容易患妊娠期糖尿病和胎膜早破，这是导致早产率高的原因之一。与移植有关的机会感染，如疱疹病毒、巨细胞病毒感染、弓形虫感染等会对胎儿产生不利影响，孕期应密切监测。肾移植受者妊娠条件：在接受移植后的1~2年，肾功能正常且稳定，没有高血压、蛋白尿，免疫抑制药用量很少［泼尼松≤15mg/d，CsA<4mg/d，硫唑嘌呤≤2mg/（kg·d）］。

# 第十九章 药物、毒物肾损害

## 第一节 药物性肾损害

### 知识点1：药物性肾损害的概念　　　　　副高：熟练掌握　正高：熟练掌握

药物性肾损害是指临床用药过程中由药物毒副作用引起的肾脏损害，主要表现为肾毒性反应及过敏反应。约20%肾衰竭者与应用肾毒性药物有关。提高对药物肾毒性的认识，将有助于降低药物引起肾损害的发生率。

药物、化学物质及其他有毒物质均可能引起肾损害。凡是由药物、化学物质或生物毒素引起的肾结构/功能损害并具有相应临床过程者，均称为中毒性肾病。此类疾病中的大多数由药物毒性所引起，故药物毒性所引起的这部分肾损害也可称之为药物性肾病。

### 知识点2：药物性疾病的发生率　　　　　副高：熟练掌握　正高：熟练掌握

据国外报道，因药物性疾病住院者为入院患者总数的2.9%～5.1%；而住院患者中药物不良反应发生率为10%～20%（最高达28%），说明"医院获得性不良反应"的发生率相当高；住院患者致死性不良反应为0.31%，占住院患者总数0.4%。在美国，因急性药物性肾病住院治疗的患者，占所有急性肾损伤住院患者总数的18%～27%。

据国内的统计资料报道，我国药物性疾病发生率约为5.0%，即5000万例次住院患者中，250万例次与药物性疾病有关，其中死亡19万例，占药物性疾病总例数的7.9%，占住院患者总数0.38%。

关于我国中草药不良反应发生情况，目前资料较少。据1980～1999年的统计资料，中、重度药物性疾病发生共2747例，致死性药物性疾病为132例（4.80%）；其中由中草药引起的药物性肾病共252例，死亡80例（占药物性肾病总例数31.7%），占总死亡病例数的60%。

### 知识点3：药物性肾病的危险因素　　　　　副高：熟练掌握　正高：熟练掌握

（1）药物的毒力程度　以氨基糖苷类为例，影响其毒力程度的因素有药物分子的氨基组数、药物分子电荷数等方面。链霉素分子仅含2个氨基组，故毒性最轻；而新霉素含6个氨基组，故毒性最强。其余几种氨基糖苷类均含5个氨基组，故其毒性居链霉素和新霉素之间，并取决于其分子电荷数的大小。

（2）药物的剂量与疗程 一般说来，药物的剂量越大，则肾组织和血浆的药物浓度越高。对同一种药物来说，如果肾组织该药物浓度愈高（尤其细胞内药物浓度高），则肾组织受损的程度可能愈重。但肾组织药物浓度测定的难度较大，故在临床必要时一般只测定血药物浓度来间接监控靶器官的药物浓度。

（3）同时应用两种或两种以上肾毒性药物 例如，同时（或近期内）应用氨基糖苷类和头孢菌素，或同时应用氨基糖苷类和顺铂，或同时应用ACEI和利尿剂等，都可能增加药物的肾毒性，即增加发生药物性肾病的概率，或加重其程度。

（4）遗传素质和基因类型 遗传素质和基因类型的不同，在量效关系不密切型（非剂量依赖型）药物性肾病的发病中起重要作用。最常见的例证就是遗传素质在药物过敏中的作用，如青霉素过敏致急性间质性肾炎等。

（5）患者病理生理状况 存在以下病理生理状况更容易发生药物性肾病，详见本节"知识点4"。

（6）年龄 一般说来，老年更易发生药物不良反应和药物性肾病。据英国的一个研究报告（普查人数70.9万，ARF总例数748），老年人药物性肾损害的患病率比非老年高得多，有时甚至成倍增高，存活率则明显低于非老年人患者。

---

知识点4：容易发生药物性肾病的病理生理状况 副高：熟练掌握 正高：熟练掌握

（1）存在原有肾病或肾功能不全。

（2）血容量不足 如脱水、休克、心力衰竭、创伤、大出血、大手术后等。

（3）电解质代谢紊乱 如高钙血症、低钙血症、低钾血症、低镁血症、严重酸中毒或碱中毒等。

（4）其他器官功能不全 如心、肺、肝功能不全等。

（5）其他 严重缺氧、甲状腺功能减退等。

---

知识点5：引起药物性肾病的常见药物种类 副高：熟练掌握 正高：熟练掌握

（1）抗生素 如氨基糖苷类、青霉素类（氨苄西林、替卡西林等）、头孢菌素类、两性霉素B、万古霉素、多黏菌素、利福平、依米配能、喹诺酮类、阿昔洛韦、磺胺等，可引起急性肾小管坏死（ATN）、急性间质性肾炎（AIVN）、急进性肾小球肾炎（RPGN）、慢性肾小球肾炎（CGN）、慢性间质性肾炎（CIN）、肾小管酸中毒（RTA）、系统性血管炎（SA）、溶血尿毒综合征（HUS）等。

（2）抗肿瘤药物和免疫抑制药 如顺铂、丝裂霉素、多柔比星、甲氨蝶呤（MTX）、环孢素（CsA）、他克莫司、链佐星、干扰素等，引起的肾病类型有ATN、AIN、CIN、CGN、RTA、HUS、SA等。

（3）镇痛药及非甾体抗炎药（NSAID） 可引起AIN、CIN、CGN、急性肾灌注下降（ARPD）、RTA、SA、肾和泌尿系肿瘤（RUT）等。

（4）降压药 血管紧张素Ⅰ转换酶抑制药（ACEI）和血管紧张素Ⅱ受体阻滞剂

（ARB）、肼屈嗪等，可引起AIN、CGN、RTA、ARPD等。

（5）造影剂 主要是含碘造影剂，可引起ATN、AIN等。

（6）消化系统用药及调节代谢药物 如治疗胃十二指肠疾病的药物西咪替丁、奥美拉唑及别嘌醇、他汀类降脂药、硫氧嘧啶类等，可引起ATN、AIN、CGN、CIN、RTA等。

（7）中草药 如关木通、广防己、马兜铃、青木香等，可引起ATN、AIN、CGN、CIN、RTA、RUT等。

（8）金属制剂 如古有铅、汞、镉、金、铂、钨、铋、锂、锗等，可能引起ATN、CGN、CIN、RTA等。

（9）其他化学药物 如甘露醇、苯妥英钠、海洛因等，可引起ATN、AIN、CGN、CIN、RTA等。

---

**知识点6：药物性肾病的发病机制可涉及的因素　　副高：熟练掌握　正高：熟练掌握**

不同类型的药物性肾病其发病机制有所不同。尽管类型不同，血管活性物质、细胞因子–生长因子、细胞黏附分子等在中毒性肾病发生和发展中的作用已越来越受到人们的重视。人类某些基因类型与某些药物性肾病发病的关系也有初步认识。总体来说，药物性肾病的发病机制可涉及以下诸方面。

（1）肾血管收缩和肾血流量减少 如非激素类抗炎药和血管紧张素 I 转换酶抑制药（ACEI）等药，即可通过这一机制引起ARF（肾前性ARF和某些肾实质性ARF）。对于老年，肾动脉硬化，已有急、慢性肾病史等情况，由于患者肾血流量和肾小球滤过率均有所下降，因而对非激素类抗炎药和ACEI等药的作用比较敏感，易于在应用此类药物后发生肾小球滤过率急剧下降，故用药更应谨慎。

（2）肾小管上皮细胞直接受损 此类损害常可引起肾小管细胞发生凋亡和/或坏死，如氨基糖苷类、顺铂、造影剂、重金属（汞、铅等）、某些含马兜铃酸较多的中草药（如关木通、广防己）等。

肾小管上皮细胞直接受损可通过以下途径：①肾小管上皮细胞内磷脂酶抑制；②肾小管上皮细胞内溶酶体酶释放；③肾小管上皮细胞内$Ca^{2+}$蓄积；④肾小管上皮细胞内线粒体功能受抑制；⑤自由基–反应性氧代谢产物（ROM）引起的损害；⑥细胞内控制凋亡（apoptosis）的基因被激活，并经过细胞内一系列调节过程，导致小管上皮细胞或其他细胞凋亡。

（3）药物沉积致肾小管梗阻 如磺胺、甲氨蝶呤（MTX）等所引起的肾小管损伤和ATN。

（4）免疫机制的激活 如药物引起的急、慢性间质性肾炎和肾小球肾炎。主要涉及细胞免疫、IgE介导的超敏反应、免疫复合物形成与沉积等方面。

（5）肾小管上皮细胞表型转化 在一定药物、毒物或致炎症因素的刺激下，肾小管上皮细胞可转变为肌成纤维细胞（MyoF）。此种细胞表型转化称为"上皮细胞间充质细胞转化"（EMT）。目前已有实验证实，马兜铃酸或含有马兜铃酸的药物均可致肾小管上皮细胞发生EMT。

（6）肌肉裂解致肾小管-间质损伤 多种药物或化学物质如可待因、海洛因、巴比妥、安非他明、汞制剂、乙醇、水杨酸类及某些降脂药（他汀类多见）等，均可引起横纹肌裂解症，肌肉裂解所产生的肌红蛋白可引起肾小管间质损伤和急性肾衰竭，肌肉裂解也可引起高钾血症。

（7）代谢性障碍或毒性代谢产物引起 高尿酸血症、高草酸血症、高钙血症等均可引起肾损害，包括肾小管梗阻、免疫损伤等，并引起急性间质性肾炎、慢性间质性肾炎、肾小管酸中毒等。

（8）其他 如遗传因素、基因易感性等。如巴尔干肾病的发病可能与一定基因有关（部位在3q25、3q26之间）。

---

**知识点7：药物性肾病的全身表现**　　　　副高：熟练掌握　正高：熟练掌握

药物性肾病的临床表现多种多样，症状的有无和轻重有很大差别。病情较重者往往全身多系统受损，故可出现多系统症状、体征与实验室检查异常。药物性肾病患者的全身表现、体征与实验室检查异常，常常表现为前驱症状、药物本身的多系统损害、肾衰竭引起多个系统表现等。

（1）与过敏有关的症状 发热、皮疹、关节痛、肌肉痛、血嗜酸性粒细胞增多等。

（2）消化系统症状 食欲减低、腹痛、恶心、呕吐、腹泻、胃肠道出血。

（3）肝损害 肝区痛、黄疸、肝功能损害、胆红素升高。

（4）血液系统损害 白细胞减少或升高、贫血（溶血、再生障碍等）、血小板计数减少等。

（5）神经系统损害 头痛、神志障碍、周围神经炎。

（6）肺损害 咳嗽、胸痛、肺部阴影。

（7）肾脏损害。

（8）其他 血糖升高、心脏损害、胰腺损害。

---

**知识点8：药物性肾病的常见临床综合征**　　　副高：熟练掌握　正高：熟练掌握

药物引起的肾脏损害是多种多样的，包括急性肾小管坏死（ATN）、急性间质性肾炎（AIN）、慢性间质性肾炎（CIN）、肾小管酸中毒（RTA）、肾小球肾炎（GN）、系统性血管炎（SA）、溶血尿毒综合征（HUS）、肿瘤等。

（1）急性肾小管坏死或损伤 引起急性肾小管坏死（ATN）的药物中以氨基糖苷类引起者最为常见；其他如头孢菌素类、两性霉素B、万古霉素、造影剂、顺铂等药物，以及某些含马兜铃酸较多的中草药（如关木通、广防己、马兜铃等）均可引起ATN。有些药物可引起"肾内梗阻"而造成急性肾小管损伤或坏死，如磺胺、甲氨蝶呤（MTX）、阿昔洛韦、造影剂等。

（2）肾前性急性肾衰竭（Pre renal ARF） 引起肾前性ARF的药物有非激素类抗炎药（NSAID）、血管紧张素Ⅱ转换酶抑制药（ACEⅡ）、环孢素、造影剂等。

（3）急性间质性肾炎（AIN）　引起AIN的药物中以青霉素类（主要是半合成青霉素）最为常见；其他如头孢素类、非甾体抗炎药、磺胺、环孢素、血管紧张素Ⅱ转换酶抑制药、青霉胺、利福平、西咪替丁、干扰素等也可以引起。任何其他引起过敏的药物均可能伴发AIN。

（4）慢性间质性肾炎（CIN）　引起CIN的药物中以镇痛药较为常见，其他如某些金属制剂（铅、汞、镉、铂、金、锂、锗等）、环孢素、硝基化合物、甲氨蝶呤等也可引起。某些含马兜铃酸较多的中草药（如关木通、广防己等）也可引起CIN。国内外的有关研究表明，含有马兜铃酸的植物药可诱发动物发生慢性间质性肾炎和间质纤维化。

（5）肾小管功能损害　引起肾小管转运功能障碍（肾小管酸中毒、低钾血症、高钾血症等）的药物，主要有四环素、两性霉素B、血管紧张素Ⅱ转换酶抑制药、链佐星、重金属、马兜铃酸等，以及其他引起急、慢性间质性肾炎之药，均可导致肾小管功能损害。

（6）肾小球疾病　药物、化学物质所引起的肾小球疾病，包括微小病变型肾病、膜性肾病、急进性肾小球肾炎等。

（7）肾血管性病变　药物引起的肾血管性病变包括系统性血管炎和血栓性微血管病等。如他巴唑、卡比马唑（甲亢平）、硫氧嘧啶类（如丙硫氧嘧啶）、青霉素、磺胺、肼屈嗪、苯妥英钠、别嘌醇、奎尼丁、西咪替丁、奥美拉唑等可引起系统性血管炎；环孢素、丝裂霉素等可引起血栓性微血管病。

（8）肾脏和泌尿系肿瘤　少数药物有致癌的作用，如某些含马兜铃酸成分的中草药（如关木通、广防己、青木香等，至少200余种）可引起肾盂、输尿管或膀胱的恶性肿瘤。镇痛药非那西丁等也可致泌尿系肿瘤。

---

**知识点9：药物性肾病的诊断途径**　　　　　副高：熟练掌握　　正高：熟练掌握

（1）病史　根据服药史长短以及剂量大小，分析药物性肾病的可能及性质。

（2）临床表现　①肾表现：如少尿或无尿，提示可能发生ATN；水肿提示可能发生肾病综合征（NS）；②全身表现：如发生皮疹、关节肌肉痛、肝损害、肺损害、脑损害、血液系统损害等。

（3）实验室检查　①血尿提示AIN或GN；②蛋白尿提示GN或NS；③白细胞尿提示镇痛药肾病、AIN；④小管功能障碍提示RTA；⑤血肌酐升高提示可能发生肾衰竭。

（4）影像学检查　明确肾大小及有无梗阻、肿瘤等。

（5）肾病理检查　明确肾损害病理特点与类型。

---

**知识点10：药物中毒性肾病肾活检指征**　　　　副高：熟练掌握　　正高：熟练掌握

一般诊断明确、尿蛋白少、肾功能正常或双肾小的患者，不宜肾活检。

如果尿蛋白量>1.0g/d，肾功能不全，或临床上难以确定肾脏损害与所用药物有关，双肾不小，需肾活检。

## 知识点11：药物性肾病的预防与监测　　　　　副高：熟练掌握　正高：熟练掌握

（1）熟悉患者的生理特点和药动力学变化特点，严格掌握用药指征，防止滥用。临床医师要熟悉常用药物的药动力学特点和基本的临床药理学知识，提高合理用药的水平。

（2）选择疗效好、肾毒性低的药物。

（3）对具有潜在肾毒性的药物，要掌握用药方法、剂量、疗程，肾功能不全者应减少剂量和/或延长用药间隔时间。

（4）防止用药种类过多，尤需避免同时应用两种或两种以上的肾毒性药物。

（5）对某些药物可进行药物浓度监测（TDM），并根据监测结果调整用药剂量。

（6）建立和完善药物不良反应报告制度。临床医师需加强对肾毒性药物的监测，并及时上报、定期总结。

## 知识点12：药物性肾病的治疗原则　　　　　　副高：熟练掌握　正高：熟练掌握

（1）对药物中毒的临床表现和实验室检查结果要及早发现，并及早停用肾毒性药物。如有可能，应积极采用增加药物排出的相应措施。

（2）针对药物性肾损害的不同类型，进行对症处理和对因治疗。过敏性急性间质性肾炎可应用皮质激素治疗。

（3）对药物引起的急、慢性肾衰竭及其并发症，要积极进行综合治疗或抢救，必要时进行透析治疗。

（4）在药物性肾病治疗、随访的全过程中，重视病历资料的记录、整理、总结，重视信息处理，包括信息呈报、交流与反馈。

## 知识点13：氨基苷类抗生素肾病的临床表现　　副高：熟练掌握　正高：熟练掌握

主要表现为肾小管性蛋白尿、管型尿、肾浓缩功能障碍等，并出现急性肾衰竭，肌酐清除率下降，但急性肾衰竭程度一般较轻，少尿期较短。少数非少尿型急性肾衰竭不易察觉，若继续用药，可导致较为严重的少尿型急性肾衰竭。

## 知识点14：氨基苷类抗生素肾病的实验室检查　副高：熟练掌握　正高：熟练掌握

（1）尿液检查　尿酶-乙酰葡萄糖胺酶（NAG）增加，肾小管性蛋白尿（$\beta_2$-MG增高），颗粒管型；等渗尿，尿渗透压<350mOsm/（kg·$H_2O$），滤过钠排泄分数（FENa）>1%。

（2）肾功能　血尿素氮（BUN）、血肌酐（Scr）升高。

## 知识点15：氨基苷类抗生素肾病的治疗方案　　副高：熟练掌握　正高：熟练掌握

（1）停止使用可疑抗生素。

（2）支持治疗　纠正水、电解质和酸碱平衡紊乱，维持内环境的稳定。

（3）发生急性肾衰竭后及时按照肾衰竭的一般原则处理，必要时进行血液净化治疗。

---

**知识点16：氨基苷类抗生素肾病的预后**　　副高：熟练掌握　　正高：熟练掌握

（1）急性肾衰竭程度一般较轻，少尿期较短，预后较好。

（2）少数非少尿型急性肾衰竭易被忽视，病情恶化并导致死亡。

---

**知识点17：β内酰胺类抗生素肾病的临床表现**　　副高：熟练掌握　　正高：熟练掌握

青霉素引起的肾毒性以急性过敏性间质性肾炎最多见，表现为全身药物过敏反应：①药物热，用药后3~5天出现发热；②可有药疹，呈多形性鲜红样疹，多形红斑、脱皮样皮疹；③末梢血嗜酸性粒细胞增多，血IgE升高，抗肾小管基膜（TBM）抗体阳性；④高敏者可有关节痛、淋巴结肿大或肝损害。第一代头孢类抗生素引起的急性肾小管坏死临床表现同氨基苷类。

---

**知识点18：β内酰胺类抗生素肾病的实验室检查**　　副高：熟练掌握　　正高：熟练掌握

（1）尿液检查　血尿，1/3患者有肉眼血尿；白细胞尿，为无菌性嗜酸性粒细胞尿；蛋白尿，多为轻、中度肾小管源性蛋白尿（$\beta_2$-MG增高）。常出现肾性糖尿及低渗透压尿，尿NAG排除增多等，并偶见范可尼综合征（糖尿、氨基酸尿、磷酸尿、尿酸尿或近端肾小管酸中毒）。出现肾小管坏死可表现为等渗尿，FENa > 1%。

（2）肾功能　可出现血BUN、Scr升高。

---

**知识点19：β内酰胺类抗生素肾病的治疗方案**　　副高：熟练掌握　　正高：熟练掌握

（1）停止使用可疑抗生素。

（2）对急性过敏性间质性肾炎，糖皮质激素治疗有效。

（3）急性肾衰竭病例应及时进行透析治疗。

---

**知识点20：β内酰胺类抗生素肾病的预后**　　副高：熟练掌握　　正高：熟练掌握

（1）去除过敏原后，多数轻症病例即可自行缓解。

（2）重症病例服用糖皮质激素，能加快病情缓解。

---

**知识点21：利福平肾病的诊断依据**　　副高：熟练掌握　　正高：熟练掌握

（1）病史　有明确的用药史。

（2）临床表现　急性肾衰竭伴血管内溶血，肾脏病理改变多为肾小管坏死，偶见急性间质性肾炎或急进性肾炎。

（3）实验室检查 血BUN、Scr升高；总胆红素增高；血红蛋白尿；多数病例血清中可检测到抗利福平抗体。

---

| 知识点22：利福平肾病的治疗方案 | 副高：熟练掌握 正高：熟练掌握 |
| --- | --- |

（1）避免间歇用药。

（2）及时停药，予以支持治疗。

（3）酌情使用免疫抑制剂。

（4）出现肾衰竭时，及时进行透析治疗。

---

| 知识点23：利福平肾病的预后 | 副高：熟练掌握 正高：熟练掌握 |
| --- | --- |

停药后及时治疗，肾毒性多逐渐减退，大多预后良好。

---

| 知识点24：两性霉素B肾病的临床表现 | 副高：熟练掌握 正高：熟练掌握 |
| --- | --- |

两性霉素B肾病主要表现为急性肾小管坏死或肾小管功能障碍，包括肾小管酸中毒（RTA）、肾性糖尿、肾性尿崩症等。个别情况下也出现慢性肾衰竭者，主要见于长期反复用药者。

---

| 知识点25：两性霉素B肾病的实验室检查 | 副高：熟练掌握 正高：熟练掌握 |
| --- | --- |

远端肾小管酸中毒，$Cl^-$升高、$Ca^{2+}$升高、$K^+$降低、血磷降低、$CO_2CP$降低；尿pH＞5.5，氯化铵负荷实验阳性等；若出现肾性尿崩症，可表现为大量稀释尿，尿比重常＜1.012，渗透压150～180mOsm/（kg·$H_2O$）。急性肾衰竭可有血BUN、Scr升高。

---

| 知识点26：两性霉素B肾病的治疗 | 副高：熟练掌握 正高：熟练掌握 |
| --- | --- |

（1）停止使用可疑抗生素。

（2）对远端肾小管酸中毒，可每日给予30～60mmol/L的碳酸氢盐或使用Shohl液（每1000ml水中加入枸橼酸钠98g和枸橼酸140g），每日服50～100ml，分3次口服纠正酸中毒；补钾可用枸橼酸钾或Albright合剂（每1000ml水中加入枸橼酸钾98g和枸橼酸140g），每日60～100ml，分次口服。不能用氯化钾，以免加重高氯性酸中毒。对发生骨病者，可给予钙剂和活性维生素D制剂。

（3）肾性尿崩症 基本原则是供给大量液体，防止脱水。限制溶质入量，给低盐、低蛋白饮食。氢氯噻嗪25mg每日3次可使尿量减少50%，与吲哚美辛并用，可使尿量明显减少。对症治疗，如补充相应电解质。

（4）急性肾衰竭者应及时进行透析治疗。

| 知识点27：两性霉素B肾病的预后 | 副高：熟练掌握 正高：熟练掌握 |
| --- | --- |

在出现肾小管损害或中度肾功能损害时及时停药，肾功能损害可完全恢复，反之可导致不可逆性肾损害。

| 知识点28：顺铂引起的肾病的临床表现 | 副高：熟练掌握 正高：熟练掌握 |
| --- | --- |

（1）双向性多尿症　早期多尿发生于给药后24~48小时，可被大剂量ADH所拮抗。早期多尿的形成可能与$PGE_2$大量合成有关，此期肾小球滤过率无显著变化。第2期发生于给药后72~96小时，与肾脏尿素循环障碍及皮质髓质渗透梯度消失有关，此期肾小球滤过率显著下降。多尿可致尿钾、钙、磷、镁排出增加。

（2）镁代谢异常　是由于肾小管镁吸收障碍所致。突出的临床表现是低镁血症，常引起肌强直，可伴有顽固低钙血症（钙抵抗）。

| 知识点29：顺铂引起的肾病的实验室检查 | 副高：熟练掌握 正高：熟练掌握 |
| --- | --- |

尿视黄醇结合蛋白增加是反映早期顺铂肾毒性的有效指标。尿$β_2$-MG增高，NAG升高；严重肾脏毒性作用发生后，尿液沉渣有时可见到少数红细胞、白细胞、肾小管上皮细胞及颗粒管型。

| 知识点30：顺铂引起的肾病的肾脏病理 | 副高：熟练掌握 正高：熟练掌握 |
| --- | --- |

肾脏病理改变显示近端肾小管细胞出现透明小滴，肾小管上皮细胞坏死，间质水肿，肾小球及肾血管无明显损伤。

| 知识点31：顺铂引起的肾病的治疗 | 副高：熟练掌握 正高：熟练掌握 |
| --- | --- |

（1）水化尿液与使用利尿剂　水负荷或使用利尿剂，可以在不影响PDD抗肿瘤疗效的前提下，降低其在肾小管内的浓度，减少其在肾小管内的滞留时间，达到保护肾脏的目的。水负荷的方法包括在使用PDD之前、之中及之后，给予生理盐水或葡萄糖盐水，加用小剂量呋塞米，以增加尿钠排泄。

（2）治疗PDD肾毒性的药物包括硫代硫酸钠、谷胱甘肽、碳酸酐酶抑制剂，但是这类药物可减低PDD抗肿瘤作用。

| 知识点32：顺铂引起的肾病的预后 | 副高：熟练掌握 正高：熟练掌握 |
| --- | --- |

PDD造成的肾损害大多数在1个月左右恢复；大剂量反复应用造成的肾毒性十分严重，常不可逆。

| 知识点33：环孢素A肾病的临床表现 | 副高：熟练掌握　正高：熟练掌握 |

（1）移植术后急性肾衰竭　是指肾脏移植或心脏移植术后肾脏无尿。其主要原因是初始CsA使用剂量过大（＞15mg/kg）。发生移植术后急性肾衰竭者，即使肾功能恢复，血清肌酐降至正常水平，肾脏存活时间也只有1～2年。

（2）发作性急性肾衰竭　大多数接受移植的患者在使用CsA期间，可发生一次或多次急性肾衰竭（血清肌酐浓度比基础浓度升高25%以上）。部分患者在减少CsA剂量后，肾功能在数日内恢复。肾脏移植患者发作性急性肾衰竭不易与肾脏排斥反应相区别，尤其是当患者没有发热、移植肾区压痛及少尿时。

（3）轻、中度无症状性高血压，少数可发生高血压危象。

（4）少数可发生HUS。

（5）长期使用可发生慢性肾衰竭。

| 知识点34：环孢素A肾病的实验室检查 | 副高：熟练掌握　正高：熟练掌握 |

血液CsA浓度升高有助于肾毒性的诊断，但治疗浓度不能排除肾毒性反应。发生ARF及HUS可有相应指标异常。

| 知识点35：环孢素A肾病的治疗 | 副高：熟练掌握　正高：熟练掌握 |

（1）避免与NSAID、阿昔洛韦合用。

（2）监测CsA血浓度，合理掌握CsA用量，定期随访肾功能。

（3）必要时进行血液净化治疗。

（4）发生HUS可进行血浆置换、免疫吸附。

| 知识点36：环孢素A肾病的预后 | 副高：熟练掌握　正高：熟练掌握 |

用药时间短者肾损害程度轻，完全恢复的可能性较大；用药时间长者肾损害程度重，则不易恢复。

| 知识点37：甲氨蝶呤肾病的诊断依据 | 副高：熟练掌握　正高：熟练掌握 |

（1）病史　有明确用药史。

（2）临床表现　临床上常表现为非少尿型ARF。

（3）实验室检查　可出现尿蛋白、肾小管功能障碍。

| 知识点38：甲氨蝶呤肾病的治疗 | 副高：熟练掌握　正高：熟练掌握 |

（1）充分水化，碱化尿液，使尿pH维持在7以上。

（2）常规给予5-甲酰基–四氢叶酸，也可使用MTX解毒剂（羧肽酶），后者能迅速降低MTX的血液浓度。

（3）一旦出现肾损害，可以用阳离子树脂进行血液灌流。

---

| 知识点39：甲氨蝶呤肾病的预后 | 副高：熟练掌握 正高：熟练掌握 |

70%以上患者经积极处理后，肾功能可完全恢复。

---

| 知识点40：丝裂霉素肾病的临床表现 | 副高：熟练掌握 正高：熟练掌握 |

MMC的肾脏毒性主要表现为两种形式：①不伴有微血管病性溶血性贫血（MHA）；②伴有MHA的溶血性尿毒症性综合征（HUS），占半数以上。特征性表现为：2种类型均在MMC用药数月后（多为6个月）发生，总用药量 $> 100mg/m^2$，总发生率大约为20%，总用量达到 $40 \sim 80mg/m^2$ 时，HUS的发生率为2%～8.5%。原因可能为肾血管内皮细胞受损，造成弥漫性血栓性微血管病，表现为急性肾损伤、尿素氮上升、蛋白尿、溶血性贫血和血小板减少。

---

| 知识点41：镇痛药肾病的临床表现 | 副高：熟练掌握 正高：熟练掌握 |

镇痛药肾病临床表现主要有：①长期服用镇痛药，至少1年以上，长者可达20年以上；总服药量一般可达0.5～1.0kg以上，有的达数千克。本病女性发病较高，为男性的2～10倍；②轻者早期无自觉症状或仅有夜尿增多、乏力等；也有的出现血压升高（轻度）、肾小管酸中毒、贫血，或伴有轻度蛋白尿（以低分子蛋白尿为主）、白细胞尿；③中、晚期患者可有肾小球滤过率明显下降，血肌酐明显升高，可出现慢性肾衰竭的其他表现；④影像学检查可发现肾脏缩小，少数患者可有肾乳头坏死、肾钙化、空洞形成，或合并肾动脉狭窄；⑤肾脏病理表现为肾间质纤维化，间质少量单个核细胞浸润；⑥少数患者可伴有肾盂癌或输尿管癌。

---

| 知识点42：非固醇类抗炎药肾病的临床表现 | 副高：熟练掌握 正高：熟练掌握 |

非固醇类抗炎药（NSAID）所引起的肾损害常表现为急性肾衰竭（因急性间质性肾炎、急性肾皮质坏死、急性肾灌注不足等原因引起）、慢性间质性肾炎伴肾乳头坏死、慢性肾小球病变（微小病变型肾病）、高钾血症型（Ⅳ型）肾小管酸中毒等。NSAID所引起急性肾衰竭多为非少尿性和可逆性，只要及时停药，并及时给予相应处理。大多数患者肾功能均可较好地恢复。

---

| 知识点43：造影剂肾病的临床表现 | 副高：熟练掌握 正高：熟练掌握 |

临床表现以注射造影剂后48小时出现一过性蛋白尿，尿酶升高，造影后双肾显影持续24～48小时为特征性表现，80%患者为非少尿型ARF。而非少尿型急性肾衰竭大多出现在血清肌酐正常的患者，因此极易漏诊。另外，极少数患者（<1%）于造影后24小时出现急

性肾衰竭，7天内血肌酐升高水平达到高峰。患者的临床表现差异较大，与基础疾病和容易发生肾毒性的危险因素有关，包括：①剂量过大或连续几次造影；②原先有肾灌注不足，如失水、心排出量不足和使用血管收缩药物；③原先有肾功能不全；④老年人；⑤糖尿病患者，特别是已有肾功能不全者；⑥高血压患者；⑦高尿酸血症和高尿酸尿症；⑧多发性骨髓瘤；⑨同时使用其他肾毒性药物等。

# 第二节 毒物相关性肾损害

## 知识点1：毒物相关性肾损害的概念　　　　副高：熟练掌握　正高：熟练掌握

除了"药物相关性肾损害"外，人类广泛暴露于许多化学品、生物制剂、动植物毒素，经呼吸道、消化道或皮肤吸收进入血液，引起肾脏结构与功能的直接或间接损害，出现肾小球、肾小管功能异常，称"毒物相关性肾损害"。

## 知识点2：毒物相关性肾损害的分类　　　　副高：熟练掌握　正高：熟练掌握

（1）根据毒物相关性肾损害的病因，可分为职业中毒性肾损害、非职业中毒性肾损害。

（2）根据病程特点，分为急性中毒性肾病、慢性中毒性肾病，其中急性中毒性肾病根据病情，可分为轻度、中度、重度。

（3）根据毒物的性质，可分为重金属（类金属）、有机溶剂、农药、合成染料及有机化合物、生物性毒素相关性肾损害。

## 知识点3：常见的具有肾毒性的物质（表19-1）　　副高：熟练掌握　正高：熟练掌握

表19-1　常见的具有肾毒性的物质

| 种　类 | 肾毒性物质 |
| --- | --- |
| 重金属、类金属类化合物 | 镉、汞、铬、铅、铋、铀、铂、砷、磷、铜、金、锂等 |
| 有机溶剂（烃类化合物） | 氯仿、四氯化碳、三氯乙烯、乙苯、萘、汽油、煤油、润滑油、环己烷等 |
| 农药 | 有机汞、有机砷、有机氯、有机磷、有机氟、百草枯、杀草快、氟酰胺等 |
| 其他化合物 | 合成染料（偶氮、芳基甲烷、硝基亚硝基染料），酚类（苯酚、甲酚、间苯二酚），醇类（卤代醇、环己醇），丙烯醛，草酸，吡啶，吗啉等 |
| 生物性毒素 | 蜂毒、鱼胆、蛇毒、蜘蛛毒、毒蕈、斑蝥等 |

## 知识点4：慢性职业中毒性肾病的概念　　　　副高：熟练掌握　正高：熟练掌握

长期职业性接触相关毒物导致低剂量工业性毒物侵入机体所引起的肾脏功能障碍和结构

损伤称慢性职业中毒性肾病。

## 知识点5：肾脏的解剖、生理、生化特征决定其对于毒物损伤极其敏感
副高：熟练掌握　正高：熟练掌握

　　肾脏是人体重要脏器，具有排泄体内代谢产物，维持水、电解质及酸碱平衡，分泌促红细胞生成素、肾素、前列腺素等多种激素及生物活性物质的功能。肾脏的血供极其丰富，占心排血量20%～25%。肾内血流分布不均，其中皮质外层肾组织血流量占肾总流量的80%左右；内层皮质和外层髓质血流量明显减少，占15%；内层髓质和乳头部血流量最少，仅占5%。多种血管活性物质可以对肾血管舒缩功能产生影响，引起肾脏血流动力学紊乱、缺血性肾损伤。经呼吸道、消化道或皮肤吸收的毒物可由血液迅速到达肾脏，肾小管的浓缩稀释、主动重吸收功能，使肾实质及肾小管腔内毒物浓度提高，排泌氢离子，释放肾小球滤过液中结合的毒物，为中毒性和免疫性损伤提供了病理基础。

## 知识点6：毒物相关性肾损害的易感因素
副高：熟练掌握　正高：熟练掌握

　　（1）高龄、糖尿病、高血压等合并症，可极大影响患者预后。
　　（2）肾脏基础性疾病或肾功能不全。
　　（3）呕吐、腹泻、出血、休克、心力衰竭等导致的低血容量状态。
　　（4）严重酸碱平衡及电解质紊乱。
　　（5）动脉粥样硬化、大动脉炎、肾动脉瘤、动脉栓塞等引起的肾动脉狭窄。
　　（6）肝功能不全、甲状腺功能减退、各种原因导致的严重低氧血症。

## 知识点7：毒物相关性肾损害的主要发生机制
副高：熟练掌握　正高：熟练掌握

　　（1）肾小管上皮细胞直接受损　主要见于重金属（汞、铅、砷）、烃类（二氯乙烷、三氯乙烷）、农药（有机磷、磷化锌）等。毒物吸收进入人体后，经血液循环到达肾脏。肾小球将毒物滤过入原尿，近曲小管是肾脏主动吸收及排泌多种金属和化学物质的部位，故毒物浓度在肾小管中逐渐升高，可直接损害肾小管上皮细胞，发生肾小管坏死，出现蛋白尿、酶尿、管型尿。毒物在近曲小管细胞内损伤机制未完全阐明，可能与以下途径有关：①细胞内三磷腺苷（ATP）耗竭，依赖ATP的酶类或转运蛋白活性下降。②细胞内游离钙离子超载，促进氧自由基生成，造成脂质过氧化，加重细胞质膜的损伤；细胞骨架破坏，细胞质膜上的钙依赖性蛋白酶和磷脂酶被激活，质膜通透性增加，细胞肿胀。③肾小管上皮细胞凋亡、坏死。④线粒体肿胀断裂，提高了金属硫蛋白的表达，丢失细胞膜的完整性。
　　（2）肾血管收缩、血流量减少　几乎所有毒物均可通过直接或间接途径引起肾血管收缩，肾缺血性损害。毒物可造成溶血、应激、全身血管通透性改变，肾小管的毒素及代谢产物诱导过敏性间质性肾炎、血管炎，流经致密斑的尿流减慢，"球管反馈"机制激活肾素－血管紧张素－醛固酮系统，导致肾血管痉挛、缺血性肾损害。

（3）肾小管阻塞性损害　毒物可引起横纹肌溶解症、溶血，产生大量肌红蛋白、血红蛋白。部分毒物自身可产生代谢障碍，毒物及代谢产物可引起高尿酸、高草酸、高钙血症，堵塞肾小管，沉积在肾间质，引起肾损伤。

（4）免疫机制的激活　毒物如某些金属（金、汞）可引起肾脏免疫反应，形成免疫复合物，沉积在肾小球毛细血管和小动脉的基膜上，引起急性肾小球肾炎、急性间质性肾炎等。

| 知识点8：中毒性肾病的临床特点 | 副高：熟练掌握　正高：熟练掌握 |

不同毒物引起的肾损害临床表现各有不同。轻者仅表现为单纯尿检异常，如血尿、蛋白尿、管型尿、尿酶升高等；重者可出现溶血、横纹肌溶解症、急性肾损伤、慢性肾功能不全，甚至多脏器功能衰竭、死亡。

毒物相关性肾损害常合并多器官受损，如发热、皮疹、关节肌肉痛等全身症状；黄疸、转氨酶和胆红素升高等肝损伤表现；食欲减退、呕吐、腹泻等消化道症状；贫血、血小板减少等血液系统表现；头痛、意识障碍等神经系统症状。肾脏损害可表现为血尿、蛋白尿、白细胞尿、少尿或无尿、水肿、高血压、贫血等。急性和慢性中毒性肾病各有不同的临床特点。

（1）急性中毒性肾病　①急性肾小管坏死：各种毒物、代谢产物可直接或间接引起急性肾小管坏死，出现代谢异常、生化紊乱、结构功能受损，常与缺血性损伤同时存在。出现低比重尿、低渗尿、钠排泄分数和肾衰竭指数升高，尿低分子量蛋白和尿酶增高，尿沉渣见肾小管上皮细胞、管型等，进一步发展可出现尿量改变、肾小球滤过率下降、氮质血症、水电解质、酸碱平衡紊乱及各种并发症，伴不同程度尿毒症表现。重金属制剂主要损伤近端小管直部，特殊染色可在损伤小管的细胞核内发现特殊包涵体。四氯化碳、有机磷农药等损伤各段肾小管上皮，在严重脂肪变性的基础上出现肾小管坏死。乙二醇可使肾小管上皮细胞出现大量空泡变性。②急性过敏性肾炎：任何引起过敏的毒物均可引起急性过敏性肾炎，常通过细胞免疫反应参与致病。一方面，引起急性过敏性间质性肾炎，除发热、皮疹、外周血嗜酸性粒细胞增多、血清IgE水平升高外，还出现肾小球（血尿、蛋白尿、肾小球滤过率下降）和肾小管功能损害（肾性糖尿、低渗尿、无菌性白细胞尿、小分子蛋白尿、尿NAG酶升高），偶见范科尼综合征或远端肾小管酸中毒。病理可见肾间质水肿，肾间质内弥漫性或多灶状淋巴细胞、单核细胞浸润。另一方面，可由于免疫复合物沉积，引起血尿、蛋白尿、水肿、高血压、肾损伤等急进性肾小球肾炎表现。③急性肾小管梗阻：可出现突发无尿、多尿交替，肾功能急剧恶化，超声及影像学检查可见双侧肾盂积水、双侧输尿管上段扩张等表现。

（2）慢性中毒性肾病　①肾小管功能障碍：大多因毒物的直接毒性造成，长期低剂量接触毒物，早期表现为肾小管功能障碍，以近曲小管功能障碍为主，如肾性糖尿、氨基酸尿、低分子量蛋白尿、高氯性代谢性酸中毒、尿酸尿、钠和钾的丢失等，甚至出现范科尼综合征。肾组织病理可无明显改变，病变可逆。个别毒物如铀、锂、甲苯等可引起远曲小管功能障碍、酸化功能异常、低钾血症、钙磷代谢紊乱，继而进展为慢性间质性肾炎。②无症状性蛋白尿：长期接触汞、金、镉等重金属，可出现隐匿性肾小球肾炎，即少到中等量的蛋白尿、无水肿、食欲缺乏及其他症状，主要是由于毒物损害了肾小球滤过膜电荷屏障。如持续接触毒物，可出现尿蛋白量明显增多，合并血尿，甚至出现肾病综合征。③慢性小管间质性肾炎：临床表现为肾小管功能异常及进展性慢性肾衰竭。通常早期肾小球和肾血管不受累或受累相对较轻，临床过程隐匿，早期无症状或为非特异性肾外表现，如乏力、食欲减退、体重下降、焦虑、抑郁等，随之出现尿浓缩功能受损，夜尿增多，尿比重及尿渗透压降低，后出现肾小管源性蛋白尿、无菌性白细胞尿、尿酶及微量白蛋白增高，肾小管性酸中毒。疾病进一步进展，可出现进行性肾小球滤过率降低，逐渐出现贫血、高血压、慢性肾功能不全。组织病理学可见双肾体积缩小、肾皮质萎缩，光镜下见弥漫性肾小管萎缩和间质纤维化，伴淋巴细胞和单核细胞浸润。

---

### 知识点9：毒物相关性肾损害的诊断　　　　　副高：熟练掌握　　正高：熟练掌握

（1）肾脏毒物接触史　需有短期大量接触或长期低剂量接触毒物的证据，详细询问职业及工作环境、生活习惯。

（2）症状　可出现毒物相关的过敏、消化系统、神经系统等全身性症状。

（3）肾损害表现　符合毒物损伤特征的肾小球、肾小管结构、功能损伤表现，如夜尿增多、水肿、泡沫尿等。

（4）实验室检查　与症状相对应的尿渗透压减低、尿酶升高、尿红细胞增多、蛋白尿、血清肌酐、尿素氮、肌酸激酶升高等。影像学检查可发现肾脏体积、皮质厚度等相应改变。

（5）必要时，诊断职业性中毒性肾病，需现场劳动卫生学调查证实环境中存在大量毒物；患者接触的可疑食物、呕吐物、排泄物、血尿样本检测到毒物浓度升高。

（6）排除其他病因导致的肾损害。

---

### 知识点10：急性中毒性肾病的治疗原则　　　　副高：熟练掌握　　正高：熟练掌握

（1）病因治疗，减少毒物吸收　尽快脱离毒物环境，减少毒物吸收。要加强对高危职业人群的防护和体内毒物浓度的监测，对于常接触的人群应定期检查肾功能及尿常规，尽早发现，切断中毒性损伤环节。

（2）促进毒物排出　需早期使用解毒或驱排药物，如依地酸二钠钙、二巯丁二钠驱铅治疗，二巯丙磺钠驱汞治疗，硫代硫酸钠驱铬治疗，普鲁士蓝驱铊治疗。但合并肾功能不全时需慎用。

（3）避免促进病情进展的高危因素　如由于恶心、呕吐引起的血容量不足，肾毒性药物如抗生素、非甾体类抗炎药、血管紧张素转换酶抑制药、造影剂等。

（4）液体治疗　充分补液对于纠正毒物造成的肾内结晶、肾缺血是有益的。因此，应充分补液维持较高尿流率。但在急性肾损伤患者中，尤其合并少尿、无尿状态，需密切监测血容量，谨慎使用，避免诱发心力衰竭。

（5）纠正水电解质、酸碱平衡紊乱，适度利尿及应用血管活性药物　治疗过程中需保持容量平衡，纠正高钾血症、代谢性酸中毒。适度使用袢利尿药可增加尿量，应用于急性肾损伤早期容量负荷过重、纠正高钾血症、高钙血症。

（6）碱化尿液 对于预防急性肾损伤有一定临床疗效，可减轻肌红蛋白、血红蛋白、尿酸引起的肾小管内管型形成。

（7）可早期、足量、短程使用糖皮质激素，钙离子拮抗药、自由基清除剂、三磷酸腺苷有一定预防治疗效果。

（8）营养支持及治疗全身合并症、并发症。

（9）血液净化治疗 对于毒物剂量大、时间长、病情危重的患者，可采用预防性血液净化治疗。根据毒物的不同理化结构、分子量、半衰期、蛋白结合率、脂溶性，可选择不同的血液净化模式。最常使用血浆置换、血液灌注。血浆置换清除相对分子质量大、蛋白结合率高的毒物，补充血液中凝血因子、免疫球蛋白、有活性的胆碱酯酶等，有效改善预后。但由于血源紧张，临床实施日益困难。血液灌注可吸附血液中相对分子质量大、脂溶性高及蛋白结合率高的毒物，对于危重患者可采用连续性肾脏替代治疗联合血液灌注，缓慢、持续清除毒素，保持内环境的稳定，促进病情的恢复。

---

**知识点11：慢性中毒性肾病的治疗原则**　　　副高：熟练掌握　　正高：熟练掌握

轻度中毒性肾病，表现为少到中量蛋白尿、肾小管功能障碍，病情多为可逆的，避免继续接触毒物、适度补液、对症支持治疗后，肾损伤可逐渐恢复。避免使用肾毒性药物。

对于慢性间质性肾炎及慢性肾功能不全，需定期监测尿常规、肾小管功能和血清肌酐，纠正水、电解质、酸碱平衡紊乱、控制感染、高血压、贫血、钙磷代谢紊乱等合并症，必要时血液净化治疗。

---

**知识点12：汞中毒性肾病的发病机制**　　　副高：熟练掌握　　正高：熟练掌握

（1）体内的汞99%与血浆蛋白结合，广泛分布于全身组织后聚集于肾皮质。其损伤机制包括氧化损伤和免疫损伤。

（2）汞作用于还原型谷胱甘肽，损害其氧化功能，结合线粒体、微粒体酶中的巯基、羧基、羟基、氨基、磷酰基，尤其是巯基，可引起酶失活，产生功能障碍。汞在体内的解毒方式是结合肾小管细胞质中金属硫蛋白（MT），进而被溶酶体吞噬，若汞摄入过量超过了MT的解毒能力，在肾内大量积聚造成肾损伤。汞离子还引起钙超载，产生大量氧自由基损伤细胞，引起局部血管收缩，细胞组织严重缺血缺氧。

（3）免疫致病机制在汞引起的肾损伤中起重要作用。汞结合体内蛋白形成半抗原，经免疫反应产生抗原抗体复合物，通过肾小球滤过膜的静电屏障，导致膜的病变。另外汞可直接损伤肾小管。

---

**知识点13：慢性汞中毒引起的肾损害的特点**　　　副高：熟练掌握　　正高：熟练掌握

（1）有汞的可疑接触史，如使用劣质美白祛斑化妆品、染发剂、皮肤涂抹成分不明中药、使用偏方等。

（2）起病隐匿，慢性进程，可表现为全身非特异性症状，如头晕、头痛、失眠、乏力、恶心、食欲缺乏，口唇、鼻、四肢远端感觉异常、痉挛、震颤，视野缩小、听力丧失，呼吸困难，牙龈蓝黑色汞线等。

（3）肾损害以肾小球、肾小管损伤为主，出现血尿、蛋白尿、水肿、甚至肾病综合征，可伴高血压、夜尿增多。

（4）肾脏病理改变多样，无特异性。以肾小球膜性病变、系膜增生性病变多见，伴不同程度肾小管损伤。病理诊断可包含微小病变型肾病、膜性肾病、局灶节段性肾小球硬化症，系膜增生性IgA或非IgA肾病。

（5）常用血、尿汞浓度测定来判断汞中毒，血汞超过30ng/ml即判断汞吸收过量。尿汞界定为≤0.01mg/L（0.05μmol/L）。但在慢性汞中毒时，血汞浓度在停止接触汞3~4天后即下降至正常范围，故不作为诊断标准。尿汞浓度在停止接触后仍可持续6~8个月，与接触水平、血汞水平相关性好，是临床诊断最常用的指标。

### 知识点14：汞中毒性肾病的治疗原则　　　　　副高：熟练掌握　正高：熟练掌握

一旦确诊汞中毒性肾病，应立即停止再接触汞，针对原发性肾小球疾病的免疫抑制治疗可酌情减量，驱汞治疗是关键。

（1）驱汞治疗方案　应尽早进行。特异性的解毒药物为含巯基类药物（二巯基丙磺钠、二巯丙醇），可竞争性结合汞离子，形成稳定、毒性低的络合物，经尿和胆汁中排出，得以解毒。一般采取常规剂量"驱三休四"的方案。急性汞中毒用5%二巯基丙磺钠5ml肌内注射或1g加5%葡萄糖50ml静脉注射每日2次，持续3天后，休息4天，如尿汞仍在正常值3倍以上可继续下一个疗程。可配合使用硫普罗宁，促进汞从胆汁、尿、粪便中排出，降低其肝、肾蓄积，保护肝肾功能，适当补充钙剂及微量元素防止出现络合综合征。在机体一般情况差，合并肾功能损害时过量驱汞可导致血汞水平增长过快，加重汞中毒反应。因此肾功能不全患者慎用驱汞药物，必要时以小剂量间歇治疗为主。慢性汞中毒性肾病可口服二巯基丙磺钠0.25~0.5mg，2~3次/天，持续3天，间隔1周后再继续下一个疗程。

（2）抗自由基治疗，对症支持治疗，纠正水、电解质、酸碱平衡紊乱，可小剂量使用糖皮质激素。

（3）血液净化治疗　对于急性汞中毒常出现急性肾损伤、少尿、无尿，无法通过排尿驱汞，需尽早进行血液净化治疗。通常使用血液透析联合血液灌注清除体内汞的残留。

### 知识点15：铅中毒性肾病的发病机制　　　　　副高：熟练掌握　正高：熟练掌握

铅可经呼吸道、消化道、皮肤吸收，分布于人体各组织，以肝肾含量最多，结合胞质蛋白，形成包涵体，引起卟啉、血红蛋白合成障碍，增加红细胞脆性，引起中枢神经、周围神经和肾脏毒性。铅在肾内主要分布于近曲小管细胞内。

**知识点 16：急性铅中毒性肾病的临床表现**　　　　副高：熟练掌握　　正高：熟练掌握

急性铅中毒常见于吸入铅烟或误服含铅化合物，常合并肝功能损害表现，出现食欲缺乏、恶心、呕吐、剧烈腹痛、肝大伴触痛，血清胆红素及转氨酶明显升高。儿童可出现中毒性脑病，如昏迷、高热、抽搐。肾损害常表现为近曲小管重吸收功能障碍。当血铅 > 1000μg/L 时，可出现范科尼综合征，甚至急性肾损伤。肾组织病理可见近端小管上皮细胞胞质及核内嗜酸性包涵体、线粒体肿胀、体嵴消失。急性铅中毒性肾病预后较好，经停止铅接触，螯合剂驱铅治疗后症状可迅速缓解。

**知识点 17：慢性铅中毒性肾病的临床表现**　　　　副高：熟练掌握　　正高：熟练掌握

慢性铅中毒性肾病常见于长期低剂量接触铅化合物，如职业性铅接触史（矿工、电池工、油漆工等），或生活接触（劣质化妆品、草药、含铅容器等）。常合并神经衰弱、周围神经病、贫血、消化不良症状。肾损害为缓慢进展的慢性肾小管间质病变，起病隐匿，不易早期发现。铅在肾内主要沉积于近端肾小管，使基膜变厚，肾小管萎缩，肾血管内膜增生，血流量及肾灌注减低。早期出现肾小管性蛋白尿、肾性糖尿、氨基酸尿，后期出现混合性蛋白尿，肾小管性酸中毒，常合并高血压、高尿酸血症和痛风性关节炎。若不及时诊断，可缓慢进展至慢性肾功能不全。

**知识点 18：铅中毒性肾病的诊断标准**　　　　副高：熟练掌握　　正高：熟练掌握

（1）铅接触史。

（2）全身性症状。

（3）急性、慢性肾损害的表现。

（4）血铅曾作为诊断中毒的金标准，血铅 > 500μg/L（2.41μmol/L）（儿童 > 400μg/L，1.9μmol/L），可诊断铅中毒。

一旦脱离接触铅数周，血铅浓度显著降低，近 95% 体内铅贮于骨。尿铅浓度受多种因素影响，尿铅 > 100μg/24h 可认为存在铅性肾损伤可能。目前常用依地酸二钠钙（$CaNa_2$-EDTA）动员试验来检测体内铅的贮积量。

**知识点 19：铅中毒性肾病的治疗原则**　　　　副高：熟练掌握　　正高：熟练掌握

在使用螯合剂驱铅治疗前，需经 EDTA 动员试验及排除其他肾脏病明确诊断。驱铅治疗可完全逆转急性铅中毒性肾病，延缓慢性铅中毒性肾病早期病变。一般用 EDTA 每次 1g，静脉滴注或肌内注射，连续使用 3 天后休息 4 天，复测尿铅浓度仍高于正常值 3 倍以上可继续下一个疗程。也可使用二巯丁二钠解毒，治疗方法与疗程基本同 EDTA，慢性铅中毒可采用 EDTA 1g 每日 1 次静脉注射或二巯丁二酸胶囊口服连续 3 天，间隔 1 周，直至尿铅低于正常值 3 倍。

在临床工作中，对于不明原因慢性小管间质性肾炎，合并高尿酸血症、痛风，应考虑铅中毒，及早诊断，及时治疗，可防止肾功能不全的发生。

---

**知识点20：慢性镉中毒的表现**　　　　　　　副高：熟练掌握　　正高：熟练掌握

慢性镉中毒常见于长期低剂量接触镉化合物，以肾近曲小管为主要靶器官，表现为慢性小管间质性肾炎，组织病理可见肾小管上皮细胞萎缩，细胞内溶酶体增多，线粒体肿胀变性，间质纤维化。因尿钙排泄增多，易合并肾结石和痛性骨软化症。镉结合血浆蛋白还可沉积于肾小球滤过膜，出现蛋白尿、肾小球滤过率下降。

---

**知识点21：慢性镉中毒的诊断及治疗**　　　　副高：熟练掌握　　正高：熟练掌握

除职业史和临床症状外，结合胸片、肺功能、肾小管功能和尿镉等做出诊断。

一般不主张驱镉治疗，因与络合剂结合的镉使肾镉积蓄量增加，加重肾毒性。以对症治疗为主。乙基二硫代氨基甲酸钠治疗慢性镉中毒已引起临床关注。

---

**知识点22：有机溶剂中毒性肾病治疗及预后**　　副高：熟练掌握　　正高：熟练掌握

有机溶剂引起的肾损害无特殊解毒药物，早期使用乙酰半胱氨酸、还原型谷胱甘肽、葡醛内酯有一定帮助。有机溶剂引起的肾病综合征预后极差，一旦出现肾脏损害，即使脱离接触环境，肾脏病变也大多不可逆。

---

**知识点23：农药中毒性肾病的表现**　　　　　　副高：熟练掌握　　正高：熟练掌握

（1）有机磷农药中毒，可通过毒物直接引起近曲小管上皮细胞坏死、休克脱水造成肾灌注下降、乙酰胆碱大量在体内蓄积引起儿茶酚胺释放，强烈收缩血管，肾缺血缺氧、脂质过氧化反应加剧、破坏红细胞造成血管内溶血等。

（2）有机氮农药如杀虫脒可造成溶血性贫血、高铁血红蛋白血症堵塞肾小管。

（3）有机氟农药常干扰正常的三羧酸循环，干扰细胞的氧化磷酸化，导致肾小管细胞能量生成障碍。

（4）百草枯等除草剂可引起氧自由基生成、脂质过氧化反应。

（5）杀鼠药如毒鼠强可出现显著的近端肾小管功能损伤，可伴急性肾损伤。

---

**知识点24：有机磷农药中毒性肾病的治疗**　　　副高：熟练掌握　　正高：熟练掌握

有机磷农药，可在迅速解除接触后，使用抗胆碱药物，如阿托品、山莨菪碱，迅速达到阿托品化，并使用胆碱酯酶复活剂如氯解磷定、碘解磷定，必要时予以血浆置换、血液灌注清除体内毒物。

**知识点25：其他化学物质引起的中毒性肾病的表现　　副高：熟练掌握　正高：熟练掌握**

（1）毒蝎螫伤较多见，出现急性肾损伤、中毒性肝炎、心搏骤停。

（2）大量蜜蜂螫后，蜂毒中的透明质酸酶、蛋白水解酶可造成组织细胞的溶解破坏、肾小管变性坏死，磷脂酶A、组胺、5-羟色胺可使毛细血管平滑肌张力下降，血管扩张，肾灌注减低，引起红细胞溶解。表现为弥漫广泛水肿，皮肤灼热、头痛、低血压、横纹肌溶解症、肌红蛋白尿、急性肾损伤，需使用糖皮质激素、抗组胺类药物、补液对症支持及血液净化治疗。

（3）鱼胆中毒后可迅速发生急性肾损伤、肝损伤、心肌损害等多器官功能障碍，严重时危及生命。鱼胆汁可使溶酶体膜破裂，线粒体受损，近曲小管上皮细胞坏死。需尽快补液、支持、血液净化治疗。

# 第二十章　急性肾衰竭

## 第一节　急性肾衰竭的概述

| 知识点1：急性肾衰竭的概念 | 副高：熟练掌握　正高：熟练掌握 |

急性肾衰竭（ARF）是由于各种原因引起的肾功能在短时间（几小时至几天）内突然下降而出现的临床综合征，主要以肾小球滤过率（GFR）下降，伴体内代谢产物滞留，水、电解质及酸碱平衡紊乱，以及各系统并发症，约50%患者出现少尿（＜400ml/d）的临床表现。

| 知识点2：AKI的诊断及分期标准 | 副高：熟练掌握　正高：熟练掌握 |

2005年9月在荷兰阿姆斯特丹召开的ARF国际研讨会，建议将ARF改名为AKI，并就AKI的定义和分期制定了统一的标准：

（1）AKI的定义　不超过3个月的肾脏结构或功能异常，包括血、尿、组织检查或影像学方面的肾损伤标志物异常。

（2）AKI的诊断标准　肾功能在48小时内突然减退，血肌酐升高绝对值超过25μmol/L（0.3mg/dl）；或血肌酐较前升高＞50%；或尿量减少＜0.5ml/（kg·h），时间超过6小时（需要除外尿路梗阻或其他可导致尿量减少的因素）。

（3）AKI的分期标准　①1期：血清肌酐升高＞0.3mg/dl或增加50%；或尿量＜0.5ml/（kg·h），时间超过6小时；②2期：血清肌酐升高＞200%～300%；或尿量＜0.5ml/（kg·h），时间超过12小时；③3期：血清肌酐增加＞300%或4mg/dl（急性升高＞0.5mg/dl）；或尿量＜0.3ml/（kg·h），时间超过24小时；或无尿超过12小时。

| 知识点3：急性肾衰竭的流行病学 | 副高：熟练掌握　正高：熟练掌握 |

ARF的发病率呈逐年上升的趋势。美国USRD资料库分析，1992～2001年ARF的总发病率为每1000名住院患者中23.8人；由1992年的14.6人增至2001年的34.6人，每年增加11%，在老龄、男性和黑人中发病率尤其高。据美国住院患者资料库（CIS），ARF的发病率每百万人由1988年的61增至2002年的288，需透析的ARF由4增至2002年的27。我国目前尚缺乏全国性调查资料，据北京市血透质控中心统计，2002年、2003年和2004年中因ARF进入透析者分别占总透析人数的4.4%、7.0%和9.7%。因ARF入院者占住院患者总数的百分率，在20世纪70年代约为5%，90年代为3%～7.2%，而在重症监护室（ICU）则为

5%～30%。半个世纪以来，ARF的死亡率并未随着医疗水平的提高而下降，现有数据报告总死亡率为28%～82%。导致死亡率无明显下降的原因为多器官功能衰竭及老年患者的比例增加。

# 第二节  急性肾衰竭的病理生理

| 知识点：ARF的病因与病理生理分类 | 副高：熟练掌握  正高：熟练掌握 |
| --- | --- |

ARF根据病因与病理生理可分为肾前性、肾性和肾后性3类。

（1）肾前性ARF  常见病因包括各种原因引起的液体丢失和出血，有效循环血容量减少，引起肾实质有效灌注减少和肾内血流动力学改变等，此时肾组织尚未发生器质性损害，故也称为功能性ARF。

（2）肾后性ARF  特征是急性尿路梗阻，梗阻可发生在从肾盂到尿道的尿路中任一个部位。由于梗阻上方压力增加，导致肾实质受压，GFR下降。肾后性ARF早期并无肾实质的器质性损伤，及时解除梗阻，可使肾功能迅速恢复。常见原因包括尿道阻塞（尿道狭窄、前列腺肥大等）；神经源性膀胱；输尿管阻塞（结石、血块、肿瘤、结晶）等。

（3）肾性ARF  肾性ARF是肾实质损伤，即各种肾脏组织病变导致的ARF。按主要病变部位又可分为：①急性肾小管坏死（ATN）；②急性间质性肾炎；③肾小球疾病导致的ARF，如急进性肾炎或重症急性肾炎；④肾血管性ARF，包括肾脏小血管炎，血栓性微血管病如恶性高血压所致的肾小动脉纤维素样坏死、溶血性尿毒症综合征等。最常见的为肾缺血或肾毒性原因引起的急性肾小管坏死，此外，还有急性肾皮质坏死及急性肾乳头坏死引起的ARF，但较少见。

# 第三节  急性肾衰竭的临床表现

| 知识点：ARF的临床表现 | 副高：熟练掌握  正高：熟练掌握 |
| --- | --- |

ATN是肾性ARF最常见的类型，通常病因为肾缺血和肾毒性。在ICU的患者中30%～50%与脓毒血症有关，尤其是多脏器衰竭患者。手术后ATN为20%～25%，多与肾前性肾脏低灌注有关。典型的ATN临床经过可分为三期。

（1）起始期  此期患者常存在一些已知的导致ATN的病因，例如低血压、缺血、脓毒症和肾毒素等，但尚未发生肾实质损伤。在此阶段ARF可被预防，但随着肾小管上皮发生明显损伤，GFR突然下降，临床上急性肾衰竭综合征的表现变得明显，之后进入维持期。

（2）维持期  常持续7～14天，但也可为几天或延长至4～6周。GFR保持低水平，许多患者可出现少尿。部分患者为非少尿性急性肾衰，发生肾衰竭时尿量仍在400～500ml/d以上。无论尿量是否减少，随着肾功能减退，临床上会出现一系列尿毒症表现。

1）ARF的全身并发症：消化系统症状，如食欲减退、恶心、呕吐、腹胀、腹泻等，严重者可发生消化道出血；呼吸系统除肺容量过多和感染的症状外，尚可出现呼吸困难、咳嗽、憋气、胸痛和尿毒症肺炎症状；循环系统多因尿少及体液过多，而引起高血压及心力衰竭、肺水肿表现，因毒素滞留、电解质紊乱、贫血和酸中毒等引起各种心律失常及心肌病变；神经系统受累出现意识障碍、躁动、谵妄、抽搐、昏迷等尿毒症脑病症状；血液系统受累可有出血倾向及贫血。感染是 ARF 常见且严重的并发症。在 ARF 同时或在疾病发展过程中还可合并多个脏器功能衰竭，发生多器官功能障碍或衰竭者死亡率会显著增加。

2）水、电解质和酸碱平衡紊乱：表现为体内水过多、代谢性酸中毒、高血钾、低钠血症、低钙和高磷等。

（3）恢复期 肾小管细胞再生、修复，逐渐恢复肾小管上皮的完整性。GFR 逐渐恢复正常或接近正常范围。少尿型患者开始出现利尿，有多尿表现，继而再恢复正常。与 GFR 相比肾小管上皮细胞功能（溶质和水的重吸收）的恢复相对延迟，常常数月后才能恢复。部分患者最终遗留不同程度的肾脏结构损害和肾脏功能损害。

## 第四节 急性肾衰竭的诊断与鉴别诊断

**知识点1：ARF的诊断内容**　　　　　　副高：熟练掌握　正高：熟练掌握

ARF 的诊断主要包括 3 个方面：①是急性还是慢性肾衰竭；②ARF 的类型；③导致 ARF 的病因。

**知识点2：急性与慢性肾衰竭的临床鉴别**　　　　副高：熟练掌握　正高：熟练掌握

（1）有无夜尿增多的病史 夜尿增多系指夜间尿量超过全日尿量 1/2 或夜间睡眠时尿量 > 750ml，这提示远端肾小管浓缩功能障碍，有此病史者多为 CRF。

（2）是否早期出现少尿 部分 ARF 患者肾衰竭尚未很严重即出现少尿，而 CRF 病例只有发展至终末肾衰竭时才发生少尿，因此，如果肾衰竭早期即出现少尿多提示为 ARF。

（3）是否出现贫血 CRF 几乎均有贫血，肾小球性及肾血管性 ARF 也多出现贫血，而肾小管性及肾间质性 ARF 则多无贫血或仅轻度贫血，因此不伴贫血的肾衰竭，多提示肾小管性或肾间质性 ARF。这些资料对鉴别急、慢性肾衰竭虽有很大局限性，但仍有参考价值。

**知识点3：急性与慢性肾衰竭的影像学检查鉴别**　　副高：熟练掌握　正高：熟练掌握

肾脏体积大小对鉴别 ARF 和 CRF 意义重大，临床常首选进行 B 超检查。ARF 时肾脏充血、水肿，体积增大，皮质增厚，回声均匀增高，肾锥体肿大，回声明显减低，与皮质间界限清楚；而 CRF 时肾小球硬化、肾小管萎缩及间质纤维化，肾脏萎缩，实质回声普遍增强，皮质变薄，皮髓质间界限不清，肾脏血流减少。双肾体积增大者多为 AFR，而双肾体积缩小者则为 CRF。对于慢性基础上的急性肾衰，肾脏大小可以正常，但肾实质往往变薄，有的患者皮质与髓质间界限不清。肾淀粉样变或糖尿病肾病所致 CRF 者，往往已到 ESRD 而双肾体积仍不缩小，应予鉴别。肾实质厚度<1.5cm，肾皮质厚度<0.9cm，或皮质与髓质间界限不清，同时肾脏血流灌注减少，往往提示存在慢性肾病基础。

**知识点 4：急性与慢性肾衰竭的实验室检查鉴别　　副高：熟练掌握　正高：熟练掌握**

用于鉴别急、慢性肾衰竭的实验室检查主要是指甲、头发肌酐检查。指甲肌酐可反映近 3 个月来的血肌酐水平，而头发肌酐可反映 1 个月前血肌酐水平，对鉴别急、慢性肾功能衰竭有重要参考价值。指甲、头发肌酐检查较易出现误差，一定要有严格的实验室质量控制，其临床实际价值尚待检验。

**知识点 5：ARF 的类型诊断　　副高：熟练掌握　正高：熟练掌握**

ARF 的类型诊断主要是区别肾前性、肾后性或肾性 ARF。

（1）肾前性 ARF　是各种病因导致肾脏血流灌注不足而引起的功能性肾衰竭，其临床特点包括：①具有导致肾脏缺血的基础病因（如脱水、失血、休克、严重心力衰竭、严重肝功能衰竭或严重肾病综合征等）；②尿量减少（不一定达到少尿），尿钠排泄减少（<20mmol/L），尿比重增高（>1.020），尿渗透压增高［>500mOsm/（kg·$H_2O$）］；③Scr及 BUN 增高，且二者增高不成比例，BUN 增高更明显（当二者均以 mg/dl 作单位时，BUN/Scr 比值>15）；④尿常规正常。

（2）肾后性 ARF　肾后性 ARF 是由尿路梗阻引起的肾功能衰竭。尿路梗阻后梗阻上方压力增高，导致肾小囊压增高，滤过压减少，从而 GFR 显著下降，导致体内代谢产物潴留。其临床特点包括：①有导致尿路梗阻的因素存在：如尿路内、外肿瘤，尿路结石、血块或坏死肾组织梗阻，前列腺肥大等，但也可由尿路功能性疾病如神经源性膀胱而致；②临床上常突然出现无尿（每日尿量少于 100ml），部分患者早期可先无尿与多尿交替，然后完全无尿，Scr 及 BUN 迅速上升；③影像学检查常见双侧肾盂积水及双输尿管上段扩张。若为下尿路梗阻，还可见膀胱尿潴留。若尿路梗阻发生非常迅速，如双肾出血血块梗阻输尿管，或双肾结石碎石后碎块堵塞输尿管等，因肾小囊压迅速增高，滤过压迅速减少，可立即出现无尿，此时则见不到肾盂积水及输尿管上段扩张。

肾后性 ARF 应与表现无尿的肾性 ARF 鉴别，鉴别关键是有无尿路梗阻的原因和存在尿路梗阻的影像学表现。

（3）肾性 ARF　除外肾前性及肾后性 ARF 后，肾性 ARF 即成立，需进一步鉴别是哪种肾性 ARF。①肾小球性 ARF：见于急进性肾炎及重症急性肾炎，常表现大量蛋白尿、镜下血尿，肾功能恶化的进展速度相对较慢，常需数周时间，常伴有高血压。病史中往往缺少肾缺血或药物过敏等诱发因素；②肾血管性 ARF 包括：第一，肾脏大血管疾病如双侧肾静脉血栓形成、双侧肾动脉血栓形成或栓塞及单侧肾无功能，而另单侧肾大血管病变；第二，肾脏小血管炎或微血管病，见于系统性血管炎、溶血性尿毒症综合征、血栓性血小板减少性紫癜、恶性高血压、硬皮病肾危象、妊娠及产后急性肾衰竭等；③肾小管性 ARF：即 ATN，常有肾缺血或肾中毒等明显诱因，如脱水、失血、休克；药物、生物毒素、重金属中毒等。肾功能恶化迅速，常在数小时至数天内发展至肾衰竭，多无血尿、蛋白尿、贫血等表现；临床常经历少尿期、多尿期和恢复期三期；④肾间质性ARF，见于急性间质性肾炎（AIN），多由药物过敏或感染引起，常有明确用药史，可伴全身过敏表现，常伴白细胞尿等。多数患者尿蛋白排泄量不大，非甾体类抗炎药常导致AIN合并微小病变型肾病综合征。

| 知识点6：导致ARF的病因的诊断 | 副高：熟练掌握　正高：熟练掌握 |
|---|---|

（1）肾前性（肾脏低灌注）　①低血容量：水分从胃肠道、尿道、皮肤丢失；出血；水潴留于第三体腔；心排出量不足；②低血压：败血症；麻醉和药物诱发；肝肾综合征；在患者自我调节水平下的相对低血压；③药物：非甾体抗炎药，血管紧张素转换酶抑制剂；④大血管：血栓、栓塞、夹层形成。

（2）肾性　①小血管：动脉粥样硬化性栓塞、恶性高血压、硬皮病、血栓性血小板减少性紫癜/溶血尿毒综合征、弥散性血管内凝血；②肾小球：急性或急进性肾小球肾炎、血管炎；③肾小管：ATN；缺血：低血容量、低血压、败血症；中毒：静脉造影，氨基糖苷类抗生素，两性霉素B、顺铂、阿昔洛韦、印地那韦；④阻塞：肌红蛋白、血红蛋白、尿酸、草酸钙；⑤间质：急性间质性肾炎、感染（双侧肾盂肾炎）、浸润（淋巴癌、结节病）、马兜铃酸（中草药）。

（3）肾后性　①输尿管：肿瘤、结石、血块，坏死肾乳头、后腹膜纤维化、淋巴结病；②膀胱颈：肿瘤、血栓栓塞、结石、前列腺肥大或肿瘤、神经源性膀胱；③尿道：狭窄、肿瘤、内置导管阻塞。

对于肾前性及肾后性ARF，去除病因后ARF常可自行恢复；而由于ATN和药物过敏或感染相关性AIN引起的ARF，采用恰当的治疗会使病情及时得到控制；肾小球疾病导致的ARF则常需要针对病因采用肾上腺皮质激素和免疫抑制剂治疗。

| 知识点7：诊断ATN的注意事项 | 副高：熟练掌握　正高：熟练掌握 |
|---|---|

（1）ATN是一个排除性诊断，需要排除肾前、肾后性和其他肾脏疾病因素。
（2）发生于摄入毒物、药物等的AKI常提示ATN。
（3）完全无尿罕见。

# 第五节　急性肾衰竭的治疗及预后

| 知识点1：急性肾衰竭的治疗原则 | 副高：熟练掌握　正高：熟练掌握 |
|---|---|

消除诱因、促进肾脏功能恢复、防治并发症、降低病死率。

知识点2：急性肾衰竭的一般治疗　　　　　　副高：熟练掌握　　正高：熟练掌握

积极治疗原发病，消除导致或加重ATN的因素，是防治急性肾衰的重要原则。在诸多防治措施中，快速准确地补充血容量，维持足够的有效循环血容量，防止和纠正低灌注状态，避免使用肾毒性药物显得十分重要。一旦确诊ATN，则严格按照ATN处理。有透析指征者，应尽快予以透析治疗，对于尚未达到指征者，可暂行对症处理。

知识点3：急性肾衰竭的维持水、电解质、酸碱平衡的治疗
　　　　　　　　　　　　　　　　　　　　　　副高：熟练掌握　　正高：熟练掌握

（1）严格控制水钠的摄入　入液量应为前一日的尿量加上其他显性失水量和非显性失水量（400~500ml）。如有发热，则体温每增加1℃，每日应增加入液量约0.1ml（kg·h）。由于患者处于分解代谢状态，患者体重允许减轻0.2~0.3kg；如果患者体重不减或增加，提示水钠潴留，体液量过多；如果患者体重减轻超过上述指标，则提示可能有容量不足或处于高分解状态。轻度的水过多，只需要严格限制水的摄入，并给予25%的山梨醇导泻；严重者则需行透析治疗。

（2）高钾血症的治疗　轻度高钾血症（<6.0mmol/L），应严格限制富含钾的食物和药物的摄入，积极治疗原发病和纠正代谢性酸中毒，并密切观察。如血清钾>6.5 mmol/L，则应积极处理。其措施包括：①10%葡萄糖酸钙10~20ml稀释后静脉缓慢注射，以缓解高钾血症对心肌的毒性作用；②5%碳酸氢钠100~200ml静滴，以纠正酸中毒，促使钾离子向细胞内转移；③50%葡萄糖溶液50ml加普通胰岛素10U缓慢静脉注射；④口服钠型离子交换树脂50g/d，分3~4次口服，并加服25%山梨醇20ml导泻。亦可用钠型离子交换树脂灌肠。严重的高钾血症应尽快行透析治疗予以纠正。

（3）代谢性酸中毒的治疗　轻度代谢性酸中毒可暂时密切观察和口服碳酸氢钠，急性肾衰竭引起的轻度代谢性酸中毒一般可以不治疗；但如$HCO_3^-$<15mmol/L时，应积极治疗，予以5%碳酸氢钠100~250ml静滴。严重的代谢性酸中毒补碱难于纠正者，应尽快行透析治疗。

（4）其他电解质紊乱的治疗　出现高磷血症时应予以氢氧化铝凝胶30~60ml口服，每日4次；严重者宜行透析治疗。轻度低钙血症很少有症状，一般不需特殊处理。

知识点4：急性肾衰竭的并发感染的预防和治疗　　副高：熟练掌握　　正高：熟练掌握

AKI易于并发感染，多见于呼吸道、泌尿道和皮肤等部位。因此，应强调感染的预防，如注意口腔、皮肤和外阴部的清洁，一般不用抗生素预防感染。但是，一旦出现感染迹象，应予以积极的有效抗生素治疗。首选无肾毒性或肾毒性低的药物，并按肌酐清除率调整药物剂量。

知识点5：急性肾衰竭的多尿期和恢复期的治疗　　副高：熟练掌握　　正高：熟练掌握

多尿期早期，许多代谢紊乱依然存在，治疗重点仍为维持水、电解质和酸碱平衡，控

制氮质血症，治疗原发病和防止各种并发症。部分ATN患者多尿期持续时间较长，每日尿量多至4L以上，需补充液体，维持水、电解质平衡，但补液量建议比出量少500～1000ml，以胃肠道补充为主，以缩短多尿期。此期需注意预防感染。一些患者尿量即使>2500ml/d，BUN仍可继续上升，此时仍需继续透析，直至Scr降至265μmol/L以下，一般状况明确改善，方可停止透析。恢复期一般3～6个月，治疗上一般不需特殊处理，定期随访肾功能。

### 知识点6：反映ARF病情严重程度的临床评分系统　　副高：熟练掌握　正高：熟练掌握

ARF的预后与病情的严重程度相关，反映ARF病情严重程度的临床评分系统很多，比较常用的有急性生理学和慢性健康状况评估（APACHE）、简化的急性生理学评分（SAPS）、脏器系统衰竭评分（OSF）、急性肾小管坏死严重性指数（ATN-ISI）评分等。应用APACHE Ⅲ评分系统对多器官功能障碍综合征伴ARF患者进行的初步评分表明，APACHE Ⅲ评分得分越高者，其预后越差。

### 知识点7：ARF的出院后随访　　副高：熟练掌握　正高：熟练掌握

出院后定期门诊复查尿常规、肾功能以及双肾B超，了解有无肾脏持续性损害，明确AKI是否转变为慢性肾脏病（CKD）。

### 知识点8：ARF死亡率的独立预后因素　　副高：熟练掌握　正高：熟练掌握

ARF死亡率的独立预后因素有：有心血管疾病者死亡率增加，心脏外科患者伴有ARF需要透析者死亡率为63%，而无肾功能损害者不需要透析者死亡率仅为4.3%。

### 知识点9：ARF预后差的指标　　副高：熟练掌握　正高：熟练掌握

ARF预后差的指标有：高龄、机械通气、脓毒综合征、少尿、急性心衰、消化道出血、器官移植、糖尿病、肝衰竭、DIC、低血压或血容量不足、高胆红素血症、低白蛋白血症、严重乳酸酸中毒、ALT升高、恶性疾病、血小板计数低。

### 知识点10：ARF的预后评估　　副高：熟练掌握　正高：熟练掌握

单纯ARF，死亡率为7%～23%；但在ICU患者中，ARF的死亡率高达50%～80%。与ATN患者死亡率增加相关的危险因素包括男性、老年、出现并发症、患有恶性肿瘤、无尿、败血症、机械通气、合并多器官衰竭以及高分值的病情评分等。

# 第二十一章　慢性肾衰竭

## 第一节　慢性肾脏病的概念及肾损害进展

| 知识点1：慢性肾脏病的概念 | 副高：熟练掌握　正高：熟练掌握 |

（1）肾损伤≥3个月，呈现为肾结构或功能异常，肾小球滤过率下降或不下降。

（2）肾损伤可表现为　肾病理学检查异常；或存在肾损伤标志（包括血和尿液检查异常或影像学检查异常）。

（3）肾小球滤过率＜60ml/（min·1.73m²）≥3个月；不论有无肾损伤证据。

| 知识点2：慢性肾衰竭的概念 | 副高：熟练掌握　正高：熟练掌握 |

慢性肾衰竭（CRF）是常见的临床综合征。它是由各种原发性、继发性肾脏病引起的慢性进行性肾损害，最终出现肾功能减退而致衰竭。临床表现为体内代谢产物蓄积，水、电解质及酸碱平衡紊乱，以及全身多器官损害。慢性肾衰竭常常进展为终末期肾病（ESRD），CRF晚期称为尿毒症。

| 知识点3：肾单位丢失后的肾脏功能性适应的类型 | 副高：熟练掌握　正高：熟练掌握 |

（1）肾脏血流动力学适应　肾大部切除导致残存肾单位结构上肥大和出现高滤过。残存肾单位的肾小球血流动力学适应性变化，即肾小球毛细血管高压、高灌注及高滤过，是最终导致残存肾组织结构进一步破坏的重要原因。研究表明采用血管紧张素转换酶抑制剂（ACEI）对部分肾切除大鼠进行干预治疗，对肾脏具有明显保护作用。相反，某些降压药物尽管降低了系统高血压，但由于未改变肾小球内压，可能不能防止肾脏遭受进一步损害。

（2）肾小球通透性改变　正常肾小球能限制大分子物质通过毛细血管壁进入肾小囊。肾单位数减少的适应性反应能导致肾小球毛细血管壁的选择通透性改变，使蛋白尿增多。

（3）肾小管的功能性适应　近端肾小管重吸收能力增加，其适应可分为3种类型：①无调节，特殊溶质的血浆浓度升高；②有限调节，维持溶质血浆浓度正常，直至CKD后期；③完全调节，维持溶质血浆浓度正常。这些调节机制将涉及水、钾、酸碱和磷的内环境平衡。在钠排泄和细胞外液量的调节上，CKD患者细胞外液容量可一直保持正常，直至CKD后期。

### 知识点4：肾单位丢失结构上适应的类型　　　副高：熟练掌握　正高：熟练掌握

（1）肾小球细胞代偿性肥大及增生　肾单位丢失后肾小球毛细血管高压和肾小球增大对肾小球脏层上皮细胞（足细胞）有害。成人足细胞对免疫、代谢和血流动力学（肾单位丢失）刺激反应是足细胞足突减少。研究证明肾单位数目的减少及肾小球增大的反应是足细胞肥大。肾小球增大导致足细胞结构改变，包括足突消失，细胞体变小，假囊肿形成，吸附的小滴积聚，最后脱落。足细胞数减少，启动局灶节段性肾小球硬化（FSGS）发生。

（2）肾小管结构适应性变化　单侧肾切除后大鼠近端肾小管管腔和外径增大15%，长度增加35%。近端肾小管管腔增加与肾单位数减少程度相一致，并增加液体重吸收。与近端肾小管相比，远端肾小管、集合管管腔及上皮增大程度较少。小鼠单侧肾切除后肾小管变化伴暂时性管周毛细血管内皮细胞增生。同样血流动力学变化也能使肾小球及肾小管肥大。

（3）功能和结构适应的机制及介导物　包括肾素-血管紧张素系统（RAS）；一氧化氮（NO）；氧化应激和内皮功能不全；前列腺素；内皮素；心房利钠肽；尿酸；生长因子，包括胰岛素样生长因子-1（IGF-1）、表皮生长因子（EGF）、肝细胞生长因子（HGF）、血管内皮生长因子（VEGF）、血小板源生长因子（PDGF）及转化生长因子-β（TGF-β）。

（4）肾单位丢失后结构适应的介导物　包括：高血压；男性（CKD进展的一个危险因子）；高蛋白饮食（增加肾肥大）；高脂血症及肾小球脂质沉积；肾小球毛细血管血栓形成；磷代谢改变和肾脏钙沉积；肾小球源蛋白尿；低氧（引起肾小管间质损伤）；肾间质渗透压改变（体外研究显示高渗激活TGF-β，体内研究显示渗透压降低引起TGF-β和纤连蛋白表达减少，减轻肾小管间质和肾小球损伤）；残存肾单位氨产生增加（常伴肾内补体激活及肾间质炎症）。

### 知识点5：慢性肾脏病患者的评估　　　　　　副高：熟练掌握　正高：熟练掌握

必须要考虑以下几项相互独立、相互联系的因素：CKD疾病诊断；疾病病因（在西方国家主要是糖尿病和高血压继发的肾脏损害，在发展中国家主要是感染引起的免疫介导性肾小球疾病）；疾病严重程度（通过肾功能检测进行评价）；并发症；发生心血管疾病危险。

### 知识点6：慢性肾脏病患者的干预治疗　　　　副高：熟练掌握　正高：熟练掌握

对CKD患者的治疗应当包括：①针对肾脏疾病的特异性治疗；②延缓肾功能损害进展的治疗；③肾功能减退所致并发症的防治；④心血管疾病并发症的防治；⑤肾衰竭患者的肾脏替代治疗（透析或肾移植）。另外，CKD各个阶段患者，都要进行生活方式的自我调整。

### 知识点7：延缓CKD肾损害进展的干预措施　　副高：熟练掌握　正高：熟练掌握

（1）饮食治疗　主要包括蛋白质和食盐的限制。

（2）高血压治疗　CKD患者常常伴发高血压，尤其肾功能出现损害时，约90%慢性肾衰竭患者具有高血压,而持续存在的高血压是加速CKD肾损害进展的重要原因之一。

(3)醛固酮受体拮抗剂  肾脏局部RAS过度活化是导致CKD发生和发展的关键因素之一,应用ACEI和ARB阻断RAS已成为延缓CKD的重要措施,但是临床试验表明,ACEI或ARB仅能减少22%~32%患者的肾脏病进展。

(4)噻唑烷二酮  噻唑烷二酮(TZD)是一种胰岛素增敏剂,用于糖尿病治疗。近年研究发现,在改善胰岛素抵抗后,它不但能降低高血糖,而且还能降低高血压、降低血清甘油三酯、增高血清高密度脂蛋白及减轻微炎症状态。研究提示,它有减少蛋白尿和防止肾损伤的作用,但尚需进一步证实。

(5)活性维生素D  最近的CKD指南对不同阶段的CKD患者作出了调节血钙、磷及甲状旁腺功能的治疗建议,以预防及治疗继发性甲状旁腺功能亢进症和减少心血管患病率和死亡率。研究提示,活性维生素D及其类似物如帕立骨化醇治疗,可以减轻肾小球硬化和肾小管间质纤维化,延长患者生存,其机制独立于对钙、磷及甲状旁腺功能的调节,从而活性维生素D已成为CKD的另一类治疗药物。

(6)其他综合治疗措施  包括控制血脂、糖尿病患者控制血糖、戒烟、其他治疗。

(7)新的治疗探索  包括内皮素受体拮抗剂、血管肽酶抑制剂、瘦素拮抗剂、糖胺聚糖治疗。

## 第二节  慢性肾衰竭的分期及流行病学

| 知识点1:慢性肾衰竭的分期 | 副高:熟练掌握  正高:熟练掌握 |

慢性肾衰竭的分期见表21-1。

表21-1  慢性肾衰竭分期

| 中华内科杂志 [1993, 32 (2):132] /分期 | | | | | CKD 分期 (K/DOQI) | | |
|---|---|---|---|---|---|---|---|
| 分期 | GFR (ml/min) | BUN (mmol/L) | Scr | | 分期 | GFR (ml/min) | 说明 |
| | | | μmol/L | (mg/dl) | | | |
| | | | | | 1 | ≥90 | 肾损害:GFR正常或升高 |
| 代偿期 | 80~50 | <7.1 | 133~177 | 1.5~2.0 | 2 | 60~89 | 肾损害伴GFR下降 |
| 失代偿期 | 50~20 | 7.1~17.9 | 186~442 | 2~5 | 3 | 30~59 | 中度GFR下降 |
| 肾衰竭期 | 20~10 | 17.9~28.6 | 442~707 | 5~8 | 4 | 15~29 | 重度GFR下降 |
| 尿毒症期 | <10 | >28.6 | >707 | >8 | 5 | <15(或透析) | 肾衰竭 |

| 知识点2:慢性肾衰竭的流行病学 | 副高:熟练掌握  正高:熟练掌握 |

由于大多数早期和中期慢性肾衰竭患者往往无明显临床症状,因此,任一群体确切的

慢性肾衰竭的发病率与患病率情况尚无法精确统计。主要依赖于对患者的临床监测（血压等）、生化检测（血清肌酐等）、尿液分析（蛋白尿、血尿）。中国目前尚无全国范围的终末期肾病患病率的流行病学资料。2012年王海燕等人对全国近5万名18岁以上成年居民进行慢性肾脏病调查结果显示，我国成年人群中慢性肾脏病的患病率为10.8%，而慢性肾脏病的知晓率仅为12.5%。全世界范围内的慢性肾脏病的人口统计数据各不相同，在印度9614例患者中出现CKD 3期的平均年龄为51岁；中国1185例患者中CKD 3期的平均年龄为63.6岁。在美国，美国土著人和西班牙人患ESRD的年龄较白种人年轻（平均年龄为57岁和58岁 vs 63岁）。

# 第三节　慢性肾衰竭的病因及发病机制

### 知识点1：慢性肾衰竭的病因　　　　　副高：熟练掌握　正高：熟练掌握

慢性肾衰竭病因主要有糖尿病肾病、高血压肾小动脉硬化、原发性与继发性肾小球肾炎、肾小管间质疾病（慢性间质性肾炎、慢性肾盂肾炎、尿酸性肾病、梗阻性肾病等）、肾血管疾病、遗传性肾病（多囊肾病遗传性肾炎）等。在发达国家，糖尿病肾病、高血压肾小动脉硬化已成为慢性肾衰竭的主要病因；在我国，慢性肾小球肾炎仍然是CRF的首位病因，随着人口老龄化生活方式的改变，糖尿病等代谢性疾病所导致的终末期肾病有逐年增加的趋势，尤其在老年人群。另有部分CKD患者起病隐匿，直到慢性肾衰竭晚期才就诊，此时双肾已萎缩，往往很难确定其病因。

### 知识点2：慢性肾衰竭进展的机制　　　　副高：熟练掌握　正高：熟练掌握

（1）肾单位高滤过　慢性肾衰竭时残余肾单位出现高灌注和高滤过状态是导致肾小球硬化和残余肾单位进一步丧失的重要原因。高灌注和高滤过刺激肾小球系膜细胞增殖和基质增加；损伤内皮细胞和增加血小板聚集；导致微动脉瘤形成；引起炎性细胞浸润、系膜细胞凋亡增加等，因而肾小球硬化不断发展，肾单位进行性丧失。

（2）肾单位高代谢　慢性肾衰竭时残余肾单位肾小管高代谢是肾小管萎缩、间质纤维化和肾单位进行性损害的重要原因之一。高代谢引起肾小管氧消耗增加和氧自由基产生增多，小管内液$Fe^{2+}$的生成和代谢性酸中毒引起补体旁路途径激活和膜攻击复合物（C5b-9）的形成，引起肾小管间质损伤。

（3）肾固有细胞转分化　在某些生长因子（如TGF-$\beta_1$）或炎症因子的诱导下，肾小管上皮细胞、肾小球上皮细胞（如包曼囊上皮细胞或足细胞）、肾间质成纤维细胞等均可转分化为肌成纤维细胞（myofibroblast），在肾间质纤维化、局灶节段性或球性肾小球硬化过程中起重要作用。

（4）细胞因子和生长因子的作用　慢性肾衰竭动物肾组织内一些细胞因子和生长因子（如TGF-$\beta_1$、白介素-1、单个核细胞趋化蛋白-1、血管紧张素Ⅱ、内皮素-1等）参与了肾小球和肾小管间质的损伤过程，并在促进细胞外基质增多中起重要作用，如增多的血管紧张素Ⅱ不仅增高肾小球内压力、导致高滤过，而且可促进肾小球系膜和肾间质细胞外基质（ECM）增多。某些降解细胞外基质的蛋白酶如基质金属蛋白酶（MMP）表达下调，金属蛋白酶组织抑制物（TIMP）、纤溶酶原激活抑制物（PAI-Ⅰ）等表达上调，导致肾小球硬化和间质纤维化。

（5）其他　在多种慢性肾病动物模型中，均发现肾脏固有细胞凋亡增多与肾小球硬化、小管萎缩、间质纤维化有密切关系，提示细胞凋亡可能在CRF进展中起某种作用。此外，近年发现，醛固酮过多也参与肾小球硬化和间质纤维化的过程。

| 知识点3：蛋白尿对肾脏疾病的影响 | 副高：熟练掌握　正高：熟练掌握 |
| --- | --- |

蛋白尿是多种肾脏疾病的临床表现，长期持续的蛋白尿不仅使机体营养物质丧失，更重要的是大量蛋白质从肾小球滤出后：①通过介导肾小管上皮细胞释放蛋白水解酶、溶酶体破裂损伤肾小管；②促进肾小管细胞合成和释放上皮源性有化学趋化作用的脂质，引起炎性细胞浸润，释放细胞因子；③与远端肾小管产生的Tamm-Horsfall蛋白相互反应阻塞肾小管；④尿液中补体成分增加，肾小管产氨增多，活化补体；⑤尿中转铁蛋白释放铁离子，产生游离OH；⑥刺激肾小管上皮细胞分泌内皮素，产生致纤维化因子；⑦刺激近端肾小管上皮细胞分泌TGF-β，可刺激肌成纤维细胞产生、胶原沉积及TEMT，促进纤维化。蛋白尿通过上述反应引起肾小管间质进一步损害及纤维化。

| 知识点4：脂质在肾组织沉积中导致肾脏损伤的途径 |
| --- |
| 副高：熟练掌握　正高：熟练掌握 |

慢性肾衰竭患者常合并脂质代谢紊乱，产生氧化脂蛋白刺激炎性和致纤维化细胞因子的表达和诱导细胞凋亡，引起巨噬细胞大量侵入、导致组织损伤。脂质在肾组织沉积通过以下途径导致肾脏损伤：①肾小球系膜细胞摄取脂质后，可以释放活性氧从而产生多种细胞因子，如血小板源性生长因子、成纤维细胞生长因子、血小板活化因子等，释放蛋白酶促进内皮细胞促凝活性，导致肾小球硬化；②介导肾小球内单核/巨噬细胞浸润；③介导肾小球血流动力学紊乱。

| 知识点5：慢性肾衰竭急性加重的危险因素 | 副高：熟练掌握　正高：熟练掌握 |
| --- | --- |

（1）肾前性因素　血容量不足（低血压、脱水、休克等）；肾脏局部血供急剧减少（如肾动脉狭窄患者应用ACEI、ARB等药物）；组织创伤或大出血；严重感染；其他器官功能衰竭：严重心力衰竭、严重肝衰竭等。

（2）肾性因素　累及肾脏的疾病复发或加重、肾毒性药物或其他理化因素致肾损伤、严重高血压病、高钙血症等。

（3）肾后性因素　泌尿道梗阻等。

### 知识点6：其他加重肾衰竭进展的因素　　　　副高：熟练掌握　正高：熟练掌握

（1）饮食中蛋白质负荷　加重肾小球高滤过状态，促进肾小球硬化；增加尿蛋白排泄而加重尿蛋白的损伤作用。

（2）吸烟　可以导致血管收缩、血小板功能、凝血和血压调节功能异常，影响肾血流动力学，加重肾衰竭患者血管损害。

（3）饮酒　主要源于乙醇可以增高血压。

（4）肾毒性药物　包括抗生素（氨基糖苷类、β-内酰胺类等）；免疫抑制剂（环孢素、他克莫司等）；造影剂；含马兜铃酸的中药等。

（5）营养不良　尿毒症患者因消化道症状引起蛋白质摄入减少，加之微炎症状态导致蛋白质合成减少、分解增多，从而合并营养不良。营养不良与尿毒症贫血、心血管并发症的发生发展密切相关，并使尿毒症患者易于并发感染。

（6）肥胖　肥胖可以通过一系列代谢紊乱和血流动力学机制介导肾脏损害。随着生活条件的改善，肥胖发生率逐渐升高，已经成为慢性肾衰竭的主要风险因素。

### 知识点7：尿毒症毒素的概念　　　　　　　　副高：熟练掌握　正高：熟练掌握

尿毒症毒素是指随着肾功能减退，肾脏对溶质清除率下降和对某些肽类激素灭活减少，造成其在肾衰竭患者体液中蓄积，浓度明显增高、并与尿毒症代谢紊乱或临床表现密切相关的物质。

### 知识点8：尿毒症毒素应符合的标准　　　　　副高：熟练掌握　正高：熟练掌握

（1）该物质的化学结构、理化性质及其在体液中的浓度必须认知。

（2）在尿毒症患者体内该物质的浓度显著高于正常。

（3）高浓度的该物质与特异的尿毒症临床表现相关，而体内该物质浓度降至正常时则尿毒症症状、体征应同时消失。

（4）在其浓度与尿毒症患者体内浓度相似时，动物实验或体外实验可证实该物质对细胞、组织或观察对象产生类似毒性作用。但是由于化学分离技术要求较高，及临床症状的有无和轻重差别较大，很难根据以上标准对尿毒症毒素做出判定。

### 知识点9：尿毒症毒素的分类　　　　　　　　副高：熟练掌握　正高：熟练掌握

（1）根据尿毒症毒素分子量大小来分类　是目前最常用的分类方法，分为：①小分子物质（分子量<500D）如尿素、胍类、酚类等；②中分子物质（分子量500~1000D）如甲状旁腺素；③大分子物质（分子量>1000D），如：体内正常营养物质或稳定内环境的物质，体内正常多肽激素，如蛋白质类及大分子多肽等。

（2）根据尿毒症毒素的来源分类　①因肾衰竭而造成浓度超过体内正常水平微量元素，

正常代谢产物如尿素、肌酐、尿酸等；②因肾衰竭而使体内某些物质的分子结构发生变化或被修饰，如：氨甲酰化氨基酸、氨甲酰化蛋白质、终末氧化蛋白产物（AOPP）、晚期糖基化终末产物（AGE）、脂质氧化终末产物（ALE）等；③细菌代谢产物由肠道进入血液，如多胺、酚类、酚酸等。

**知识点10：尿毒症毒素的作用**        副高：熟练掌握    正高：熟练掌握

（1）小分子尿毒症毒素 主要包括：①电解质和调节酸碱平衡的物质，$H^+$、钾、磷等；②微量元素，铝、矾、砷等；③氨基酸及其类似物，色氨酸、同型半胱氨酸、N-乙酰精氨酸等；④被修饰的氨基酸，氨甲酰化氨基酸、甲硫氨酸-脑啡肽；⑤氨代谢产物，尿素、肌酐、肌酸、尿酸、胍类（甲基胍、胍琥珀酸）、一氧化氮、黄嘌呤、次黄嘌呤、尿嘧啶核苷等；⑥胺类，甲胺、二甲胺、多胺（尸胺、腐胺、精胺、精脒）、氯胺等；⑦酚类，对甲酚、苯酚、氯仿、对苯二酚等；⑧吲哚类，3-醋酸吲哚、犬尿素、喹啉酸、褪黑激素、硫酸吲哚酚等；⑨马尿酸类，马尿酸、o-羟马尿酸、p-羟马尿酸等；⑩晚期糖基化终末产物，戊糖苷、$N^2$-羧甲基赖氨酸；⑪其他，草酸、透明质酸、β-促脂解素等。

尿素：为蛋白质代谢的主要终产物，尿素本身的毒性并不强，作为尿素的代谢产物氰酸盐具有较强的毒性。正常时人体内的尿素可转变为氰酸盐，再通过氨甲酰化被清除，当肾功能损害时尿素及其代谢产物不能被有效清除，在体内蓄积可导致：①乏力、头痛、嗜睡、抑郁、瘙痒、恶心、呕吐；②氰酸盐升高可引起软弱、困意、腹泻、肠出血、体温下降、昏迷，氰酸盐在一定程度上抑制中性粒细胞内氧化物的释放，从而干扰了杀灭微生物的功能；③氨甲酰化氰酸盐积聚引起血液中氨基酸和蛋白质氨甲酰化，引起蛋白质合成障碍，是造成尿毒症患者营养不良的因素之一；④血红蛋白缬氨酸的氨基端被氨甲酰化，形成氨甲酰血红蛋白，与氧高亲和力，使氧离曲线左移，减少氧的释放，造成组织缺氧；天冬酰胺的氨甲酰化，可损害胰岛素敏感的糖转运系统，是造成胰岛素抵抗的原因之一。

胍类化合物：是蛋白质代谢产生的仅次于尿素的一类物质，是主要的尿毒症毒素之一。包括胍、甲基胍、二甲基胍、肌酐、胍乙酸等。精氨酸是唯一被证实在慢性肾衰竭时与胍类合成有关，慢性肾衰竭时饮食中精氨酸增加，则甲基胍生成增加。甲基胍升高：①可引起恶心、呕吐、腹泻、贫血、糖耐量降低、血浆纤维蛋白原增高及裂解活性下降、钙吸收减少、胃十二指肠溃疡和出血、抽搐和意识障碍；②抑制去甲肾上腺素在交感神经突触小泡中运输，为肾衰竭交感神经系统病变的原因之一。

同型半胱氨酸（Hcy）：是蛋氨酸脱甲基而形成的含硫氨基酸，在肾衰竭时Hcy水平升高，并与肌酐清除率呈负相关。高同型半胱氨酸血症是心血管疾病的一个独立的危险因素。

（2）中大分子尿毒症毒素 主要包括：①多肽类：甲状旁腺素、胰高血糖素、利钠激素、瘦素、内皮素、肾上腺髓质素、血管生成寒、肾小球加压素、β-内啡肽、神经肽Y等；②蛋白质类：β-微球蛋白（$β_2$-MG）、白介素-1、白介素-6、肿瘤坏死因子、核糖核酸酶、免疫球蛋白轻链、趋化抑制蛋白、视黄素结合蛋白、半胱氨酸蛋白酶抑制物-C（cystatine C）等。

甲状旁腺激素（PTH）：是调节钙磷代谢的主要激素之一。慢性肾衰竭PTH增高的原因：①高磷血症、低钙血症、1α-羟化酶缺乏、1,25-（OH$_2$）维生素D$_3$不足、甲状旁腺组织钙敏感受体功能障碍、甲状旁腺自主分泌等因素导致PTH合成、分泌增加；②肾脏对PTH的清除减少；③PTH对1,25-（OH$_2$）维生素D$_3$的负反馈抑制作用不敏感。身体内许多组织、器官都是PTH的靶目标，故PTH升高可导致体内广泛的功能紊乱和组织损伤，多与PTH所致细胞内钙升高有关，可使来自细胞储存池的钙动员增加，钙离子进入细胞内增多，钙离子升高导致线粒体内氧化受阻，ATP产生减少，Ca$^{2+}$-ATP酶活性、Na$^+$-Ca$^{2+}$交换和Na$^+$-K$^+$-ATP酶活性均降低，使Ca$^{2+}$从细胞内排出减少。PTH引起各系统功能紊乱主要包括：①物质代谢紊乱：蛋白质分解增多、合成减少，胰岛素抵抗和高血糖症，脂代谢异常，钙磷代谢紊乱；②软组织钙化；角膜、皮肤、血管、周围神经、心肌、肺、肝等组织内钙化；③骨骼系统疾病：肾性骨病、骨髓纤维化和骨硬化症；④神经系统功能紊乱：脑组织钙化，周围神经病变，运动神经传导减慢；⑤拮抗红细胞生成素，加重肾性贫血；⑥钙化防御；钙化性尿毒症性小动脉病；⑦其他：皮肤瘙痒、溃疡，尿毒症肌病，性功能障碍，免疫功能受损。

---

**知识点11：微炎症状态的概念**　　　　　副高：熟练掌握　正高：熟练掌握

微炎症是指一种非病原微生物感染引起的，表现为全身循环中炎性蛋白、炎症性细胞因子升高，导致患者出现各种并发症的非显性炎症状态。与病原微生物感染不同，也不同于全身炎症反应综合征。与患进行性炎性疾病如动脉粥样硬化营养不良，贫血、促红素抵抗，β$_2$-微球蛋白淀粉样变等有关。

---

**知识点12：微炎症反应的相关因素**　　　　　副高：熟练掌握　正高：熟练掌握

微炎症反应是单核-巨噬系统持续活化的结果。微炎症状态主要表现为急性反应蛋白的变化和细胞因子的活化。

（1）急性反应蛋白　急性反应蛋白包括正性急性反应蛋白和负性急性反应蛋白。①正性急性反应蛋白在炎症反应中升高，包括C反应蛋白（CRP）、血清淀粉样蛋白A（SAA）、纤维蛋白原、铁蛋白、结合珠蛋白等；②负性急性反应蛋白在炎症反应中降低，包括清蛋白、前清蛋白、维生素A结合蛋白和转铁蛋白等。

CRP是急性时相反应蛋白中最重要的一种蛋白质，它的表达受IL-6、IL-8、TNF-α的影响，其生物学作用是激活补体导致细胞裂解、与淋巴细胞及单核细胞受体结合，使淋巴细胞活化，分泌淋巴因子，参与体内各种炎症反应。其特点：①反应快（在多数组织受损、感染和炎症中6小时内迅速升高）；②半衰期短（19小时）；③升高幅度大（可达100～1000倍）；④随着病情的缓解以及组织结构和功能的恢复，血中CRP浓度逐渐下降至正常；⑤其反应不受放疗、化疗、激素等治疗的影响，能保持相对的稳定。因此是微炎症状态的一项客观、敏感的指标，是机体存在细胞因子激活的标志。故CRP升高被作为晚期肾脏疾病患者持续炎症状态的标记。

（2）细胞因子的活化　与肾脏疾病关系最密切的细胞因子包括白介素类（如IL-1、IL-6、IL-8、IL-10、IL-12）、肿瘤坏死因子类（TNF）、血小板活化因子（PAF）、转化生长因子（rrGF）、表皮生长因子（EGF），胰岛素样生长因子（IGF）等。

IL-6是细胞因子网络中重要的促炎性细胞因子之一，同时也是与肾小球疾病关系最密切的一种炎性细胞因子，除直接作用于组织细胞外，也可诱发其他炎性介质而间接发挥作用，致肾小球系膜细胞增殖、硬化及肾脏疾病恶化。

IL-10作为抗炎症介质，共同来调节急性时相反应，在炎症反应CRP浓度上升8～10小时或以后上升至正常机体生理状态下的几百倍。

### 知识点13：导致细胞因子增高的相关因素　　副高：熟练掌握　正高：熟练掌握

（1）血管紧张素Ⅱ　AngⅡ在机体微炎症反应形成过程中可能起关键性作用，认识这一点对于理解ACEI或ARB药物在许多心血管疾病（高血压、动脉粥样硬化）状态下发挥降压以外的靶器官保护作用将具有十分重要的意义。

（2）氧化应激反应　微炎症状态的存在很大程度上是由氧化应激反应所致。氧化应激反应可激活血液中的中性粒细胞及单核细胞，活化补体系统。代谢产物、尿毒症毒素在体内蓄积致使抗氧化应激能力的减退。同时抗氧化物质的摄取减少和/或生物利用度下降，增强的氧化应激反应导致脂质过氧化和脂蛋白结构及功能改变，产生特征性的晚期氧化蛋白产物，如氧化型低密度脂蛋白。它能上调黏附分子如血管细胞黏附分子-1、细胞间黏附分子-1及单核细胞趋化蛋白-1，增强血中白细胞对血管壁的移行和黏附，造成血细胞氧化损伤和脂质氧化改变，最终引起炎症反应。

（3）静脉铁剂的应用　研究显示接受静脉补充铁剂后患者氧化应激及炎症状态均有加剧，且其血浆丙二醛（MDA）水平与TNF-α水平呈正相关，提示静脉铁剂、氧化应激与炎症三者之间具有某种潜在联系。可能的机制为静脉补铁后，体内游离铁增加通过Fenton/Haber-Weiss反应催化活性氧的形成，活性氧激活吞噬细胞，并通过NF-κB途径上调IL-6的释放，增加肝脏合成CRP。即在游离铁催化下，炎症、氧化应激相互作用、相互促进，进而造成机体损伤。

（4）脂质代谢异常　研究显示肾衰竭期高脂血症发生率高，脂代谢异常参与了微炎症状态的发生，可能为慢性肾衰竭患者微炎症状态的原因之一。因此，我们在临床探究慢性肾衰竭患者微炎症状态的原因时，应将血脂因素考虑在内。慢性肾衰患者TG、TC、低密度脂蛋白（LDL）均有不同程度的升高，尤以TG、LDL升高最显著，而高密度脂蛋白（HDL）则降低。

（5）瘦素　瘦素作为一种新发现的多肽类代谢性激素，因为被认为可引发营养不良而受到学者们的广泛关注。有研究认为高瘦素血症引发的瘦素抵抗是引起心功能不全和高血压的原因。通过研究发现微炎症状态可以引起脂肪细胞分泌瘦素的增加。

（6）蛋白尿的作用　肾小管内过多的清蛋白、转铁蛋白均可导致肾小管中产生有害物质（氧自由基、补体C5b-9、趋化因子等），导致肾小球和肾小管损伤，也可刺激内生长因子如TGF-β分泌，引起肾小球系膜细胞增殖，有学者报道，近端肾小管过多的蛋白可能使单个核细胞化学趋化蛋白-1（MCP-1）基因上调和骨桥素mRNA表达上调，因而可使更多的单核细胞向肾间质浸润及引起间质炎症。

（7）高蛋白饮食　实验研究表明高蛋白饮食可引起实验动物肾组织内血管紧张素Ⅱ及某些生长因子如PDGF、TGF-β的表达上调，引起肾组织固有细胞的凋亡和损伤，进而导致肾小球和小管间质的炎症。

（8）糖基化终末产物和蛋白氧化终末产物　糖基化终末产物（AGE）可以刺激黏附分子的表达，持续吸引单核细胞迁移到血管壁，试验证实糖基化终末产物和蛋白氧化终末产物（AOPP）在体外能直接激活单核细胞，引起炎症反应；而在ESRD患者体内AGE、AOPP缓慢逐渐积累，可以持续诱发炎症反应。

# 第四节　慢性肾衰竭的临床表现

### 知识点1：慢性肾衰竭对机体的最主要的危害　　副高：熟练掌握　　正高：熟练掌握

慢性肾衰竭对机体的最主要的危害有两方面：①大多数患者不可避免地进入终末期肾病（ESRD），必须依赖肾脏替代治疗以延长生命；②心脑血管并发症发生率和病死率明显增加。

### 知识点2：轻度肾功能损害的临床表现　　副高：熟练掌握　　正高：熟练掌握

GFR≥6ml/（min·1.73m$^2$）时，绝大多数患者往往无主观症状，或仅有夜尿增多、乏力和腰酸等，辅助检查可能发现合并存在继发性甲状旁腺功能亢进。肾小球疾病导致的慢性肾衰竭患者，临床可以有血尿与蛋白尿，高血压比较常见。而肾小管间质疾病导致的慢性肾功能衰竭患者，更多表现为贫血、代谢性酸中毒和夜尿增多，而高血压发生率低，除非合并泌尿道梗阻和/或反流。

### 知识点3：中、重度肾功能损害的临床表现　　副高：熟练掌握　　正高：熟练掌握

随着慢性肾衰竭进展，体内多种毒素的积聚及水、电解质和酸碱平衡紊乱，患者可以出现各种临床表现，几乎可以累及全身各脏器和系统。

### 知识点4：慢性肾衰竭心血管系统的主要临床表现
### 副高：熟练掌握　　正高：熟练掌握

（1）冠状动脉粥样硬化和周围血管病　高血压、高同型半胱氨酸血症和脂质代谢紊乱促进动脉粥样硬化的发生，钙磷代谢紊乱引起的血管转移性钙化也是重要致病因素。经常表现为"沉默性"急性心肌梗死，原因是慢性肾脏病患者存在自主神经病变，以及经常合并容量负荷过度导致肺淤血，心肌缺血的症状有时非常不典型，易被漏诊而得不到及时治疗，存活率很低，但并非慢性肾衰竭患者主要的死亡原因，主要死亡原因是猝死和心律失常。

由于慢性肾脏病患者常伴有严重贫血和严重左心室肥厚，有时虽然有典型的心绞痛症状，但冠状动脉造影却正常。慢性肾脏病患者即使在血管造影显示冠状动脉开放时也存在心

肌缺血，这可能与冠状动脉后心肌毛细血管的反应性增生障碍，与非肾脏病患者相比心肌内毛细血管密度显著减低，平均毛细血管弥散距离增加，导致心肌对缺血的耐受性明显下降。

如终末期肾病患者负荷试验中发现可逆性病变，或在无钠水潴留的情况下左心室射血分数显著减少（40%），应行冠状动脉造影。冠状动脉造影是诊断慢性肾脏病患者冠状动脉疾病的金指标，其适应证与一般人群相似。对有残余肾功能的慢性肾脏病和终末期肾病患者，造影剂的使用可能导致终末期肾病患者发生急性高渗状态，诱发高血压危象和肺水肿，需要紧急透析治疗。进行冠状动脉造影之前，应通过超声心动图检查评估心室功能和瓣膜状态，避免出现意想不到的技术困难和不必要的心室造影。

（2）心肌病变　心肌病变是尿毒症毒素所致的特异性心肌功能障碍，病理特征为心肌纤维化。心肌纤维化在慢性肾脏病早期即出现，较原发性高血压和糖尿病患者更为明显，心肌纤维化的不良后果包括收缩期应力改变、舒张期左心室顺应性损伤以及心律失常。最突出的表现为左心室肥厚与左心室舒张功能下降。与尿毒症毒素潴留、局部肾素-血管紧张素系统活化、钙磷代谢紊乱、肉碱缺乏等有关。

左心室肥厚是慢性肾脏病患者最主要的心血管结构改变，在慢性肾脏病早期即可出现，进入透析时75%的患者存在左心室肥厚，透析后也会逐渐进展。其发病机制可能与慢性肾脏病患者局部肾素-血管紧张素系统激活，以及主动脉血管硬度增加和弹性系数显著减低有关，左心室重量指数（LVMI）增加是透析患者存活率的独立预测指标，与$LVMI < 125g/mm^2$的患者相比，$LVMI > 120g/mm^2$的患者5年死亡率升高2倍。高血压和动脉硬化造成压力负荷过度，导致向心性肥厚，容量负荷过度导致"离心性"肥厚，交感神经活性亢进造成左心室游离壁无明显肥厚而室间隔显著肥厚的不对称性病变。左心室肥厚与舒张功能障碍密切相关，增加透析中低血压的风险。左心室扩张提示预后不良、左心室扩张可能是左心室肥厚的最终结果，也可能与弥散性缺血性损害、反复容量负荷过度及动静脉内瘘的高血流量有关。

（3）心脏瓣膜病变　钙磷代谢紊乱、透析时间、低白蛋白血症、炎症和年龄是瓣膜病变和钙化的危险因素。伴反流的瓣膜钙化可以在血流动力学上造成明显的狭窄（尤其是主动脉瓣）以及传导功能障碍，包括His束病变造成的完全性传导阻滞。超滤纠正容量负荷过度可以解决反流，是区分功能性和结构性缺陷的唯一途径。

终末期肾病患者感染性心内膜炎的患病率为2%～4%，好发于血液透析患者。血管通路（包括临时性和长期留置导管）是最重要的感染源。少数情况下与牙齿感染和牙科治疗相关。与二尖瓣相比，主动脉瓣感染更常见。目前还不清楚钙化程度是否是感染性心内膜炎的危险因素。

（4）心包炎　分为尿毒症性心包炎和透析相关性心包炎，前者与尿毒症毒素潴留、内环境紊乱等有关，充分透析后可以缓解，未治疗的尿毒症引起的尿毒症性心包炎已很罕见。

透析相关性心包炎发生在透析不充分的患者较常见，且与死亡率相关。与透析不充分、中分子毒素潴留、继发性甲状旁腺功能亢进等有关，也与并发症、动静脉内瘘再循环和基础疾病如系统性红斑狼疮等相关。但其确切的患病机制尚不十分明确。出现心前区疼痛伴发热或查体闻及心包摩擦音时应行胸部X线和超声心动图检查。但也要注意结核在尿毒症患者中发病率增高，也可引起结核性心包炎。

（5）心律失常和心源性猝死 是终末期肾病患者的主要死亡原因。心律失常是终末期肾病患者常见的临床现象，好发于血液透析过程中。猝死是终末期肾病患者最主要的死亡原因，主要由心室颤动引起，约20%为心搏骤停。高钾血症是终末期肾病患者最主要的代谢异常，常伴发心律失常，导致猝死。

（6）高血压 高血压普遍存在于慢性肾脏病的各个阶段，是左心室肥厚、充血性心力衰竭和有症状的缺血性心脏病的独立风险因素。主要原因是：①容量增加：水钠潴留、细胞外液增加引起的容量负荷过重。②肾素-血管紧张素-醛固酮系统（RAAS）活化。③内皮素（ET）合成增加。④肾脏分泌的降压物质减少：包括前列环素、激肽释放酶激肽系统（KKS）、一氧化氮（NO）。⑤交感神经系统（SNS）活性增强。⑥其他血管活性物质：利钠肽（ANP、BNP）效应减弱，利尿降压作用下降；抗利尿激素（VP）增多，加重肾小管对水钠重吸收并引起血管收缩产生高血压；内源性毒毛花苷G增多及甲状旁腺激素分娩增加，使胞质内$Ca^{2+}$浓度增加，促进血管收缩，增加血管阻力。进展到终末期肾衰竭的患者约95%合并高血压，进行动态血压监测（ABPM）可以发现血压呈"非勺形"和"反勺形"的高危患者，有助于判断预后、调整治疗方案。

（7）心力衰竭 终末期慢性肾衰竭患者因体液潴留、高血压、贫血、电解质紊乱、酸中毒、动静脉内瘘、肺部感染、冠状动脉病变、尿毒症性心肌病、甲状旁腺亢进、氧化应激等导致心力衰竭。其中急性左侧心力衰竭是非常严重的并发症，是慢性肾衰竭的主要死亡原因。急性左侧心力衰竭也是慢性肾衰竭的可逆因素之一，积极有效地控制急性左侧心力衰竭对改善慢性肾衰竭预后、提高患者生存质量、延长生命具有重要意义。

**知识点5：慢性肾衰竭血液系统的主要临床表现** 　　　　副高：熟练掌握 　正高：熟练掌握

合并肾性贫血的患者可表现为正细胞、正色素性贫血，并随肾功能的减退而加重；白细胞计数一般正常；血小板计数及凝血时间正常，出血时间延长，血小板聚集和黏附功能障碍，但凝血酶原时间、部分凝血活酶激活时间一般正常。

（1）贫血 贫血是慢性肾衰竭患者常见的临床表现，在CRF的不同阶段均可以出现不同程度的贫血，其临床症状，包括组织氧供与氧耗下降，心排血量增加、心脏扩大、心室肥厚、心绞痛、充血性心力衰竭、认知能力和思维敏捷性下降、月经周期改变、夜间阴茎勃起减少及免疫应答障碍等。这些临床表现既往简单归因于肾衰竭，而事实上，贫血纠正后很多尿毒症症状可以减轻，甚至消失。多种原因可以介导慢性肾衰竭患者的贫血，其特征是因促红细胞生成素的绝对或相对缺乏所致的正细胞正色素性贫血。主要原因包括：①肾脏生成EPO不足；②营养不良及铁缺乏，其中以缺铁性贫血最为常见；③消化道出血、血液透析失血、反复抽血化验等引起的出血性贫血；④尿毒症毒素所致的红细胞寿命缩短及红细胞生长抑制因子的作用；⑤尿毒症毒素引起的骨髓微环境病变产生的造血障碍；⑥合并血液系统疾病，如肿痛等；⑦近年来认识到左旋肉碱缺乏、骨髓EPO受体表达减少等也参与肾性贫血。

贫血可能是许多尿毒症患者就诊时的症状，其严重程度与肾功能受损程度一致，但并不完全平行，与肾功能损害程度不平行的中重度贫血需要积极查找病因，注意是否合并血液系统疾病。合并肾间质病变的慢性肾衰竭患者出现贫血更早，且贫血程度较重。慢性肾衰竭患者EPO为相对缺乏，而非绝对缺乏。此外，体内存在抑制红细胞生成素的物质包括聚胺（如精胺、精脒、腐胺和尸胺）、甲状旁腺激素和一些炎性细胞因子也参与贫血。

（2）出血倾向　慢性肾衰竭患者常伴有出血倾向，出血部位为皮下、黏膜下、浆膜表面或器官，通常不严重。一般表现为皮肤的淤斑或淤点，胃肠道出血、鼻出血、牙龈出血和针穿刺处不易凝血。其原因与尿毒症患者血小板功能异常以及血小板-血管相互作用障碍有关，还可能与应用肝素有关。①胃肠道出血：既可以表现为隐性胃肠道血液丢失，也可以出现危及生命的大出血，胃肠道出血的发生率远较正常人群高，最常见的是消化性溃疡出血，其次为慢性胃炎出血，还可表现为胃肠道毛细血管扩张症，临床表现为黑粪等；②出血性心包炎：目前尿毒症相关性出血性心包炎和心脏压塞较为少见，与开展透析治疗有关。但是出血性心包炎引起的心脏压塞病死率高，应予重视。临床表现为胸闷、气短和低血压，查体可见颈静脉怒张，心前区可闻及心包摩擦音，如出血量大，心包摩擦音消失。心脏超声检查提示心包积液，心包穿刺可见血性液体；③颅内出血：透析患者颅内出血的发生率较正常人群高出5～10倍。临床表现为头痛、呕吐、惊厥、高血压、意识模糊甚至昏迷。诱因通常为高血压及使用抗凝血药。多囊肾的患者由于存在的动静脉畸形增加了出血的发生率；④其他出血：有创操作后出血，自发性腹膜后出血，自发性眼球内出血等。

（3）血栓　慢性肾功能不全时血栓的形成是多种因素使血管壁的完整性受到破坏、凝血、抗凝血和纤溶系统的改变即血液黏滞性增高的结果。患者表现为外周血管闭塞、血管通路血栓形成、钙化防御，血管通路血栓形成导致的内瘘堵塞最常见。钙化防御即是钙化性尿毒症小动脉病，为少见但较严重的血栓性疾病，临床上表现为皮肤及微小动脉血栓及闭塞、纤维蛋白栓形成，其确切的机制尚不清楚，可能与蛋白酶C活性减少有关。

知识点6：合并肾性贫血的临床表现　　　　副高：熟练掌握　　正高：熟练掌握

合并肾性贫血的患者可表现为：①正细胞、正色素性贫血，并随肾功能的减退而加重；②白细胞计数一般正常；③血小板计数及凝血时间正常，出血时间延长，血小板聚集和黏附功能障碍，但凝血酶原时间、部分凝血活酶激活时间一般正常。

知识点7：肾性骨病的分类　　　　　　　　副高：熟练掌握　　正高：熟练掌握

根据组织形态学变化和骨动力状态的不同，肾性骨病分为3种类型：

（1）高转化性骨病　又称甲状旁腺功能亢进性骨病，见于甲状旁腺功能亢进的患者。主要组织学特征是骨转化（包括骨形成和吸收）明显增加，以及骨小梁周围出现大量的纤维化，纤维化面积≥0.5%，类骨质覆盖面积≥15%。X线检查可见骨膜下吸收、骨硬化等特征性表现。骨活检可见破骨细胞和成骨细胞数目增加，骨的吸收和生成活跃，破骨细胞穿入骨小梁形成大量吸收腔隙。临床表现为纤维囊性骨炎，可伴有骨质疏松和骨硬化为特征。典型的生化改变包括血钙降低，血磷、骨特异性碱性磷酸酶升高和血iPTH水平明显升高是其特点。四环素双标记显示骨形成率升高。骨矿化率和骨形成率明显增加。

（2）低转化性骨病　又称无动力性骨病。低转化性骨病的特点为骨转运和重塑降低伴随破骨细胞和成骨细胞数目减少及活性减低。组织形态有两种表现：骨软化和骨增生不良。早期表现为骨软化症，逐渐发展为无力型骨病。发生除维生素D的缺乏所致外，与铝中毒的关系更为密切。此外，对甲状旁腺功能亢进症治疗过度、服用量过多的钙和维生素D可引起再生不良性肾性骨营养不良，PTH水平相对较低是其临床特点。①骨软化：骨软化的组织学特征是非矿化的骨基质沉积，导致板层样组织堆积，骨骼容易变形。矿化过程减少伴胶原沉积受抑制（矿化的减少更显著），非矿化骨占据骨小梁容积大部分，板层状的类骨质容积增加，大多数骨小梁表面被很宽的类骨质区覆盖，不伴骨内膜纤维化，骨软化症常伴有铝沉积。生化检查表现为血钙正常，血磷增高，血铝通常也升高，血清骨特异性碱性磷酸酶及血iPTH水平降低。X线主要表现为假性骨折。骨活检特征是骨的形成率降低，成骨细胞和破骨细胞数目和活性降低，类骨质覆盖面积≥15%，总骨量变化不定。四环素标记可见散在性吸收或缺如，显示骨矿化障碍。骨铝染色可见铝在骨小梁和类骨质交界处呈线状沉积。病因不清楚，可能是由于维生素D缺乏、磷不足或铝过量导致。②骨再生不良：近年来骨再生不良发病趋势有增加，组织学特征主要为骨形成减少的同时伴有相应的骨矿化减少，仅有很少、甚至没有类骨质层，骨容积常常下降。骨组织学改变主要为骨细胞活性明显降低、类骨质覆盖面积不增加，骨总量减少，骨形成率低于正常。生化检查表现为血钙正常或轻度降低，血磷水平通常在正常范围，骨特异性碱性磷酸酶和iPTH水平大多正常或偏低。骨铝染色可见铝沉积于骨小梁表面和类骨质-骨质交界处。病因不清，可能与铝过量或$1,25(OH)_2D_3$对PTH的过度抑制，不足以维持正常骨转化的需要有关。

（3）混合性骨病　兼有高转化性骨病和低转化性骨病的表现，常为纤维性骨炎和骨软化并存。

---

知识点8：肾性骨病的临床表现　　　　　　　副高：熟练掌握　正高：熟练掌握

（1）骨痛与骨折　骨痛呈持续性或发作性，进行性发展，位置不固定，可累及全身或局限于某一处。疼痛部位多见于腰背部、髋部、膝关节、踝关节和腿部，程度不一，负重、压力或运动时加重。骨软化症疼痛更明显。低转化性肾性骨病出现骨折多发生在肋骨。

（2）关节炎或关节周围炎　表现为单个或多个关节红、肿、热、痛及僵硬等急性炎症症状。常发生在肩、腕、膝和指间关节。为高磷血症时羟磷灰石结晶沉积在关节腔或关节周围导致的关节炎症。

（3）皮肤瘙痒　肾衰竭晚期常见，充分透析可缓解，但部分患者瘙痒极其顽固，无特效的治疗方法。可影响患者的情绪、睡眠和正常生活。

（4）肌病和肌无力　肌无力常见于近端骨骼肌，下肢明显，呈缓慢进展，严重者上肢不能抬起。

（5）自发性肌腱断裂　常在行走、下楼梯或跌倒时发生四头肌，三头肌、跟腱、手指伸肌腱等断裂。

（6）骨骼畸形和生长迟缓　常见负重长骨（胫骨、股骨）变性呈弓形或跛行。表现为鸡胸、驼背、O形腿等。

（7）其他　钙化防御，红眼综合征等。

**知识点9：慢性肾衰竭神经精神系统的临床表现　　副高：熟练掌握　正高：熟练掌握**

（1）尿毒症脑病　是终末期肾脏疾病的严重并发症。通常是指急性或慢性肾衰竭出现中枢神经系统症状和体征，可表现为意识障碍。从而影响精神、运动、思考、记忆、语言、知觉、情感等方面，其发展随肾功能恶化而变化。早期主要表现为乏力、注意力不集中、易激惹、记忆力减退、失眠、情感淡漠，随着病情进展，可出现性格和行为异常、定向力障碍、情绪低落、幻想、幻觉和幻听，甚至自杀倾向，晚期可出现肢体震颤、扑翼样震颤及肌阵挛；大多数患者脑电图异常；影像学检查可发现脑萎缩、局部低密度病灶及大脑髓质病变。

慢性肾衰竭精神神经障碍发病机制复杂，目前尚不清楚。但可以确定与多种因素有关，较肯定的因素概括如下：①尿毒症毒素如小分子尿素（氯、胍类、胺类、酚类等）、中分子物质及大分子的甲状旁腺素（PTH）在血脑中蓄积，抑制了参与脑细胞正常代谢活动的酶系统，使其反应速度减慢，脑细胞的正常代谢功能失调，引起患者脑电图、肌电图及脑诱发电位异常，而出现一系列神经精神症状，与肾功能受损程度密切相关；②水、电解质、酸碱平衡失调，失水，水潴留，脑水肿等；③脑代谢障碍：慢性肾衰竭时氧和葡萄糖的利用率均下降，导致多种酶的功能障碍；④神经细胞和胶质细胞的跨膜离子交换异常。另外有文献报道中分子物质血 $\beta_2$-微球蛋白（$\beta_2$-MG）在体内蓄积与尿毒症脑病有关。

慢性肾衰竭并发尿毒症脑病患者应尽早发现、尽快诊断、及时透析以免病情发展，以免错过最佳时机。

1）精神功能紊乱：是尿毒症脑病的早期表现。典型的特征为感觉模糊、迟钝，常常伴失眠、疲乏、情感淡漠、近期记忆力丧失以及注意力不集中。随着肾功能的下降，精神集中时间减少，逐渐出现意识模糊、感觉不良，可伴震颤、扑翼样震颤、肌阵挛。偶可出现幻觉、兴奋、癫痫发作，最终昏迷。尿毒症脑病晚期患者多表现为紧张、无语伴深部浅反射减低。

2）神经系统紊乱：早期表现为发音困难、震颤、扑翼样震颤。由于舌的运动障碍，出现发音缓慢或急促不清。震颤是早期敏感指数，震颤的幅度不规则，常常出现在引出扑翼样震颤或肢体运动时，发作的频率一般为 $8\sim10$ 次/秒。扑翼样震颤的准确原因尚不清楚，可能与中枢神经系统受损引起维持紧张姿势的功能不良有关。晚期表现为肌阵挛和手足搐搦。肌阵挛常常是突然发生的肢体、躯体和头部的不规律、不对称的粗大颤。有些状态下肌肉收缩是轻微的，没有或仅有较少的颤搐。运动时肌肉收缩明显，类似"舞蹈病"发作。肌阵挛可能是下段脑干网状结构的功能异常导致脊髓-延髓-脊髓反射抑制作用松弛的结果。手足搐搦在尿毒症患者中常见，可以有或无腕足痉挛发作的明显表现。

3）运动异常：行动笨拙在尿毒症的早期就可出现，表现为行走或完成某一精细的工作时动作不稳。由于额叶对运动神经元的一致性作用的减弱，一些原始的反射可以被引出，此外肢体肌肉的张力亦发生改变，出现下肢伸肌强直和上肢屈肌痉挛的去皮质姿势。多数患者除了软弱无力的症状外，可以发现局部运动神经受损的体征如伸肌反射的不对称，轻度偏瘫。

（2）周围神经病变　①外周神经病变：ESRD特别是伴糖尿病和/或血管疾病的患者常常

存在神经病变，以远端、对称、涉及运动和感觉神经的多神经病变为特点。手掌、足底的感觉异常、远端肢体的烧灼感以及不宁腿综合征是主要临床表现。此外常常存在肌肉的无力和萎缩。随着神经病变的进展，神经纤维受到严重损害可以出现感觉和运动神经传导速度的减慢，甚至由于运动功能的丢失造成瘫痪。外周神经病变的形态学变化表现为有髓鞘的纤维密度减低，在长轴突远端节段性脱髓鞘及轴突的变性。发生这些病理变化的原因尚不清楚。透析治疗仅使少数患者症状改善，大部分患者维持稳定。而肾移植可完全恢复正常；②自主神经病变：ESRD患者常常出现一些自主神经系统的异常，包括出汗异常、压力感受器功能受损、Valsalva试验异常、直立性低血压以及心动过缓性低血压。开始透析治疗后，患者的症状可以有一定程度的缓解。

（3）透析相关性脑病　①透析失衡综合征：是最常见的急性神经系统并发症，可以发生在透析过程中或透析结束后24小时内。轻者表现为不适、头痛、震颤、恶心、呕吐，严重可表现为定向力障碍、意识模糊、恍惚，并可进一步发展至抽搐及昏迷；②慢性神经系统并发症：主要症状为交流困难，认知、运动功能的损害以及性格的改变。早期表现为中等程度的讲话障碍、中枢感觉、运动失调和不同程度的精神衰弱。这些症状可不断加重，出现失用、性格改变，不能完成有目的的活动和进行性痴呆。是一种进展性的反复发生的致命神经系统综合征。

（4）反应性精神病　属于心因性精神病范畴，但与单纯的精神障碍有所区别，以精神异常为主，多由剧烈而持久的精神紧张或精神创伤直接引起。急剧强烈的刺激作用于高级神经活动过程，可以引起兴奋，抑制或灵活性的过度紧张及相互冲突；中枢神经系统为了避免进一步的损伤或"破裂"，则往往引起超限抑制，这样就产生了大脑皮质与皮质下活动相互作用异常的各种形式；临床上表现为不受意识控制的情绪变化、无目的的零乱动作和原始性反应。

---

知识点10：慢性肾衰竭水、电解质失衡和酸碱平衡紊乱的临床表现
副高：熟练掌握　　正高：熟练掌握

（1）水钠平衡　一般情况下，慢性肾衰竭患者由于原发病引起的球-管平衡失调，机体钠水总量常常轻度增加，但无明显临床表现。钠摄入过多可引起体内钠潴留，但因患者保持正常渴感，常能防止高钠血症的发生；当肾小管浓缩稀释功能明显障碍，水摄入过多，则会发生低钠血症。

当患者原发病为失盐性肾病，或因肾外因素（如呕吐、腹泻、大量出汗、发热）造成体液丢失时，会发生血容量不足。此时，补水不足可发生高钠血症（但只要保持正常的渴感，一般可预防），补水过量可发生低钠血症。

（2）钾平衡

1）高钾血症：主要症状表现为肌无力、腹胀，常常无症状，需要注意的是首发症状可以是心搏骤停。高钾血症一般仅见于GFR下降至$10ml/(min \cdot 1.73m^2)$以下，并有明显的钾负荷时，一般而言慢性肾衰竭患者远端肾小管和皮质集合管排钾能力无明显障碍，否则临床上明显的高钾血症并不常见。与急性肾衰竭不同，慢性肾衰竭患者可以耐受的血钾为

7.5mmol/L，此时一般不伴发心电图与心律的改变，为安全起见，当血钾持续>6.5mmol/L应开始透析治疗。高钾血症心电图常常表现为T波高尖、P-R间期延长伴P波消失、QRS增宽、心室颤动。

发生高钾血症的主要原因：①钾负荷增加；钾摄入量增加，蛋白分解增强，溶血，出血及输入库存血；②细胞内钾释出增多或钾进入细胞内受到抑制：代谢性酸中毒、使用β受体阻断药；③钾在远端肾小管排泄受到抑制：使用ACEI、保钾利尿药和非甾体类抗炎药（NSAID）；④远端肾小管钾排泄障碍：低肾素、低醛固酮（糖尿病肾病、某些类型的远端肾小管酸中毒）。

2）低钾血症：慢性肾衰竭患者体内钾总含量常常不足，但低钾血症并不多见。低钾血症的主要原因：①钾摄入过少；②肾外钾排除增多；大量出汗和腹泻、呕吐等胃肠道失钾；③肾脏排钾增多：大量利尿治疗以及原发性肾脏疾病（Fanconi综合征、Bartter综合征、Liddle综合征、肾小管酸中毒以及肾小管–间质疾病）导致的钾丢失。

（3）钙磷平衡

1）低钙血症：低血钙是慢性肾衰竭患者的特征之一。引起低血钙的原因主要是：①慢性肾衰竭患者钙摄入不足；②肾脏1α-羟化酶的产生减少导致1,25二羟胆钙化醇的缺乏，影响钙的吸收；③高磷血症：是骨骼对甲状旁腺激素脱钙作用的抵抗。肾小球滤过率（GFR）60ml/（min·173m²）的患者血中总钙和游离钙水平常（但并不总是）降低。随着肾功能损害的进展，血钙水平进一步降低。慢性肾衰竭晚期复合钙的比例增加，因此即使总钙水平正常，游离钙的水平也下降，如果血清中蛋白水平是正常的，则总钙水平能够反映游离钙的水平，如果血清中蛋白水平低，则需要对血钙水平进行校正。K/DOQI工作组认为可以用于临床的血清总钙进行校正的公式：校正的总钙（mg/dl）=总钙（mg/dl）+0.8×[4-血清清蛋白（g/dl）]。但由于晚期慢性肾衰竭患者多伴有酸中毒，掩盖了低钙引起的神经肌肉症状，而常常纠正代谢性酸中毒后发生手足抽搐等低钙症状。

2）高钙血症：长期低血钙刺激可引起甲状旁腺弥漫性和结节性增生，当形成自主性功能腺瘤（散发性甲状旁腺功能亢进）时，可发生高钙血症。

3）高磷血症：磷是维持骨和细胞正常代谢的重要成分，体内的磷主要由肾脏排出。当GFR<20ml/（min·1.73m²）时血清磷开始升高，高磷血症是严重肾衰竭的特征之一。高磷血症是造成继发性甲状旁腺功能亢进及骨病的重要原因之一。磷潴留能抑制肾脏1α-羟化酶的活性和1,25-二羟维生素$D_3$的合成，减少骨钙释放及降低血钙水平，从而导致PTH分泌增加。同时，高磷血症对甲状旁腺还具有直接刺激作用，引起甲状旁腺激素分泌增多及甲状旁腺细胞增殖。

慢性肾衰竭发生高磷血症的原因：①肾功能的下降，磷排泄减少；②继发性甲状旁腺功能亢进，降低肾小管对磷的重吸收，肾功能严重下降时PTH的作用下降，肾脏不能对持续增高的PTH做出反应以增加磷的排泄；③应用活性维生素D可使肠道对磷的吸收增加，使磷与其结合剂的亲和力下降；④磷的摄入增多；⑤透析清除有限。

（4）代谢性酸中毒 $H^+$是调节酸碱平衡、稳定机体内环境必不可少的物质，而机体对$H^+$的需要量也是相对恒定的。当$H^+$产生过多或排除障碍时，则可能出现代谢性酸中毒。成人每天代谢将产生1mmol/kg $H^+$；肾衰竭患者由于肾小管产氨、泌$NH_4^+$功能低下，每天尿中酸总排泄量仅30~40mmol，每天有20~40mmol $H^+$不能排出体外而在体内潴留。尿毒症患者和大多数终末期前（Pre-ESRD）的慢性肾衰竭患者均存在代谢性酸中毒。部分轻中度慢性肾衰患者中发生的高氯血症性代谢性酸中毒一般为肾小管性酸中毒。

长期的代谢性酸中毒可对体内多个系统造成损害，能加重慢性肾衰竭患者的营养不良、肾性骨病、心血管并发症，影响神经系统功能、免疫调节功能等。严重的代谢性酸中毒是慢性肾衰竭患者的重要死亡原因。①对机体营养状态的影响：抑制食欲、降低胃肠道消化能力导致营养素摄入不足和吸收减少；还可导致蛋白质分解增加、合成减少，另一方面蛋白质分解增加使氨基酸氧化及尿素和尿酸产生增多，加速肾脏病变的进展。②对电解质代谢的影响：可引起血钾升高、血钙升高、尿钠增多。③促进钙负平衡和骨骼损害：尿钙排出增加，促进结石形成，抑制肾脏1α-羟化酶活性和1,25-二羟维生素$D_3$的合成，抑制成骨作用，促进破骨作用，增加骨钙释放和骨质疏松。④促进肌肉萎缩，降低肌肉功能。⑤红细胞寿命缩短，影响红细胞生成。⑥降低神经系统功能，严重时出现神志障碍。⑦降低心脏收缩功能，增强血管扩张。⑧增加呼吸频率，重者出现气喘。⑨激活肾组织补体C3活性，促进C5b-9生成，造成肾组织损伤。④影响某些激素水平和功能，直接促进PTH的生成和分泌，加重甲状旁腺功能亢进，抑制生长激素和IGF-1水平导致小儿发育障碍，降低甲状腺素水平，促进胰岛素抵抗，增高糖皮质激素活性。通过以上方面进一步促进慢性肾衰竭进展。

---

**知识点11：慢性肾衰竭内分泌系统的临床表现　　　副高：熟练掌握　正高：熟练掌握**

（1）继发性甲状旁腺功能亢进（SHPT）

1）骨骼系统：早期无明显症状，晚期可有：肌无力、酸痛；自发性肌腱断裂；骨折、骨痛，并发纤维骨炎或软骨病时可能有骨痛，但痛无定处，突然的胸痛可能为肋骨骨折，多见于骨质减少症和软骨病患者；骨骼变形：可发生于有肾性佝偻病的儿童及严重肾性软骨病的成年人，长骨变弯，多个椎体的骨折可致身材变矮，脊柱侧弯，驼背，腰椎骨折；生长发育停滞；有转移性钙化者可引起钙化性关节周围炎。

骨骼系统的表现可能与下列因素有关：①PTH产生过多，增加破骨细胞的活性，骨吸收增多，随着肾功能的进一步恶化病变加重，骨髓腔扩大，纤维性骨炎更明显，同时PTH也刺激成骨细胞的活性，骨质增生，导致纤维囊性骨病或高转化型肾性骨病的发生和发展。②1,25-二羟维生素$D_3$减少。③钙代谢紊乱：包括钙调节点上移、钙敏感受体的减少。低钙血症刺激PTH分泌增加，参与甲状旁腺细胞增生。④磷代谢紊乱：高磷通过降低血钙、抑制肾脏1,25-二羟维生素$D_3$合成间接促进PTH合成及释放；也可直接刺激PTH合成，并参与甲状旁腺增生。⑤其他因素：慢性代谢性酸中毒、铝中毒参与了肾性骨营养不良的形成机制。

2）心血管系统：心血管系统的表现主要是与SHPT相关的钙化异常，包括血管钙化、心肌钙化、瓣膜钙化、心脏传导系统钙化、钙性尿毒症小动脉病（CUA）。临床上可导致心肌缺血、心肌梗死、充血性心力衰竭、高血压，心肌钙化可导致心肌功能损害，心脏传导系统钙化可导致心律失常甚至猝死。心脏瓣膜钙化中主动脉瓣和二尖瓣最多见，主动脉瓣钙化、硬化、增厚引起左心室流出道狭窄。

3）血液系统：SHPT参与肾性贫血的发生，主要表现在SHPT与溶血有关：高PTH抑制红细胞膜钙泵活性，使细胞内钙增加，脆性增大；高PTH还能抑制$Na^+$-$K^+$-ATP酶活性，抑制红细胞糖酵解，干扰能量代谢，使红细胞寿命缩短；高PTH增加红细胞的渗透脆性，加速溶血；红细胞生成减少：SHPT患者维生素$D_3$的缺乏导致促红细胞生成素（EPO）减少，SHPT可引起骨髓纤维化和红细胞生成受损，PTH通过下调骨髓红系干细胞上的EPO受体表达，抑制对重组人EPO（rHuEPO）发挥作用，干扰红细胞的生成。

4）皮肤病变：钙性尿毒症小动脉病（CUA）最明显的损害部位是皮肤，表现为孤立的皮损或多发皮损，进展相对较快，常发红或网状青斑样脱皮、浅紫色硬结、呈串珠状、皮肤剧痛难忍，感觉过敏，损伤末期皮肤溃疡、坏死或缺血坏疽，皮肤可出现钙盐沉积。

5）神经、肌肉系统：尿毒症脑病的发病主要原因之一是：SHPT及离子运转异常引起的脑组织及血液中钙含量及PTH升高，可能是造成神经突触功能受损、信息加工处理功能障碍的主要因素。终末期肾脏疾病患者可出现自主神经损害，临床表现为性功能减退、血压降低、心律失常，PTH升高是其重要发病机制。尿毒症肌病则表现为缓慢进展的、以肢体近端为主的非特异性对称性的肌无力和萎缩，少数患者可有呼吸肌受累，一般无明显感觉障碍，但腱反射减弱或消失，肌肉组织病理学可见肌纤维坏死、萎缩、重组、脂肪化、糖原缺乏和线粒体增生等变化。其发生原因是多方面的，与SHPT、钙磷代谢紊乱及血管钙化等因素有关。

（2）胰岛素抵抗（IR） 胰岛素抵抗（IR）是指胰岛素的靶组织器官对胰岛素的反应敏感性降低、受损或丧失而产生一系列病理变化和临床症状。慢性肾衰竭（CRF）时会出现胰岛素抵抗，且与肾功能损害相平行。CRF时发生IR涉及甲状旁腺素水平升高、代谢性酸中毒、肉毒碱不足、肾素–血管紧张素–醛固酮系统活跃、肌肉蛋白丢失等。

（3）其他内分泌激素异常表现

1）性激素：男性患者阳痿、精子缺乏和精子发育不良，男性乳房发育女性化和性功能障碍；大多数女性患者闭经、不孕，患者雌激素、雄激素水平降低，卵泡刺激素和黄体生成素水平升高，高催乳素血症多见。

2）胰岛素：肾脏对胰岛素的清除减少，外周组织特别是肌肉组织的胰岛素抵抗而导致糖利用障碍，多数糖尿病肾病肾功能减退患者，对胰岛素的需要量减少。

3）甲状腺激素：晚期慢性肾衰竭患者经常合并甲状腺功能低下，患者血浆游离三碘甲状腺原氨酸水平低下，甲状腺素与甲状腺素结合球蛋白的结合能力降低。

4）生长激素：由于肾脏清除减少和下丘脑–垂体对生长激素释放控制的改变，血浆生长激素水平异常升高，儿童肾功能不全常常生长迟缓。由于生长激素水平异常，胰岛素样生长因子-1产生增加。

---

**知识点12：慢性肾衰竭其他系统疾病的临床表现** 副高：熟练掌握 正高：熟练掌握

（1）消化系统 消化道症状是慢性肾衰竭最早和最常见的症状。早期多表现为食欲减退和晨起恶心、呕吐、口腔有尿味，重度患者可以导致水、电解质和酸碱平衡紊乱，晚期患者胃肠道的任何部位都可出现黏膜糜烂、溃疡，进而发生胃肠道出血。慢性肾衰竭患者易患消化性溃疡，内镜证实胃和/或十二指肠的发生率可高达60%。消化道出血在终末期肾病患者中也十分常见，其发生率比正常人明显增高。消化道症状与尿素在胃肠道内经尿素酶作用分解产生氨、胃肠道多肽激素代谢异常、血小板功能障碍、凝血机制异常及血管壁硬化等因素有关。

（2）皮肤　①瘙痒：是尿毒症常见的难治性并发症，透析患者尤为常见，受热或受压可加重，手臂与背部较重。瘙痒多变，无法预见，可以成为折磨患者的最主要症状。表现为全身或局部不同程度的瘙痒，常见于额部、背部、下肢及前臂等部位，瘙痒为阵发性、持续时间不等，可自行缓解。部分患者瘙痒仅有症状而无皮肤损害，有的可表现为结节性痒疹、角化性丘疹和单纯性苔藓，甚至皮肤溃疡。组织学检查提示，角化增厚的皮肤有慢性炎症浸润，深度色素沉着，形成斑块样结构。其发生原因部分是继发性甲状旁腺功能亢进症和皮下组织钙化所致，随着提倡早期肾脏替代治疗和对钙磷代谢紊乱与继发性甲状旁腺功能亢进的充分认识，这一症状已有明显改善。瘙痒也与组胺释放有关，另外高钙磷乘积（$>6.25mmol^2/L^2$ 或 $>77mg^2/dl^2$）也是原因之一。②色素：弥漫性皮肤棕色素沉着比较常见，但并不是长期肾衰竭患者的普遍改变。③指甲：典型的指甲近端部分呈白色，远端部分呈淡棕色，所谓半半指甲，其发病机制尚不明确。④干燥：皮肤干燥十分常见，表现为抓痕、苔藓。

（3）呼吸系统　晚期慢性肾衰竭患者即使在没有容量负荷的条件下也可发生肺充血和肺水肿，称之为"尿毒症肺水肿"。是尿毒症毒素诱发的肺泡毛细血管渗透性增加所致，临床上表现为弥散功能障碍和肺活量减少，肺部X线检查可见出现"蝴蝶翼"征，及时利尿和透析可改善上述症状。有15%～20%患者可发生尿毒症性胸膜炎。伴随钙、磷代谢障碍可发生肺转移性钙化，临床表现为肺功能减退。

（4）免疫功能低下和感染　慢性肾衰竭患者免疫抑制表现为患者对细菌（葡萄球菌）敏感性增加，结核重新活动的风险增加，乙型肝炎病毒与丙型肝炎病毒清除缺陷，对乙型肝炎病毒免疫应答受损，与肾功能严重程度相关。慢性肾衰竭患者常合并淋巴组织萎缩和淋巴细胞减少，并且由于酸中毒、高血糖、营养不良以及血浆和组织高渗透压导致白细胞功能障碍。临床上可表现为呼吸系统、泌尿系统及皮肤等部位各种感染，是慢性肾衰竭患者重要的死亡原因。主要感染类型如下：①细菌感染，多出现在透析患者的中心静脉导管感染，主要为金黄色葡萄球菌和表皮葡萄球菌，分别占30%和38%。临床上主要表现为寒战、发热等菌血症症状，在血管通路插管出口部位可有红肿或渗出，有些病例插管部位无异常表现，血培养及导管处分泌物培养可以明确致病菌。②结核杆菌感染，慢性肾衰竭是结核病的易感人群，临床表现与非肾衰竭患者的表现相同，常见症状如疲劳、厌食、乏力、盗汗、体重减轻和发热等。③丙型肝炎病毒感染。④乙型肝炎病毒感染。

## 第五节　慢性肾衰竭的非透析治疗

| 知识点1：慢性肾衰竭饮食治疗的方法 | 副高：熟练掌握　　正高：熟练掌握 |
| --- | --- |

慢性肾衰竭饮食治疗的方法包括：

（1）低蛋白饮食（LPD）　是饮食治疗的核心，可以有效延缓慢性肾衰竭的进展，对中晚期慢性肾衰竭患者（GFR为13～24ml/min）更为有效。根据蛋白质限制的程度分为低蛋白饮食：GFR25～60ml/min时，蛋白摄入量为0.6～0.75g/（kg·d）；GFR＜25ml/min时，蛋白摄入量为0.6g/（kg·d）和极低蛋白饮食，蛋白摄入量为0.3g/（kg·d）。对于蛋白质摄入量在0.6g/（kg·d）以下包括极低蛋白饮食者，应补充必需氨基酸或α-酮酸制剂0.1～0.2g/（kg·d）。

（2）水钠摄入的限制　摄水量的标准应个体化，取决于原发病的不同、肾功能受损程度，个体非尿排泄水的途径差异，原则是"量出为入"。不论其GFR数值，均应将摄钠量限制为不超过100mmol/d，即约食盐6g。可通过监测24小时尿钠估计患者的实际摄钠量，一般24小时尿钠不超过100mmol。

（3）其他　①低脂饮食：脂肪供能应为总能量的25%～35%，脂肪摄入量不超过总热量的30%。低脂饮食绝不是简单地去除脂肪带来的热量，而是讲究摄入脂肪酸的类型，多不饱和脂肪酸可减少心血管疾病的发生，不饱和脂肪酸/饱和脂肪酸应为2∶1。另外胆固醇摄入量＜300mg/d。②低磷饮食：磷摄入量限制在800mg/d以下，合并高磷血症者应＜500mg/d，严重高磷血症者应同时予以磷结合剂。③合并高钾血症者，低钾饮食；④注意补充叶酸、水溶性维生素、钙、铁、锌等矿物质。

| 知识点2：慢性肾衰竭心血管疾病治疗的方法 | 副高：熟练掌握　正高：熟练掌握 |
|---|---|

（1）冠心病的治疗

1）一般治疗：①发作时立即休息，一般停止活动后症状即可消除。②避免过度体力活动。③避免情绪激动。④避免饱餐、油腻饮食，保持大便通畅。

2）药物治疗：首先考虑预防心肌梗死和死亡；其次考虑减少心肌缺血、缓解症状及改善生活质量。

①预防发生心肌梗死和死亡的药物

a. 抗血小板治疗：稳定型心绞痛患者至少需要服用一种抗血小板药物。阿司匹林：通过抑制血小板环氧化酶和$TXA_2$，抑制血小板在动脉粥样硬化斑块上的聚集，防止血栓形成同时也通过抑制$TXA_2$导致的血管痉挛，降低心血管事件的危险性。在所有急性或慢性缺血性心脏病的患者，无论有否症状，只要没有禁忌证，就应每天常规应用阿司匹林。不良反应主要是胃肠道症状，与剂量有关，使用肠溶药或缓释药、抗酸药可以减少对胃的不良作用。禁忌证包括过敏、严重未经治疗的高血压、活动性消化性溃疡、局部出血和出血体质。尽管阿司匹林对非尿毒症患者有益，但随着肾功能的下降，并发症（主要是出血）的风险可能会增加，因此，不推荐广泛使用阿司匹林作为冠心病的一级预防，然而对于急性心肌缺血或高危患者其益处可能大于风险。氯吡格雷和噻氯匹定：通过二磷酸腺苷（ADP）受体抑制血小板内$Ca^{2+}$活性，并抑制血小板之间纤维蛋白原桥的形成。氯吡格雷粒细胞减少的不良反应小、起效快，不能耐受阿司匹林者可服用；后者不良反应包括胃肠道不适、过敏、白细胞和中性粒细胞减少、血小板减少，目前较少使用。

b. 降脂治疗：在治疗冠状动脉粥样硬化中起重要作用。他汀类药物可以进一步改善内皮细胞的功能，抑制炎症、稳定斑块使部分动脉粥样硬化斑块消退，延缓病变进展。

　　c. 血管紧张素转换酶抑制药（ACEI）：能逆转左心室肥厚及血管增厚，延缓动脉粥样硬化进展，减少斑块破裂和血栓形成，有利于心肌供氧/耗氧平衡和心脏血流动力学，降低交感神经活性。不良反应主要包括干咳、低血压和罕见的血管性水肿。

　　②抗心绞痛和抗心肌缺血的治疗

　　a. 硝酸酯类药物：能降低心肌需氧，同时增加心肌供氧，缓解心绞痛。硝酸甘油，心绞痛发作时舌下含服（0.5～1.0mg）作用较快，即可缓解症状；2%硝酸甘油油膏或橡皮膏贴片（含5～10mg）涂或贴在胸前或上臂皮肤而缓慢吸收，适用于预防夜间心绞痛发作。硝酸异山梨酯（消心痛），口服3次/天，每次5～20mg，30分钟后起效，持续3～5小时；缓释剂可维持12小时，可用20mg，2次/天；舌下含服2～5分钟见效，作用维持2～3小时，每次可用5～10mg。5-单硝酸异山梨酯多为长效制剂，每天20～50mg，1～2次。硝酸酯类药物长期应用可出现耐药性，可能与巯基利用度下降、RAAS激活等有关。硝酸酯类药物的不良反应有头晕、头胀痛、头部跳动感、面红、心悸等，偶有血压下降。

　　b. β受体阻滞药：阻断拟交感胺类对心率和心肌收缩力的刺激作用，减慢心率、减低血压、减低心肌收缩力和耗氧量，从而缓解心绞痛发作。不良反应有心室射血时间延长和心脏容积增加，虽然可能使心肌缺血加重或引起心肌收缩力降低，但其使心肌耗氧量减少的作用远超过其不良反应。常用美托洛尔25～100mg，2～3次/天，缓释剂1次/天；阿替洛尔12.5～50mg，1～2次/天；比索洛尔5～10mg，1次/天。本药常与硝酸酯制剂联合应用，较单独应用效果好。

　　c. 钙通道阻断药（CCB）：抑制钙离子进入心肌内，也抑制心肌细胞兴奋收缩耦联中钙离子的作用，因而抑制心肌收缩，减少心肌耗氧量，扩张冠状动脉，解除冠状动脉痉挛，改善心内膜下心肌供血，扩张周围血管，降低动脉压，减轻心脏负荷，降低血黏度，抗血小板聚集，改善心肌微循环。常用二氢吡啶类：硝苯地平、非洛地平、氨氯地平；维拉帕米；地尔硫䓬。不良反应包括周围性水肿、便秘、头痛、面色潮红、嗜睡、心动过缓或过速和房室阻滞等。CCB对于减轻心绞痛大体上与β受体阻滞药效果相当，可与硝酸酯联合使用。变异型心绞痛首选CCB。

　　d. 代谢类药物：曲美他嗪通过抑制脂肪酸氧化、增加葡萄糖代谢而增加缺氧状态下高能磷酸键的合成，治疗心肌缺血，无血流动力学影响，可与其他药物合用。可作为传统治疗不能耐受或控制不佳时的补充或替代治疗。

　　e. 窦房结抑制药伊伐布雷定：该药是目前唯一的高选择If离子通道抑制药，通过阻断窦房结起搏电流If通道、降低心率发挥抗心绞痛的作用，对房室传导功能无影响。该药适用于β受体阻滞药和CCB不能耐受、无效或禁忌又需要控制窦性心率的患者。

　　3）冠状动脉血管重建：冠状动脉造影术仅适用于有症状且药物治疗无效的患者。与一般人群相同，应在一旦发现严重的冠状动脉疾病时可即刻行血管重建术（血管成形术、支架或旁路移植）的前提下进行冠状动脉造影术。由于不能准确预测透析患者的寿命，血管重建术的决定比较困难，应该由心血管和肾脏病专家在综合评价病变的严重性、手术风险和总的生存期望值的基础上决定。目前的共识是左主干或广泛的3支血管病变适合旁路移植术，单支病变更适合血管成形术。对于其他的多支血管病变，血管成形术联合支架置入术和冠状动脉旁路移植术（CABG）有相似的临床效果，但血管成形术后需要再次手术的概率增加。尽管对单支血管疾病或多支病变，血管成形术联合支架置入术可能有效鉴于透析患者血管成形术再狭窄倾向，CABG可能是透析患者心肌血管重建术的最佳选择。慢性肾脏病患者心肌血管重建术后出现并发症的风险普遍较高，长期预后差。由于存在选择偏差，比较血管成形术和冠状动脉旁路移植术（CABG）的临床疗效意义不大。

（2）高血压的治疗

1）血压控制目标：国际卫生组织（WHO）和国际高血压学会（ISH）联合推荐的高血压患者血压控制目标为：尿蛋白>1.0g/d者，血压<125/75mmHg；蛋白尿<1.0g/d者，血压<130/80mmHg。对于CKD 5期患者血压控制目标为<140/90mmHg。

2）降压药物选择：慢性肾衰竭合并高血压的治疗，药物选择和治疗效果与原发性高血压有所不同。首先将血压降至目标值，首选肾脏保护作用最强的降压药，即ACEI或ARB。单用ACEI或ARB降压很难将慢性肾衰竭高血压治疗达标，常需联用3～4种降压药物。各种降压药物的应用如下。

①利尿药：对于慢性肾衰竭患者特别是血肌酐浓度已较高的患者，利尿药特别是噻嗪类利尿药的降压效果不好，而副作用很大，不宜采用，但是晚近有学者进行的双盲自身交叉对照临床试验研究结果表明，噻嗪类利尿药对慢性肾衰竭患者仍有很好的降压效果，其效果较袢利尿药还稳定和持久。但当肾小球滤过率<25ml/（min·1.73m$^2$）时，噻嗪类利尿药无效。

②血管紧张素转换酶抑制药（ACEI）与血管紧张素受体阻滞药（ARB）

ACEI与ARB的降血压作用：ACEI能阻断Ang Ⅱ生成，ARB能阻断Ang Ⅱ与ATIR结合，从而阻断Ang Ⅱ致病作用（包括Ang Ⅱ的缩血管增高血管阻力作用及Ang Ⅱ和醛固酮的促肾小管钠重吸收扩张血容量作用），降低血压。如ARB阻断Ang Ⅱ与ATIR结合后，将促使Ang Ⅱ更多地与其2型受体（AT$_2$R）结合，导致血管舒张血压降低；而ACEI能抑制激肽酶2（ACE又称激肽酶2，一酶两功效）的降解缓激肽作用，使体内缓激肽及前列腺素增多，也促进血管舒张血压下降。

ACEI与ARB的肾脏保护作用：①扩张肾小球入、出球小动脉，且扩张出球小动脉作用强于扩张入球小动脉，降低肾小球内"三高"，减少蛋白尿。②改善肾小球滤过膜选择通透性，使尿蛋白（尤其大、中分子尿蛋白）排泄减少。③保护肾小球足细胞。④抑制系膜细胞增殖，延缓肾小球硬化。⑤减少肾小球内细胞外基质（ECM）蓄积；延缓肾小球硬化进展。⑥增加胰岛素敏感性，改善脂质代谢。

ACEI与ARB的应用：对于ACEI制剂的选择也存在许多矛盾，一方面，所有ACEI制剂的说明书上均注明，当血肌酐超过一定值（3～4mg/dl）应避免使用，因为这部分患者使用ACEI后有可能会导致血肌酐升高；即使血肌酐超过4mg/dl，仍可使用ACEI制剂，仍是安全并且有效的。因此，应用ACEI和ARB类药物时应密切监测肾功能变化，用药后2个月内血清肌酐上升和/或内生肌酐清除率下降<30%，可在监测下继续应用；若>50%应立即停药。严重肾衰竭患者慎用，双侧肾动脉狭窄患者禁用。

钙通道阻滞药（CCB）：慢性肾衰竭患者高血压的治疗中多采用联合药物治疗，在以上两种降压药不能将血压达标，则再加CCB，包括二氢吡啶类及非二氢吡啶类CCB（地尔硫䓬、维拉帕米）。由于二氢吡啶类CCB较安全，可逐渐加量至中等剂量。CCB类也具有一定程度的肾脏保护作用，主要表现在抑制系膜细胞增殖，减少细胞外基质的产生减少氧自由基的产生，减少组织钙化等。

降压药物联合治疗：慢性肾衰竭患者常常需要联合2种及以上降压药物才能降压达标。常用的组合是ACEI或ARB联合CCB。如果血压仍不达标，应测患者心率，参考心率选择下一配伍药物。心率较快（>70次/分）宜加用β受体阻滞药或α、β受体阻断药；心率偏慢（<70次/分）则需将非二氢吡啶类CCB改为二氢吡啶类CCB。如果血压下降不满意，只能再加其他降压药，包括α受体阻滞药、中枢性降压药及外周血管扩张药等。应注意利尿药与β受体阻滞药影响糖、脂代谢，并发糖尿病的患者应慎用。

（3）心力衰竭的治疗　慢性肾衰竭患者心力衰竭时常存在细胞外容量增加，大多数合并心力衰竭的患者需要多种药物联合治疗，联合治疗中需考虑药物之间的相互作用，尽量减少剂量或服用次数。伴有严重心肌功能障碍时需行紧急超滤治疗。

1）利尿药：利尿药在维持血容量方面是必不可少的，但对肾衰竭患者襻利尿药的作用减弱。尽管噻嗪类利尿药在GFR<30ml/min时无效，对于进展期的肾衰竭患者，襻利尿药联合噻嗪类利尿药仍有一定的协同作用。醛固酮拮抗药对慢性肾衰竭患者的疗效尚不确切，利尿作用较弱，与ACEI及β受体阻滞药联用是会增加高钾血症的发生率，应减量或避免使用。

2）ACEI和ARB：ACEI可以显著改善心力衰竭症状，降低发病率，提高生存率，适用于心脏舒张和收缩功能障碍的患者，还可用于左心室射血分数<35%的无症状性心力衰竭患者，以及心肌梗死后左心室射血分数<40%的患者。目前对于其在慢性肾衰竭中的应用，只要没有禁忌证即可应用，对GFR<25ml/min患者慎用。ARB对于糖尿病肾病的患者有肾脏保护作用，疗效与ACEI相似。

3）β受体阻滞药：可改善无症状性心脏收缩功能障碍患者的预后，应用时注意患者是否合并β受体阻滞药禁忌证如反应性气道疾病、窦房结功能不全、心脏传导异常等。

4）地高辛：其应用目前仍有争议。主要用于控制心房纤颤的心室率，以及严重收缩功能障碍而其他药物治疗效果不明显时。地高辛的正性肌力作用可以使心脏的舒张功能恶化，舒张功能障碍的患者忌用。肾功能受损导致地高辛清除率下降，容易中毒，合并低钾血症时出现心律失常。

（4）危险因素的干预　慢性肾衰竭患者均有各种心血管疾病的危险因素，需要多重危险因素干预，包括控制高血压、纠正脂质代谢异常、控制高血糖、戒烟、适当增加运动以及纠正贫血，控制炎症，预防高同型半胱氨酸血症等。

---

**知识点3：慢性肾衰竭贫血治疗的方法**　　　　副高：熟练掌握　正高：熟练掌握

（1）治疗靶目标值　建议使用EPO患者血红蛋白浓度控制在115g/L。

（2）重组人促红细胞生成素（rHuEPO）治疗　促红细胞生成素（EPO）是一种糖蛋白激素，相对分子质量约34000。血浆中存在的EPO根据糖类含量不同分为两种类型——α型和β型。两种类型临床应用效果上无明显差别。合理应用rHuEPO，不仅能有效纠正慢性肾衰竭患者贫血，减少慢性肾衰竭患者的左心室肥大等心血管合并症发生，改善患者脑功能和认知能力，提高生活质量和机体活动能力；而且能降低慢性肾衰竭患者的住院率和病死率。

因此，rHuEPO在慢性肾衰竭的治疗中，目前是不可缺少和替代的。

1）使用时机：无论透析还是非透析的慢性肾脏病患者，若间隔2周或以上连续2次Hb检测值均低于11g/dl，并除外铁缺乏等其他贫血病因，应开始实施rHuEPO治疗。

2）给药途径：rHuEPO治疗肾性贫血，静脉给药和皮下给药同样有效。但皮下注射的药效动力学表现优于静脉注射，并可以延长有效药物浓度在体内的维持时间，节省治疗费用。皮下注射较静脉注射疼痛感增加。①对非血液透析的患者，推荐首先选择皮下给药。②对血液透析的患者，静脉给药可减少疼痛，增加患者依从性；而皮下给药可减少给药次数和剂量，节省费用。③对腹膜透析患者，由于生物利用度的因素，不推荐腹腔给药。④对于rHuEPO诱导治疗期的患者，建议皮下给药以减少不良反应的发生。

3）使用剂量：①初始剂量：皮下给药剂量100～120U/（kg·w），每周2～3次。静脉给药剂量120～150U/（kg·w），每周3次。②剂量调整：rHuEPO治疗期间应定期检测Hb水平；应根据患者Hb增长速率调整rHuEPO剂量；维持治疗阶段，rHuEPO的使用剂量约为诱导治疗期的2/3。若维持治疗期Hb浓度每月改变>10g/L，应酌情增加或减少rHuEPO剂量25%。

4）给药频率（非长效型rHuEPO）：①在贫血诱导治疗阶段，无论皮下给药还是静脉给药，均不推荐每周1次大剂量使用rHuEPO。因为用药之初过高的促红细胞生成素水平，可造成骨髓促红细胞生成素受体的饱和，而受体恢复时血清促红细胞生成素水平也下降，造成了药物浪费。②进入维持治疗期后，原皮下给药的患者，给药频率可由每周2～3次调整为每周1～2次；而原为静脉给药的患者，给药频率可由每周3次调整为每周1～2次。③大剂量重组人促红细胞生成素每周1次给药，可减少患者注射的不适感，增加依从性；但目前临床疗效的优劣尚缺少循证医学证据。

5）不良反应：①高血压是EPO治疗过程中出现的主要副作用，大约20%的肾性贫血患者接受EPO治疗后会出现高血压或高血压加重。EPO相关性高血压机制尚不清楚，可能与血管壁的反应性增加及红细胞增加引起的血流动力学变化有关。出现高血压应首先考虑是否存在细胞外容量负荷过多的情况，加强超滤，调整降压药物的治疗，一般没有必要停止EPO的治疗，除非是难以控制的进行性高血压。但是若发生高血压脑病，在临床情况稳定以前停止使用EPO。其他副作用可能包括癫痫、透析通路血栓、高钾血症。②血管通路阻塞，需监测血液透析患者血管通路状况。③肌痛及流感样综合征，表现为肌痛、骨骼疼痛、低热、出汗等，常在用药后2小时内出现，可持续12小时，2周后可自行消失。④癫痫、肝功能异常、过敏、高血钾等，较少见。

（3）铁剂的治疗

1）靶目标值：根据2006年K/DOQI的建议：非透析患者或腹膜透析患者：血清铁蛋白>100μg/L，且TSAT>20%；血液透析患者：血清铁蛋白>200μg/L，且TSAT>20%。

2）口服铁剂：包括硫酸亚铁、葡萄糖酸亚铁、富马酸亚铁。

3）静脉铁剂：包括右旋糖酐铁、葡萄糖酸铁、蔗糖铁。

4）不良反应：口服铁剂主要副作用为消化道反应。右旋糖酐铁有变态反应，典型临床表现为低血压、呼吸困难、背痛、面色潮红和焦虑不安，因此，给予右旋糖酐铁先给予试验剂量25mg，观察15～60分钟后再给予全量。一旦出现变态反应，应给予肾上腺素、苯海拉明和/或糖皮质激素。葡萄糖酸铁和蔗糖铁不存在变态反应，无需先给予试验剂量。其他不良反应为：关节痛、肌痛，通常与剂量相关；感染的发生概率增加；组织的氧化应激损伤。

（4）补充红细胞生成的其他必需原料

1）叶酸：当摄入充分时大多数患者可以保持叶酸平衡，但在EPO治疗患者需额外补充叶酸。

2）左旋肉碱：慢性肾衰竭患者存在左旋肉碱缺乏，尤其是血液透析患者，左旋肉碱缺乏可导致严重的代谢障碍，也是慢性肾衰竭贫血的重要因素，为rHuEPO抵抗的因素之一。

3）维生素$B_6$、维生素$B_{12}$：其缺乏与rHuEPO抵抗有关。

4）维生素C：可以促进单核吞噬细胞系统铁动员，提高铁利用率；维生素C缺乏也可导致rHuEPO反应性下降。

5）维生素E：抗氧化作用。

**知识点4：慢性肾衰竭的其他纠正贫血的措施　　　　副高：熟练掌握　　正高：熟练掌握**

（1）输血、输红细胞悬液　仅限于出现严重贫血相关症状及体征的患者，目前应用较少。美国内科医师学会强调，必须明确输注红细胞悬液后可以逆转患者的某些症状或体征，否则不宜输血。

（2）充分透析　可清除尿毒症患者血液中的一些毒性物质，包括红细胞生成素抑制因子或物质，对改善贫血有一定作用。

（3）肾移植　可彻底纠正慢性肾衰竭贫血。

（4）病因治疗　治疗继发性甲状旁腺功能亢进症、铝中毒等。

**知识点5：肾性骨病的治疗方法　　　　　　　　　　副高：熟练掌握　　正高：熟练掌握**

（1）高转化性骨病的治疗

1）限制磷的摄入：K/DOQI主张：CKD 3～4期血磷＞1.5mmol/L、CKD 5期肾衰竭血磷＞1.8mmol/L以及血PTH升高超出CKD各期靶目标时应限制磷摄入。低蛋白饮食是减少磷摄入的主要方法。每日磷的摄入量应＜600～800mg。极低蛋白饮食［0.3g/（kg·d）］加α-酮酸治疗可将磷摄入限制在3～5mg/（kg·d），而且不会出现营养不良。

2）应用含钙的磷结合剂：如果通过限制磷的摄入不能将血磷控制在目标值，应使用磷结合剂。常用含钙的磷结合剂，如碳酸钙（含钙40%）、醋酸钙（含钙25%），成为治疗继发性甲状旁腺功能亢进的首选药。

目前应用最多的是碳酸钙，价廉、无味、易于耐受、古元素钙高、能纠正酸中毒、可结合肠道中的磷，宜首先选用，是最理想的钙剂，餐中服用可更好地发挥结合磷的作用，1～6g/d。但长期服用可导致高钙血症，甚至软组织和血管钙化，用药期间需监测血钙变化。醋酸钙溶解度高，是有效的磷结合剂，因剂量小发生高血钙机会较少。高磷血症者，口服大量钙剂可使钙磷乘积增加，应在血磷＜1.78mmol/L（5.5mg/dl）时补钙为宜。

对于高血钙或合并严重血管钙化或其他软组织钙化的患者最好使用不含钙的磷结合剂。

Sevelamer是不含钙铝的磷结合剂，不经肠道吸收，通过离子交换和氢化作用结合肠道的磷，有效降低高血磷，效果与碳酸钙、醋酸钙相似，但对血钙影响不大，使钙磷乘积降低。

3）应用活性维生素D及其衍生物：不仅有利于高转化性肾性骨病的治疗，也有利于继发性甲状旁腺功能亢进所致的其他全身器官损害的恢复。原则上采用最小剂量的活性维生素D维持血iPTH、钙、磷在合适的目标范围内，患者钙磷乘积$< 55mg^2/dl^2$才能应用。如果过度应用，易引起高钙血症和钙磷乘积升高，导致软组织和血管钙化及骨再生不良。治疗过程中监测血iPTH、钙、磷水平和钙磷乘积，调整药物用量。

作用机制：①可在mRNA水平抑制PTH的分泌；②通过增加甲状旁腺细胞内钙离子浓度，抑制甲状旁腺细胞的增殖；③促进肠道钙吸收增加血清钙水平，间接抑制甲状旁腺分泌PTH。

活性维生素D治疗适应证：①慢性肾脏病3期患者血浆PTH > 70pg/ml，4期患者PTH > 110 ~ 115pg/ml；②慢性肾脏病3、4期患者，血清钙 < 9.5mg/dl（2.37mmol/L）或血磷 > 4.6mg/dl（1.49mmol/L）；③慢性肾脏病5期患者血浆PTH > 300pg/ml或血钙 < 10.2mg/dl（2.54mmol/L），血磷 > 5.5mg/dl（1.83mmoL/L）；目前常用的活性维生素D制剂有1,25-（OH）$_2$D$_3$（骨化三醇）和1α-羟维生素D$_3$（阿法骨化醇）。

应用方法：包括口服及静脉两种。口服又分为每日小剂量及大剂量冲击间歇疗法。①每日小剂量口服适用于轻度继发性甲状旁腺功能亢进，或中重度继发性甲状旁腺功能亢进维持治疗阶段。用法：口服。0.25μg，1次/天，并根据血iPTH、钙、磷水平进行调整剂量。②大剂量口服冲击间歇疗法有助于提高治疗的有效性，减少不良反应，适用于中重度继发性甲状旁腺功能亢进患者。用法：当iPTH 300 ~ 500pg/ml时，每次1 ~ 2μg，每周2次；当iPTH 500 ~ 1000pg/ml时，每次2 ~ 4μg，每周2次；当iPTH > 1000pg/ml时，每次4 ~ 6μg，每周2次。以后监测iPTH水平，根据iPTH变化调整剂量，最终选择最小的骨化三醇剂量间断或持续给药，维持iPTH在目标范围。口服给药最好选择在夜间睡眠前肠道钙负荷最低时给药，高血钙发生率低而同样能达到抑制PTH的作用。③间断静脉给药：不经过胃肠道代谢，生物效应高，高钙血症发生率低，特别适合用于血液透析或腹膜透析患者。

不良反应及对策：常见的不良反应有高血钙、高血磷及转移性钙化，应严密监测血钙、磷、iPTH水平及钙磷乘积。若出现高磷血症，给予积极降磷治疗；血钙 > 2.54mmol/L给予处理；①减少或停用含钙的磷结合剂，使用不含钙的磷结合剂；②骨化三醇减量或停用，血钙恢复正常时再重新考虑开始应用；③对于透析患者，可应用低钙（1.25mmol/L或以下）的透析液。

维生素D衍生物：有与骨化三醇相似的抑制甲状旁腺PTH合成与分泌的作用，可充分控制血iPTH水平，而血钙和血磷水平变化较小；还具有控制激素分泌、抑制细胞生长、诱导细胞分化、抑制肾小球固有细胞增殖、促进肾小球修复等作用。但目前还不能肯定新型维生素D衍生物能否完全替代骨化三醇。目前已经应用的维生素D衍生物包括22-氧化骨化三醇、帕立骨化醇、度骨化醇。

4）应用钙敏感受体激动药：属苯烷基胺类化合物，能增强甲状旁腺钙敏感受体（CaR）对细胞外钙的敏感度，从而在较低于正常的血清钙水平也能使受体活化，可以快速有效的降低循环中血iPTH水平，同时不升高血钙、磷水平，降低钙磷乘积。但对骨代谢方面的作用还不确定。

5）甲状旁腺切除术：当药物治疗无效时，可采用甲状旁腺切除手术治疗。甲状旁腺切除术手术指征为：血iPTH明显增高（持续＞800pg/ml），排除铝中毒，同时存在以下情况之一：①持续进展的高钙血症，组织学进展性骨疾病；②严重瘙痒药物和透析治疗无效；③钙磷乘积＞5.74～6.56伴进展性骨外钙化或钙化防御；④进行性骨骼、关节疼痛，骨折或畸形；⑤成功肾移植后持续性高钙血症；⑥顽固性高磷血症；⑦影像学检查证实甲状旁腺明显增大。术后可能出现低钙血症，因此应密切监测血清总钙和离子钙水平。

（2）低转化性骨病　主要以预防为主，主要防治措施有：①治疗铝中毒；去铁胺治疗；②合理使用钙剂，避免高血钙；③合理应用活性维生素D制剂，避免过度抑制PTH合成与分泌；④应用低钙透析液；⑤应用重组人生长激素（rhGH）或胰岛素样生长因子（IGF）；⑥骨形成蛋白-7（BMP-7）；⑦纠正铁缺乏、纠正代谢性酸中毒、改善营养状况等。

### 知识点6：慢性肾衰竭的中医中药治疗方法　　　　副高：熟练掌握　　正高：熟练掌握

（1）中医中药辨证施治　中医中药辨证施治对于CRF具有抑制和延缓病情进展的作用，尤其对早中期肾衰竭患者效果更为明显。根据CRF的临床表现及证候分析，通常运用补肾健脾、调理脾胃、活血化瘀、通腑泻浊、清利湿热等法则加以施治。

1）补肾健脾法：中医学者认为CRF脾肾虚损为主要病机。治疗以益气养阴、健脾补肾为主。

2）调理脾胃法：CRF的患者多有脾胃不和的表现，如食欲缺乏，乏力、恶心、呕吐等，常用方剂有香砂六君子汤、温脾汤、理中汤、黄芪建中汤等。常用药物有茯苓、白术、佩兰、半夏、砂仁、鸡内金、谷芽等。

3）通下泻浊法：湿浊是CRF的主要邪实因素，通下泻浊，排除浊邪是中医药治疗CRF的常用方法。在通下泻浊药中，大黄延缓肾衰竭的疗效已得到肯定。大黄不仅通过泻下，减轻氮质潴留，延缓肾衰竭进展，并能改善患者的氨基酸代谢及营养状况。

4）活血化瘀法：CRF多存在肾小球硬化及间质纤维化，以及高凝血状态及微血栓形成。临床及动物实验研究证实，川芎、丹参、三七、水蛭等活血化瘀药具有减轻肾组织纤维化的作用，在一定程度上可改善肾功能。主要方剂有桃红四物汤、补阳还五汤等。

5）清利湿热法：在CRF治疗中，清热解毒利湿主要是给邪以出路。清热解毒药物一般具有抗感染、消炎、提高机体免疫力的作用。常用的清热解毒中药有：金银花、蒲公英、鱼腥草、大青叶或应用五味消毒饮。在利湿治疗中多用淡渗利湿之药如茯苓、猪苓、泽泻等。

（2）中药灌肠及中药结肠透析疗法　中药灌肠及中药结肠透析疗法按中医传统理论，都属于中医八法中的"下法"，是仿腹透原理，通过弥散及超滤作用使血中物质清除掉，从而改善肾功能。

（3）针灸疗法　针灸不仅能增强中药的治疗效果，而且弥补了部分CRF患者因胃肠道反应剧烈或高血钾不能服药的不足。

| 知识点7：慢性肾衰竭的其他治疗措施 | 副高：熟练掌握 正高：熟练掌握 |
|---|---|

（1）纠正水电解质和酸碱平衡紊乱

1）维持水钠平衡：根据患者血压、水肿、体重和尿量情况调节水分和钠盐的摄入。一般在无水肿情况下，不应严格限制水分摄入，慢性间质性肾炎失钠时不应过度限制盐。有明显水肿、高血压者，钠摄入量在2～3g/d（氯化钠5～7g/d），严重病例在1～2g/d（氯化钠2.5～5g/d）。根据需要应用袢利尿药。一般不用噻嗪类利尿药及保钾利尿药。同时防止利尿过度及呕吐等体液丢失过多引起的脱水、低血压等情况。

2）纠正代谢性酸中毒：酸中毒有助于减轻和避免酸中毒所致的一系列机体代谢改变，可降低慢性肾衰竭患者骨骼和肌肉中的钙、蛋白质和氨基酸的丢失，抑制骨骼和肌肉分解，有利于营养的维持和肾脏的保护，延缓肾衰竭的进展。临床上常用碳酸氢钠3～10g/d，分3次口服；严重者应静脉滴注碳酸氢钠并根据学期分析结果调整用药剂量，同时应用袢利尿药增加尿量，防止钠潴留。

3）治疗高钾血症和低钾血症：在慢性肾衰竭时常见，当GFR＜25ml/min时，应限制钾的摄入。当血钾＞5.5mmol/L时，具体治疗为：a. 即刻治疗（几分钟内完成）：对有心电图改变者，用10～20ml葡萄糖酸钙（持续推注30～60秒）稳定心肌细胞；b. 暂时治疗（将钾转运到细胞内）：10%葡萄糖内加10～16U常规胰岛素静脉滴注，5%碳酸氢钠用于严重高钾血症合并酸中毒的患者，10%葡萄糖酸钙10～20ml静脉注射；c. 去钾治疗：利尿药（呋塞米40～160mg入壶）增加肾分泌钾，聚苯乙烯磺酸钠口服。严重高钾血症（血钾＞6.5mmol/L）且伴有少尿、利尿效果欠佳者，应及时给予透析治疗。

由于钾摄入不足、胃肠道丢失、补碱过多、利尿过度等原因，慢性肾衰竭患者可发生低钾血症，根据血钾水平给予口服补钾，严重者予以静脉缓慢滴注葡萄糖氯化钾溶液，静脉补钾时注意尿量，防止高血钾。

4）治疗高镁血症和低镁血症：高镁血症在慢性肾衰竭患者中并不少见，严重高镁血症（血镁2mmol/L）时患者可出现呼吸衰竭，应紧急给予葡萄糖酸钙或氯化钙静脉注射，并及时血液透析。低镁血症常与利尿药的应用有关，轻度时一般不予处理，严重者可静脉补充镁剂。

（2）出血的治疗

1）纠正贫血：是改善凝血功能的重要措施，可以促进血小板与血管壁的相互作用，从而缩短出血时间，改善止血。EPO的作用主要在于提高血细胞比容，进而缩短出血时间，对血小板数目及聚集功能、血栓素$A_2$的合成无影响。

2）应用冷沉淀及精氨酸血管加压素：冷沉淀是富含血管性假血友病因子（vWF）、纤维蛋白原及纤维连接素的血浆制品，对于出血时间＞15分钟的尿毒症患者，使用冷沉淀1小时后可见凝血时间缩短，作用高峰时间为4～12小时。精氨酸血管加压素（DDAVP）是人工合成的加压素，可促使内源性vWF从储存点释放，缩短出血时间，静脉或皮下注射剂量为0.3μg/kg，作用持续6～8小时。

3）应用雌二醇：通过拮抗一氧化氮的合成使血小板黏附到收缩的血管，改善其功能，减少出血及出血时间。

4）充分透析和选择合理抗凝血药：充分的透析治疗清除尿毒症毒素可以纠正或改善出血时间的延长。

（3）抗凝、改善微循环  应用抗凝血（肝素、华法林）、促纤溶（尿激酶）、抗血小板聚集（阿司匹林）药物和活血化瘀中药等具有防止和减少肾小球内凝血、改善肾脏微循环和抑制继发性炎症反应与纤维化等作用，如果反复出现血栓且抗磷脂抗体（APL）阳性或蛋白C或蛋白S异常者，建议长期使用华法林。与肝素引起的血小板减少相关的反复血栓形成，在血小板恢复正常且停用所有类型的肝素制剂至少1个月以后可考虑应用华法林。若蛋白C水平持续低，且有出现血栓形成和肢体坏疽的危险，可以应用直接的凝血酶抑制药，其中阿加曲班在肝代谢，适用于肾衰竭的患者。

（4）纠正脂质代谢异常  高脂血症是慢性肾衰竭进展的重要因素之一。控制高脂血症可以延缓全身及肾脏小动脉粥样硬化的进展，减轻心脑血管病变，改善预后。目前他汀类药物对于慢性肾衰竭患者脂质代谢紊乱的治疗主要借鉴于一般人群的应用经验。血清总胆固醇>200mg/dl和HDL-胆固醇≤35mg/dl需控制脂质摄入，LDL-胆固醇水平超过100~130mg/dl应开始饮食和药物治疗。LDL-胆固醇靶目标值应控制在100mg/dl以下。另外，他汀类药物不仅具有调脂作用，还具有肾脏功能保护作用。但在GFR较低的患者应注意减少剂量，监测肾功能变化。一般不主张联合使用降脂药物，因为会增加副作用。

（5）避免和去除加速肾功能不全进展的因素  慢性肾衰竭非透析治疗的基础和前提是有效治疗原发疾病和消除引起肾功能恶化的可逆因素，如戒烟减少心血管并发症的发生，肥胖者减轻体重可以有效地减少蛋白尿、控制感染、避免肾毒性药物等。

# 第二十二章 血液净化疗法

## 第一节 血液透析

知识点1：血液透析的概念　　　　　　　　　　副高：掌握　正高：掌握

血液透析（HD）是目前最常应用的血液净化疗法，是目前为止各种肾衰竭特别是终末期肾病治疗的主要措施之一。它可代替肾脏的部分功能，清除体内的代谢废物或毒素，纠正水、电解质及酸碱平衡紊乱。其方法是将血液引出体外，经带有透析器的体外循环装置，血液与透析液借半透膜（透析膜）进行水和溶质的交换，血液中水和尿毒症毒素包括肌酐、尿素、钾和磷等进入透析液而被清除，而透析液中碱基和钙等则进入血液，从而达到清除水和尿毒症毒素，维持水、电解质和酸碱平衡的目的。

知识点2：血液透析的原理　　　　　　　　　　副高：掌握　正高：掌握

透析是一种溶液与另一种溶液通过半透膜进行溶质交换的过程。所谓的半透膜是指膜能够允许两侧溶液中的水分子和小分子的溶质通过，但大分子溶质（如蛋白质分子）则不能通过。血液透析是利用半透膜原理，将患者血液和透析液同时引入人工肾装置（透析器），在透析膜的两侧行反方向流动，借助膜两侧的溶质浓度梯度、渗透压梯度、水压梯度和膜本身的特性，通过扩散、对流和吸附清除体内潴留的有毒物质；并可补充机体所需要的物质，纠正电解质紊乱和代谢性酸中毒；通过超滤清除体内过多的水分；从而达到部分替代肾脏功能、延长生命的目的。

### 一、血液透析装置

知识点3：透析器　　　　　　　　　　　　　　副高：掌握　正高：掌握

透析器又称"人工肾"，是溶质和水交换的场所，是透析治疗的核心部分，由透析膜及其支撑结构组成。其中血液流经部分称为血室，透析液流经部分称为透析液室。根据透析器构型可分为中空纤维型、板型和蟠管型，目前以中空纤维型透析器最为常用。透析膜由不同的材料构成，主要有再生纤维素膜、改良的纤维素膜和合成的聚合膜，生物相容性以合成的聚合膜>改良的纤维素膜>再生纤维素膜。透析器的选择主要依据下述指标。

（1）膜材料：即透析膜的生物相容性如何，目前主张应用生物相容性较好的合成的聚合膜或改良的纤维素膜。

（2）透析膜的尿素物质转运系数（KOA）：主要反映了对以尿素为代表的小分子溶质的清除效率。KOA＜300则说明对尿素的清除率低；KOA为300～600，则反映对尿素的清除率为中等；KOA＞600则说明对尿素的清除率高。

（3）超滤系数（Kuf）：表示透析器对水的清除能力，即跨膜压为1mmHg时每小时的脱水量。当脱水量大或行血液滤过时则应使用Kuf大的透析器或滤器。

（4）透析膜面积：应根据体表面积大小选用，成人通常使用$1.3～1.6m^2$的透析器。透析膜面积大，对溶质的清除也多些。但初次透析特别是毒素水平过高的患者使用透析膜面积大的透析器易出现失衡综合征。

（5）预充血量：一般为60～120ml，与透析膜面积成正比。预充量少则体外循环血液就相对少，对心血管系统的影响就较小。

知识点4：透析机　　　　　　　　　　　　　　　　　　　　　　　　副高：掌握　正高：掌握

血液透析机按其功能分为3部分：

（1）透析液供给系统　从反渗水进入透析机开始，到透析液进入透析器之前为止，是将人工配置的浓缩的透析液与透析用水按比例稀释后供给透析机使用。按如下程序进行：加热→按比例配置→透析液检测：

1）加热：为避免患者出现过冷或者过热的不适，透析液通常加热35～37℃。在此系统中设有温度报警系统，温度过高时可自动断电以保安全。在此过程中，水中溶解的部分气体也可随温度的升高挥发出来，起到部分除气的作用。

2）透析液的除气系统：带有容量控制系统的透析设备都配备有除气系统，多通过负压使水气分离，由排气泵将气体排出机器。透析液中的气体若不除去，将使透析液电导度的测定产生误差，造成假漏血报警，通过透析膜进入患者的血中形成空气栓塞，并可影响超滤控制系统的准确性。

3）透析液的配比：将按一定处方配置的透析液经透析用水稀释配成所需浓度的透析液。通常用1份浓缩透析液与34份透析用水混合成35份标准透析液。

4）透析液检测：包括透析液电导度、温度、pH值及漏血的检测。

（2）血液循环控制系统　由动脉血路、血泵和静脉血路3部分组成。血泵为驱动血液在体外循环的动力，通过调节血泵的转速可控制血流量。血路管道的动、静脉端有压力监测器，以监测血流压力，了解管道内循环阻力。空气探测器采用超声探测的方法监测静脉回路血液中有无空气，防止含有空气泡的血液流入体内。肝素泵则可向体外循环的血液持续输注肝素，以防止血液发生凝固。

（3）超滤控制系统

1）压力超滤控制：通过调节超滤负压来控制超滤液量。准确性低是其最主要的缺点，而且无法连续显示超滤量。

2）容量超滤控制：通过容量平衡来控制超滤量，其准确性高，而且可随时显示超滤量。

知识点5：水处理系统　　　　　　　　　　　　　　　　　副高：掌握　正高：掌握

水处理是通过过滤、软化、吸附及反渗装置去除自来水中的化学污染物、细菌、内毒素等，从而获得高纯度的透析用水。目前常用的水处理系统的配置及水处理流程为：自来水→加压泵→砂滤→碳滤→软化→纱滤→反渗→贮水箱→加压泵→紫外线消毒→透析机。

知识点6：透析液　　　　　　　　　　　　　　　　　　　副高：掌握　正高：掌握

透析液成分主要包括电解质、碱基和葡萄糖3类。

（1）电解质　透析液电解质浓度与正常血清相近，并可根据患者病情调整。

1）钠：钠浓度135～140mmol/L，有严重水钠滞留、顽固性高血压或心力衰竭时可酌情降低钠浓度；而透析过程中易出现低血压时，可在透析开始时适当升高钠浓度，然后逐渐降低钠浓度至正常范围。

2）钾：钾浓度为0～4mmol/L，由于肾衰竭时尿钾排泄减少，故多选用钾浓度2mmol/L。严重高钾血症时，可先采用钾浓度2mmol/L的透析液，待患者血清钾浓度逐渐下降后再改为无钾透析液。对严重高钾血症患者若首先采用无钾透析液，由于血清钾浓度下降过快，细胞膜电位差变化过快，会引起严重心律失常。

3）钙：正常人血清中钙浓度为2.25～2.75mmol/L，其中具有生理活性的游离钙浓度为1.25～1.5mmol/L。慢性肾衰竭患者均有不同程度的低钙血症倾向。故透析液中钙离子浓度应高于正常人体钙离子浓度，用以纠正患者的低钙血症，避免骨钙的丢失。但过高又可导致高钙血症，引起硬水综合征，表现为恶心、呕吐、面色潮红、头痛及高血压等。因此透析液钙离子浓度多为1.5～1.75mmol/L，另配合口服含钙的磷结合剂和1,25-二羟维生素$D_3$预防及治疗骨营养不良。

4）镁：镁浓度为0.6～0.75mmol/L，明显低于正常血清镁浓度，因为肾衰竭时尿镁排泄减少。

5）氯：氯浓度为102～106mmol/L，与正常血清氯浓度相近。

（2）碱基　透析液常用的碱基有碳酸氢盐和醋酸盐2种。由于醋酸易引起恶心、呕吐、头痛、血管扩张和心肌抑制导致低血压等，且肝功能损害时易发生醋酸潴留，故目前多采用碳酸氢盐作为碱基，分为酸性浓缩透析液（A液）和碱性浓缩透析液（B液）。使用时，由透析机按倍比稀释成最终透析液。透析液$HCO_3^-$浓度为30～35mmol/L。

（3）葡萄糖　透析液中葡萄糖浓度为6～11mmol/L，也可采用无糖透析液，后者的优点是透析液易保存、不易滋生细菌等，缺点是透析过程中易发生低血糖反应。

## 二、血管通路的建立

知识点7：长期血管通路　　　　　　　　　　　　　　　　副高：掌握　正高：掌握

一般分为外瘘、自体动静脉内瘘、移植血管内瘘。最常采用的是自体动静脉内瘘和聚四氟乙烯人造血管内瘘，外瘘现已不主张使用。美国肾脏病基金会K/DOQI指南推荐优先选择自体动静脉内瘘。

（1）动静脉内瘘

1）动静脉内瘘的建立部位顺序：在腕部（桡动脉-头静脉）或肘部（肱动脉-头静脉）建立初始的AV内瘘；如果无法建立上述血管通路，可使用下述方法：人工合成材料移植物AV内瘘成形术（如PTEF）或肱动脉-贵要静脉内瘘成形术。

2）自体动静脉内瘘并发症：早期的并发症有血栓形成、水肿、手指缺血，特别是糖尿病患者。晚期并发症有心脏衰竭、静脉瘤及血栓形成。内瘘发生感染的概率少。

3）动静脉内瘘的建立时机：当估测的肾小球滤过率（eGFR）<30ml/min时，就应当对患者进行肾替代治疗方式的知识教育，如患者准备行血液透析，血管通路应首选自体动静脉内瘘，注意避免在拟建立内瘘侧肢体的血管进行穿刺、置管，以利于内瘘的建立及成熟，并且应在透析前至少6个月建立自体动静脉内瘘，以便对内瘘进行评估及对发现的问题进行干预。一个新自体AV瘘的成熟时间最少1个月，最好3～4个月后再开始使用，过早使用内瘘容易发生阻塞和静脉瘤的形成。对于不准备做自体动静脉内瘘的患者，移植物动静脉内瘘应当在开始血液透析前3～6周置入，人造血管移植物内瘘的最佳使用时间是手术后3～6周。

（2）中心静脉留置插管　对于长期血管通路失败的患者，或已经进行了内瘘成形手术，但内瘘尚未成熟者，可考虑使用带袖套、建立隧道的中心静脉插管提供长期血管通路。带袖套、建立隧道的中心静脉插管的最佳留置部位是右侧颈内静脉，其他可选择的部位包括：右侧颈外静脉、左侧颈内和颈外静脉、锁骨下静脉、股静脉。只有当颈内和颈外静脉不能使用时才使用锁骨下静脉。最好不在有内瘘或准备做内瘘的一侧使用中心静脉插管。在颈内静脉或锁骨下静脉插管后，应当进行X线检查，确定导管的顶端在上腔静脉或在腔静脉和右心房连接处。如果有条件，应当用超声引导置管手术，以减少插管并发症。

---

**知识点8：临时血管通路**　　　　　　　　　　　　　　副高：掌握　　正高：掌握

临时血透通路是指有/无袖套，双腔、经皮穿刺中心静脉的置管，主要适用于急诊血液净化的患者。置管选用顺序为颈内静脉、股静脉或锁骨下静脉，如果患者可能需要做动静脉内瘘作为长期血管通路，不应当在锁骨下静脉插管。在颈内静脉或锁骨下静脉插管后，应当进行X线检查，确定导管的顶端在上腔静脉或在腔静脉和右心房连接处。股静脉插管最少要达到19cm长以减少再循环，不带袖套的股静脉插管保留时间不要长于5天，其多用于卧床的患者。无袖套颈内静脉导管可以短期使用，一般<3周。如果使用时间长于3周，最好选用有袖套、建立隧道的导管。

临时性血管通路的优点是可以在床旁经皮插入，导管在置入后可以立即使用，其适合短期透析。常见的问题有血栓形成及流量不足，造成透析不充分；穿刺部位感染甚至败血症，此时应立即拔除导管，应用抗生素治疗。

### 三、血液透析的抗凝血疗法

知识点9：常规肝素抗凝血方法　　　　　　　　　副高：掌握　正高：掌握

常规肝素抗凝血方法是临床上最为常用的抗凝血方法，肝素与抗凝血酶Ⅲ结合，使后者发生分子构型改变，与凝血酶、凝血因子Ⅹa等结合并灭活之。机体对肝素的敏感性和代谢速率存在较大差异，故肝素的应用必须个体化。肝素静脉注射后起效时间为5分钟。达峰时间为15分钟，半衰期约为50分钟。于血透开始前5~15分钟静脉端注射肝素50~1000U/kg，然后静脉持续输注1000U/h，血透结束前1小时停药。为达到较好的抗凝作用而不致引起出血，血液透析时常需观察凝血指标。

肝素可引起出血，过敏反应和血小板减少等不良反应。当发生出血时，可应用鱼精蛋白治疗。鱼精蛋白与肝素结合而抑制肝素的抗凝活性，两者的生物学效价比值为0.7~1.5。血透结束时相当部分肝素已被代谢，故鱼精蛋白用量为肝素总量的1/2。由于鱼精蛋白半衰期较肝素短，故应用鱼精蛋白出血停止后可再次发生出血，称为反跳现象。此时可酌情再次给予鱼精蛋白治疗。

知识点10：小剂量肝素抗凝法　　　　　　　　　副高：掌握　正高：掌握

适用于有低、中度出血倾向者。首次肝素剂量为10~50U/kg，追加剂量为500U/h。透析过程及透析结束时全血活化凝血时间延长40%。

知识点11：体外局部肝素抗凝法　　　　　　　　副高：掌握　正高：掌握

体外局部肝素抗凝法适用于伴重度出血倾向或活动性出血者。本方法只使体外循环血液抗凝，而对体内血液凝血功能无明显影响。透析开始时于血路动脉端给予肝素500U，然后500~750U/h持续滴注，同时静脉端予相应量鱼精蛋白中和。肝素与鱼精蛋白效价比值的个体差异较大，故透析过程中需随访有关凝血指标，并及时调整两者的用量。由于肝素半衰期较鱼精蛋白长，故透析结束时需再给予一定量鱼精蛋白。

知识点12：低分子量肝素抗凝法　　　　　　　　副高：掌握　正高：掌握

是肝素分子的片段，分子量为4000~6000，它能够抑制凝血因子Ⅹa、Ⅻa和血管舒缓素，但对凝血酶、凝血因子Ⅸ和Ⅺ几乎无影响，故它具有更强的抗凝活性，但不易引起出血，透析过程中多不用监测凝血指标，对于有出血倾向的患者更为安全；而且虽然还不能明确其可以改善维持性血透患者的脂代谢异常，但至少可以证实它不会加重高三酰甘油血症，所以低分子肝素的应用具有更广阔的前景。其方法多采用透析前一次性静脉注射60~80U/kg，透析过程中通常不需追加用药。本法适用于中、高危出血倾向患者。

### 知识点13：局部枸橼酸抗凝法　　　　　　　　副高：掌握　正高：掌握

钙是血液凝固必需的元素。局部枸橼酸盐抗凝是通过体外给予枸橼酸盐螯合钙达到抗凝目的，然后输注钙剂再逆转这一作用。枸橼酸盐部分可经对流和弥散的方式清除，部分进入机体，在肝脏和骨骼肌代谢产生碳酸氢盐。枸橼酸盐的配置是将40g的枸橼酸钠放入5%葡萄糖1000ml中，配成浓度为40mg/ml的溶液，开始以180ml/h的速率从动脉端注入。如果是肝衰竭或肝硬化的患者，则以90ml/h的速度输注。目标值是维持透析器及透析管路中的离子钙在0.25~0.35mmol/L。同时通过静脉管路以40ml/h（2.2mmol/L）的速度注入氯化钙溶液（80ml的10%氯化钙放在1000ml生理盐水中配成0.056mmol/L的浓度），维持机体离子钙的浓度在1.00~1.35mmol/L。需要配置无钙透析液。该方法的可能并发症是高钠血症、代谢性碱中毒、低钙血症及高钙血症。一些比较局部枸橼酸盐方法有效性及安全性的研究显示，该方法可以达到与肝素相同的抗凝作用，可以安全地应用于有高度出血危险者。但是应用该法需密切监测电解质、离子钙及酸碱平衡。

## 四、影响透析性能的因素

### 知识点14：血液和透析液的流量　　　　　　　副高：掌握　正高：掌握

在一定范围内血流量和透析液流量越高，清除率也越高。透析液流量与血流量之比以2：1最为理想。常规血液透析时血流量为200~300ml/min，透析液流量为500ml/min，此时溶质清除率已接近最大，如进一步增加血流量和透析液流量，溶质清除量增加较少。如采用高效透析器和高通量透析器，则血流量和透析液流量可分别增加到300~400ml/min和600~800ml/min。

### 知识点15：透析时间　　　　　　　　　　　　副高：掌握　正高：掌握

在一定范围内透析时间越长，溶质清除量也越大，但随着透析的进行，溶质血浓度逐渐降低，且透析膜表面也不断有纤维蛋白等黏着而影响透析膜清除效率，故一般常规血液透析的时间为每次4~6小时。由于常规血液透析对中、高分子溶质清除效率不如小分子溶质，故透析时间的延长对中、高分子溶质清除量增加较为明显。

### 知识点16：透析频率　　　　　　　　　　　　副高：掌握　正高：掌握

目前有小样本非对照研究证实增加透析频率可提高毒素清除率，更有利于控制容量平衡、降低血磷，提高患者生存率。美国肾脏病基金会制订的K/DOQI指南推荐在高磷血症、液体负荷过重患者增加透析频率，可以提高多数患者生活质量。

| 知识点17：跨膜压 | 副高：掌握　正高：掌握 |

跨膜压越大，则水清除越多，经对流作用清除的溶质也越多。一般最高跨膜压不大于550mmHg，以防止透析膜破裂。由于透析过程中小分子溶质主要靠扩散清除，而中、大分子溶质清除更多依赖于对流作用，故超滤量的增加主要提高中、大分子溶质清除量。

| 知识点18：溶质分子量 | 副高：掌握　正高：掌握 |

在扩散过程中溶质清除量与溶质分子量有关，溶质分子量越小则清除率越高。因为扩散是溶质布朗运动的结果，分子量越小，运动速度越快，与半透膜撞击次数越多，清除量也越大。而在对流过程中溶质清除量与分子量无关，分子量小于膜截留分子量的溶质的清除取决于溶液转运速率。一般分子量35000以上溶质不能被清除。

## 五、透析指征与禁忌证

| 知识点19：透析指征 | 副高：掌握　正高：掌握 |

（1）急性肾损伤　血液透析能迅速清除体内过多的水和$K^+$，纠正酸中毒，并为原发病治疗创造条件。但也可以引起并发症，故在决定透析指征时应作全面考虑。

1）一般透析指征：出现下列任何一种情况即可进行透析：①急性肺水肿，对利尿剂无反应；②高钾血症，血钾≥6.5mmol/L；③高分解代谢状态；④无高分解代谢状态，但无尿2天或少尿4天以上；⑤血碳酸氢根＜12mmol/L或动脉血pH＜7.2；⑥BUN 21.4～28.6mmol/L（60～80mg/dl）以上或血Cr≥442μmol/L（5mg/dl）；⑦少尿2天以上，并伴有下列情况之一：体液过多，如球结膜水肿、胸腔积液、心包积液、心音呈奔马律或中心静脉压升高；持续呕吐；烦躁或嗜睡；血钾≥6mmol/L；心电图有高钾血症表现。在原发病重、估计肾功能恶化较快且短时间内不能恢复时，可在并发症出现前进行早期透析，优点是有利于维持内环境稳定，并为原发病的治疗创造条件，如应用抗生素、营养支持等。

2）紧急透析指征：出现下列任何一种情况需立即透析。①严重高钾血症，血钾≥7.2mmol/L或有严重心律失常；②急性肺水肿，对利尿剂无良好反应；③严重代谢性酸中毒，动脉血pH＜7.2。

（2）终末期肾病　对于终末期肾病患者，血液透析能替代部分的肾脏排泄功能，从而减轻临床症状，阻止或延缓并发症包括心脑血管并发症、神经系统并发症、肾性骨病和贫血等的进展。透析指征的决定应考虑残余肾功能状态和临床表现包括并发症的情况。CKD4期的患者应开始接受关于肾衰竭和肾脏替代治疗的教育；非糖尿病肾病eGFR＜10ml/（min·1.73m²）；糖尿病肾病eGFR＜15ml/（min·1.73m²）应开始替代治疗。当有下列情况时，可酌情提前开始透析治疗：严重并发症，经药物治疗等不能有效控制者，如容量过多包括急性心力衰竭、顽固性高血压；高钾血症；代谢性酸中毒；高磷血症；贫血；体重明显下降和营养状态恶化，尤其是伴有恶心、呕吐等。

（3）急性毒（药）物中毒 分子量小、与蛋白结合少且体内分布较均匀的药物均可引起中毒，应在8~12小时内进行透析治疗。

（4）严重水、电解质和酸碱平衡紊乱。

（5）其他如严重高热、低体温等。

---

知识点20：透析禁忌证            副高：掌握     正高：掌握

无绝对禁忌证，相对禁忌证如下。

（1）颅内出血或颅内压增高。

（2）药物难以纠正的严重休克。

（3）严重心肌病变并有难治性心力衰竭、严重心律失常。

（4）活动性出血。

（5）精神障碍不能配合血液透析治疗。

## 六、透析充分性

---

知识点21：透析充分性的概念        副高：掌握     正高：掌握

透析充分性是指通过透析使患者最大程度地提高生活质量，减少合并症，帮助患者保持工作及生活能力。透析充分性不仅仅是以溶质清除率为标志，应通过个体化的透析方案及规律检测、使患者得到透析治疗的全部益处，减少并发症和降低死亡率。

---

知识点22：透析充分性的评估        副高：掌握     正高：掌握

评估透析充分性应包括：患者身心健康状况、营养状态、溶质清除率、超滤的充分性、血压控制、蛋白质分解率以及贫血、酸中毒和骨病等并发症的控制情况。目前常运用两种方法计算透析充分性指标。

（1）尿素清除指数（Kt/V）测定 K代表透析器对尿素的清除率，t为单次透析时间，V为尿素在体内的分布容积。Kt乘积反映了单次透析对尿素的清除量，Kt/V则反映单次透析清除尿素量占患者体液中尿素总量的比例。目前临床最常应用单室Kt/V（single pool Kt/V，spKt/V），其推荐运用计算公式为：

$$spKt/V = -\ln(R - 0008t) + (4 - 3.5R) \times UF/W$$

其中ln为自然对数；R为透析后与透析前血清尿素氮的比值；t为单次透析时间；UF为超滤量，单位为升；W为透析后患者的体重，单位为kg。

（2）尿素下降率（URR）测定 指透析后与透析前血清尿素氮浓度之比，也反映单次透析清除尿素的量，与Kt/V有一定相关性，URR 65%相当于spKt/V 1.0~1.2。

**知识点23：透析充分性的评估标准**　　　副高：掌握　正高：掌握

透析充分性的评估标准有：①患者自我感觉良好；②透析并发症较少，程度较轻；③患者血压和容量状态控制较好。透析间期体重增长不超过干体重5%，透析前血压＜140/90mmHg，透析后血压＜130/80mmHg；④血电解质和酸碱平衡指标基本维持在正常范围；⑤营养状况良好；⑥血液透析溶质清除较好。小分子溶质清除指标单次血透URR达到65%，spKt/V达到1.2；目标值URR 70%，spKt/V 1.4。上述指标均以尿素为代表，主要反映小分子尿毒症毒素的清除情况，故有其局限性。实际上，尿毒症众多病理生理紊乱的发生中，中、大分子尿毒症毒素起重要作用。

## 七、透析处方

**知识点24：急性肾衰竭透析处方**　　　副高：掌握　正高：掌握

透析处方是指为达到设定的溶质和水清除目标所制订的各项透析方案，包括透析器的选择、血流量和透析液流量、超滤量和速度、抗凝剂应用、透析频率和每次透析时间。

（1）时间　对大多数患者而言，首次透析通常只2小时，以后逐渐增加，至第3~4次即可延长至4小时。身材高大或高分解代谢患者需要的透析时间可能更长。

（2）频度　最初几天常需要每天透析使血尿素降至可接受的范围内，然后根据患者的情况进行调整。

（3）透析膜　生物相容性好的透析膜对患者的预后有益处。

（4）透析剂量　Kt/V值应达到0.9~1.0。

**知识点25：慢性肾功能衰竭透析处方**　　　副高：掌握　正高：掌握

（1）时间　可通过目标Kt/V值，患者的体液分布容积及透析器对尿素的清除率算出所需的透析时间。

（2）频度　多数患者需1周3次透析。

（3）透析器　透析器的KoA越大、膜表面积越大、在一定时间内清除的尿素就越多。另外透析膜性质不同，其清除中大分子溶质的能力也不同，应根据患者的具体情况选择。

（4）超滤量　应根据患者的干体重及其所能耐受的超滤率决定。要求患者平时每天体重增加＜1kg，周六、周日每天体重增加＜1.5kg。同时要定期评估患者的干体重。

（5）透析剂量　每周3次透析，Kt/V值至少应达到1.2；每周两次透析，Kt/V的目标值应达到1.8~2.0。

（6）血流速度　对溶质清除有较大影响，至少达到200ml/min，但要视患者的心功能决定。

（7）透析液流速　一般在500ml/min，应用高KoA透析器者可以增加到800ml/min。

（8）据患者的不同情况采用个体化的透析液处方。

## 八、血液透析即刻并发症及处理原则

知识点26：透析中低血压　　　　　　　　　　　　　　　　　　　副高：掌握　正高：掌握

低血压是透析过程中最常见的并发症，指透析中收缩压下降>20mmHg或平均动脉压降低10mmHg以上，并有低血压症状。轻者表现为头晕、心悸、眼花、出冷汗，也可无任何症状。重者表现为恶心、呕吐、面色苍白、大汗淋漓甚至意识丧失、死亡。

（1）病因　常见的病因有：①血容量过度下降：干体重设置过低，或透析间期体重增长过多，导致单位时间内超滤过多，组织间隙的水分不能及时充盈进入血液，是发生低血压的重要原因；②血管张力下降：可由低钙透析液、醋酸盐透析液和高温透析液引起；③透析中的心脏收缩和舒张功能异常：可由低钙透析液、醋酸盐透析液引起；④服用降压药。

（2）防治　①限制饮食，避免透析间期水分摄入过多。对有明显水钠潴留患者，要加强脱水达到理想的干体重；②通过增加透析次数、延长透析时间来增强脱水，避免迅速和过度超滤；③初始透析采用诱导透析，防止失衡综合征的发生；④合理制订透析液钠离子的浓度；⑤合理评估干体重，降低脱水速率；透析过程中进行血容量监测，当出现血容量不足时，及时停止超滤。

知识点27：肌肉痉挛　　　　　　　　　　　　　　　　　　　　　副高：掌握　正高：掌握

肌肉痉挛多出现在每次透析的中后期。一旦出现应首先寻找诱因，然后根据原因采取处理措施，并在以后的透析中采取措施，预防再次发作。

（1）常见原因　在透析过程中出现的肌肉痉挛，主要由超滤过多、过快引起，少数与低血钠、低血钙有关。可发生于手、足或腓肠肌，呈痛性痉挛。

（2）预防措施　避免超滤过多、过快；采用序贯透析，先单超后透析，血液滤过等方式；吸氧，补钙；对于反复出现痉挛的患者，重新设定干体重。

知识点28：恶心和呕吐　　　　　　　　　　　　　　　　　　　　副高：掌握　正高：掌握

（1）常见原因　有透析低血压、透析失衡综合征、透析器反应、糖尿病导致的胃轻瘫、硬水综合征或醋酸盐不耐受等。

（2）预防措施　最初可采用诱导透析疗法，透析前毒素水平极高者适当减慢透析速度，避免失衡；定时调整干体重，以防过度脱水引起低血压；减少水钠潴留，并使用药物控制血压；对醋酸盐透析不能耐受者，可改用碳酸氢盐透析液；经常检查水质，预防硬水综合征的发生。

知识点29：皮肤瘙痒　　　　　　　　　　　　　　　　　　　　　副高：掌握　正高：掌握

皮肤瘙痒是透析患者最常见的不适症状，常严重影响患者的生活质量。透析治疗会促发或加重症状。

（1）原因　尿毒症患者皮肤瘙痒可能与尿毒症本身、透析治疗及钙磷代谢紊乱等有关。其中透析过程中发生的皮肤瘙痒需要考虑与透析器反应等变态反应有关。一些药物或肝病也可诱发皮肤瘙痒。

（2）防治措施　控制患者血清钙、磷和iPTH于适当水平，避免应用一些可能会引起瘙痒的药物，使用生物相容性好的透析器和管路，避免应用对皮肤刺激大的清洁剂，应用一些保湿护肤品以保持皮肤湿度，衣服尽量选用全棉制品等。

---

知识点30：头痛　　　　　　　　　　　　　　　　　　副高：掌握　正高：掌握

（1）常见原因　透析失衡综合征、严重高血压和脑血管意外等。对于长期饮用咖啡者，由于透析中咖啡血浓度降低，也可出现头痛表现。

（2）防治措施　应用低钠透析，避免透析中高血压发生，规律透析。如无脑血管意外等颅内器质性病变，可应用对乙酰氨基酚等镇痛对症治疗。

---

知识点31：胸痛和背痛　　　　　　　　　　　　　　　　副高：掌握　正高：掌握

（1）常见原因　心绞痛（心肌缺血），其他原因还有透析中溶血、低血压、空气栓塞、透析失衡综合征、心包炎、胸膜炎等。

（2）防治措施　应针对胸背疼痛的原因采取相应预防措施。在明确病因的基础上采取相应治疗。

---

知识点32：失衡综合征　　　　　　　　　　　　　　　　副高：掌握　正高：掌握

失衡综合征是指发生于透析中或透析后早期，以脑电图异常及全身和神经系统症状为特征的一组病症。多见于首次透析患者，在过程中或透析后出现，轻者表现为恶心、呕吐、血压升高，重者则表现为烦躁不安、惊厥、甚至昏迷。

（1）原因　主要有：①透析时，血中尿素氮迅速被清除，但脑组织及脑脊液中的尿素氮因受血脑屏障的限制，清除较慢，由此造成脑内渗透压增高而引起脑细胞水肿；②透析过程中细胞外液酸中毒快速纠正，脑细胞内的氢离子不能及时排出，导致脑细胞内外的pH梯度，水分向脑细胞内转移，造成脑细胞水肿；③低钠透析造成的低钠血症；④透析过程的低血糖也极易引起脑细胞水肿。

（2）防治措施　①开始透析时采用诱导疗法，即首次透析时间不应超过3小时；②首次透析避免血流速度过快，特别是对于血中尿素氮及肌酐水平较高者，以免溶质清除过快而引起血浆渗透压迅速下降；③合理调整透析液的电导度；④重症患者透析过程可予吸氧；⑤若已出现失衡症状，可给予50%葡萄糖静脉注射以提高血浆渗透压，减轻脑水肿，重症患者可予25%甘露醇快速静滴治疗。

---

**知识点33：透析器反应**　　　　　　　　　　　　　　　副高：掌握　　正高：掌握

既往又叫"首次使用综合征"，也可见于透析器复用患者。临床分为A型反应（过敏反应型）和B型反应两类。其防治程序分别如下。

（1）A型透析器反应　　主要发病机制为快速的变态反应，常于透析开始后5分钟内发生，少数迟至透析开始后30分钟发生。根据反应轻重可表现为皮肤瘙痒、荨麻疹、咳嗽、喷嚏、流清涕、腹痛、腹泻，甚至呼吸困难、休克、死亡等。一旦考虑为A型透析器反应，应立即采取紧急处理措施，并积极寻找原因，采取预防措施，避免以后再次发生。

1）紧急处理：①立即停止透析，夹闭血路管，丢弃管路和透析器中血液；②给予抗组胺药、激素或肾上腺素药物治疗，如出现呼吸循环障碍，立即予心脏呼吸支持治疗。

2）明确病因：可能的致病因素有透析膜材料、管路和透析器的消毒剂（如环氧乙烷）、透析器复用的消毒液、透析液受污染、肝素过敏等。另外，有过敏病史及高嗜酸性粒细胞血症、血管紧张素转换酶抑制剂（ACEI）应用者，也易出现A型反应。

3）预防措施：①透析前充分冲洗透析器和管路；②选用蒸汽或γ射线消毒透析器和管路；③进行透析器复用；④对于高危人群可于透析前应用抗组胺药物，并停用ACEI。

（2）B型反应　　常于透析开始后20～60分钟出现。其发作程度常较轻，多表现为胸痛和背痛。其诊疗过程如下：

1）明确病因：透析中出现胸痛和背痛，首先应排除心脏等器质性疾病，如心绞痛、心包炎等。如排除后考虑为B型透析器反应，则应积极寻找可能的诱因。B型反应多认为是补体激活所致，与应用新的透析器及生物相容性差的透析器有关。

2）紧急处理：B型透析器反应多较轻，常不需终止透析，予鼻导管吸氧及对症处理即可。

3）预防：采用透析器复用及选择生物相容性好的透析器可预防B型透析器反应。

---

**知识点34：心律失常**　　　　　　　　　　　　　　　　副高：掌握　　正高：掌握

（1）常见病因　　①电解质紊乱：通常的透析液多选择低钾透析液，因此对透析前高钾或血钾正常的患者，透析开始后可出现血钾水平突然下降，伴有严重酸中毒的患者透析纠正后可使血钾水平进一步下降，诱发各种快速性心律失常，透析期间服用洋地黄类药物者此危险性更大；透析过程中高钾血症较少见，可由于发生溶血或突然出现大量的消化道出血等导致；②对于原有心脏疾病患者，如心肌病、冠心病等，血液透析过程中的血流动力学改变有可能诱发心律失常。

（2）防治措施　　①根据患者情况合理选择透析液钾离子浓度，避免钾浓度过高或过低；②老年伴有心脏疾患的初始透析患者，透析应平稳进行，注意控制血流速度，避免过大的血流动力学改变；③已发生心律失常者，及时给予抗心律失常药物，必要时应停止透析。

---

**知识点35：空气栓塞**　　　　　　　　　　　　　　　　副高：掌握　　正高：掌握

空气栓塞一旦发生，死亡率极高。一旦发现应紧急处理，立即抢救。

（1）紧急抢救 ①立即停止血泵，夹闭静脉血管；②采取左侧卧位，并头和胸部低、足高位；③心肺支持，包括吸纯氧，采用面罩或气管插管；④如空气量较多，有条件者可予右心房或右心室穿刺抽气。

（2）明确病因 与任何可能导致空气进入管腔部位的连接松开、脱落有关，如动脉穿刺针脱落、管路接口松开或脱落等，另有部分与管路或透析器破损开裂等有关。

（3）预防 ①上机前严格检查管路和透析器有无破损；②做好内瘘针或深静脉插管的固定，透析管路之间、管路与透析器之间的连接；③透析过程中密切观察内瘘针或插管、透析管路连接等有无松动或脱落；④透析结束时不用空气回血；⑤注意透析机空气报警装置的维护。

知识点36：溶血　　　　　　　　　　　　　　副高：掌握　正高：掌握

表现为胸痛、胸部压迫感、呼吸急促、腹痛、发热、畏寒等。一旦发生应立即寻找原因并采取措施予以处置。

（1）明确病因 ①血路管相关因素；②透析液相关因素，如狭窄或梗阻等引起对红细胞的机械性损伤、透析液钠过低、透析液温度过高、透析液受消毒剂、氯胺、漂白粉、铜、锌、甲醛、氟化物、过氧化氢、硝酸盐等污染；③透析中错误输血。

（2）处理 一旦发现溶血，应立即予以处理。①重者应终止透析，夹闭血路管，丢弃管路中血液；②及时纠正贫血，必要时可输新鲜全血，将血红蛋白提高至许可范围；③严密监测血钾，避免发生高钾血症。

（3）预防 ①透析中严密监测血路管压力，一旦压力出现异常，应仔细寻找原因，并及时处理。②避免采用过低钠浓度透析及高温透析。③严格监测透析用水和透析液，严格消毒操作，避免透析液污染。

知识点37：发热　　　　　　　　　　　　　　副高：掌握　正高：掌握

透析相关发热可出现在透析中，表现为透析开始后1~2小时出现，也可出现在透析结束后。一旦血液透析患者出现发热，应首先分析与血液透析有无关系。如由血液透析引起则应分析原因，并采取相应的防治措施。

（1）原因 ①多由致热原进入血液引起，如透析管路和透析器等复用不规范、透析液受污染等；②透析时无菌操作不严，可引起病原体进入血液或原有感染因透析而扩散，而引起发热；③其他少见原因如急性溶血、高温透析等也可出现发热。

（2）处理 ①对于出现高热患者，首先予对症处理，包括物理降温、口服解热药等，并适当调低透析液温度。②考虑细菌感染时做血培养，并予抗生素治疗。通常由致热原引起者24小时内好转；如无好转应考虑是感染引起，应继续寻找病原体证据和抗生素治疗。③考虑非感染引起者，可以应用小剂量糖皮质激素治疗。

（3）预防 ①在透析操作、透析管路和透析器复用中应严格规范操作，避免因操作引起致热原污染；②有条件可使用一次性透析器和透析管路；③透析前应充分冲洗透析管路和透析器；④加强透析用水及透析液监测，避免使用受污染的透析液进行透析。

### 知识点38：透析器破膜　　　　　　　　　　　　副高：掌握　正高：掌握

（1）紧急处理　一旦发现应立即夹闭透析管路的动脉端和静脉端，丢弃体外循环中血液。更换新的透析器和透析管路进行透析。严密监测患者生命体征、症状和体征情况，一旦出现发热、溶血等表现，应采取相应处理措施。

（2）寻找原因　①透析器质量问题；②透析器储存不当，如冬天储存在温度过低的环境中；③透析中因凝血或大量超滤等而导致跨膜压过高有关；④对于复用透析器，如复用处理和储存不当、复用次数过多也易发生破膜。

（3）预防　①透析前应仔细检查透析器；②透析中严密监测跨膜压，避免出现过高跨膜压；③透析机漏血报警等装置应定期检测，避免发生故障；④透析器复用时应严格进行破膜试验。

### 知识点39：体外循环凝血　　　　　　　　　　　副高：掌握　正高：掌握

（1）原因　寻找体外循环发生凝血的原因是预防以后再次发生及调整抗凝血药用量的重要依据。凝血发生常与不用抗凝血药或抗凝血药用量不足等有关。另外如下因素易促发凝血，包括：①血流速度过慢；②外周血血红蛋白过高；③超滤率过高；④透析中输血、血制品或脂肪乳剂；⑤透析通路再循环过大；⑥使用了管路中补液壶（引起血液暴露于空气、壶内产生血液泡沫或血液发生湍流）。

（2）处理　①轻度凝血：常可通过追加抗凝血药用量、调高血流速度来解决。在治疗中仍应严密检测患者体外循环凝血变化情况，一旦凝血程度加重应立即回血、更换透析器和管路。②重度凝血：常需立即回血，如凝血重而不能回血，则建议直接丢弃体外循环管路和透析器，不主张强行回血，以免凝血块进入体内发生栓塞事件。

（3）预防　①透析治疗前全面评估患者凝血状态、合理选择和应用抗凝药是预防关键。②加强透析中凝血状况的监测，并早期采取措施进行防治，包括压力参数改变（动脉压力和静脉压力快速升高、静脉压力快速降低）、管路和透析器血液颜色变暗、透析器见小黑线、管路（动脉壶或静脉壶内）小凝血块出现等。③避免透析中输注血液、血制品和脂肪乳等，特别是输注凝血因子。④定期监测血管通路血流量，避免透析中再循环过大。⑤避免透析时血流速度过低，如需调低血流速度且时间较长，应加大抗凝血药用量。

## 九、血液透析远期并发症及处理原则

### 知识点40：高血压　　　　　　　　　　　　　　副高：掌握　正高：掌握

透析过程中除血压下降外，也可有少数患者出现血压升高。表现为透析前血压正常，透析开始后血压升高，或透析前已有血压升高，透析过程中血压继续上升至较高水平，引起高血压危象、脑病、脑血管意外等严重并发症的发生。

（1）病因　尚不清楚，常见的有：①精神紧张、恐惧引起交感神经兴奋性增高，外周血管收缩；②失衡综合征引起脑组织水肿；③透析过程中输血或透析液钠浓度过高使血容量增加；④超滤太快或过多，有效血容量迅速下降，激活肾素－血管紧张素－醛固酮系统；⑤出现脑出血等并发症；⑥降压药物经透析器滤出。

（2）防治　①限制饮食，避免透析间期水分摄入过多。对明显水钠潴留者，要加强脱水达到理想的干体重；②通过增加透析次数、延长透析时间来增强脱水，避免迅速和过度超滤；③初始透析采用诱导透析，防止失衡综合征的发生；④合理制订透析液钠离子浓度；⑤透析前力争控制血压在正常范围；透析过程中突然出现高血压、通常对降压药反应较差，但同时伴大量脱水者易出现低血压，因此可选择起效快、作用时间短的药物舌下含服，一般15分钟见效。口服药物效果不佳者，可用硝酸甘油5～100μg/min静脉点滴，适用于伴心绞痛、心衰患者。如血压仍不下降，可用硝普钠50mg加入5%葡萄糖500ml静脉点滴，滴速根据血压调整。对于顽固性高血压难以控制者，可选择血液滤过，多可取得良好的效果。

---

知识点41：低血压　　　　　　　　　　　　副高：掌握　正高：掌握

特征是透析间期收缩压仍持续低于100mmHg，机制仍不明确，可能是由于尿毒症自主神经功能障碍、血管对缩血管物质如血管紧张素Ⅱ或去甲肾上腺素反应性下降、扩血管物质如一氧化氮或肾上腺素髓质素过量产生及心力衰竭等原因引起，尚无满意疗法，可对症治疗。

---

知识点42：心力衰竭　　　　　　　　　　　副高：掌握　正高：掌握

（1）原因　①透析不充分所致的容量负荷过重：是最主要的原因。晚期尿毒症透析患者，多存在有不同程度的少尿，甚至完全无尿，故严格限制水钠摄入（体重增长不超过1kg/d）、充分透析（透析间期体重增加不超过干体重的3%～5%）是减少水钠潴留的关键；②高血压：顽固性高血压亦是引起心衰的重要原因；③过度扩张的动－静脉瘘：动－静脉吻合口过大，可增加患者的容量负荷，引起充血性心力衰竭；④与透析相关的贫血等。

（2）防治　①充分透析，减少水钠潴留；②控制高血压；③纠正贫血；④控制动－静脉内瘘吻合口的大小；⑤应用洋地黄类药物。

---

知识点43：心律失常　　　　　　　　　　　副高：掌握　正高：掌握

（1）原因　除原有的心脏疾患外，与透析相关的因素主要是电解质、酸碱平衡紊乱。

（2）治疗　首先应保证电解质及酸碱的平衡；抗心律失常药物的应用与普通的心律失常应用一致，但应作剂量的调整。

---

知识点44：冠心病　　　　　　　　　　　　副高：掌握　正高：掌握

（1）原因　长期透析患者冠心病的发病率较高，其危险因素有：①高血压；②血液透析患者的脂代谢异常，特别是极低密度脂蛋白血症多较透析前加重，因此动脉粥样硬化的发病率亦明显提高；③容量负荷加重了心肌的耗氧量。

（2）治疗 ①控制高血压，控制水钠潴留；②治疗高脂血症：除药物外现已得到证实，应用高通量透析可降低患者的三酰甘油水平，改善患者的脂质代谢，对减少心血管并发症的发生有着积极的作用，这是由于高通量透析清除了更多的脂蛋白酶抑制剂，加强了脂蛋白等大、中分子的清除，而且高通量透析膜的生物相容性更好，减少了脂质水解酶抑制物的产生；③透析时应注意血流速度，透析过程血流速度宜控制在180ml/min左右，减少心绞痛等的发作；④药物治疗：方法与非血透患者相同，反复发生者可考虑改作腹膜透析。

---

### 知识点45：心包炎　　　　　　　　　　　　　副高：掌握　正高：掌握

（1）原因 于透析过程中出现的心包炎可能与下列因素有关：①透析不充分，特别是中分子物质清除的不彻底；②肝素应用造成的出血性心包炎；③透析患者免疫功能低下造成的感染等。

（2）治疗 ①加强透析，可选择血液透析滤过方式以达到对中分子物质的清除；②透析过程选择低分子肝素抗凝，或选择无肝素透析；③小量积液伴疼痛、发热者，可选择吲哚美辛或激素治疗；大量积液甚至发生心脏压塞者应立即予以心包穿刺或置管引流。

---

### 知识点46：心内膜炎　　　　　　　　　　　　副高：掌握　正高：掌握

血管导管感染是主要诱因，治疗首选抗生素，伴发于葡萄球菌感染时，抗感染治疗疗程宜长，联合用药4～6周。必要时手术治疗以免贻误病情。

---

### 知识点47：脂代谢异常　　　　　　　　　　　副高：掌握　正高：掌握

超过60%的血透患者存在需要治疗的脂代谢异常。对此类患者，透析首选碳酸氢盐透析液，以低分子肝素代替普通肝素，采用低蛋白饮食加必需氨基酸疗法，适当限制总糖类，若仍不能有效控制血脂，则需进行药物治疗。

---

### 知识点48：呼吸系统并发症　　　　　　　　　副高：掌握　正高：掌握

（1）肺水肿 多由于水负荷过重引起，其他原因有充血性心力衰竭，低蛋白血症和肺毛细血管通透性增加等。症状有咳嗽、咳痰、呼吸困难、咯血、发绀等。治疗措施包括监测中心静脉压、心电图、血压、血氧饱和度、吸氧、严格控制水分摄入等。

（2）胸腔积液 各种原因导致的胸腔内液体和蛋白回流受阻均可导致胸腔积液，当出现胸腔积液时，无论透析或超滤效果均较差，需增加透析次数或提高透析效率。

（3）肺部感染 由于高龄、营养不良、严重贫血、透析不充分、容量负荷过多等原因，或者患者基础疾病如糖尿病的影响，透析患者的淋巴细胞和粒细胞功能存在多方面的损害，发生细菌感染更常见，且病情进展快、缓解慢。

---

知识点49：消化系统的并发症　　　　　　　　　　　　副高：掌握　正高：掌握

（1）消化道溃疡　由于毒素的刺激，尿毒症本身即可引发溃疡，而血液透析可提高其发生率。

1）原因：①血液透析可清除某些胃酸分泌抑制素，导致胃酸分泌增加；②血液透析所致的高钙血症可刺激胃酸分泌。

2）防治：可根据患者症状选择胃黏膜保护剂或受体拮抗剂。但是否预防性给药，尚无统一观点。

（2）消化道出血

1）原因：消化道溃疡；抗凝剂的使用。

2）防治：积极治疗消化道溃疡；合理使用抗凝剂。

（3）胃排空延迟

1）原因：是由于尿毒症毒素潴留，损害了胃自主神经和胃壁肌肉运动功能，从而引起胃张力下降和胃蠕动减弱。

2）防治：主要应用胃蠕动促进药，早期透析及充分透析可改善胃排空延迟。

---

知识点50：血液系统并发症　　　　　　　　　　　　副高：掌握　正高：掌握

（1）贫血

1）原因：主要是促红细胞生成素分泌减少，以及肾功能障碍所导致的红细胞寿命缩短、生成抑制及出血等。

2）治疗：血液透析对贫血的改善是肯定的，除使用EPO外，充分透析亦是关键；此外尚应减少透析过程中的失血，改善透析患者的营养不良；除紧急情况外避免输血。

（2）白细胞的改变　透析患者存在有中性粒细胞和单核细胞的减少，淋巴细胞减少，考虑与透析过程激活补体有关；而嗜酸性粒细胞增多症则与透析器、水污染及肝素应用有关。长期透析患者，上述白细胞的改变多为暂时性，无须特殊处理。

（3）出血

1）原因：肾衰竭晚期患者本身就可存在有不同程度的出血倾向。透析对其影响体现在两个方面：①出血改善：部分尿毒症患者经过透析治疗后，可使血小板的数目及功能得到部分或完全恢复，出血现象明显减少。已有研究表明，血液透析可有效提高血小板膜糖蛋白CD41、CD61和CD42水平，去除某些可能影响纤维蛋白原与CD41/CD61结合的尿毒症毒素，使血小板聚集功能恢复。②透析过程伴发出血：肝素引起的出血时间延长；肝素本身引起的血小板数目减少；透析过程激活补体所致的血小板数目减少。

2）治疗：合理制订肝素用量，或选择小分子肝素可避免出血的发生。

## 知识点51：泌尿生殖系统并发症　　　　　　　　副高：掌握　正高：掌握

血液透析患者泌尿系结石、感染、恶性肿瘤及阳痿、性欲减退等发生率均明显增高，应对症治疗。此外获得性肾囊肿多见，其由肾脏本身病变引起，与透析无关，可并发出血、感染及恶变。

## 知识点52：骨骼系统并发症　　　　　　　　　　副高：掌握　正高：掌握

与透析相关的骨骼系统疾患称为透析骨营养不良，又称为透析骨病。它包括了尿毒症本身和透析引起的骨的病变。

（1）原因　①磷酸盐排泄障碍、活性维生素$D_3$产生减少所致的低钙高磷、继发性甲状旁腺功能亢进症、酸中毒、这些是尿毒症引起骨代谢障碍的主要原因；②与透析相关的骨病则主要由铝中毒所致。随着磷结合剂越来越少使用，铝中毒的主要来源即是透析用水。国际公认的透析用水标准规定，铝的含量应控制在0.01mg/L，若超过此含量，即可发生体内铝的蓄积，导致骨的矿化障碍。

（2）治疗　严格控制透析用水的铝含量是减轻透析性骨病的关键，余药物治疗同慢性肾衰。

## 知识点53：神经系统并发症　　　　　　　　　　副高：掌握　正高：掌握

主要由铝中毒，尿毒症毒素、甲状旁腺激素潴留，维生素、微量元素缺乏，水、电解质紊乱等因素引起。

（1）中枢病变　表现为注意力障碍、睡眠障碍、淡漠、妄想、智力衰退，重者有语言和运动障碍，甚或痉挛、痴呆，注意鉴别出血性和缺血性疾病，针对原发病进行治疗及对症支持治疗。

（2）周围神经病变　主要表现为深浅感觉障碍、不宁腿综合征，晚期少数患者出现运动障碍甚至弛缓性瘫痪，增加尿毒症患者的血透次数，尽量早期充分透析，是治疗尿毒症周围神经病变的最根本措施，并注意补充维生素及营养神经药物如B族维生素、烟酸、胞磷胆碱等，改善营养状况。

## 知识点54：内分泌系统并发症　　　　　　　　　副高：掌握　正高：掌握

（1）促红细胞生成素　多降低，在维持性血透并发囊性变时可出现其水平的增高。

（2）甲状旁腺激素　慢性肾衰患者可有PTH分泌增多，血液透析无法清除之。而血液滤过和高通量透析可显著降低PTH水平。

（3）性激素　肾衰患者多表现为性功能减退，充分的血液透析可能对其有一定的帮助，但治疗意义不大。

（4）甲状腺激素　多表现为功能低下，血液透析后可以使血浆$T_4$水平降低。

（5）胰腺激素 慢性肾衰患者表现为血浆胰岛素及胰高血糖素水平升高，但组织对胰岛素敏感性降低。血液透析对患者胰岛素及胰高血糖素水平无影响，但可以改善组织细胞对胰岛素的敏感性，改善患者的葡萄糖耐量异常。

| 知识点55：眼并发症 | 副高：掌握　正高：掌握 |
| --- | --- |

透析患者可因基础疾病、伴发的全身疾病、尿毒症本身及透析治疗等引起不同程度的眼部病变。常见的有角结膜钙化、白内障、高血压性或糖尿病性视网膜病变。另外，去铁胺治疗和全身感染，也可造成视网膜病变。因此，透析患者定期的眼科检查是十分必要的。

| 知识点56：皮肤并发症 | 副高：掌握　正高：掌握 |
| --- | --- |

主要表现为皮肤色泽变化、瘙痒、干燥、表皮及皮下钙化和毛发指甲变化等。治疗主要包括保持皮肤清洁卫生、光疗和对症支持治疗为主。

| 知识点57：腹水 | 副高：掌握　正高：掌握 |
| --- | --- |

其因不明，可能与慢性水滞留及毛细血管通透性增加有关，腹水很难通过超滤排除，若持续存在可引起严重畏食和危及生命的恶病质，故应积极治疗。首先用序贯超滤透析治疗，如无效应改做腹膜透析。改腹膜透析后，应在腹膜透析后几天逐渐排除水分，以避免诱发低血压。其他治疗包括腹水回输、肾移植和腹腔－静脉分流等。

| 知识点58：肝疾病 | 副高：掌握　正高：掌握 |
| --- | --- |

血液透析患者由于肾性贫血而反复输血，增加了乙肝和丙肝感染率；可致铁质于肝沉积，引起肝硬化；铝及透析管路中的硅酮也可沉积于肝造成损害。血液透析患者肝损害时黄疸少见，且消化道症状被尿毒症掩盖，难以早期发现。能确定病因者可针对病因处理，其他治疗主要在于保护肝功能，避免某些损害和加重损害的因素。

| 知识点59：胰腺炎 | 副高：掌握　正高：掌握 |
| --- | --- |

胰腺的形态学和分泌功能异常在透析患者中十分常见，大约70%的患者存在胰腺分泌功能异常。尸检发现胰腺病变和PTH水平的增高有关，还可能与高钙血症、高脂血症、药物的毒性等有关。治疗同非尿毒症患者，包括胃肠外补充液体、胃肠减压、雷尼替丁静脉注射以及镇痛等。透析患者与正常人相比，其急性胰腺炎的病变更为严重，并发症较多，预后也差，可加强透析，1次/天，以减轻高分解代谢状态，并注意营养物质的补充。

### 知识点60：精神心理　　　　　　　　　　　　　　　　副高：掌握　正高：掌握

长期透析的患者抑郁症等精神心理疾病的患病率达10%～15%，心理治疗、家庭和社会的关心十分重要，必要时给予药物治疗。

### 知识点61：透析相关淀粉样变　　　　　　　　　　　　副高：掌握　正高：掌握

淀粉样变是影响维持性透析患者生存质量的一个重要原因，据统计，透析5年或5年以上的患者约58%存在有淀粉样变，它所导致的关节及其他系统的损害给患者造成了极大的痛苦。

（1）病因　已证实，淀粉样变的主要构成成分是$\beta_2$-微球蛋白（$\beta_2$-MG），尿毒症患者体内$\beta_2$-MG的滤过减少而造成其大量潴留。而透析会进一步加重$\beta_2$-MG的增多，其原因为：①$\beta_2$-MG属大分子球蛋白，常规的血液透析方式对其清除有限；②血液与透析膜的接触会引发补体的激活、细胞因子的释放，而这些炎症介质的释放本身就可导致$\beta_2$-MG合成与释放的增加；③透析过程中的热原反应会激发有核细胞生成并释放$\beta_2$-MG，导致其在血中的水平升高。

（2）治疗　透析方案的选择对淀粉样变的预防有着重要的作用。①选择对中分子物质有较好清除作用的血液净化方式，如血液滤过；②选择通透性好的透析器；③选择生物相容性较好的膜以减少$\beta_2$-MG的生成；④减少透析过程中的热原反应，从此角度上讲，由于置换液是绝对无菌的，因此，血液滤过也优于血液透析。

## 第二节　血液滤过

### 知识点1：血液滤过的概念　　　　　　　　　　　　　副高：掌握　正高：掌握

血液滤过（HF）是模仿正常人肾脏的肾单位工作原理而设计的一种血液净化方法。HF是模拟肾小球的滤过作用，以对流转运的方式对溶质加以清除。与血液透析相比，血液滤过具有对血流动力学影响小，中分子物质清除率高等优点。

### 知识点2：血液滤过的设备　　　　　　　　　　　　　副高：掌握　正高：掌握

（1）血液滤过机器　与透析机相似，包括血泵、负压泵、输液泵、肝素泵、指示控制仪表组成，其重要组成部分是保持滤出液和置换液间平衡的系统。近年来，临床上多使用"在线"血液滤过机还加设了自产置换液的设备，使得操作更为简单，减少了污染。

（2）血液滤过膜　为高分子聚合材料制成的高通透性膜，包括纤维素膜（醋酸纤维A）和聚丙烯腈膜、聚酰胺膜、聚砜膜、聚甲基丙烯酸甲酯膜等。

（3）置换液　①置换液成分：置换液所含的成分和浓度应接近血浆电解质的成分及浓度，通常含钠140mmol/L、钾2.0mmol/L、镁0.75mmol/L、钙1.5mmol/L、氯102.5mmol/L，常用乳酸盐、醋酸盐或碳酸氢盐作为碱基，还可加入葡萄糖以维持细胞外液渗透压的稳定；②置换液量：HF对溶质的清除主要依赖置换液量，所以每次治疗都需要大量的置换液，一般需18～40L。

### 知识点3：血液滤过的操作　　　　　　　　　　　　　　　　副高：掌握　正高：掌握

（1）血管通路　与HD一样，动静脉内瘘、深静脉留置导管、直接动静脉穿刺均可用于HF。需长期治疗的患者都建议其建立动静脉内瘘或留置长期静脉导管。

（2）置换液输入方法

1）后稀释法：即在滤器后给予置换液，是目前多采用的方法。其优点是在血液稀释之前先滤过，因此溶质的清除率较高，且置换液用量小。

2）前稀释法：在滤器前输入置换液。优点是血液经稀释后进入滤器，故不易在滤过膜上形成蛋白覆盖层影响溶质的清除。缺点是所需置换液量大于后稀释法。

（3）置换液量的计算　前稀释法置换液量的估算尚无统一方法。后稀释的估算方法如下：

1）固定法：现有的观点认为后稀释每次治疗所需置换液量不应少于30L，每周60～90L。也有研究表明，置换液量为体重45%～50%是合适剂量。

2）体重计算法：$V_{1/2}$（L）=0.47×体重（kg）−3.03。式中$V_{1/2}$为血尿素氮浓度下降50%时每次所需滤出量。

近年来有研究结果提示，每次前稀释HF置换液量与干体重的比值＜1.3时，患者治疗效果良好。

### 知识点4：血液滤过的适应证　　　　　　　　　　　　　　　副高：掌握　正高：掌握

血液滤过同样适用于晚期肾衰竭的患者。但在下列情况下血液滤过优于血液透析：①常规透析易发生低血压；②顽固性高血压；③常规透析不能控制的体液过多和心力衰竭；④严重继发性甲状旁腺功能亢进；⑤尿毒症神经病变；⑥心血管功能不稳定、多脏器衰竭及病情危重患者。

### 知识点5：血液滤过的禁忌证　　　　　　　　　　　　　　　副高：掌握　正高：掌握

血液滤过的禁忌证与血液透析相似。

（1）绝对禁忌证　颅内出血伴颅内压升高者，顽固性休克对升压药无反应者。

（2）相对禁忌证　内脏严重活动性出血者，严重感染性休克者，晚期肿瘤导致全身衰竭者，老年高危患者，有神经精神症状不能合作者。

### 知识点6：血液滤过并发症的处理　　　　　　　　　　　　　副高：掌握　正高：掌握

（1）致热原反应和败血症　其预防措施包括：①定期检测反渗水、透析液及置换液的细菌和内毒素；②定期更换内毒素过滤器；③置换液配制过程无菌操作；④使用前必须严格检查置换液、血滤器及管道的包装与有效使用日期，检查置换液的颜色与透明度；⑤出现发热者，应同时做血液和置换液细菌培养及置换液内毒素检测；⑥必要时行抗生素治疗。

（2）耗减综合征　发生于长期行血液滤过治疗的患者。由于血液滤过可以滤出大分子的物质，造成了大量的氨基酸和蛋白质成分的丢失，而低分子激素的丢失会引起内分泌的改变。建议增加饮食中蛋白质的摄入。

（3）远期并发症　微量元素慢性中毒，应注意置换液中各种元素的含量，特别是微量元素应控制在允许范围内。

# 第三节　血液透析滤过

| 知识点1：血液透析滤过的概念 | 副高：掌握　正高：掌握 |
| --- | --- |

血液透析滤过（HDF）是血液透析（HD）和血液滤过（HF）的联合，是通过弥散和对流方式清除溶质，但其总清除率不是弥散和对流的简单相加，而是两者相互影响的，即通过弥散高效清除小分子物质和通过对流高效清除中分子物质。

| 知识点2：血液透析滤过的设备 | 副高：掌握　正高：掌握 |
| --- | --- |

（1）HDF专用机　在血透机基础上增加机器的超滤能力、增加置换液平衡系统及置换液加热系统。目前临床上所用的HDF机器可分别进行HD、HF和HDF，根据患者情况设定治疗模式。

（2）透析滤过膜　和HF使用的滤器是一致的，为高分子聚合材料制成的高通透性膜，常用有聚丙烯腈膜、聚酰胺膜、聚砜膜、聚甲基丙烯酸甲酯膜。

（3）置换液和透析液　HDF治疗时同时需要置换液和透析液，临床上多使用常用的透析液处方，置换液电解质含量与细胞外液相近。

| 知识点3：血液透析滤过的适应证和禁忌证 | 副高：掌握　正高：掌握 |
| --- | --- |

血液透析滤过适应证与血液滤过相似，禁忌证同血液透析。

| 知识点4：血液透析滤过并发症的处理 | 副高：掌握　正高：掌握 |
| --- | --- |

（1）反超滤　低静脉压、低超滤率或采用高超滤系数的透析器时，在透析器出口，血液侧的压力可能低于透析液侧，从而出现反超滤，严重可致患者肺水肿。临床不常见。可调整适当跨膜压（100~400mmHg）及血流量（常>250ml/min）以预防。

（2）蛋白丢失　高通量透析膜的应用，使得血清蛋白很容易丢失，在行血液透析滤过治疗时，白蛋白丢失增多，尤其是后稀释置换法。

（3）缺失综合征 高通量血液透析能增加可溶性维生素、蛋白、微量元素和小分子多肽等物质的丢失。因此，在行血液透析滤过治疗时，应及时补充营养。

# 第四节 连续肾脏替代治疗

**知识点1：连续肾脏替代治疗的概念** 副高：掌握 正高：掌握

连续性肾脏替代治疗（CRRT）是采用每天连续24小时或接近24小时的一种连续性血液净化疗法以替代受损肾脏的功能；是所有连续、缓慢地清除水分和溶质的治疗方式的总称。

传统CRRT技术每天持续治疗24小时，目前临床上常根据患者病情把治疗时间做适当调整。CRRT的治疗目的已不仅仅局限于替代功能受损的肾脏，近来更扩展到常见危重疾病的急救，成为各种危重病救治中最重要的支持措施之一，与机械通气和全胃肠外营养地位同样重要。

**知识点2：连续肾脏替代治疗的治疗模式** 副高：掌握 正高：掌握

连续性肾脏替代治疗目前包括以下技术：①缓慢连续超滤（SCUF）；②连续性静－静脉血液滤过（CVVH）；③连续性静－静脉血液透析滤过（CVVHDF）；④连续性静－静脉血液透析（CVVHD）；⑤连续性高通量透析（CHFD）；⑥连续性高容量血液滤过（HVHF）；⑦连续性血浆滤过吸附（CPFA）。

**知识点3：连续肾脏替代治疗的设备** 副高：掌握 正高：掌握

CRRT系统包括血泵、管道连接、滤器、空气捕获器、容量控制系统、监控系统。临床上使用的CRRT机器根据其容量系统和血泵系统不同，可分为容量平衡系统/血泵系统分离型、容量平衡系统/血泵系统一体化型、高容量血液滤过机器型。随着技术的进步，目前临床上使用的CRRT机器都具有体积小、灵活机动、人机界面友好等特点，都能进行多种治疗模式。

**知识点4：连续肾脏替代治疗的适应证** 副高：掌握 正高：掌握

随着CRRT技术的日益成熟，其临床应用范围也逐渐扩大，其肾脏替代治疗的功能也逐渐向肾脏支持治疗转变。肾脏支持治疗的适用范围更广泛，涵盖多个学科的多个领域。

（1）肾脏疾病 重症急性肾损伤伴血流动力学不稳定和需要持续清除过多水或毒性物质，如AKI合并严重电解质紊乱、酸碱代谢失衡、心力衰竭、肺水肿、脑水肿、急性呼吸窘迫综合征（ARDS）、外科术后、严重感染等；慢性肾衰竭合并急性肺水肿、尿毒症脑病、心力衰竭、血流动力学不稳定等。

（2）非肾脏疾病 包括多器官功能障碍综合征、脓毒血症或败血症性休克、急性呼吸窘迫综合征、挤压综合征、乳酸酸中毒、急性重症胰腺炎、心肺体外循环手术、慢性心力衰竭、肝性脑病、药物或毒物中毒、严重液体潴留、需要大量补液、电解质和酸碱代谢紊乱、肿瘤溶解综合征、过高热等。

---

知识点5：连续肾脏替代治疗的禁忌证　　　　　　　　副高：掌握　正高：掌握

连续性肾脏替代治疗无绝对禁忌证，但存在以下情况时应慎用：①无法建立合适的血管通路；②严重的凝血功能障碍；③严重的活动性出血，特别是颅内出血。

---

知识点6：连续肾脏替代治疗并发症的处理　　　　　　副高：掌握　正高：掌握

连续性肾脏替代治疗并发症的种类同血液透析和血液滤过等技术，但由于CRRT治疗的对象为危重患者，血流动力学常不稳定，且治疗时间较长，故一些并发症的发病率较高，且程度较重，处理更加困难。如低血压、低钾或高钾血症、低钙血症、酸碱失衡、感染以及机械因素相关并发症。另外，由于治疗时间长，肝素等抗凝血药应用总量较大，故容易出血；但如血流量较低、血细胞比容较高或抗凝血药剂量不足，则容易出现凝血。如治疗时间较长，则可导致维生素、微量元素和氨基酸等丢失，应适当补充。

---

知识点7：开始连续肾脏替代治疗的时机　　　　　　　副高：掌握　正高：掌握

（1）对于重症AKI而言，CRRT的早期干预能提高患者的生存率及肾脏存活率。

（2）重症AKI进入2期就应该考虑肾脏替代治疗。

（3）对于出现危及患者生命的容量负荷（超过体重的10%）、电解质紊乱及酸碱失衡时，应尽早进行肾脏替代治疗。

（4）尿量可作为CRRT时机的判断标准，而血清尿素氮及肌酐水平价值不大。

---

知识点8：连续肾脏替代治疗血管通路的建立　　　　　副高：掌握　正高：掌握

（1）推荐在超声引导下置入透析导管。

（2）安置临时性血管通路应首选右侧颈内静脉，其次是股静脉，再次是左侧颈内静脉，最后是优势肢体侧的锁骨下静脉。

（3）建议不使用抗生素预防非隧道透析导管的相关性感染。

知识点9：连续肾脏替代治疗不同模式对溶质的清除效果（表22-1）
副高：掌握　正高：掌握

表22-1　CRRT不同模式对溶质的清除效果

| 模式 | 对流 | 弥散 | 置换液 | 透析液 |
|---|---|---|---|---|
| SCUF | + | − | 0 | 0 |
| CVVH | +++ | − | ++++ | |
| CVVHD | + | +++ | 0 | ++++ |
| CVVHDF | ++ | ++ | ++ | ++ |

知识点10：连续肾脏替代治疗置换液
副高：掌握　正高：掌握

（1）CRRT所使用的治疗液体应注意以下几点　①可使用商品化的置换液或透析液。②配制置换液必须严格无菌操作，配制好的液体在无菌条件下保管必须达到血液净化SOP的相关标准。③使用碳酸氢盐作为透析液和置换液的缓冲液，特别当患者合并休克、乳酸酸中毒或肝功能衰竭时。

（2）碳酸氢盐置换液成分及浓度（表22-2）：

表22-2　碳酸氢盐置换液成分及浓度

| 溶质 | 浓度范围 |
|---|---|
| 钠 | 135～145mmol/L |
| 钾 | 0～4mmol/L |
| 氯 | 85～120mmol/L |
| 碳酸氢盐 | 30～40mmol/L |
| 钙 | 1.25～1.50mmol/L |
| 镁 | 0.25～0.75mmol/L |
| 糖 | 100～200mg/dl（5.5～11.1mmol/L） |

知识点11：连续肾脏替代治疗的治疗剂量
副高：掌握　正高：掌握

（1）CRRT的治疗剂量应通过计算滤出液和/或透析废液的总和得出，不仅仅是置换液和/或透析液的总和，治疗剂量＝置换液量＋透析液量＋超滤液量＋其他补充液（如碳酸氢钠液量及枸橼酸液量）。

（2）AKI患者进行CRRT时，推荐治疗剂量为20～25ml/（kg·h），实际完成剂量常低于处方剂量，故将处方剂量调整为25～35ml/（kg·h）。

（3）CRRT的推荐剂量［20～25ml/（kg·h）］是指患者每日CRRT治疗为持续24小时，若患者每日CRRT的治疗时间<24小时（如日间CRRT仅为12～14小时），需根据计算加大治疗剂量。

（4）为保证置换液的有效利用，置换液和/或透析液速度之和不应大于血流量的1/3，例如血流量为150ml/min，置换液和/或透析液速度不应>50ml/min。如需加大治疗剂量，血流量也应做相应调整。

（5）在CRRT标准剂量的基础上加大治疗剂量，虽然不能改善患者的生存率，但短期内对体内溶质的清除效率肯定会增加。当患者存在严重的高钾血症及酸中毒危及患者生命时，可在短时间内加大CRRT的治疗剂量，有助于患者内环境的尽快稳定。

**知识点12：连续肾脏替代治疗常用的抗凝剂（表22-3）　　　副高：掌握　正高：掌握**

表22-3　常用的抗凝剂

| 方法 | 起始剂量 | 维持剂量 | 监测指标 | 优点 | 缺点 |
|---|---|---|---|---|---|
| 普通肝素 | 30U/kg | 5～10U/（kg·h） | ACT/APTT延长1.5～2.0倍 | 使用简便，价格便宜 | 出血风险加大，血栓性血小板减少 |
| 低分子肝素 | 30～60U/kg | 5～10U/（kg·h） | 抗Xa因子浓度250～350U/L | 操作简便，出血风险降低 | 监测指标价格昂贵 |
| 局部枸橼酸抗凝 | 无 | 4%枸橼酸钠150～200ml/h | ACT延长1.5～2.0倍，滤器后游离钙 | 出血危险降低，不影响患者体内凝血状态 | 操作复杂，可能出现高钠血症、代谢性碱中毒/酸中毒 |
| 阿加曲班 | 0.05～0.1mg/kg | 0.02～0.05mg/（kg·h） | APTT延长1.5～2.0倍 | 出血危险降低 | 临床经验欠缺 |

**知识点13：AKI连续肾脏替代治疗的抗凝方法　　　副高：掌握　正高：掌握**

（1）在AKI患者进行RRT之前，需评估使用抗凝剂给患者带来的益处及风险。

（2）如果AKI患者未合并出血风险及凝血功能障碍，并且未接受系统性抗凝药物治疗，在CRRT时选择如下抗凝药物：①只要患者无使用枸橼酸禁忌，应选择枸橼酸抗凝，而不是肝素。②如果患者存在使用枸橼酸禁忌，选择普通肝素或者低分子肝素抗凝。

（3）如果AKI患者合并出血风险且未接受抗凝药物的治疗，选择如下：①只要患者无使用枸橼酸禁忌则应选择枸橼酸抗凝，而不是无肝素抗凝。②不建议使用局部肝素化（鱼精蛋白中和）的方式抗凝。

（4）对于合并肝素相关性血小板减少症（HIT）的患者，停用所有的肝素类药物，使用直接的血栓抑制剂（如阿加曲班），而不是其他抗凝药物或无肝素抗凝。

（5）对于合并HIT且未出现严重肝功能衰竭的患者，使用阿加曲班作为抗凝剂。

### 知识点14：CRRT治疗AKI的监测　　　　副高：掌握　正高：掌握

（1）相对于IHD，CRRT处方的调整更为灵活，可根据患者的不同情况对CRRT的治疗模式、抗凝方式、治疗剂量、超滤量、酸碱及电解质水平进行调整，以最大限度地适应患者机体的需要。

（2）定时监测患者的动脉血气对CRRT处方的调整至关重要。一般情况下，常采用0、2小时、6小时、每6~8小时的频率来监测血气；当然，也可根据病情需要随时调整动脉血气测定的频率。

（3）在枸橼酸抗凝与其他抗凝方式转换时，需注意静脉输注的碳酸氢钠也需要进行相应的调整，因为1个分子的枸橼酸可以转化成3个分子的碳酸氢钠，需减少碳酸氢钠的使用剂量。

（4）在特殊情况下，外周静脉血气也可作为CRRT处方调整的依据，由于CRRT循环管路中液体成分较为复杂，应尽量避免在循环管路中采集血气。

### 知识点15：CRRT停用的时机及指征　　　　副高：掌握　正高：掌握

（1）CRRT的停机时机包括两层含义——CRRT何时转为低强度的肾替代治疗模式（如日间CRRT，SLED或者IHD等）以及肾替代治疗何时结束。

（2）CRRT疗效的评估目标包括溶质、容量、酸碱及电解质4个方面。

（3）患者肾功能的恢复主要表现为对机体溶质及容量清除能力的恢复，其中任何一项功能未恢复均不应停止肾脏替代治疗。

（4）在CRRT持续治疗过程中，血清肌酐可通过CRRT高效清除，此时血肌酐水平作为停止CRRT判断标准并不准确。尿量是目前判断停用CRRT时机较为客观的指标，但应避免利尿剂的干扰因素。

（5）CRRT治疗过程中患者也面临着营养物质的丢失、药物的清除、血细胞的丢失、出血等多方面的治疗风险。因此，临床评估患者病情趋于稳定后应尽快地转成间断肾脏替代治疗，也有助于患者肾功能恢复的评估。

（6）改为间断肾脏替代治疗后，可在间歇期观察患者的肌酐及尿量指标，若患者的尿量超过1500ml/d并能维持容量平衡，同时血肌酐逐步下降至265μmol/L（3mg/dl），可考虑停止CRRT。

## 第五节　单纯超滤

### 知识点1：单纯超滤的概念　　　　副高：掌握　正高：掌握

单纯超滤是通过对流转运机制，采用容量控制或压力控制，经过透析器或血滤器的半透膜等渗地从全血中除去水分的一种治疗方法。在单纯超滤治疗过程中，不需要使用透析液和置换液。

知识点2：单纯超滤的适应证与禁忌证　　　　　　　　　　副高：掌握　正高：掌握

（1）适应证　①药物治疗效果不佳的各种原因所致的严重水肿；②难治性心力衰竭；③急、慢性肺水肿。

（2）禁忌证　同血液透析。

知识点3：单纯超滤并发症的处理　　　　　　　　　　　　副高：掌握　正高：掌握

（1）滤器破膜漏血　由于滤器质量或运输以及存放时损坏，或跨膜压过高可导致滤器破膜，血液进入超滤液内，此时必须立即更换滤器。

（2）低血压　通常发生在单纯超滤后程或结束前，超滤率过大可导致低血压发生，在血清清蛋白或血红蛋白水平明显降低的患者身上更易发生。患者早期表现为打哈欠、后背发酸、肌肉痉挛，或出现便意等，进而可有恶心、呕吐、出汗、面色苍白、呼吸困难和血压下降。此时应降低超滤率，必要时补充生理盐水或血清。

（3）滤器和管路凝血　应立即增加抗凝血药物剂量；有条件的医院应立即检查抗凝血酶Ⅲ活性，如果患者抗凝血酶Ⅲ活性低于50%，应改用阿加曲班作为抗凝血药物；若静脉压、跨膜压在短时间内突然升高，管路、滤器颜色加深，应立即回血，避免凝血；若在下机时回血阻力突然升高，怀疑滤器管路有凝血时，应立即停止回血，以免血栓进入体内。

（4）出血　对于使用普通肝素或低分子肝素的患者，应暂时停用，并给予适量的鱼精蛋白拮抗，对于选用阿加曲班作为抗凝血药物的患者，应暂时停用阿加曲班20～30分钟，然后减量应用。

（5）心律失常、猝死　对于心血管状态不稳定的患者，单纯超滤过程中有出现致命性心律失常，甚至猝死的可能，此时应立即停止单纯超滤，并给予积极抢救。对于这样的患者原则上推荐采用缓慢连续性超滤（SCUF）模式治疗。

# 第六节　血浆置换

知识点1：血浆置换的概念　　　　　　　　　　　　　　　副高：掌握　正高：掌握

血浆置换（PE）是指将全血分离成血浆和细胞成分，然后将患者的血浆舍弃，同时补充健康人血浆或血浆代用品的过程。其基本流程是将患者血液经血泵引出，经过血浆分离器，分离血浆和细胞成分，去除致病血浆或选择性地去除血浆中的某些致病因子，然后将细胞成分、净化后血浆及所需补充的置换液输回体内。

血浆置换包括单重血浆置换、双重血浆置换。单重血浆置换是利用离心或膜分离技术分离并丢弃体内含有高浓度致病因子的血浆，同时补充同等体积的新鲜冰冻血浆或新鲜冰冻血浆加少量白蛋白溶液。双重血浆置换是使血浆分离器分离出来的血浆再通过膜孔径更小的血浆成分分离器，将患者血浆中相对分子质量远远大于白蛋白的致病因子，如免疫球蛋白、免疫复合物、脂蛋白等丢弃，将含有大量白蛋白的血浆成分回输至体内，它可以利用不同孔径的血浆成分分离器来控制血浆蛋白的除去范围。

| 知识点2：血浆置换的原理 | 副高：掌握 正高：掌握 |

血浆置换通过分离血浆清除某些疾病的相关致病因子，包括自身抗体、循环免疫复合物、异性抗原、低密度脂蛋白、肿瘤异型蛋白（轻链、重链、副蛋白等）、内毒素等。另外血浆置换还具有非特异性治疗作用，可以降低血清中的细胞因子、补体、纤维蛋白原等，也可以改变细胞因子，恢复补体、凝血因子和调理因子的功能，恢复网状内皮细胞的吞噬功能及减少肿瘤细胞的封闭因子，增加肿瘤细胞对治疗药物的敏感性，达到调节免疫系统的作用。

| 知识点3：血浆置换的方法 | 副高：掌握 正高：掌握 |

血浆的分离方法可分为离心式分离和膜式滤过两种。

（1）膜式血浆分离　膜式分离是通过不同孔径大小的膜对不同血浆成分进行分离，而血细胞则被截留。筛系数是决定血浆成分清除量，在一定的血流量和跨膜压条件下，不同的血浆成分都有其自己的筛系数。根据分离的血浆成分的情况，还可分为血浆分离和血浆成分分离（包括双重膜滤过、冷滤过和血浆电泳等）。

（2）离心式血浆分离　离心式分离是利用血浆中成分的比重不同，在离心力的作用下，将血细胞和血浆分离，通过不同的管路进行收集；也可进一步将血细胞分离成红细胞、血小板和白细胞。根据分离血浆和回输血细胞成分的时间顺序可分为间断性离心和连续性离心。离心式分离需用枸橼酸抗凝，使用时应注意出现低钙血症。

（3）血浆分离方法的选择　膜式分离一般不丢失血细胞成分，同时可进行血浆成分的分离，操作较简单，且不需要特殊的机器，所以目前临床多采用膜式分离方法。但其所清除的物质受特定筛系数的限制，且对血管通路要求较高，故需根据实际情况调整治疗方案。离心式分离对血浆清除更有效，但需要特定的机器和枸橼酸抗凝，故临床较为少用，主要应用于血库准备成分输血时进行血液成分分离。

| 知识点4：血浆置换的适应证 | 副高：掌握 正高：掌握 |

血浆置换广泛应用于神经系统疾病、血液系统疾病、肾脏病、代谢性疾病、结缔组织病、移植等多个领域。

（1）风湿免疫性疾病　系统性红斑狼疮（尤其是狼疮性脑病）、难治性类风湿关节炎、系统性硬化症、抗磷脂抗体综合征等。

（2）免疫性神经系统疾病　重症肌无力、急性炎症性脱髓鞘性多发性神经病（Guillain-Barrèsyndrome）、Lambert-Eaton肌无力综合征、多发性硬化症、慢性炎症性脱髓鞘性多发性神经病等。

（3）消化系统疾病　重症肝炎、严重肝衰竭、肝性脑病、胆汁淤积性肝病、高胆红素血症等。

（4）血液系统疾病　多发性骨髓瘤、高γ-球蛋白血症、冷球蛋白血症、高黏滞综合征（巨球蛋白血症）、血栓性微血管病［血栓性血小板减少性紫癜/溶血性尿毒综合征（TTP/HUS）］、新生儿溶血性疾病、白血病、淋巴瘤、重度血型不合的妊娠、自身免疫性血友病甲等。

（5）肾脏疾病　抗肾小球基膜病、急进性肾小球肾炎、难治性局灶节段性肾小球硬化症、系统性小血管炎、重症狼疮性肾炎等。

（6）器官移植　器官移植前去除抗体（ABO血型不兼容移植、免疫高致敏受者移植等）、器官移植后排斥反应。

（7）自身免疫性皮肤疾病　大疱性皮肤病、天疱疮、类天疱疮、中毒性表皮坏死松解症、坏疽性脓皮病等。

（8）代谢性疾病　纯合子或半纯合子型家族性高胆固醇血症等。

（9）药物中毒　药物过量（如洋地黄中毒等）、与蛋白结合率高的毒物中毒。

（10）其他　浸润性突眼等自身免疫性甲状腺疾病、多脏器衰竭等。

---

**知识点5：血浆置换的禁忌证**　　　　　　　　　　　　　副高：掌握　正高：掌握

血浆置换无绝对禁忌证，相对禁忌证包括：①对血浆、人血清蛋白、肝素等有严重过敏史；②药物难以纠正的全身循环衰竭；③非稳定期的心、脑梗死；④颅内出血或重度脑水肿伴有脑疝；⑤存在精神障碍而不能很好配合治疗者。

---

**知识点6：血浆置换治疗前评估**　　　　　　　　　　　　副高：掌握　正高：掌握

（1）系统的病史、体格检查，综合评估患者行血浆适应证和禁忌证，确定是否应进行血浆置换及其治疗模式（单重血浆置换或双重血浆置换）。

（2）实验室检查　血常规、出凝血指标、肝功能、肾功能、电解质、原发病相关指标等。

（3）向家属和/或患者交代病情，签署知情同意书。

---

**知识点7：血浆置换治疗前准备**　　　　　　　　　　　　副高：掌握　正高：掌握

（1）建立血管通路　多为临时性血管通路。

（2）治疗物品准备　除完成血浆置换所需仪器、器材和相关物品外，需常规准备地塞米松、肾上腺素等急救药品和器材。

---

**知识点8：制订血浆置换处方**　　　　　　　　　　　　　副高：掌握　正高：掌握

（1）血浆置换频率　取决于原发病、病情的严重程度、治疗效果及所清除致病因子的分子量和血浆中的浓度，应个体化制订治疗方案，一般血浆置换疗法的频度是间隔1～2天，一般5～7次为1个疗程。

（2）血浆置换剂量 单次置换剂量通常置换血浆容量1~1.5倍，最多不超过2倍。患者的血浆容量可以按照下述公式进行计算和估计：

$$血浆容量=（1-血细胞比容）\times[b+（c\times体重）]$$

其中：血浆容量的单位为ml，体重的单位为kg。b值男性为1530，女性为864；c值：男性为41，女性为47.2。

血浆容量的估计可根据下述公式来计算：

$$血浆容量=0.065\times体重\times（1-血细胞比容）$$

体重的单位为kg。

（3）置换液 多用4%~5%白蛋白，也可使用血浆制品、晶体液及低分子右旋糖酐、凝胶和羟乙基淀粉等血浆代用品，血浆代用品总量不超过总置换液量的20%。治疗血栓性血小板减少性紫癜/溶血性尿毒综合征（TTP/HUS）时应使用冷沉淀新鲜冰冻血浆作为置换液，且不主张双重血浆置换。

（4）抗凝方案 同血液灌流。

---

**知识点9：血浆置换过程**　　　　　　　　　　　　　　副高：掌握　正高：掌握

监测常血浆分离器的血流速度为80~100ml/min，血浆成分分离器的速度为25~30ml/min。治疗应密切观察患者血压、心率等生命指征。机器运行情况包括全血流速、血浆流速、分离血浆流速、动脉压、静脉压、跨膜压和膜内压变化等。

血浆置换结束回血，同步应用免疫抑制剂大部分血浆置换适应证与免疫球蛋白增高有关。血浆置换可清除致病因子，但不能抑制其产生，因此血浆置换后应同时应用免疫抑制剂。

---

**知识点10：血浆置换并发症及其处理**　　　　　　　　副高：掌握　正高：掌握

血浆置换并发症与血液透析类似，包括与血管通路及抗凝剂相关的并发症。与置换有关的并发症如下。

（1）过敏和变态反应 与输入异体血浆有关，通常表现为寒战、皮疹、瘙痒、发热和低血压等，可在血浆输入前预防性应用糖皮质激素和抗组胺药物。出现上述症状时减慢或停止血泵，停止输入可疑血浆或血浆成分，予以糖皮质激素、抗组胺类药物治疗，出现过敏性休克的按休克处理。

（2）低血压 与置换液补充量不足、血管活性药物清除或过敏反应有关，应正确计算需要补充的血浆量，治疗开始后逐渐增加血流量至目标值，必要时使用血管活性药物。

（3）出血倾向 血浆置换过程中血小板破坏、抗凝药物过量或大量使用白蛋白置换液置换血浆导致凝血因子缺乏。对于高危患者及短期内多次、大量置换者，必须补充适量新鲜血浆。

（4）感染倾向　与大量输注白蛋白有关，导致体内免疫球蛋白和补体成分缺乏，可适量补充新鲜血浆或静脉注射大剂量免疫球蛋白。

# 第七节　血浆吸附

| 知识点1：血浆吸附的概念 | 副高：掌握　正高：掌握 |

血浆吸附是血液引出后首先进入血浆分离器将血液的有形成分（血细胞、血小板）和血浆分开，有形成分输回患者体内，血浆再进入吸附器进行吸附清除其中某些特定的物质，吸附后血浆回输至患者体内。

| 知识点2：血浆吸附的分类 | 副高：掌握　正高：掌握 |

血浆吸附根据吸附剂的特性主要分为两大类，一类是分子筛吸附，即利用分子筛原理通过吸附剂携带的电荷和孔隙，非特异性地吸附在电荷和分子大小与之相对应的物质，如药用炭、树脂、炭化树脂和阳离子型吸附剂等；另一类是免疫吸附，即利用高度特异性的抗原-抗体反应或有特定物理化学亲和力的物质（配基）结合在吸附材料（载体）上，用于清除血浆或全血中特定物质（配体）的治疗方法，如胆红素吸附。

| 知识点3：血浆吸附的适应证 | 副高：掌握　正高：掌握 |

（1）肾脏和风湿免疫系统疾病　系统性红斑狼疮和狼疮性肾炎，抗肾小球基膜病、Wegener肉芽肿、新月体肾炎、局灶节段性肾小球硬化、溶血性尿毒症综合征、免疫性肝病、脂蛋白肾病、冷球蛋白血症、类风湿关节炎、单克隆丙种球蛋白血症、抗磷脂抗体综合征等。

（2）神经系统疾病　重症肌无力、吉兰-巴雷综合征等。

（3）血液系统疾病　特发性血小板减少性紫癜、血栓性血小板减少性紫癜、血友病等。

（4）血脂代谢紊乱　严重的家族性高胆固醇血症、高三酰甘油血症等。

（5）肝衰竭　重症肝炎、严重肝衰竭尤其是合并高胆红素血症患者等。

（6）器官移植排斥　肾移植和肝移植排斥反应、群体反应抗体升高、移植后超敏反应等。

（7）重症药物或毒物的中毒　化学药物或毒物、生物毒素，对于高脂溶性而且易与蛋白结合的药物或毒物，可选择血浆灌注吸附，或与血液透析联合治疗效果更佳。

（8）其他疾病　扩张型心肌病、$\beta_2$-微球蛋白相关淀粉样变、银屑病、甲状腺功能亢进等。

| 知识点4：血浆吸附的禁忌证 | 副高：掌握　正高：掌握 |

血浆吸附的禁忌证同血液透析的禁忌证。

| 知识点5：血浆吸附并发症的处理 | 副高：掌握　正高：掌握 |
|---|---|

（1）低血压　多由体外循环引起，对本身存在低血容量的患者，在上机前酌情补充必要的胶体和晶体溶液。

（2）过敏反应　治疗前各种滤器要充分预冲，并且预冲时注意检查吸附器。出现过敏反应给予糖皮质激素和抗组胺类药物、吸氧等对症治疗，必要时终止治疗，严重者出现休克时按过敏性休克处理。

（3）溶血　查明原因，并予以纠正，如为滤器破膜，及时更换。

（4）出血　多为抗凝血药过量所致。

（5）凝血　包括血浆分离器、血浆吸附器、透析器内凝血和留置管凝血，多与术前肝素使用剂量不足，或患者处于高凝状态，或伴有高脂血症有关。术中密切观察跨膜压变化，调整肝素追加量。如跨膜压短时间内迅速升高，可临时追加肝素量。若出现滤器破膜，应立即更换。

（6）穿刺局部血肿、气胸、腹膜后出血　肝衰竭患者凝血功能差，可酌情于治疗前输血浆、凝血酶原复合物等补充凝血因子。治疗中注意肝素用量。注意卧床休息，减少穿刺部位的活动，或局部止血。

# 第八节　血液灌流

| 知识点1：血液灌流的概念 | 副高：掌握　正高：掌握 |
|---|---|

血液灌流（HP）是利用体外循环灌流器中吸附剂的吸附作用来清除患者血液中的内源性和外源性毒物、药物以及机体的代谢废物等一种血液净化方法。HP是临床上常用且非常有效的治疗手段，常常应用于药物和毒物中毒的抢救。同时还可以与HD结合治疗尿毒症的一些慢性并发症，以及应用于急慢性肝功能衰竭。

| 知识点2：吸附剂与吸附制剂 | 副高：掌握　正高：掌握 |
|---|---|

血液灌流常用的吸附剂有活性炭、树脂，其他还包括高分子的过渡金属络合物及固载氧化β-环糊精吸附剂等。

活性炭具有疏松多孔的结构和很强的吸附活性，特点是表面积大、孔隙大、孔径分布范围宽，但机械强度差，易有微粒脱落。活性炭对多种物质有吸附作用，如内源性的肌酐、尿酸、胍类及中分子物质等，尤其对小分子的外源性药物、毒物，如巴比妥、地西泮等安眠药类，有很高的清除率，但对尿素、钠、钾、氯、磷、氢离子和水等无清除作用。活性炭的吸附能力主要取决于其微孔结构，依靠微孔结构的物理吸附作用，即范德华力使相邻的分子和原子间相互吸引，而不产生化学反应。

树脂是具有网状结构的高分子聚合物，聚合物骨架上带有极性交换基团的称为离子交换树脂，不带有交换基团的称为吸附树脂。离子交换树脂容易吸附极性大、溶于水的物质，对带不同电荷的分子选择性吸附，但对血液电解质平衡有一定影响，因此血液灌流中应用较少。吸附树脂易吸附脂溶性物质，如胆红素、有机磷等，它具有化学性质稳定、不易脱落、生物相容性好等优点，其吸附过程主要为物理吸附及疏水基团的相互作用。

| 知识点3：血液灌流的适应证 | 副高：掌握　正高：掌握 |
|---|---|

（1）急性毒物和药物中毒　①药物和毒物剂量达到或超过致死剂量者；②血药浓度达到或超过致死浓度者；③严重中毒导致呼吸衰竭、循环衰竭，经积极内科治疗无效且病情进行性恶化者；④出现中度以上脑功能不全者；⑤伴有严重肝、肾衰竭导致药物排泄能力下降者；⑥毒物或药物有继续吸收可能性者；⑦可能产生代谢障碍和/或延迟效应的毒物中毒者。

（2）尿毒症　目前尚无具体的指征。临床研究表明，长期应用HP对尿毒症一些慢性并发症有较好的疗效。

（3）肝性脑病　有关HP治疗肝性脑病的指征尚无统一的观点。多数学者认为其主要适应证是暴发性肝衰竭，早期（Ⅲ级）应用可以降低死亡率。

（4）感染性疾病　败血症和败血症休克患者可以进行HP治疗。烧伤患者也可以行HP治疗。对于感染性疾病患者，HP对病情的改善是有帮助的，但临床上仍应以有效的抗生素治疗为主。抗生素治疗时应注意HP对药物的清除，及时调整药物用量。

（5）多器官功能障碍综合征（MODS）　MODS、全身炎症反应综合征（SIRS）、脓毒血症患者都可以进行HP联合CRRT治疗。

（6）其他疾病　HP还可用于系统红斑狼疮、高脂血症、支气管哮喘、银屑病、精神分裂症、甲状腺危象、铝过多症等。HP也可用于肿瘤化疗，以减少化疗药物对组织的损害。

| 知识点4：血液灌流的禁忌证 | 副高：掌握　正高：掌握 |
|---|---|

HP无绝对禁忌证，相对禁忌证包括出血倾向、血小板少于$70 \times 10^9$/L、白细胞减少症、低血容量性休克和高血容量性心力衰竭及其他凝血功能障碍。

| 知识点5：血液灌流清除的药物或毒物（表22-4） | 副高：掌握　正高：掌握 |
|---|---|

**表22-4　血液灌流清除的药物或毒物**

| 分类 | 具体药物 |
|---|---|
| 巴比妥类 | 巴比妥、苯巴比妥、戊巴比妥、异戊巴比妥、司可巴比妥、环己巴比妥、庚巴比妥、戊烯巴比妥、硫喷妥钠 |
| 非巴比妥催眠、镇静药 | 阿达林、水合氯醛、氯丙嗪、氯乙基戊烯炔醇、苯海拉明、地西泮、异丙嗪、丙嗪、甲丙氨酯、甲喹酮、苯乙哌啶酮 |
| 解热镇痛药 | 对乙酰氨基酚、乙酰水杨酸类、阿司匹林、秋水仙碱、保泰松 |
| 抗抑郁药 | 阿米替林、丙咪嗪、二环类抗抑郁药 |

| 分类 | 具体药物 |
| --- | --- |
| 心血管药 | 地高辛、硫氮草酮、双异丙吡胺、美托洛尔、普鲁卡因胺、奎尼丁 |
| 抗生素 | 庆大霉素、异烟肼、氨苄西林、克林霉素、氯霉素、氯喹 |
| 抗肿瘤药 | 多柔比星、甲氨蝶呤、表柔比星、5-氟尿嘧啶 |
| 驱虫、杀虫、除草剂 | 蝇蕈素、十氯酮、内吸磷、甲拌磷、对硫磷、甲基对硫磷、甲胺磷、乐果、敌草快、敌敌畏、百草枯、毒鼠强、有机磷类 |
| 其他 | 西咪替丁、茶碱、氨茶碱、苯酚类 |
| 有机溶剂和气体 | 四氯化碳、氧化乙烯、环氧乙烷、二甲苯、三氯乙醇 |

### 知识点6：血液灌流治疗前评估　　　　　　副高：掌握　正高：掌握

（1）系统病史体格检查，综合评估血液灌流适应证和禁忌证。

（2）常规检查血常规、出凝血指标、肝功能、肾功能、电解质等指标。

（3）向家属和/或患者交代病情，签署知情同意书。

### 知识点7：血液灌流治疗前准备　　　　　　副高：掌握　正高：掌握

（1）灌流器准备　一次性应用的灌流器出厂前已经消毒，使用前注意检查包装是否完整，确认有效期。

（2）建立血管通路　药物中毒等短时性血液灌流者通常采用临时性血管通路，长期维持性血液灌流者宜采用永久性血管通路。

（3）体外循环动力系统　①非外源性动力模式：依靠患者良好的心功能与血压，推动血液运行。仅限于医院无专用设备的急诊抢救时，而且患者无循环衰竭时的治疗。②外源性辅助动力模式：利用专业血液灌流机或常规血透机或CRRT设备，驱动并调控体外循环。尿毒症患者可以血液灌流与血液透析联合应用，此时灌流器安装到动脉血路，置于透析器前。

### 知识点8：血液灌流系统设置与预冲　　　　副高：掌握　正高：掌握

通常可用生理盐水2000～5000ml预冲，血泵速度200～300ml/min，冲洗目的是清除脱落的微粒，使炭颗粒充分湿化、吸水膨胀，同时驱除灌流器内空气。如果在预冲过程中可以看到游离的炭粒冲出，提示已经破膜，必须进行更换。预冲即将结束前，采用4mg/dl的肝素生理盐水充满灌流器，保留灌注20分钟后，再给予生理盐水500ml冲洗，有助于增强抗凝效果。最后将灌流器反转至动脉端向上、静脉端向下的固定方式，准备开始治疗。

### 知识点9：制订血液灌流处方　　　　　　　副高：掌握　正高：掌握

（1）抗凝方案　血液灌流中肝素可被吸附，且由于吸附剂的表面积大，血流速度相对较慢，故肝素的用量要高于普通血液透析时的用量。①普通肝素：一般首剂量 0.5～1.0mg/kg，追加剂量 10～20mg/h，间歇性静脉注射或持续性静脉输注；预计血液灌流结束前 30 分钟停止追加。肝素剂量应依据患者的凝血状态个体化调整。②低分子肝素：一般给予 60～80U/kg，在治疗前 20～30 分钟静脉注射，无需追加。40mg/L 肝素生理盐水预冲，保留灌注 20 分钟有助于增强抗凝效果。③出血风险高的患者也可在监测 APTT 下，给予阿加曲班（肝功能不全患者慎用）。推荐血液灌流治疗前和结束后进行全面凝血状态监测，以确定合适的抗凝剂种类和剂量。

（2）血流量设置　血液灌流的血流量一般设定 100～200ml/min。因为血流速越快，吸附率越低，治疗所需时间越长；反之，流速越慢，吸附率越高，灌流时间越短。

（3）治疗时间　常用活性炭吸附剂对大多数溶质的吸附在 2～3 小时内达到饱和。因此如果临床需要可每间隔 2 小时更换一个灌流器再进行一次灌流，多数患者经过 2～3 次的灌流即可清除全部药物。但一次灌流治疗的时间一般不超过 3 小时。

| 知识点 10：血液灌流过程中监测与结束 | 副高：掌握　正高：掌握 |
| --- | --- |

（1）症状、生命体征监测　在灌流过程中如出现血压下降，则要相应地减慢血泵速度，适当扩充血容量，必要时可加用升压药。当血压下降是由于药物中毒所致而非血容量减少所致时，可边静脉滴注升压药物边进行灌注治疗。

（2）凝血状态监测　参照血液透析凝血状态监测。

（3）系统监测　①动脉压端报警：动脉监测器低压报警时提示动脉针或留置导管血流不畅，多因为贴壁或出现血栓所致，应及时调整；动脉报警器高压报警时提示存在灌流器内凝血，应加大肝素剂量。②静脉压端报警：静脉压出现低压报警时提示血流量不足，多因为灌器内凝血，另外一个原因是患者出现低血压，可通过测定外周动脉压证实并进行相应的处理；静脉压出现高压报警时，多提示除泡器内凝血、滤网堵塞。③动脉或静脉端除泡器的异常：动脉或静脉端除泡器内出现纤维蛋白沉积时，动脉端除泡器内血液平面逐渐升高，静脉端除泡器液面下降，提示抗凝剂量不足，应追加肝素剂量，必要时需要更换灌流器。

（4）血液灌流反跳现象　对于中毒患者，一次血液灌流后由于药物或毒物在外周循环内浓度下降。患者症状或体征暂时缓解，但部分脂溶性较高的药物由于体内分布量大，加上没有进行彻底洗胃，消化道仍有吸收，在灌流后几小时或一日后外周组织（尤其脂肪组织）中药物或毒物再次释放入血，可再次导致患者昏迷。一旦出现反跳迹象，可以再次进行灌流治疗。

（5）结束治疗与回血急性药物中毒抢救结束后可采用空气回血。尽量避免生理盐水，以免被吸附的物质重新释放入血。

| 知识点 11：血液灌流并发症的处理 | 副高：掌握　正高：掌握 |
| --- | --- |

（1）生物不相容性　治疗开始后 0.5～1.0 小时患者出现寒战、发热、胸闷、呼吸困难、白细胞或血小板一过性下降（可低至灌流前的 30%～40%）。一般不需要中止治疗，可适量

静脉推注地塞米松、吸氧等处理；如果经过上述处理症状不缓解并严重影响生命体征而确系生物不相容导致者应及时中止治疗。

（2）微粒栓塞　是早期血液灌流最常见的不良反应，由于使用未包裹的活性炭，开始治疗前用大量生理盐水冲洗灌流器，将微粒冲出，可减少该并发症的发生。自从各种包裹材料应用于临床后，该并发症已很少出现。治疗开始后患者出现进行性呼吸困难、胸闷、血压下降等，应考虑是否存在吸附颗粒栓塞。一旦出现吸附颗粒栓塞现象，必须停止治疗，给予吸氧或高压氧治疗，同时配合相应的对症处理。

（3）出凝血功能紊乱　血液灌流可吸附某些凝血因子（如纤维蛋白原）和纤维连接蛋白导致凝血。在肝性脑病患者使用血液灌流治疗中可能出现严重凝血，与血小板聚集有关，血小板聚集过程中释放的血管活性胺类物质可引起血压下降。在血液灌流前预先服用阿司匹林、磺吡酮或前列环素可抑制血小板聚集，降低血小板减少，预防低血压。

（4）血小板减少　未包裹的活性炭灌流也容易导致血小板减少，与其血液相容性差有关。凝血状态监测：参照血液透析凝血状态监测。

（5）白细胞减少　血液灌流吸附颗粒表面补体活化可能导致白细胞下降，多为一过性。

（6）贫血　通常每次灌注治疗均会导致少量血液丢失。因此，长期进行血液灌流的患者，特别是尿毒症患者，有可能诱发或加重贫血现象。

（7）体温下降　主要与体外循环未用加热装置有关，以冬天多见，应注意保温。

（8）空气栓塞　主要原因是灌注治疗前体外循环体系中气体未完全排除干净、治疗过程中血路连接处不牢固或出现破损而导致气体进入到体内。患者可表现为突发呼吸困难、胸闷气短、咳嗽，严重者表现为发绀、血压下降、甚至昏迷。一旦空气栓塞诊断成立，必须立即停止灌注治疗，吸入高浓度氧气、必要时可静脉应用地塞米松，严重者及时进行高压氧治疗。

# 第九节　腹膜透析

知识点1：腹膜透析的原理　　　　　　　　　　副高：掌握　正高：掌握

腹膜透析的基本原理是利用腹膜作为半渗透膜，利用重力作用将配制好的透析液经导管灌入患者的腹膜腔，这样，在腹膜两侧存在溶质的浓度梯度差，高浓度一侧的溶质向低浓度一侧移动（弥散作用）；水分则从低渗一侧向高渗一侧移动（渗透作用）。通过腹腔透析液不断地更换，以达到清除体内代谢产物和毒物，纠正水、电解质、酸碱平衡紊乱的目的。

知识点2：腹膜的解剖结构　　　　　　　　　　副高：掌握　正高：掌握

腹膜是由脏层和壁层腹膜构成，脏层腹膜覆盖于各脏器表面并构成系膜，壁层腹膜为腹壁内层，二者之间为腹腔，正常情况下其中可有大约100ml的液体。腹膜的总面积相当于体表面积，其中脏层占大部分，通透性远远大于腹膜壁层，因此在腹膜透析腹腔的物质转运中起着主要的作用。

腹膜表面为间皮细胞，其下为间质，富含血管。在腹膜透析中起作用的部位就是腹膜中的微血管和毛细血管。血液中的溶质清除需依次通过下列屏障：血管内不流动的液体层、内皮细胞、毛细血管基膜、间皮细胞层和腹膜中不流动液体层。其中，基膜通透性很强，分子量在一定范围内的溶质（＜30000）均可自由通过。而通过内皮、间皮细胞的方式可能有三种：经过细胞间的间隙，直接通过及胞饮作用，且由于间皮细胞间隙大于内皮细胞间隙，故间皮层的通透性大于内皮细胞层。

### 知识点3：腹膜透析与血液透析的比较　　　　　　　　　　　副高：掌握　正高：掌握

（1）腹膜透析　①优点：操作简单，可居家操作；对中分子物质的清除更为有效；占用医疗资源少；残肾功能保护较好；对机体内环境、血流动力学影响小；病毒感染机会小。②缺点：有发生腹膜炎的可能，随着腹透技术的改进，腹膜炎的发生率已大幅降低；体重和血中甘油三酯增加；透出液中丢失一定量的氨基酸、蛋白质等营养物质等。

（2）血液透析　①优点：能快速有效地清除小分子溶质和水分；家中不必准备透析用品；与医护人员的接触较为频繁。②缺点：每次透析需要行瘘管穿刺；对机体内环境、血流动力学影响大；残肾功能丢失较快；病毒感染机会较腹透多。

### 知识点4：腹膜透析的适应证　　　　　　　　　　　　　　　副高：掌握　正高：掌握

（1）慢性肾衰竭腹膜透析适用于多种原因所致的慢性肾衰竭治疗。下列情况可优先考虑腹膜透析：①老年人、婴幼儿和儿童；②有心、脑血管疾病史或心血管状态不稳定等；③血管条件不佳或反复动静脉造瘘失败；④凝血功能障碍伴明显出血或出血倾向；⑤尚存较好的残余肾功能；⑥偏好居家治疗者；⑦交通不便的患者。

（2）急性肾衰竭或急性肾损伤。

（3）中毒性疾病对于急性药物和毒物中毒，尤其是有血液透析禁忌证或无条件进行血液透析患者，可考虑腹膜透析治疗。

（4）其他充血性心力衰竭；急性胰腺炎；肝性脑病、高胆红素血症等肝病的辅助治疗；经腹腔给药和营养支持等。

### 知识点5：腹膜透析的禁忌证　　　　　　　　　　　　　　　副高：掌握　正高：掌握

（1）绝对禁忌证　①患者腹膜广泛纤维化、粘连，透析面积减少，使腹膜的透析效能降低；②无合适部位置入腹膜透析导管；③难以纠正的机械性问题；④严重腹膜缺损；⑤精神障碍又无合适照顾者的患者。

（2）相对禁忌证　①腹腔内有新鲜异物；②腹部大手术3天内；③腹腔有局限性炎性病灶；④炎症性或缺血性肠病或反复发作的憩室炎；⑤肠梗阻；⑥严重的全身性血管病变；⑦严重的椎间盘疾病；⑧晚期妊娠、腹内巨大肿瘤及巨大多囊肾患者；⑨慢性阻塞性肺气肿；⑩高分解代谢。

### 知识点6：常用腹膜透析管的种类　　　　　　副高：掌握　正高：掌握

目前临床常用的腹膜透析导管有：①Tenckhoff直管：为目前国内外应用最广泛的长期腹膜透析导管；②Tenckhoff卷曲管；③鹅颈式（swan-neck）腹膜透析导管：可降低腹膜透析导管移位的概率。

### 知识点7：腹膜透析置管方法　　　　　　　　副高：掌握　正高：掌握

在多种置管方法中，直视下腹腔置管是最安全、最常用的方法。

（1）切口部位　多选择脐下3cm正中或旁正中切口。后者发生皮肤出口处漏液和腹壁疝的机会较少，更常使用。

（2）置管　常规开腹后置管至骨盆最低处（男性为膀胱直肠窝，女性为子宫直肠窝），此时患者可有会阴部坠胀感或有便意。

（3）观察腹透液进出是否通畅　灌入一定量的液体后放出，无腹水的患者出量应与入量相当，且引流应呈线性。

（4）荷包法缝合腹膜　注意第一涤纶套应固定在腹直肌后鞘下。

（5）皮下隧道　顺腹透管的自然走向，在出口旁9~10cm开口，应使第二涤纶套距皮肤出口2cm。

（6）关腹　应逐层严密缝合，避免切口疝的发生。

### 知识点8：腹膜透析导管拔管指征　　　　　　副高：掌握　正高：掌握

腹膜透析导管拔管指征有：

（1）难治性腹膜炎或隧道严重感染　可暂时退出腹膜透析，暂时用血液透析过度，待炎症控制后可重新置入腹膜透析导管，但对于真菌性腹膜炎、结核性腹膜炎，应尽早拔除腹膜透析导管，退出腹膜透析，并予以相关治疗。

（2）腹膜衰竭、超滤失败　对于各类腹膜衰竭，尤其是腹膜高转运状态、硬化性腹膜炎、腹膜广泛粘连等患者应退出腹膜透析。

（3）腹膜透析相关并发症　如腹膜透析后出现胸腹漏、严重疝气、肠穿孔和涤纶套破损可暂时退出腹膜透析，并发症控制后可重新进行腹膜透析。

（4）腹膜透析液引流不畅，且经其他方法处理仍不能恢复正常引流者。

（5）肾移植成功或需转做血液透析者。

（6）其他原因　如肾功能恢复到可以脱离透析者。

### 知识点9：腹膜透析液的基本要求　　　　　　副高：掌握　正高：掌握

腹膜透析液是腹膜透析的重要组成部分，主要由3部分构成：渗透剂、缓冲液、电解质。腹膜透析液应符合以下基本要求：①电解质成分与正常人血浆成分相近；②缓冲液（如醋酸盐、乳酸盐、碳酸氢盐）用于纠正机体的酸中毒；③无菌、无毒、无致热原；④生物相容性良好；⑤允许加入适当的药物以满足不同病情的需要。理想的腹膜透析液还应该满足以下要求：pH在生理范围；等渗透压；渗透剂不易吸收；以碳酸氢盐为缓冲剂；可提供部分营养物质；葡萄糖降解产物少。

葡萄糖是目前临床最常用的渗透剂，以葡萄糖为渗透剂，浓度分为1.5%、2.5%和4.25%，渗透压在346~485mOsm/L，pH 5.2。

---

**知识点10：腹膜透析液的种类**　　　　　　　　　　副高：掌握　　正高：掌握

（1）葡萄糖腹膜透析液　是最早应用，也是应用最广泛的透析液，它是以葡萄糖为渗透剂，浓度分为1.5%、2.5%、4.25%，可用于各种腹膜透析治疗模式，但有其缺点，有研究表明，透析液中的葡萄糖在体内代谢后会产生大量的糖基化终末产物（AGE），后者可能会引起腹膜血管基膜退变，长期可能会影响腹膜透析效能。

（2）艾考糊精腹膜透析液　以7.5%艾考糊精（一种葡聚糖）为渗透剂，用于长留腹，如CAPD夜间留腹，APD日间留腹。通常用于腹膜超滤衰竭患者、高转运或高平均转运者、糖尿病患者、容量负荷过多而超滤不足者。

（3）氨基酸腹膜透析液　以氨基酸替代葡萄糖作为渗透剂。因此种透析液可以预防和纠正腹膜透析患者营养不良的发生和发展，改善患者的脂质代谢紊乱，临床应用于：营养不良的维持性腹膜透析患者（血清清蛋白<35g/L）；糖尿病患者可酌情考虑使用，以减少葡萄糖的吸收。

（4）碳酸氢盐腹膜透析液　渗透剂仍为葡萄糖，以碳酸氢盐作为缓冲剂，生物相容性良好，适用于使用酸性腹膜透析液时有灌注痛和不适的患者。

---

**知识点11：腹膜透析的治疗模式**　　　　　　　　　副高：掌握　　正高：掌握

（1）CAPD是目前国内最常用的腹膜透析模式。CAPD是1975年由Popovich和Moncref在氮平衡的基础上提出来的，为24小时不间断的透析方式。一般常规CAPD每天交换透析液3~5次，每次使用透析液1.5~2L，透析液白天每次在腹腔内留置4~6小时，晚上留置10~12小时。白天，患者只在更换透析液的短暂时间内不能自由活动，而其他时间患者可自由活动或从事日常工作，在一天24小时内患者腹腔内都留有透析液，持续进行溶质交换和超滤。维持性透析的患者一般采用CAPD治疗。

（2）APD泛指所有利用腹膜透析机进行腹透液交换的各种腹膜透析模式，包括间歇性腹膜透析（IPD）、夜间间歇性腹膜透析（NIPD）、持续循环式腹膜透析（CCPD）、潮式腹膜透析（TPD）。由于CAPD的某些局限，如手工操作污染、透析剂量增加有一定限度等缺点，APD在西方国家的使用近年呈快速增长趋势。APD最明显的优点在于它是利用机械自动完成腹膜透析过程中的透析液交换，操作简便，患者可在家里进行，对患者及其家庭负担不重，并且可在晚上患者休息时进行，对白天工作影响甚小，对调整患者的社会角色更有优势。APD由于减少了透析过程中大量的手工操作，减少了腹腔污染的机会，腹膜炎发生率较CAPD低。

---

初始透析处方的制订主要依据是患者的临床状态、身材大小及残余肾功能。

（1）临床状态　根据患者的意愿和生活方式确定透析模式（CAPD或APD），根据患者容量状态决定透析液的葡萄糖浓度，应遵循保证容量平衡的情况下尽可能使用低浓度葡萄糖透析液的原则。一般首先从1.5%葡萄糖腹透液开始，但是在透析初始处方制订后需密切观察患者腹膜透析超滤量与容量状态的变化，如果容量超负荷不能通过其他方法纠正，可以适当提高腹膜透析液的葡萄糖浓度。

（2）身材大小　一般来说，体表面积大的患者需要较大的透析剂量。

（3）残余肾功能　残余肾功能较好的患者可考虑从较低的透析剂量开始，或者适当缩短透析液的留腹时间。在随访中必须加强残余肾功能的监测，及时调整透析处方。

---

1987年Twardowski提出的标准PET（Standard PET）是目前临床应用最广泛的评估腹膜功能的试验。标准PET测定过程：PET前夜腹腔内保留腹膜透析液8～12小时；患者取坐位，在20分钟内引流出过夜的透析液，测定其引流量；患者取仰卧位，将2L 2.5%的腹膜透析液以200ml/min的速度灌入腹腔内，记录灌入完毕的时间，并以此定为0小时；在透析液腹腔保留0小时和2小时，收集透析液标本；在腹腔保留2小时，同时抽取血标本，测定血糖和肌酐；腹腔保留4小时后，患者取坐位，在20分钟内将腹腔内透析液全部引流出来，抽取透析液10ml，测定葡萄糖和肌酐浓度；测定引流量。

计算0小时、2小时、4小时透析液与血液中肌酐的浓度比值；计算2小时、4小时与0小时透析液中葡萄糖浓度的比值。据PET结果，可将腹膜转运特性分为高转运、高平均转运、低平均转运和低转运。

---

目前公认的透析充分性标准为CAPD每周尿素清除指数（Kt/V）≥1.7，每周肌酐清除率（Ccr）≥50L/1.73m$^2$。同时强调容量平衡。一定透析剂量时患者死亡率和致病率不会增加，再增加透析剂量死亡率和致病率也不会下降，低于此透析剂量则死亡率和致病率却会增高。临床上不能采用单一指标评估透析充分性，应根据临床表现、溶质清除和液体平衡状况等指标进行综合评估。

---

（1）CAPD患者需要增加溶质清除率时可考虑以下方法　①增加每次交换的腹膜透析液

剂量；②增加每次交换的留腹时间；③增加腹膜透析液交换次数；④增加腹膜透析液葡萄糖浓度。

（2）APD患者需要增加溶质清除率时可考虑以下方法 ①增加每次夜间交换的腹膜透析液剂量；②增加每次夜间交换的留腹时间；③增加日间换液次数及留腹剂量；④增加腹膜透析液葡萄糖浓度。

**知识点16：腹膜透析的并发症——腹膜炎** 副高：掌握 正高：掌握

腹膜炎是腹膜透析最主要、最常见的并发症，亦是导致腹膜透析失败的最主要原因。腹膜炎有细菌性、结核性、真菌性和化学性之分，其中，细菌性腹膜炎占70%～95%，故通常所说的腹膜炎是指细菌性腹膜炎。

（1）腹膜炎的诊断 腹膜透析患者具备以下3项中的2项或以上可诊断腹膜炎：①腹痛、腹水混浊，伴或不伴发热；②透出液中白细胞计数 $> 100×10^6$/L，中性粒细胞比例 $> 50\%$；③透出液中培养有病原微生物生长。

（2）腹膜炎的治疗 一旦腹透相关腹膜炎诊断明确，应立即开始抗感染治疗，包括经验性治疗和后续治疗。

1）经验性抗感染治疗

①抗生素的选择：腹透相关腹膜炎经验性抗感染治疗所选择的抗生素应覆盖 $G^+$ 菌和 $G^-$ 菌。针对 $G^+$ 菌可选用第一代头孢菌素或万古霉素；针对 $G^-$ 菌可选用氨基糖苷类药物、头孢他啶、头孢吡肟和碳青霉烯或第三代头孢菌素类等药物。常用的经验性抗感染方案包括：a.第一代头孢菌素+广谱抗 $G^-$ 菌药物；b.万古霉素+广谱抗 $G^-$ 菌药物。

②用药途径、用药方式及注意事项：腹膜炎时推荐腹腔内使用抗生素，可采用连续给药（每袋透析液中加药）或间歇给药（每天仅在一袋透析液中加药）的方式。间歇给药时，加入抗生素的腹透液至少留腹6小时。如患者仍有残肾功能（尿量 $> 100$ml/d），抗生素应增加25%的剂量。APD患者发生腹膜炎时可延长单次循环时间或暂时将透析模式转变为CAPD，以满足对抗生素留腹时间的要求。

通常腹膜炎症状在治疗开始后48小时内得到明显改善，治疗过程中应及时复查腹透流出液细胞分类计数。临床症状和流出液细胞分类计数改善不明显的患者应及时获取微生物培养和药敏结果、调整治疗方案，必要时可重复进行培养。

2）腹透相关腹膜炎的后续治疗：在获得腹透流出液微生物培养和药敏试验结果后，应立即据此调整抗生素的使用。抗感染疗程至少需要2周，重症感染需要3周甚至更长时间。

**知识点17：腹膜透析的并发症——透析液流通不畅** 副高：掌握 正高：掌握

（1）透析管移位 腹透管位置上移可导致透出液引流不畅，有时患者变换体位可得到改善，腹部透视拍片可做出诊断。处理方法：①可予缓泻剂加强肠蠕动，以使透析管位置下移；②鼓励患者多活动，促使腹透管回位；③如经积极处置无法回位，可在严密消毒情况下用探针试行复位或失败后重新置管。

（2）网膜吸附于管壁　透出液引流时由于虹吸作用可使得管周的腹膜吸附于管壁，堵塞管壁小孔，导致引流不畅。处理方法：可将100ml生理盐水快速注入，反复多次，来冲开腹膜。

（3）功能性引流障碍　与肠道功能紊乱有关，多数能自行恢复功能。处理方法：①腹部按摩，鼓励患者下床活动；②予缓泻剂或灌肠以刺激肠蠕动。

（4）透析管堵塞　置管早期腹腔出血或腹膜炎，腹腔内大量渗出物可形成纤维蛋白凝块，阻塞腹透管，表现为透析液进出均有障碍。处理方法：一旦出现，多为不可逆性。因此早期预防更为重要：①在植管后5~7天，特别是透出液呈血性时，应加入肝素盐水预防堵管，剂量为4mg/L。夜间封管时管路中也应给入20ml肝素盐水（0.2mg/ml）；在并发腹膜炎、透出液可见到大量絮状沉淀时也应按上述方法处理；②一旦发现堵管，可用含肝素的透析液或盐水（0.2mg/ml）反复注入抽吸；或以尿激酶1万~2万U溶入20ml盐水内注入管腔30~60分钟后抽出；③如上述方法无效，需拔除管路更换。

（5）腹膜包裹　反复出现的腹膜炎腹膜粘连可包裹腹透管引起液体进出障碍。多伴有腹腔内胀痛。腹透管造影见到管周囊性包裹可确诊。处理方法：重新置管。

（6）皮下隧道内透析管扭曲　多由于植入时操作不当所致，少数是由于隧道瘢痕挛缩引起。处理方法：重新置管。

---

**知识点18：腹膜透析的并发症——营养不良**　　　　　副高：掌握　正高：掌握

主要为蛋白质的丢失。

（1）原因

1）透析过程中丢失：腹膜透析时，各种成分的蛋白均有不同程度的丢失，平均10g/d左右，而在腹膜炎时丢失量可成倍增多。其中以白蛋白的丢失为主，占48%~65%，还有球蛋白，免疫球蛋白的丢失。

2）摄入减少：由于患者长期从透析液中吸收大量的葡萄糖，且腹腔中保留有大量的液体，易并发腹胀，因此随着透析时间延长，患者可出现食欲减退，导致摄入减少。

（2）防治措施　应强调正常蛋白饮食，蛋白质摄入应在0.8~1.2g/（kg·d）。

---

**知识点19：腹膜透析的并发症——腹痛**　　　　　　　副高：掌握　正高：掌握

（1）原因　首先应除外腹膜炎；透析液流入速度过快、温度过低可引起入液时疼痛；排液时网膜被吸入透析管可引起出液时疼痛。

（2）防治措施　诱因解除后仍有症状者，可予镇痛剂治疗。

---

**知识点20：腹膜透析的并发症——皮肤出口处感染**　　副高：掌握　正高：掌握

皮肤出口处感染是较常见的并发症，常常诱发腹膜炎，或使得腹膜炎久治不愈。

（1）原因　细菌感染，以金黄色葡萄球菌为最多见，其他球菌及各种杆菌也可导致。

（2）临床表现　正常的透析管出口处应表现为出口处皮肤完全正常。感染时局部可出现红、肿、热、痛及脓性渗出，炎症缓解后局部症状可消失，但部分患者可仍有脓性渗出，并可见到肉芽组织形成。

（3）防治措施

1）加强护理：应严密观察，保持局部清洁、干燥，每日透析前后均应行局部消毒，4～8周伤口痊愈后可行淋浴。

2）发生感染后应做分泌物的细菌培养及药敏。

3）局部换药。

4）全身抗生素治疗，并根据药敏结果调整。

---

**知识点21：腹膜透析的并发症——隧道感染**　　　　副高：掌握　正高：掌握

隧道感染是发生于腹膜透析导管皮下隧道周围软组织的感染性炎症，通常伴发于出口处感染，很少单独发生。临床表现隐匿，可出现红斑、水肿或皮下隧道触痛等。金黄色葡萄球菌和铜绿假单胞菌导致的出口处感染常伴有同种细菌引起的隧道感染。隧道感染一旦发生，常常会导致腹膜炎，隧道超声检查有助于评估隧道感染范围和疗效，为选择治疗方案提供依据。在铜绿假单胞菌感染引起的出口处感染中，无论超声检查结果如何，临床结局都比较差。难治性隧道感染通常需要拔管；在特定的情况下，剥除皮下涤纶套可能有利于治疗难治性隧道感染，在皮下涤纶套剥除后应继续抗感染治疗。

---

**知识点22：腹膜透析的并发症——疝气**　　　　副高：掌握　正高：掌握

（1）原因　腹腔内液体造成的腹腔压力增高，患者腹壁肌肉薄弱。

（2）临床表现　可以是腹壁切口疝，也可以是腹股沟疝或脐疝。多见于老年、经产妇、严重营养不良患者。疝多随着腹透时间的延长而增大，可并发肠梗阻或穿孔。

（3）防治措施　①手术过程中严密逐层缝合；②根据患者自身条件制订每次透析液量；③已发生应尽早行外科手术修补。

---

**知识点23：腹膜透析的并发症——胸腔积液**　　　　副高：掌握　正高：掌握

（1）原因　主要是由于先天性的胸腹腔相通所致。

（2）临床表现及诊断　在腹膜透析的任何阶段均可发生，但以早期多见，且多为右侧。轻者可无任何症状，重者可有不明原因的超滤减少或反超，甚至进行性呼吸困难。经核素扫描可确诊。

（3）防治　①小量的胸腔积液无需处理；②可暂停透析，行膈肌修补手术，成功后可恢复透析；③若胸腔积液量较多、出现严重的临床症状，则应停止腹膜透析，改做血液透析，胸腔积液多可自动吸收。

# 第二十三章 肾脏移植

## 第一节 移植前受者准备

知识点1: 肾移植的适应证 　　　　　　　　　　副高: 了解　正高: 了解

慢性肾脏病终末期或其他各种肾脏疾病（原发性、继发性、遗传性）所致的不可逆转的肾衰竭者，符合下列情况均可考虑行肾移植。

（1）年龄在65岁以下及全身情况良好者，但年龄并非绝对禁忌。

（2）心肺功能良好能耐受手术者。

（3）活动性消化道溃疡术前已治愈。

（4）恶性肿瘤新发或复发经手术等治疗，稳定2年后无复发。

（5）肝炎活动已控制，肝功能正常者。

（6）结核患者正规抗结核治疗后，明确无活动者。

（7）无精神障碍或药物成瘾者。

知识点2: 肾移植的绝对禁忌证 　　　　　　　　副高: 了解　正高: 了解

（1）未治疗的恶性肿瘤患者。

（2）结核活动者。

（3）艾滋病或肝炎活动者。

（4）药物成瘾者（包括镇痛药物或毒品）。

（5）进行性代谢性疾病（如草酸盐沉积病）。

（6）近期心肌梗死。

（7）存在持久性凝血功能障碍者，如血友病。

（8）估计预期寿命<2年。

（9）其他脏器功能存在严重障碍，包括心肺功能、肝功能严重障碍者。

知识点3: 肾移植的相对禁忌证 　　　　　　　　副高: 了解　正高: 了解

（1）患者年龄>70岁。

（2）基础疾病为脂蛋白肾小球病、镰状细胞病、华氏巨球蛋白血症等肾移植术后复发概率高的患者。

（3）淋巴细胞毒抗体或群体反应抗体强阳性未经预处理者。

（4）合并复发或难控制的复杂性尿路感染。

（5）过度肥胖或严重营养不良。

（6）合并其他疾病如周围血管病、癌前期病变、严重淀粉样变性等。

（7）精神性疾病、精神发育迟缓或心理状态不稳定者。

---

**知识点4：肾移植前受者年龄评估**　　　　　　　副高：了解　正高：了解

移植受者的年龄范围在不断扩大，4～15岁儿童移植后的存活率已与青年受者相仿。儿童做肾移植有利于青春期发育。

因肾移植术后发病率及死亡率的降低，移植的年龄范围逐渐增宽，年龄的上限已无明显界限，即使年龄在70岁以上，只要仔细地选择也可以获得满意的效果。由于年老免疫功能下降，对移植肾的排斥反应变弱，抗排斥治疗效果好。绝大多数老年人肾移植后反映生理年龄降低，生活能力增强。但对于这些患者，术前要仔细检查是否存在可以治愈的冠状动脉、颈动脉或周围血管的病变。若存在不能纠正的病变，或病变恢复可能很有限的老年患者，选择肾移植需非常慎重。如已查出有冠状动脉病变者应在术前给予纠正。

---

**知识点5：肾移植前受者原发病种类评估**　　　　　副高：了解　正高：了解

（1）肾小球肾炎　在我国肾移植受者中85%以上原发病是肾小球肾炎，移植后3年肾存活率可达81%。肾移植后移植肾可发生肾炎复发，不同肾病病理类型其复发率各异，如IgA肾病30%～60%，膜增生性肾炎Ⅰ型15%～30%，膜性肾病约10%，局灶节段性肾小球硬化30%～70%可复发，但大多数呈良性经过。对肾衰进展迅速的患者，急进性肾炎者和肾炎处于活动期的患者，因肾移植术后易复发，导致肾功能丧失，故应在透析1年后，以确保原发病病情稳定才考虑施行肾移植术。

（2）糖尿病肾病　近10多年来因糖尿病肾病导致肾衰竭患者明显增加，这类患者施行肾移植逐年上升。移植后存活率与非糖尿病者相似，故当肾衰竭Ccr<15ml/min时，无移植禁忌证，可考虑肾移植治疗。

（3）高血压肾病　肾移植后复发不多，再加上近来降血压药物的进展，肾移植后大多数患者的血压可以得到控制。

（4）遗传性疾病　以遗传性肾炎（Alport综合征）移植后效果较好。多囊肾患者发展到肾衰竭时往往年龄较大，且易感染，会影响移植后存活率。

（5）系统性狼疮性肾炎　当狼疮无活动后才可以肾移植，移植后使用大量免疫抑制剂，其复发率<5%。但因狼疮常有血管损伤，加上免疫抑制剂使用，术后高血压常见。

（6）慢性肾盂肾炎　肾移植前必须彻底控制感染，特别需注意结核感染的筛查与足疗程治疗。当肾盂肾炎有反复发作者，可考虑在移植前切除无功能的双肾。

（7）间质性肾炎　间质性肾炎可由多种病因引起，如感染、缺血、药物毒性损伤、毒物损伤、代谢疾病等。移植前必须治愈原发病。

知识点6：肾移植前受者健康状况评估　　　　　副高：了解　正高：了解

在选择移植受者时，应注意其全身的健康状况，以减少移植后并发症。

（1）心脏病　心力衰竭未能控制时不能手术。冠状动脉严重狭窄者（狭窄程度＞70%），需先做冠状动脉球囊扩张术或搭桥术，严重房室传导阻滞者，可先安装心脏起搏器后才行肾移植。

（2）消化性溃疡　移植后应用大剂量激素和免疫抑制剂可引起消化道溃疡出血、严重者可出现穿孔，增加死亡率。因此活动性溃疡需治愈后才做肾移植。

（3）胆结石合并感染　应先做胆囊切除，治愈感染。

（4）HBsAg阳性　可否手术有不同看法。但HBsAg、HBeAg、HBcAg阳性是乙型肝炎病毒活动复制期，不宜做肾移植。

（5）泌尿系统疾病　有肾结石合并积液、下尿道畸形、明显前列腺肥大等要先行手术纠正后才行肾移植。

（6）恶性肿瘤　治疗后，最少2年后无复发才考虑移植。

（7）无精神障碍或药物成瘾。

知识点7：肾移植前受者术前检查　　　　　　　副高：了解　正高：了解

（1）实验室检查　①常规检查：血常规、凝血功能、血生化；②感染筛查：乙型肝炎病毒、丙型肝炎病毒、HIV、巨细胞病毒（CMV）抗原和抗体、梅毒血清学、EB病毒抗体等，儿童需筛查水痘，在孢子菌病流行地区需筛查孢子菌感染；③尿液分析和培养；④50岁以上男性或有前列腺癌家族史的年轻男性测定前列腺特异性抗体；⑤组织相容性检查：血型、免疫学检查［如人类白细胞抗原（HLA），群体反应性抗体（PRA）、抗内皮细胞抗体（AECA）、供体特异性抗体（DSA）等］测定；⑥粪便常规和隐血。

（2）辅助检查　①肺部CT；②12导联心电图；③腹部超声；④年龄＞18岁女性行巴氏涂片检查；⑤年龄＞40岁女性或有乳腺癌家族史的年轻女性行乳腺X线检查；⑥年龄＞50岁受者行结肠镜检查。

（3）心脏检查　各个移植中心差别较大，但对于有糖尿病、年龄＞55岁、有心脏病史的受者常规都行负荷试验和/或超声心动图检查。

（4）口腔科检查　排除存在任何牙齿或牙龈感染，术前排除潜在的感染灶。

（5）心理评估　心理社会因素同样会影响肾移植手术成败，术前也必须进行评估。评估内容包括社会与家庭支持、处理复杂病情变化的能力、经济来源、保险状况及依从性等。

# 第二节　肾移植围术期处理

知识点1：肾移植术前准备　　　　　　　　　　副高：了解　正高：了解

（1）术前透析　尿毒症患者移植前常有明显尿毒症症状，水、钠潴留，严重高血压，心功能不全，营养不良等，先行充分透析，待症状消失，心功能改善，体质改善后才考虑肾移植治疗。一般透析3个月以上，上述症状可以改善，对于急进性肾炎及有活动性肾炎进入不可逆的尿毒症者，透析时间最好超过9个月，以减少肾炎复发机会。患者移植前1天，行常规血液透析1次，腹膜透析（CAPD）者，按原来透析进行，送手术室前将腹腔透析液放干净、封管。近年已有不少报道，在患者进入不可逆性终末期肾衰时，不行维持性透析阶段即施行肾移植治疗，疗效尚好。对于这类患者，首先要了解原发病的病理类型对术后移植肾复发肾炎影响大小，其次明确肾炎有否活动，再其次要清楚患者身体状况能否耐受手术，然后再决定术前是否需要行维持性透析准备阶段。

（2）输血问题　使用环孢素A以后，一般输血并不能增加移植肾的存活率，相反，输血不仅可能有感染肝炎病毒、艾滋病病毒等的危险，而且可使受者致敏，产生抗体，导致移植后排斥发生可能，等候肾移植的患者，可用重组人类促红细胞生成素（EPO）来改进贫血。如为特异性输血，对移植肾存活有益。

（3）严重高血压及心脏明显扩大　这类患者都是原来透析不充分所致，术前必须要充分透析，降压治疗，待血压下降，心脏缩小后方施行肾移植。

（4）移植前手术　肾脏多发性或铸型结石、顽固性肾盂肾炎、肾肿瘤、巨大的多囊肾等需要肾切除；下尿路畸形或狭窄需术前处理好；50岁以上患有前列腺肥大并有严重梗阻者，要做前列腺切除；反复出血或严重的消化性溃疡，内科治疗特别困难者，也需考虑手术处理；胆结石合并胆囊炎反复发作者，先行胆囊切除；有慢性感染病灶要先彻底治愈。

（5）终末期肾病患者在接受肾移植手术前往往要经过数年的等待，在这过程中应该已经完成详细的选择和评估。为行肾移植手术入住医院时，应再次明确是否有近期感染史、输血史、妊娠史及抗凝血药物使用情况（如使用华法林，术前应用维生素$K_1$拮抗、肝素予鱼精蛋白拮抗）。术前应保证生命体征平稳，体温<38℃，血压>100/60mmHg。应有术前1周内凝血指标的检查，血小板计数>$50×10^9$/L，PT<正常对照1.2倍，APTT<正常对照1.2倍。要求术前至少空腹6小时，并清洁灌肠。

知识点2：肾移植手术　　　　　　　　　　　　　　　副高：了解　　正高：了解

肾移植的手术技术已相对成熟并标准化。经下腹部斜形切口将移植肾置于左或右侧髂窝腹膜后间隙。对于在双侧髂窝都有移植肾的肾移植失败或失功患者，再次肾移植应采用下腹中线经腹腔切口。供肾静脉与髂外静脉行端侧吻合。尸体肾移植往往将带有供者主动脉襻的供肾动脉与髂外或髂总动脉行端侧吻合。活体肾移植往往将供肾动脉与髂内动脉行端端吻合。输尿管置入膀胱的方法包括供体输尿管膀胱吻合和供体输尿管-自体输尿管吻合。术中常规应用抗生素预防感染，可以使用三代头孢或喹诺酮类，从术前开始给药，特别注意预防可能通过移植肾传播的感染。

知识点3：肾移植术中内科处理　　　　　　　　　　　副高：了解　　正高：了解

术中常规应用抗生素预防感染，可以使用三代头孢或喹诺酮类，从术前开始给药，特别注意预防可能通过移植肾传播的感染。

---

知识点4：肾移植术后处理　　　　　　　　　　　　　　　　　副高：了解　正高：了解

（1）一般处理　肾移植手术后应常规安置于层流监护病房，严密监护观察生命体征、液体入量和出量等。肾移植术后尿量变化较大，多者每日10000ml以上。需监测每小时尿量和中心静脉压，根据量出为入的原则进行补液。

肾移植术后早期需加强营养摄入，肛门排气前予静脉营养，一般在术后第2天开始开放肠内营养，按流质饮食、半流质饮食、普食逐渐过渡。早期应予高蛋白、高热量饮食，但应避免高脂肪饮食。

（2）导管处理

1）伤口引流管：肾移植术后常规移植肾区放置引流管1根，术后接负压引流袋引流，以便观察引流液量和性质。一般在术后3~5天于引流液20ml以内时拔除引流管，当引流量较多时，需注意是否有出血、尿漏、淋巴漏或感染等，明确病因后予相应处理。

2）导尿管：术后常规留置导尿管，引流尿液和观察尿量情况，根据尿量多少调节循环补液量，观察尿液颜色了解有无出血等情况，导尿管一般放置3~4天，如出现尿漏，延长导尿管留置时间。

3）输尿管支架：肾移植手术一般常规放置输尿管支架，以防止漏尿、吻合口狭窄和输尿管梗阻，如出现输尿管过细、输尿管与自体输尿管吻合口尿漏等情况，需适当延长输尿管支架留置时间。

（3）药物应用

1）免疫抑制剂选择（见本章第四节肾移植免疫抑制治疗部分）。

2）其他药物使用

①抗感染：术后常规予三代头孢菌素或喹诺酮类抗生素预防抗感染治疗3~5天，根据痰、尿液、肾脏保存液培养结果调整药物。于血肌酐在150μmol/L以内开始静滴更昔洛韦预防巨细胞病毒感染，血肌酐在正常范围内开始口服SMZ预防卡氏肺孢子菌感染治疗。

②镇静药：可在1周内予安定类药物助睡眠。

③胃肠道药物：可予质子泵抑制药、胃黏膜保护药等治疗，使用温和通便药保持大便通畅。

# 第三节　肾移植常见并发症处理

---

知识点1：肾移植肾功能异常的常见原因　　　　　　　　　　　副高：了解　正高：了解

肾移植以后血肌酐升高是比较常见现象，也是需要积极明确原因处理的并发症。血肌酐升高需要排除：①假性血肌酐升高：如试验误差等原因导致的血肌酐升高；②外科原因导致的移植肾完全和不完全梗阻、尿漏、血管栓塞、胆固醇栓塞等外科原因。临床上需要行移植肾超声等影像学检查进一步排除；③肾前性容量因素导致血肌酐升高，移植病人由于需要服用抗排斥药物如霉酚酸酯、他克莫司等药物，此类药物导致腹泻，此外需要注意询问有无不洁饮食亦可导致腹泻；④钙调神经蛋白免疫抑制剂（CNI）药物中毒，由于环孢素、他克莫司等药物在高浓度时会导致药物肾毒性而引起血肌酐升高；⑤尿路感染，移植后免疫抑制剂的使用使患者的抵抗力下降，外科手术移植肾输尿管膀胱再植可出现输尿管反流均可导致患者容易发生尿路感染，严重者可诱发肾盂肾炎从而血肌酐升高；⑥移植肾排斥反应，由于异体肾脏需要长期的免疫抑制剂维持，在免疫抑制剂不足下出现排斥反应。

| 知识点2：Banff 2007肾移植肾病理（表23-1） | 副高：了解　正高：了解 |
| --- | --- |

**表23-1　Banff 2007肾移植肾病理**

1. 正常的移植肾病理改变（无明确病变）
2. 抗体介导的改变
    受体体内存在供体特异性抗体，病理C4d阳性，有组织学改变
    C4d阳性，但无活动性排斥反应的形态学依据
    C4d阳性，体内存在供体特异性抗体，无急性或慢性T细胞介导的或者抗体介导的排斥反应不明确是否同时存在临界改变或者急性肾小管坏死
    急性抗体介导的排斥反应
    C4d阳性，体内存在供体特异性抗体，有急性组织损伤的形态学依据
    Ⅰ型：急性肾小管坏死样改变伴轻度炎性细胞浸润
    Ⅱ型：管周毛细血管或者肾小管毛细血管伴炎性细胞浸润和/或血栓
    Ⅲ型：动脉病变
    慢性活动性抗体介导的排斥反应
    C4d阳性，体内存在供体特异性抗体，慢性组织损伤的形态学依据，例如GBM双轨和/或管周毛细血管基膜多层和/间质纤维化/肾小管萎缩和/或动脉纤维性内膜增厚
3. 临界改变：类似急性T细胞介导的排斥反应
    无动脉内膜炎，但可见灶性肾小管炎伴少量间质性炎细胞浸润或间质性炎性细胞浸润伴轻度肾小管炎
4. T细胞介导的排斥反应
    急性T细胞介导的排斥反应
    Ⅰ A级：肾间质明显细胞浸润（肾实质受累＞25%），灶性中度肾小管炎
    Ⅰ B级：肾间质明显细胞浸润（肾实质受累＞25%），灶性重度肾小管炎
    Ⅱ A级：轻-中度动脉内膜炎
    Ⅱ B级：重度动脉内膜炎，挤压管腔＞25%
    Ⅲ级：透壁性动脉炎和/或动脉纤维素样变性，中膜平滑肌细胞坏死，伴淋巴细胞浸润慢性活动性T细胞介导的排斥反应
    慢性移植物动脉病变（动脉内膜纤维化、纤维化区伴单核细胞浸润、新生内膜形成）
5. 间质纤维化和肾小管萎缩（无其他特异性病因依据）
    可见非特异性血管和肾小球硬化，由肾小管-间质改变来进行分类：
    Ⅰ级：轻度间质纤维化和肾小管萎缩（＜25%肾皮质区）
    Ⅱ级：中度间质纤维化和肾小管萎缩（26%~50%肾皮质区）
    Ⅲ级：重度间质纤维化和肾小管萎缩/肾小管消失（＞50%肾皮质区）
6. 其他类型
    和急性、慢性排斥反应无关的改变

### 一、移植肾排斥反应

| 知识点3：排斥反应的概念及分类 | 副高：了解　正高：了解 |

排斥反应是供受体组织兼容性不一，受体免疫系统识别供体抗原后发生一系列的细胞和体液免疫反应。根据发生时间，可分为超急性、加速性、急性和慢性排斥反应；根据反应机制，可分为T淋巴细胞介导排斥反应和抗体介导排斥反应。不同类型的排斥反应，治疗方法及预后大不相同。

| 知识点4：超急性排斥反应 | 副高：了解　正高：了解 |

超急性排斥反应（HAR）是由于血型不兼容，或体内已预先形成的抗供体主要或次要组织兼容性抗原的抗体，在移植肾开放血管后数分钟至48小时内抗体与肾抗原结合，激活补体，炎症细胞浸润，发生血管内凝血，肾脏无功能。患者起病急，症状重，严重甚至死亡。据统计发生率在1%。HAR目前尚无有效治疗，可通过术前检测受者群体反应性抗体水平、供受者淋巴毒试验等进行预防。

| 知识点5：加速性排斥反应 | 副高：了解　正高：了解 |

加速性排斥反应（ACR）机制未完全清楚，可能与受者体内存在针对供者的抗体有关。发病急，症状明显，预后不理想。通常发生在移植术后24小时至7天内，表现为发热、血压升高、移植肾区肿胀感、移植肾疼痛，如肾脏破裂则出现明显剧痛；关节酸痛、腹胀、胃纳差。治疗上需加强免疫抑制治疗（如ATG、ALG、OKT3等），结合丙种球蛋白，血浆置换等去除抗体，抗CD20单克隆抗体、硼替佐米等抑制B细胞，但总体治疗效果较差。

| 知识点6：急性排斥反应 | 副高：了解　正高：了解 |

急性排斥反应（AR）是最常见的排斥反应，是由于免疫抑制不足所致。从肾移植后开始直至移植肾失去功能这段时间中，都有机会发生急性排斥反应。

（1）急性排斥与钙调磷酸酶抑制剂肾毒性鉴别诊断的临床线索（表23-2）

表23-2　急性排斥与钙调磷酸酶抑制剂肾毒性鉴别诊断的临床线索

| | 急性排斥 | CNI药物中毒 |
| --- | --- | --- |
| 钙调免疫抑制剂药物浓度 | 正常/低 | 高 |
| C反应蛋白 | 升高 | 正常 |
| 发热 | 可能存在 | 无 |
| 少尿 | 可能存在 | 无 |
| 血肌酐升高幅度 | 快 | 慢 |
| 移植肾触诊 | 增大或伴疼痛 | 正常 |

（2）移植肾急性排斥反应的分类　根据急性排斥反应的发生机制，我们可以将急性排斥反应分为细胞介导的急性排斥反应和抗体介导的急性排斥反应（急性体液性排斥反应），但大部分急性排斥反应是由于急性细胞性排异，但有时体液因素也同时参与。抗体介导的急性排斥反应或是急性体液性排斥反应，其诊断标准除了急性排斥反应的临床表现，组织病理以急性血管炎，内皮细胞损害为主要特征，免疫组化肾小管周围毛细血管C4d沉积以及血液中抗供者特异性抗体阳性，必须同时符合上述4条标准才能诊断抗体介导的急性排斥反应，如果只具备前三条，只能诊断疑似抗体介导的急性排斥反应。

（3）移植肾急性排斥的临床诊断　急性排斥反应临床主要表现为尿量减少、体重增加、轻中度发热、血压上升，可伴有移植肾肿胀，并有移植肾压痛，还可以伴有乏力、腹部不适、胃纳减退等症状，近年来随着新型免疫抑制剂的大量运用，典型的排斥反应已经不多见了。发生急性排异时患者血肌酐会显著上升，尿液中蛋白及红细胞也会显著增多，彩色多普勒往往提示移植肾胀大、皮髓质交界不清、移植肾彩超阻力系数升高等，血常规中有时可见中性粒细胞增多、贫血及血小板减少。

近年来一些诸如血氧水平依赖的功能磁共振成像（BOLD MRI）也开始应用于无创性急性排异的诊断。急性排斥反应的病理穿刺提示间质和肾小管上皮细胞单核细胞浸润（小管炎），在较为严重的急性血管性排异中亦可见单核细胞在血管内皮细胞浸润（血管内膜炎），伴有间质水肿等。1991年由肾脏病理学家、肾脏病学家和肾移植外科学家在加拿大的Banff首次提出了移植肾排斥反应的诊断标准（Banff标准），为临床诊断、治疗、估计预后提供了重要依据，目前在国际上已被广泛接受，最新修订的是Banff 2007标准。临床上诊断急性排斥反应虽然不是很复杂，但是我们还需排除急性肾小管坏死、肾后性梗阻、肾动脉狭窄、肾静脉栓塞、环孢素中毒、多瘤病毒感染、移植肾肾盂肾炎等情况，尽早行移植肾活检有助于鉴别。

（4）移植肾急性排斥的治疗　①糖皮质激素：甲泼尼龙冲击治疗，是治疗急性排斥反应首选和最常用的方法，75%～80%的患者有效，剂量为6～10mg/（kg·d），连续3～5天，同时应注意胃肠道副作用和后期严重感染的发生。②抗体治疗：对于甲泼尼龙冲击治疗无效的急性排斥反应，称为耐激素的急性排斥反应，占20%～40%，这类排斥往往有抗体因素参与，联合清除或中和抗体也是治疗成功的有效手段。目前常用的单克隆抗体有抗胸腺细胞球蛋白（ATG）、抗淋巴细胞球蛋白（ALG）或抗CD3单克隆抗体等，根据严重程度，疗程5～14天，抗体治疗可以使75%～90%耐激素的急性排斥反应逆转。此外近年来IL-2R单克隆抗体及CD20单克隆抗体也开始应用于临床预防急性排斥的发生。抗体介导的急性排斥反应（急性体液性排斥反应）需同时进行血浆置换或免疫吸附去除抗体，也可联合大剂量丙种球蛋白中和抗体，一般治疗7～10天；新近有抗CD20单克隆抗体成功治疗抗体介导的急性排斥反应的报道。注意预防强化治疗的并发症，包括多/单克隆抗体可能产生的过敏反应以及强化治疗后易发生感染并发症等。

（5）移植肾急性排斥与预后的关系　①排斥逆转情况：完全逆转的急性排斥对长期预后基本不影响。②排斥次数：发生越多则预后越差。③排斥发生时间：越晚发生的排斥预后越差。④病理表现：病理级别越高则预后越差，有动脉内膜炎的预后差。

| 知识点7：慢性排斥反应 | 副高：了解 正高：了解 |
|---|---|

慢性排斥反应（CR）多发生在肾移植术后数月或数年，表现为肾功能进行性减退，常伴有蛋白尿、高血压等。发病机制上以体液免疫反应为主，受者体内存在抗供者特异性抗体。目前对于CR无特别有效的治疗方法，可适当增加免疫抑制强度，对症处理高血压、ACEI或ARB等。如有抗供者特异性抗体，可考虑丙种球蛋白、血浆置换去除抗体，但总体预后较差。

## 二、电解质紊乱

| 知识点8：高钾血症 | 副高：了解 正高：了解 |
|---|---|

高钾血症很常见。免疫抑制剂副作用、肾功能不全、饮食钾排泄慢以及ACEI或ARB类药物可能是术后早期最常见原因。代谢性酸中毒及钾的跨细胞转移也是一个因素。治疗包括控制饮食中钾摄入，停用或减少引起高钾药物，降钾治疗，部分患者需要透析治疗。

| 知识点9：低钾血症 | 副高：了解 正高：了解 |
|---|---|

常见原因有多尿导致尿钾丢失较多，进食少，存在呕吐、腹泻等，一般易纠正，可予加强饮食补钾、口服钾盐、循环补液中增加钾的补充等处理。

| 知识点10：高磷血症 | 副高：了解 正高：了解 |
|---|---|

常见于移植后早期，在移植后远期较少见。与高磷血症长期未纠正有关，一般术后不需特殊处理，1周内能恢复正常。当移植后远期有高磷血症时，要考虑存在甲状旁腺功能亢进，需查甲状旁腺激素（PTH）水平，针对性治疗。

| 知识点11：低钙血症 | 副高：了解 正高：了解 |
|---|---|

移植后引起低钙血症的常见原因：①低镁血症（低于0.4mmol/L）可导致PTH所致的骨钙释放受损，降低PTH分泌；②严重的高镁血症也能抑制PTH分泌，引起低钙血症。给予大剂量维生素D和补充钙可缓解持续的低钙血症。

| 知识点12：低镁血症 | 副高：了解 正高：了解 |
|---|---|

肾移植后低镁血症常见。其中肾脏镁丢失是最主要的原因，他克莫司与环孢素引起尿镁丢失也可导致低镁血症。低镁血症易发生室性心律失常，有时需静脉或口服补充镁。

### 三、外科并发症

多发生在术后1～2周内，发病率1%～2%。术后2～3天最常见。

（1）原因    ①移植肾动脉内膜损伤；②取肾及灌洗损伤动脉；③阻断血管力量过大或时间过长；④吻合技术不佳，血管内翻；⑤受者血管硬化，易形成血栓；⑥供肾与受者动脉的口径大小相差显著；⑦术后发生排斥反应；⑧受者血液存在高凝状态；⑨感染；⑩供肾血管原来就存在血栓、狭窄。

（2）表现    临床上肾动脉分支的栓塞相对常见，由于只影响移植肾的部分血供，从而临床上无特殊表现，借助影像学检查才能够发现；肾下极的迷走血管常常营养全部输尿管，一旦栓塞，可引起全段输尿管坏死；肾动脉主干发生栓塞很少见，多为外科技术原因造成，但若发生，可直接影响整个移植肾的血供，临床表现较为急迫和严重，表现为肾恢复排尿后又突然出现少尿甚至无尿，局部触诊移植肾质地变软，肾体积变小，可有肾区不适，晚时还会出现移植肾区疼痛、压痛、血肌酐、尿素氮上升以及高血钾症，有时可有发热。影像学提示肾灌注不良，肾动脉造影显示动脉阻塞。

（3）治疗和预防    确诊后应立即手术治疗。若肾动脉主干栓塞，已出现肾组织大块梗死，或肾内动脉和小动脉广泛被累及时，应做移植肾切除；肾动脉血栓形成早期，可切开血管，取出血栓，用低温肝素盐水进行冲洗，重新吻合；若为肾动脉分支栓塞，亦可根据情况行移植肾部分切除术。临床上及时地紧急处理，有可能挽救动脉栓塞的移植肾，若开腹探查时移植肾变软，已成紫褐色，则已无挽回可能。

发生率远高于肾动脉血栓形成，为1%～10%，大多数发生于移植后前几年。狭窄部位往往位于吻合口，危险因素包括受体动脉粥样硬化、吻合技术问题和供体血管损伤。可表现为难以控制的高血压、移植肾功能不全等。彩超对其有较高的敏感性（87.5%）和特异性（100%），血管造影可确诊。治疗首选介入下行血管成形术，视具体情况决定是否放置支架，并发症有血管破裂和支架内血栓形成，可导致移植肾失去功能。介入不成功可考虑行手术，包括血管重建、再植、外科旁路等，由于移植肾周围广泛粘连，手术难度较大。

（1）原因    多为手术技巧所造成的机械性因素。血管吻合技术不良，如缝线挂上对侧血管壁，吻合口狭窄等，容易形成附壁血栓；静脉扭曲；继发于其他并发症，如感染、血肿、脓肿、淋巴囊肿；高凝状态；排斥反应；下肢静脉的栓塞性静脉炎上延；移植肾位置旋转。

（2）临床表现    发病通常较急，常有移植肾区肿胀和疼痛，以及同侧下肢肿胀；出现少尿甚至无尿；肾功能逐渐减退：可出现血尿、蛋白尿；可有全身血栓栓塞的表现；触诊可扪及移植肾肿大；彩色多普勒显示移植肾明显肿大，血管阻力指数增高，肾血流下降。

（3）治疗和预防 早期栓塞，若B超显示肾血流下降不严重，可以进行溶栓治疗或取栓术。晚期栓塞，往往预后不良，需切除移植肾。因此早期发现早期治疗，争取时间取出血栓，是唯一可能挽救移植肾的方法。

## 知识点16：动脉瘤和动静脉瘘　　　　　　　　　　　　副高：了解　正高：了解

多为假性动脉瘤，往往由吻合口处动脉部分破裂所造成。患者可无症状，在行常规超声检查时发现。但动脉瘤可发生破裂，表现为低血压、腹痛甚至休克，危及生命。手术方式取决于是否存在感染和出血程度。如存在感染或发生大出血，挽救移植肾的希望不大，最佳选择就是切除移植肾。如未发生感染和大出血，修补动脉瘤后挽救移植肾有一定可能。动静脉瘘可发生于肾穿刺活检后，容易被超声检查发现。无症状的动静脉瘘可观察，大多数会自愈。造成显著出血的动静脉瘘可行选择性动脉插管栓塞。

## 知识点17：尿瘘　　　　　　　　　　　　　　　　　　副高：了解　正高：了解

多数发生于术后早期，尿瘘处往往位于输尿管膀胱吻合口。原因包括手术吻合问题、输尿管缺血、输尿管太短造成张力较大和输尿管直接损伤等。表现为移植肾区肿胀、疼痛、血肌酐升高、尿量减少、尿外渗等。大多数尿漏可通过留置导尿并引流渗漏的尿液，后自行恢复。如术后很早发生尿漏，尿漏量大或经非手术治疗无效后需再次手术行输尿管再植。

## 知识点18：输尿管梗阻　　　　　　　　　　　　　　　副高：了解　正高：了解

梗阻发生可早可晚，早期梗阻可能由水肿、血凝块、血肿压迫和输尿管扭曲造成。晚期梗阻主要由输尿管缺血导致纤维化所造成。临床可表现为血肌酐升高，移植肾积水征象。超声检查和磁共振水成像都是很好的检查方法。经皮穿刺扩张后置入内支架或外支架被证明是治疗梗阻的有效方法。如果上述治疗失败，须手术干预。远端的梗阻可行移植肾输尿管膀胱再植术，如狭窄位置较高，可行移植肾输尿管自体输尿管吻合术。

## 知识点19：淋巴囊肿　　　　　　　　　　　　　　　　副高：了解　正高：了解

发生率为0.6%～18%，在分离髂窝血管时仔细结扎所看到的淋巴管有助于减少淋巴囊肿的发生。淋巴囊肿往往在术后2周之后发生，患者症状与囊肿大小和压迫周围组织（输尿管、髂血管）相关。超声检查发现移植肾周积液，但要与其他并发症如尿痛、血肿和脓肿等鉴别，需穿刺抽液化验。从外观可立即区分出血肿和脓肿，测定积液中肌酐浓度可以与尿瘘相鉴别。治疗上可先经皮穿刺后置入引流管引流积液，再通过引流管注入硬化剂，如果淋巴囊肿持续存在或复发，再考虑行腹腔镜或开放手术。

### 四、肾移植术后远期并发症

知识点20：感染　　　　　　　　　　　　　　　　　　　　副高：了解　正高：了解

肺部感染最常见，病原体除一般常见的细菌外，应特别注意巨细胞病毒（CMV）、卡氏肺孢子菌、真菌、结核等特殊病原体感染。

（1）肾移植后肺部感染的主要特点　肾移植后患者的免疫功能相对低下，肺部感染的症状和临床经过与普通人的肺部感染不完全相同。其特点在于：临床表现不典型。感染易播散、严重感染发生率高、病情凶险、病死率高等。①感染的病原体种类多、数量多、耐药多：病原体包括细菌、真菌、病毒、肺孢子菌等，且混合感染较多见。②起病大多隐匿，但也有部分患者急骤起病，呈暴发性经过，迅速发展至呼吸衰竭；发热常为首发症状，高热常见，很少寒战；在感染早期，咳嗽咳痰少见多为干咳，咳痰者不足1/4；肺部体征不明显。③大多数感染发生于移植后6个月内。

（2）移植后不同时间点感染情况（表23-3）

表23-3　移植后不同时间点感染情况

| 术后时间 | 病原菌分类 |
| --- | --- |
| 0～1个月 | 细菌感染：创口感染、肺部感染、尿路感染、肾盂肾炎、菌血症 |
|  | 病毒：单纯疱疹、肝炎 |
| 1～6个月 | 病毒：巨细胞病毒（CMV）、EB病毒、带状疱疹病毒 |
|  | 真菌：白色念珠菌、曲霉菌、隐球菌、卡氏肺孢子菌 |
|  | 细菌：listeria、legionella、nocardia |
| 6个月以上 | 细菌：社区获得性肺炎、结核 |
|  | 病毒：乙型、丙型肝炎、CMV |

（3）肺部影像表现与病原菌关系

表23-4　肺部影像表现与病原菌关系

| 影像学异常表现 | 急性起病 | 慢性起病 |
| --- | --- | --- |
| 结节状肺浸润 | 细菌 | 真菌、星形诺卡菌、结核、PCP |
| 空洞 | 细菌、真菌 | 结核 |
| 支气管血管周围异常 | 细菌 | CMV、PCP、真菌、星形诺卡菌、结核 |
| 肺实变 | 细菌 | 真菌、星形诺卡菌、结核、病毒、PCP |
| 弥漫性间质浸润 |  | CMV、PCP、真菌（罕见） |

注：CMV：巨细胞病毒；PCP：卡氏肺孢子菌

（4）不同病原菌感染的临床特点

1）细菌感染：肾移植后肺部感染多为混合感染。肾移植患者中肺部的细菌感染以革兰阴性杆菌感染为主，最多见的感染菌株是铜绿假单胞菌，其他菌种如肺炎克雷伯菌、大肠埃希菌、表皮葡萄球菌、金黄色葡萄球菌、阴沟肠杆菌、乙酸钙不动杆菌、粪链球菌、嗜麦芽寡养单胞菌等也常见。

2）病毒感染：肾移植后6个月内病毒感染发病率最高，病毒的原发感染可以通过供者的移植物或输血传播。常见的有巨细胞病毒、疱疹病毒、单纯疱疹病毒、带状疱疹病毒和EB病毒以及肝炎病毒、流感病毒等。其中以巨细胞病毒肺炎最常见，人群中巨细胞病毒感染率很高，多呈隐性感染，健康成人血清巨细胞病毒IgG抗体阳性率可达50%以上。巨细胞病毒病是指症状性巨细胞病毒感染，已成为移植术后最常见和重要的并发症，免疫抑制剂的应用是最重要的诱发因素。实验室检查CD4/CD8细胞的比值是反映机体免疫状态的重要指标，巨细胞病毒感染时比值降低提示机体处于过度免疫抑制状态。诊断巨细胞病毒肺炎临床表现缺乏特异性，确诊依赖于肺组织标本中分离到病毒包涵体。因活检标本很难获取，目前检测巨细胞病毒的主要方法有酶联免疫吸附试验法检测巨细胞病毒IgM抗体、聚合酶链反应定量检测巨细胞病毒DNA、外周血白细胞巨细胞病毒pp65抗原检测。酶联免疫吸附法检测巨细胞病毒IgM抗体被作为活动性巨细胞病毒感染的诊断指标。

3）真菌感染：肾移植后真菌感染与生活环境较差、免疫抑制剂应用过量、长期使用类固醇激素及广谱抗生素、外周血中性粒细胞减少及高血糖有关。移植后真菌感染主要分为两类：一类为播散性原发感染；另一类为条件致病性真菌感染，表现为侵袭性真菌感染，病原体包括隐球菌、念珠菌、曲霉菌、毛霉菌等。

4）卡氏肺孢子菌感染：20世纪80年代后由于艾滋病的流行，卡氏肺孢子菌感染作为其最常见的肺部感染的病原体而备受关注。卡氏肺孢子菌感染多发生在肾移植后1~6个月，与免疫抑制方案有关。肺孢子菌曾被称为卡氏肺孢子虫，2001年国际原生生物会议将感染人的病原体正式称为肺孢子菌。卡氏肺孢子菌是肾移植后严重的感染并发症之一。肺孢子菌广泛存在于自然界，致病力弱，生长缓慢，主要通过呼吸道传播，长期寄生在肺泡内，免疫功能正常时只形成潜在性感染，无任何临床症状。当机体免疫力低下时再次激活而大量繁殖，肺孢子菌必须附着于肺泡上皮细胞进行繁殖，引起Ⅰ型肺泡细胞损伤。镜下发现肺泡上皮细胞损害，肺泡腔内渗出，炎症细胞浸润及肺间质纤维组织增生为其主要特征。血气分析均有不同程度的PaO$_2$降低，可伴有呼吸性碱中毒。正确诊断卡氏肺孢子菌感染有赖于病原体的检出。支气管肺泡灌洗、肺泡组织活检是诊断本病的理想方法。研究显示，感染早期支气管肺泡灌洗的阳性率较高，病程中后期原虫的检出率明显降低，总检出率不足70%，因此早期支气管镜检为首选诊疗手段。支气管肺泡灌洗液行改良Jones染色，虽有较高的诊断率，但所收集标本的质量及染色的技术可能导致假阳性或假阴性，而电镜只要取材准确，可清晰显示菌体。Jones染色结合电镜可使卡氏肺孢子菌诊断阳性率高达100%。

5）西罗莫司诱发肺炎：部分肾移植患者采用西罗莫司抗排斥治疗，可引起一组临床症状，包括咳嗽、乏力、发热和胸闷气急等表现。CT提示间质支气管性肺炎，有时出现磨玻璃样改变。肺泡盥洗液发现多量淋巴细胞，少部分出现嗜酸性粒细胞或肺出血。该病停用西罗莫司6个月内完全恢复。西罗莫司诱发性肺炎与感染性肺炎鉴别十分必要，肺泡盥洗液中发现大量淋巴细胞高度提示此病。

（5）肾移植后重症肺部感染治疗要点 ①调整免疫抑制剂，一般来说，患者此时处于免疫损伤状态，即使给予抗感染治疗而继续投以大剂量的免疫抑制剂，仍不利于感染的控制和恢复，故应适当减少免疫抑制剂的用量，以不出现排异反应而损害移植肾功能为限。在感染的初期免疫抑制剂量可维持不变，治疗过程中病情有进展，立即减量或停用吗替麦考酚酯或硫唑嘌呤，同时将环孢素A或他克莫司维持在低量直至停用，激素剂量以控制体温为尺度。②加强对症及支持治疗：早期氧疗，根据患者临床症状和血气分析的不同，采用不同浓度及不同方式给氧，以使患者呼吸道症状能够快速缓解。如果患者呼吸困难进展快，可及早给予BiPAP正压辅助呼吸。纠正水电介质、酸碱平衡紊乱，纠正低蛋白血症。对于低蛋白血症，可给予补充足够的白蛋白或新鲜血浆，一方面改善全身状况，增强抵抗力；另一方面减轻组织、器官的水肿，包括肝、肾、肺脏等，特别有利于肺部通气的改善与感染的治疗。必要时可静脉应用免疫球蛋白，以加强免疫重建。③针对病原菌进行特异性治疗。④连续性血液净化：肾移植后患者中由于有些感染难以控制，严重者常合并急性呼吸窘迫综合征以及多器官功能障碍综合征，死亡率可高达100%。近年来，发现连续性血液净化对清除炎症介质有较大的作用，有助于重建机体免疫内稳状态。肾移植后患者肺部感染合并急性呼吸窘迫综合征的发生率相当高，可能是引起了肺间质病变，造成低氧血症。连续性血液透析滤过可以有效地改善急性呼吸窘迫综合征患者的呼吸指数和氧代谢状况。

---

### 知识点21：移植后高血压　　　　　　　　　　　　　副高：了解　正高：了解

是常见的心血管并发症，原因有容量负荷较多（特别是术后早期）、排斥反应、药物（如环孢素）、移植肾动脉狭窄等。治疗上应用降压药物控制血压<130/80mmHg，同时针对病因治疗，如移植肾动脉狭窄者可经皮腔内血管成形术或外科手术。降压药物可使用ACEI或ARB作为一线治疗，但使用前需注意排除移植肾动脉狭窄，并从小剂量开始。

---

### 知识点22：移植后糖尿病　　　　　　　　　　　　　副高：了解　正高：了解

移植后糖尿病（PTDM）和糖耐量降低（IGT）的定义和诊断根据美国糖尿病学会（ADA）制定的标准。治疗上使用胰岛素和口服降糖药物控制血糖，同时可调整免疫抑制剂，适当减少糖皮质激素用量甚至停用。应用他克莫司治疗的PTDM患者，可考虑将他克莫司切换成环孢素或西罗莫司，但注意激素减量或免疫抑制剂切换都可能增加排斥反应的风险。

---

### 知识点23：移植后肿瘤　　　　　　　　　　　　　　副高：了解　正高：了解

移植后恶性肿瘤发生率明显高于普通人群，可能与年龄，术前疾病、术后使用免疫抑制剂，某些病原体（如EB病毒、乙型肝炎病毒、丙型肝炎病毒等）感染等密切相关。可分为：①移植后淋巴组织增生性疾病（PTLD），表现复杂多样，可发生在淋巴结或淋巴结外（如胃肠道、移植肾等）；②其他肿瘤，如泌尿系肿瘤、皮肤肿瘤、胃肠道肿瘤、肉瘤等。在诊断明确后应尽早切除肿瘤，并辅以放、化疗，同时撤减免疫抑制剂或切换免疫抑制方案（如西罗莫司）。

# 第四节　肾移植免疫抑制治疗

## 知识点1：免疫抑制剂的作用　　副高：了解　正高：了解

肾移植受者需常规使用免疫抑制剂以抑制供受体排斥反应。排斥反应机制复杂，单一免疫抑制剂无法完全防止或抑制免疫应答的各个机制，因此常联合免疫抑制剂治疗。一方面作用机制可互补，有效抑制排斥反应；另一方面可避免单一药物大剂量使用而导致副反应增加。

## 知识点2：免疫抑制剂的特点　　副高：了解　正高：了解

常用的免疫抑制剂具有以下特点：①大多数药物免疫抑制作用缺乏选择性和特异性，常同时影响机体正常免疫应答，导致机体免疫功能降低；②抑制初次免疫应答比再次免疫应答的效果好；③部分免疫抑制药需要浓度监测，药物疗效、毒副作用与血药浓度有一定相关性。

## 知识点3：免疫抑制剂的种类　　副高：了解　正高：了解

常用免疫抑制剂的种类包括：①皮质类固醇：常用药物包括泼尼松、甲泼尼龙、地塞米松等；②烷化剂：如环磷酰胺、苯丁酸氮芥、左旋溶肉瘤素；③抗代谢药：包括硫唑嘌呤、霉酚酸酯、咪唑立宾等；④生物制剂：常用的有抗淋巴细胞球蛋白（ALG）、抗胸腺细胞球蛋白（ATG）、单克隆抗体（OKT3、IL-2R单抗等）；⑤真菌产物：环孢素、他克莫司、雷帕霉素等；⑥中药制剂：雷公藤多苷、百令胶囊等。

## 知识点4：肾移植免疫抑制治疗内容　　副高：了解　正高：了解

肾移植免疫抑制治疗包括：①预防性用药：常采用以钙调神经蛋白抑制药（环孢素或他克莫司）为主的二联或三联方案（联合小剂量糖皮质激素、霉酚酸酯或硫唑嘌呤、西罗莫司等）长期维持；②治疗或逆转排斥反应：常采用甲泼尼龙、抗胸腺细胞球蛋白（ATG）或抗淋巴细胞球蛋白（ALG）、抗CD3单克隆抗体（OKT3）等冲击治疗；③诱导治疗：用于移植肾延迟复功、高危排斥、二次移植等患者，常采用ATG、抗CD25单克隆抗体等，继以环孢素或他克莫司为主的免疫抑制方案。

# 第二十四章 肾脏患者药代动力学与药物使用

## 第一节 肾脏在药物代谢、清除中的作用

知识点1：药物经肾的排泄方式          副高：了解      正高：了解

肾是药物排泄的主要器官，临床所用药物中约有2/3完全或部分经肾排泄。通过肾小球滤过、肾小管分泌、再吸收等过程，药物以不同方式自肾排出。

（1）主要以原型自肾排出 如阿昔洛韦、氨基苷类、氨苄西林、阿替洛尔、青霉素G、万古霉素、地高辛、维生素$B_{12}$等。

（2）主要经肾排出活性代谢产物 如醋丁洛尔、硫唑嘌呤、卡托普利（开博通）、依那普利、甲基多巴、普鲁卡因酰胺等。

（3）肾是灭活一些药物的主要场所 主要是一些肽类，如胰岛素、高血糖素、甲状旁腺激素（PTH）、泰能（亚胺培南）等在肾功能不全时灭活减少，体内浓度将增高。

（4）肾小球滤过 未与蛋白结合的药物可通过肾小球滤过，与蛋白高度结合的药物，如非甾体抗炎药、青霉素类和利尿剂等难以通过滤过方式清除，特别是携带阴电荷的药物如肝素不能自由通过肾小球滤过屏障。

（5）主动分泌 是药物由小管周围毛细血管进入肾小管腔，对于与蛋白高度结合的药物这是一个更为有效的清除机制。因为约80%的肾血浆流量（RPF）进入肾小管，而仅约20%的肾血浆流量通过肾小球，与蛋白结合的药物容易经肾小管分泌。于近端小管，有两套独立的分泌系统。有机阴离子系统分泌酸性物质如阿司匹林、青霉素、呋塞米，另一个系统分泌碱性物质如麻黄碱、西咪替丁、吗啡等，当肾小管尿液偏碱性时弱酸性药物排泄较快，偏酸性时弱酸排泄减少。反之，效果相反。

知识点2：肾功能变化与药代动力学和药效动力学的关系     副高：了解     正高：了解

有些药物首先经肝代谢酶的作用发生化学变化，成为极性代谢产物从尿中排除。大多数药物以无活性的代谢产物排出，也有许多药物以活性代谢产物排出。因此，肾功能的变化必然会引起药代动力学和药效动力学的变化，对于以原型经肾排泄的药物，肾功能减低对其药代动力学和药效动力学的影响较大。药物排泄减少可能使药物的有效浓度和中毒浓度间的差距缩小，易出现药物的毒性反应。而慢性肾衰患者往往应用多种药物，药物的相互作用也经常发生；在进行透析治疗的患者中，由于药物排出途径的改变，药物的作用和副作用也会发生改变。因此，慢性肾衰患者的用药常与肾功能正常者不同，需兼顾保证疗效和防止副作用

两个方面，多数药物需调整治疗方案，包括用药剂量和/或用药时间间隔。

# 第二节　肾衰对药代动力学和药效动力学的影响

影响口服药物的吸收和生物利用度的因素有：药物的物理化学特性、组成、剂型、吸收表面的完整性、胃肠道的其他物质，以及药物在肠黏膜和肝脏的系统前生物转化等。慢性肾功能衰竭（慢性肾衰，CRF）时，由于胃肠道水肿、恶心、呕吐、自主神经病变，以及应用磷结合剂等因素均可能使药物的吸收下降；尿毒症毒素和胃肠道水肿也使胃pH、胃排空时间和药物的生物利用度改变，影响药物的吸收数量、程度和速率。

药物的分布与药物的理化特性和患者个体的特性有关。慢性肾衰竭时，甲氨蝶呤、地高辛等药物与组织结合减少，分布容积下降。一般地说，地高辛和心肌及其他组织高度结合，其$300 \sim 500L$的分布容积的药物由$Na^+$-$K^+$转运酶转运，血浆浓度很低。在肾衰时，转运抑制物质积聚，可从组织结合部位置换出地高辛，减少其分布容积。这些抑制物质还与检测地高辛所用的地高辛抗体结合，便得未用过地高辛的患者也出现治疗水平的地高辛浓度，造成一种假象，临床医师对此应有所了解。由于细胞内外pH不同（为7.0和7.4），弱碱性药物易在细胞内积聚，弱酸性药物易在细胞外积聚。肾功能不全时，血气和血pH发生改变，影响药物的结合、分布和生物转化。

血浆蛋白结合率是影响药物分布的重要因素。在尿毒症患者体内既存在蛋白结合减少的因素，也有一些增加蛋白结合的因素。营养不良时常有血清蛋白水平降低，因而低蛋白血症使药物与蛋白结合减少；某些尿毒症毒素可降低白蛋白与多种药物的亲和力，因而也可使药物与蛋白结合减少。由于CRF时常伴有慢性酸中毒，而有机酸可与酸性药物竞争蛋白结合位点，所以酸性药物与蛋白的结合可能减少。如头孢菌素、依米配能、万古霉素、环丙沙星在慢性肾衰时与蛋白的结合率下降，因而其血浆游离药物水平升高。而碱性药物如妥布霉素与血清非白蛋白的结合增加，因而其游离水平升高。而碱性药物，由于尿毒症时急性反应性λ-酸性糖蛋白水平降低，碱性药物的蛋白结合增加。一般地说，由于CRF时常存在低蛋白血症、酸中毒及尿毒症毒素蓄积等情况，因此CRF时，在药物总浓度相对降低或不变的情况下，常可有药物的血浆游离浓度升高。但是，一些与蛋白高度结合的药物，如苯妥英、华法林与蛋白结合减少，其游离药物浓度却不一定升高，其作用也未增强。这是由于到达代谢器官肝脏的游离药物也增加，从而使肾功能不全患者的血药浓度和非肾衰患者相同。

肾衰时由于药物的相互作用和肝酶抑制剂及增强剂的影响，肝的氧化、降解、水解作用常发生变化。药物的相互作用还可竞争性抑制代谢过程或增强生物转化过程，而有些药物的代谢产物有药理作用，并在CRF时蓄积。肾小管上皮细胞存在细胞色素P450，因此肾可参加某些药物的代谢，如内源性维生素D的代谢和外源性胰岛素的分解，在CRF时此种作用均有明显下降。

知识点3：药物的清除 　　　　　　　　　　　　　　　　　　　副高：了解　正高：了解

药物的血浆清除率常用下述公式表示：Cp=Cr＋Cnr（Cp：血浆清除率；Cr：肾清除率；Cnr：非肾清除率）。

在肾衰患者，药物的肾脏清除率明显下降，如其他清除途径能充分代偿，则Cp保持不变。药物的肾清除取决于肾小球滤过率和肾小管的转运，多数药物是部分以原型、部分以代谢物形式经肾小球滤过，其滤过率取决于肾小球滤过率和药物与血浆蛋白的结合程度。和血浆蛋白结合的药物不经肾小球滤过，脂溶性药物经肾小球滤过后大部分被肾小管重吸收，水溶性药物重吸收则相对较少。游离和极性小的药物较易通过肾小球滤过屏障。若肾小球滤过率下降，则肾对药物的清除减少。肾小管细胞有两种转运系统，即有机酸转运系统和有机碱转运系统，前者转运酸性药物，后者转运碱性药物。肾近曲小管对有机酸类及有机碱类有主动分泌功能。分泌机制相同的药物联合应用时可产生竞争性抑制作用。由于肾脏既可排泄酸性物质也可排泄碱性物质，所以尿液的酸碱度可在很大范围内变化；若肾脏排泄酸性物质较多，则尿液偏酸性，若肾脏排泄碱性物质较多，则尿液偏碱性。同时，由于球管反馈的存在，当肾小球滤过酸性物质较多时，肾小管则对酸性物质的重吸收增多；当肾小球排泄碱性物质较多时，肾小管则对碱性物质的重吸收增多。肾衰时，内源性配基积聚和酸性药物的竞争使肾小管的转运和有机酸的分泌受到影响。由于肾衰时的竞争性分泌，甲氨蝶呤、磺脲类、青霉素和环孢霉素的毒性增加。利尿剂需要有机阴离子分泌活动将其运送到器官有关部位，从而抑制$Na^+$和$Cl^-$的运输；若有机阴离子分泌活动下降，则出现"利尿剂抵抗综合征"，利尿作用显著减弱。一些有机碱如西咪替丁、普鲁卡因酰胺和乙胺丁醇也经肾小管分泌，其他一些有机碱可竞争性干扰其分泌，这在近端小管$S_2$段和$S_3$段较显著。

血浆半衰期（$t_{1/2}$）是药物血浆浓度降低一半所需的时间。血浆半衰期、表观分布容积（Vd）、药物清除率（Cl）之间的关系可用下述公式表示：$t_{1/2}$=0.693×Vd/Cl。$t_{1/2}$变化可能是Vd变化，也可能是Cl变化，或两者均变化。若Vd变化使得$t_{1/2}$变化，则应增加负荷量，而维持量不变。因此，$t_{1/2}$应用于预测达到稳态浓度的时间，一般3.3个$t_{1/2}$可达到90%的稳态浓度。$t_{1/2}$受Vd和Cl影响，不能直接预测负荷量和维持量。

知识点4：活性代谢产物 　　　　　　　　　　　　　　　　　　　副高：了解　正高：了解

有些药物本身不经肾排出，但其转换为活性代谢产物经肾排出。如麦佩里定转化为盐酸麦佩里定（哌替啶），即杜冷丁，虽不像其母体是麻醉药，但也有中枢神经刺激作用，在肾功能不全的患者可能蓄积，特别在老年患者，即使肾功能不全很轻，也可能达到中毒浓度，导致癫痫发作。因此，在肾功能不全的患者要减量或不用。

知识点5：肾衰对药效动力学的影响 　　　　　　　　　　　　　　副高：了解　正高：了解

（1）靶器官的敏感性增高　①胃肠黏膜对阿司匹林等药物的敏感性增加；②某些药物如

麻醉药、镇静剂等透过血脑屏障增多，中枢神经系统中毒的机会增多；③由于$K^+$和$Ca^{2+}$等电解质变化，心肌细胞对洋地黄类药物的敏感性增高。

（2）药物分布的变化引起药效动力学变化　药物的蛋白结合率下降使药物的有效血浓度升高，药物的药理作用和某些副作用可能增加。酸中毒时，肾小管对某些药物如苯巴比妥的降解减少，重吸收增多，药物的药效学可能增强。

# 第三节　透析对药物的清除

## 一、影响药物可透析性的因素

| 知识点1：药物的转运 | 副高：了解　正高：了解 |
|---|---|

在透析治疗中，药物是通过：弥散（是指在透析过程中药物从高浓度向低浓度移动）；对流（是指血液滤过时药物随水流通过膜）；或附着于透析膜上从血中移出。

| 知识点2：药物特性的影响 | 副高：了解　正高：了解 |
|---|---|

药物的分子量是决定能否经透析移出的重要因素。溶质分子量的大小，通常按<300D为小分子，300～12000D为中分子，>12000D为大分子。小分子以弥散方式更容易通过透析膜孔，如果透析膜孔容许药物通过，则更便于大分子以对流方式通过。通常，<1000D的药物分子，在常规血液透析时更容易弥散。用高通透性透析膜，增加超滤并且延长透析时间会改善分子量>1000D药物的移出能力。

| 知识点3：药物的结合型或游离型 | 副高：了解　正高：了解 |
|---|---|

许多药物在血流中结合到组织或蛋白质（白蛋白、$\alpha_1$-酸性糖蛋白），只有游离型药物分子能通过膜孔，因此，与蛋白高度结合（如华法林）或组织高度结合（如地高辛）的药物不能被有效地透析清除。腹膜透析尤其在发生腹膜炎时，某些蛋白可通过腹膜丢失，致使一些与蛋白结合的药物有可能从腹膜透析出去，但其临床价值并不大。分子量<1000D的药物大部分可通过透析清除，小部分通过弥散清除，分子的理化特性如重量、形状、电荷种类也影响其转运。蛋白结合率高者很少通过透析清除。透析时所用肝素可刺激蛋白脂酶，使游离脂肪酸水平升高，游离的脂肪酸可与色氨酸、磺胺、水杨酸类、保泰松、苯妥英、硫喷妥钠和丙戊酸竞争蛋白结合位点，使这些药物的游离水平升高，但是，虽然游离脂肪酸可置换出头孢孟多，却促进其他头孢霉素和蛋白的结合，如头孢噻吩或头孢西丁。

| 知识点4：药物分布和可溶性 | 副高：了解　正高：了解 |
|---|---|

Vd大的药物（如地高辛）在血流中可被透析移出的量较小。反之，Vd低的药（如氨基

糖苷类）可被移出的量较大。决定Vd的因素包括水溶性或脂溶性的程度（脂溶性越高Vd越大），及与组织或蛋白结合的程度。分布容积大的药物通过透析清除相对较慢、较少，半衰期延长。分布容积1L/kg者通过透析清除的量则较少。

由于透析液是水溶性的，高度水溶性的药物很容易透出，高度脂溶性的药物分布到全身组织，故从临床意义上可认为不被透析清除。

---

知识点5：30%法则　　　　　　　　　　　　　　　　　　　副高：了解　正高：了解

总体清除是肾和非肾清除之和。从临床角度考虑，透析将增加总体清除至少30%。非主要经肾清除的药物（如苯二氮䓬类）很少受透析影响，但因肾衰也会影响药物的非肾清除，有时难以决定用量，用药时要注意到这一点。

## 二、透析的影响

---

知识点6：透析器的选择　　　　　　　　　　　　　　　　　副高：了解　正高：了解

透析器的特性如透析膜的性质、面积、药物-透析膜的电荷作用和膜结合也影响药物的清除。透析膜面积大者清除多。带阴电荷的膜对带阴电荷的药物有相斥作用，药物被膜吸收后其清除下降。Kuf是指单位时间和单位跨膜压产生的超滤量［ml/（mmHg·h）］。具较高Kuf的膜，可通过对流方式移出较多未结合的药物。此外，具较高Kuf的膜有较大的膜孔，容许移出大分子药物。透析器的表面积越大，药物接触膜的机会越多，药物移除也多。透析膜是由各种类型不同材质制造，如二醋酸纤维素、三醋酸纤维素、聚砜、聚丙烯腈等。用相同材质制成的膜也有不同性质，如对水和溶质的移出特点不同，构成各种透析器之间的清除率也相异。如此多样化的透析膜，在使用时要仔细了解其对药物的可透析性。腹膜是固有的，对药物的转运很少改变。

---

知识点7：液体流速的影响　　　　　　　　　　　　　　　　副高：了解　正高：了解

药物的清除还受透析液的流量、血流量、溶质浓度、pH、温度以及透析对流等因素的影响。透析液和血液通过透析膜时往往呈相反方向移动，透析液流速（QD）取决于透析类型，QD可以达到800ml/min，血液流速（QB）可达500ml/min。QB越快，药物越容易接触透析膜而移出，一旦药物通过滤器，药物将蓄积到透析液中，使浓度梯度减少。QD越快，药物从透析液中移出越快，维持了弥散所需的浓度梯度。因此，当解释药物的可透性低时，流速是必须考虑的因素。

---

知识点8：腹膜透析对药物清除的特点　　　　　　　　　　　副高：了解　正高：了解

腹膜透析对药物的清除有以下特点：①大多数口服或静脉所用药物经腹透清除较少，主要是因为持续性腹膜透析时腹透液的流速较低；②影响血透清除的药物特性同样也影响腹透清除；③腹腔给药吸收入血循环很显著，这是因为腹腔分布容积较小，结合药物的蛋白也较少的缘故。腹膜透析时只能靠改变透析液流速，药物被弥散到腹透液中直到发生平衡，然后转运移出，需待注入新鲜透析液再重新建立浓度梯度，因此，增加交换频度或容量将移出更多药量。根据药物的理化特性不同，可能或不能影响治疗效果。

# 第四节　肾衰竭时的合理用药

知识点1：肾衰竭的用药原则　　　　　　　　　　　　　　副高：了解　正高：了解

由于肾功能的改变会引起药代动力学和药效动力学的变化，因此，当肾功能下降时应用药物应掌握以下原则：①了解常用药物的药代动力学和药效动力学特点，必要时仔细阅读药品说明书或有关临床药理学专著；②仔细了解患者的肾功能情况及其他病理生理状况（如肝功能、血清蛋白水平、酸碱平衡状况、电解质代谢状况等）；③熟悉肾功能不全及其他病理生理状况时用药方法，首先选用肾毒作用相对较小的药物；④如确需应用某些有肾毒性的药物，则应根据相应方法减少药物剂量，或延长用药间隔；⑤对某些治疗窗（指低于中毒浓度的有效浓度范围）相对较窄的药物，如有条件，可测定药物血清或血浆浓度（如地高辛、氨茶碱、氨基糖苷类抗生素等）；⑥应按肾功能减退的程度调整某些药物特别是以原型经肾排泄的药物的剂量，个体化用药，注意药物的相互作用；⑦认真进行临床观察，及时发现某些不良反应，及时进行恰当处理。

知识点2：肾衰和透析时用药方法　　　　　　　　　　　　副高：了解　正高：了解

（1）评价肾功能　当未收集尿标本时，可根据Cockcroft和Granlt公式计算。

$$Ccr = \frac{[140-年龄（y）] \times 干体重（kg）}{72 \times Scr（mg/dl）}$$

当患者为女性，则上述公式计算结果×0.85。

严重急性肾衰时Ccr或GFR较难测定，可按Ccr<10ml/min计算，以避免药物过量。

（2）确定给药的负荷量和维持量

1）负荷量

$$负荷量 = （Cp \times Vd）$$

其中：Cp：要达到的峰浓度；Vd：分布容积在肾功能不全的患者Vd可能发生变化，负荷量则可能随之改变，医师应密切注意。

$$正常负荷量/修正的负荷量 = 正常Vd/患者Vd$$

$$修正的负荷量 = （患者Vd/正常Vd）\times 正常负荷量$$

2）维持量：减少每日或每次给药剂量而给药间期不变：①肾功能轻度，中度和重度减退时各给正常量的1/2～2/3、1/5～1/2、1/10～1/5；②如某些药物基本上全部经肾排泄，则可以每日或每次量除以患者的血肌酐值（毫克），即为患者每日或每次应用的剂量。

（3）延长给药间歇而每次给药量不变　①据肾功能减退程度延长给药间期；②如某些药物基本上全部经肾排泄，则以正常人给药间期乘以患者血肌酐值（mg）为患者给药间隔时间。对于治疗指数低的药物，或需要稳定的血浆药物浓度的疾病如严重感染，建议采用减少剂量的方法；而对于半衰期长，或在峰值或谷值出现毒性的药物，最好延长给药间隔。

（4）确定应调整的给药剂量或时间间隔

1）根据公式 I，计算出调整后的给药剂量

$$D_{RF}=D_{NL} \cdot [1-F_K(1-K_f)] \qquad （公式1）$$

2）根据公式 II，计算出调整后的给药时间间隔

$$I_{RF}=I_{NL} \cdot [1-F_K(1-K_f)]^{-1} \qquad （公式2）$$

注：$D_{RF}$：肾衰患者药物剂量；

$D_{NL}$：正常人药物剂量；

$F_K$：原型药物经肾脏排泄的百分比；

$K_f$：肾衰患者肾功能为正常肾功能的百分比，一般按肾衰患者肌酐清除率/100计算；

$K_f=Cl_{RF}/Cl_{NL}$=肾衰患者肌酐清除率/正常人肌酐清除率=$Cl_{RF}$/100；

$I_{RF}$：肾衰患者药物时间间隔；

$I_{NL}$：正常人药物时间间隔。

（5）透析清除后补充　对血透或腹透清除显著的药物，则在透析后需补充剂量。药物补充剂量=（药物理想血浆水平目前血浆水平）×分布容积×kg（体重）。

### 知识点3：抗生素类用药剂量及间隔的调整　　　　副高：了解　正高：了解

各种抗生素在肾功能减退时的应用可分为3类：

（1）不必调整剂量者　包括多西环素、利福平、红霉素、青霉素G、哌拉西林、异烟肼、双氯苯咪唑、多西环素、头孢哌酮、头孢曲松、萘夫西林、两性霉素B、曲伐沙星等。多西环素在肾功能重度减退时大部分由肠道排出，利福平、异烟肼在肾功能减退时不在体内蓄积，红霉素及其他大环内酯类抗生素在肾功能减退时血浆半衰期稍延长，但无需减量。

（2）不用或尽量避免使用者　包括四环素类、磺胺类、呋喃类、奈啶酸类、头孢噻啶等。

（3）肾衰时许多抗生素类药物的药代动力学发生变化，需调整剂量或延长给药间歇者，包括林可霉素、两性霉素B、甲硝唑、氨基苷类、头孢类、多黏菌素类、乙胺丁醇、氧氟沙星、万古霉素等。氯霉素的血浆半衰期在肾功能严重减退时仅稍有延长，但其代谢产物葡萄醛酸衍生物可能在体内蓄积，故应酌情减量。林可霉素、青霉素等的半衰期在肾功能减退时

有一定延长，但因毒性较低，故仅需略减少剂量。他唑巴坦是硫酸青霉素新的代谢产物，其功能是可逆性抑制许多β-内酰胺酶，肾功能减退时他唑巴坦 M1 代谢产物的最大血浆浓度增加，其清除半衰期和曲线下面积增加。万古霉素的半衰期在肾功能减退时明显延长，一般应避免使用。头孢吡肟（马斯平）为第四代头孢菌素，在肾衰患者使用，其引起中枢神经系统毒性的可能增加，需减量应用。

当和止酸剂或磷结合剂一起应用时，四环素或环丙沙星的吸收下降。蛋白结合减少可使β-内酰胺类抗生素的神经毒性增加。许多抗生素有后作用，如氨基苷类、青霉烯类和新型大环内酯抗生素，在给药间期不必维持血药浓度在最小抑菌浓度之上。由于腹腔分布容积小，结合蛋白少，大多数腹腔给药的药物可全身吸收，腹膜炎时吸收增加。在 CRF 时，药物的其他合并症也增加，如用氨基苷类、万古霉素和红霉素等多种抗生素时，可出现耳毒性和前庭毒性；大剂量应用青霉素和泰能可引起中枢神经系统的毒性和癫痫；应用两性霉素 B 和青霉素衍生物如替卡西林、青霉素 G 可导致严重的电解质紊乱。药物及其代谢产物的蓄积，加之尿毒症患者潜在的尿毒症神经病变可影响第 8 对脑神经。由于血小板功能缺陷和血透应用肝素，由抗生素引起的出血并发症也有所增加。此外，CRF 患者应用氯霉素时发生非再生障碍性骨髓抑制的危险很大。

### 知识点 4：抗高血压和心血管病药用药剂量及间隔的调整　　副高：了解　正高：了解

心血管病是尿毒症患者最常见的死亡原因，为了治疗高血压和心律失常、冠心病、充血性心衰等心脏并发症，抗高血压及心血管药广泛应用于这些患者。由于患者常同时应用两种或两种以上的心血管药物，因此，药物的作用很可能重叠，应考虑药物的协同作用。多数抗高血压药均不同程度地经肾排泄，使用时应从小剂量用起，然后根据治疗渐增至血压控制、副作用出现或常规最大量。

一般地说，治疗尿毒症患者的高血压和非尿毒症患者的原则大致相同，但应注意选择合适的药物，如水负荷多的患者选用利尿剂控制血压时，常选用袢利尿剂，应避免使用保钾利尿剂。β受体阻滞剂对有心绞痛或近期心肌梗死的患者较好，但普萘洛尔应尽量避免长期使用。脂溶性小的药物主要经肾排泄，使用时应减少剂量。动物实验和人的前瞻性研究均显示，血管紧张素转换酶抑制剂（ACEI）和血管紧张素受体拮抗剂（ARB）可延缓肾功能损害的进展，但其高钾血症（特别在 IV 型肾小管酸中毒的患者）的副作用限制了此类药物的应用。在肾功能下降时，贝那普利的肝清除增加，故在肾功能不全时一般不必减量，或仅避免用量过大。ACEI&ARB 的治疗通常以低剂量开始，根据肾功能、血生化和血压调整起剂量。钙通道拮抗剂和肾上腺素能调节剂在 CRF 患者不必调整剂量。

抗心律失常药物也在一定程度上经肾排泄，也应从小剂量开始应用，逐渐调整剂量，一般至心律失常消失和副作用出现，不少药物的代谢活性产物在肾衰时蓄积。普罗帕酮及其活性代谢产物 5-羟普罗帕酮的分布不受肾功能不全影响，肾衰时不必调整剂量。一般用硝酸甘油、β-阻滞剂或钙通道阻滞剂控制心绞痛，除β-阻滞剂经肾排泄外，大部分药物无需调整剂量。

知识点5：麻醉药、镇静药、神经精神用药剂量及间隔的调整

副高：了解  正高：了解

大部分麻醉药是经肝脏代谢的，一般CRF时不用调整剂量，但是，CRF时药物的治疗和毒性作用的敏感性增加，这可能是由于多种因素的影响，这和药代动力学的变化及尿毒症毒素的作用有关，因此，最好减量使用，根据临床反应调整剂量。

应用盐酸哌替啶时应特别小心，据报告长期应用此药可引起盐酸哌替啶的代谢产物去甲盐酸哌替啶蓄积，该产物可兴奋中枢神经系统，CRF患者长期应用易诱发癫痫，所以在CRF患者应避免长期应用。许多神经肌肉阻断剂至少在一定程度上经肾排泄，由于拮抗物作用消失，其作用可延长和再箭毒化，因此，在CRF时以应用不经肾脏排泄的神经肌肉阻断剂如阿曲库铵或维库溴铵较好。

肌肉松弛剂氯琥珀胆碱的作用是使细胞膜极化，将$K^+$排出到细胞外，此作用可使正常人血$K^+$轻度升高，但在CRF患者可使血$K^+$升到致命的水平。罗库溴铵是一种新型肌肉松弛剂，肝、肾功能对其血浆清除影响不大，虽然肝肾疾病可使罗库溴铵的作用延长，但较对泮库溴铵和维库溴铵影响小。肾功能不全时麻醉药瑞芬太尼的药代动力学和药效动力学改变不明显，但其主要代谢产物GR90291的清除显著减少。

除锂制剂外，大部分镇静药是脂溶性的、高蛋白结合的，主要经肝转化为无活性代谢产物，肾衰时对镇静药副作用的敏感性增强，且难以观察，因尿毒症患者常伴反应迟钝、嗜睡，地西泮、氟西泮和氯氮䓬的活性代谢产物在肾衰时常蓄积，使其作用延长，应避免长期应用。咪达唑仑是一种短效的苯二氮䓬类，其主要代谢产物α-羟基咪达唑仑在肾衰时蓄积，可使镇静作用延长。

抗抑郁药一般无需减量，但三环抗抑郁药的副作用增加，首剂量应小，然后再逐渐增加至有效剂量。吩噻嗪类对锥体外系症状和精神状态改变在肾衰时可能增加，需给予最小剂量。虽然锂是水溶性的，经肾排泄，但其治疗/毒性作用范围窄，在肾功能不全时应减量，脱水剂和利尿剂最好避免同时使用，因为在钠缺乏时锂在肾重吸收增加。锂可经血透显著清除，过量时可用血透进行治疗。

知识点6：内分泌疾病用药剂量及间隔的调整  副高：了解  正高：了解

肾衰患者可发现多种糖代谢异常，如外周胰岛素抵抗、胰岛素在肾分解下降等，糖尿病又是尿毒症的常见病因，2型糖尿病常用饮食控制和口服降糖药，其中降糖药分为3类，在肾功不全患者应用这些药物应慎重，因为这些药物或其代谢产物在肾衰时可蓄积，引起低血糖或乳酸性酸中毒等严重并发症。

磺脲类药物在肝代谢为活性或非活性代谢产物，这些代谢产物主要经肾排泄，并且不同数量的原型药物也取决于肾清除，肾衰时磺脲类药物如妥拉磺脲、醋磺己脲、氯磺丙脲、格列本脲的原型或代谢产物易蓄积，导致严重低血糖。甲苯磺丁脲、格列吡脲、格列齐特和格列喹酮极少引起低血糖，因其代谢产物是非活性代谢产物或降血糖作用很弱。二甲双胍主要在肾清除，代谢甚少，在肾衰时可蓄积引起乳酸性酸中毒，在肾功能不全时必须慎用，拜唐

苹是一种α-葡糖酶抑制剂，在肾功能不全的患者应用比较安全。

肾衰患者常有高脂血症，降脂药较常应用，但应相当谨慎。一般避免应用胆酸分离剂，因为此药需液体稀释，并可能加重酸血症。许多降脂药如洛伐他汀、克劳贝特可使横纹肌溶解增加，这类药物如与环孢素或烟酸合并使用时肌肉溶解更易发生。抗甲状腺或甲状腺替代治疗一般无需调整剂量。

肾功能不全者高尿酸血症和痛风的发生率升高，应根据肾功能调整抗痛风药的剂量，使副作用最小。肾衰时别嘌醇的代谢产物氧化嘌呤醇可能引起表皮剥脱性皮炎，肾衰时应用秋水仙碱常引起肌痛和多神经病变，应用上述药物时，除减量外，长期应用者应密切观察肌肉症状，此外，应当指出，在GFR显著下降后应用排尿酸药无效。

肾衰患者常伴发胃肠道疾病，特别是消化性溃疡，了解胃肠道用药的药代动力学和常见的毒副作用是很重要的。

止酸药包括铝、钙、镁和碳酸氢钠被机体吸收可引起各种代谢合并症如高镁、高钙、代谢性碱中毒。过量吸收碳酸钙可引起乳碱综合征，表现为高钙血症、代谢性碱中毒、急性肾功能衰竭三联征。长期应用含铝制剂可引起铝吸收和蓄积，铝的毒性主要表现在骨病、贫血和神经损害，患者应在医师指导下用药。$H_2$受体拮抗剂主要经肾排泄，肾小管分泌，特别西咪替丁可使血肌酐假性升高，肾衰时则需调整剂量。

其他肠道性疾病用药，如前列腺素类似物、$H^+$泵抑制剂、局部作用药（硫糖铝），肾衰时不必调整剂量，但硫糖铝含大量铝，肾衰时可蓄积引起毒性。大部分抗吐和胃动力药肾衰时无需调整剂量。由于甲氧氯普胺（胃复安）主要经肾清除，肾衰时易引起锥体外系症状，应减量使用。一些缓泻剂如含镁缓泻剂和含磷催吐剂可引起镁和磷蓄积，应注意不要过量使用。

治疗带状疱疹病毒的奈替夫定达到峰值的时间和分布容积受肾衰影响不大，在正常肾功能者其清除半衰期是15小时，在肾衰患者是60小时；奈替夫定在肾衰患者的血浆和肾清除显著下降，AUC增加3～4倍，在严重肾衰者需减量使用。用抗凝药时应密切监测，因为血小板功能下降，增加出血的危险；抗组胺药可引起过度镇静，需从小剂量用起，逐渐增加剂量。

# 附录一　高级卫生专业技术资格考试大纲
## （肾内科学专业——副高级）

## 一、专业知识

（一）本专业知识

1. 掌握肾内科的基础理论，并了解泌尿系统解剖学、肾脏生理及病理学、病理生理学、临床生化、临床免疫学、医学统计学等学科基本知识。

2. 掌握血液净化与肾脏相关的影像诊断学及细胞超微结构学等专业技术知识。

（二）相关专业知识

1. 掌握内科（包括心血管、呼吸、消化、免疫、血液、感染性疾病等）、临床药理学的相关知识。

2. 掌握肾脏病学与泌尿外科有关部分的临床知识。

3. 熟悉儿科肾脏病与肾内科有关的内容。

4. 了解与本专业密切相关学科的理论，如细胞及分子生物学、遗传学等。

## 二、专业实践能力

1. 掌握肾内科的常见病、多发病的病因、发病机制、诊断、鉴别诊断及治疗方法。了解本专业的少见病和涉及其他学科的肾脏疾病，能基本对其进行诊断、鉴别诊断和治疗。

2. 熟练处理急危重症患者的病情变化，如重症急性肾炎、急慢性肾衰竭、肾病综合征、狼疮性肾炎、血栓性微血管病、恶性高血压肾损害等，了解肾移植的适应证和术后的观察等。

3. 熟悉疑难病例的诊断与鉴别诊断。

4. 掌握急、慢性肾衰竭的诊断、鉴别诊断和治疗，能及时处理急慢性肾衰竭时出现的合并症，深入了解慢性肾衰发生、发展的基础理论，并熟练将其运用到临床，以减缓慢性肾衰的进展。

5. 能熟练掌握经皮肾活检的适应证及禁忌证，并及时处理因肾活检出现的各种并发症，结合临床对常见肾脏病的病理片能进行诊断和鉴别诊断。

6. 对肾脏内科常用药物的作用、副作用、药理及药代动力学应有较深的了解，在临床实践中做到合理用药。

7. 掌握血液净化技术的适应证、禁忌证及并发症的处理，了解相关操作的原理及程序。

8. 熟悉与肾脏病诊断有关的实验室检查项目的临床意义。

## 三、学科新进展

1. 熟悉本专业国内外现状及发展趋势，不断吸取新理论、新知识、新技术，熟悉慢性肾脏疾病的概念、定义及防治。

2. 了解相关学科的新进展。

**附本专业病种**

1. 急性肾衰竭

2. 慢性肾衰竭

3. 急性肾小球肾炎

4. 急进性肾小球肾炎

5. 肾病综合征

6. 慢性肾小球肾炎

7. 隐匿性肾小球肾炎

8. IgA 肾病

9. 高血压性肾损害

10. 系统性红斑狼疮性肾炎

11. 过敏性紫癜肾炎

12. 其他风湿病肾损害

13. 乙型肝炎病毒相关肾炎

14. 丙型肝炎病毒相关肾炎

15. 冷球蛋白血症肾损害

16. 糖尿病肾病

17. 多发骨髓瘤肾损害

18. 妊娠与肾脏疾患

19. 恶性肿瘤的肾损害

20. 肾淀粉样变性病

21. 小血管炎肾损害

22. 胆固醇栓塞

23. 肾皮质坏死

24. Alport综合征

25. Fabry病

26. 急、慢性肾小管间质肾病

27. 肾小管性酸中毒

28. 范可尼综合征

29. 梗阻性肾病

30. 血栓性微血管病

31. 肾动脉狭窄性高血压

32. 肾静脉血栓

33. 尿路感染

34. 囊肿性肾脏病

35. 高尿酸血症肾病

36. 药物、毒物肾损害

37. 同种异体肾移植

# 附录二 高级卫生专业技术资格考试大纲
## （肾内科学专业——正高级）

## 一、专业知识

（一）本专业知识

1. 掌握肾内科的基础理论，并了解泌尿系统解剖学、肾脏生理及病理学、病理生理学、临床生化、临床免疫学、医学统计学等学科基本知识。

2. 掌握血液净化与肾脏相关的影像诊断学及细胞超微结构学等专业技术知识。

（二）相关专业知识

1. 掌握内科（包括心血管、呼吸、消化、免疫、血液、感染性疾病等）、临床药理学的相关知识。

2. 掌握肾脏病学与泌尿外科有关部分的临床知识。

3. 熟悉儿科肾脏病与肾内科有关的内容。

4. 了解与本专业密切相关学科的理论，如细胞及分子生物学、遗传学等。

## 二、专业实践能力

1. 掌握肾内科的常见病、多发病的病因、发病机制、诊断、鉴别诊断及治疗方法。熟悉本专业的少见病和涉及其他学科的肾脏疾病，能基本对其进行诊断、鉴别诊断和治疗。

2. 熟练处理急危重症患者的病情变化，如重症急性肾炎、急慢性肾衰竭、肾病综合征、狼疮性肾炎、血栓性微血管病、恶性高血压肾损害等，了解肾移植的适应证和术后的观察等。

3. 熟悉疑难病例的诊断与鉴别诊断。

4. 掌握急、慢性肾衰竭的诊断、鉴别诊断和治疗，能及时处理急慢性肾衰竭时出现的合并症，深入了解慢性肾衰发生、发展的基础理论，并熟练将其运用到临床，以减缓慢性肾衰的进展。

5. 能熟练掌握经皮肾活检的适应证及禁忌证，并及时处理因肾活检出现的各种并发症，结合临床对常见肾脏病的病理片能进行诊断和鉴别诊断。

6. 对肾脏内科常用药物的作用、副作用、药理及药代动力学应有较深的了解，在临床实践中做到合理用药。

7. 掌握血液净化技术的适应证、禁忌证及并发症的处理，了解相关操作的原理及程序。

8. 熟悉与肾脏病诊断有关的实验室检查项目的临床意义。

## 三、学科新进展

1. 熟悉本专业国内外现状及发展趋势，不断吸取新理论、新知识、新技术，熟悉慢性肾脏疾病的概念、定义及防治。

2. 了解相关学科的新进展。

**附本专业病种**

1. 急性肾衰竭

2. 慢性肾衰竭

3. 急性肾小球肾炎

4. 急进性肾小球肾炎

5．肾病综合征

6．慢性肾小球肾炎

7．隐匿性肾小球肾炎

8．IgA 肾病

9．高血压性肾损害

10．系统性红斑狼疮性肾炎

11．过敏性紫癜肾炎

12．其他风湿病肾损害

13．乙型肝炎病毒相关肾炎

14．丙型肝炎病毒相关肾炎

15．冷球蛋白血症肾损害

16．糖尿病肾病

17．多发骨髓瘤肾损害

18．妊娠与肾脏疾患

19．恶性肿瘤的肾损害

20．肾淀粉样变性病

21．小血管炎肾损害

22．胆固醇栓塞

23．肾皮质坏死

24．Alport综合征

25．Fabry病

26．急、慢性肾小管间质肾病

27．肾小管性酸中毒

28．范可尼综合征

29．梗阻性肾病

30．血栓性微血管病

31．肾动脉狭窄性高血压

32．肾静脉血栓

33．尿路感染

34．囊肿性肾脏病

35．高尿酸血症肾病

36．药物、毒物肾损害

37．同种异体肾移植

# 附录三　全国高级卫生专业技术资格考试介绍

为进一步深化卫生专业技术职称改革工作，不断完善卫生专业技术职务聘任制，根据中共中央组织部、人事部、卫生部《关于深化卫生事业单位人事制度改革的实施意见》（人发〔2000〕31号）文件精神和国家有关职称改革的规定，人事部下发《加强卫生专业技术职务评聘工作的通知》（人发〔2000〕114号），高级专业技术资格采取考试和评审结合的办法取得。

## 一、考试形式和题型

全部采用人机对话形式，考试时间为2个小时（卫生管理知识单独加试时间为1时）。考试题型为单选题、多选题和案例分析题3种，试卷总分为100分。

## 二、考试总分数及分数线

总分数450～500分，没有合格分数线，排名前60%为合格。其中的40%为优秀。

## 三、考试效用

评审卫生高级专业技术资格的考试，是申报评审卫生高级专业技术资格的必经程序，作为评审卫生高级专业技术资格的重要参考依据之一，考试成绩当年有效。

## 四、人机对话考试题型说明

副高：单选题、多选题和案例分析题3种题型。

正高：多选题和案例分析题2种题型。

以实际考试题型为准。

## 五、考试报名条件

（一）正高申报条件

1. 取得大学本科以上学历后，受聘副高职务5年以上。

2. 大学普通班毕业以后，受聘副高职务7年以上。

（二）副高申报条件

1. 获得博士学位后，受聘中级技术职务2年以上。

2. 取得大学本科以上学历后，受聘中级职务5年以上。

3. 大学普通班毕业后，受聘中级职务5年以上。

4. 大学专科毕业后，取得本科以上学历（专业一致或接近专业），受聘中级职务7年以上。

5. 大专毕业，受聘中级职务5年以上。

6. 中专毕业，受聘中级职务7年以上。

7. 护理专业中专毕业，从事临床护理工作25年以上，取得护理专业的专科以上学历，受聘中级职务5年以上，可申报副主任护师任职资格。